现代养生学

主 编 张民生

陕西出版传媒集团
陕西科学技术出版社

图书在版编目(CIP)数据

现代养生学/张民生主编. —西安:陕西科学技术出版社,2014.10
ISBN 978-7-5369-6297-2

Ⅰ.①现… Ⅱ.①张… Ⅲ.①养生(中医)-研究 Ⅳ.①R212

中国版本图书馆 CIP 数据核字(2014)第 241500 号

现代养生学

出版者	陕西出版传媒集团　陕西科学技术出版社 西安北大街 131 号　邮编 710003 电话(029)87211894　传真(029)87218236 http://www.snstp.com
发行者	陕西出版传媒集团　陕西科学技术出版社 电话(029)87212206　87260001
印　刷	深圳市彩美印刷有限公司
规　格	889 毫米×1194 毫米　16 开本
印　张	35.5
字　数	600 千
版　次	2014 年 10 月第 1 版 2014 年 10 月第 1 次印刷
书　号	ISBN 978-7-5369-6297-2
定　价	268.00 元

版权所有　翻印必究

《现代养生学》编委会

主　编　张民生
主　审　李兴民
副主编　郑利兰　　杨庆忠　　谷伍平
　　　　上官小明　周凯歌　　邱根全
编　委　冯统海　　施伟忠　　胡兴博
　　　　谢彩霞　　张　轩　　牛　淼
　　　　罗李红　　方相锋　　方　昊
　　　　李小龙　　方会玲　　李　娜
　　　　张　玲　　霍　莹　　苏　倩

序 一

当今世界，经济发展与生存压力俱增，现代文明与环境污染并存，幸福生活与奔波劳碌同在，事业成功与身心疲惫共行。现代人既要应对快节奏的学习、工作和生活，还要处理各种错综复杂的社会、人际关系；面对严峻的竞争和挑战，人们的生理和心理状态不断在衰变和老化；各种"文明病""富贵病"逐年上升，而且越来越趋于年轻化。不但频发的自然灾害、叵测的突发事件、肆虐的现代瘟疫会威胁人们的生命和健康，人们在为理想和事业奔波的同时，现代生活方式导致的亚健康状态、各种慢性病也会悄然而至，身心崩溃、英年早逝、亲人别离、事业戛然而止者不胜枚举。

健康是第一财富！长寿是人类共同追求的目标！在国富民强、生活幸福的今天，养生逐步成为人们的重要需求，也是提高社会劳动生产率和经济效益的基本保证。养生学是中华民族对人类健康事业的一大贡献。随着时代的发展，养生的概念和学科范围越来越宽阔。一是养生的研究以保养生命、保护健康为学科主题，追求颐享天年的长寿目标，完全突破了以疾病研究为导向的医学模式，成为生命研究、全面养护的社会生活方式；二是养生是集衣食住行、运动休闲、琴棋书画于一体的多维度、多空间的学科；三是养生包括社会、身体、感情、智力、环境、精神和职业各个层面，七情调摄是养生的核心，所以养生是相对的、主观的、感知的，更多地体现着社会幸福感和健康道德观。

张民生先生曾长期从事医院和卫生行政管理工作，治学态度严谨，做事认真细致。他和他的团队，积累几十年从事中医临床、科研、教学、管理工作的经验，结合现代社会生活方式、工作、学习的特点，编写了这本《现代养生学》。不仅研究、收集了大量的中医养生方面的文献和知识，而且汇集研究了道家、佛家、儒家、武术等各个流派有益的养生思想，汲取了从宫廷到民间丰富的养生经验。更为可贵的是把古代的养生知识与现代生活方式、现代健康理念、现代科学技术结合在一起，与时俱进地推动养生学紧跟时代，走进民间。这种探索对于促进中医学发展，提高人们的健康意识是非常有益的。

该书共三十章，从人们的日常生活到精神修养，从胎养胎教到寿老养老，从男女老幼到残障人群，从四肢百骸到五脏六腑，全面论述了养生理论和方法，体现了著者"从摇篮，到百年，修内涵，养容颜"的全生命周期、全方位立体养生的思想。可以说，这是一本集科学性、可读性、实用性于一体的养生科普著作。特推荐给广大读者，希望大家百忙中抽时阅读，从中获益。

国家中医药管理局副局长
中国中医科学院党委书记　王志勇
2014 年 10 月 25 日

序 二

拜读张民生主任医师的《现代养生学》书稿，使我注意到我们的先民远在上古时代就开始探索养生的问题了。重视养生，也就是重视生命，是人类和社会发展进步的一大象征。两千多年来，这方面的探讨没有停止，始终是传统医学的一个热点。

养生学和现代的预防医学、保健学有着一脉相通的地方，不同的是，养生学更多的是挖掘整理了传统的保健方法，而"现代养生学"的宗旨则是促进传统的养生方法和现代科学的结合，使它在理论上得到升华，操作方法更加科学化。随着时代的发展、科学的进步，养生学的研究必然与时俱进，融入现代科学的内容，这也是必然趋势。近年这方面的编著已经不少，张民生主编的这本《现代养生学》，书稿分批转发到我的邮箱，细读后觉得他在这方面还是做了大量工作和努力的。另外，我认为本书的编写也是有一定特色的。

首先，重视养生学发展的历史渊源探索。作者对许多养生思想和方法的来源进行了历史探索和梳理，他的阐述显示出清晰的历史内涵和发展规律，同时也显示出编著的厚重感。如对养生理念的产生和文字的记述，作者一直追溯到公元前五六百年的管子、庄子和老子，使人不能不信服我们的祖先对养生的重视，不仅历史悠久而且论述已有了朴素的唯物主义思想。

其次，该编著拓宽了养生学的研究内容，博采众长，不局限于一家之说，而是广泛地研究各家学说中积极有用，有益于健康的内容。谈古论今，涉及了人们的衣食住行，涉及了酒文化、茶文化、饮食文化等，更涉及了以上种种与人们健康的关系，内容都较丰富，同时也较详细地汲取了一部分佛教、道教在养生方面的唯物成分。尤其道教，它对养生学的发展有着较大的贡献，管子、庄子、老子以及所谓的"老庄思想""黄老学说"都含着道家的"清静无为、顺其自然""知和处下、以柔胜刚""少私寡欲、知足知止"的处世养生思想。佛学传入中国进一步丰富了养生学的内容。佛学对人的情志的影响，有着巨大的力量。佛学研究者强调：佛法就是快乐法，帮助人们找到应对各种烦恼和痛苦的智慧，化烦恼为菩提，化痛苦为力量，从而做一个解脱的人。佛、道思想都含着不少类似现代医学心理学、心理治疗的内容。编著者把这一部分思想内容用现代科学的方法进行了升华，并把它归入"情志养生"中，无疑丰富了传统的情志养生内容。该编著与时俱进，没有停留在古人和文献的基础上，而是根据时代的发展、市场的需求、生活的需要、科技的进步而构建内容。如吸收了养生旅游，咖啡、葡萄酒等的保健价值等新内容。

该著的语言表叙也有一定特色，语言流畅、严谨。引用古人的东西较多，但又能言简意赅，深入浅出地把它解析清楚，使读者易于接受。全书不论是引经据典或列入现代研究成果，都能融为一体，通俗而易懂。全书三十章涉及的养生内容颇丰富，值得一读。

我和本书主编张民生相识相处已有三十多年，我认为他是一位治学态度严谨的学者，他从事中医医疗、教学、科研工作和医院管理工作大约也有三四十年了，是一位典型的医教研复合型人才。他曾在商洛市中医医院任院长，后又任深圳颐天年养生顾问公司总经理、首席专家，深圳富利鑫健康产业集团总裁、首席专家，深圳博爱集团五洲中西医结合医院院长、国医堂总经理等职务。具有前卫的医院管理理念和丰厚的医院管理经验，管理手段先进，可操作性强。他曾任陕西中医学院兼职教授，陕西省中医学会常务理事、总裁网首席养生学专家，深圳市培训师联合会副会长，同时兼任《陕西中医》杂志编委、政协商洛市第二届委员会委员等职。2000年2月他曾以中医学者身份出访美国；2001年被陕西省政府确定为"35人才工程"跨世纪学科带头人（享受政府津贴）。出版学术专著4部近百万字，录制出版光盘4套时长35小时，发表学术论文20余篇。

这里再谈谈张民生对养生学方面的研究。在这个领域他可以说是一个"杂家"，凡与养生有关的东西他都大胆地去接纳和学习，如释、道、儒、武术、民间草药等等，本着去其糟粕，取其精华的精神来丰富自己这方面的知识。他是搞中医临床的，除对自己的专业精益求精外，还对许多相关医学也认真钻研，如"医学心理学""行为医学""社会医学""健康促进学""健康教育学"等等，这些较前缘医学的学习对拓宽他研究养生学也起到了很大的促进作用。近年来他受邀参加养生学论坛并担任课题演讲嘉宾，讲授养生学课题百余场，他在养生学方面由于知识渊博，表达力强，所以颇受听众好评。

在该书出版之际，我谨表示祝贺，并向重视养生的人们推荐这本书。

陕西天方科技有限责任公司董事长
陕西中医学院兼职教授　李兴民
2014年9月18日

前 言

健康与长寿一直是人们向往和追求的美好愿望，因而养生文化便得到了不断的丰富和发展。相对于世界其他地区的健康理念而言，中国的养生理论与实践由于有着古代哲学和中医基本理论为底蕴，所以显得尤为博大精深。它汇集了我国历代劳动人民防病健身的众多方法，糅合了释、道、儒及诸子百家的思想精华，探索中国养生文化宝库，不但有利于弘扬传统文化，而且符合当今世界科学发展的趋势。

笔者对"养生"这个概念的历史渊源作过一些探索，发现说法不一，大多学者认为"养生"一词以及对它的论述最早见于庄子的著作。庄子是战国时代人，生卒似已有定论（公元前369～前286年），他撰写了一篇《养生主》，是讨论养生的专著。"主"有要领之意，文中提到"缘督以为经"，意思是说：人们必须顺应自然的中道以处理人与外物的关系。紧接着庄子又在"庖丁解牛"的寓言故事中要求人们做任何事要摸索事物的规律，"故事"结尾说："善哉！吾闻庖丁之言，得养生焉。"即得到了养生保身的道理。其实他的养生思想是继承了比他早出生一二百年的老子（生卒约在公元前570年左右）的思想的。老子在《道德经》中说："人法地，地法天，天法道，道法自然。"其思想就是，自然界是人类生命的源泉，人要维持生命活动，必须顺乎自然，适应自然变化的规律，认为顺乎自然才能祛病延年。庄子的养生思想正是继承了这一观点，所以有"老庄之学"的说法。此后的《黄帝内经》在老庄思想的基础上，又吸收了许多医学内容，对养生的理论和思想作了较全面的阐述。但又有一派学者认为"养生"的概念最早见于管仲著的《管子·戒》的著作中。管仲是春秋时代人（约公元前723年～前645年），这自然比老子李聃还要早出生一二百年了。我们先看他的著作《管子·戒》在这方面的内容。该篇是以管仲劝诫桓公的对话，谈起养生保健问题的文章，阐述了养生的重要原则与方法，其中说道："滋味动静，生之养也；好恶、喜怒、哀乐，生之变也，聪明当物，生之德也。是故圣人齐滋味而时动静，御正六气之变，禁止声色之淫，邪行亡乎体，违言不存口，静无是生，圣也。"这篇中所指的"生"就是人的生命，他认为：生命的存在有不同的表现形态和境界。但不论情况如何，首先必须懂得如何运用自然生物的滋味以及调节自身动静来维持生命，这就是"生之养"。人的生命是有情感的，而情感不是静止的，好恶、喜怒、哀乐的情感活动将对生命的存在状态造成影响，使之变化就叫做"生之变"，对于外界纷纷扰扰的存在物，能做到不被干扰就叫做"当物"，所谓"当"就是面对诸物而不乱己之心志，这体现了养生的德操。管子还在他的《内业篇》中说："凡人之生也，必以其欢，忧则失纪，怒则失端。忧悲喜怒，道乃无处。爱欲静之遇乱正之。勿引勿推，福将自归。彼道自来，可藉与谋。静则得之，躁则失之，灵气在心，一来一逝，其细无内，其大无外。所以失之，以躁为害。心能执静，道将自定。得道之人，理丞而毛泄，匈中无败。节欲之道，万物不害。"这段话强调生命要以欢欣为己任，以中和为要义，以不强求为大福，以节欲为坦途。管子的《内业篇》和《管子·戒》已经把精神修养、道德实践以及形体养护都纳入到养生的范畴，体现了管子养生的基本立场。从管子的养生角度看，他的"健康"观和现代的健康概念已有一脉相通的地方，尤其把"道德"纳入到养生中，这实在是了不起的地方。我们编著的《现代养生学》正是在探索祖国医学和养生保健的历史渊源基础上，梳理历代医家、养生家在这方面实践的经验，同时把它和现代医药科学保健思想结合起来，更好地发挥它的实用性和操作性。

在编写过程中我们认真收集了佛家、道家、儒家、中医、武术等各家养生思想之精华，以及汲取从宫廷到民间的养生经验，在此基础上，我们努力结合现代生活方式、现代科学技术、现代健康理念与传统内容融为一体，力求建立纵深的立体生命科学体系，力求为各位读者提供科学、简洁、实用的养生思想和方法。

编辑出版本书，建立《现代养生学》的知识体系，是我们编委会全体成员的迫切愿望，但难度较大。因为尽管历朝历代，经史子集都有有关养生学的研究和记载，现代关于养生的书籍、读物不少，但形成完整的学科体系的编著尚属不多。加之长期以来不少人对许多概念还不够清晰，所以，建立《现代养生学》的知识体系，就一定要厘清养生学与相关学科的关系和区别。首先，应理清中医学与养生学的关系。养生学不等于中医学，中医虽然保留了大量的养生学文献和方法，但中医是以医疗为中心的医学模式，是以治病为主的，疾病和患者才是中医的研究的内容和关注的对象；而养生学是一种现代生活模式，它面对的是包括了所有健康的、亚健康的、有病的"整个人类"，对象更宽泛，内容更博大。但是养生学和中医学又有着密切的关系，尤其理论思想是息息相关的，这也是不容置疑的。其次，养生学应该理清与预防医学之间的关系：现在许多人谈养生，说成是"治未病"，治未病是中医预防医学的重要内容，它追求的是不病和少病，中医"治未病"的思想包括三个重要观点，叫做未病先防，既病防变，瘥后防复。就是说没有病的时候要尽量预防疾病，让人们不生病或少生病；既然得了病就一定要控制，让疾病不要再发展和恶化；而疾病好了以后，仍然要认真调养，以防复发。而养生学提倡的是人的全面健康增进，追求的是人体好了更好，美了更美，健康了更健康，长寿了更长寿的养生境界。自然，养生学的目的也包含着"治未病"的预防思想，所以它们有着不可分割的关系。再次，应该划清养生学与营养学的界限。现在人们提起养生学，就认为是吃什么、喝什么。其实，饮食养生就是"食养"，仅仅是养生学中的一个很小的部分。营养学研究的是人体对食物的需要以及机体与食物之间的关系，它是一个局部的分解，而养生学要追求的是天人合一，追求的是人的全面的养生，膳食平衡仅仅是人体养生的一个方面，仅仅是人们衣、食、住、行诸多健康行为中的一种行为，所以养生学追求的是整体的全面生命养护。总之，养生学是一门独立的学科，但它与以上各学科或更多学科又有着不可分割的一脉相通的地方。同时，养生学的研究还在不断地拓宽，从亚健康向慢性病如糖尿病、高血压，甚至癌症等的带病长寿问题等方面发展。所以说养生学是既一门古老的学科，也是一门新兴的学科，它的内容在不断丰富和扩大。

建立《现代养生学》的知识体系，就一定要走出养生的误区，现在养生有许许多多误区，最少有三大误区，第一大误区叫做"富养穷不养"。认为养生是有钱人的事，穷人没钱养就不养生，或者认为养生好像就是一种奢侈品，只有富人才能消费得起。其实不然，从养生的角度来说，富人占有的财富和资源相对比较多，而穷人占据的财富和资源比较少，穷人更应该养生，而且养生有时候不是奢侈品，是不需要花太多的钱的。我们进行简单的体育锻炼需要花钱吗？我们保持充足的睡眠，规律的生活需要花很多钱吗？第二个误区是"老养少不养"。许多人认为养生就是离、退休的那些老人的事，我们现在还年轻，身体很好不用养生。其实不然，养生是一个从婴儿时期、青少年时期、中老年时期接力棒式连续不断地生命养护的过程。现在因为青少年不重视养生，我们的中、小学生中，体重超重的，代谢紊乱的孩子非常之多，应该引起社会的高度重视。第三个误区叫做"闲养忙不养"，认为养生都是闲得没事的时候才去养，现在工作、生活这么忙，没有时间养。其实工作、学习越忙，才越要注意休息、越要注意生活的规律。一定要有节律、有节制地去进行生活，养生绝对不是当你有空的时候才去做的事，所以现代养生的最高境界是："从摇篮，到百年，修内涵，养容颜"。从出生在摇篮里的那一刻开始，一直到生命的终结，整个生命的长河都是养生的过程。养生的内容应该修内涵，要养五脏六腑，加强科学文化、琴棋书画各方面的修养，同时要养容颜，要养头面四肢、五官百窍等等。所以，养生是宽正面、大纵深的立体生命科学体系，是科学、简洁、实用的全息的养生方法论。

《现代养生学》共编写三十章。可以划分为八个板块：第一章绪论，论述了养生学的历史渊源，现代养生学的概念、目标、原则、禁忌等，是全书的总纲；第二章至第十二章，是围绕着"生活方式"论述养生原则和方法，包括了居室养生、服饰养生、饮食养生、房室养生、沐浴养生、运动养生、旅游养生等章节，在这一部分，饮食养生占的比重较大，为了条理清楚，除摄食、饮水养生列专章外，我们还把饮水养生中的饮酒、品茶、喝咖啡等内容也列专章进行了阐述；第十三章至第十九章，是"因时而养"的内容，第十三章论四季养生，第十四章讲昼夜起居养生，第十五至十九章，依次论述胎养胎教、儿童期、青春期、中年期、老年期的养生和长寿主题；第二十章至二十四章，是"因人而养"的内容，第二十章论述体质养生，二十一至二十三章分论妇女、体力劳动者、脑力劳动者、残障人群的养生，二十四章论述了人体各个部位的养生专题；第二十五章、二十六章论述情志养生和艺术修养与养生，属于精神心理层面上的健康和养生问题；第二十七章至二十九章介绍了药石、针灸、推拿等常用的养生方法；第三十章列专题论述国家的养生产业政策、市场前景和开发热点，属于养生学说与市场对接的内容。最后是参考资料的附录。

在本书的编写过程中，得到了许多领导、老师和亲友的支持。特别是国家中医药管理局副局长、中国中医科学院党委书记王志勇博士认真阅读书稿，并为本书作序；本书主审、陕西天方科技有限公司董事长李兴民教授，对本书逐字逐句进行了认真的审阅，对许多内容进行了修改、调整和补写，并为本书作序，为本书及时出版做出了极大贡献；深圳富利鑫健康产业集团公司董事长郑利兰女士，深圳吉宏泰实业有限公司董事长杨庆忠先生，中华天福老年健康事业联合会执行会长、深圳方德亚科技有限公司副总经理谷伍平先生，福建康佰世纪生物科技有限公司董事长上官小明先生，西安交通大学医学院邱根全教授，香港城市大学周凯歌博士，深圳老年病学会秘书长施伟忠副教授，深圳自在王科技有限公司董事长冯统海先生，深圳兴博养生咨询有限公司总经理胡兴博先生都为本书的出版作了大量工作，编委会的所有成员尽职尽责，才使本书能够如期出版，这里对大家表示诚挚的谢意！本书在编辑过程中参阅了大量的古今文献，除本书后附的文献外，还有许多文献没有一一列出，这里也对所有文献的作者表示感谢！

由于我们编写水平有限，故错误之处一定不少，欢迎广大读者批评指正！

张民生
2014 年 9 月 19 日

目 录

第一章 绪 论 … （1）
第一节 养生学的历史渊源 … （1）
一、春秋至秦汉对养生的认识 … （1）
二、晋唐时期对养生的探讨 … （2）
三、宋元至明清养生学研究进展 … （3）
第二节 养生与健康 … （5）
一、养生与健康的基本概念 … （5）
二、养生与健康的理论特征 … （7）
三、生命、健康和寿命 … （8）
第三节 现代养生目标 … （12）
一、养生的三重目标 … （12）
二、影响养生的因素 … （13）
第四节 现代养生理念 … （17）
一、天人相应 … （17）
二、形神合一 … （19）
三、动静结合 … （19）
四、正气为本 … （20）
五、阴阳平衡 … （21）
第五节 现代养生原则 … （23）
一、整体原则 … （23）
二、辨证原则 … （24）
三、个性原则 … （25）
第六节 现代养生禁忌 … （26）
一、戒烟限酒 … （26）
二、食莫偏嗜 … （27）
三、禁忌过劳 … （27）
四、情勿偏激 … （29）

第二章 居室养生 … （30）
第一节 自然环境与养生 … （30）
一、我国古人对居住环境的选择 … （30）
二、环境的分类 … （31）
三、适宜养生的自然环境 … （31）
四、不利于养生的自然环境 … （32）
五、自然环境养生策略 … （33）
第二节 居住环境与养生 … （33）

一、理想的居住环境 …………………………………………………………（33）
　　二、不良的居住环境 …………………………………………………………（35）
　　三、居住环境养生策略 ………………………………………………………（36）
　第三节　室内环境与养生 …………………………………………………………（37）
　　一、理想的室内环境 …………………………………………………………（37）
　　二、不良的室内环境 …………………………………………………………（38）
　　三、室内环境养生策略 ………………………………………………………（39）
　第四节　风水与居室宜忌 …………………………………………………………（40）
　　一、朝向喜气口忌风口或无风 ………………………………………………（40）
　　二、周边环境宜水口得当忌水口不当 ………………………………………（41）
　　三、位置喜抱水和右岸忌背水和左岸 ………………………………………（41）
　　四、住宅地势专山坡忌山谷 …………………………………………………（41）
　　五、住宅选址宜离开铁路和公路 ……………………………………………（41）
　　六、住宅位置宜路中段忌路口路尾 …………………………………………（41）
　　七、住宅地势宜平坦忌低洼 …………………………………………………（41）
　　八、居处位置宜上风区忌下风区 ……………………………………………（41）
　　九、居室不宜有反光入室 ……………………………………………………（41）
　　十、环境绿化前后有别 ………………………………………………………（42）
　第五节　居住环境与长寿地区 ……………………………………………………（42）
　　一、世界长寿地区 ……………………………………………………………（42）
　　二、中国长寿之乡 ……………………………………………………………（46）
　　三、长寿国家 …………………………………………………………………（49）

第三章　服饰养生 ……………………………………………………………………（50）
　第一节　健康着装的原则 …………………………………………………………（50）
　　一、保暖 ………………………………………………………………………（50）
　　二、透气 ………………………………………………………………………（51）
　　三、吸湿 ………………………………………………………………………（52）
　第二节　正确着装的选择 …………………………………………………………（52）
　　一、质地 ………………………………………………………………………（52）
　　二、款式 ………………………………………………………………………（53）
　　三、色泽 ………………………………………………………………………（54）
　第三节　合理着装应配套 …………………………………………………………（54）
　　一、着装与季节时间配套 ……………………………………………………（54）
　　二、着装与社会角色配套 ……………………………………………………（55）
　　三、着装与出席场合配套 ……………………………………………………（55）
　　四、着装与妆容首饰配套 ……………………………………………………（57）
　　五、着装与自身条件配套 ……………………………………………………（58）
　　六、着装与当时心情配套 ……………………………………………………（59）

第四章　摄食养生 ……………………………………………………………………（60）
　第一节　食物的养生作用 …………………………………………………………（61）
　　一、营养人体 …………………………………………………………………（61）

二、调节平衡 …………………………………………………………………（61）
　　三、预防疾病 …………………………………………………………………（62）
　　四、延缓衰老 …………………………………………………………………（62）
　　五、补偏救弊 …………………………………………………………………（63）
 第二节　摄食养生的原则 …………………………………………………………（63）
　　一、平衡整体 …………………………………………………………………（63）
　　二、协调脏腑 …………………………………………………………………（63）
　　三、病证结合 …………………………………………………………………（64）
　　四、三因制宜 …………………………………………………………………（64）
 第三节　摄食养生的方法 …………………………………………………………（65）
　　一、杂食益养 …………………………………………………………………（65）
　　二、饮食有节 …………………………………………………………………（66）
　　三、食有定时 …………………………………………………………………（67）
　　四、膳食搭配 …………………………………………………………………（68）
　　五、摄食安全 …………………………………………………………………（78）
 第四节　摄食养生的组方 …………………………………………………………（80）
　　一、组方原则 …………………………………………………………………（80）
　　二、常用食养方 ………………………………………………………………（81）
　　三、常用食疗方 ………………………………………………………………（82）
 第五节　食用油的选择与使用 ……………………………………………………（84）
　　一、食用油的构成 ……………………………………………………………（84）
　　二、食用油的使用 ……………………………………………………………（86）
　　三、常用的食用油 ……………………………………………………………（87）
　　四、食用油的选择 ……………………………………………………………（91）
　　五、地沟油的鉴别 ……………………………………………………………（92）

第五章　饮水养生 …………………………………………………………………（94）
 第一节　饮水是养生第一要务 ……………………………………………………（94）
　　一、水是生命之源 ……………………………………………………………（94）
　　二、水的养生功能 ……………………………………………………………（95）
 第二节　水与饮料的分类 …………………………………………………………（96）
　　一、水的分类 …………………………………………………………………（96）
　　二、饮料分类 …………………………………………………………………（97）
 第三节　饮水养生的误区 …………………………………………………………（98）
　　一、水是越纯净越好 …………………………………………………………（98）
　　二、饮水就是为解渴 …………………………………………………………（98）
　　三、夸大矿物质作用 …………………………………………………………（98）
　　四、各种饮料当水饮 …………………………………………………………（98）
　　五、医疗用水当饮水 …………………………………………………………（99）
 第四节　饮水养生的原则 …………………………………………………………（99）
　　一、饮水必须安全 ……………………………………………………………（99）
　　二、饮水量要平衡 ……………………………………………………………（103）

三、饮水成分合理 ……………………………………………………………（105）

第六章 饮酒养生 ……………………………………………………………（108）

第一节 白酒与养生 …………………………………………………………（108）
一、白酒概述 ……………………………………………………………（108）
二、白酒的养生功能 ……………………………………………………（110）
三、酒文化与饮酒民俗 …………………………………………………（112）
四、过量饮酒对健康的影响 ……………………………………………（118）

第二节 葡萄酒与养生 ………………………………………………………（122）
一、葡萄酒概述 …………………………………………………………（122）
二、葡萄酒的养生功能 …………………………………………………（125）
三、葡萄酒的品饮文化 …………………………………………………（129）

第三节 啤酒及其他酒 ………………………………………………………（135）
一、啤酒 …………………………………………………………………（135）
二、米酒 …………………………………………………………………（138）

第七章 品茶养生 ……………………………………………………………（144）

第一节 概　述 ………………………………………………………………（144）
一、茶的渊源 ……………………………………………………………（144）
二、茶的分类 ……………………………………………………………（145）
三、茶叶的深加工 ………………………………………………………（146）
四、茶叶的选购 …………………………………………………………（147）
五、茶叶的鉴别 …………………………………………………………（147）
六、茶叶的保存 …………………………………………………………（149）

第二节 茶的养生价值 ………………………………………………………（150）
一、茶叶的基本成分 ……………………………………………………（150）
二、茶的养生功能 ………………………………………………………（150）
三、饮茶宜忌 ……………………………………………………………（151）

第三节 名茶与养生 …………………………………………………………（155）
一、铁观音的养生作用 …………………………………………………（155）
二、乌龙茶的养生作用 …………………………………………………（157）
三、普洱茶的养生作用 …………………………………………………（158）
四、龙井茶的养生作用 …………………………………………………（159）
五、红茶的养生作用 ……………………………………………………（160）
六、白茶的养生作用 ……………………………………………………（161）
七、绿茶的养生作用 ……………………………………………………（163）
八、神奇的碎铜茶 ………………………………………………………（164）

第四节 品茶与茶文化 ………………………………………………………（165）
一、品茶程序 ……………………………………………………………（165）
二、饮茶礼仪 ……………………………………………………………（166）
三、泡茶 …………………………………………………………………（167）
四、沏茶工艺 ……………………………………………………………（169）
五、品茶艺术 ……………………………………………………………（169）

六、绿茶品饮 ………………………………………………………………… (170)
　　七、红茶品饮 ………………………………………………………………… (171)
　　八、功夫茶 …………………………………………………………………… (172)

第八章　咖啡与其他饮品 …………………………………………………………… (174)
　第一节　咖　啡 …………………………………………………………………… (174)
　　一、咖啡概述 ………………………………………………………………… (174)
　　二、咖啡品质 ………………………………………………………………… (176)
　　三、咖啡品种 ………………………………………………………………… (176)
　　四、咖啡的成分及营养价值 ………………………………………………… (178)
　　五、咖啡的饮用禁忌 ………………………………………………………… (179)
　　六、咖啡的饮用文化 ………………………………………………………… (180)
　第二节　牛　奶 …………………………………………………………………… (181)
　　一、牛奶常识 ………………………………………………………………… (181)
　　二、营养价值 ………………………………………………………………… (184)
　　三、饮用文化 ………………………………………………………………… (186)
　第三节　酸　奶 …………………………………………………………………… (187)
　　一、酸奶的制作 ……………………………………………………………… (187)
　　二、酸奶的发现和历史沿革 ………………………………………………… (187)
　　三、酸奶的营养价值 ………………………………………………………… (188)
　第四节　豆　浆 …………………………………………………………………… (189)
　　一、豆浆概述 ………………………………………………………………… (189)
　　二、豆浆的分类 ……………………………………………………………… (189)
　　三、豆浆的养生价值 ………………………………………………………… (190)
　　四、豆浆的品饮宜忌 ………………………………………………………… (191)
　第五节　其他养生饮料 …………………………………………………………… (192)
　　一、靓汤 ……………………………………………………………………… (192)
　　二、可可 ……………………………………………………………………… (193)

第九章　房室养生 …………………………………………………………………… (196)
　第一节　房室养生与健康 ………………………………………………………… (196)
　　一、性行为与健康 …………………………………………………………… (196)
　　二、房室养生的历史沿革 …………………………………………………… (197)
　　三、房室养生的意义 ………………………………………………………… (199)
　第二节　房室养生方法 …………………………………………………………… (200)
　　一、男婚女嫁天玉成 ………………………………………………………… (200)
　　二、情意合同有悦心 ………………………………………………………… (201)
　　三、四至九气神风生 ………………………………………………………… (203)
　　四、体位变化与舒适 ………………………………………………………… (207)
　　五、七损八益及含义 ………………………………………………………… (211)
　　六、阴阳交媾与健康 ………………………………………………………… (212)
　　七、交合适度与养生 ………………………………………………………… (213)
　第三节　房室养生禁忌 …………………………………………………………… (214)

一、忌逆情而交 ......(215)
二、忌强力交合 ......(215)
三、忌酒后入房 ......(215)
四、忌带病交合 ......(216)
五、忌忍尿入房 ......(216)
六、忌经期同房 ......(216)
七、忌产褥交合 ......(216)
八、忌违时性交 ......(216)
九、忌以药助兴 ......(217)
十、忌过度手淫 ......(218)

第四节 房室子嗣与优生 ......(218)
一、情欲与优生 ......(219)
二、择时同房和优生 ......(220)
三、最佳生育年龄与优生 ......(220)
四、性禁忌与优生 ......(224)

第五节 不良性行为与性病 ......(225)
一、艾滋病 ......(225)
二、梅毒 ......(228)
三、其他性传播疾病 ......(229)

第十章 沐浴养生 ......(231)
第一节 浴史溯源 ......(231)
一、沐浴的历史 ......(231)
二、沐浴与保健 ......(231)
三、温泉与疾病 ......(233)
四、古人对日光浴的认识 ......(234)
五、我国古代的药浴 ......(234)

第二节 水与沐浴 ......(235)
一、海水浴 ......(235)
二、泉水浴 ......(236)
三、冷水浴 ......(237)
四、热水浴 ......(237)

第三节 非水沐浴 ......(239)
一、泥浆浴 ......(239)
二、沙浴 ......(240)
三、空气浴 ......(241)
四、森林浴 ......(241)
五、日光浴 ......(242)

第四节 药浴与水疗 ......(245)
一、药浴 ......(246)
二、水疗 ......(247)
三、SPA ......(249)

第十一章　运动养生 (251)

第一节　运动养生特点 (251)
一、注重体验 (251)
二、三才兼修 (251)

第二节　运动养生原则 (252)
一、因人而异 (252)
二、因时而异 (253)
三、循序渐进 (253)
四、持之以恒 (254)
五、遵循宜忌 (254)

第三节　运动养生方法 (254)
一、练形为主的运动方法 (254)
二、调息为主的运动方法 (256)

第十二章　旅游养生 (260)

第一节　概　述 (260)
一、概念 (260)
二、健康旅游与养生旅游 (261)
三、医疗旅游与养生旅游 (261)
四、养生旅游与生态旅游、可持续旅游 (261)
五、养生旅游与老年健康旅游 (262)
六、养生旅游与休闲旅游 (262)

第二节　旅游养生的历史沿革 (262)

第三节　旅游养生的作用和模式 (264)
一、旅游养生的作用 (264)
二、养生旅游的开发模式 (267)

第十三章　四季养生 (270)

第一节　春季养生 (270)
一、起居调摄 (270)
二、情志调节 (271)
三、饮食调养 (271)
四、运动锻炼 (272)
五、节气特点 (272)

第二节　夏季养生 (274)
一、起居调摄 (274)
二、情志调节 (275)
三、饮食调养 (276)
四、运动锻炼 (276)
五、节气特点 (276)

第三节　秋季养生 (278)
一、起居调摄 (278)
二、情志调节 (279)

三、饮食调养 …………………………………………………………………… (279)
　　四、运动锻炼 …………………………………………………………………… (280)
　　五、节气特点 …………………………………………………………………… (280)
　第四节　冬季养生 ………………………………………………………………… (282)
　　一、起居调摄 …………………………………………………………………… (282)
　　二、情志调节 …………………………………………………………………… (283)
　　三、饮食调养 …………………………………………………………………… (283)
　　四、运动锻炼 …………………………………………………………………… (283)
　　五、节气特点 …………………………………………………………………… (284)

第十四章　起居养生 …………………………………………………………………… (286)
　第一节　起居有常 ………………………………………………………………… (286)
　　一、顺天应时 …………………………………………………………………… (287)
　　二、保持节律 …………………………………………………………………… (288)
　　三、适度劳逸 …………………………………………………………………… (293)
　第二节　合理睡眠 ………………………………………………………………… (294)
　　一、睡眠的养生作用 …………………………………………………………… (295)
　　二、正确的睡眠方法 …………………………………………………………… (295)
　　三、睡眠宜忌 …………………………………………………………………… (297)
　　四、睡眠障碍 …………………………………………………………………… (298)
　第三节　定时排泄 ………………………………………………………………… (299)
　　一、大便须通畅 ………………………………………………………………… (299)
　　二、小便宜清利 ………………………………………………………………… (300)

第十五章　胎养胎教 …………………………………………………………………… (302)
　第一节　胎养胎教学说 …………………………………………………………… (302)
　　一、胎养胎教学说的沿革 ……………………………………………………… (302)
　　二、胎养胎教学说的特点 ……………………………………………………… (303)
　第二节　胎　养 …………………………………………………………………… (304)
　　一、心态平和 …………………………………………………………………… (304)
　　二、营养丰富 …………………………………………………………………… (305)
　　三、劳逸有度 …………………………………………………………………… (305)
　　四、起居恰当 …………………………………………………………………… (306)
　　五、谨慎用药 …………………………………………………………………… (306)
　　六、房事有节 …………………………………………………………………… (306)
　第三节　胎　教 …………………………………………………………………… (307)
　　一、乐观豁达 …………………………………………………………………… (307)
　　二、怡情养性 …………………………………………………………………… (307)
　　三、远避邪恶 …………………………………………………………………… (307)
　　四、胎儿辅导 …………………………………………………………………… (307)

第十六章　儿童期养生 ………………………………………………………………… (310)
　第一节　儿童特点 ………………………………………………………………… (310)
　第二节　儿童养护 ………………………………………………………………… (311)

一、饮食喂养 ………………………………………………………………………… (311)
　　二、起居养护 ………………………………………………………………………… (313)
　　三、安全防护 ………………………………………………………………………… (313)
　　四、体格锻炼 ………………………………………………………………………… (313)
　　五、培养良好的生活习惯 …………………………………………………………… (314)
　第三节　早期教育 ……………………………………………………………………… (315)
　　一、早期教育要点 …………………………………………………………………… (315)
　　二、早期教育内容 …………………………………………………………………… (315)

第十七章　青春期养生 ……………………………………………………………………… (317)
　第一节　青春期特点 …………………………………………………………………… (317)
　　一、突变特点 ………………………………………………………………………… (317)
　　二、生理特点 ………………………………………………………………………… (319)
　　三、心理特点 ………………………………………………………………………… (321)
　第二节　青春期养生指导 ……………………………………………………………… (323)
　　一、心理指导 ………………………………………………………………………… (323)
　　二、饮食调摄 ………………………………………………………………………… (327)
　　三、习惯培养 ………………………………………………………………………… (328)
　第三节　青春期健康教育 ……………………………………………………………… (328)
　　一、人体解剖生理知识教育 ………………………………………………………… (329)
　　二、青春期生理卫生知识教育 ……………………………………………………… (329)
　　三、个人卫生知识教育 ……………………………………………………………… (329)
　　四、合理营养与健康教育 …………………………………………………………… (329)
　　五、学校生活卫生教育 ……………………………………………………………… (329)
　　六、常见疾病的预防 ………………………………………………………………… (329)
　　七、心理卫生教育 …………………………………………………………………… (329)
　　八、体育锻炼与健康 ………………………………………………………………… (330)

第十八章　中年期养生 ……………………………………………………………………… (331)
　第一节　中年期的特点 ………………………………………………………………… (331)
　第二节　中年期身体养护 ……………………………………………………………… (331)
　　一、劳逸结合 ………………………………………………………………………… (331)
　　二、合理饮食 ………………………………………………………………………… (332)
　　三、节制房事 ………………………………………………………………………… (332)
　　四、适度运动 ………………………………………………………………………… (333)
　　五、定期体检 ………………………………………………………………………… (333)
　第三节　中年期心理保健 ……………………………………………………………… (333)
　　一、控制情绪平稳 …………………………………………………………………… (333)
　　二、学会消除焦虑 …………………………………………………………………… (333)

第十九章　老年养生与长寿 ………………………………………………………………… (335)
　第一节　老与衰老 ……………………………………………………………………… (335)
　　一、老与衰老的概念 ………………………………………………………………… (335)
　　二、老年人的生理变化 ……………………………………………………………… (336)

第二节　老龄化社会 …………………………………………………………………（341）
　　一、中国老龄化社会 ………………………………………………………………（341）
　　二、中国老龄化的问题 ……………………………………………………………（342）
　　三、中国老龄化的对策 ……………………………………………………………（343）
第三节　健康老龄化 …………………………………………………………………（345）
　　一、健康老龄化的涵义 ……………………………………………………………（345）
　　二、健康老人的标准 ………………………………………………………………（346）
第四节　老年期养护 …………………………………………………………………（347）
　　一、老年心理特点 …………………………………………………………………（348）
　　二、老年人的心理调节 ……………………………………………………………（348）
第五节　长寿要旨 ……………………………………………………………………（350）
　　一、禀赋优良 ………………………………………………………………………（350）
　　二、居处适养 ………………………………………………………………………（351）
　　三、起居有常 ………………………………………………………………………（352）
　　四、饮食恰当 ………………………………………………………………………（352）
　　五、劳作恒长 ………………………………………………………………………（353）
　　六、保养有方 ………………………………………………………………………（355）
　　七、巧合阴阳 ………………………………………………………………………（356）
　　八、心情舒畅 ………………………………………………………………………（357）
　　九、家和自康 ………………………………………………………………………（358）
　　十、德高寿长 ………………………………………………………………………（359）

第二十章　体质养生 …………………………………………………………………（361）

第一节　体质差异的形成 ……………………………………………………………（361）
　　一、先天禀赋 ………………………………………………………………………（361）
　　二、后天因素 ………………………………………………………………………（362）
　　三、生活习惯 ………………………………………………………………………（362）
第二节　体质的分类 …………………………………………………………………（363）
　　一、体质分类的历史沿革 …………………………………………………………（363）
　　二、养生学的体质分类 ……………………………………………………………（364）
　　三、体质的辨识 ……………………………………………………………………（364）
第三节　不同体质的养生方法 ………………………………………………………（364）
　　一、平和质的养生方法 ……………………………………………………………（364）
　　二、阴虚质的养生方法 ……………………………………………………………（365）
　　三、阳虚质的养生方法 ……………………………………………………………（366）
　　四、气虚质的养生方法 ……………………………………………………………（368）
　　五、痰湿质的养生方法 ……………………………………………………………（369）
　　六、湿热质的养生方法 ……………………………………………………………（370）
　　七、瘀血质的养生方法 ……………………………………………………………（370）
　　八、阳热质的养生方法 ……………………………………………………………（371）
　　九、气郁质的养生方法 ……………………………………………………………（372）

第二十一章 妇女养生 (374)

第一节 月经期养护 (374)
　　一、调适寒温 (375)
　　二、饮食适当 (375)
　　三、起居运动 (375)
　　四、调和情志 (375)
　　五、卫生保护 (376)

第二节 产褥期养护 (376)
　　一、劳逸适度 (376)
　　二、营养丰富 (377)
　　三、清洁卫生 (377)

第三节 哺乳期养护 (377)
　　一、饮食营养 (378)
　　二、哺乳卫生 (378)
　　三、情绪睡眠 (378)
　　四、慎服药物 (378)

第四节 更年期养护 (378)
　　一、更年期不同表现和原因 (379)
　　二、养护措施 (380)

第五节 乳房保健 (382)
　　一、不宜束胸 (383)
　　二、常戴胸罩 (383)
　　三、忌用激素 (383)

第二十二章 脑力和体力劳动者养生 (384)

第一节 脑力劳动者的养生 (384)
　　一、健脑补脑 (384)
　　二、合理用眼 (385)
　　三、生活规律 (386)

第二节 体力劳动者的养生 (386)
　　一、平衡肢体 (386)
　　二、调节膳食 (387)
　　三、合理用脑 (388)

第二十三章 残障人群的养生 (389)

第一节 视力残障人群的养生 (389)
　　一、情志调节 (389)
　　二、形体锻炼 (389)
　　三、饮食康复 (389)
　　四、药物保健 (390)

第二节 听力残障人群的养生 (390)
　　一、调摄情志 (390)

二、运动导引 ……………………………………………………………………（391）
　　三、自我推拿 ……………………………………………………………………（391）
　　四、饮食保健 ……………………………………………………………………（391）
　　五、药物保健 ……………………………………………………………………（391）
　　六、起居护理 ……………………………………………………………………（391）
 第三节　语言残障人群的养生 ………………………………………………………（392）
　　一、调摄情志 ……………………………………………………………………（392）
　　二、运动导引 ……………………………………………………………………（392）
　　三、饮食养生 ……………………………………………………………………（392）
　　四、药物保健 ……………………………………………………………………（392）
　　五、起居护理 ……………………………………………………………………（393）
 第四节　肢体残障人群的养生 ………………………………………………………（393）
　　一、调摄情志 ……………………………………………………………………（393）
　　二、运动保健 ……………………………………………………………………（393）
　　三、沐浴养生 ……………………………………………………………………（393）
　　四、药膳食疗 ……………………………………………………………………（394）
　　五、药物保健 ……………………………………………………………………（394）
　　六、起居护理 ……………………………………………………………………（394）
 第五节　智力残障人群的养生 ………………………………………………………（394）
　　一、调摄娱乐 ……………………………………………………………………（394）
　　二、冥想健身 ……………………………………………………………………（395）
　　三、食疗养生 ……………………………………………………………………（395）
　　四、药物保健 ……………………………………………………………………（395）
　　五、养生护理 ……………………………………………………………………（395）
 第六节　精神残障人群的养生 ………………………………………………………（395）
　　一、调摄娱乐 ……………………………………………………………………（396）
　　二、体育健身 ……………………………………………………………………（396）
　　三、食疗养生 ……………………………………………………………………（396）
　　四、养生护理 ……………………………………………………………………（396）

第二十四章　人体特定部位的养生 ………………………………………………………（397）
 第一节　颜面部养护 …………………………………………………………………（397）
　　一、按摩 …………………………………………………………………………（397）
　　二、针灸 …………………………………………………………………………（398）
　　三、饮食 …………………………………………………………………………（398）
　　四、中药 …………………………………………………………………………（401）
 第二节　头发养护 ……………………………………………………………………（402）
　　一、梳理洗发 ……………………………………………………………………（402）
　　二、按摩护发 ……………………………………………………………………（402）
　　三、饮食养发 ……………………………………………………………………（403）
　　四、中药养发 ……………………………………………………………………（403）

第三节　眼睛养护 …………………………………………………………………………（404）
　　一、运目 ………………………………………………………………………………（404）
　　二、摩目 ………………………………………………………………………………（404）
　　三、闭目养神 …………………………………………………………………………（404）
　　四、饮食养目 …………………………………………………………………………（405）
　　五、中药养目 …………………………………………………………………………（405）
第四节　耳部养护 …………………………………………………………………………（406）
　　一、耳勿妄听 …………………………………………………………………………（406）
　　二、按摩保健 …………………………………………………………………………（406）
　　三、防止药物中毒 ……………………………………………………………………（407）
第五节　鼻部养护 …………………………………………………………………………（407）
　　一、浴鼻 ………………………………………………………………………………（407）
　　二、按摩 ………………………………………………………………………………（408）
　　三、导引 ………………………………………………………………………………（408）
　　四、鼻疗 ………………………………………………………………………………（408）
　　五、中药 ………………………………………………………………………………（409）
第六节　口腔养护 …………………………………………………………………………（410）
　　一、固齿 ………………………………………………………………………………（410）
　　二、洁齿 ………………………………………………………………………………（411）
　　三、咽津 ………………………………………………………………………………（411）
　　四、防口腔外伤和毒伤 ………………………………………………………………（412）
　　五、防治口腔病变 ……………………………………………………………………（412）
第七节　四肢养护 …………………………………………………………………………（412）
　　一、上肢保健 …………………………………………………………………………（412）
　　二、下肢保健 …………………………………………………………………………（414）
第八节　胸背腰腹养护 ……………………………………………………………………（416）
　　一、胸部养护 …………………………………………………………………………（416）
　　二、背部养护 …………………………………………………………………………（417）
　　三、腰部养护 …………………………………………………………………………（418）
　　四、腹部养护 …………………………………………………………………………（419）

第二十五章　情志养生与心理治疗 …………………………………………………（420）
第一节　概　述 ……………………………………………………………………………（420）
　　一、心理因素与健康概念 ……………………………………………………………（420）
　　二、精神心理因素与疾病 ……………………………………………………………（420）
　　三、情志养生与相关概念 ……………………………………………………………（421）
第二节　中医对情志养生的论述 …………………………………………………………（422）
　　一、对心理气质的研究 ………………………………………………………………（422）
　　二、情志的致病中作用 ………………………………………………………………（423）
　　三、中医心理治疗的应用 ……………………………………………………………（425）
第三节　宗教与情志养生 …………………………………………………………………（428）

一、佛学与情志养生 …………………………………………………………………… (428)
　　二、道家与情志养生 …………………………………………………………………… (430)
　第四节　情志养生与心理治疗 …………………………………………………………… (435)
　　一、情志养生的方法 …………………………………………………………………… (435)
　　二、心理治疗的方法 …………………………………………………………………… (439)

第二十六章　艺术与修身养性 ……………………………………………………………… (448)
　第一节　音乐养生 ………………………………………………………………………… (448)
　　一、音乐养生常识 ……………………………………………………………………… (448)
　　二、养生音乐特征 ……………………………………………………………………… (452)
　　三、音乐养生原理 ……………………………………………………………………… (454)
　　四、音乐养生方法 ……………………………………………………………………… (456)
　　五、音乐疗法 …………………………………………………………………………… (457)
　第二节　歌咏养生 ………………………………………………………………………… (462)
　　一、调节情志 …………………………………………………………………………… (462)
　　二、调息聚气 …………………………………………………………………………… (463)
　第三节　舞蹈养生 ………………………………………………………………………… (463)
　　一、舞蹈的养生价值 …………………………………………………………………… (464)
　　二、舞蹈养生的形式 …………………………………………………………………… (465)
　　三、注意事项 …………………………………………………………………………… (465)
　第四节　戏剧影视与养生 ………………………………………………………………… (465)
　第五节　琴棋书画与养生 ………………………………………………………………… (466)
　　一、弹琴 ………………………………………………………………………………… (466)
　　二、弈棋 ………………………………………………………………………………… (468)
　　三、书画 ………………………………………………………………………………… (468)
　　四、书画家与长寿 ……………………………………………………………………… (470)

第二十七章　药石养生 ……………………………………………………………………… (472)
　第一节　炼丹服石 ………………………………………………………………………… (472)
　　一、炼丹 ………………………………………………………………………………… (473)
　　二、兴衰 ………………………………………………………………………………… (473)
　　三、骗局 ………………………………………………………………………………… (474)
　第二节　中药养生 ………………………………………………………………………… (475)
　　一、中药养生原则 ……………………………………………………………………… (475)
　　二、补虚益寿中药 ……………………………………………………………………… (478)

第二十八章　针灸养生 ……………………………………………………………………… (483)
　第一节　针灸养生机理 …………………………………………………………………… (483)
　　一、疏通经络 …………………………………………………………………………… (483)
　　二、调理脏腑 …………………………………………………………………………… (484)
　　三、调节虚实 …………………………………………………………………………… (484)
　　四、扶正祛邪 …………………………………………………………………………… (484)
　　五、调和阴阳 …………………………………………………………………………… (484)

第二节 针灸方法 ……………………………………………………………… (486)
  一、毫针刺法 ………………………………………………………………… (486)
  二、灸法 ……………………………………………………………………… (486)
  三、拔罐法 …………………………………………………………………… (488)
  四、三棱针 …………………………………………………………………… (488)
  五、皮肤针 …………………………………………………………………… (488)
  六、耳针 ……………………………………………………………………… (488)
  七、头针 ……………………………………………………………………… (489)
  八、火针 ……………………………………………………………………… (489)
  九、电针 ……………………………………………………………………… (489)
  十、水针 ……………………………………………………………………… (489)
  十一、指针 …………………………………………………………………… (489)
  十二、杵针 …………………………………………………………………… (490)

第三节 磁与养生 ……………………………………………………………… (490)
  一、磁的概念 ………………………………………………………………… (490)
  二、磁的养生作用 …………………………………………………………… (490)
  三、磁在生活中的应用 ……………………………………………………… (491)
  四、磁疗 ……………………………………………………………………… (491)

第二十九章 推拿养生 …………………………………………………………… (494)

第一节 推拿养生机理 ………………………………………………………… (495)
  一、活血化瘀 通经活络 ……………………………………………………… (495)
  二、调和营卫 预防疾病 ……………………………………………………… (495)
  三、舒筋活络 缓急止痛 ……………………………………………………… (495)
  四、调理五脏 强化功能 ……………………………………………………… (495)
  五、平衡阴阳 双向调节 ……………………………………………………… (495)

第二节 推拿养生方法 ………………………………………………………… (497)
  一、头面部 …………………………………………………………………… (497)
  二、颈肩部 …………………………………………………………………… (497)
  三、腰背部 …………………………………………………………………… (498)
  四、胸腹部 …………………………………………………………………… (498)
  五、上肢部 …………………………………………………………………… (498)
  六、下肢部 …………………………………………………………………… (499)
  七、全身推拿 ………………………………………………………………… (499)

第三节 自我养生推拿 ………………………………………………………… (500)
  一、头部 ……………………………………………………………………… (500)
  二、面部 ……………………………………………………………………… (500)
  三、颈项部 …………………………………………………………………… (500)
  四、胸部 ……………………………………………………………………… (500)
  五、腹部 ……………………………………………………………………… (501)
  六、腰部 ……………………………………………………………………… (501)

七、上肢部 …………………………………………………………………………（501）
　　八、下肢部 …………………………………………………………………………（501）
第三十章　养生产业开发 ……………………………………………………………（502）
　第一节　养生产业范围 ……………………………………………………………（502）
　　一、与物质生活相关的养生产业集群 ……………………………………………（502）
　　二、与精神生活相关的养生产业集群 ……………………………………………（503）
　　三、与人体养护相关的养生产业集群 ……………………………………………（504）
　　四、与不同社会人群相关的养生产业集群 ………………………………………（504）
　　五、与养护方法相关的养生产业集群 ……………………………………………（505）
　第二节　养生产业前景 ……………………………………………………………（505）
　　一、国内外养生产业发展现状 ……………………………………………………（505）
　　二、国内外养生产业发展趋势 ……………………………………………………（506）
　　三、国家重视发展健康服务业 ……………………………………………………（509）
　第三节　绿色农业 …………………………………………………………………（510）
　　一、绿色农业的概念 ………………………………………………………………（510）
　　二、绿色农业的内涵 ………………………………………………………………（511）
　　三、绿色农业的发展前景 …………………………………………………………（512）
　　四、绿色农业的结构模式 …………………………………………………………（513）
　第四节　养老护老 …………………………………………………………………（514）
　　一、发展养老产业的原则 …………………………………………………………（514）
　　二、发展养老产业的目标 …………………………………………………………（515）
　　三、发展养老产业的任务 …………………………………………………………（515）
　　四、发展养老产业的政策 …………………………………………………………（517）
　　五、建设养老综合体 ………………………………………………………………（518）
　第五节　保健品与干细胞 …………………………………………………………（519）
　　一、保健品产业的现状 ……………………………………………………………（519）
　　二、保健品产业的困境 ……………………………………………………………（520）
　　三、保健品产业发展趋势 …………………………………………………………（520）
　　四、干细胞与保健革命 ……………………………………………………………（521）
　第六节　健康管理 …………………………………………………………………（527）
　　一、健康管理概述 …………………………………………………………………（528）
　　二、健康管理的发展趋势 …………………………………………………………（528）
　　三、健康管理的中国特色 …………………………………………………………（530）
　　四、健康管理的基本模式 …………………………………………………………（531）
　　五、健康管理发展之路 ……………………………………………………………（532）
　　六、健康管理的制高点 ……………………………………………………………（534）
参考文献 ………………………………………………………………………………（536）

第一章 绪 论

健康是人类社会经济发展、民族兴旺的最基本的保障，是人类生存的基本权利，实现人人享有健康是全世界人民共同的理想目标。为了追求人类的健康，养生学也日趋受到了人们的重视。因为它在预防疾病，促进人类健康方面发挥着重要的作用。尤其祖国医学在这方面可谓探索最久，积累了大量的丰富的养生保健内容。概括而言中医的养生学是在中医理论的指导下探索人类生命规律，总结中国历代生理、心理保健经验，研究养生理论和养生技术，以求达到增强人类体质、预防疾病、延年益寿的目的。随着时代的发展，生活节奏的加快，经济发展的全球化分工，养生学研究必须与时俱进，融入现代科学内容。

本著编写的目的，就是将传统的养生思想和实践与现代科学理论有机地结合起来，从多角度、多层面揭示健康长寿养生保健的问题。所以把本著命名为"现代养生学"，意在努力使著作编写出一些新的具有时代气息的内容来。

第一节 养生学的历史渊源

养生学是中华民族对人类的贡献，是中国特有的生命科学。对养生的探讨在我国可谓历史悠久。远在原始社会，我国先民已总结出用歌舞陶冶情志、锻炼身体以祛除病痛。《吕氏春秋·古乐篇》中云："昔陶唐之始，阴多滞伏而湛积，水道壅塞，不行其原，民气郁而滞着，筋骨瑟缩不达，故作舞以宣导之。"这段文字是公元前三世纪吕不韦等根据旧史和传说，对舞蹈之起源所作的论述。在论述其缘由时讲了父系氏族社会时期，环境潮湿滞着，关节筋骨疾患很多，所以创造了歌舞进行防治，借以达到舒筋活络，强壮身体。相当现代的课间操、工间操一样。这是有关中国最早追记原始社会用运动防治疾病的文献记载。可见，"生命在于运动"，已有着深远的历史认识。

一、春秋至秦汉对养生的认识

春秋战国时期，中国医学和科学文化均处于蓬勃发展和诸子争鸣的繁荣时期，以延年益寿为研究目的的养生学也得到了很大的发展。如《老子》有"淡然无为，神气自满，以此为不死之药"；《庄子·刻意篇》有"吹呴呼吸，吐故纳新，熊经鸟伸，为寿而已矣"；《孔子家语》有"若夫智士仁人，将身有节，动静以义，喜怒以时，无害其性，虽得寿也，不亦宜乎"；《淮南子·精神训》有"是故真人之所游，若吹呴呼吸，吐故纳新，熊经鸟伸，凫欲蝯蠷，鸱视虎顾，是养形之人也"。可见诸子对养生已提出了很多方法和认识。除上述文献记载外，更有珍贵的地下出土的战国文物可以印证这一时期的文献，如"玉佩铭"，后释为《行气玉佩铭》，共45字，即"行气深则蓄，蓄则伸，伸则下，下则定，定则固，固则萌，萌则长，长则退，退则天，天几春在上，地几春在下，顺则生，逆则死"。这是气功的要领，被刻在玉佩上，可见其时气功导引风气之盛。又如马王堆汉墓出土的《导引图》，彩绘了各种形态的导引动作44幅，有模仿熊、猿、鸟等动物形态等，在文字说明中明确指出某运动可以除某疾。从其栩栩如生的导引动作和文字注解，证明与上述文献的论述是很一致的。马王堆汉墓还出土了其他多种记有养生内容的文献，这些文献的内容还着重强调了顺气时、适情志、慎饮食、勤运动、节色欲等等，所有这些内容多为中国历代养生学者所重视。

《黄帝内经》有关养生之论述，正是在上述背景下综述而成的。例如《素问》中有"恬憺虚无，真气从之，精神内守，病安从来"，就是强调了气功锻炼在预防疾病上的价值；该书还进一步指出："法于阴阳，和于术数，食饮有节，起居有常，不妄作劳，故能形与神俱，而尽终其天年，度百岁乃去。"这不但是延年益寿方法的具体总结，还科学地指出人的寿限为百岁。

秦汉时期最著名的医学家华佗和张仲景在养生方面都有很大的贡献。如，《后汉书·华佗传》记载："晓养性之术，年且百岁，而犹有壮容。"他的学生吴普、樊阿尊师传授，也享有九十、百岁高寿，而且耳目聪明、牙齿坚固。他们有什么延年益寿的良方呢？华佗对吴普说："人体欲得劳动，但不当使极耳。动摇则谷气得消，血脉流通，病不得生。譬犹户枢，终不朽也。是以古之仙者，为导引之事，熊经鸱顾，引挽腰体，动诸关节，以求难老。吾有一术，名曰五禽之戏。一曰虎，二曰鹿，三曰熊，四曰猿，五曰鸟。亦以除疾，兼利蹄足，以当导引。体有不快，起作一禽之戏，怡而汗出，因以著粉，身体轻便而欲食。"史学家陈寿指出：吴"普施行之，年九十余，耳目聪明，齿牙坚固"。"阿从其言，寿百余岁"。

汉代张仲景，虽不以养生学为擅长，但也很重视摄养身体，张曾抨击时弊"怪当今居世之士，曾不留神医药，精究方术，上以疗君亲之疾，下以救贫贱之厄，中以保身长全，以养其生"。他在《金匮要略》一书中，多处提出养性、导引、吐纳、食忌等等。

东汉哲学家王充在他的著作《论衡》中论述了能否长寿与先天因素有着密切的关系，他认为"禀气渥则体强，体强则命长；气薄则弱，体弱则命短"。强调了长寿与遗传因素有一定的关系。

二、晋唐时期对养生的探讨

晋唐时期，中国养生学之研究达到高潮，盛行于时的道教、佛教，对养生也有一定的促进作用。养生方面的著作丰富多样，故对后世养生之影响也很深远，可谓中国养生学发展的全盛时期。养生学专著尚存或虽佚失但其书目可见者约有二十种之多。譬如：葛洪的《抱朴子·内篇》，陶弘景的《养性延命录》，嵇康的《养生论》，颜之推的《颜氏家训·养生篇》，孙思邈的《千金要方》《千金翼方》均有关于养生学的系统论述，孙思邈的著作可称为晋唐时期养生学之集大成者，他是养生实践家，据考证孙氏活到101岁。因此，他的经验和理论有着更重要的说服力。

嵇康在《养生论》中指出："弃厚味，服补药，饮清泉，浴阳光，节色欲。"其观点多符合科学。

颜之推《家训》中批评了欲求长生不老的神仙之道，强调要"调护气息，慎节起卧，均适寒温，禁忌食饮，将饵药物"，"遂其所禀，不为夭折"。这些要领，如能持之以恒，必有益于保健。

孙思邈在养生学研究方面的经验和成就是十分突出的。他对公元七世纪以前中国各派养生学，如气功、导引、按摩、服食等等进行了较全面的整理，并结合自己之经验，形成许多精辟见解。归纳起来，有以下要点：关于寿限：他强调人是可以活到一二百岁的。他说"故善摄生者……则百年之内，不惧夭伤也"；"能知此者（指养生），可得一二百年"。他的研究结论是"神仙之道难致，养性之术易崇"。

关于衰老的象征：孙氏认为老年犹如故舍，是需要随时修缮的。在这一立论指导下，他详述了衰老的象征，并针对这些证候予以及时的预防和治疗。

强调养生学就是治未病，消未患。他的具体要求是"每日必须调气、补泄、按摩、导引为佳，勿以康键，便为常然。常须安不忘危，预防诸病也"。

强调养生方法要简易，不违背人之生理要求，孙氏虽然对前代养生方法作了广泛的总结，但他要求学者"旨约而瞻广，业少而功多"。意思是掌握养生方法未必要多，但只要能持之以恒，也可收到好的效果。他不赞成那种禁欲主义者，而是强调"不违情性之欢，不弃耳目之好"。

批判炼丹服石以求长生的错误观点：孙氏开始推崇"服石"，后发现了它对人体的毒害，就在他的后期著作中严厉反对。认为服石比食剧毒药野葛更为危险，教育有识之士，如果遇到有关服石的书籍，务必立即焚毁，不使流传害人。

倡导人体"常欲小劳"的科学道理：孙氏延年益寿学说十分强调肢体要经常性主动运动和被动运动，不但要求摇动肢节，导引行气，常欲小劳，但不强所不能，而且要重视全身之按摩等。这些原则包括了进行全身运动的许多具体方法，而且吸收了由印度传入的"天堂按摩法"。

对衣食住行的要求：孙氏要求老年人的衣服要宽大朴素，勤清洗，汗后一定要更衣，衣以香蕉之，不要华丽精美等。孙氏对饮食无论饮食卫生，饮食质、量，食饮制度等都有具体的要求。他反对临盘醉饱，贪图厚味腥肥。有意义的是孙氏饮用牛乳，要求必须3～7岁黄色乳牛，饲料、用水必须清洁卫生，而且要以十一味有补血壮阳滋阴植物药喂养。强调子女要准备这样牛所产的乳汁供养老人常食，它比肉类更佳。在住处方面，他要求背山临水气候高爽，山林深处等，对住房但令雅素洁净，无风雨暑湿为佳，睡眠姿式更强调右侧卧位和屈曲膝肘等。

提倡食疗强调"君父有疾，先命食以疗之，食疗不愈，然后命药"。孙氏认为：凡能以食物治愈老年病才能算作一位高明的医师。

重视养心。孙氏指出养生有五难，名利不去为一难，喜怒不除为二难，声色不去为三难，滋味不绝为四难，神虑精散为五难。他认为养生者必须排除五难，否则无论你延年之心多么虔诚，也不会收到很好的效果。

总之，孙思邈不但对养生学理论已有了概括和阐述，而且系统地总结了丰富的实践经验。他所持之养生方法十分重视运动以求延年益寿。

三、宋元至明清养生学研究进展

宋元时期，宋元以下养生学书籍和研究养生学的学者更多，但多拘泥于晋唐学者的理论和方法，很少有新的创造和发现。不过，此期学者在研究老人的饮食上有了新的进展。如《寿亲养老新书》和《饮膳正要》就是专门讨论老人养生与食疗的专著。

陈直所撰《养老奉亲书》是一部专门论述老年防病、四季摄养以及老年疾病饮食疗法的专书，对中国古代养生学有着较大的影响。他认为饮食营养对老人能否健康长寿有着重要的意义。

忽思慧所撰《饮膳正要》是一部专论宫廷饮食营养的专书，但也不乏养生食疗的丰富内容。

作者是一位营养医师，曾任皇室饮膳太医，该书有着较高的学术价值。在"为皇帝延寿去疾"总目标下，详列皇室之饮食、制度、卫生、宜忌等等技术外，还用了较大篇幅，专门记述了诸家本草和名医方术中有关饮食疗法的处方配伍等内容。其食疗处方共约百余种，是有着很好的参考价值的。

明清时期，中国延年益寿的发展趋于缓慢，虽然著作仍然很多，但多系综合、注释或加个人经验所成，很少有新的创见，其特点是更易为一般人学习和掌握。或多编成歌诀易为学者记诵练习等。

朱权所撰《活人心法》将养生家最常施行的叩齿等按摩术编成口诀，使人们易记、易行、易于普及。

《修龄要旨》推崇穴位按摩，如："平坐以一手握脚趾，以一手擦足心赤肉，不计其数，以热为度。却将脚趾略略转动，左右两足心更手握擦，倦则少歇，此名擦涌泉穴，能除湿气固真元。"

《修真秘要》的歌诀："行处勿当风，居止无小隙，常夜灌足卧，饱食终无益，思虑最伤神，喜怒最伤气。每去鼻中毛，常习不唾地……"也是易于普及的小册子。

龚廷贤的《寿世保元》中亦曰："惜气存精更养神，少思寡欲勿劳心。食惟半饱无兼味，酒至三分莫过频。每把戏言多取笑，常含乐意莫生嗔。炎热变作都休问，任我逍遥过百春。"

高濂是一位文学家，他对养生学也颇多研究，他将自己阅读典籍时所得养生之警句妙语，编撰成篇，计20卷之巨。书分四时调摄、起居安处、延年祛病、饮馔服食、燕闲清赏、灵丹秘药等八大类，故书名《遵生八笺》。现仅摘录数句：食后徐徐行百步，两手摩胁并腹肚，醉眠饱卧俱无益，渴饮饥餐犹戒多。食不欲粗并欲速，宁可少餐相接续。若教一饱顿充肠，损气损脾非是福。鲊酱胎卵兼油腻，陈臭掩藏皆阴类，老年切莫喜食之，是借寇兵无以异。

养生学从来都是上层人士年老时之所好，并非一般群众所习从。但从明清以降，这门知识逐渐普及乡里民间，如明代胡文焕辑校之《寿养丛书》所收集的养生歌诀、格言等，其影响十分广泛深入。例如"笑一笑，少一少；恼一恼，老一老"，"早漱不若晚漱，晚食岂若晨餐。节饮自然脾健，少餐必定神安"，"服药千朝，不如独宿一宵；饮酒一斛，不如饱食一粥"。还有许多经验都在群众中广为流传着。

清初曹葱山《老老恒言》。其著作颇多独到的见解。比如："以方药治未病，不若以起居饮食调摄于未病"，"心不可无所用，非必如枯木如死灰"，"学不因老而废"，"养静为摄生首务"等等，使中国养生学进一步去掉了玄学、神学的束缚，获得更科学的地位。另外，清代袁开昌辑的《养生三要》，尤乘撰的《寿世青编》等著作，在养生方面也都有丰富的内容。

中国养生学已有近三千年的历史，其早期有一段时间夹杂着不少神秘玄妙的色彩，有许多认识和方法对人体不但无益反而有害，甚至反而促人短命。这段时间约有近千年。其后，随着医药在实践中的不断发展，养生学不科学的内容则逐渐被淘汰，科学知识逐渐取代了不切实际的主观愿望。追求长生不老、寿千年等理论，通过大量实践检验而得改正，代之以度百岁乃去，寿可一二百岁的认识。炼制长生不老丹、服石等非科学的方法也为学者所批判和否定，丰富多彩的养生养老方法从实践中不断得到总结和肯定，这段人们又用了近千年的历史。第三段时间又约一千年，其特点是完全否定了炼丹服石、长生不老的非科学理论和方法，此期，虽然限于人们生活水平的限制，还不可能普遍讲究养生学，但在实际生活中，养生学知识较前更广泛地应用于身体锻炼、疾病康复和老年保健。

第二节 养生与健康

现代养生学是一门研究和阐释人类生命发生发展规律，预防疾病，增强体质，延年益寿为目的的实用学科。

"养生"一词在前面已提到，最早见于《庄子》内篇。所谓"生"，就是生命、生存、生长之意；所谓"养"，即保养、调养、培养、补养、护养之意。"养生"是通过养精神、调饮食、炼形体、慎房事、适寒湿等各种方法去实现的，是一种综合性的强身益寿活动。

现代养生学涉及的内容是非常丰富的，其研究领域除了疾病预防之外，还包含了延缓衰老、增强智力、调适心理、美容养颜、药膳食疗、提高生活质量、塑造良好的运动习惯、健康的性生活、促进人类与自然及社会的协调能力等功能。与现代的预防医学相比，其内容更加广泛，技术更加多样，动机更为积极，适用于所有的健康人群、亚健康人群、高危人群和各类不同的患者。

现代养生学涉及的学科也很多，除临床各科、预防医学科外，还与医学心理学、行为医学、社会医学、保健学、老年医学、天文与天文医学，地理与地理医学、气象与气象医学等学科有着密切的关系。

养生学还汇集了佛、道、儒等各派的养生思想和中医各学派之精华，提出了一系列养生原则。如和光同尘、知和日常（道家语）、形神共养、协调阴阳、顺应自然、饮食调养、谨慎起居、和调脏腑、通畅经络、节欲保精、益气调息、动静适宜等等，使养生活动有章可循、有法可依。

一、养生与健康的基本概念

（一）健康理念

健康是一个具有强烈时代感的综合概念，并随着社会和医学科学的发展而逐步深化。在生产力水平低下、生活贫困时期，人们认为无病就是健康。随着社会的发展、生产力水平的提高、物质生活的逐渐丰富，人们提出了健康是生物学上的适应，是指没有疾病和无伤残状态等，建立了以生物机体和机体的生物性为研究重点的生物医学模式。

生物医学模式下，人们认为健康就是"不生病"或"不虚弱"，把健康单纯理解为"无病、无残、无伤"，这个概念至今仍有广泛的影响。但按照现代医学观点，这个概念是极不全面的，不能机械地视健康和疾病为单因单果关系。它的不足之处就在于将人的自然属性和社会属性分开，忽视了影响人们健康的心理和社会因素，如政治、经济、战争、教育以及冲动、孤独、紧张、恐惧、悲伤、失落、忧患、不良行为方式等社会、心理因素对健康的影响。

随着医学模式由单纯的"生物医学"向"生物—心理—社会医学"模式演变，健康的涵义也随之不断更新、扩展。1948年，世界卫生组织（WHO）在其宪章中提出了："健康不仅仅是免于疾病和衰弱，而且是保持体格方面、精神方面和社会方面的完美状态。"世界卫生组织在1978年9月召开的国际初级卫生保健大会上通过的《阿拉木图宣言》中重申了健康的含义，指出"健康不仅仅是没病和痛苦，而且包括在身体、心理和社会各方面的完好状态"。因此，健康概念大大超出了疾病的范畴，把人体的健康与生物的、心理和社会的关系紧密地联系了起来。

世界卫生组织对健康的概念，近年来又增加了一条内容，就是"道德健康"。所谓"道德健康"，主要指能够按照社会道德行为规范准则约束自己，并支配自己的思想和行为，有辨别真与伪、善与恶、美与丑、荣与辱的是非观念和能力。

把道德纳入健康范畴是有科学依据的。巴西著名医学家马丁斯研究发现，屡犯贪污受贿的人易患癌症、脑出血、心脏病和精神过敏症。品行善良，心态淡泊，为人正直，心地善良，心胸坦荡，则会心理平衡，有助于身心健康。相反，有违于社会道德准则，胡作非为，则会导致心情紧张、恐惧等不良心态，有损健康。试想食不香、睡不安、惶惶不可终日者，何以能谈健康！据测定，这类人很容易发生神经中枢、内分泌系统功能失调，其免疫系统的防御能力也会减弱，最终会在恶劣心态的重压和各种身心疾病的折磨下，或者早衰，或者早亡。

总之，一个人只有在躯体健康、心理健康、社会适应良好和道德健康4个方面都健全，才算是完全健康的人，这是世界卫生组织最近发布的健康定义。世界卫生组织又提出了衡量人体健康的一些具体标志，如：①精力充沛，能从容不迫地应付日常生活和工作；②处事乐观，态度积极，乐于承担任务而不挑剔；③善于休息，睡眠良好；④应变能力强，能适应各种环境的各种变化；⑤对一般感冒和传染病有一定抵抗力；⑥体重适当，体形匀称，头、臂、臀比例协调；⑦眼睛明亮，反应敏锐，眼睑不发炎；⑧牙齿清洁，无缺损，无疼痛，齿的颜色正常，无出血；⑨头发光泽，无头屑；⑩肌肉、皮肤富有弹性，走路轻松。世界卫生组织提出的健康新定义和具体衡量标志，反映了医学模式从生物医学模式向生物—心理—社会医学模式的转变，是人类健康观的重大发展，对以促进健康为基本目的的预防医学研究和发展无疑具有重要的指导意义。

自然，许多人对健康行为方面也多有衍释，如有人将健康一些行为概括为："五快三良"，"五快"表述的是躯体健康的标准，叫做：吃得快、睡得快、拉得快、说得快、走得快。吃得快是指食欲好，不挑食，不偏食，不狼吞虎咽，表示消化系统功能健全；睡得快是指入睡快，睡眠质量高，睡醒后精神饱满，表示神经精神系统功能健全；拉得快指的是大小便通畅，排便畅快无痛苦，便后感觉舒适，表示消化、泌尿排泄系统功能健全；说得快是指说话语速较快，语言流畅，表达正确，表示思维敏捷、语言功能健全；走得快是指步履快捷，行走自如，表示运动系统功能健全。"三良"讲的是心理健康的标准，称作：良好的性格、良好的处事能力、良好的社会适应状态。良好的性格是指心地善良、为人谦和、正直无私，情绪稳定；良好的处事能力是指能正确地面对现实生活，有良好的自我控制能力，能够适应复杂的环境变化；良好的社会适应状态是指与人为善，能与各种社会、教育背景的人合作共事，和睦相处，心情舒畅。

（二）健康行为（health behavior）

是指人们为了增强体质和维持身心健康而进行的各种活动，简而言之，所谓健康行为就是一切有利于健康的行为，它是一种理想的行为模式。

中医理论认为：行为活动与健康和疾病的关系存在着两重性。概言之，良好而适度的行为有助于增进健康，祛除疾患，延年益寿；而不良行为，包括某些太过和不及的行为反应，则将损害身体，引发疾患，加剧病变或衰老进程。《素问·上古天真论》中说："饮食有节，起居有常，不妄作劳，故能形与神俱，而尽终其天年，度百岁乃去。"同时也提出不良行为对人体的损害："以酒为浆，以妄为常，醉以入房，以欲竭其精，以耗散其真，不知持满，不知御神，务快其心，逆于生乐，起居无节，故半百而衰也。"可以说是我国最早对行为与健康关系的阐述。提出了健康的行为和不良的行为。《内经》还在多处指出饮食行为中的不健康现象，如《素问·痹论》中提出"饮食自倍，肠胃乃伤"，强调了不要暴饮暴食，指出"膏粱之变，足生大疔"；东方之域"其民食鱼而嗜咸",西方之域"其民华食,而肥脂",认为过食"肥脂"和"咸盐",会使人"病生于内"。《吕氏春秋》也指出"肥肉厚酒,烂肠之食";《韩非子》也提出"香美脆味,厚酒肥肉,甘口而疾,曼理皓齿,悦情而损精"。说明这一时期,人们已普遍认识到高脂肪的饮食行为对健康是有害的。对纵酒行为,《内经》也在多处提出批评,如《灵枢·论勇》中云:"酒者水谷之精,熟谷之液也,其气慓悍,其入于胃中,则胃胀,气上逆,满于胸中,肝浮胆横。"

正是基于此思想,王冰注释《内经》时提出了:疾病常系"人自为之"的著名观点。遍观《内经》,论及病因时悉以阴阳为纲,把病因分成两大类;一系"风雨寒暑"之类存在于外界的"邪气",另即是自身的种种不良行为。这就确定了行为因素在病因学中的主要地位,也奠定了中医行为医学思想的核心观念。王冰深得《内经》之三昧,在疏注《素问》时,他进一步分析了行为致病的基本机理。在阐释《素问·上古天真论》时,他引《真诰》之语指出:"(人们)常不能慎事,自致百疴。"也就是说,个体对自身健康负有直接的责任。许多疾病是缘于自身失误,摄养不慎。在解释《素问·生气通天论》的"自伤"一语时,又强调"使正真之气如削去之者,非天降之,人自为之尔"。肯定内伤(自伤)病症的机制,主要在于个体行为反应的乖戾不慎,削弱正气,扰乱内在功能,降低机体的抗病能力,遂诱发或直接导致损伤。这一认识,把行为和内在功能联系起来,揭示了行为与健康和疾病之间的中介环节是机体的内在功能,特别是机体的正真之气(正气)。

中医学对行为与健康及疾病关系的洞察是深刻而辨证的。它提示人们必须掌握各种行为的适度问题。基于此,孙思邈等提出"人欲常动,但不欲大疲尔"之类的精辟见解。可以说,除习俗风尚和偏颇嗜癖等外,各种行为反应与健康和疾病都存在着两重性,都有一个"适度"问题。如国外新近研究表明:经常少量饮用低度酒,有益于健康,其对心血管系统功能的调整和疲劳的恢复,均有积极作用。然而嗜酒过度,其危害又是极为明显的,不仅可造成躯体上的严重损伤,还会带来许多社会和心理方面的问题。借助中医学的上述基本认识,人们常可辨证地把握和处理行为与健康及疾病的错综而微妙的关系。

(三)长寿

中国古代有"人活70古来稀"的谚语,说明那时人活70就算长寿了,而随着时代的发展,长寿的概念不断发生着变化。根据世界卫生组织(WHO)的规定,90岁以上才算长寿老人。联合国制定的长寿地区的标准是:百岁以上老人占人口的0.75人/万人,60岁以上老人占人口的10%以上。目前世界公认的五大长寿地区有:前苏联的高加索、巴基斯坦的罕萨、厄瓜多尔的卡班、中国新疆的南疆和广西的巴马。

中国人口监测中心2000年发布了长寿之乡的中国标准:每10万人口中百岁老人达到3位的就是长寿之乡。按这一标准:广西的巴马县、新疆的克拉玛依地区、四川乐山市、辽宁兴隆村、湖北钟祥村、江苏如皋市成为我国的六个长寿地区。其中江苏如皋市2002年统计,全市145万人口中,有172位百岁老人,远远超过联合国制定的标准。

世界卫生组织(WHO)提出,人均预期寿命超过70岁的国家即是长寿国家。瑞典、挪威、荷兰、日本、冰岛、丹麦、法国、美国、波多黎各、加拿大、瑞士都是世界卫生组织宣布的长寿国家。据2002年统计,中国百岁以上老人有17000多位,80岁以上的老人近1000万人。

二、养生与健康的理论特征

古往今来,追求健康长寿是世界上每一个民族的共同愿望,而中国的养生理论更是体现着

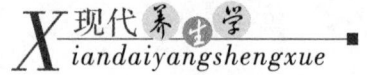

它独特的哲学意境和实践内容。

(一) 生命与自然融为一体的生命观

中国古老的哲学思想认为：人生活在宇宙间，生命活动必然会受到自然界物质运动规律的影响，因此人体的所有活动必然与自然息息相关。人体生命活动与自然、社会的关系，必然是和谐有序的，反之会对健康不利。这就是道家学说和中医思想中的"天人相应""形神合一"的思想。特别强调人与自然环境和社会环境的协调。

(二) 健康与长寿寓于和谐的方法论

养生理论强调和谐平衡，认为人体内的物质代谢必须有升有降，心理与生理应该互相协调。情志类疾病可以通过脏腑活动来调整，躯体疾病也可以运用情志调节来治愈。中医养生遵循自然变化的规律，使生命过程的节奏随着时间、空间的变化和四季气候的更替而进行调整。从而食饮有节、居处适养、起居有常、情绪保持不卑不亢，综合适度；睡眠不偏多也不偏少；性生活不可过多也不能没有；形体需要劳动但不能疲倦等都是立足于健康长寿的独特理论和方法。

(三) 生理和心理综合养护的辨证法

释、道、儒、医、武术各家养生的方法丰富多彩，从自然环境到衣、食、住、行，从生活爱好到精神卫生，从药饵强身到运动保健等等，强调综合调理，不偏执偏信于一方一法。强调要进行较为全面的综合养生，同时强调要持之以恒。中医理论中特别强调因人、因时、因地制宜的原则，同样适用于养生活动。人有男、女、老、幼之不同；时有春、夏、秋、冬之区别；地有南、北、高、低之悬殊，都不可一概而论。要根据实际情况合理运用不同的养生方法，以达到最佳的健康效果。

三、生命、健康和寿命

(一) 生命

养生学理论，特别是生命理论，中医有自己独到的见解，生命神圣论是中国古代源远流长的一种观点。《黄帝内经·素问》中有论述生命神圣的专篇——"宝命全形论"。指出："天覆地载，万物悉备，莫贵于人。"《吕氏春秋》专设"贵生"一章，论曰："圣人深虑天下莫贵于生。"孙思邈也说："二仪之内，阴阳之中，唯人最贵。"而"人之所贵，莫贵于生"。人的生命只有一次，当知"生不再于我"应当加以珍惜。为此，第一要免除"外物逼切"，"以全其天年"。应该保身长全，以养其生，做到"务思和理"，"处其厚不处其薄"。第二，要活得有意义，实现自身价值，对社会做出贡献，"深生耻愧，戒勒身心，常修善事"。要做到这点，必须有健康的身体。"有智之人"，必当"爱惜性命"。贤人"善于摄生，能知搏节，与时推移，亦得保全"。

疾病是危害生命的大敌，又是人类生存过程中难免的现象，"滋味既兴，疴擦萌起"。医学必须承担起保卫人类健康的任务，保障神圣的生命，这是医学的社会职能。说："人之所依者，形也；乱于和气者，病也；理于烦毒者，药也；济命扶危者，医也。"他又说："安身之本，必资于食；救疾之速，必凭于药。不知食宜者，不足以存生也；不明药忌者，不能以除病也。斯之二事，有灵之所要也。若忽而不学，诚可悲夫。"把医学的社会职能及其核心思想——济命扶危，说得十分清楚。医学是为保障人的生命，使人活得健康而有意义，若不这样，就失去了它的存在价值。其次，祖国医学认为人的生命体现在"精气神"上。

1. **生命是气的产物** 中医理论认为：生命是由气构成的，《黄帝内经》认为"气聚而有形"。因此，人无论内环境还是外环境，都是在气的基础上得到统一，而人体内环境的平衡协调，内环境和外环境的整体统一是人体得以生存的基础。正常情况下，通过人的自我调节，可使内环境与外界自然变化相适应，以保持正常的生理功能。如果人的活动违反了自然变化的规律，或外界自然环境发生反常的巨变，而人体的自我调节功能又不能预知适应时，可因人体内、外环境的相对平衡遭到破坏而导致疾病，因此顺应自然是养生的首要条件。

2. **精、气、血是生命活动所需的基本要素** 精有先天之精与后天之精之分。先天之精来源于父母；人出生之后，从饮食物中所获得的营养精华称为后天之精。先天之精和后天之精之间可以相互转化、相互补充成为生命活动的动力基础。精的不足或亏虚可导致生命活动减退或早衰多病。

气是推动脏腑活动的动力，也是推动各种生命物质在人体内川流不息，进行代谢的动力，是生命活动的根本保证。人体生命力的强弱，生命的寿夭在于气的盛衰，生命现象就是气机的升降出入。

血是滋养人体脏腑、组织、器官，保证人体新陈代谢的物质基础。血是化生精、气、神、乳汁、经血、精液、体液等生命物质的物质源泉，血总是与气相伴而行、相辅相成、互养互化、共生共荣的。

3. **神是机体生命活动的总称** 神是机体生命活动的总称，也是人体生命活动的外在表现，包括精神意识、思维活动、运动、知觉等。神以精血为物质基础，精气充盈神就健旺，所以生命的健康与否可以通过神的状况来判断。

中医认为"精血互化"，所以将血涵盖在精的范畴之内，于是有"精气神为人体三宝"的说法。精气神三者相互依存、相互为用、一盛俱盛、一衰俱衰。由此可见生命活动是由精、气、神及脏腑功能的状态决定的，精、气、神充足，脏腑功能保持动态平衡，人体才会健康无病、不易衰老，寿命才能得以延长。

(二) 寿命

《黄帝内经》开篇宗义就提出了理论寿命与实际寿命的问题，在《上古真天论》，黄帝就问岐伯："余闻上古之人，春秋皆度百岁而动作不衰，今时之人，年半百而动作皆衰，时世异耶？人将失之耶？"提出了理论寿命与实际寿命的差距。

1. **理论寿命** 我国古代将人的寿命称为"天年"，意思是指先天授予人的自然寿命，也称作"寿数"。古代医家认为正常人的寿命在 100～120 岁之间。按照现代科学理论，这种认识是符合现代科学观点的。生物学原理揭示，哺乳动物的寿命是其生长期的 5～7 倍，人的生长期是以最后一颗牙齿（智齿）长出的时间来计算的，一般在 20～25 岁之间，因此人的寿命最高可达 125～175 岁。而性成熟理论认为：生物的最高寿命约为性成熟期的 8～10 倍，人类的性成熟期为 14～15 岁，按此推算，人类的最高自然寿命应该是 112～150 岁。还有一种理论是根据细胞传代次数来推算的，人体细胞体外分裂传代 50 次左右，按平均每次分裂周期 2.4 年推算，人类的平均寿命应是 120 年。根据上述几种推算，人类理论上的自然寿命在 100 岁以上是确切无疑的。但由于天灾人祸、贫病横夭，大多数会折损年寿而达不到预期寿命。根据国家卫生行政部门公布的中国人的平均期望寿命，现在为 73 岁左右，比理论寿命少了大约 30 至 50 年。

2. **实际寿命** 在原始社会，人们的平均寿命只有 22 岁；我国从公元前 21 世纪的夏朝到 1911 年辛亥革命前，4000 多年间有 446 位皇帝，他们的平均寿命只有 42 岁；建国前我国人口的平均寿命只有35岁，1985年提高到68.92岁，现在已达到73岁。根据我国2010年11月1日零时为标准时点进行的第六次全国人口普查的资料：我国60岁及以上人口为177 648 705人，占13.26%，其中65岁及以上人口为118 831 709人，占8.87%。预计2025年将达到20%，2050年将达到增长高峰，总数将突破4亿，届时中国每4个人中就有1个是60岁以上的老人。

由于人类寿命的延长，对年龄段的划分也有所改变，过去以4~14岁为儿童期，15~34岁为青年期，35~44岁为中年期，45~59为老年前期，60~89岁为老年期，90岁以上为长寿老人。现在按照世界卫生组织（WHO）新的划分：44岁以下为青年人，45~59岁为中年人，60~74岁为老年前期，75~89岁为老年人，90岁以上为长寿老人。

（三）健康与寿命

寿命的长短由人的健康状态所决定，而影响健康的主要因素，是衰老和疾病，维护健康、恢复健康是长寿的必要条件。中医认为人的健康取决于人体的阴阳平衡，"阴平阳秘，精神乃治，阴阳离决，精气乃绝"。人体精气的盈亏状态，是通过对"神"的观察来判断的。

世界卫生组织（WHO）关于健康概念指出：在身体上、精神上、社会适应上完全处于良好的状态，而且涉及社会道德。

生理健康是指人的身体能够抵抗一般性感冒和传染病，体重适中，体形匀称，眼睛明亮，头发有光泽，肌肉皮肤有弹性，睡眠良好等。生理健康是人们正常生活和工作的基本保障，达不到这一点，就谈不上健康，更谈不上长寿。

心理健康是指人的精神、情绪和意识方面的良好状态，包括智力发育正常，情绪稳定乐观，意志坚强，行为规范协调，精力充沛，应变能力较强，能适应环境，能从容不迫地应付日常生活和工作压力，经常保持充沛的精力，乐于承担责任，人际关系协调，心理年龄与生理年龄相一致，能面向未来。心理健康同生理健康同样重要。据医学家测定，良好的心态，能促进人体分泌出更多有益的激素，能增强机体的抗病能力，促进人体健康长寿。中医的"七情"理论要求情志调和、精神愉快。这也是脏腑功能良好的外在表现。以上状态同时也是快乐感和幸福感的表现，体现出个体和社会有着较好的融合度，表现出良好的形体和精神面貌，所以也是心理健康和社会健康的标志。

1. 常用的健康指数 人类健康状态有相对稳定的数值范围，供我们衡量健康状态时作参考，称作健康指数。健康指数非常多，与健康状态最为密切的有血压指数、血脂指数和体重指数。

2. 血压 世界卫生组织（WHO）公布的健康人的血压标准为收缩压16.0kPa（120mmHg），舒张压10.7kPa（80mmHg）。我国"十五"计划的一项科研成果认为：中国健康人群的最适宜的血压水平为收缩压14.7kPa（110mmHg），舒张压10.0kPa（75mmHg）。即中国人的血压值处于14.7/10.0 kPa（110/75 mmHg）的范围内，患冠心病、脑卒中的概率最低，寿命最长。

3. 血脂 是指血清总胆固醇含量，其数值等于小于200mg/dl，没有下限。根据2002年公布的中国人正常参考值，血清总胆固醇适宜范围应在140~199mg/dl之间，最适宜的值为180mg/dl。血清总胆固醇超标的危害已经众所周知，而血清总胆固醇含量不足的危害，却多为人们所忽视，从而导致无止境地降脂、减肥等不正确的行为。另外，一些经济落后地区人们营养不良状况得不到应有的重视。在生理学、生化学上，足够的血脂含量对健康是十分必要的，因此，正常人应该每2年检查1次血脂，45岁以上的人应该每年检查1次血脂，而有家族史、肥胖、长期吸烟、习惯静坐、生活无规律、服用减肥药或降脂药、生活贫困、情绪易激动、精神常常处于紧张状态以及患有心血管疾病的人，应该在医生指导下，定期检查血脂。

4. 体重 计算标准体重有一个公式：标准体重（千克）= 身高（厘米）- 105，上下浮动 10% 为理想的体重范围。也有用经过改良了的公式：标准体重（千克）=［身高（厘米）- 100］× 0.9；改良后的公式更加适合中国人。世界卫生组织（WHO）公布的体质指数（BMI）= 体重（千克）/身高（米）的平方。正常值在 18.5 至 25 之间，这是在欧美等西方国家进行调查后，得出的数据。由于人类种族形成的体重，中国人不宜直接套用。2002 年中国流行病学将本土标准确定为 18.5~23.9 之间，如果体质指数超过了 24 为超重；超过了 28 就算肥胖，高血压、高血脂、冠心病、脑卒中发生的可能性就增大了。但低于 18.5 也不行，可能有产生营养不良的危险。

5. 亚健康状况 20 世纪 80 年代中期，前苏联学者布赫曼研究发现，人体除健康状态和疾病状态之外，还存在着一种非健康非患病的中间状态，称为亚健康状态。

亚健康概念：亚健康（sub-health）是机体介于健康与疾病之间的一种生理功能低下的特殊状态，机体尚无器质性病变，但体力降低、反应能力下降、适应能力减退、精神状态欠佳、人体免疫功能低下，已有程度不同的各种患病的危险因素，具有发生某种疾病的高危倾向。亚健康状态又称为第三状态，也称为灰色状态、病前状态、亚临床期、临床前期、潜病期等。

亚健康状态发生情况：亚健康状态在经济发达、社会竞争激烈的国家和地区中普遍存在。随着人们工作、生活紧张、压力的增加，营养不均衡，缺乏运动，加上各种因素引起的心理不平衡，促成亚健康人数一直呈逐年增加的趋势。WHO 的一项全球调查表明，真正健康的人仅占 5%，患有疾病的占 20%，而 75% 的人处于亚健康状态。美国每年有 600 万人被怀疑处于亚健康状态，年龄多在 20~45 岁之间。英国的调查表明，大约 20% 的男性和 25% 的妇女总感觉到疲劳。其中约 1/4 可能为慢性疲劳综合征。在 "2002 年中国国际亚健康学术成果研讨会" 上，专家指出：我国目前有 70% 的人处于亚健康状态，15% 的人处于疾病状态，只有 15% 的人处于健康状态。2002 年广东省对全省 19 所高校近万名教职工的健康状况进行调查，结果有 10% 左右的人处于健康状态，20% 左右的人处于各种疾病状态，70% 左右的人处于亚健康状态，亚健康状态中又有 1/3 的人为慢性疲劳综合征。慢性疲劳综合征在城市新兴行业人群中发病率为 10%~20%，在某些行业中高达 50%，如科技、新闻、公务人员、演艺人员、出租车司机等。

6. 亚健康状态的表现 亚健康状态有以躯体症状为主的躯体亚健康状态、以心理症状为主的心理亚健康状态、以人际交往中的不良症状为主的人际交往亚健康状态、慢性疲劳综合征及过劳死 5 种。

7. 躯体亚健康状态 具体表现为躯体性疲劳，且疲劳已严重影响了人们的工作和生活。常表现为体质下降、慢性病多发，如经常感到困倦乏力、机体酸痛、咽喉痛、低热、眼睛易疲劳，无缘由地头晕、头痛、耳鸣、目眩、颈肩僵硬，以及易感冒、易出汗、易晕车、胸闷心悸等。

8. 心理亚健康状态 最常见的是焦虑，主要表现为担心、恐慌。担心和恐慌是一种发自内心的不安，这种精神状态若持续存在，无法自我解脱和控制就会产生心理障碍。表现为烦躁、易怒、睡眠障碍，进而出现心悸、不安、慌乱、手足无措、无所适从，这些可诱发心脏病、癌症等疾病。

9. 人际交往亚健康状态 随着社会的进步、社会竞争的激烈，人们在人际交往上出现的问题越来越多。主要表现为与他人之间的心理距离加大，交往频率下降，人际关系不稳定。如对人、对事的态度冷淡、冷漠，常有无助、无望、空虚、自卑、猜疑、自闭等感觉。

10. 慢性疲劳综合征 是亚健康状态的最主要表现形式，是以疲劳低热（或自觉发热）、咽喉痛、肌痛、关节痛、头痛、注意力不集中、记忆力下降、睡眠障碍和抑郁等非特异性表现为主的综合征。

11. 过劳死　处在亚健康状态的一部分人，特别是工作狂，若不对健康给予足够的重视并及时进行治疗，就有可能进一步恶化转变成为过劳死。过劳死是一种未老先衰、忽然死亡的生命现象。由于过重的工作负担（诱因），导致高血压的基础疾病恶化，进而引发脑血管疾病或心血管疾病等急性循环器官障碍，使患者陷入死亡状态。过劳死的原因就是工作节奏加快，精神压力增大，长期超负荷工作，超过人的体力、脑力所能承受的限度，积劳成疾。易出现过劳死的人有3种：收入高且只知消费不知保养身体的人；事业心强的人，特别是"工作狂"；家族有遗传早亡倾向又自以为健康的人。现代人生活紧张，不注意锻炼，突然发病的人越来越多，而且病情恶化迅速。

12. 亚健康状态发生的原因　亚健康状态可能是由于快节奏的社会生活、繁多的社会信息刺激，使人的交感神经系统长期处于亢奋状态而导致植物神经系统功能失调引起的。受社会学、心理学、环境、生活方式和遗传学因素的不良影响，如长期的身心紧张得不到及时调节，就会出现心理失衡、神经系统功能失调、内分泌紊乱，使正常的生理功能失调、机体的免疫力下降、出现疲劳感，食欲下降，睡眠不佳。环境严重污染，生存空间过于狭小，可使负氧离子浓度降低。长期处于这种环境中，人体血液中氧浓度和组织对氧的利用率都会降低，进而影响组织细胞的正常生理功能，从而使人感到心情抑郁、烦躁。社会生活的日益复杂化和多变性，使人与人之间的情感日益淡漠，情感交流日益缺乏，交往趋于表面化、形式化和物质化，情感受挫的机会增多，对情感的自信心下降，孤独成了人们在情感方面的突出体验。缺乏亲密的社会关系和友谊，使人们感到无聊、无助、烦恼。大量证据表明，缺乏社会指导是导致心理和躯体障碍的一个重要因素。

健康是人们共同追求的目标，能够保持终身健康是每个人的最大愿望。世界卫生组织提出："不分种族、宗教、政治信仰、经济和社会状况，享有可达到最高水准的健康是每个人的基本权利之一。"但健康并不是可以自动拥有的，每个人必须通过努力才能获得维护自身的健康，这个努力的过程和结果就是养生的过程和结果。

第三节　现代养生目标

前边我们在"生命"一项已引用古人对生命重视的论述，认为生命是神圣的，"万物悉备，莫贵于人"，"人之所贵，莫贵于生"，因而应重视养生，养生的目的在于健康长寿，终其天年。养生是通过自我修养，自我锻炼，自我保健以达到延年益寿的目的。

决定人体健康和寿命的因素在于合理。中国古代养生家认为："养生以不损为延年之术，不损以有补为养生之经，居安虑危，防未萌养生也。"人类只要不去无故戕害自己的身体，防止外来的各种伤害，补充维护生命的精微物质，强化脏腑组织的运动功能，是完全可以做到强身健体，延年益寿的。

一、养生的三重目标

长寿是人们追求的最高养生目标，而衰老是人类正常生命活动的自然规律。合理的养生方法可以延缓生理性衰老，阻断病理性衰老的进程，从而延长人的生命。养生涉及人的生命全过程，但重点都在于老年，许多学者谈养生更多涉及老年医学的内容，是很自然的。然而，由于各种原因，不是人人皆能长寿。所以养生的目标表现为不同的层次，我们把养生的目标概括为3

个层次：

1. **减灾避难 保持生命延续** 现代养生的第一目标就是通过改变人们衣食住行，运动休息，男欢女爱，琴棋书画，音乐舞蹈等物质、精神生活中的不良习惯，从一点一滴开始，增强体质，减灾避难，不断保持生命的延续状态。就是在地震、海啸、泥石流等自然灾害来临时，在战争、恐怖、车祸等安全隐患突发时，在非典、甲流、禽流感等现代瘟疫肆虐时，还能保持生命的延续状态。试想在地震、海啸、瘟疫中去世的人还有机会养生吗？灾难的发生对人类确实是不幸的事件，它不仅会在很短的时间内造成大量的人员伤亡和直接的经济损失，而且会在众多的人群中引发各种疾病，甚至直接导致人类疾病的爆发流行。因此，应尽一切可能避免和防范灾难的发生，以及减少已发灾难造成的人民生命和财产的损失。"减灾避难"是一个社会问题，也是政府和人们共同努力才能达到目的的。

2. **预防疾病，保持健康状态** 预防疾病的思想是我国医学的优良传统之一，能否延年益寿与能否预防老年病的发生和延迟衰老的到来有着密切的关系。这在秦汉时一些医家就提出了"治未病"。唐孙思邈也强调："善养性者，则治未病之病，是其义也。"后世医家在"治未病"、"消未患"方面有着更多的发挥，把养生与防病结合了起来。现代养生的第二目标就是指导人们及时了解自己的健康状况，尽可能地降低疾病风险，让人们少生病、不生病，节约家庭资源，节约社会资源，保持生命的健康状态。

3. **颐享天年，保持长寿不衰** 现代养生的终极目标是颐养天年。就是划清学科界线，走出养生误区，通过养生手段，不断提高人们的生存质量、生活质量、生命质量，不断提高人们的期望寿命，不断提高人们的社会幸福感！

二、影响养生的因素

世界卫生组织1992年宣布：每个人的健康与寿命，60%与自己的日常生活方式有关，15%取决于遗传因素，10%与社会因素有关，8%与医疗条件有关，7%与地理、气候、环境有关。可见，长寿的愿望，完全可以通过自己的努力而实现。从中医角度分析，影响寿命、导致早衰的原因可以概括为以下几点。

（一）中医对影响养生因素的认识

1. **精气不足** 中医学认为：精藏于肾，"肾为先天之本"，肾精匮乏，生命就会早衰。造成精气不足的原因主要有：父母体质较弱，先天禀赋不足，或在母体内发育不良而造成的先天不足；性生活过度、纵欲而导致精气消耗过度；慢性消耗性疾病对人体的损害；过度疲劳精血暗耗等导致人体精气不足。

2. **营养不良** 饮食是人体获取生命延续必需营养的来源，营养不良，包括摄入不足和吸收不良两方面。现代人摄入不足已很少见，而吸收不足则较多见，若人体所需要的营养得不到及时补充，便会影响机体健康，加速衰老，甚至导致死亡。

3. **五脏受损** 心藏神，主血脉，是生命活动的主宰，心脏患病，会影响血脉的正常运行及神志功能，从而加速衰老。肝藏血，主疏泄，调节情志，帮助消化，又有贮存和调节血量的作用。肝脏患病会影响到血液、情志、消化等众多方面的生理功能，故能导致人体衰老。肺主一身之气，肺气虚损或肺气阻塞，全身功能都会受到影响，出现不耐劳作，呼吸及血液循环功能逐渐减退等衰老表现。

4. **情志过激** 长期持久的精神刺激或突然受到剧烈的精神创伤，超过人体生理活动所能调节的范围，就会引起体内阴阳气血失调，脏腑经络功能紊乱，从而加速衰老。孙思邈就强调说："养生有五难，名利不去为一难，喜怒不除为二难，声色不去为三难，滋味不绝为四难，神虑精神为五难。"这五难多与情志有关。因而孙氏指出如不能排除名利、喜怒、声色、滋味、神虑，无论你要延年的心多么虔诚，也难逃避短命的结局。相反，你能按这些要求去实践，即使不求长寿而寿自延。所以历代医家都十分重视"七情"在养生中的重要地位。

5. **劳逸失度** 指生活起居、生活方式失去常规。早衰与生活方式、生活环境、工作条件等有密切的关系。过劳或者过逸都对健康不利。所谓过劳，不仅指脑力劳动、体力劳动过于繁重，也包括不正常的生活方式，如过于频繁的性生活、过度的饮食娱乐等。反之，过于舒适的生活，也不利于健康长寿。

6. **先天禀赋** 衰老和遗传有密切关系。先天禀赋强则身体壮盛，精力充沛，不易衰老。反之，先天禀赋弱则身体憔悴，精神萎靡，衰老就会提前或加速。自然后天重视养生，也可弥补先天之不足。

7. **社会因素** 社会地位的急剧变化，会给人带来精神和形体的损伤，从而导致早衰。先富后贫、先尊后卑者，若心理不健康会导致早衰甚至早夭。不合理的社会制度、不良的社会习俗、落后的意识形态、紧张激烈的生存竞争与复杂的人际关系，都可使人体代谢功能紊乱，导致早衰。

8. **自然环境** 气候寒冷的高山地区，居民寿命相对较长；平原或低洼以及南方常年高温的地区，寿命相对较短。此外，城市的环境污染比乡村严重，会危害健康，促进早衰。

这些原因影响到人体，就会导致如下病理：①精气虚损，生命失去原动力：诸如营养不良、情志过激、逆时养生、饮食无忌、房室频繁，耗伤五脏元真，则脏腑功能基础削弱，脏腑特性无力表现，生命活动随之减弱，表现为"骨弱肌肤衰"、"疾行则喘咳"，即使患外感轻证亦"欲嚏不能"，病情深入，多"入脏即死"。②使调节无力，病邪外入或内生：上述种种病因，会严重影响机体的平衡调节功能，导致病邪的易入或内生。由于脏腑易感性与病邪特性有内在联系，病邪特别易于亲和相应脏腑，"五脏各随其所不喜者为病"和"五邪中人，各有法度"，"大邪中表，小邪中里"，"极寒伤经，极热伤络"等，都是邪气伤人不同部位的论述。"肝藏血"、"心行血"，心肝两脏病变多见瘀血产生；咳，"皆聚于胃，关于肺"，脾在中焦，主运化水湿，喜燥恶湿，故痰饮多见之肺与脾胃；五脏之根在肾，故肾病与诸病理产物均有关，但与"水"关系最切。不同病邪进入不同易伤部位，必然导致脏腑的功能障碍，使生命活动受到影响。③气机受阻，影响机体抗病力：气机正常运行的方式是升降出入，承启开合。当疾病侵入人体时则表现出不同的抗病反应，这种抗病反应是人体自求恢复功能的表现，如肺之气机是宣、降，抗病反应表现为"嚏"、"咳"、"汗"，通过这种抗病趋势来排除致病因素和病理产物。但上述病因阻滞气机，使人抗病无力，生命活动受到影响，长此以往，就会形成早衰。

（二）现代科学研究的结论

1. **自然环境污染** 从流行病学调查的结果看，优美的自然环境条件是健康、长寿必备的体外环境。而受到废水、废气和废渣等污染的环境，是导致多种疾病发生的根由，也是导致早衰的重要原因。

2. **体内污染** 体内污染直接干扰人体内环境的正常状态。污染物可以来自外界。如不清洁的水、空气和食物；也可以是体内代谢障碍而自生，如激素系统失调。体内污染物通过损伤、负荷、疾病等方式影响内环境的正常运行，导致早衰的发生。如细胞内氧自由基的过量产生，滥用抗生素导致体内微生物生态失衡,长期应激状态导致神经突触损伤等,都会影响人体正常的生理生化代谢过程,促使蛋白质、核酸(如DNA)广泛交联,形成脂褐质(老年斑),胶原与弹力蛋白等发生交换,结缔组织与心肌僵破,含水量下降,皮肤皱缩,肌腱与血管失去弹性;或使染色体端粒加速变短,或使生长激素分泌变少等等,均可促使人体早衰。

3. **精神刺激** 人的心理、情绪与健康长寿有着密切的关系。经常处于心理紧张状态下的人,会使心跳加速、血压升高、呼吸急促、胃肠等脏器供血不足等,容易发生脑血管破裂、心肌梗死,有的可出现消化道痉挛、疼痛等等。过于忧愁,也会罹患疾病,导致短命。

家庭状态是影响心理和精神的重要因素,不和睦的家庭关系,意外的家庭变故,对健康和寿命的影响不容低估。

4. **不良生活方式** 在发达国家的病死人群中,70%~80%的人死于心脏病、脑卒中、高血压、肿瘤,而这些疾病被形象地称为"生活方式病"。科学界认为,不健康的生活方式导致的疾病是当代世界上人类最大的死亡原因。不健康的生活方式,主要表现为饮食不节、不洁,如过油、过咸、过甜,酗酒,嗜烟,少运动,夜生活过度,纵欲,甚至赌博、吸毒等。

5. **饮食营养不节** 饮食、营养与寿命密切相关。食品营养、食品安全与质量、平衡饮食,不仅是维持生命的需要,也是增寿延年的重要因素。随着经济的发展,我国居民饮食结构发生了很大的变化,20世纪90年代初与20世纪80年代相比,肉类消费量增加了80%以上,肉、蛋、脂肪消费量较高的地区,癌症、心脑血管病和糖尿病等死亡率明显偏高,说明饮食结构的变化给寿命带来了不良影响。中医有"腹八分"以长寿的理论,有人据此研究,得出结论:节食可减少氧负荷,即减少氧自由基的生成,降低葡萄糖水平,减少非酶糖基化的产生,提高细胞凋亡,清除癌前细胞,降低癌发生率等,对延缓衰老大有益处。

6. **疾病和意外伤害** 疾病是影响寿命最重要的因素。20世纪初,危害生命的主要疾病是传染病、肺炎、结核病等。随着时代的进步,科学技术的发展,现在危害人类生命最严重的是心脑血管疾病、肿瘤、艾滋病等。现代化的生活方式,也使意外伤害急剧增加,如车祸、空难、辐射、药物等等。据2001年某省的数据,意外伤害导致的死亡已经上升到十大死因的第4位。这些疾病和伤害,对人类的健康和生命构成了很大的威胁。而在我国大陆地区,自杀导致的死亡,也已经进入死因排行榜的前10名。

7. **遗传** 一般而言,遗传对寿命的影响,在长寿者身上体现得比较突出。对短寿者而言,往往是遗传倾向导致危害生命的现象发生。例如,肿瘤并非遗传,但很多肿瘤患者却有家族现象,这是因为遗传导致了体内缺乏某些元素,因而易患肿瘤,或遗传了对肿瘤易感的某些因素。可见,遗传不仅能使子女长寿,也是影响后代健康的重要因素。

另外,在自然界,每一种群的寿命几乎是固定的,也就是说,寿命是由遗传物质即所谓的基因所固定的。每个种群间遗传基因不同,决定了每个种群寿命不同。这就说明了为什么有的人寿命长,有的人寿命短。而在种群内部,这一个体与另一个体之间的寿命差异,则是个体的遗传变异和环境因素影响的结果。

8. **性别** 女性寿命比男性长,已是公认的事实。现在全世界女性的平均寿命为67.2岁,男性则为63岁。在欧洲,女性寿命高于男人8岁,而东南亚女性寿命仅高于男人1岁。这主要是由不同性别的生物学特性所决定的,也可能是女性的代谢率低于男性,或者与男女之间的内分泌差异有关。

9. **职业** 寿命与从事的职业也有关。据调查,乐队指挥、书画家、中医师等人群寿命较长,而从事危险性职业的人死亡率高,寿命就短,如飞机驾驶员死亡率高,从事化工行业、放射线研究的人员、警察、记者等平均寿命较短。

(三) 生活方式疾病的影响

1. 生活方式相关疾病死亡情况 随着人们生活水平的不断提高,曾经严重危害人类健康的传染病得到了有效的控制,但与生活行为密切相关的心、脑血管疾病、糖尿病等成年期慢性非传染疾病已经成为威胁我国居民健康的主要疾病。近年来,中国城市、农村居民肿瘤、心脏病、脑血管病和糖尿病死亡率、构成比和位次都是上升趋势,表明这些疾病已经成为我国城乡居民的主要死亡原因。心脏病、脑血管病发病与死亡率在我国基本呈逐年上升的趋势。我国成年人冠心病的患病率约为5%,患者约3000万左右。另外,目前在我国每年死于脑血管疾病和心脏病者分别约占全部死亡人数的20%和10%,两项合计则占近1/3。流行病学专家预测,生活水平的提高导致膳食结构的改变和老年人口增加等一些原因,使得我国心脏病、脑血管病发病率与死亡率的上升趋势在今后一段时间内仍将持续。

2. 高血压病患病情况 我国是原发性高血压的高发国。1991年全国抽样调查表明,高血压发病率在我国各地有明显差异,其规律是北高南低,且呈现自北向南逐渐递减的趋势。我国高血压发病率前5位的地区依次为:西藏15.71%,北京14.94%,内蒙古13.88%,河北13.26%,天津12.37%。一般城市高血压患病率高于农村,经济发达地区高于不发达地区。原发性高血压患病率还存在着明显的种族差异。我国高血压患病率最高的民族有:朝鲜族22.95%,藏族21.04%,蒙古族20.02%;患病率最低的民族为:彝族3.28%,哈尼族4.82%,黎族6.05%。

不同时间中国高血压的患病率不同:1959年第1次全国调查为5.11%,1980年第2次全国调查为7.73%,1991年第3次全国调查为13.60%。

2002年"中国居民营养与健康状况调查"结果显示,我国18岁及以上居民的高血压患病率为18.8%,估计全国患病人数1.6亿多;与1991相比,患病率上升31%,患病率人数增加约7 000多万人,农村患病率上升迅速,城乡差距已不明显。

2007~2008年我国20岁以上成年人中,高血压患病率高达26.2%,即高血压人数达2.54亿。2012年5月16日WHO发布了《2012年世界卫生统计》,根据这份报告,全球1/3成年人患有高血压,这种病症的死亡人数约达中风和心脏病所导致的总死亡人数的一半。

3. 糖尿病患病情况 我国是一个人口大国,近年来,经济迅速发展,人口老龄化加快,糖尿病患病率上升速度迅猛。1980~1981年,全国14省30万人糖尿病调查结果表明,糖尿病患病率为6.09‰,20岁以上受试者中糖尿病患病率约为1.0%;1989年我国北方3省(市)调查,糖尿病以及糖耐量低减患病率分别为2.02%和2.95%;1995~1996年在全国11省(市),采用分层整群随机抽样法,对抽样地区的20~74岁42 751名常住(5年及5年以上)居民进行调查,糖尿病以及糖耐量低减患病率分别达到了3.21%和4.76%。我国糖尿病患病率正在急剧增高。

2002年"中国居民营养与健康状况调查"结果显示,我国18岁及以上居民糖尿病患病率为2.6%,空腹血糖受损率为1.9%。估计,全国糖尿病现患病人数为2 000多万,另有近2 000万人空腹血糖受损。城市患病率明显高于农村,一类农村明显高于四类农村。与1996年糖尿病抽样调查资料相比,大城市20岁以上糖尿病患病率由4.6%上升到6.4%,中小城市由3.4%上升到3.9%。2011年7月21日国际糖尿病联盟主席吉恩·克劳德·穆班亚教授对外发表讲话说:"中国糖尿病发病率已达6.7%,已高过世界平均水平6.4%,而且中国糖尿病高危人群还在扩大，中国约有1.5亿糖尿病患者，不能不引起中国人民的注意，应坚持健康的生活方式。"

4. 超重和肥胖情况 超重和肥胖已经成为我国大城市学生面临的主要营养问题。超重作为儿童肥胖发展过程的一个阶段，是儿童肥胖最危险的时期，必须予以高度重视。

超重和肥胖不仅是我国学生面临的主要营养问题，也是成年人面临的主要营养问题。按体质指数（body rnass index，BMI）≥24为超重、≥28为肥胖的标准，2002年"中国居民营养与健康状况调查"显示我国成人超重率为22.8%，肥胖率为7.1%，估计人数分别为2亿和6 000多万。大城市成人超重与肥胖现患率分别高达30%和12.3%，儿童肥胖率已达8.1%，应引起高度重视。与1992年全国营养调查资料相比，成人超重率上升39%，肥胖率上升97%，预计今后肥胖患病率将会有较大幅度增长。

肥胖作为一种疾病，其危害性不容低估。国内外许多研究表明，超重、肥胖与许多慢性非传染性疾病，如高血压、高脂血症、糖尿病、动脉粥样硬化性心脑血管疾病有非常密切的关系，肥胖导致这些疾病的患病率和死亡率急剧上升。2002年"中国居民营养与健康状况调查"显示，我国成人血脂异常患病率为18.6%，估计全国血脂异常现患病人数达1.6亿。不同类型的血脂异常现患率分别为：高胆固醇血症2.9%，高甘油三酯血症11.9%，低高密度脂蛋白血症7.4%。另有3.9%的人血胆固醇边缘升高。值得注意的是，血脂异常患病率中，老年人相近，城乡差别不大。

第四节 现代养生理念

现代养生的观念来自中国古老的哲学思想，特别是来自道家和中医的理论体系中。顺应自然是中国古代朴素的唯物论和自发的辨证法，是养生理论的核心，其观点体现在天人相应、形神合一、动静结合、正气为本、阴阳平衡等理论中。无论是养生保健，还是疾病的康复，所有的方法和功能，都体现了这种人体与自然相适应的特点。

一、天人相应

养生学认为：人生于天地之间，一切生命活动都与大自然息息相关，必须随时随地与其保持和谐一致，称之为"天人相应"。在养生实践中，又提到了"顺天因时"只有遵循"天人相应""顺天因时"的基本法则，才能取得良好的养生效果。而"改造自然""挑战自然""战天斗地"的思想行为是养生学思想所不提倡的。天人相应思想的本质在于强调人与自然的统一，这方面的论述在古籍中，特别是中医学著作中非常多，其主要内容包括：

（一）适应季节

《黄帝内经》中的"顺天因时"强调了时序季节的变化和早晚时间的适应。《素问·生气通天论》说："苍天之气，清净则志意治，顺之则阳气固，虽有贼邪，弗能害也，此因时之序。"指出了四季的气候变化对人体的影响。春夏阳气发泄，气血易趋向于表，故皮肤松弛，疏泄多汗；秋冬阳气收藏，气血易趋向于里，表现为皮肤致密，少汗多溺。因此，养生学非常强调，四时不同，一年四季分别有不同的应对方法，如"春夏养阳，秋冬养阴"的理论使养生家不会在夏季服食贵重补药，原因就是夏季人的腠理开泄，气血流行，不利于营养物质的吸收和贮存。四季的特征是"春生、夏长、秋收、冬藏"，所以冬天才是服食滋补类、动物性药食的最佳季节。至于其他季节的养生，同样需要顺应季节特点，才能达到最佳效果。季节对五脏六腑、经络腧穴有直接的影响，不同的脏腑经络，在不同的季节会出现气血偏旺的情况，如"肝旺于春"，"心旺于夏"，"脾旺于长夏"，"肺旺于秋"，"肾旺于冬"。合理运用这种规律来养生可收到事半功倍的效果。针灸、推拿养生辨证选穴也体现了这一原理。

（二）把握时间

中医学研究和现代生物钟理论研究发现：机体应激能力（阳气）与昼夜时间节律有着极为相似的规律，联系到"生物钟"现象，创造出了时间医学。如《内径》说："故阳气者，一日而主外，平旦人气生，日中阳气隆，日西而阳气已虚，气门乃闭。是故暮而收拒，无扰筋骨，无见雾露，反此三时，形乃困薄。"《内经》又指出"夫百病者，多以旦慧、昼安、夕加、夜甚"。前者阐述了一日的夜间相当于一年的冬季，人之阳气内藏，此时人应内居室中，不妄作劳，不触雾露，避免扰动体内之阳气，这与上文的四季养生是一致的；后段话讲述了人在患病时轻重变化与时间的关系。现代实验证明了人体应激能力的物质基础——肾上腺皮质激素的分泌，确实是早晨、上午相对旺盛，下午、晚上相对减弱，午夜达最低点，进一步确立了时辰药理学。中医补肾药物的服用，经时辰药理学证实：最宜清晨服用。这些都表明了人与自然统一的养生原则的确有科学基础。

（三）顺从地理

中国的地理环境具有"东方多湿，南方多热，西方多燥，北方多寒"的特点。地域不同，人的体质和易患疾病也不一样。因此，要根据日常养生具体情况，做出不同的处理。随着科学技术和社会经济的发展，人们的社会交往越来越多，空间移动距离变得越来越大，每到一个陌生的地区或国家，都要根据当地的气候特点和环境状况调适自己的生活方式，因地制宜地做好个人的养生保健。

（四）适应社会

中国历代养生家都认为，人要想得到健康和长寿，就要对自然、对社会怀着一颗感激之心。要求养生者能用乐观的、积极的态度看世界，而不能以悲观的、消极的态度看待社会。无论何时何地，社会上都会存在利益的冲突，存在不稳定或不平衡的事件。如果以悲观的态度看社会，天天都会生气，对健康造成不好的影响。若是以乐观的态度看社会，就会形成一种良好的精神环境，要"美其食、适其服、乐其俗。高下而不相慕"，才有利于养生和康复。古籍《养生要语》中则说："笑一笑，少一少；恼一恼，老一老。斗一斗，瘦一瘦，让一让，壮一壮。"说的都是这个道理。

社会是随着时代的发展而不断变化的。养生学虽然具有悠久的历史，它也必须在理论上、技术上不断进步，在传统学术基础上有所提高和超越。

在中国传统养生发展史上，形成了以《黄帝内经》为代表的一整套理论和方法，而随着现代社会的发展，许多概念内涵过于狭窄，理论描述过于局限，甚至不再适合现代生活的实际情况。因此，必须进行观念的变革。例如，古代中医的养生目的是"扶弱、长寿"，仅此而已，而现代中医的养生实践，已经扩展到"延年益寿、强身健体、补脑益智、养颜美容、安老强幼"等众多方面。养生的技术也从传统的食养食疗、气功、针灸、按摩、外治等，拓展到运用现代科学思想和实验技术。在养生对象方面，古代的营养不良少了，现代的消化不良、营养过剩多了。有些病症的属性也发生了变化，需要我们重新面对。如古代，大黄是当作泻药之典型，可是现代研究却有了新的发现，发现其具有改善组织缺氧与代谢障碍所引起的疲劳的效能，又含有较多的铜元素，可以作为补充微量元素和消除疲劳的"补药"；海藻、昆布是传统的化痰药，但因其是补碘最好的药物而具有"补"的性质;而牡蛎、龙骨,在历代中药学著作中都是作为平肝熄风药和收敛固涩药使用,但因其含有大量的矿物元素,现在被广泛用于补钙、壮骨,等等。因此,养生学一方面要坚持中医传统的理论,也要突破传统方法给我们造成的思想藩篱,养生学要与时俱进,就要不断吸取新的东西来补充自己的内容,使它越来越受到人们重视和欢迎的学科。

二、形神合一

在养生学中,形,指形体,即肌肉、血脉、筋骨、脏腑等组织器官,是人的物质基础。神,指情志、意识、思维等精神活动,又指生命活动的全部外在表现,是人体功能的反映。

1. **形为基础** "形"是"神"的物质基础,在中医理论中,"五神"即神、魂、魄、志、意,"五志"即喜、怒、思、忧、恐,分别由五脏:心、肝、脾、肺、肾所生成。"神"需要大量的气血精微濡养,如果神志方面出现疾患,要从五脏论治,这就是中医形神统一、形为基础观的具体体现。

2. **神为统帅** 人体起统帅和协调作用的是心神。生命活动表现出的整体特性、整体功能、整体行为、整体规律,都由神志管理、协调、统一。因此,养生时要以"养性""调神"为先,而情志康复也可以用于形体功能障碍以及生理疾病的治疗。

3. **形神共养** 形神共养,即不仅要注意形体的保养,而且还要注意精神的摄养,两者相辅相成,相得益彰,身体和精神都得到均衡统一的发展。

三、动静结合

动静结合是养生学的重要原则。无数的实践证明,动静结合有利于健康和长寿。

1. **阳动阴静** 脏腑器官属阴,以静为特征,功能活动属阳,以动为特征。人体有关饮食的吸收运化、水液的输布代谢、气血的循环贯注、化物的传导排泄,其物质和功能的相互转化等,都是在机体内脏功能动静协调之下完成的。因此,保持适当的动静协调状态,才能使各器官充满活力,从而推迟各器官的衰老改变。

2. **动静相济** 中国历代养生学家在"动养"还是"静养"上认识不完全一致。佛家主张静养,认为长寿的绝妙之处在于减少生命物质的消耗,佛家认为乌龟之所以能活千百年,是因为乌龟基本不运动,以静养为主;兔子之所以短寿是因为整天蹦蹦跳跳,生命物质的消耗过大,所以,和尚打坐是为了静养,以减少生命物质的消耗。而武术学家则主张生命在于运动,所以要"闻鸡起舞""拳不离手",以打通气血而长寿。道家、中医学家和绝大多数养生家提倡动静结合,根据不同对象和情况各有侧重,以达到形神共养的效果。动静兼修,动静适宜,运动和静养并重,是中国传统养生的重要原则。

3. **用进废退** 人类是生物进化的结果,无论是中国古代的医学,还是现代生物学,都体现了"用进废退"的原则。而在养生学理论中,对这个公认的进化论原理有着更深刻的认识。在养生实践中,人民群众发明了很多极为简单,又非常有效的方法,如饮食方面有"腹八分"(每次进食至八分饱)的要求;运动方面强调适量,认为"生病起于过用";性生活方面提倡"性不可无""欲不可纵",反对禁欲和纵欲等等。这些不仅符合用进废退的原理,而且更为具体,更为合理,更为高明。这些措施所反映的内涵,是一种"小于促进"的原理,用生物进化理论的语言来说,就是:生命体的一切活动(包括自身的功能活动和对外界刺激的各种反应),其变动范围、速度等因素,如果波动在生物体本身适应程度之内,则该活动对生命具有促进作用。这实际上是对"用进废退"原理的限定性说明，即对"用"的范围加以限定，即："不用"或"过用"都是错误的。僧侣们食素禁欲，是为"不用"，其健康长寿者不比其他人群多；运动员超量训练，是为"过用"，其伤病夭折者也不比常人少；而动静得宜，不纵不禁，合理适度的人，才是真正能够健康长寿的人。所以说，养生理论和技术，是对用进废退理论的补充和提高。

四、正气为本

现代的养生观念，已经不再仅仅强调补充机体营养物质。真正的健康状态，应该是人体脏腑各项功能的正常运转。正气为本，从中医的观念分析，就是充分发挥和加强脏腑功能，使精微物质生生不息，废物排泄井井有序，这是抓养生观念的根本。

"先天之本在肾，后天之本在脾"，脾、肾两脏产生的营养精微，是全身脏腑功能的动力，因此，正气为本的观念，在中医养生领域，尤其注重脾、肾两脏。培补精气是补肾的关键，增强运化是健脾的关键，两者还有相互促进、相互补充的作用。在所有的养生活动，脾肾功能的维护和促进，是切不可忽视的重要内容。

养生主要是维护脏腑功能保持正常，针对性地降低脏腑虚损，虚损容易导致脏腑生命活动的减弱、低下或迟缓。在临床上，应该根据阴阳气血津液等状态分别辨证论治，这是总的原则。但脏腑的功能特点有别，与其他脏腑、外界环境的联系方式不同，要想充分发挥其功能特点，就必须顺应各脏腑特性。由于中医知识比较宽泛，仅将五脏的功能简述如下，以帮助非中医专业的读者理解正气为本的理念。

1. **心主"恒动"** 《灵枢》曰："心者，五脏六腑之大主也，精神之所舍也。"概括性地指出了心在全身的地位和主要功能。《素问·痿论》说："心主身之血脉。"说明了滋养全身之血液，皆由心气的推动方可在脉中周流不息，如果心气亏耗，心的恒动功能失常，临床上就会出现心悸怔忡，瘀血停积，脉搏结代等病态，若心气衰竭，则心机停搏，体内万种生机无血以养，必致化灭。因此，心之"恒动"是人体内生死攸关的特性。

心之动，体现为"温"的作用，这里的"温"有两个含义：一是在"动"的作用上对全身的温煦功能；一是心气需要一种温煦的环境，在病理情况下易受寒邪侵犯，形成心气耗损，心血凝聚的病理变化，故"喜温"亦为心之特性。

2. **肺主"宣肃"** 肺属金，通于秋气，主肃杀收敛。从《内经》"肺外合皮毛""上焦如雾""如雾露之溉"等描述，可见"宣"的大概状况：肺将外界吸入之清气，与由脾上输而来的水谷精微合而散敷于肌表腠理、五脏六腑，以完成水液代谢和敷布卫气以御外邪。若外邪或病理产物闭塞肺的宣发特性，则肺气内郁，甚或上逆，造成毛窍郁闭、肺气壅塞之恶寒发热、咳嗽上气等。

所谓"降"，指肺位清高，除将清气、水谷精微宣发散布外，尚需将其下降至胸腹诸脏器及空腔膜膈，使全身得到津液和水谷精气的润养。"通调水道，下输膀胱"的水液降下和"与大肠相表里"的推动饮食糟粕下行，以促进传导与排泄，这两大方面是肺"降"可见的表象。至于"清肃"，则是肺生理需求上的特性。因肺是"清虚之腑""乃至清之分，秋毫难犯"之处。只有具备洁净通畅的内环境，肺气才能顺利宣发、降下，反之，肺之宣发、降下不能及时清运气、津等物，避免了气滞水停，为肺内环境的清肃提供了条件，无论疾病影响到"宣发"或"降下"其中哪一方面，均可影响肺的"清肃"特性，造成肺气壅塞、宣降不行病变。所以，"宣降"与"清肃"互为前提，是肺一切功能的生理基础。"肺主治节""肺朝百脉"则是这一特性的总结。

3. **肝须"舒发"** 肝之功能有：①调节血流、贮藏血液；②疏达情志；③促进运化代谢；

④调节控制五脏生理功能——肺、心、脾、肾,均各有所司,司有所重,唯肝之疏,广涉气、血、水、精、神;⑤主导妇人生理。以上诸功能,均是肝脏在气、血、水、精、神诸方面具有舒畅、开展、调达、宣散、流通等综合功能,这些功能趋向是多方面的,上下纵横,前后左右,无所不达。恰合"木曰曲直"和"肝欲散"之性。

4. 脾当"枢转" 脾位处中焦,职司运化。"脾胃者,仓廪之官,五味出焉";《金匮要略》关于"四季脾旺不受邪",说明了机体的物质供应和卫外功能依赖于脾。脾不仅"行气于三阴",亦"行气于三阳"。它除了"上归于肺""化其精微,上输于肺脉,乃化而为血"等升的一面外,同时还有以后天养先天,补充肾精的"下纳"作用,协助肾之接纳肾气、斡旋心火下交于肾等作用。

5. 肾以"蒸渗" 《素问·六节脏象论》云:"肾者主蛰,封藏之本",肾聚藏先后天之精。故肾之"体"为精之"库","封藏"是其特性。除藏精之外,肾中尚寄有"相火",《素问·天元纪大论》曰"相火以位",相火犹地之阳、泉之温,守位而不妄扰,蒸腾肾水,化生元气,以煦机体,以充阳气,以触发各脏生机,故"蒸"精化气是肾的主要生理功能。同时,肾尚须对本身代谢产物进行排泄,使"藏精之所"不聚糟粕,这亦符合"升降出入,无器不有"之旨。肾为水脏,位于下焦,故其代谢表现为对水液的排泄,"下焦如渎",说明了这一过程。具体表现在肾"为胃之关""司开合""合膀胱"等方面。作用机制则是"渗"利水湿。

在养生实践中,补养是一个重要的概念,在强调正气为本的时候,不可忘记"顺性补虚",其意义在于:①在补充精微物质的同时,加强虚损或病损脏腑功能的发挥,可在治疗期间使病变脏腑与未病变脏腑功能趋于一致,并可防止外邪、病理产物的传入;②补充精微物质吸收的动力,使两者相辅相成;③脏腑间的相互关系要求每一脏腑的物质和功能必须与其他脏腑进行交换,"顺性补虚"能加强原有"升降出入"形式,符合中医的整体运动;④在补充精微物质的基础上,加强脏腑功能的发挥,不会产生功能过用而反耗精微的弊病,反而能加速"阳化气,阴成形"的物质生化过程。因此,"顺性补虚"是一种正确体现脏腑动态平衡特性的养生理念,是一种积极能动体现正气为本思想的养生原则。

所谓"顺性补虚",顺的是脏腑特性,而脏腑的特性也就是脏腑能动性的表现。《黄帝内经》的补益理论,处处不忘发挥脏腑自身的调节功能和抗病功能,我们在现代的养生实践中,更应实践古人理论,使之发扬光大。可见,正气为本的观念,在养生领域,包含着补益正气、发扬正气、顺应正气等多方面的含义。

五、阴阳平衡

阴阳平衡指的是协调人体自身的生理功能状态与外在环境之间的相互关系,平衡机体各系统和组织器官间的正常功能,以及机体与外界的物质交换,是养生学术思想的核心内容。

1. 平衡是养生的最高准则 养生学和中医所有理论的核心,即是《内经》提出的"谨察阴阳之所在而调之,以平为期",即强调"平衡"、"中和"、"协调"的观念。这种协调平衡,实际是一个复杂的生命代谢过程,中国古代很早就有人提出"和实生物,同则不继"(《国语·郑语》)的观点。这里的"同",指简单的同一,看不出差异与矛盾。在养生上也不能片面地依赖单一的治法来达到平衡,否则就会造成"不继"。所以,结合季节、年龄、性别、脏腑特性等多种因素,全面协调,多方照顾,才能实现物质与功能的平衡,才能真正达到养生的效果,所以说"和实"才能"生物"。

人体是由以五脏为中心的五大系统所组成,这五个系统中各具阴阳二气,五脏又分阴阳,不同脏腑的不同特性，它们之间的矛盾运动，才能表现为整体的平衡中和状态。《素问·六微旨大论》中有一段精辟的论证："升降出入，无器不有。故器者，生化之宇，气散则分之，生化息矣。故无出不入，无升不降。""升降""出入"都是性质不同的运动形式，阴阳之气按一定的法则进行运动，才能组成和谐的统一体。《素问·阴阳应象大论》中曰："清阳出上窍，浊阴出下窍；清阳发腠理，浊阴走五脏，清阳实四肢，浊阴归六腑"；"阳在外，阴之使也；阴在内，阳之守也。"都体现了养生学平衡阴阳的原则，所以养生要避免堵塞"升降出入"道路，破坏脏腑运动规律的做法。

2. 祛邪是平衡协调的重要环节 若人体脏腑功能不足，就会产生痰饮、瘀血、宿食及癥瘕积聚等病理产物，这就是《内经》所谓的"虚与实邻"。这些病理产物黏滞重浊，居处隐蔽，中医称其为"独处藏奸"之物。很多养生对象的体内都会兼见此类病理产物，因此，应该根据"虚"与"实"的权重酌情处理。

中医治疗中非常重视"祛邪"，而养生学则更重视鼓舞体内正气来祛除病邪，这实际上也是调节平衡思想的反映。历代临床学术著作中记载的"得衄解""得汗愈""得下止"等疾病自愈现象，实际上也是对机体自身平衡协调功能的肯定。近代生物学提出了一种颇为人们所接受的"废产物学说"，认为人体在新陈代谢过程中产生的副产物必须排出体外，否则，在体内积蓄到一定程度时，就会机械性地妨碍机体的正常功能，导致衰老。据此，脂肪代谢中产生的"褐色脂肪"，生化代谢中产生的过氧化细胞，人类生殖器官产生的性激素、精液、月经等等，均属"副产品"之列，必须各有去路。如若不然，机体就必须动用大量的代谢器官来重新分解、吸收，重新进行物质转换。这样势必会妨碍机体的正常功能。因此，减肥必须纠正代谢障碍，去脂必须通利大小便，养生必须性生活协调等，都是调节平衡思想在养生学中的体现。总之，产生是为了消耗，否则就将会成为体内的多余物质而影响生命活动。当然，这种消耗，必须与产生形成平衡，"供过于求"或"供不应求"都是失去平衡的表现。若形成过度消耗，则又走向事物运动的反面。

中医理论认为，人体与外界的联系，是通过各种腑、窍进行的，腑、窍分属五脏，但又互相沟通，紧密相关，它们是脏腑与外界交通的道路，又是脏腑间相互连接的外候。凡驱邪外出，必借助于腑窍，病理产物的排出也不例外，故六腑的通畅与否，是进补时必须注意的着眼点之一。"六腑以通为用"，驱邪外出的主要着眼点应放在通腑、通窍上。这也是古代补养名方中多见有"泻药"的奥秘所在。补方中加入"泻药"，也不是无原则地随便添加，其原则，一是少量，二是"因势利导"。"少量"比较容易理解，而"因势利导"，是使病理产物被引往相合的有关腑窍排出。根据现代研究成果证实，"泻药"实际上也具有一定程度的"补益"作用，仅以微量元素为例，大黄是通大便药，但能补铜；黄连、牛黄都是清热药，但含有多量的锌；细辛是解表发汗药，却含有丰富的铁；泽泻是利小便药，但含有较丰富的锰。上述药物虽然是开通腑窍的"泻药"，但其中所含的微量元素，也具有健身、防病、延寿之功效。因此，它们在补益方剂中的作用可以说是一举两得。

3. 中医常用的协调平衡方式

（1）元素平衡　阴阳、五行、脏腑、气血等中医认识论、方法论中各种元素的"生克制化"，维持着自然界的生态平衡和人体生理的协调平衡。人体还必须与自然界化学元素平衡协调。例如，缺碘导致甲状腺肿，缺锌可致不育等。依照中医元素平衡的观念，必须纠正体内元素的失调，维持体内各种元素的协调平衡。

（2）调节平衡　人体的功能失调、对称失衡、状态失稳，是导致人体生理功能低下和早衰，产生疾病的重要原因。养生技术手段中有许多调节平衡的理论和方法,如针灸、推拿中的"上病下取""下病上取""左病右取""右病左取"等方法,养生学中的"体脑交替""动静交替"等。

第五节　现代养生原则

养生原则是养生所必须遵循的准则,对养生具有根本性的指导意义。养生学的基本原则,特别是中医养生学的原则,也是在朴素的唯物论和自发的辩证法思想指导下,经过长期的生活与养生实践确立的。因此说,养生原则也是中医基本学术思想在养生学上的体现。

一、整体原则

整体原则是指养生的所有技术和方法,都必须从整体观念出发。必须充分考虑人体自身的统一性、完整性以及与自然界、社会环境密切相关的基础上,制定相应的养生计划。整体原则要求人们顺应自然,适应社会,形神共养,全面调理,整体养生。整体原则是中医养生学的重要特点,也是中医整体观念在养生学中的具体体现。

1. **充分利用自然环境**　人与自然息息相关。自然界存在着人类赖以生存的基本条件,人体的一切生理、病理变化均直接或间接地受到自然界变化的影响。因此,能动地适应自然法则和利用自然界提供的某些条件来促进养生,是整体养生原则的重要内容之一。

2. **顺应和利用自然气候的变化**　气候变化对人体养生有重要影响,养生必须能适应气候的变化。一年之中,随着春温、夏热、秋凉、冬寒的气候变化,自然界同时伴随着生、长、化、收、藏的物候变化,人体的脏腑功能、气血运行、精神活动等亦随之作出适应性调节。如《灵枢·五癃津液别论》说:"天暑衣厚则腠理开,故汗出……天寒则腠理闭,气湿不行,则下留于膀胱,则为溺与气。"《素问·阴阳应象大论》也说:"天有四时五行,以生寒暑燥湿风,人有五脏化五气,以生喜怒悲忧恐。"因此,养生也要顺从四时气候变化的规律来调整脏腑气血,摄养精神,保持体内外阴阳的相对平衡协调,以适应自然界的变迁,达到养生的目的。《素问·四气调神大论》说:"春夏养阳,秋冬养阴";"春三月……夜卧早起,广步于庭","夏三月……夜卧早起,无厌于日","秋三月……早卧早起,与鸡同兴","冬三月……早卧晚起,必待日光",该篇还总结性地指出:"阴阳四时,万物之始终也,逆之则灾害生,从之则苛疾不起,是谓得道。"可见古人在养生方面是非常重视顺应四时阴阳的。

3. **利用自然环境和地域条件**　合理利用环境和地域条件,可促进人体的养生。自然界为人类生存提供了必要的条件,如阳光、空气、泉水、高山、河流、森林、花草等,每时每刻都与人体进行着物质、能量和信息的交换,影响着人体的生命活动。充分地利用大自然赋予的资源,可促进人体身心健康。温泉浴、日光浴、泥土浴、森林浴等传统养生方法,能弥补人类技术领域在医学方面的不足。例如,顽固不愈的风湿性关节炎,炎夏时节去吐鲁番进行沙疗,往往能剜除病根,其效果超过许多医疗康复手段。类似的自然疗法,在现代慢性病、生活方式病日益增多,人们普遍追求回归自然的今天,越来越显示出其重要的实用价值。

4. **适应和改造社会环境**　社会环境,除了社会制度、经济发展、文化氛围等以外,还包括个人在社会中的地位、职业、经济状况、文化程度、语言行为、与亲友或同事间的人际关系等。社会环境不同,会对人体生理病理产生不同的影响,直接影响着养生的效果。因此,进行养生活动要能动地适应社会环境的变化,在力所能及的情况下主动地适应社会、改造社会,以促进健康和养生。

首先，个人在社会环境中的状况发生改变，直接影响其精神活动，产生喜怒哀乐等情志变化，导致机体发生生理变化。如《素问·疏五过论》说："暴乐暴苦，始乐后苦，皆伤精气，精气竭绝，形体毁沮。"养生学要求人们注意精神因素对机体的影响，提倡淡泊名利，知足常乐，始终保持一个良好的精神状态。要求医生在诊治疾病时，注意了解病人社会地位高下的变化、经济状况贫富的变迁、个人欲望的满足度，以及人际关系变化等社会因素的影响。正如《素问·疏五过论》所说："圣人之治病也……从容人事，以明经道，贵贱贫富，各异其理。"

其次，社会能为养生提供条件和帮助。在经济发达地区，除了设有专门的养生机构和设施外，还具有较完善的社区服务，人们可随时接受针灸、推拿、气功、理疗，以及现代保健、康复医疗服务。而在经济欠发达地区，医疗保健机构较少，缺乏必要的设备及技术人才，人们难以得到正确的养生指导和较好的康复治疗。因此，积极能动地改善社会环境，让社会养生资源均等化，为所有的社会成员服务，是建成小康社会的重要方面。

人们的社会行为和社会观念也会随着时代的发展而不断地产生变化，不少社会活动给健康带来了负面影响。例如，为了发展经济，不惜以牺牲环境为代价；为了追求享乐，不惜改变良好的生活方式为代价，甚至违反社会道德和法律制度。因此，传播和推广环境保护理念，倡导正确的人生观、价值观、道德观、消费观等，是主动改造社会环境，促进养生事业发展的必须行为，是养生整体原则的重要内容。

5. 形神兼顾 全面养生 人体是一个"形""神"相互为用、相互制约的统一体。健全的形体是精力充沛的物质保证，乐观舒畅的精神状态又是形体强健的必要条件。在病理情况下，形伤可以引起神志失常，神志失常亦可损伤形体。因此，养生必须充分考虑各脏腑组织之间的相互联系，注意调整形体与精神之间的关系，全面调治，整体康复。

养生要坚持形神共养。"养形"，是摄养脏腑、精津气血、四肢百骸、五官九窍等有形结构。形乃神之宅，只有形体完备，才能产生正常的精神活动。"形体不敝"，则"精神不散"。明代医家张景岳著《治形论》，反复强调养形的重要性，明确指出，"善养身者，可不先养此形以为神明之宅？善治病者，可不先治此形以为兴复之基乎？"五脏是形体功能活动的中心，所以形体摄养，要首先注意保养脏腑之精气，协调脏腑之功能。其中，心为"五脏六腑之大主，精神之所舍"，调养脏腑又必须以养心为首务。精气是构成人之形体的基本物质，是立命之本，是化生神的物质基础，要"形与神俱"，就必须注意精气的摄养。

"养神"，主要是安定情志、调摄精神。中医学认为，人的精神情志变化是人体生理活动的重要组成部分，正常情况下，是机体对外界各种刺激因素的"应答性反应"。它不仅体现了生命过程中正常的心理和精神活动，而且是增强体质、抵抗疾病、延年益寿等目标的重要"入口"。如果情志波动过于剧烈或持续过久，超过了生理的调节范围，每易伤及五脏，或影响人体的气机，导致多种疾病的发生。所以养生学要求人的精神状态保持安定清宁，心境坦然，不追求名利，不妄发喜怒，减少不良精神刺激和过度的情志波动，保持心情舒畅，精神愉快。这样则气机和调，血脉通畅，正气充沛，形体康健。总之，形乃神之宅，神乃形之用。故养神可以保形，保形亦可以摄神，二者相互支持，密不可分。

二、辨证原则

养生的辨证原则就是根据中医辨证论治的基本特点，在充分考虑时间、地域以及个体体质差异的基础上，确立的养生总原则。它要求养生必须与辨证结合起来，辨证是确定养生总体方案、选择具体方法的根本前提和依据，只有辨证结果正确，才能确定正确的方法，提高养生的效果。辨证原则是中医养生学的重要特点，也是中医学辨证论治思想在养生学中的具体应用。

1. **辨质养生**　不同的个体，在形质、功能和心理等方面都存在着各自的特殊性，即所谓体质差异。体质不同，应采取不同的养生方法。

"体质"的定义，学术界尚未完全统一，比较公认的是：人类体质是人群及人群中的个体在遗传的基础上，在环境的影响下，在其生长、发育和衰老的过程中形成的功能、结构与代谢上相对稳定的特殊状态。这种特殊状态往往决定着这种体质对某些致病因子的易感性以及产生病变类型的倾向性。因此，选择性地利用养生学方法，纠正、改善或弥补体质上的某些偏颇或缺陷，对于增进健康、延缓衰老都具有十分重要的意义。

中医学对于体质问题的研究已有数千年的历史，《黄帝内经》中就有阴阳二十五人和五态之人的体质分类。无论哪种养生方法，都应兼顾体质特征。例如饮食养生，应针对人群不同的体质类型，"辨质论食"，阴伤者润之，阳虚者温之，气虚者提之，血虚者补之，湿重者利之，血瘀者化之，偏颇者调之，虚甚者强之。

在精神调摄方面也要根据不同个体的体质特点：气郁体质者，大多精神抑郁不振，多愁善感，孤僻内向，应注意情感上的疏导；阳虚体质者，大多精神萎靡，神情冷漠，喜静少动，胆小易惊，自卑，缺乏勇气，应鼓励其增强其信心。正如明代汪绮石所说："荡佚者，惕之以生死；偏僻者，正之以道义；执著者，引之以洒脱。"（《理虚元鉴》）

2. **疗养兼顾**　养生要以辨证识体为基础，针对不同的体质和病情，采取综合性的养生手段。当前，人的平均寿命不断延长，年老体衰，易患慢性病、老年病，老年人的功能障碍会逐年加重，整个社会的发病状况也日渐趋于慢性化、老年化，病情趋于多样化、复杂化，常常表现为多因素致病、多病理改变、多层次受累、多功能改变，因而大多需要疗养兼顾，这就越来越显示出养生学的优势。

人是一个有机的整体，养生也不是养局部器官和肢体，而是养护整个人体。生理功能减退、慢性病残、老年病往往同时患有多种疾病。因此，单一的养生方法多难以奏效。而"杂合以治"，从整体观念出发，充分注意养生者的整体状态，运用综合性手段，可形神兼顾，标本同治。生命养护是一生的功课，特别是老年时期、慢性病患者，养护过程一般周期长，获效慢。因此，必须注意疗与养的结合。健身药物、药膳、太极拳、保健气功等，都能发挥人体的自我调节能力和自我修复能力，将自疗与养生有机地结合起来。

三、个性原则

养生学，特别是中医养生学非常注重个体差异，要求因人制宜。养生对象往往个体差异较大，如体质的强弱、肥瘦、生活经历的变迁、精神状态等，均有不同。因此，固定而单一的方法多难以奏效。所以，养生学强调充分注重因地理环境、气候条件、风俗、饮食习惯等所形成的个体差异，分别选用药物、针砭、艾灸、导引、按摩等方法，因地、因时养生。

中医养生的目的是"无病强身"，除非严重疾病外，不提倡在医院内接受治疗，只要接受正确的养生指导，采用的食疗药膳、娱乐体育、起居调摄等方法，在社区、家庭中即可实施。养生手段多为取源于自然的方法，如天然药物、饮食、针灸、推拿、气功以及一些特定的运动锻炼方法等，不需要复杂的设备，不受场地和器材条件限制，便于长期坚持，最适合在社区或家庭内施行。

家庭是养生者和慢性病残者康复的最佳场所，也是最终场所。充分利用家庭资源，取得家庭的支持，能使养生的效果事半功倍。养生技术可以最大限度地利用社区、家庭的人力和物力资源，在专业人员的指导下，实施在专门康复医疗机构没有完成的康复治疗或训练计划。所以，养生提倡家庭化、个性化。

养生活动以家庭或家庭附近的服务设施为主要场所，参与人员是养生对象本身，或经过培训的家庭成员、社区工作人员，减少了人力费、交通费、住院费以及其他的间接费用。对养生者自己、家庭都体现了节约社会资源的原则，所以养生提倡个性化。况且。在社区或家庭进行养生活动，面对的都是熟人、熟事、熟环境，心理、生理都可以保持在最放松、最调适的状态，所以养生的效果更佳。

目前我国养生保健和康复医疗服务的现状远远不能适应人们的需求，特别是专门机构的匮乏以及医疗卫生资源的不合理配置，致使大部分人群得不到最基本的养生服务和指导。养生以社区、家庭为主，可以大面积地缓解供需矛盾。

第六节　现代养生禁忌

现代养生学认为：人体功能"不及"和"过用"都会影响健康。所以，养生在遵循养生理念和原则的前提下，还要注意各种禁忌。自古以来，先贤们总结了许多养生的禁忌，结合现代的生活理念，生活方式，科学技术，有些是正确的，需要不断继承，也有些需要与时俱进，予以发展，具体内容我们会在以后各章里逐步论述，这里就现代养生整体上要注意的明显禁忌予以概述。

一、戒烟限酒

养生就一定要注意戒烟限酒，烟酒对人体的危害是显而易见的，是历代养生学家提倡禁止的，或者说，不戒烟限酒，养生的效果会大打折扣。

（一）吸烟有害健康

吸烟有百害而无一利。烟草里含有尼古丁、氨、氰化物，燃烧时产生一氧化碳。尼古丁的急性毒性不亚于氢氰酸，20支烟的尼古丁可使1头牛立即死亡。烟草中的烟焦油对肺的刺激性很大，使肺组织和呼吸道黏膜损伤，并降低肺上皮细胞的保护功能和巨噬细胞的吞噬功能，为慢性感染和癌变提供了基础。烟油中含有致癌物质，主要是一些多环芳烃化合物，这类物质在烟草燃烧时生成。此外，所含亚硝氨等亦是致癌物质。吸烟时吸进去的一氧化碳进入血液，取代了氧气的位置，妨碍了血液输运氧气的功能。并且高浓度的一氧化碳还会损害心血管系统，使心肌梗死和动脉粥样硬化发病显著增加。吸烟时产生的氨，能刺激口腔、咽喉、肺和胃黏膜，引起食欲不振、呼吸不畅，严重者口腔牙龈萎缩、出血、牙齿松动。可见吸烟可影响到人体各系统的功能活动，是疾病发生的一个促进因素，同时也是许多病证经久不愈，难以康复的主要原因之一。

吸烟不仅对吸烟者自身有害，还对吸烟周围的人有害。据测定，在吸烟者吐出的烟气里，烟油和尼古丁的浓度是吸烟者吸进去烟气里含量的2倍。因此，吸烟不仅危害本人健康，而且还造成"公害"，所以，为了自己和他人的健康，养生者不要吸烟或尽早戒烟。

戒烟时，除了个人的决心和毅力外，还要讲究方法。如吸烟应由多到少逐步戒除。并尽可能将自己置身于禁止吸烟的环境中，对吸烟感到羞愧、惧怕，可以抵消吸烟的欲望。再如通过某些方法，使吸烟者在吸烟时或吸烟后感到轻微不适，甚或产生厌恶之情，然后得以顺利戒除。如在香烟中加入性缓无毒的催吐药人参芦，使其吸烟后有恶心欲吐之感。此外，以针灸戒烟，也有一些成功的报道，如在列缺穴与阳溪穴之间的陷处，用毫针刺入 3mm，留针 15 分钟；在耳郭上取心点或脑点埋针，想吸烟时按压数次，也有一定的效果。

（二）饮酒与健康

自古以来，酒与人类生活有着密切的联系，在中医学中，酒被当作一种药物来使用。认为酒为"百药之长"，适量少饮，有通经活络，促进气血运行，增进食欲，消除疲劳，使人轻快的作用。酒中主要成分是乙醇，饮后有兴奋作用，可使血管扩张，血液循环加快，故能兴奋神经，解除疲劳。酒对味觉、嗅觉的刺激，可反射性地增加呼吸量和消化液分泌。所以，饭前饮少量酒，可健胃，增进食欲；晚上睡前小啜，可消除肌肉紧张所致的疲劳，有助于睡眠，白天少量饮酒可兴奋神经，使工作精力充沛。近年来研究发现，喝少量的酒能预防心肌梗死和脑血栓形成，减低心脑血管病人的死亡率。

古今中外大量资料表明，少量饮酒对人体有益，但若饮酒过多，"酗酒"成瘾，则会变利为害，导致多种疾病的产生或加重原有的疾患。因为胃长期受酒精刺激可造成慢性胃炎，引起营养不良；由于酒精在肝脏分解，长期空腹饮酒会造成脂肪肝和肝硬化；慢性酒精中毒者还可使心脏发生脂肪性变，降低心肌的弹性和收缩力，促使血管硬化和脑血管发生意外。慢性肝病、慢性支气管炎、支气管哮喘、肺气肿、慢性胃炎等病患者，大量饮酒，可加重原发病，甚至使病情恶化，不利于疾病的康复，使人难登寿域。

二、食莫偏嗜

偏嗜，是指过于嗜好某种食物或调味品，超过了机体的承受能力，结果给机体带来损害。饮食提供人体生长、发育及进行各种生理活动所必需的营养物质，维持着人的正常生命活动。食物的种类多种多样，所含的营养成分各不相同，而构成人体以及维持人体新陈代谢过程所需营养物质的种类十分庞杂，不可能在一种或几种食物中样样俱全。此外，人体所需的各种营养物质之间在量的比例上也有一定的要求，若机体内某一种物质的含量太多或太少，都有可能影响到其他物质的吸收及其作用的发挥。因此，饮食应该提倡科学进食、合理搭配，使各种食物中的营养成分彼此取长补短，相互补充。提倡杂食和轮流交替的饮食方法和全面膳食的思想，对养生具有重要的指导意义。

食物主要有酸、苦、甘、辛、咸五味，有寒、热、温、凉四性，不同性味的食物，其功能各异，因此在选择食物时，既要结合体质特点，又要考虑病证的性质，不能过于偏嗜某种食物，否则，偏嗜成性，久则必致疾病发生，或不利于疾病的治疗和康复。如素体阴虚或阴虚病证者，应选用甘润或甘凉的食物以养阴清热，若进食或偏嗜温补之品，不仅难以恢复气血阴阳之间的平衡，而且还会因滋补之物助生内热，更加损耗阴精，加重原有病情；相反，若素体阳虚或阳虚病证者，应选用甘温补益之品，偏嗜寒凉之物，势必使阳虚阴寒更甚，病变加深。同样，嗜好五味，如过食辛辣可动火伤阴，过食甘味壅滞气机，过咸伤骨耗气，过干苦燥伤耗胃津，过食酸敛则令肝气郁滞、脾气受伤等等。所以，中医历来主张"谨和五味"，五味调和，才能使人体全面地摄取营养物质，才能增进健康，有利于疾病的治疗和身体的康复。

三、禁忌过劳

过劳包括三方面的内容，一是形体的过劳，二是心神过劳，三是性生活过劳。劳和逸是相对的,有劳必须有逸,有张必须有弛,只有劳逸结合,才能保证身体健康,或有利于疾病的康复。

（一）戒神劳

神劳即用脑过度,精神过度疲劳。在日常的学习和工作中过于辛苦,不注意适当地休息,是导致神劳的主要原因。对生活中的某些事物或现象缺乏正确的认识,所欲不遂,思虑不解,或对外界各种刺激的适应能力较低,常因此而感到焦虑不安等,久之也可导致神劳。临床实践证明,长期的精神紧张,用脑过度,对冠心病、高血压、脑血管意外、癌症、溃疡等疾病的康复极为不利,而且这些疾病的加重或恶化,与繁重的脑力劳动、经常性的焦虑过度有着密切的关系。

戒神劳,一是要避免工作和学习过程中的用脑过度,尤其在疾病的康复疗养期间,应抛开原有的工作、学习,让大脑得到充分的休息。二是要正确对待所患的疾病。有些病人面对终身性的或危害性大的疾病,如外伤性截瘫、癌症等,承受不住病残的打击,心理严重失衡,长时间处于焦虑、痛苦的心境中,结果使疾病加重。对这类病人,医护人员和家人要给予积极的开导,有针对性地进行心理治疗。三是要正确对待生活中可能发生的各种不愉快的事情,凡事从长远着想,清心寡欲,不斤斤计较个人得失。另外,要合理安排各种用脑的娱乐活动,既不能因此而影响到休息,更不能过于计较输赢。

（二）戒体劳

"流水不腐,户枢不蠹"。劳动及适当的体育锻炼,有助于气血流通,增进食欲,增强体质,是人类生存和保持健康的必要条件。但如果劳动或运动的时间过长,负担过重,不注意应有的休息,超过了机体的耐受能力,久而久之,就有可能使无病者积劳成疾,有病者疾病加重。如各种伤残和慢性病患者,虽然极需要参加力所能及的劳动及运动,但这类病人对劳动和运动的耐受能力一般较健康人低,很容易因形体过劳而使病情加重或恶化。如冠心病、心肌炎患者本身就有不同程度的心肌缺血缺氧,如果对劳动或运动的量和时间不加限制,过于疲劳,就会因过多增加心脏的负担,诱发心绞痛、心力衰竭,甚至导致突然死亡。又如糖尿病患者,若在治疗期间体劳过度,极易发生低血糖反应。

为了让患者坚持劳动或运动锻炼而又避免体劳过度,必须注意以下问题:一是对劳动或运动的量,应严格遵照医嘱进行。一般应从小到大,循序渐进,逐步增加。二是对劳动或运动种类的选择和运动时间、强度的确定等方面,应以科学的态度,在医护人员的指导下进行。运动的种类最好能科学性和趣味性结合起来,运动的时间以用餐30~40分钟之后,运动强度以到发热、微微汗出,运动后感到轻松、舒适、食欲及睡眠均好为度。三是对劳动或运动过程中出现的异常感觉,如头痛、头晕、心慌、食欲减退、睡眠不好等,应及时向医护人员汇报,引起充分的注意,定期做健康检查,必要时,根据病情,随时修改锻炼计划。

（三）戒房劳

房劳即性生活过度。戒房劳,既是养生防病的重要措施,也是病后康复的客观要求。性行为是人类的本能,是生活的重要组成部分。从医学的观点看,适当的性生活是人体生理和心理的需要,独身或禁欲并不利于健康长寿。但也不可纵欲无度,必须有所节制。房事不节制,必然耗伤肾精,损及元气,给人体健康带来损害。

对于有病的患者来说,由于精气亏损,需要静心休养,以使气血得充,体虚得复。若恣情纵欲,房事不节,则更耗其精,则有可能致使疾病发展到无法挽救的地步。比如肺结核患者,素体阴虚精亏，当滋养阴精，若性生活仍不节制，反复泄其精，极易导致病情恶化。再如，肾脏疾病、高血压病和冠心病病人的病情，也可因性生活过度而加重或恶化，甚至导致脑出血、心肌梗死等生命危象。所以，在日常保健或康复医疗中，都应节制性生活，病情较重者，则应暂停性生活。

四、情勿偏激

正常的情志活动，是机体对外界刺激因素的保护性反应，于身心健康是无害的。乐观的情绪、饱满的精神，对身体健康、祛病延年有重要的意义。但情志偏激，则可成为致病因素，导致疾病发生或加重。常见的精神致病因素主要有两种情况：一种是情绪波动太大，过于激烈，如狂喜、盛怒、骤惊、大恐等，往往会很快致病伤人，如突然遭受精神创伤引起的精神病，大怒伤肝突发中风等。另一种是情绪波动虽然不甚，但持续时间太长，如积忧、久悲或思虑过度，长期处于不良的心境，亦很容易致病成疾，久悲或思虑过度，长期处于不良的心境，亦很容易致病成疾，如神经衰弱、溃疡病、高血压病、癌症等疾病的发生和发展，都与慢性精神刺激有一定关系。

在生活及临床实践中，戒恼怒、忧郁，需注意以下几个方面：一是培养良好的道德修养，宽以待人，淡泊以待事。在日常的生活和工作中，要主动地去创造欢乐的环境，要心胸宽阔，与人为善，处理好与邻里、同事的关系，不争名利，不患得失，只有这样，才能使情绪稳定，气血调和。二是消除因疾病带来的精神压力。有些患者因为对自己所患的疾病丧失了治疗的信心，常因此而郁郁不乐，或因一些小事就烦躁发怒，对这些病人，医护人员在取得病人信任的前提下，以科学的道理及具体实例，帮助其树立战胜疾病的信心，去除不良情绪产生的根源。三是对已产生的不良情绪，医护人员必须设法求得患者的合作，采取科学的、适宜的办法进行疏解开导。调摄情志的方法有顺情法、情志相胜法、暗示法、开导法等。

第二章

居室养生

居室养生又称环境养生。人与自然是有机的统一整体。人类本身是自然界的产物，与自然界共生共存，在人类周围存在的所有事物，构成了人类居住和生活的环境。探讨环境对人类健康的影响，阐明与环境有关疾病的发生、发展规律，提出改善环境质量的一些基本方法，指导人们选择和创造适宜的居住和生活环境，使其与人体生命活动规律协调一致，利用良好环境所提供的有利于健康的条件来进行养生活动，是现代养生学的重要内容之一。

环境科学认为，在正常的生态系统中，能量流动和物质循环总是不断进行着的。凡能量与物质的输入与输出、生物种群的组成和数量的比例都处于一种相对稳定的状态，而且信息传递通畅，这种平衡状态叫生态平衡。从养生的角度看，保持生态平衡状态的环境，就是人类生存适宜的环境。

生态系统之所以能保持平衡，是其内部具有自动调节的能力，或者说环境对污染物有一种自净能力。但环境的自净能力有一定限度，当环境内污染物过多，超过其自净能力，调节不再起作用，生态系统遭到破坏，环境就会受到污染。严重的环境污染，能造成生态系统的危机，给人类带来大量的伤害和疾病。流行病学研究证明，人类疾病的70%~90%与环境有关。孟子说："居移气，养移体，大哉居乎。"说的是居住环境能够增进健康，改变体质，甚至能改变人的气质。因此，人类要想健康长寿，就必须建立和保持同生存环境的和谐关系。

第一节 自然环境与养生

"环境"是人类赖以生存的场所，人类在地球环境中生活、发展。环境包含了：空气、水源、阳光、土壤，植被、住宅、社会人文等因素综合起来所形成的人类生活、工作、学习的居室外部条件。

一、我国古人对居住环境的选择

人类选择居住环境，历史也可谓悠久，古代有一门"堪舆学"就是专门讨论这一问题的，虽说有一些唯心内容，但大部分还是唯物的。秦汉以下，风水界的著述，可谓汗牛充栋，浩若烟海，门派林立，反映了我们先祖对居住环境的重视。春秋时《尚书》就有记载："成王在丰，欲宅邑，使召公相宅。""相宅"就是风水学发挥作用的较早记载。

《淮南子》说："堪，天道也，舆，地道也。""堪"即天，"舆"即地，堪舆即天地之学。《史记》将堪舆家与五行家并行，本有仰观天象并俯察山川水利之意，后世以之专称看风水的人为"堪舆家",故堪舆之学,民间也呼为"风水学",其实它们还是有很大差别的。堪舆学涉及的面较风水学范围要大得多。总之,堪舆学也好,风水学也罢,都是用来选择村落、房舍建筑方位等的学问,相应也都是与人体健康相关的讨论。古代学者认为"风"和"水"的摆设,根本目的是为了研究"气"。《内经》说:"气者,人之根本,宅者,阴阳之枢纽,人伦之轨模,顺之则亨,逆之则否。"《易经》说:"星宿带动天地山川,带动地气。天气为阳,地气为阴,阴阳交泰,天地氤氲,万物滋生。"人是万物之精灵,天地之气盛,人也强壮。《易经》之说也就是"天人合一"之意。

人体是一个具有耗散结构的开放系统,无时无刻不与周围环境进行物质、能量和信息的交换。阳光、空气、水质、地磁、声音、色彩、温度、湿度、电磁辐射、病原体等,都对人体的生理、心理产生影响,前边已说过,古人把这些要素囊括在"气"的范畴之中,用风、水的"行"与"止"作为说理工具,以寻求合适的居住环境为目的。或更准确地说"现代堪舆学"的学科目标,实际上就是采用中国古代天地观或自然观,集地质学、地理学、生态学、建筑学、伦理学、美学等于一体的综合性、系统性很强的建筑规划理论,它强调的是人与自然的和谐相处,而不是一味去"改造"或破坏环境。

二、环境的分类

环境的分类方法很多,与养生相关的分类方法主要有两种:一是环境形成划分:按形成条件划分,可分为自然环境和人工环境。①自然环境:是地球上的空气、水、土壤、岩石和生物等等自然因素的总和。②人工环境:指人类活动所形成的环境要素,包括由人工形成的物质、能量和精神产品,人类活动中所形成的人与人之间的关系(上层建筑);还包括为从事社会聚集生活而建立的城乡生活居住环境、人文环境。这些环境不仅为人类所必需,且其组成和质量与人类的健康关系至为密切。二是环境性质划分:可分为物理、化学、生物和社会环境4类。①物理环境:主要包括气候(如空气中的温度、湿度、风速)、噪音、震动、电磁辐射和电离辐射等。②化学环境:化学环境因素种类很多,大气、水、土壤中含有各种有机和无机化学成分,其中许多成分在含量适宜时为人类生存所必需。环境中分布广泛,且对人体健康危害严重的化学性污染物主要有硫化物、氮氧化物、一氧化碳、烟雾、重金属(如铅、汞)、农药、化学致癌物等。③生物环境:主要指环境中的细菌、病毒、微生物等含量。生物污染,主要来自生活污水、医院污水、粪便污水、垃圾等。空气,尤其室内空气的微生物污染,主要由于人们大声说话、咳嗽、喷嚏时的飞沫和飞扬的尘埃等引起。④社会环境:社会环境包括人为形成的环境。如人口密度、职业、社会经济状况、居住条件、饮食、风俗、个人生活习惯等。

三、适宜养生的自然环境

养生学强调和谐的"天人相应"关系,就是要选择适于生存,宜于健康,便于长寿的理想环境。自然环境的优劣,直接影响人的寿命的长短。《素问·五常政大论》指出:"高者其气寿,下者其气夭。"居住在空气清新、气候寒冷的高山地区的人多长寿;居住在空气污浊、气候炎热的低洼地区的人常短命。唐代孙思邈在《千金翼方》中说:"地势好,居者安。"根据古今论述,人类适宜的自然环境,大致应具备以下几个条件:洁净而充足的水源,新鲜的空气,充沛的阳光,良好的植被,幽静秀丽的景观。这种适宜的自然环境,不仅应满足人类基本的物质生活需求,还要适应人类特殊的心理需求,而且要与不同的民族风俗相协调。

四、不利于养生的自然环境

不良的自然环境包括有地化、大气和水源所存在的问题。如地理环境中某些微量元素的缺乏或过剩可以引起地方病。所以,地方病又称生物地球化学性疾病。中医学对山区多瘿瘤,岭南多瘴气等地方病的发生早有认识。一般说来,山区易发生活泼元素的缺乏症,如缺碘引起的地方性甲状腺肿,缺氟引起的龋齿,低碘与克山病的发生有关;平原低洼地区易导致活泼元素的过多症。有些地区蕴藏的矿物对人体也是有害的,如铀矿、磷矿等,若有强烈的放射级,可导致贫血、白血病、癌症发病率增高。

科学的进步使人类进入工业化社会,但过度城市化也使生态环境遭到破坏,耕地面积锐减,森林覆盖面积缩小,草原退化严重,水土流失,气候恶化,使包括地理条件在内的整个环境质量下降。

鱼离不开水,人离不开大气,大气若出现了问题,对人类的健康甚至生存都会带来严重的问题。所谓大气污染主要是指向大气排放非固有的气体及微粒,超过了大气成分的正常组成,当大气自净能力不能消除这些污染物时,大气质量下降,即可以说这个地区的大气受到污染。大气污染的主要来源是能源的利用,如煤和石油的燃烧大量排放出五大污染物:硫氧化物、氮氧化物、碳氢化合物、一氧化碳及颗粒物。大气污染包括生产性污染、交通运输性污染和生活性污染。大气污染对人体健康的危害十分严重。包括急性中毒和慢性损害两类。急性中毒主要见于意外事故,如液氯钢瓶爆炸造成的氯气外溢,可引起居民的急性中毒和死亡。世界上多次发生的大气污染灾害中,大半是由于空气质量的突然变坏对居民产生的急性作用,造成某些疾病的患病率和死亡率突然升高。这些灾害的共同特点是:恶劣的气象条件(气温逆增、大雾),不利的地形(低洼地区、峡谷),使污染物在空气中聚集,短时间内造成大量人群发病和死亡。尤其是老年病人受害最大。而慢性损害,主要由于低浓度的大气污染长期作用于人体,引起慢性非特异性疾病,如心血管疾病、慢性呼吸系统疾病、肺癌等。

人离不开大气,也离不了水。所谓水污染又称水体污染。天然水体能接纳一定量的污染物进行自净,使水质成分保持平衡的能力,称为水环境容量。由于人类活动将污染物排入江河、湖海、水库或地下,使水质、底泥的理化性状和生物种群发生变化,降低了水体的使用价值,这种现象称为水体污染。

我国人民历来重视水质的优劣,最早把水质划分为上、中、下三等的是唐代的陆羽,他在《茶经》中将山水(山泉水)、江(河)水、井水依次列为上、中、下的等级。这是因为,山泉水含钠、镁离子较少,且很少污染,故最宜饮用;江河水则较复杂;井水矿化度较高,所以江水、井水皆非理想的饮用水。尤其是城市附近处的江河水,往往受人为因素影响而致水质污染,故"江河水取人远者为上"。井水也有优劣之分,《食物本草》指出:"有远从地脉来者为上,有从近处江湖渗来者次之,其城近沟渠污水杂入者成碱",可见井水也有被污染的。

据相关统计,我国54条主要河流中有27条被污染;44个城市中有41个地下水源受到污染。一些海湾也受到不同程度的污染,已造成巨大的经济损失。全国排放工业废水和生活污水每日约7 800万吨,全年295亿吨,其中90%未经任何处理。

水源污染对人类健康的影响是多方面的。含病原菌的人畜粪便污染水源,可引起肠道传染病流行。水体遭受有毒化学物质污染后,通过饮水、食物链的形式可使人群发生急、慢性中毒,甚至死亡。另外,有些污染物可使水质感官性状恶化,妨碍水源正常利用;或使水中微生物的生长、繁殖受到抑制,影响水中有机物的氧化分解,损害水源的天然自净能力,破坏水源卫生状况。

五、自然环境养生策略

如果有条件，最好选择居处适养的长寿国家、长寿地区、长寿之乡居住，也就是生活环境的选择。但最低要求的底线是居住区应尽量避开不利于人体健康的水源、矿藏，避开高压线、强磁场和有超声波、放射线的地方。

减少某种有害微量元素的摄入量，如防治地方性氟中毒和砷中毒的根本措施，就是要改用低氟和低砷的饮用水源，也就是对地方病的防治。因缺乏某种微量元素而致的地方病，可采用适当方式补充，如用碘化盐预防地方性甲状腺肿。此外，防治地方病宜从多方面入手，采取综合治理措施。

对于生态环境失调并日趋恶化的现实不可忽视，要进行社会综合治理。首先，要依靠各国政府加强保护生态环境的科学研究工作，寻求经济建设和环境保护协调发展的途径，避免重蹈一些发达国家先污染后治理的覆辙。其次，控制人口规模，是减轻环境污染、改善环境质量的重要措施。新世纪开始后，各地的新闻媒体陆续在天气预报类节目中，向人们播报各种生活指数，对养生提供有益的参考数值。如：

1. **空气洁净度指数**　分为5级，由1至5逐渐表明空气污染程度增大。以晨练为例：空气洁净度指数为1级时，非常适宜晨练；2级时，适宜晨练；3级，较适宜晨练；4级，不太适宜晨练；5级不适宜晨练。除此以外，在其他时间外出，也要选择洁净度指数比较低的时段外出。

2. **紫外线强度指数**　一般在夏季发布。当紫外线强度为0至2级时，对人体无太大影响，外出时戴上太阳帽即可；紫外线达3至4级时，外出时除戴上太阳帽外还需备太阳镜，并涂防晒霜，以避免皮肤受到太阳辐射的危害；当紫外线强度达到5至6级时，外出时须在阴凉处行走；紫外线达7至9级时，最好不要到沙滩等场地晒太阳；当紫外线指数大于或等于10时，紫外线辐射极具伤害性，应尽量避免外出。

3. **空气舒适度指数**　分为极冷、寒冷、偏冷、舒适、偏热、闷热、极热7个等级量。分别表示人体对外界自然环境可能产生的各种生理感受。"极冷"或"极热"时，提醒人们在未来24小时内，必须在具有保暖、防暑措施的环境中工作或生活。"寒冷"或"闷热"，提醒人们要适当采取保暖、降温措施。"偏冷"或"偏热"时，则是提醒年老体弱的朋友适当增减衣物，防止感冒或受热。当预报为"舒适"时，则说明在未来24小时内所有人们都会感到冷暖适度，身心愉快，是休闲度假或外出旅游的最佳时段，当然，也是养生、保健最适宜的时候。

第二节　居住环境与养生

居住环境指的是人类的住宅环境，人生有一半以上时间是在住宅中度过的。居住生活场所的建设是人类社会有史以来的基本生存活动。住宅建筑对人的生活质量有着不可忽视的重要影响，因而如何选择住宅和营造房屋，创造一个科学合理、舒适清净的居住环境，对保障身心健康、延年益寿具有非常重要的意义。

一、理想的居住环境

自古以来，我国人民十分重视选择居住环境，因为适宜的住宅不仅能为生存提供基本条件，还能有效地利用自然界中对人体有益的各种因素来强身健体，愉悦精神，康复伤病。历代学者在这方面做过不少专题研究,唐朝的孙思邈选居处,首先强调居处的周围环境的选择,认为不仅要考虑自然因素,也应把社会因素估计在内。"山林深远,固是佳境",但是居住起来,脱离人群,生活也有许多不便之处。因此选择"必在人野相近,心远地偏,背山临水,气候高爽,土地良沃,泉水清美,如此得十亩平坦处,但可构居"。他的要求较高。孙氏还提出:"若得左右映带,岗阜形胜,最为上地。"其目的是"地势好,亦居者安,非他望也"(《千金翼方·卷十四·择地》)。又如《太平御览》专列"居处"一章,《遵生八笺》也有"居室安处"条目。综合古今有关环境科学的论述,理想的住宅环境要从以下几个方面考虑。

(一) 住宅选址

住宅最好要依山傍水,有山有水。有山,冬季可遮挡风沙,减缓寒流;夏季可减少阳光强烈辐射,降低酷热。且绿树成荫,鸟语花香,更能增添生活情趣。有水,则用水方便,空气湿润,且污染减少。在住宅设计上,要求"南向而坐,东首而寝,阴阳适中,明暗相半"(《养生要言》)。就是说住宅最好是坐北朝南,门窗向阳,这样可采光充足,冬暖夏凉。住宅周围多植树木花草,既可美化环境,又能调节气温,降低噪音,减少污染,保持空气新鲜。甚至有人认为居住环境的适宜要比饮食更为重要,如宋代著名文学家苏轼在《于潜僧绿筠轩》中提出"宁可食无肉,不可居无竹",反映了人与自然的和谐共存,相辅相成。在中国风水学理论中,为理想的住宅环境设计了"前有平川",后有高山,左有道路,右有流水"的模式。

现代社会,随着城镇化水平的不断提高,居住以楼房为主,住宅无自然山水可依托,但可通过植物绿化,建造街心花园、喷泉,保证楼群之间适当空旷地带,或以假山、影背形成人工景观。北京紫禁城就在都市里人为地形成了依山傍水的环境,整个紫禁城外由护城河环绕,流水潺潺,三大殿及其他建筑都背靠一座假山。这种背景方式,特别有助于防风御寒,堪称古代城市建筑之楷模。

城市绿化带可采取多种种植形式,植树造林,种草种花,为居民提供闲暇娱乐之处。栽植适合当地气候土壤条件的果木,种植蔬菜,既能改善生态环境,又能改善居民生活。在平顶楼房的楼顶种花种草,节约了城市寸土寸金的昂贵地皮,也能美化净化城市。楼房周围栽种藤蔓植物,沿楼房墙壁攀附生长,在外墙壁形成绿色植被,也能使闹市增添生命的气息。

(二) 住宅朝向

住宅座向的选择是根据地理位置所确定的。就北半球的多数地区而言,最佳座向是坐北朝南,这样有两个优点:一是有利于室温调节,二是有利于室内采光。因为在北半球,太阳位置多半偏南,只有夏天才到达头顶,这时温度偏高,太阳光线与南墙的夹角小,墙面和窗户接受太阳的辐射热量反而减少,尤其中午前后,太阳的位置最高,阳光几乎直射地面,强烈的阳光照不到室内,避免了室温过高。反之,冬季太阳位置最南,阳光从外斜射进来,如房门、窗户朝南,阳光直接照入室内,且光照时间长。从养生学角度来讲,室内每天应保证2.5~4小时的光照。且自然采光优于人工采光,对人体健康更为有益。因此,条件允许时,最好选择南向房屋。

我国传统的房屋的朝向是以大门方向来定位的,现代的楼房住宅,则应以面积最大、最主要的通风、采光部分来确定,这多半是朝南的阳台或落地窗。风水学说中,住宅朝向最重要的选择依据是"宜气口,不宜风口",即住宅应该朝向"气口",而不应该面向"风口"。所谓"气口",是指气流畅通而又不疾不缓的方向,"前有平川",符合这一要求,如果在远方又有两山夹一凹遥遥相对,那就是再理想不过的"气口"了。而"风口",则是气流猛烈,持续时间长，而且极不稳定的方位，如北向、西北向的山口，夹道等等。城市里比较忌讳的"路冲"（住宅面向垂直的大路），就是对人健康影响较大的"风口"。

（三）因地制宜

在居室建筑上，除选择良好的宅址和理想的座向外，还要考虑到各地区的地理气候、生活习惯和物质条件，因地制宜，采用不同风格的房屋结构。如我国北方雨水较少，故屋顶设计坡度小，而南方雨水多，屋顶设计坡度就较大；再如墙壁厚度，东北一带流行夹层暖墙，建筑用砖也较普通规格厚，这就是为了适应当地漫长的冬季取暖需要。还有陕北的窑洞，草原上的毡房，西南边陲的竹楼，这些传统建筑无不闪烁着科学与智慧的光辉，需要我们去探索其中的精蕴。

二、不良的居住环境

不良的居住环境指不利于人类生存、居住，对人体健康有害的居住环境。

（一）异臭

异臭是指能刺激嗅觉器官，引起不愉快的臭气。产生这种臭气的物质为异臭物。有些企业（如食品、香料业）排出的气体对短期接触者来说，可能是令人愉快的香味，但对工厂周围环境的居民来说，长期接触这种非正常的气味，就会感到不愉快，甚至厌恶。因此异臭是较为常见的环境污染问题。

异臭的来源分天然和人工两种。天然来源主要指动植物的蛋白质被细菌腐败分解产生各异臭物，特别是停滞不动的污水和沼泽地，更易分解发臭。人工来源最常见的有石油、化工、造纸企业，动物饲养或加工场、废水、垃圾、粪便处理场等处。

异臭对人体的影响是渐进的。人突然闻到异臭时，会产生反射性抑制吸气，使呼吸次数减少，深度变浅，甚至暂时停止呼吸。经常接触异臭会使人厌食、恶心、呕吐、消化功能减退。脑神经不断受恶臭刺激，可导致大脑皮层兴奋和抑制的调节功能丧失。异臭物污染严重时，使人烦躁不安，无精打采，思想不集中，工作效率下降，记忆力减退。

异臭还迫使人们关闭门窗，影响居室的通风；污染源附近的房屋、树木等会吸附异臭物，而且不易清除，形成二次污染物。异臭还会损害人的自尊心，影响心理状况和人际关系。

（二）噪音与环境

噪音属于当今社会四大污染之一（水污染、大气污染、噪音污染、固体废弃物污染），又称声污染。所谓噪音是指人们不需要的声音，凡干扰人们休息、睡眠、工作、学习、思考和交谈等不协调的声音均属噪音。即就是优美协调的音乐如果影响了睡眠、工作、学习，也被认为是不需要的声音，也称为噪音。可见噪音的定义不是绝对的，它不是根据客观声音的物理性质定义，而是根据人们的主观感受、生活环境和心理状态等因素确定的。凡噪音超过了人们生活、生产活动所能接受的程度，就形成了污染。

噪音对人体健康的影响是多方面的。长期在高于85分贝（dB）的声音环境下工作、生活，可引起听觉障碍甚至耳聋。噪声对神经、心血管、内分泌等系统都有影响，能引起神经衰弱、心跳加快、心律不齐、血压升高，还可能导致血中胆固醇含量增高、动脉硬化。噪音尤其影响女性生理功能，可引起月经紊乱、妊娠合并症，使自然流产率、畸胎率和低体重胎儿发生率增高。

(三) 水源与环境

水是人生存的重要元素，没有水也就没有了人和其他生物，水的质量关系着人体的健康，所以选居住环境，尤其农村，要特别注意这一问题。不能居住在水源长期被污染的地方。所谓水污染是指水体因某种物质的介入而导致其化学、物理或者放射等方面特性的改变，从而影响水的有效利用，危害人体健康或者破坏生态环境，造成水质恶化的现象（将在第六章中详细论述）。水污染主要是由于人类排放的各种外源性物质（包括自然界中原先没有的）进入水体后，超出了水体本身自净作用所能承受的范围的一种现象。所以选择居住环境要了解周围有没有化工厂，对污水处理可否达标。例如2014年4月某报报道，湖南鹤山村700人口近几年死于癌症的有157人，后经调查在该村上游有一家炼砷的工厂，已开办10年，砷对水、周围土壤严重污染，也造成了对周边农村人民健康的严重损害。类似这样的事例国内外不胜枚举。

(四) 电烟雾与环境

电烟雾污染也称电磁污染、电污染。21世纪以来，人类已迈入电子信息化社会和生命科学时代，电磁污染已成为自然科学发展的一种必然，同时也引起了医药科学家的高度重视。选择居住环境应注意这一问题。如距电子工业厂、电力生产、变电站、高压电线路组等单位相应要远一些。如电子厂污染很大，其电子元器件内重金属比较多，会造成水污染，其次电子厂还会产生大气污染。变电站或高压电线路组会产生电磁辐射。英国流行病调查人员认为居住在电磁辐射附近的儿童易患白血病。瑞典国家工业与技术发展委员会和美国加州健康科学评价机构都有相同的结论。而且美国还认为电磁厂能够在一定程度上致成人恶性脑瘤。英国专家指出：高压线产生的磁场安全值为0.4微特斯拉（ut），高于该值就会引起许多疾病。我国的高压线建设标准多不能达到这个标准。现在群众在这方面的意识已经提高，对高压线附近的房子多不愿购买，不少开发商就反映高压线附近的房屋销售多不顺。

三、居住环境养生策略

(一) 绿化环境

植物营造出的绿色环境不仅有益于人体新陈代谢，对心理起调节、镇静作用，还可减轻污染，改善气候，保护人类健康。绿化的作用大致有以下几方面：

1. **净化空气** 植物通过光合作用成为氧气的天然加工厂。在城市被污染的异臭气味中，二氧化硫的含量多、分布广、危害大，而绿色植物在生长过程中可吸收二氧化硫，使空气不断净化；青草还能吸收氟化氢、氯气、氨气、汞蒸气等对人、畜、农作物有害的其他气体。

2. **减弱噪音** 绿化地带能很好地吸收和屏障噪音。公园中成片的树木可降低噪声5～40分贝；街道两旁植树可降低噪声8～10分贝。若乔木、灌木、草地相结合，消除噪声效果更好。

3. **除尘灭菌** 绿叶虽小，但它的叶表面积却是其占地面积的二三十倍，叶片粗糙茂密，有的还长了许多绒毛，因而有很强的吸附和阻留灰尘的能力。据估计，全世界每年要向大气中排放1亿吨粉尘，造成空气污染。草坪上空的粉尘（飘尘）浓度为无草裸露土地的1/5，而一般细菌都吸附在飘尘中，随空气中尘埃的减少，各种细菌自然减少。有些绿色植物的根叶还能分泌出一种杀灭细菌的物质，除灭空气中的细菌，连土壤中的致病菌也会被消灭。

4. **调节气候** 绿色植物有吸收和反射阳光作用，并能通过叶面蒸发，消耗一部分热量，高大叶阔的树木能遮挡烈日，因此可调节气温和空气湿度。

（二）搞好环境卫生

保持清洁的环境卫生，养成良好的公共卫生习惯，建立文明祥和的生活秩序，是形成良好居住环境的基本条件，也是我国目前最需要解决的问题。

（三）治理污染

一个地区的环境污染受该地区的工业结构与布局、能源结构、交通管理、人口密度、地形、气象、植被面积等自然因素和社会因素的影响。因此，环境污染的治理具有区域性、整体性和综合性的特点。大气污染的治理，包括合理安排工业布局和城镇功能分区的配置，控制燃料污染（改革燃料构成，集中供热，改造锅炉，原煤脱硫，适当增加烟囱高度等），以及防止污染环境的各种工艺和净化措施。控制环境噪声污染的根本措施是合理的功能分区，将工业区、交通运输区、居住区的相互位置安排好；利用空地绿化减弱噪声；加强交通管理控制噪音等。

第三节 室内环境与养生

良好的室内环境可提高机体各系统的生理功能，增强抵抗力，有利于健康；反之，低劣的室内环境对人形成一种恶性刺激，使健康水平下降，或使发病机会增加。

一、理想的室内环境

居室结构。住宅组成和平面配置要适当。居室面积要求宽敞适中。《吕氏春秋·重己》说："室大则多阴，台高则多阳。多阴则蹶，多阳则痿，此阴阳不适之患也。"即是说，居室不宜太高大，也不宜太低小，否则阴阳各有偏颇，会导致疾病的发生。

根据现代社会发展的水平和健康的要求，每户住宅应有自己独立的成套房间，包括主室和辅室。主室为一个起居室（也称客厅）和适当数目的卧室；辅室是主室以外的其他房间，包括厨房、厕所、浴室、储藏室以及过道、阳台等室外设施。主室应与其他房间充分隔开，以免受其不良影响，并且应有直接采光。卧室应配置在最好的朝向。

根据现代卫生学的要求，正常居室的面积为 15 平方米左右，城市住房每人平均 6~9 平方米，农村 8~12 平方米为宜。居室净高为 2.6~2.8 米，炎热地区可稍偏高，寒冷省份可略低一些。

居室进深是指开设窗户的外墙表面至对面墙壁内表面的距离，它与采光和换气有关。通常一侧有窗的房间，进深不宜超过从地面到窗上缘的 2~2.5 倍；两侧开窗者，进深可增加到这个高度的 4~5 倍。另外，居室进深与居室宽度之比不宜大于 2:1，最好是 3:2，以便于室内家具的布置。

室内微小气候。室内微小气候是指室内由于围护结构（墙、屋顶、地板、门窗等）的作用，形成的与室外不同的室内气候。它主要由气温、气湿、气流和热辐射（周围物体表面温度）四种气象因素组成。这四种气象因素综合作用于人体，直接作用是影响人体的体温调节。

居室内的微小气候要能保证机体的温热平衡，不使体温调节功能长期处于紧张状态。保证居民有良好的温热感觉，正常工作和休息。

居室采光。居室采光要明暗适中，随时调节。《遵生八笺》提出以"帘"来调节光线："太明即下帘以和其内映，太暗即卷帘以通其外耀。内以安心，外以安目。心目皆安，则身安矣。"室内光照包括自然光线和人工光线的照明。室内日照指通过门窗进入室内的直接阳光照射。一般认为,北方较冷的地区,冬季南向居室,每天至少应有3小时以上的日照。夏季则应尽量减少日照,防止室温过高。夜间或白天自然光线不足时,要利用人工光线照明。人工照明要保证照度足够、稳定、分布均匀,避免刺眼,光源组成尽量接近日光,以及防止过热和空气污染等。

居室通风。除主要居室外,厨房和厕所应有良好的通风。夏季炎热地区应使主室内形成过堂风。外廊式住宅(一侧为房间,另一侧为开放式走廊)的外廊,除能起到阳台和遮阳作用外,较容易形成过堂风,适合于炎热地区。

二、不良的室内环境

1. **潮湿阴暗** 长期居住在寒冷潮湿的房间里,易患感冒、冻疮、风湿病和心血管系统疾病。足够的室温对老年人更为重要,老人体内产热少,体温调节功能差,对外界温度变化不敏感,有时室温相当低而老人感觉不到,当体温降至35℃以下时,就会产生"老年性低体温症",表现出血压下降,心跳过缓或心律不齐,甚至意识障碍,颈项强直。而在高温多湿的环境里,人会感到闷热难耐,疲倦无力,工作效率下降,容易感到不适甚至中暑。另外,如果居室光线阴暗,视力调节紧张,可引发近视;紫外线照射不足,会影响儿童发育,使佝偻病发生的概率增加。

2. **空气污浊** 据监测,室内空气污染比室外更严重。就一天时间分析,早晚尤甚;从超标幅度来看,平房污染最重,楼房次之,办公室最轻。

污染的来源主要有:①人呼出的二氧化碳和水分。当二氧化碳的含量达0.07%时,敏感者就会感到不舒服;达0.1%时,空气中的其他性状开始恶化,出现显著的不良气味,人会普遍感到不愉悦。②人体皮肤、衣履、被褥及物品产生的不良气体与碎屑等。③谈话、咳嗽、喷嚏以及生活活动播散的微生物和灰尘。④做饭、取暖时燃料燃烧产生的有害气体,如二氧化硫、一氧化碳、二氧化碳和悬浮颗粒物等。⑤吸烟产生的多种有害物。主要有一氧化碳、尼古丁、致癌性多环芳烃。⑥室外污染空气进入室内。

室内空气污染时,可致呼吸道疾病传播机会增加,甚至引起肺癌。

3. **家用电器的污染** 随着社会的发展,人们生活水平的提高,家用电器越来越多,给人们生活带来许多方便,同时也带来许多负面影响,应引起居家的注意。近年有学者对2 000多个家庭住户样本的室内污染状况进行了调查,结果显示:50%以上的家庭室内存在着污染,而"罪魁祸首"就是家用电器。更令人担忧的是,在被调查的家庭中,绝大多数还没有意识到家中的家电污染问题。家用电器往往是家庭的卫生死角,目前家庭中常见由家电导致的污染包括细菌污染、辐射污染及噪声污染等,重则危害健康,甚至危及人的安全。①空调:空调主要滋生支孢霉菌和军团菌。处于相对密闭状态的室内空气经过空调过滤网过滤并循环制冷,而此时空气中的细菌、真菌等微生物就容易在过滤网表面密集滋生,并随空调出风口吹出。②冰箱:电冰箱门上的密封条上的微生物达十几种之多。冰箱的低温环境为一些细菌的生长繁殖提供了有利条件。③洗衣机:某大城市疾控中心的专家对部分家庭用洗衣机进行了微生物污染状况的调查,其中细菌总的检出率达到了95.8%、大肠菌群的检出率达到了37.5%,真菌检出率达到了45.8%。

从家电细菌污染的范围来说,它时刻关系到我们的生活。电器在长久使用后,会在内部和外部累积大量的油污、灰尘、污垢、细菌等有害物质,对电器的使用效果和使用寿命造成严重的影响。电器内部长期不清洗还会严重增加耗电量,造成电器使用效率降低、使用寿命缩短,更严重者会导致电器内部短路,引发火灾等安全事故。而且受污染的电器内部成为有害细菌的温床,加速了细菌的滋生和传播,对使用者的健康造成严重威胁。家电污染后就需要进行清洗,否则会影响居住者的健康。

三、室内环境养生策略

1. **改良房屋结构** 如北方冬季长，为使居室温暖舒适，常设斗门，加厚墙壁，用双层窗户，室内用门帘、屏风、壁毯、布幔等保暖。有的屋顶还设有可开关的天窗，根据需要调节室内采光，保证室内通风、干燥、清爽。另外，采用内含气的双层墙和浮筑楼板也可减少噪音的传播。除对以往不利于养生的房屋结构进行改造外，新建房屋一定要符合国家的建筑规范，要充分考虑结构、通风、采光、节能等各项因素，以利于人体的健康。

2. **加强自然通风** 室内的自然通风主要取决于门窗的合理开设和人们的生活习惯。自然通风比空调机、电风扇效果好，风速柔和，风向较弥漫，人体易于适应，不会形成二次污染（如空调机的噪音等）。冬季紧闭门窗，室内污染物负荷增高，应每天定期开窗换气。

3. **防治室内污染** 厨房是主要污染源，除保证自然通风外，还可采取一些简便易行的措施。如安装吸风罩，不要在厨房内看书或就餐，有条件的地方，尽量使用污染少的灶具，如电磁灶。保持安静，减少噪音污染。室内禁止吸烟，保持清洁，定期消毒等措施，对防治污染也至关重要。

4. **美化居室环境** 美化居室也要根据因地、因人、因时制宜的原则进行。

色彩是室内空间的精神，室内的视觉、气质、格调主要由色彩语言来表现。室内色彩应令人感到亲切、舒适、明快。浅黄、乳白色可增加亮度，使房间显得宽敞，给人以庄重、典雅感；嫩绿、浅蓝色显得温柔、恬静，使人产生安谧、幽美感；向阳房间光线充足，家具色彩可选奶白、米黄等偏温和者。餐厅漆成橙黄色，可刺激食欲；书房采用浅绿格调，有利于缓解视觉疲劳；厨房、卫生间可用白或灰色，使环境的光线更加和谐。

室内布置要与居室功能协调。客厅和餐厅的陈设以"动态"为主，书房和卧室以"静态"为主。起居室是待客处，要尽量保持宽敞、空间感强。摆设的花木以艺术观赏为主，选一些枝叶繁茂的绿色植物，如万年青、君子兰、龟背竹等，可使整个客厅显得雅致大方。书房是读书学习的地方，陈设布置应从有利于学习着眼。《遵生八笺》中说："书斋宜明静，不可太敞。明静可爽心神，宏敞则伤目力。"窗棂四壁可种些碧萝、剑兰，摆点松、竹盆景，使书斋"青葱郁然"；"近窗处，蓄金鲫五、七头，以观天机活泼"，这又体现了静中有动的布局特色。卧室的陈设应令人宁静舒适。床铺的安置不宜正对卧室门，若窗口开得太低，床头也不宜正对窗口，房门一开就见到床，私密性不佳；风从门或窗外直接吹到身上，容易着凉、生病。

5. **室内置放花木** 室内选择合适的花木置放，既可净化空气，又可美化室内环境，但一定要注意选择，因为有些花木是不宜在室内摆放的，可能产生有害气体。自然室内放置有利健康的花木也不宜多，四五盆即可。下面介绍几种室内可放的花木，根据观赏角度，选择置放。

君子兰 释放氧气，吸收烟雾的清新剂。一株成年的君子兰，一昼夜能吸收1升空气，释放80%的氧气，在极其微弱的光线下也能发生光合作用。它在夜里不会散发二氧化碳，在十几平方米的室内，有两三盆君子兰就可以把室内的烟雾吸收掉。特别是北方寒冷的冬天，由于门窗紧闭，室内空气不流通，君子兰会起到很好的调节空气的作用，保持室内空气清新。

非洲茉莉 产生的挥发性油类具有显著的杀菌作用；可使人放松、有利于睡眠，还能提高工作效率。

吊兰 能在微弱的光线下进行光合作用，吊兰能吸收空气中的有害气体，一盆吊兰在8~10平方米的房间内，就相当于一个空气净化器。吊兰对室内某些有害物质的吸收能力超强，比如空气中混合的一氧化碳和甲醛，分别能达到95%～85%；吊兰还能分解苯，吸收香烟烟雾中的尼古丁等比较稳定的有害物质，所以吊兰又被称为室内空气的绿色净化器。

芦荟　盆栽芦荟有空气净化专家的美誉。一盆芦荟可吸收甲醛、二氧化碳、二氧化硫、一氧化碳等有害物质，尤其对甲醛吸收特别强；在4小时光照条件下，一盆芦荟可消除1平方米空气中90%的甲醛，还能杀灭空气中的有害微生物，并能吸附灰尘，对净化居室环境有很大作用。当室内有害空气过高时，芦荟的叶片就会出现斑点。这就是求援信号，只要在室内再增加几盆芦荟，室内空气质量又会趋于正常。

龟背竹　龟背竹净化空气的功能略微弱一些，它不像吊兰、芦荟是净化空气的多面手。但它对清除空气中的甲醛的效果比较明显；另外，龟背竹有晚间吸收二氧化碳的功效，对改善室内空气质量，提高含氧量有很大帮助。

常春藤　是目前吸收甲醛最有效的室内植物，同时它还可以吸收苯这种有毒有害物质，24小时光照条件下可吸收室内90%的苯，它还能吸附微粒灰尘。

橡皮树　是一个消除有害植物的多面手，对空气中的一氧化碳、二氧化碳、氟化氢等有害气体有一定抗性。橡皮树还能消除可吸入颗粒物污染，对室内灰尘能起到有效的滞尘作用。

文竹　含有的植物芳香有效成分，可以清除空气中的细菌和病毒，具有保健功能。

棕竹　功能类似龟背竹，能够吸收80%以上的室内多种有害气体，净化空气。同时它还能消除重金属污染，并对二氧化硫污染有一定的抵抗作用。

富贵竹　可以帮助不经常开窗通风的房间改善空气质量，具有消毒功能；尤其是卧室，富贵竹可以有效地吸收废气。

发财树　四季常青，能通过光合作用吸收有毒气体，释放氧气；能比较有效地吸收一氧化碳和二氧化碳的污染，尤其对烟草燃烧产生的废气有一定的净化作用。

仙人掌　具有很强的消炎灭菌作用，在对付污染方面，它是减少电磁辐射的最佳植物。此外，仙人掌夜间吸收二氧化碳，释放氧气。晚上居室内放有仙人掌，就可以补充氧气，利于睡眠。

类似以上花木功能可在居室放置的还有很多，如虎尾兰、一叶兰、龙舌兰、凤梨、金剑荷花、宝石花、肥厚景天、紫花景天、铁树、菊花、盆栽石榴花、米兰、盆栽桂花、玉兰、玫瑰、鸭脚木、铁线蕨、银皇后、白掌等等不下上百种。

第四节　风水与居室宜忌

中国古老的风水术，在前边已作了简单的论述，下边就现代人选择居处环境时对古代风水术的借鉴和探讨，"古为今用"，以作现代养生的参考。

一、朝向喜气口忌风口或无风

在住宅的朝向上，风水学讲求"喜气口，忌风口、无风"。气口为入气之口，宜采吉祥之气，清新之气。就中国地理而言，东、东南、南方3个朝向经常能有和煦的微风轻拂，因此住宅应选取这三个朝向，其中以南向最好。

住宅面对的方向为气口，指的就是这个方向经常有祥和而轻柔的微风。如无风，住宅里就会积聚"死气"和"煞气"，即通风不良，废气积聚。所谓风口，指的是风速过大，气的流动过于剧烈，变化太大，人与自然难以平衡，于是形成"散气"或"泄气"。

所谓朝向，原指大门正对的方向，现代住宅多为多层高楼，因此应以面积最大、最主要的通风、采光部分来确定，这多半是朝南的阳台或落地窗。

二、周边环境宜水口得当忌水口不当

水口，指水流出口，要求居处附近水流平缓，出口最低，流远为佳。现代可理解为住处附近要有水域，必须是平缓通畅的活水，来有源，去有处。忌死水、臭水和水流湍急。

三、位置喜抱水和右岸忌背水和左岸

如果在河边选择住所，应尽量在抱水（凸岸）和右岸（面向南方），因为抱水一侧不受水流冲击，比较安全；而选择右岸，是因为北半球以右旋为主，气被向右的力量挤压，气流充足，对人体健康有益。

四、住宅地势专山坡忌山谷

风水学认为：白天，山坡气温高，谷风向上吹，夜间反之，如同潮汐。如果居所选在位置低下的山谷，静风期就会形成污染物积聚，类似古代所说的山岚瘴气，对人体健康不利。

五、住宅选址宜离开铁路和公路

紧邻铁路、公路，会受到灰尘、噪音、尾气污染，加上车辆川流不息，气流形成漩涡、阵风，是一种极不稳定的环境。现在还有些研究居住风水的人指出：住宅所在的楼宇，若前后均被立交桥或高架桥路紧紧环绕，相形之下住宅的高度被压制，周围发展的视野及气脉均被隔断。认为这是一种"五花大绑"的格局，不利于人们的身心健康，这主要还是指空气、噪音污染比较严重的缘故。

六、住宅位置宜路中段忌路口路尾

路口、路尾一是滞留脏空气，污染较重；二是环境不稳定，人在不稳定的环境下，为了适应环境，必须大量消耗体内能量。如果不得已居住在这种环境中，可以采用缓解的方法，如：加强通风，使脏空气不滞留在室内，加屏风或挡板，减少环境影响。

七、住宅地势宜平坦忌低洼

低洼处容易积聚污浊空气，容易潮湿，易患消化系统疾病，男性易患泌尿系统疾病，女人易患妇科病。

八、居处位置宜上风区忌下风区

以避免或减轻空气的污染。

九、居室不宜有反光入室

风水术认为"反光煞冲射"不利主人，现代研究认为这是古人对光污染的提示。现在都市中有许多建筑采用玻璃幕墙，从而会对临近的建筑形成反光。这种玻璃墙的反光十分强烈，射进室内的光线非常刺目。这种强烈的光线最易破坏室内原有的良好气场，使人产生烦躁冲动的情绪，造成心神不宁，所以现在购买新房就要注意你窗外、门外所对的建筑物有没有可能导致

光污染的弊端。

十、环境绿化前后有别

大门前和住宅的南、东南、西南方向不宜有大树：因为大门和朝南的方向都是气口和向阳的方位，不宜遮挡，否则影响气流和阳光进入住宅，使房屋又阴又湿。

住宅前面适宜种植不甚高大的落叶乔木或果树，如石榴、李子、樱花、梨、桃、梅、槐、枣等。这些树木冬不蔽日，夏可遮阳。古谚"向阳石榴红似火，背阴李子酸透心"，就是说石榴、李子都应种在宅前，而不能种植在宅后。

住宅的背面宜种植腊梅、桂花、迎春等耐寒花木，或樟树、枇杷、松柏等高大的常绿树木，冬可挡风，夏可乘凉。

古代风水术认为"东种桃柳，西种栀榆，南种梅枣，北种柰李"，"宅东有杏凶"，并认为宅后应种榆。杏怕水（东面雨水较多），榆吸毒吸尘，净化空气，故有此谓。此外，还认为住宅附近最忌枯树、空心树、歪脖子树、露根树。住宅区划舒适得体。宅内布置，以舒适、大方、美观、突出主人个性、符合家庭成员审美观点为原则。主要的禁忌有：住宅中心区忌设浴室、厕所、厨房；卧室宜方忌圆；床忌对门；床忌对镜子等等。

第五节 居住环境与长寿地区

古今中外无数的实例证明，自然环境、居住环境对人体健康和长寿有直接的关系。被称作"居处适养"，就是居住的地方适合于人类养生。国际上把集中连片的适合人类居住，百岁老人层出不穷的地区称作"长寿地区"。

一、世界长寿地区

联合国规定：长寿地区的标准是每百万人口中要有75位以上的百岁老人。目前，全世界有5个地方被国际自然医学会认定为长寿之乡，其中中国有两个，分别是：中国广西壮族自治区巴马瑶族自治县、中国新疆维吾尔族自治区和田地区、巴基斯坦罕萨、外高加索地区及厄瓜多尔的比尔卡班巴。

（一）中国巴马

巴马瑶族自治县位于广西壮族自治区西北部，与百色、田阳、田东、平果、大化、东兰、凤山、凌云等市县相毗邻，全县总面积1 971平方公里，人口25万（2012年8月2日《人民日报海外版》），辖12个乡镇，境内居住有瑶、壮、汉等12个民族。是世界五大长寿之乡中百岁老人分布率最高的地区，被誉为"世界长寿之乡·中国人类圣地"。

在广西巴马，90岁和100岁以上的老人分别由第3次人口普查的242和44人，上升到第4次人口普查的291和66人，到2000年第5次人口普查，全县百岁以上寿星有96人，占全县总人口23.88万人的0.39%；90至99岁的老人有456人，占全县总人口的0.1909%。有3位老寿星达到了110岁以上，百岁老寿星的比例之高举世罕见。1991年11月1日在日本东京召开的国际自然医学会第13次会议上，被命名为世界第5个长寿之乡。2003年11月11日，首届巴马国际长寿学术研讨会在寿乡巴马县城召开，国际自然医学会会长森下敬一为巴马瑶族自治县颁发世界长寿之乡认定书。

巴马地势西北高，东南低，境内山多地少，素有"八山一水一分田"之称，土地对于当地农民显得万分珍贵和珍惜。巴马的山最高处海拔1 216米，最低处221米，一般在600至800米之间。刚好处在亚热带和热带的地理气候分界线上，海洋气候与南下气候就在巴马交锋。巴马位于北纬24°东经107°附近，属亚热带季风气候区，平均气温20.5℃，年平均最高、最低气温分别为25.9℃和16.9℃，冬季1月平均气温为11.6℃，基本上春秋相连，巴马年平均降雨1 500毫米左右，年平均雨日180天，年日照百分率为35%。

境内盘阳河由北向南悠然而下将巴马一分为二，更是巴马境内石山区和土山区的界河。盘阳河不仅是巴马的"母亲河"，也是闻名遐迩的"长寿河"。调查证实，巴马长寿老人全部居住在山谷河畔地带的盘阳河两边，由长寿老人组成的"长寿屯"比比皆是，形成了一个特殊的长寿区域。盘阳河发源于广西凤山境内，全长145公里，其中4进4出溶洞，有33公里为地下河，流经地均是凤山、巴马两县喀斯特地貌。值得一提的是巴马的年平均相对湿度为79%，由于地形和河流的作用，巴马年平均雷暴天数为85天，最多的年份高达96天，这是巴马人长寿的一个重要气象因素。国际长寿研究结果表明，平均相对湿度高于80%和低于70%都不利于长寿，而雷雨能产生很多的负氧离子，负氧离子能起到净化空气作用，使人精神振奋，增强肌体抵抗力，促进新陈代谢过程，消除呼吸道炎症，缓解支气管哮喘，稳定血压。

巴马属亚热带季风气候区，年平均气温20.4℃，年无霜期337天以上，冬无严寒，夏无酷暑，昼夜均小有温差，人居自然环境和气候条件十分宜人，风秀、谷幽、气香、水甘是对这里绿色大自然恰到好处的概括。特别是这里的空气十分清新，被誉为天然氧吧、世外桃源。这里空气中负氧离子含量一般为每立方厘米2 000~5 000个，盘阳河谷及一些长寿村、屯竟高达2万多个，是首都北京的100至750倍。在巴马，还没有出现过沙尘暴、扬沙、浮尘、雾霾等污染空气的天气现象。

巴马是五大长寿乡中唯一长寿老人不断增多的地方。巴马是革命老区，是右江革命根据地的中心腹地。20世纪二三十年代初，邓小平、张云逸、韦拔群等老一辈革命家，曾在这里领导和指挥如火如荼的革命斗争，著名的盘阳起义、万岗起义和停岁阻击战就在这里打响。巴马境内山多地少，人民生活、生产条件比较困难，但少有而宜人的自然因素令这里物华天宝，人杰地灵。这里有一个叫"巴盘屯"的小村，村里515人中，百岁老人就有7人，是联合国评定寿乡标准的200倍，人称这里为"长寿圣殿"，更为特别的是这里的每户人家都基本出一个教师，故此人们又将巴盘屯称为秀才村。以前这里的孩子长到10岁才去上学，上了中学才能看到电视，头脑发育的阶段眼里看到的都是险山、秀水、奇石，看不到污染本性的东西，但他们聪明、智商高，这个小村新中国成立以来为国家培养输送了大中专生63名，其中博士研究生2名，目前有2名正在国外深造，无论从上著名大学的人口比率，还是从接受教育的时间条件来看，恐怕也是一些大城市望尘莫及的。

特殊的地理环境是巴马人长寿的一个重要原因。巴马县是典型的喀斯特岩溶地形区，奇峰林立，巴马曾名"万冈"，可见山峰之多。研究表明，巴马被围在大山之中，地质结构比较"破碎"，因此巴马的矿产资源比较分散，土壤中富含各种微量元素，这些微量元素从土壤中进入各种食物，再进入人体，它们对人类的正常发育和健康长寿起着重要作用。例如微量元素锰，对心血管极为有利，据检测，巴马的水源、主要食物及母乳含锰量都比较高，而巴马长寿老人头发所含锰量达22.47±13.13PPM，比广州老人头发含锰量2.23±0.84PPM和日本东京正常人头发中含锰量2.3±11017PPM高10倍之多。

巴马长寿地区大多是高峰纵深凹陷的岩溶地貌，日照比平原少1~2个小时，农作物比平原晚熟1~2周。由于千山万岭林立，每天随着日照角度的改变而形成阴阳坡，山区人按阴阳坡面安排劳作，避免强烈阳光直接照射，减少体力消耗。日落后山区宁静凉爽，有利于劳作后歇息。凉爽的午夜使人们获得良好的睡眠，次日精神饱满，使人体保持平衡。同时这一带山区崎岖不平，生产条件较为艰苦，人们终生在山上劳动，运动量大，肺活量增加，吸入新鲜空气，促进新陈代谢，增强了抵抗疾病的能力，减少了疾病的发生。

"巴马是仙乡，有一处神仙水。"1992年，美国《华尔街日报》如此惊叹。"神仙水"即巴马县城东南约12千米民安村东龙蟠山上的民安矿泉水。这是目前广西发现的流量最大的常温低矿化度、低钠含偏硅酸的重碳酸钙型饮用天然矿泉水。"神仙水"分两道，从半山腰石洞中流出，掬一把喝了，清爽甘甜。经检测，"神仙水"含有24种人体需要的微量元素。当地人说，用它酿酒，酒香醇可口，出酒率也特别高，1斤玉米可以酿出3斤"土茅台"，而其他地方1斤玉米才出1斤酒。另一处生于三叠纪地层的赐福矿泉水，得名为"长寿泉"，位于巴马镇赐福湖半山腰上，除了含锶、偏硅酸达标外，还含有溴、碘、锌、锂、硒等10多种对人体有益的微量元素，这在广西尚属首次发现。此外还有百马泉、甘水仙泉、观音福泉、百林奇泉……泉水汨汨流了几千几万年，从大地深处带出各种"精华"，还伴有动人的传说。富含各种微量元素的矿泉，成为哺育老人长寿的营养库。在城里花钱买的矿泉水，巴马附拾即是。经中国地球化学研究所及国际自然医学会检测证明，巴马有泉就是矿泉。盘阳河更是集各路矿泉之大全。她一路进出溶洞，沿途汇集了许多优质矿泉水，清澈的河水中，富含长寿所需的各种矿物质和微量元素，盘阳河成为长寿河，也不足为奇了。

在这块神秘的土地上，独特的旅游资源十分丰富，巴马寿乡探秘游已列为广西十大旅游精品线路之一，境内有桃花源般令人难以忘怀的盘阳河，有被英国探险队称之为天下第一洞的百么洞，有令人如梦如幻般经历三昼夜的祈寿宫（百鸟岩）水上溶洞，还有美如西湖的赐福湖风光、弄友原始森林、龙洪田园风光、龙洪天然八卦景观、东山瑶族风情、瑶族竞技大观及好龙天坑等旅游资源。

长寿之乡神秘而特殊的水土还繁育了众多珍贵土特产，其中巴马香猪、火麻、红粳米、珍珠黄玉米、茶籽油、板栗、黑麻山羊、蛤蚧、油鱼、芭蕉竽粉丝等便是典型代表，由于它们均生长于独特、封闭、无污染的自然环境中，被国际自然医学会推荐为"绿色长寿食品"，特别是"巴马香猪"曾是明、清时代宫廷贡品，十分名贵，巴马因此被国家命名为"中国香猪之乡"。巴马是桂西茶油主要产地之一，现有油茶林26万多亩。目前已开发生产的长寿系列食品有蛤蚧大力神酒、巴马春、巴马玉液、茶籽火麻调和油、精炼茶油、玉米香酥、玉米糊、旱藕粉丝。矿产资源主要有钛、硅、锰、锑、铁、金、辉绿岩、水晶、滑石、大理石、方解石、玻璃矿、云母矿等。此外，瑶族善射，百步穿杨，全国的许多射弩冠军就出生在巴马的东山乡，故巴马还有"中国射弩之乡"以及与周边县共同组成的"世界铜鼓之乡"等殊荣。巴马作为国家西部大开发地区的一部分，神奇美丽的寿乡正在借西部大开发的东风，逐步成为旅游观光、休闲度假、共享长寿、添福增寿的圣地！

（二）新疆喀什与和田

2013年10月21日《新疆日报》报道：中国老年学学会公布第六届中国十大寿星排行榜，来自喀什地区疏勒县的维吾尔族女寿星阿丽米罕·色依提以127岁高龄位居榜首，她从2010年起已连续4次荣登中国十大寿星排行榜。

据新疆老龄工作委员会办公室近期的最新统计数据显示，截至2012年，新疆百岁以上老年人口达 1 461 人，且主要分布在喀什、和田地区。2013 年 10 月 16 日，第六届中国十大寿星、第四届中国十大百岁夫妻排行榜暨"中国长寿之乡"颁奖盛典在海南万宁市举行。

在排行榜中，新疆百岁老人占 5 席。除了阿丽米罕·色依提以 127 岁高龄位居榜首外，莎车县的 121 岁老人图如普位居第 2 名，麦盖提县的 120 岁老人亚库普位居第 3 名，乌什县的 118 岁老人尧力达西和疏勒县的 118 岁老人屯妮萨汗分列第 6、第 7 名。

2010 年第六次全国人口普查新疆普查数据显示，在新疆，平均每 1.5 万人中就有 1 位百岁老人，而喀什与和田两地的百岁老人达 848 人，占新疆百岁老人总数的一半以上。其中喀什地区为 490 人，每 7 980 人中有 1 位百岁老人；和田地区为 358 位，每 5 600 人中有 1 位百岁老人。而人口基数较大的乌鲁木齐却只有 27 位百岁老人。新疆百岁老人还有一个特点是男多女少，每次人口普查显示百岁老人中男的常占到 70% 以上，女的仅为 20%～25% 之间。

据中国老年学学会公布最新的百岁老人统计数据显示，截至 2013 年 7 月 1 日，全国（不包括港、澳、台地区）健在的百岁老人达 54 166 人，这是我国百岁老人数量首次突破 5 万人大关。本届十大寿星的平均年龄为 119.2 岁，主要分布在新疆、湖南、云南、山东、广西、四川 6 个省区。百岁老人中女性数量明显多于男性，健在的百岁老人中，男性有 11307 人，占总数的 20.87%；而女性有 42859 人，占总数的 79.13%。从城乡比例看，乡村老人比城镇老人更长寿。

2013 年 4 月，中国长寿网站上公布的一份 2012 年中国（内地）各省百岁老人占总人口比例分析数据显示，每 10 万人口中，海南占比 18.36%，排名全国第 1；广西占比 8.53%，排名第 2；新疆占比 4.87%，位居第 7。

此前，美国科学家公布了一项长达 3 年的科学研究结果，他们对 700 名 100 岁以上的健康寿星的研究解开了他们长寿的秘密：性格开朗，很少发愁，基本不发火，一辈子心平气和。新疆社会科学院社会学助理研究员杨富强认为，心理因素会影响老人的身体健康，比如消极情绪会使大脑活动功能降低，引起免疫力降低，使身体抵抗力下降。焦虑、忧郁会抑制胃肠蠕动和消化液的分泌。新疆的百岁老人大多生活在农村，他们对物质要求不高，更注重生活质量。闲暇时，他们喜欢唱歌、跳舞，帮助他们释放精神压力，获得内心的满足和心情的愉悦。一般长寿老人都是多代同堂，一家人住在一起，其乐融融。

除了性格开朗、乐观外，规律的饮食习惯也是老人长寿的秘诀之一。女寿星阿丽米罕·色依提一年四季喝凉水，住在没有火炉的房子里，且饭量好，一顿能吃七八个包子和三四个鸡蛋。新疆老龄办相关人士表示，长寿老人的食物结构比较单一，但是营养却很丰富，他们很少吃肉，多吃干果、水果，喜欢喝茶。有 95% 的百岁老人生活在农牧区，长年从事体力劳动。虽年过百岁，但大多数老人身体仍然健康，生活可自理。

自治区人民医院老年病专家史宽认为，除了基因遗传、饮食习惯外，地理与生活环境也很重要。世界长寿之乡都有着得天独厚的自然环境，有葱郁的草木、清新的空气、无污染的水源等，自然环境都保持了原生态。

（三）外高加索

前苏联的外高加索也是一个长寿之乡，据统计，格鲁吉亚 500 多万人口中百岁寿星达 2 000 多人，90 岁以上的超过 2 万。而在阿塞拜疆，20 世纪 80 年代初每 10 万人中百岁老人曾多达 63 人。几年前，格鲁吉亚举办了 90 岁以上老人的"选美大赛"，参赛者中年龄最大的已有 106 岁，这可能只有在外高加索这样的长寿之乡才会发生。

外高加索人乐观的生活态度是他们长寿的主要原因之一。记者在参加当地人的婚礼时，经常发现八九十岁的长者和年轻人一起又唱又跳。如果他们自己不说,人们都猜不出他们的真实年龄。除了乐观的心态,当地人的饮食也很讲究。在格鲁吉亚的长寿乡阿巴哈吉亚,当地居民每天都吃用玉米面做的面包和粥。这里的人每天至少喝2杯牛奶、三四杯酸奶,喝时还要放葱、芹菜等。此外,当地人还常吃菠菜、豆角、韭菜、白菜、洋葱、红辣椒以及当地产的无花果,不吃香肠、熏肉或火腿,很少吃蛋糕、土豆、动物油脂和糖果。他们不喝咖啡,主要喝当地产的"格鲁吉亚茶"。

(四)巴基斯坦罕萨

巴基斯坦的罕萨山谷距离我国的新疆仅30多公里,4.5万罕萨人世代过着"日出而作,日落而息"的农耕生活。据记者了解,在罕萨,当地人几乎从不患病,六七十岁根本不叫老人,八九十岁仍可在地里劳作,健康地活过一百岁在这里并不算什么稀罕事。为了解开罕萨人的长寿之谜,英国医生罗伯特·麦卡森进行了实地考查,发现了罕萨人长寿的秘诀。一是饮食:罕萨人喜欢吃粗制面粉、奶制品、水果、青菜、薯类、芝麻等。他们还喜欢适量饮用一种由葡萄、桑葚和杏制成的烈酒"罕萨之水"。二是得天独厚的自然条件:罕萨山谷附近有许多冰川、河流,这些水体中含有丰富的矿物质,常年饮用有利于人体健康。罕萨人在种庄稼时也用这种水进行灌溉,从来不施农药,种出来的瓜果蔬菜特别有营养。三是生活习惯:罕萨人多以务农为生,古朴的生活习惯使他们远离了现代社会的恶性竞争,又为自己的长寿增加了一块砝码。

(五)厄瓜多尔比尔卡班巴

在厄瓜多尔南部山区有一个叫比尔卡班巴的村庄。1970年,村里一个叫米格尔·卡尔比奥的人得了眼病,有生以来第一次去看病。这次眼病使比尔卡班巴闻名于世,因为米格尔当时据称已活过了120岁。据当地政府介绍,比尔卡班巴大约有5 000人,其中有20多位百岁以上的老人。由于一百年前这个地区还比较落后,没有完整的人口档案系统,这个数字很难证实。但不管怎样,这个山村是公认的西半球最长寿之地。村里有位102岁的卢西拉老太太,几年前还能在小镇的狂欢节上跳舞。在被问到为什么长寿时,她说:"我们走路走得多,到老了也要干活。"记者了解到,比尔卡班巴人喜欢吃豆类、玉米、香蕉、甘薯、大米、芒果等。大多数人每周只吃一两次鸡或鱼等动物食品。当地人还喜欢饮用泉水,科学分析发现,当地泉水中的矿物质含量较高,其中铁、镁等成分的比例很理想。美国科学家尤金·佩因把这里称为"免疫岛",因为当地人很少得心脑血管疾病。科学家认为,这主要归功于当地人没有金钱和竞争概念,喜欢劳动,这使得他们对心脑血管疾病"免疫"。而很少吃动物和高热量食品,使得当地人拥有缓慢稳定的新陈代谢。

二、中国长寿之乡

我国制定了中国的"长寿之乡"标准,即每10万人口中百岁老人达到3位,即是中国长寿之乡。按照这一标准,我国有6个地方达到了这一标准,被称为六大长寿之乡,分别是:广西巴马、新疆和田、江苏如皋、湖北钟祥、四川乐山、辽宁辽阳兴隆村。江苏如皋和湖北钟祥的居住环境十分值得研究,对于建立以人为中心的有中国特色的城镇化有十分重要的意义。

江苏如皋:江苏省如皋市是一个有145万人的县级市,拥有200多位百岁老人,4 000多位90岁以上老人,4万多位80岁以上老人,500多个家庭"五世同堂"。如皋地处长江三角洲北翼,南临长江,拥有长江岸线48千米,东濒黄海。全市面积1477平方千米。境内河网密布,水路通畅,主干河道总长180.8千米。境内为平原地带,地势由西北向东南略有倾斜(海拔2~6

米），整体水平面略高于邻县，人们形象地称如皋在苏北地区"形如复釜"。如皋市百岁老人数居全国同类地区之首。2002年如皋有百岁老人172人，近来逐年递增，2003年是195人，2004年为209人。2004年百岁老人数占总人口数的1.44人/万，远远高于联合国规定的长寿地区的标准（0.75人/万），更高于我国公布的长寿之乡的国内标准（0.3人/万）。如皋作为长寿之乡非常值得我们关注，因为在世界的五大长寿地区和中国的六大长寿之乡中，如皋是唯一的县级城市、平原地带，这对于中国，乃至世界城镇化建设，具有非常重要的现实意义。那么，如皋人为什么长寿呢？我们的研究认为主要有下原因：

1. **气温温和，舒适宜人** 地处北纬32°00′～32°30′，东经120°20′～120°5′，属北亚热带湿润气候区，常年平均气温14.7℃，最热的7月份平均气温27.1℃，近40年中最低温度低于零下10℃的只有7天，高于35℃的高温天气平均每年仅5.4天，可见，如皋气温温和，有利于人体生理功能正常发挥和提高。

2. **雨水充沛，湿度适中** 如皋常年降水量为1056.8毫米左右，平均降水日数119.4天，大于50毫米的暴雨日数仅3.2天。虽然夏季降水量多于冬季，但总体来看全年降水的分布还是比较平均的，且暴雨成灾、少雨干旱的天数很少。常年日照时数为2 016.4小时，日照百分率达45.5%，比湖北钟祥还高，适合动、植物的繁衍生长。常年平均相对湿度80%，舒适宜人，人们感觉心情开朗，精力充沛。据资料介绍人对气温、湿度感觉最佳适度是：气温20℃，相对湿度85%，或气温25℃，相对湿度60%。如皋年平均气温近15℃，相对湿度80%，属最佳适度范围。

3. **空气清新，绿色满园** 如皋气候条件优越，境内林木茂盛，绿色植被常年覆盖，至今境内有1 500年的银杏树，850年的柏树，800多年的松树，300年的罗汉松、黄杨，300多年的五针松等，这些充满生机的"活化石"展示出如皋深厚的文化底蕴。自古以来，如皋人重视环境绿化，庭院室内盆景摆置，有中国花木盆景之都美称。如皋普通农家都是"前有大树，后有大竹，中间才是堂屋"。把拥有林木多少看成是财富的象征，自古就有"人穷露肉，村穷露屋"的说法。现在大部分居民都住进了楼房，每户室内或阳台上都放置盆景，既增加了美感，又净化了空气，陶冶了情操。近年来如皋在城市大力推进绿化工程和生态示范市建设，使整个如皋大地充满生机，满园绿色，美化了环境，愉悦了心情，净化了空气，增加了负离子的含量，对人的身体、心理都是一大享受。

解放前，如皋只有农业、手工业、商业，没有像样的工业，如皋大地保持着自然状态，基本没有污染。解放后，工业虽有发展，但历届政府十分重视环境保护。高污染门类极少，环保部门20世纪80年代以来，就开始了大气监测，通过历年对大气中二氧化硫、氮氧化物和总悬浮微粒等指标的综合评价，城市空气环境质量一直保持在国家二级标准以内，广大农村保持在一级标准。

如皋市在20世纪90年代初已建成城市区域噪声达标区，等效声级一直小于国家区域环境噪声标准56分贝，广大农村昼夜等效声级平均为49分贝，夜间保持在45分贝以下。清新的空气、宁静安详的居住环境也是如皋人健康长寿的因素之一。

4. **河汊纵横，水质优良** 如皋境内水网密集，河汊纵横且与长江贯通，饮用水源丰富，水质优良。

上世纪50年代前后，如皋人饮用水源有3种渠道：①井水。井深4～5米，水质好。②塘水。塘水多处于封闭状态，不与外面河流相通，水源补给靠雨水和泉眼冒水，塘水用明矾搅和，待沉淀过滤后食用。③河水。也用明矾过滤，由于没有污染，水质都很好，甘甜可口。另外如皋人喝茶还喜欢饮用"天水",即在屋檐下用一根劈开的毛竹,或白铁皮做成长条形半圆状的容器接水,如皋人叫"过漏",待第一阵雨后,顺过漏流下的雨水用缸收集,供平时烧茶喝。夏季如皋人还爱用藿香、薄荷、牛舌头草(学名车前子)代茶叶,冲泡消夏,这些中药有祛暑、健胃等保健功能。现在水井在农村还有,但城市已普遍饮用自来水,农村正在实施"清泉"工程,推广普及饮用自来水。

根据历年来饮用水源调查资料表明,如皋饮用水源达标率为98.5%。所有化学指标一直保持在Ⅰ~Ⅱ级标准内,其中危害人体健康的砷、镉、铅、汞等有毒有害物质含量低,均在国家标准内,而人体所需的铁、锰、锌、硒等微量元素丰富,锰(浓度为0.1~0.115毫克/升)、铁有微量超标。据文献资料,锰在人体内有趋脂作用,有抗癌、抗衰老作用,适量的高锰对人体健康是有利的。

5. 土壤资源多样,物产丰富 如皋土壤主要来源为长江冲积物,且受淮河冲积物的影响,从而使如皋土壤母质的矿物构成比较复杂,为土壤元素组成的多样性奠定了基础。土壤普查结果表明,全市土壤分属2个土类、2个亚类、10个土属、26个土种。复杂的土壤资源形成了如皋市丰富的种植基础资源,为如皋市植物资源的多样性奠定了坚实的基础。如皋地处中纬度地区,属北亚热带季风气候区,是我国南北气候带的过渡地带。所以如皋成了南方和北方生长的农作物的交汇地带。水田作物、旱地作物、耐寒的作物、喜阳的作物都有生长,历史上,如皋农作物种类繁多,再加上如皋滨江临海,水面宽阔,淡水渔业和海产都很丰富,因此如皋素有"鱼米之乡"的美称,给如皋人民提供了多样而营养可口的食物。今天当我们分析如皋人的长寿因素——这些农副土特产时,有一种回归历史、回归大自然的感觉,这些食品过去曾经是普通如皋人餐桌上的家常饭菜,而现在都是宾馆、宴席上的佳肴,这也算得上是长寿地区如皋人民对世人的贡献。

湖北钟祥 湖北省的钟祥市号称百万人口,拥有80岁以上老人15 507人,百岁老人有77人,90岁以上老人1 305人,分别占总人口的0.0076%、0.128%,且长寿人群继续呈增长趋势。第5次全国人口普查资料表明,钟祥人均预期寿命为75.88岁,高于全国平均水平4.48岁,堪称名副其实的"长寿之乡"。钟祥市自古长寿者众多,史称长寿县达1 000多年,明代嘉靖年间始改为钟祥县。钟祥市沿袭至今的许多地名与"长寿"紧密相连,像长寿河、长寿店、长寿村、万寿岩、胡子山、百岁桥、百岁村等等,"百岁碑"的记载则更多。

科学研究表明,地球内部构造中,地壳的组成物质有90多种天然元素,最主要的是氧、硅、铁、钙、钠、钾、镁等8种元素,且地壳与人体血液中的60多种元素对比分析发现,除原生质中的主要成分碳、氢、氮和岩石中的主要成分外,与人体中的元素含量惊人地相似,表明这些元素对人体有着直接或间接的影响。钟祥矿产资源丰富,已探明的共6类27种,占全国已探明矿产的1/7,其中磷矿石储量居全国第2位,而磷矿区域及其辐射圈又刚好是高龄人群密集的地方。据2000年人口普查,其中磷矿镇15~50岁的人口占同龄段的4.53%,而90岁以上的老人占全市同龄段的6.35%。

钟祥水资源丰富。总量为5 000亿立方米,人均5.6万立方米,不仅高于全国人均2 780立方米的占有量,也高于世界人均12 900立方米的占有量;地下水资源年可开采量为16.5亿立方米。该市水资源不仅量多,而且水质好,主要水系汉江钟祥段及3座大型水库和6座中型水库的水质都在国家规定的2级标准以上,有的接近1级标准;1/3的乡镇有富含锶、铝、钾等多种微量元素的矿泉水;市内90岁以上和百岁以上老人分布比较集中的洋梓、长寿、郢中、胡集、柴湖、丰乐等乡镇大部分在汉江及其水质较好的支流岸边,其中洋梓镇的主要饮水源——温峡水库，接近1类标准，所以这里长寿老人最多，据人口普查统计，该镇人口总数占全市的5.8%，80~89岁人口占全市同龄段的7.75%，90~99岁人口占同龄段人口的9.19%，100岁以上的老人达7人。

钟祥大气质量好。由于工业结构和能源结构合理，该市每年向大气中排放的二氧化碳控制在5000吨以内，最高未突破1万吨；降水的pH值一直处在7.0~7.2之内；自然降尘量低于10吨/（月·平方公里），加上每年92~121个降水日对空气的清洗，使空气处于清洁状态，城区及乡镇大气环境质量的主要指标均控制在国家2级标准以内。

钟祥阳光充足。太阳辐射年均平均值为112.364千卡/平方厘米，是全省高值中心之一；全年日照时数在1931~2114小时之内，日照率为45%~48%，是邻近各县的高值中心；降水丰沛，雨热同季，年降水量878~1097毫米之间，不仅有利于人类生存，而且有利于整个生态系统共生，如森林覆盖率为35.7%，有记载的生物资源总数达1650种，其中动物155种，植物类1384种，天敌资源111种，许多植物可加工成保健食品。

钟祥土壤环境质量好。钟祥总面积居全省县市第4，人均耕地居全省第1，土壤种类齐全，包括水稻土、潮土、黄棕壤、石灰岩土、紫色土5个土类，12个亚类，186个土种；土质好，耕地中，一、二级地占95%，荒地中95%以上能种草种树；土壤质地好、酸碱度适中，为多种植物的生长提供了条件，也为人们提供了多种营养条件。钟祥市在老百姓中流传着这样一段精辟的谚语，即"自然平衡宇宙行，生态平衡万物兴，心理平衡心舒畅，身体平衡无疾病"。这正是人类长寿的至理名言。

三、长寿国家

世界卫生组织（WHO）提出，人均预期寿命超过70岁的国家即是长寿国家。瑞典、挪威、荷兰、日本、冰岛、丹麦、法国、美国、波多黎各、加拿大、瑞士都是世界卫生组织宣布的长寿国家。然而，目前达到这一标准的远远超过了世界卫生组织认可的这些国家。

根据2013年12月2日经济协力开发机构（OECD）发布的世界长寿国最新排名。排名前10位的国家人口平均寿命都超过了80岁。其中男性平均寿命为77.3岁，女性82.8岁。第1位：瑞士，人口平均寿命82.8岁；第2位：日本，人口平均寿命82.7岁；第3位：意大利，人口平均寿命82.7岁；第4位：冰岛共和国，人口平均寿命82.4岁；第5位：西班牙，人口平均寿命82.4岁；第6位：法国，人口平均寿命82.2岁；第7位：澳大利亚，人口平均寿命82.0岁；第8位：瑞典，人口平均寿命81.9岁；第9位：以色列，人口平均寿命81.8岁；第10位：挪威，人口平均寿命81.4岁。美国列第49位，人口平均寿命78.37岁；中国大陆位第99位，人口平均寿命74.69岁。

将男女寿命分开来看，日本仍是世界上最长寿的国家，日本男性虽然平均寿命在世界排名第9位，平均79.4岁，但是日本女性平均年龄是85.9岁，日本女性是世界最长寿的。

第三章 服饰养生

服饰养生就是通过服装穿着和首饰佩戴调节人体寒暖、心理状态而达到延年益寿目的的养生方法。服饰是装饰人体物品的总称。包括衣、裤、裙、鞋、帽、袜子、手套、围巾、领带、提包、阳伞、发饰、首饰等等。服装是人类生活最基本的要素之一，它不仅是御寒防暑、保护身体的物品，也反映了某一时代的精神风貌和物质财富水平，在一定程度上体现着各个民族的文化特色和文明程度。

第一节 健康着装的原则

服饰标志着人类生存、发展的进步。原始社会开始，人几乎是不穿衣服的，以后渐以树皮、藤叶、兽皮作衣。科学家认为人类从身裹树叶、兽皮发展到穿上剪裁和缝纫的衣服，距现在大约有7万年了，但近年科学家得出不同结论，认为人类可能在距今约19万年前已开始通过剪裁缝纫穿上衣服来御寒、护体遮羞了。随着时代的发展，衣着的用料、色泽、质地、样式也在不断变化。总之人类的服饰具有保护、遮羞、标志、表达、审美等各方面的功能，但服饰养生的基本功能是调节体温、保护皮肤。所以，养生学强调着装的健康取向，即通过着装来御寒、防暑、护肤、美容，达到增进人体健康的目的。服饰的养生保健功能体现在保暖、透气、吸湿散湿3个方面，我们称之为健康着装的3个原则：

一、保暖

为顺应一年四季的气候变化和一日内昼夜早晚的气温变化，维护机体体温的恒定，选择合适保暖的衣料是健康着装的第一原则。在寒冷的冬季，服饰是主要的御寒工具，可挡风寒于衣服之外；在炎炎夏日，一款经过正确选择的薄衫，一顶小小的遮阳伞就可以抵挡阳光，减少出汗，使人体皮肤少受强烈紫外线的伤害。所以，从养生学的角度出发，选择服饰首先考虑服饰的保暖性。

服饰的保暖性取决于纺织衣料的导热性。导热性越低，其绝缘性和保暖性越好。例如，一般在外在温度在15℃时，麻纱衣料放热量为60%，而毛织品不到20%，故麻纱类作为夏季衣料为宜。毛织品可制成冬装，氯纶、醋酯纤维和腈纶等导热性也较低，也是保温性良好的纺织材料。此外，织物越厚，单位时间内散发的热量越少，保暖性能越好。

"衣服内气候"：身体和衣服之间存在着一定的空隙，这部分空隙内的环境被称为"衣服内气候"。衣服内气候的正常范围应保持在：温度（32±1）℃，风速0.25m/s。在此范围内可使人的体温调节中枢处于正常状态，维护温热感，有利于提高工作效率和恢复体力。若衣服内气候失常，则体温调节中枢处于紧张状态，会影响到机体其他系统的功能，甚至产生疾病。保持衣服内气候的最佳室温应该是22～24℃，所以星级酒店的空调一般调节在24℃左右就是这个道理。那么，自然界的气温如果在22～24℃，衣服穿着合适时，衣服内气候就会保持在适宜程度，人的体温会在36℃左右，人会感到非常舒适，神清气爽。

衣着寒暖要根据气候的变化不断调节，即所谓"衣服厚薄，欲得随时合度"。一般地说，夏季衣着宜少而薄，冬季宜多而厚，以适应气候寒暑之变化而随时调节。但"暑月不可全薄，寒时不可极厚，盛热亦必著单卧服，或腹、胫以上覆被极宜。冬月棉衣莫令甚厚，寒则频添数层。如此，则不骤寒骤热也"。

养生学对四季服饰的增减方面有较多的经验，要求增加脱减衣服时必须不失四时之节。如：春季阴寒未尽，阳气渐生，早春宜减衣不减裤，以助阳气的升发，即《老老恒言·燕居》中所言："春冰未泮，下体宁过于暖，上体无妨略减，所以养阳之生气。"夏季尽管阳热炽盛，仍需适当穿着衣服，才能固护正气。秋季气候转凉，亦要注意加衣。但要避免一次加衣过多。冬季衣物要随寒冷而渐增，不能"一步到位"，穿着过厚，即《摄生消息论》中所说的："宜寒甚方加棉衣，以渐加厚，不得一顿便多，唯无寒而已。"穿衣不宜过暖、过寒，否则机体缺乏耐受风寒的能力，而使抗邪防病之力减弱。至于老人和身体虚弱的人对寒热的耐受性较差，应尽量慎于脱着，以免风寒暑湿入侵。

在养生实践中，养生家总结了"春捂秋冻"的原则，春天应穿得暖些，秋季稍有凉意为宜。如元代丘处机撰《摄生消息论》说："春季天气寒暄不一"，故"不可顿去棉衣"，特别是"老人气弱体怯，风冷易伤腠理，时备夹衣，遇暖易之，一重渐减一重，不可暴去"。秋季天气渐冷，要注意身体锻炼，增强机体的耐寒能力。明代高濂在《遵生八笺》中说："冬月宜冻足、冻脑。"就是提倡冬季要让头部和脚部耐受一定程度的寒凉，以增强人体的御寒能力。另外，青壮年衣着宜偏少，要"身带三分寒"，特别是小儿，"太温则不能便，柔肤弱体，是以难可回护……若常令少小之蕴袍不至于甚厚，则必咸保金石，寿比南山矣"。老年阳气偏虚，骨肉疏薄，衣着要偏暖些，要"慎于脱着，避风寒湿之侵，小心调摄"。

现代社会，人们脱着衣服比起古人靠感觉要容易得多。媒体日常发布的"着装指数"，可为人们每天着装提供必要参考。如果人们能够结合当时的气象状况和着装指数来穿衣，会使穿着更为科学，更为舒适。着装指数分为8级，指数越小，穿衣的厚度越薄。具体为：

1至2级：为夏季着装，主要指短袖、短裤、吊带装、背心等；

3至5级：为春秋过渡季节着装，从单衣、夹衣、风衣到毛衣类；

6至8级：为冬季着装，主要指棉衣、羽绒服类。

二、透气

养生家非常重视衣着的透气性和清洁卫生，因为衣着清洁能保护皮肤，增进健康，防病延年。养生学要求人们勤洗澡，勤换内衣，勤洗被褥、卧具等。如陈处贯在《保生要录》中说："新沐者，必弹冠；新浴者，必振衣。""五日则潭汤清浴，三日具沐。"都是指衣服要勤洗，以保持服饰的清洁和透气性。特别是当热体出汗之后，要及时更换衣物，即所谓"衣为汗湿，即时易之"。冬季外衣织物的透气性应较小，以保证衣服具有良好的防风、保温性能。夏季衣料应具有较好的透气性，有利于体内散热。

服饰透气性一方面体现在衣物的面料质地，如果服装的料面不透气，皮肤散热就不好，散热不好容易出汗,导致身体不洁。一般来说,丝质和棉质的衣服透气性是比较好,所以衣料,特别是内衣料多选用丝质和棉质面料。另一方面取决于衣着是否适体。养生学认为,衣着以大小宽窄适合于穿着者的身体为宜,与美观、时尚结合更好,但绝不一味追求美观、新颖,更不可以别致、华贵为唯一目的。明代曹慈山在《老老恒言》中说:"衣食二端,乃养生切要事,然必购珍、异之物,方谓于体有益,岂非转多烦扰……衣但安其体所习,鲜衣华服与体不相习,举动便觉乖宜所以,食取称意,衣取适体,即是养生之妙药。"其论述十分地切帖。一般而言,衣服最好不要束身过紧。特别是青少年时期,生长发育比较旺盛,不可片面追求线条和造型,衣着和服饰不应过紧过瘦。过紧过瘦不仅影响服饰的透气性,严重者甚至压迫影响人的呼吸。年轻少女长期束胸以及乳罩、内衣过紧,则会影响胸廓发育,降低肺活量;束腰过紧,可致肋缘凹陷、胸廓变形、腹腔脏器移位,有损于健康。老年人的衣服式样更要宽大一些,以便于透气和气血流畅,即所谓"衣宜薄绵轻柔,不宜华丽粗重"。但是,衣着过于肥大,襟袖过长,像我国汉代服饰那样,则不利于保暖,也不便于活动。对于老人、小孩以及某些专业人员还是不安全因素,容易造成外伤和事故。

三、吸湿

养生学特别重视衣服的吸湿性和散湿性。因为人的皮肤每时每刻都在新陈代谢,每个毛孔都在"呼吸",在排泄水分和出汗的时候,衣服的散湿性非常重要。夏天的衣服和冬天的内衣,除了透气外,要特别注意选择吸湿、散湿性能良好的纤维。这样有利于吸收汗液和蒸发湿气。养生学家认为:"湿衣及汗衣皆不可久着,令人发疮及风瘙。"因此提出"大汗能易衣佳,不易者,急洗之"。大汗之时,忌当风脱衣,否则容易受风寒之邪侵袭而致病。湿之衣不得久穿,因为汗后腠理虚,湿衣不易干,汗湿滞留肌肤,伤害人体阳气,易产生风寒湿之类的病变。

内衣的衣料以柔软、吸水性强者为佳,如棉织品之类。外衣的材料、颜色,要根据四季气候的变化进行选择。如夏季气候炎热,最好用麻纱织品、丝织品、颜色宜淡;冬季气候寒冷,最好用毛织品,颜色宜深等。睡衣更要柔软,切不可穿紧身衣裤入睡。

第二节 正确着装的选择

通过正确的选择而着装,在工作、休息、生活中穿出舒适、穿出靓丽、穿出自信、穿出健康,才是服饰养生真正的价值取向。现代养生提倡根据人们的健康需求,去选择服饰的质地、款式、颜色,让服饰为人的生命养护服务,我们称之"正确着装三选择"。

一、质地

质地是指服装面料的原料组成和纺织工艺导致的纺织品品质,民间也称料子、料面、面料等。面料是由纺织品的致密度(透气性)和它的化学成分组成的。养生学主张选择的面料应该是绿色、环保、不伤害身体的生态材料。生态服饰的材料以棉、麻、丝、毛皮、彩棉等天然动、植物纤维的制成品为佳。绿色织品具有防臭、抗菌、消炎、止痒、抗辐射等功能。各类面料由于其品质不同,用途各异。养生学就是要发挥面料质地的优势,扬长避短地通过服饰的正确选择和应用养护生命。

春季多风,秋季偏燥,制装时宜选择透气性和吸湿性适中的化学纤维纺织品。化纤制品有耐磨、挺括、色泽鲜艳的优点。部分化纤品对人体还有一定的医疗作用,如用氯纶纤维为原料的衣服，由于导电性能差，穿在身上与皮肤摩擦，会产生并蓄积静电，此静电对关节可起到轻度的、类似电疗的作用。但有些化学纤维掺入了一些其他物质，会对皮肤产生一些不良刺激，若勤换衣服，可避免之。

夏季气候炎热，服饰的基本原则是降温、通风、透气，以利于体热和汗液的散发。《老老恒言·衣》中说："夏虽极热时，必着葛布短半臂，以护其胸背。"天气再热，也要穿着背心、短裤之类，体弱和老年人更应如此。

冬季气候寒冷，服饰要防寒、保温，宜选择厚重、透气性小和保温性良好的深色织品。现代人们逐步用丝棉、驼毛、人造毛、羽绒等来代替棉花，既松软轻便，保温效果也好。此外，帽子、鞋袜、围巾等，也要求根据四时特点合理选用。

西装的面料最好是羊毛，羊毛染色被任何面料都要均匀，持久；羊毛不会抽丝，随身、不变形，有弹性，更贴身体，耐穿而且保暖性能好。次佳的面料是聚酯和羊毛混纺，其中含羊毛越多的面料做成的衣服穿着效果越好，羊毛低于45%的混纺看上去像聚酯面料的服饰，聚酯面料的优势是不像羊毛那样容易起皱。聚酯纤维面料质地不一，质地取决于原料。纯棉质和亚麻面料的衣服夏季穿着非常舒服，但是几小时后，纯棉质的衣服就会起皱。

女性的服装应选择纯毛、纯棉、纯丝、纯麻的"四纯"面料，这类纯天然质地的面料吸湿、透气、悬垂感好，穿着舒适，也显得上档次。

内衣和夏装要选择轻而柔软的衣料，穿在身上有清爽的感觉，若贴身穿粗糙硬挺的衣服，不但不舒服，而且皮肤易摩擦受伤。那些发光的、鲜亮的面料一般属于化纤类。只适合做时装或者晚礼服。内衣面料最好的是蚕丝，这是天然的动物蛋白纤维，对人体是最好的，丝绸衣料中含有18种人体必需的氨基酸，具有一定的防紫外线辐射的作用；其次是棉质衣料，棉纤维吸湿性好，接触皮肤柔软而不僵硬。现在也提倡用大豆的纤维来做衣服。因此，在选择衣服质地面料的时候，最好选择丝质的，其次是棉和麻，最好选植物和动物纤维中接近人体营养成分的。化学纤维制成的衣物产生静电，易吸附尘埃，刺激支气管哮喘突发，化学合成纤维与皮肤产生静电还可以使心脏传导变异，化纤内衣、内裤易致泌尿系感染、股癣、湿疹等等，对人体有一定的危害，应慎重选用。

二、款式

衣服的款式，也叫做衣服的类型、样子、式样。服饰的款式体现一个人的修养、地位和气质。款式选择应该与着装者的身份、出席的场合等等因素相符合。

服装款式选择的原则是：服饰得体，心情愉快，精神饱满。养生学认为合适的服饰款式应该是"长短宽窄合身体，厚薄款式适于时"。

衣服的领口，领带不宜过紧，否则影响颈椎的正常活动；年老体弱者尽量不穿套头衣服，以利于脱换；紧身服饰容易使人厌食、运动时大量出汗；过分束腰会增加腹压，致易患痔疮；女性不可过分束胸，文胸不可太紧，否则限制呼吸；过于紧身的内裤，容易滋生霉菌导致感染；袜子过紧会影响脚部的静脉回流，加重心脏负担。

衣服的款式也要体现保暖性原则，即"夏季少而薄，冬季多而厚，暑月不全薄，寒时不极厚"。夏天，一些年轻女性喜欢穿着吊带衫、露脐装、超低胸、超短裙等服装，现在可能觉得对身体没有什么影响，但是到了50岁以后，全身都是骨关节疼痛。"夏天少而薄"，但是不能极薄，最起码要把胸部和腹部盖住，因为胸、腹部的内部都是重要脏器，夏天无论多热，都不可以袒露在外。

三、色泽

衣料的颜色不同，对热的吸收和反射的强度也不相同。一般说来，衣服颜色越深，吸热性越强，反射性越差。夏天宜穿浅颜色衣服，以反射辐射热；冬天宜穿深色衣服，以利吸收辐射热。另外，衣着的颜色对人的心情调节也有直接关系。颜色主要是衣物面料折射光线而产生的。一般颜色越深的越吸光，颜色越浅的越反光。比如说，白色的最反光，所以夏天穿白色的、浅颜色的衣服会比较好；黑色的最吸光，黑色的冬天穿会比较好。

颜色吸收辐射热由弱到强依次为：白、土黄、米灰、绿、红、青、黑。内衣则以自然本色、不褪色的面料为佳。服饰的颜色直接影响人的心情：悦目的色彩使人愉快，刺眼的色彩使人烦躁，热烈的色彩使人兴奋，柔和的色彩使人安静。例如：红色是张扬个性的色彩，黑色与红色的搭配是女人味的最佳诠释；黑色和白色是色彩的两个极致，却总能最融洽地配合，简洁之至，突出最本色的自己；灰色和黑色的搭配让黑色的攻击性大大减少，分明的层次感温婉可人；蓝色与黑色的配合华丽之极；黑色与卡其色的搭配带有一点中性感觉，打造低调的感觉。穿黑色服装时，为了避免全身黑色，应以别种颜色的配件来缓和单调感。例如可以配金黄的围巾，红色的手镯，皮鞋还是以黑色或深咖啡色比较调和褐色搭配原则。与白色搭配，给人一种清纯的感觉。金褐色及膝圆裙与大领衬衫搭配，可体现短裙的魅力，增添优雅气息。选用保守素雅的栗子色面料做外套，配以红色毛衣、红色围巾，鲜明生动，俏丽无比；褐色毛衣配褐色格子长裤，可体现雅致和成熟。

服饰色泽的选择，主要是突出着装的质感，彰显人们的个性。人们的外表，除了对镜的一刻之外，大部分时间是由别人来欣赏评鉴的，因此，舍弃个人主观的喜好，以客观的标准来决定颜色的搭配，乃是穿衣艺术的第一要诀。例如：黑色是个百搭百配的色彩，无论与什么色彩放在一起，都会别有一番风情，和米色搭配也不例外。女士们双休日逛街时，上衣穿夏季黑色的印花T恤，下装用米色的纯棉含莱卡的及膝A字裙，脚上穿着白地黑色条纹的平底休闲鞋，整个人看起来格外舒服，还布满着阳光的气息。其实，不穿裙子也可以，换上一条米色纯棉的休闲裤，最好是低腰微喇叭的裤型，脚上还是那双休闲鞋，依然前卫，青春逼人。

第三节 合理着装应配套

从养生学的角度看，合理着装就是穿衣、戴帽不能各取所好，而是要根据时间、地点、角色、自身条件、个人心情、个人修养等状况穿得舒适、文明、健康，体现出身体、心理、道德的全面健康，体现人的素质教养。所以，合理着装不仅要符合健康着装三原则，达到正确着装三选择，在细节上要做到六个配套。一个人的教养体现于细节，细节反映着装者的素养。

一、着装与季节时间配套

穿衣要和季节时间相配套。是指一年四季、一日昼夜穿衣有所不同。

春季气温仍然较低，在北方风沙比较大，服装应选择保温性较好的化纤类织品与春季配套。这类衣料，导热性较低，绝缘性和保暖性较好，透气性和吸湿性适中，适合于做外衣，颜色相对比较鲜艳，耐磨性较好。款式上以风衣、夹衣、羊毛羊绒衫、较薄的羽绒衣为主流。春装换季不宜脱着过快，应根据易寒易热、变化较多的春季特点，随时增减衣物。对于小儿和老人更应该循序渐进，适时根据天气变化更换适宜的春装。

夏季常常高温多雨，尤其我国南方，服装应选透气性好，吸湿性、抗辐射性能较好，质地柔软的麻纱、丝绸、棉类面料与之配套。这类质地的面料透气性好，有利于人体散热；吸湿性好，有利于吸收体内的汗液和湿气。这类面料大多颜色浅淡，反射性强，对光和热的吸收较少，有利于降温。麻纱、丝绸、棉类面料质地柔软，穿着舒适。夏季虽然天气很热，但也要穿着一定的衣物，不可袒臂露胸，更不能裸露上身在阳光下暴晒或工作，以免皮肤被日光灼伤。

秋季透气干燥，天气由热转凉，服装应选择保温性稍好，透气性和吸湿性适中的化纤类织品与秋季配套。秋季穿衣特点与春季相似，可以参照春季着装原则穿着。但随着天气的逐渐降温，应该注意逐步添加衣物，与天气逐渐寒冷的变化相适应。

冬季天寒地冻，冷风刺骨，服装应选择保温性好、透气性小和反射性差的毛织品、腈纶、皮草等面料与冬季配套。透气性小可以御挡风寒，防止体内热量的过度散发而保温。冬季衣服应选深色、反射性差的面料，更多地吸收阳光中的热量以取暖。随着冬季气候逐渐降温而适当加衣服，帮助人体抗御风寒。

白天人们应根据个人爱好选择色泽适当、薄厚适宜的内衣、外衣，巧妙搭配，穿出自信、精神，与白天的工作、学习、生活相配套。

晚上参加交际活动应根据交际规则选择适宜的晚装与之相配套。休息睡眠时应选自己喜欢的睡衣与之配套。夫妻之间的鱼水之欢，也可选择可以调动各自性欲的情趣装与之配套。

二、着装与社会角色配套

从理论上讲穿衣要与社会角色相配套，就是要符合身份。每个人都有多个社会角色，多重社会身份。比如某位女记者在家里是妈妈的女儿、孩子的妈妈、丈夫的妻子、爷爷奶奶的孙女，在单位是大家的同事、领导的下属、部门的经理，在商场里是消费者，到健身房里是运动者的角色，可能还是健身俱乐部的会员等等。不同的社会角色选择服装是不同的。

1. **男女着装有别**　男士着装要像男士，女士着装要像女士。尽管现代社会着装确实有中性化的趋势，但是再中性化也要重视男女有别。穿西装，男士的扣子是在右边的，女士的扣子是在左边的；男士原则上不能穿裙装，穿裙子的男人如果不是英格兰人，肯定就是伪娘。

2. **长幼着装有别**　人的年龄是有区别的，显得年轻、心理年轻是一种主观感受。年龄大了就一定要接受事实，爷爷就是爷爷，奶奶就是奶奶，奶奶和孙女穿一样的服装有冒充少女之嫌，年长的人穿衣一定要成熟、稳重。引领时尚的只能是少男少女。

3. **职业着装有别**　公务员、教师、白领阶层，不同的行业有不同的行规。军人、警察、工商、税务穿着制服有自己的标准，大中小学学生看看校服就可区分。不同的着装体现不同的行业特点，不同的着装显示不同的社会角色。

4. **职位着装有别**　着装可以反映和体现一个人的地位差异和职位差异。贫富之别一看衣着就知道。在一个企业里，董事长要像董事长，总经理要像总经理，员工要像员工，做什么像什么，着装符合身份是首要原则。特别是等级制度严格的军队，职位高低，一看服装上的军衔就知道。

三、着装与出席场合配套

养生学认为着装要与出席的场合相配套。人们在日常的生活、工作、学习中，会处于各种各样的场合之中，一般我们主要区别公务、交际、休闲3大类不同场合而配套与之着装。

(一) 公务场合着装

指上班或出席正式的会议、商务活动等场合，这种场合应该穿着正装，着装的原则是"庄重保守"，因为出席正式场合时，体现的是一个爱岗敬业，为人民、为客户服务的社会角色，以尊重客户为原则，着装应保守一点，庄重一点，低调一点。

1. **制服**　公务场合着装，在工作时间上班，有职业制服的一定要穿制服。如军人穿军装，警察穿警服，医生穿白大褂等，可体现自己的职业角色，体现行业的可识别标识。同时，着制服可以提高着装者的责任感、荣誉感和社会监督意识，体现职业精神和基本素养。

2. **西装**　公务着装除制服之外，首选西装。男士选西服套装，女士选西服套裙。

男士穿西装应遵循三色原则、三一定律，避免三大禁忌。

三色原则：男士穿西装时，全身上下服饰的颜色不许超过三个色系。正装西装应为单色、深色、首选蓝色，次选灰色。黑色在婚礼、葬礼等非常正式的场合穿着。正装西装的面料应首选纯毛质地，次选半毛质地，一般不选其他面料。正装西装应是套装，单排扣、后开叉。

三一定律：男士穿西装时，搭配必须统一。腰部的皮带、脚上的皮鞋、手上的公文包要保持一个颜色，协调和谐，搭配到位，一般首选黑色。

三大禁忌：男士穿西服，特别要注意：①袖口上的商标一定要及时拆除。②袜子不能出问题。尼龙丝袜不吸湿、不透气，容易产生异味，穿西服时不能穿；袜子尽量和皮鞋同一颜色，首选黑色、深色、应选吸湿性好，易透气，无异味的材质；白色袜子不能配西服穿，因颜色太跳耀，西方人称之"驴蹄子"。③领带系结方法不能出现错误。领带首选真丝面料，其次可选羊毛、尼龙等质地；领带的颜色应该和西装，或者衬衣选择一个色系。穿短袖衫如果不是制服不能打领带；穿夹克衫一般不能打领带。

公务场合女士的裙装是正装，裤装属于便装。公务场合穿正装裙装有严格的要求标准，称作"职业着装五不准"：一不准穿着黑色皮裙。国际上有一个不成文的潜规则，认为穿着黑色皮裙的女性不是良家女子。二不准光腿光脚。光腿光脚丫不仅仅是影响美观，在韩国、日本等国家认为光腿光脚丫相当于不穿内衣，勾引异性。三不准袜子出现残破。人们一般远看头，近看脚，不远不近看中腰，袜子出现残破容易被他人看见，影响公务场合，特别是正式商务场合的形象和效果。四不准鞋袜不配套。正式商务场合一般不穿凉鞋，如穿凉鞋要光着脚，前不露脚趾，后不露脚跟。五不准裙子和袜子之间露出光腿。裙子和袜子之间露出光腿会破坏腿的整体美，出现三截腿的视觉效果，在国外被认为是没有教养的女人的基本特征。

如果夏天很热的情况下，公务场合的着装也应规范，不能因为贪图凉爽而袒臂露胸。男士应选择长裤长衫，女士应选长裙配以合适的上衣。

正式场合着装有一些禁忌：一忌过分杂乱，歪戴帽子斜穿衣凌乱不堪；二忌过分鲜艳，色彩斑斓，颜色杂乱；三忌过分暴露，不能穿太暴露的吊带裙、背带裙、背心、无袖短衫等；四忌过分透视，不能穿质地过于透明的纱、网衣物，不能暴露腋窝、大腿等部位；五忌过分短小，不能穿挂篮背心、超短裙、短裤、超低领服饰和露脐装；六忌过分紧身，过分紧身的高弹力衣服过于显示个人魅力，太紧也会限制正常呼吸并影响身体健康。正式公务场合着装的最大禁忌是穿着便装或者时装。

(二) 社交场合着装

社交场合指人际交往的各种场合。它不仅指工作中的社会交往，更强调工作之余的社会交往，主要是联络老朋友，结交新朋友。上档次的社交场合包括：宴会、舞会、音乐会、同乡会、同学会、茶话会、团拜会等等聚会。拜会、社交场合穿衣的原则是"个性时尚"。社交场合目的在于交朋结友，要尽量展示个人魅力，显示与众不同，所以，穿得越漂亮越好。

社交场合着装，一是可以着时装，越时尚越好；二是可以着礼服，出席各种礼仪场合；三是可以着民族装，各个少数民族可以穿着自己民族的特色服装，汉族可以穿唐装、中式礼服，或深色的中山装。在社交场合可以按规范佩戴各种首饰，比如出席高档的晚宴，中国美女们经典着装可以穿无袖的高档旗袍，搭配薄纱手套，戒指要戴在手套之内；社交场合也可以佩戴脚链，但应戴在丝袜之外，向社交人士传达两个重要信息：一是我的腿很美，请您欣赏；二是走路姿势比较美，步履婀娜！

社交场合最忌讳穿的服装是各种制服。

（三）休闲场合着装

休闲场合是公民自己自由活动的时间和地点。包括：①居家休息；②健身活动；③观光旅游；④逛街购物。休闲场合着装的原则是"舒适自然"，可以穿休闲装、牛仔装、沙滩装、运动装，甚至睡衣等等，想穿什么就穿什么。休闲场合穿衣服尽量让自己舒适，衣服款式应宽大，面料轻柔、舒适，尽量减少对人体的各种压力和束缚。比如在家休息，想穿什么穿什么，想一丝不挂也是没有人干涉的。

休闲场合最忌讳穿的服装是各种制服和套装。

各种高端人士着装的个性化，各种舞台装的规范、模式化、夸张（如京剧），演艺界的标新立异的个性化夸张都不属于养生学研究范围，这里不赘述。

四、着装与妆容首饰配套

莎士比亚说："一个人的穿着打扮，往往就是一个人身份、地位与教养最形象的写照。"着装一定要和妆容、饰品相配套。留什么样的发型、佩戴的首饰、选择化什么样的妆容，都应认真考虑与着装相配套。

正式场合女士的头发不能染彩色发，不能长于肩部，长发飘飘会给人以俏发示姿、不庄重的感觉。所以，正式场合女士的长发应该盘起来、挽起来或者扎束起来。

职业女性、白领丽人坚持化妆是一种自尊自爱、尊重交往对象的职业素养，是现代礼仪和管理完善的一个标志。化妆要符合四个原则：一是化妆要自然，化妆要根据自身条件化得恰如其分，达到妆成有却无，好像天生一样自然而成；二是化妆要美化，不能染彩色发，不能标新立异，不能文身刺身，要符合常规的审美标准，正式场合过分时尚会给人不可靠的感觉；三是化妆要避人，不可在众人面前当众表演化妆；四是化妆要协调，化妆一定要和服装、首饰、唇彩、甲彩相互呼应、协调。

佩戴首饰的原则是符合身份，少戴为佳。少到下限可以为零，不带任何首饰才显天然玉成的美丽本色。商务场合一般不佩戴过分展示豪华、富足的珠宝首饰，不佩戴胸针、脚链等过于展示性别魅力的首饰。正确佩戴首饰的专业标准是同质同色，一般戴首饰不多于三种，一种不多于两件。与服装、唇彩、甲彩相呼应。

佩戴戒指有一定的讲究，一般戴在左手，不同手指有不同的意义。戒指戴在食指，表示求爱，并且是正在求爱，现在进行时态；戒指戴在中指，表示已经找到心上人了；戒指戴在无名指，表示已经结婚，已经是名花有主了；戒指戴在小指，表示单身或奉行单身主义生活。

男性一般不佩戴首饰，要带也有一定的讲究。一般男戴观音女戴佛；佩戴扳指和戒指的意义不完全相同，不能乱带。最早扳指是一种护手的工具，戴在勾弦的手指，用于钩住弓弦。在射箭时可以保护手指，古人称"机"。后来不打仗了，渐渐有了玉石和金银等贵重材料做的扳指饰品，佩戴以显示权势地位，体现满族的商务精舍，再后完全演绎为装饰，皇帝有时也会赏赐有军功的武将，所以，纯粹的文臣、雅士、美女不会佩戴。

正式场合不能当众修饰自己，不能当众整理服装，解裤带，松领带等等。

正式场合男人看表，女人看包。正式场合男人腰部挂的东西越少，地位越高。所以，那是不能随便将钥匙、手机等物件随意挂在腰部。

五、着装与自身条件配套

着装一定要个性化，要和自身条件相配套。人有高矮胖瘦、男女老少之分，应该选择适合自己身形的衣服，尽量做到扬长避短。尽可能通过服装搭配，把自己最美的方面展示出来，把自己的某种缺陷进行一些掩饰和弥补。

1. **高大身形的着装** 衣服的花色（条纹、图案）不要过分显眼，越简单越好。高大女士的上衣一定要合适，裙子的下摆以 A 字形为宜，裙长到膝盖最为合适。鞋的选择应与腿部相适应，腿比较粗的人不宜穿细跟、尖窄样式的鞋子。装饰包避免用细小的。如果后背太宽，可以选择直线条的花纹，剪裁合适的上衣，露背装的吊带订得宽一些，头发的长度应在肩部以下。如果后背相对较窄，应配穿蓬松宽大的上衣，选用横线条的图案或花纹，袖子和肩部的接缝处应稍微宽松些。

2. **矮胖身形的着装** 尽量选用直线型的服装款式，花色以竖条纹为宜。女士可以选择小碎花的连衣裙。腰带要窄而细柔，无论什么衣服，都不能太宽松或太紧身。不能穿有横向感觉的两截式衣服，由于条件限制必须穿两截式衣服时，色彩的选择应尽量相同或相近，以增加视觉上的高度。手提袋切勿用那种面积大的，而且宽度大于高度的包，给人以横向发展的感觉。特别不适合穿着百褶裙。

3. **高瘦身形的着装** 衣服可以选柔软、大花、厚质感的面料，有加宽体形的作用。衣服的款式应多利用皱褶增加宽度和厚度。颜色应选择鲜明夸张鲜亮的色调，增加视觉上的宽度。忌讳一切深暗色服饰，以免让人看起来更加高而瘦。

4. **瘦小身形的着装** 适宜单纯色彩或小图案的衣服，裙摆适宜较宽或打皱褶，不适合穿着带大领子的衣服，也不适合佩戴过大的手提包。衣服应该选择质地较硬而有立体感的面料，服装的剪裁应该得体，不宜过于宽大，否则支撑不起更显身形瘦小。

5. **胸部过大身形的着装** 选用直线条的设计比较好，上身衣服应简单，以素雅的花纹为主，颜色要深色，不宜穿着过于夸张的上衣，不宜于添加上衣饰物，不宜于有皱褶的上衣，可以选用蛋形、V 性和方形的领口，上衣的质地可以选择柔软、飘逸的面料，下身衣物可以选浅色、较宽大的裙装进行修饰性协调。

6. **胸围过小身形的着装** 上衣应尽量选择蓬松、有皱褶的袖子，让人们产生肩宽的感觉，领子可选择披肩式、大翻领等方式，让人们的注意力集中在肩部和领子上。选用垫厚海绵的胸罩，穿较宽大的上衣或短夹克，利用花边、蝴蝶结等扩大前胸的视线范围。

7. **腰部太长身形的着装** 可以通过半高腰式的剪裁掩饰过低的腰线。A 字形的设计可以弥补低腰者的身材不足。建议尽量穿跟比较高的鞋子，使双腿变得比较修长，给人以亭亭玉立的感觉。腰部长得比较粗，或者腿比较粗短，不规范，呈 X 型或者 O 型腿的，男士不适宜穿短裤，女士不适宜穿超短裙。

8. **腰细腿粗身形的着装** 梨形身材的人和上了年纪的女性会出现脂肪在下半身聚集，如果不是太胖，腹部突出不明显，身材较高，衣服的选择比较容易。腰细而腿型苗条的人适宜穿紧身裙、紧身裤，更显窈窕，腰细但腿很粗的人，则穿着束腰的大摆裙很合适。

衣领的选择也很重要，脖子粗短的人，不宜选择高领和一字形领，而应该选择U型或者V型的领子，露出一段胸部，弥补脖子粗短的不足。

六、着装与当时心情配套

着装往往能够反映一个人的心情状态。我们可以从穿着上判断此时此刻人的心情，人们心情好的时候一定会打扮得漂漂亮亮，心情不好的时候就会打扮得邋遢、随便一些。比如一向喜欢浅色，从不穿黑色衣服的人，最近突然穿起了深色系的衣服，黑色的运动服，黑色的T恤，深色的牛仔裤，深棕色的运动鞋，黑色的袜子，换了个眼镜是变色的，看到的东西都是暗的，这些代表了最近的心情是灰暗的，沉重的，低沉的。

着装也能影响他人的心情，一个人得体的着装不仅会使自己充满自信，也会让他人心情愉悦。容颜焕发，还可以令人聚集一股能量，感染和影响身边的每一个人。每天穿的衣服是一种无声的语言，甚至可以说它和心理学、社会学息息相关。如果说有衣服的能量守恒定理，就是一件衣服带给一个人的心情好坏和能量多少。假如你今天在选择衣服的时候，你觉得很满意，那在你出门之前，你的心情是很好的，就是说你今天的能量很好。如果你带着好的能量出门了，遇到有人对你笑一下，或者有人赞扬了一番，那你的能量又多了一点，这样积累下来，你晚上回到家里，就会满载着欢喜，享受一整天的高能量带给的愉悦。这是一件好的得体的衣服带给的能量。相反地，假如你今天本身的能量已经很低，早上起床的时候头疼欲裂，你因为不想打扮而躲在一件灰蒙蒙的衣服后面，接下来会怎样呢？你出门遇到的第一个人可能会问你怎么了，遇到的第二个人又问你怎么了，被问得多了你的能量就会越来越低，然后你会发现做什么事情都不顺手、不顺心，就是服装的能量带给我们的关系！所以大家一定不要忽略得体的着装与打扮，它会影响人的一生，影响人际关系，影响工作发展，直至影响健康，更不用说影响每天的心情。服装是人的第二皮肤，漂亮的款式、和谐的色彩，能使人精神焕发，心情愉悦。好心情对健康非常重要。

第四章 摄食养生

摄食养生简称"食养",又称食物调养。是按照养生理论合理地摄取食物,以达到增进健康、延年益寿目的的养生方法。饮食对于人体最重要的意义是补充人体的营养,是人体精、气、神的物质基础,因为人体最重要的生命活动是精、气、神"三宝",只有饮食正常、营养充足,才可能精足、气盛、神旺。所以,饮食是一切生命活动的源泉。人类的饮食范围十分广泛,内容十分丰富。本章主要论述摄食养生部分,即通过以"吃"的方式,或者以"吃喝"联合的方式接受营养,达到养生目的相关内容;而通过以"喝"为主的饮水养生将另列专章介绍。

摄食养生与食疗、药膳有密切关系,但也有一定的区别,不能完全等同。

食疗即"饮食疗法",又称食治,是在中医理论指导下,有目的地选择相关饮食,或药物与食物相配合,经过烹调加工,用以防治疾病、保健强身的方法。食疗是中华民族长期与疾病作斗争的经验结晶,是我国宝贵的文化遗产,是中医、中药文化不可分割的组成部分。

药膳是将食物与药物配合而制成,用以保健、治疗或辅助治疗疾病,以助养生的一种饮食方法。其中有治疗作用的药膳属食疗范围,不具备治疗作用的属食养范围。药膳中的药物也不是随意使用的,严格地说,只有我国食品药品监督部门公布的"食药两用"类药物和食材可以用于药膳,"食药两用"以外的药品要加入药膳,必须要有中医师的处方。

我国食养、食疗方法的运用源远流长,最早可追溯到春秋战国时期,《周礼·天官》有"食医"的记载,食医的职责是"掌和王之六食、六饮、六膳、百酱、八珍之齐"。当时食医相当于现代的营养学家和营养医师,这说明当时已很重视饮食与健康的密切关系。《黄帝内经》中已明确了"谷肉果菜"等食物对人体的调理作用,如《素问·脏气法时论》中指出:"五谷为养、五果为助、五畜为益、五菜为充,气味和而服之,以补精益气。"率先提出了合理营养、平衡膳食的理论,为后世食养食疗学术奠定了理论基础。1968年瑞典提出《那堪的那维亚国家人民膳食的医学观点》,产生了积极的社会效果。世界卫生组织(WHO)和联合国粮农组织(FAO)建议各国仿效。至今全球已有许多国家公布了自己的《膳食指南》,其中包括中国。WHO提出"合理饮食促进健康",强调了膳食对促进健康的重要意义。

随着人类物质生活水平的提高,快节奏、高强度、高频率的现代生活,使人们对自身的健康日益重视。化学合成药物的不良反应,使人们越来越追求返璞归真的生活状态。加上现代文明引起的食物营养过剩、营养失调所导致的疾病谱的变化,人们更加希望通过利用食物资源,以满足强身健体、养生保健、延年益寿的迫切愿望。

第一节 食物的养生作用

食物通常由碳水化合物、脂肪、蛋白质或水构成，能够藉进食或饮用为人类或者生物提供营养或愉悦的物质。食物的来源可以是植物、动物或者其他界的生物，如真菌、发酵产品（酒）。人类借由采集、耕种、畜牧、狩猎、钓鱼等许多不同的方式获得食物。

摄食养生的基本原理是"药食同源"，即指导药物和食物运用的理论完全一致。摄食养生与中药防治疾病所遵循的基本原理完全一致。

食物的性味又称为"食性""食气""食味"等，和药物性能学说一样，也包括性味、归经、升降浮沉、补泻等内容。

食物"性"与药物"四性"学说完全一致，按寒、热、温、凉分类。寒、凉性食物多有清热、泻火、凉血、解毒、滋阴等作用；温、热性食物有温经、散寒、助阳、活血、通络等作用。以常见食物统计，平性食物居多，温热性次之，寒凉性更次之。

食物的"味"也与药物"五味"学说一致，是指食物的口感味觉，也是效用的抽象归纳。概括为酸（涩）、苦、甘（淡）、辛、咸，即"五味"或"七味"，酸收、苦降、甘补、辛散、咸软等。以常见食物统计，甘味食物最多，咸味与酸味次之，辛味更次之，苦味较少。食物的归经、升降浮沉、补泻等，均与中药学中的相关理论相同。摄食的养生作用，就是食物性能的综合效用。

一、营养人体

《难经》曰："人赖饮食以生。五谷之味，薰肤、充身、泽毛。"饮食的滋养作用是人身赖以生存的根本。饮食进入人体，通过胃的吸收，脾的运化，从而输布全身，即成为水谷精微，以滋养脏腑、经脉，乃至筋骨、肌肤、皮毛等，并与人体的真气结合，维持正常的生命活动和抗御邪气。维系机体生命活动的精、气、神，都离不开饮食的滋养。《寿亲养老新书》说："主身者神，养气者精，益精者气，资气者食。食者生民之天，活人之本也。"明确指出了饮食是"精、气、神"的物质基础。每个人一生中摄入的食物，相当于自身体重的 $1\,000 \sim 1\,500$ 倍，这些食物中的营养成分，中医称之谓"水谷精微"，绝大多数转化成人体的组织器官和代谢能力，以满足生生不息的生命代谢需要。

有滋养作用的食物大多能有效地补充人体的气血、阴阳、津液。从现代营养学研究而言，具有滋养作用的粮食、水果、蔬菜、禽蛋、肉、乳等食物含有丰富的蛋白质、糖、脂肪、维生素、激素等物质，可直接补充体内营养物质的不足，有效地防止多种营养不良性疾病。近年来的营养学研究发现，食品中含有大量的微量元素，对机体代谢起着重要作用，可以有效地防治某些微量元素不足而引起的疾病。

二、调节平衡

人体生命活动的过程，是新陈代谢的过程。体内各种物质的新陈代谢，诸如吸收与排泄、同化与异化、酶的生成与灭活等等，贯穿着生命过程的始终，人体每时每刻都要使体温、血糖、血脂等维持在相对稳定的生理范围内，才能保持人体的平衡。中医养生学认为脏腑、经络、气血、津液等物质或功能必须保持相对稳定和协调，才能保持"阴平阳秘"的正常生理状态，因此，保持人体阴阳的协调平衡就是养生最重要的法则。对机体因阴阳失调所导致的偏盛偏衰或病理现象，可利用饮食的性味进行调整。如对阳衰阴盛者，可用饮食扶阳抑阴；阴虚阳衰者，宜育阴潜阳；阴阳俱虚者，宜阴阳平补等等。阳虚者可温补，选用羊肉、牛肉、狗肉、胡桃仁、海虾、韭菜、干姜等甘温、辛热类食品补阳助气；阴虚者当清补，选用甲鱼、海参、银耳、百合、黑木耳、藕、荸荠等甘凉、咸寒之类食品，养阴生津；偏热体质或热性疾病，可选用性质属寒的食物，如梨汁、藕汁、西瓜、绿豆、茶等清热、生津、利尿；偏寒体质或寒性疾病，可选用性质属热的食物，如胡椒、茴香、辣椒、生姜、芫荽等温里散寒。

食物养生的调整作用，还包含对人与自然的平衡关系的调整。人体时时刻刻要和自然界进行物质交换，摄取自然界的阳光、水、空气、食物等供应机体需要，又把机体的代谢废物排出体外，维持人与自然界的协调平衡。摄食养生，就是运用阴阳平衡规律调整机体功能，使人体内的阴阳、人与自然界的关系都能达到协调平衡。

三、预防疾病

《素问·遗篇刺法论》说："正气存内，邪不可干"，《素问·评热病论》说："邪之所凑，其气必虚"。饮食提供给人体的能量，能使脏腑功能旺盛，气血充实，这样才能有效地抵御外邪而使机体免于患病。

加强饮食调养能增加人体的抗病能力也为现代研究所证明。缺乏某些食物成分，会使机体的功能低下而导致疾病。如缺少蛋白质和碳水化合物就会导致肝功能障碍；缺乏某种维生素会引起夜盲症、脚气病、口舌炎、坏血病、软骨症等；缺乏某些微量元素，如缺钙会引起佝偻病，缺磷会引起神经衰弱，缺碘会引起甲状腺肿，缺铁会引起贫血，缺锌和钼则会引起身体发育不良等。通过对食物的调配，有针对性地增加必需的食物成分，就能预防和治疗这些疾病。中医学早在1 000多年以前，就有用动物肝脏预防夜盲症，用海带预防甲状腺肿大，用谷皮、麦麸预防脚气病，用水果和蔬菜预防坏血病等记载。

养生学提倡在日常生活中注意发挥某些食物的特异作用，直接用于某些疾病的预防。如葱白、生姜、豆豉、芫荽等可预防感冒，甜菜汁或樱桃汁可预防麻疹，鲜白萝卜、鲜橄榄煎服可预防白喉，大蒜可预防下痢，绿豆汤预防中暑，荔枝可预防口腔炎、胃炎引起的口臭症状，红萝卜粥可预防头晕等。大蒜能杀菌和抑制病毒，故可防治呼吸道感染和肠道传染病等；生山楂、红茶、燕麦片能够降低血脂，故可预防动脉硬化。近年来，人们还用玉米粉粥预防心血管病，用薏苡仁粥、苦瓜、马齿苋等预防癌症，用苦瓜预防消渴病等。

食物保健作用和对疾病的预防作用，已经成了世界性的研究课题。

四、延缓衰老

饮食调摄是长寿之道的重要环节，《养老奉亲书》中说："高年之人，真气耗竭，五脏衰弱，全仰饮食以资气血。"注重饮食调养，达到抗衰防老、益寿延年的目的，是历代医家十分重视的研究项目。延年益寿的关键在于肾气充盈。精生于先天，但依赖后天水谷精微的滋养，精藏于肾而润养五脏六腑，精气充足则使肾气旺盛，肾气充盈则能使人体健康而神旺。

肺、脾、肾三脏功能衰减，常常导致人体早衰，提前罹患老年性疾患。如肺虚或肺肾两虚所致的咳喘，脾肺两虚的痰饮喘咳，脾虚或脾肺两虚的气短倦息、消化不良、营养障碍，肾虚的腰酸膝软、小便失常，以及心悸健忘、牙齿松动、须发早白或脱落等未老先衰的征象，从中医养生延缓衰老所确立的治则治法来看，也多从补益肺、脾、肾入手。对历代食养食疗方剂、保健医疗食谱中所含成分进行统计，功效也以调补肺、脾、肾三者为多，尤重补益脾肾的食物，如芝麻、桑葚、枸杞子、薏苡仁、龙眼肉、胡桃仁、蜂皇浆、山药、牛奶、甲鱼等。经常服用这些食品，有利于健康、长寿。

五、补偏救弊

将食物用于治疗疾病或辅助治疗，补偏以救弊，在我国有着悠久的历史，大量的理论和经验记载于食疗本草及中医古籍中。由于药食同源，"食物入口，等于药之治病，同为一理"（《本草求真》）。食物不仅给人体提供了生命活动所需要的水谷精微，而且可以调整阴阳，协调脏腑，通畅气血，补虚泻实，扶正祛邪，故可用于治疗疾病或辅助治疗病痛，或用于病后的康复。

食疗的作用机制，与药物无异，无非是补虚泻实、祛邪扶正而已。正气不足，各种组织、器官和整体的功能低下，可分为气血、阴阳虚损及脏腑虚损，根据病情和食性，可分别采用平补、清补、峻补、温补的食物来补虚扶正。邪气盛实，多见于外部致病因素侵袭人体，或内部功能紊乱而导致的疾病。如果同时又兼有正气虚弱的表现，则是"虚实错杂"。此时可用泻实或兼以扶正的食疗方治疗，如应用性质属寒的食品治疗热性疾病，若同时兼有热伤津液者，宜配伍生津的食品；又如应用性质温热的食品治疗寒性疾病，若同时兼有阳虚者，配伍温阳补虚食品。

虽然食疗既能补虚又可泻实，但食物中具有补益作用的偏多，故食疗在临床上更多地被用于"食补"。中医"药补不如食补"的说法，正是对此而言。

食疗的最大优点在于容易被人们接受，孙思邈在《备急千金要方》中强调："夫食能排邪而安脏腑，悦神爽志以资气血，若能用食平疴，释情遣疾者，可谓上工。"

第二节 摄食养生的原则

摄食用于养生有悠久的历史，近年来越来越受到国内外的重视。食疗是选择适合患者的饮食品种，组成食疗方加以运用，以促进人体身心康复。食疗主要是通过改善患者的饮食质量，调整患者的脏腑功能，从而达到食治、食补、食养的多种效用。与药物相比，食疗更受人们欢迎，也易于坚持，对老人和孩子尤为适用。张锡纯在《医学衷中参西录》中称赞饮食疗法时说："病人服之，不但疗病，并可充饥；不但充饥，更可适口。用之对症，病自渐愈。"

通过食物摄入的方法养生在运用时必须遵循下列原则：

一、平衡整体

无论是养生，还是疗病，补偏救弊，损其有余而补其不足，恢复整体阴阳的动态平衡，是摄食运用的基本原则。如阳热亢盛，耗伤阴液，饮食采用清热保津法，选食五汁饮、绿豆粥等，是泻阳以和阴；阳虚不能制阴，阴寒偏盛者，饮食采用温经散寒法，选食当归生姜羊肉汤、羊肉羹等，是补阳以制阴。

二、协调脏腑

脏腑功能协调则身体康健，失调则会发生疾病。食物应用要注意协调脏腑之间、整体与局部之间的关系，恢复机体相互间的生理平衡。

脏腑失调的情况比较复杂，但从其整体来说有五脏之间的失调，有六腑之间的失调和脏与腑之间的失调。其失调的病机，不外脏腑的偏盛偏衰、气血的虚实、阴阳的失调。故协调脏腑，应重视这些失调的具体情况而调节之。如视物昏花的病证，为肝血不足表现于目，饮食调补采用滋补肝肾法，选食猪肝炒枸杞苗、猪肝羹等。口舌生疮的病证，为心胃火旺表现于口舌，饮食调补采用清胃泻火法，选食灯芯粥、竹叶芦根茶等。这些都是协调脏腑，统一整体与局部关系的例证。又如肺的病变，可能是本脏受邪发病，也可能是它脏病变所致，若因肝火亢盛，木火刑金者，应泻肝火为主，选食菊花茼蒿饮；因脾虚生痰，痰湿壅肺者，应健脾燥湿为主，选食枳术饭；肾阴虚不能滋肺者，应滋肾润肺为主，选食百合枸杞羹；兼头痛耳鸣，面红目赤，烦躁易怒等肝阳上亢的病证，可食菊花饮、芹菜粥等以清肝潜阳；也可食山药粥、益脾饼等保护中土，以免木旺克脾；兼肝肾阴虚者，可食桑葚膏、猪肾羹等滋肾水以涵肝木；兼心火旺者，可食竹叶粥、灯芯饮等泻心火，以达实则泻其子的目的。同样其他脏腑的病变，也可根据脏腑间的相互关系，选择适当的食物来协调彼此之间的平衡。

中医养生，首重脾、肾二脏，这是因为它们在生命活动过程中所起的作用特别重要。调补脾土的方法，在食疗实践中应用得十分广泛，除了能治疗消化系统疾病外，还可用于循环系统、呼吸系统、泌尿系统、血液系统、神经系统等表现为气虚、血虚、气血两虚之证者，都可用调补脾胃法收到良好的效果。

而调补肾脏的食疗方药，除用于单纯的肾虚外，对其他如神经系统、内分泌系统、呼吸系统、生殖泌尿系统等病证亦均有很好的效果，这是因为肾之阴阳能滋养和温煦其他脏腑阴阳的缘故。故康复治疗中运用补肾法可以起到全面的、整体的康复作用，从而有利于各种慢性疾患和老年病证的康复。

三、病证结合

辨证施食与辨病施食相结合，既是中医食疗的原则，也是摄食养生的重要原则。

辨病，不仅包括中医的病，也包括西医的病，因为辨病施食可以针对基始的病因，从总体上解决疾病的根本矛盾。如食用海带等治疗甲状腺疾病，多种动物肝脏与枸杞子、桑葚子同用治疗雀盲，食用芹菜防治高血压病，用动物胰脏治疗糖尿病等。

辨证施食的原则来源于中医的辨证施治思想，在康复实践中，辨证论治的思想应贯穿于饮食疗法的始终，相机立法，灵活处方。

四、三因制宜

三因制宜，即因人制宜、因时制宜、因地制宜，是中医治疗法则之一，也同样适用于摄食养生，对于患者来说更是选择食物必须注意的原则。

1. **因人制宜** 是根据人体的年龄、体质、性别等不同特点，制定适宜的饮食方案，选择合适的养生饮食。儿童生机旺盛，稚阴稚阳，易伤食罹虫，饮食应健脾消食，选食山药粥、蜜饯、山楂等，慎食肥腻厚味，否则极易形成营养过剩而导致肥胖，或者导致消化不良、食欲不振。中、青年人生长发育已经成熟，血气旺盛，但消耗较大，故一般荤素并重，使之营养充足。人到老年，组织器官日渐衰退，气血不足，故饮食宜细碎软烂，易消化而多补益，淡食为主，慎食难于消化及寒凉食物。体质的差异又有阴阳强弱的不同，故膳食有宜凉宜温、宜补不宜补的不同。阳盛阴虚之体，饮食宜凉，宜食养阴食品，如银耳羹等，慎食温热补阳食品；阳虚阴盛之体，饮食宜温，宜食补阳食物，如羊肉羹等，慎食寒凉伤阳食物。气虚之体，宜补气，如人参粥等；血虚之体，宜补血，如当归生姜羊肉羹等。性别不同，男女生理各有特点，妇女有经、孕、产、乳，屡伤于血，血偏不足，平时应食补血为主的膳食。怀孕期，由于胎儿生长需要，更宜加强食物的营养，但一般宜选清淡性平之品。产后，则气血多虚，更需要哺乳婴儿，故气血常处于不足，故饮食营养宜加血肉有情之品，宜偏于温补。

2. 因地制宜 是根据不同地区地理环境的特点、气候的不同，选用适宜的食疗食养。人体常因地理环境的不同、气候的差异而形成生理上的差异。《医学源流论》中说："人秉天地之气以生。故其气体随地不同，西北之人，气深而厚，凡受风寒，难于透出，宜用疏通重剂，东南之人，气浮而薄，凡遇风寒，易于疏泄，宜用疏通轻剂。"不同地区由于地势高低、气候条件及生活习惯各异，人的生理活动和病变特点也不尽相同，所以运用食疗食养时，应照顾不同地域特点，合理配制合理的膳食。如东南沿海地区，气候温暖潮湿，居民易感湿热，宜食清淡除湿的食物。西北高原地区，气候寒冷干燥，居民易受寒伤燥，宜食温阳散寒或生津润燥的食物。又如同样的感冒，在西北宜用葱豉粥、姜糖苏叶饮等以助康复，在东南地区宜选食干葛粥、桑菊薄荷饮以助康复。

3. 因时制宜 是根据时令气候的特点以及四时气候与内在脏器的密切关系，而选用适宜的食疗食物。春季，自然界万物复苏，为肝旺之时，人们宜少吃酸味，增加辛甘之品，饮食宜清淡温平，应多食时鲜蔬菜，少食肥肉等高脂肪和辛辣等食品。夏季，是万物生长发育最旺盛的季节，人们宜食清凉解暑之品。又因暑夏汗出较多，气阴易耗，故亦宜食些补益气阴的食品。长夏，湿气较重，故宜食清淡食品，可以化湿，以利脾气之运化。秋季干燥，万物渐趋凋谢，宜食用生津养肺、润燥护肤的食品。冬季寒冷，万物凋谢，故宜选温阳肉类食品，以助人体阳气潜藏。

第三节 摄食养生的方法

"饮食生民之天，活民之本。"饮食摄取正确与否，对健康至关重要。元代贾铭在《饮食须知》中说："饮食藉以养生，而不知物性有相宜相忌，丛然杂进，轻则五内不和，重则立兴祸害，是养生者亦未尝不害生也。"养生学在摄食养生方面积累了丰富的经验，其中主要内容包括良好的饮食习惯、有节制的合理进食、五味调和的饮食平衡、顾护脾胃的摄生思想、注重饮食卫生宜忌等等。我们把这些丰富的经验按照吃什么、吃多少、何时吃、如何吃、能否吃的思路，进行认真的概括总结，从杂食益养、饮食有节、食有定时、膳食搭配、摄食安全5个方面予以论述。

一、杂食益养

杂食益养是摄食养生的第一原则。就是说要通过杂食来有益地养护人体生命。杂食益养是由人体营养成分需求的多样性，食物供给的多样性所决定的。人体营养成分需求的多样性表现在人体生命活动需求各种各样的营养物质提供营养和能量，我们概括为碳水化合物、蛋白质、脂肪、维生素、矿物质和水六大类，而每一大类都有无数品种。食物供给的多样性是因为自然界提供给人们的食品种类、品种极为繁多，有有机的，有无机的，有机的食物包括动物的、植物的、其他生物的（如食用菌等）；无机的主要是矿物质，而每一类食物都有成千上万的品种。所以，人们的摄食一定要"杂"。杂是指食物的品种要多样，品种要多样为的是营养成分的互补。所以，养生学主张主副搭配、粗细搭配、果蔬搭配、荤素搭配、生熟搭配等等方法，以达到"杂食益养"。

人体每日营养摄入量：是指满足某一特定性别、年龄及生理状况群体中97%～98%个体需要量的摄入水平。人体每日营养摄入量中：①碳水化合物，青春期所需要的热量较成人多25%～50%。这是因为青少年活动量大，基本需要量多，而且生长发育又需要许多额外的营养，热量主要来自碳水化合物，亦即谷类食物，所以青少年必须保证足够的饭量。②蛋白质，是生长发育的基础，身体细胞大量增殖，其构成均以蛋白质为原料。生长发育期的儿童和青少年对蛋白质的需要量是每日每千克体重2～4克。人体的蛋白质主要由食物供给，蛋类、牛奶、瘦肉、大豆、玉米等食物均含有丰富的蛋白质，混合食用，可以使各类食物蛋白质互相补充，营养得到合理利用。③脂肪，合理摄入量是每人每天25克，中国城市居民已经达到平均44克，有些人甚至超量2～3倍，这种非理性的油脂过量摄入是非常有害的。油脂摄入量过多，会导致肥胖、心血管疾病、高血压，甚至导致某些癌症的发病率升高。④维生素，在生长发育中是必不可少的。它不仅可以预防某些疾病，还可以提高机体免疫力。人体所需要的维生素大部分来自蔬菜和水果。芹菜、豆类等蔬菜含有大量B族维生素；山楂、鲜枣、西红柿含有大量维生素C。⑤矿物质，是人体生理活动必不可少的，尤其是青少年，对矿物质的需要量极大。钙、磷参与骨骼和神经细胞的形成，如钙摄入不足或钙磷比例不适当，必然会导致骨骼发育不全。奶类、豆制品含有丰富的钙。青少年对铁的需要量高于成人。铁是组成血红蛋白的必要成分，如果膳食中缺铁，就会造成缺铁性贫血。特别是女性，每次月经要损失50～100毫升血，至少要补充15～30毫克铁。油菜、韭菜中含有丰富的铁。矿物质中一些人体需求量很少，又不可或缺的叫做微量元素。微量元素虽然在体内含量极少，但在青少年的生长发育中起着极为重要的作用。特别是锌，我国规定每日膳食锌的摄入量为15毫克。含锌丰富的食物有动物肝脏、海产品。⑥水，青少年活泼好动，需水量高于成年人，每日摄入2 500毫升水，才能满足人体代谢的需要。水的摄入量不足，会影响机体代谢及体内有害物质及废物的排出。如果运动量大，出汗过多，还要增加饮水量。这里讲的水的摄入量不是指喝进去的水量，而是指喝入的水量加上吃进去的食物中含水量的总和。⑦食物纤维，养生学提倡每人每天至少摄入200克水果和300克蔬菜，我国居民膳食纤维摄入量不够。水果和蔬菜可预防营养缺乏病，保持心脑血管健康，降低癌症危险性，控制体重，预防2型糖尿病，防止便秘。2002年世界卫生报告中提出的证据表明，水果和蔬菜摄入量过少是十大死亡高危因素之一。数据显示，在世界范围内，水果和蔬菜摄入量过少估计造成约19%的胃肠道癌症、约31%的缺血性心脏病和11%的中风。绿色果蔬可以提供人体所需的叶黄素，橘黄色果蔬可以提供人体所需的β-胡萝卜素、维生素C，深绿色果蔬可以提供叶酸，红色蔬果可以提供茄红素，白色果蔬可以提供硫化物等。

人体每日营养摄入量要求我们，摄食一定要多样性，这种多样性营养学是可以精确计算的。在目前情况下，我国还没有足够的营养师，普通百姓还没有营养计算的意识，所以，计算营养成分摄入营养，现阶段我国大陆条件有限，还不能完全做到。而且，正如国际自然医学会会长，日本著名学者森下敬一在研究了中国巴马长寿的因素后说的那样："对人体生理真正带来健康长寿的并非是现代西洋医学、营养学作为指导原理的'高热量、高蛋白质营养论'，而是'谷菜食品的营养论'"。中国"谷菜食品营养论"是适应中华民族生存、长寿的摄食理论，理论的核心就是通过"杂食"达到"益养"。就是提倡人们每天的食物品种越多越好，越杂越有益于人体需求。所以我们提倡中国国民每天力争做到每天摄入15～20种食物，力争达到膳食营养素的平衡。

二、饮食有节

"饮食有节"是指饮食的量应有一定的节制，应根据各人的实际情况做到适量饮食，不过饥也不过饱。饥饱无度都会影响身体健康：过分饥饿，则机体营养来源不足，无以保证营养的供给。饮食过量，不能及时消化吸收，脾胃功能因承受过量，消化吸收功能就会受到损伤。两者的结局一样，都是难以吸收人体生命所必需的足够营养。

饮食过量、营养过剩是当今社会的主要倾向。《素问·痹论》中指出："饮食自倍，肠胃乃伤。"《备急千金要方》中说："不欲极饥而食，食不可过饱，不欲极渴而饮，饮不可过多，饮食过多，则结积聚，渴饮过多，则成痰癖。"又说："凡常饮食，每令节俭。若贪味多餐，临盘大饱，食讫，觉腹中彭亨短气，或致暴疾，乃为霍乱。"说明凡暴饮暴食者，常使胃肠功能失调，而引起上吐下泻的病变。在节制饮食的具体做法上，历代养生家也提出不少有效的办法。如《养生避忌》中说："善养生者，先饥而食，食勿令饱；先渴而饮，饮勿令过。食欲数而少，不宜频而多。"历代均认为"腹八分"，即摄食至七八分饱，少食多餐是最佳的摄食养生方法。

随着中国经济的发展，人们富足起来后，逐渐远离了中华民族良好的饮食习惯。盲目地套用西方人的生活方式，饮食过量，营养过剩已经成为严重的社会问题。人们常常是晚餐吃得很多，经常夜间加餐吃夜宵，导致体重增加，肥胖、高血压、高血糖、高血黏、高尿酸血症、高脂肪肝并发症、高胰岛素血症（胰岛素抵抗）等代谢综合征发病率逐年增高，老百姓称为"吃出来的病"。严重影响国民健康，应引起每一位炎黄子孙的高度重视。

三、食有定时

饮食除了要适量，还应定时而有规律。早在《尚书》中就有"食哉惟时"之论。有规律地定时进食，可以保证消化、吸收功能有规则地进行活动，脾胃则可以协调配合，有张有弛。食物则可以在机体内有条不紊地被消化、吸收，并被输布全身。若食无定时而随意进食，零食不离口，就会使肠胃始终得不到相应的休息，打乱了胃肠的活动规律，使消化功能失调。长期如此，则食欲逐渐减退，反而有损于健康。

中华民族的饮食习惯是一日三餐，间隔的时间约为4~6小时。这与饮食物在胃肠停留和传递的时间比较吻合，因此符合养生要求。现代研究证明，早、中、晚进餐的时间与古人提倡的辰时、午时、酉时进餐的时间相吻合，辰时、午时、酉时是人体内消化功能最活跃的时候，故一日三餐，定时进膳，对消化功能特别有利。《灵枢·平人绝谷》篇说："胃满则肠虚，肠满则胃虚，更虚更满，故气得上下，五藏安定，血脉和利，精神乃居，故神者，水谷之精气也。"指出只有定时进餐，才能使胃、肠维持更虚更满的功能活动，使胃肠之气上下通畅，有利于营养物质正常地摄取和输布。

一日三餐还要遵循"早饭宜好，午饭宜饱，晚饭宜少"的原则。关于时间与饮食，《老老恒言》也说："早饭可饱，午后即宜少食，至晚更必空虚。"《千金方》明确提出："须知一日之忌，暮无饱食。"《琐碎录》亦言："暮餐不若早餐"。这些论述都是以一昼夜中人体生理变化的规律为依据的：一夜过后，人体得到了充分的休息，精神振奋，但胃、肠经过一夜的工作处于空虚状态，此时及时进食，体内营养得到补充，精力必然充沛。所以早餐宜进高质量的食物，易于消化、便于机体吸收。一日之中，既要补充上午的消耗，又要应付下午的活动，故午餐宜食饱。饱是指要保证一定的饮食量，而不是吃得太多过饱，过饱胃肠负担太重，也影响身体的正常活动和健康。晚上人要进入睡眠，活动较少，故宜少食，若食多，反而成为致病之因。《诸病源候论》说："夫饮食过饱，则脾不能磨消，令人气急烦闷，眠卧不安"，导致或"心腹坚痛"，或"但欲卧而腹胀"。孙思邈亦说："饮食即卧，乃生百病。"

现代科学对晚餐多吃、迟吃的弊端作了如下分析和综述：①睡眠质量不高：晚餐吃得多、吃得迟，消化系统会因此超负荷、超时工作，人则难以入睡，即使入睡也难睡得香；②导致发胖；"享受夜生活"（包括享受宵夜）的人多是大腹便便的；③血胆固醇上升：血胆固醇上升并沉着于血管壁常导致血管硬化及心、脑血管病；④低密度脂蛋白（LDL）升高：低密度脂蛋白升高可促使血脂沉于血管壁，是动脉硬化的又一原因；⑤可诱发糖尿病：城市市民糖尿病的发病率远高于农村，这与市民多晚餐丰富的不良习惯有关。热量集中在晚餐，使人体耐糖能力降低，更易诱发糖尿病；⑥诱发急性胰腺炎、胆石症：晚餐若暴饮暴食则易诱发胰腺炎，可使人在睡眠中休克，若抢救不及时，还会危及生命。如果胆道有结石嵌顿、蛔虫梗阻、慢性感染，则更易诱发急性胰腺炎而致死。

四、膳食搭配

食物只有做到合理搭配，避免偏食嗜食，才能使人吸收各种营养，满足生命的需要。食物的搭配关系又称食物的配伍。食物之间或食物与药物通过配伍，由于相互影响的结果，使原有性能有所变化，因而可产生不同的效果。食物配伍的具体情况可概括为：①相须相使：即性味、功效基本相同或某一方面性味、功效相近的食物互相配合，能够增强原有食物的功效。如冬虫夏草与老鸭相配有明显增强补益强壮的作用；又如黄芪炖鲤鱼，黄芪益气，可增强鲤鱼利水消肿之功。前者为相须作用，后者为相使作用。②相畏相杀：即两种食物合用时，一种食物的毒性或副作用能被另一种食物降低或消除。前者对后者来说是相畏，而后者对前者来说是相杀。如食用螃蟹常配以生姜，因生姜能减轻螃蟹的寒性，并能解蟹毒。即为相畏或相杀的配伍关系。③相恶：即两种食物同用后，使原有的功能降低甚至丧失。如人参恶萝卜，是因为萝卜耗气，能降低人参的补气作用。此为相恶的配伍关系，在实际应用中应避免。④相反：即两种食物同用时，能产生毒性反应或明显的副作用。如柿子不能与蟹同时食用。称之为配伍禁忌，将在"摄食安全"一节中详细介绍。

《素问·脏气法时论》中指出："五谷为养，五果为助，五畜为益，五菜为充，气味合而服之，以补精益气。"这是最初的膳食合理搭配的思想，经过几千年的发展，养生学关于膳食合理搭配的观点方法非常的丰富，限于篇幅，我们概括为10个方面的搭配。

（一）主副搭配

中国人的习惯是把用五谷类粮食做成的饭食称之主食，而蔬菜、肉食和水果都属于副食。在人们的日常膳食中，主食要占绝对的比重，特别青少年在长身体和骨骼的阶段，活动量大，主、副食搭配比例要以主食为主；成年人、老年人主副食搭配的比例应根据需要适当调整。主食是热量的主要来源，粮食中碳水化合物含量大约占70%以上，脂肪含量很少，粮食类食物也是人类获取B族维生素的重要食物。中医理论"五谷为养"说出了主食的重要。当今营养学家也认为，以植物性食物为主、动物性食物为辅的饮食结构，不但有利于营养和健康，而且有利于节省能源、保护环境。米饭以及面食的主要成分是碳水化合物，是十分经济的热量营养。我国从古至今一直是把米饭以及面食作为必要的食物，这是我们民族的饮食生理习惯和营养吸收规律。主食与大鱼大肉相比，米饭要容易消化得多，也有着其他营养成分不可代替的必需性。从人体的物质结构来说，人体70%是由水组成的，碳水化合物正是我们身体所需的主要"基础原料"。

现在有些爱美怕胖的女士，中午只吃个苹果或香蕉就算吃正餐了，也有些人主张多食肉，少吃粮，还有些学生喜欢吃零食，不喜欢吃正餐，加上片面减肥，"零食当正餐"的现象已经不足为奇。长期以水果或零食当正餐易导致贫血或营养不良。因为大部分水果所含维生素B_{12}、蛋白质、铁很少，零食过量会影响食欲，妨碍摄入正餐量，致使营养摄入量不足，从而导致精力不济，甚至昏昏欲睡。

很多办公室一族由于长期静坐的工作方式而造成血脂增高、血管硬化、消化不畅等疾病，确实需要水果中的营养物质来化解，但以水果、零食当主食，虽然含多种维生素和糖分，却缺少人体需要的蛋白质和某些微量元素。谷类是人体绝对不能缺少的重要能量来源，应该占膳食结构的50%~60%。为减肥而不吃主食势必造成能量摄入不足。谷类中的维生素、膳食纤维和矿物质也是其他食品所缺少的，膳食纤维更是对降低血糖和血脂有促进作用。

人体能量的三大来源是碳水化合物、脂肪和蛋白质。科学的配比应当是碳水化合物不得低于55%，脂肪不得高于30%，蛋白质15%左右。所以，专家告诫，主食不能吃得太少。"中国居民平衡膳食宝塔"以谷类食物作为宝塔的最底层，标志主食是需要量最多的食物，提倡食物多样化，建议成年人每人每天主食量为300~500克。主食的摄入量不能降至底线以下。

（二）粗细搭配

我们日常总是习惯将大米、白面等称为"细粮"，而将玉米面、小米、荞麦、豆类等称为"粗粮"或"杂粮"。养生学认为：粗粮和细粮在营养上各具特色，口感上也各有千秋。粗粮能提供给人体更多的热能，且蛋白质、食物纤维，钙、铁等矿物质，维生素B_1、维生素B_2含量较多，具有较高的营养价值。但也不能因此就仅吃粗粮，拒绝细粮。平时应避免品种单一，混合食用或轮流食用最好。

1. 粗粮的养生功能 粗粮中玉米、小米、黑米、荞麦、燕麦、芝麻等都是我们经常吃的。其功效在于：①粗粮中保存有许多细粮中缺少的营养成分，如食物纤维、B族维生素及多种矿物质等。②很多粗粮具有药用价值。美国科学家发现，燕麦麸能够降低血脂、血糖，还能有效预防糖尿病。③哈尔滨医科大学一项调查表明，荞麦对糖尿病大有益处，而玉米则可加速肠蠕动，有利于肠道排泄，从而减少患大肠癌的机会。④粗粮中的食物纤维可以防治老年便秘。⑤某些粗粮还是健脑食品，如黑米可养精提神，黑芝麻可预防衰老等。

2. 细粮的养生功能 五谷中小麦、稻米等因口感好被称为细粮。其功效在于：①细粮不但口感好，而且比粗粮更易被身体消化吸收。②细粮中含较多的氨基酸，比如大米中，不仅含有丰富的人体所需的多种氨基酸，蛋白质含量也高于粗粮。③小麦中的蛋白质含量也要高于粗粮，可有效补充人体对蛋白质的需求。

不同种类的粮食及其加工品的合理搭配。可以提高其营养价值。如谷类蛋白质中赖氨酸含量低，是其限制性氨基酸；豆类蛋白质中富含赖氨酸，但蛋氨酸含量较低，是其限制性氨基酸。若将谷类和豆类食物合用，他们各自的限制性氨基酸正好互补，从而大大提高了其蛋白质的生理功效。相对于大米白面，其他粗粮中膳食纤维、B族维生素和矿物质的含量要高得多。粮食在经过加工后，往往会损失一些营养素，特别是膳食纤维、维生素和矿物质，而这些营养素和膳食成分也正是人体容易缺乏的。以精白面为例，它的膳食纤维和B族维生素只有标准粉的1/3。

粗细搭配，适当多吃粗粮有利于避免肥胖和糖尿病等慢性疾病。与细粮相比，粗粮更有利于防止高血糖。如将葡萄糖的血糖指数定为100，富强粉馒头为88.1，精米饭为83.2，小米为71，糙米饭为70，玉米粉为68，大麦粉为66，粗麦粉为65，荞麦为54，燕麦为55。在主食摄入量一定的前提下，每天食用85克的全谷食品能减少若干慢性疾病的发病风险，可以帮助控制体重。因此建议每天最好能吃50克以上的粗粮。粗细搭配的原则有三：一是粗细互补。食物应该多样化，粗粮、细粮要搭配食用，进行互补。中年人尤其是有"三高"、便秘等症状者，或长期坐办公室接触电脑较多的人群，应酬较多的人群等，都要多吃些粗粮。二是粗粮与副食搭配。粗粮内的赖氨酸含量较少，单独吃可能会造成身体赖氨酸缺乏，因此可以与牛奶等副食搭配，以补其不足。三是粗粮细吃。粗粮普遍存在感官性不好及吸收差等劣势，因此可通过把粗粮熬粥，或与细粮混合起来吃等方法来解决这个问题。

一般来说，胃肠功能较差的老年人及消化功能不健全的儿童，最好少吃粗粮。即使吃，也要做到粗粮细吃；患有胃肠溃疡及急性胃肠炎的朋友，食物大多要求细软，所以也需尽量避免吃粗粮；而患有慢性胰腺炎、慢性胃肠炎的病人也要少吃粗粮，以免造成消化不良；运动员、体力劳动者由于要求尽快提供能量，也要尽量少吃粗粮。

粗粮含有大量的纤维素，能促进肠蠕动，预防肠癌及心脑血管疾病。但是，长期大量吃粗粮也会影响人体对食物中的蛋白质、无机盐和某些微量元素的吸收，导致蛋白质补充受阻，脂肪摄入量不足，微量元素缺乏，因而易对骨骼、心脏、血液等脏器功能造成损害，降低人体的免疫能力。营养学家建议，一个健康的成年人，每天粗粮的食用量应在10～30克比较合理。

（三）酸碱搭配

人体内环境的酸碱度基本是呈中性偏弱碱性。在新陈代谢过程中，身体会产生大量酸性物质，但都能被血液中的缓冲物质所中和，因而不至于使体内环境呈酸性，但有时也会造成紊乱。比如患腹泻时，排出物呈碱性，体内的酸性就会相对增多，从而使体内呈酸性；大量呕吐时，胃酸损失过多，体内又可呈碱性。所以进食时，食物的酸碱度也会对人体的酸碱平衡造成影响。酸性食物不一定是吃起来带有酸味的食物，而是指经过消化进入血液后在pH值上小于7的食物，而碱性的食物则反之。笼统地说，大部分肉类都属于酸性食物，而大部分的蔬菜、水果等，都属于碱性食物。

一些含有较多非金属元素的食物都属于酸性食物，如磷、硫、氯等。因为这些元素在人体内经氧化后，会生成带有阴离子的酸根，因此属酸性食物。比如我们常吃的猪肉、牛肉、禽肉、蛋类、鲤鱼、牡蛎、虾等，以及面粉、大米、花生，都属于酸性食物。酸性食物因含有较丰富的蛋白质、脂肪等营养物质，因此是补充身体营养的必需食物，且因其味道鲜美，非常适合人们的口味。

碱性食物是指所含的碱性元素钠、钙、镁等，比酸性元素氯、硫、磷等的比例大，在人体代谢后产物呈碱性的食物，如大豆、豆腐、牛奶、菠菜、莴笋、土豆、冬菇、藕、洋葱、萝卜、海带、西瓜、香蕉、梨、苹果等。一些吃起来呈酸味的食品，如李子、桃等，它们所含的都是有机酸，在人体内代谢后形成二氧化碳和水，对体液酸碱性没有多大影响，而原来与有机酸结合的钾、钠、镁等，在人体内会最终代谢为带阳离子的氧化物，使体液呈碱性，因此它们也属于碱性食品。碱性食物能为身体提供钙、镁、钾、钠等无机盐元素，还可以提供人体所需的多种维生素、微量元素和膳食纤维等。膳食纤维在促进肠蠕动、防止便秘、减少肠道致癌物及有毒物质的吸收、降低血液胆固醇等方面都起着重要作用。一般正常人的体液都呈弱碱性。人在运动后，常常会感到肌肉、关节酸胀，精神疲乏，其主要原因就是体内的糖、脂肪、蛋白质等被大量分解，在分解过程中产生了乳酸、磷酸等酸性物质。这些酸性物质刺激了人体的组织器官，使人感到疲乏。如果此时能吃一些牛奶、豆制品、蔬菜、水果等碱性食物，可以中和体内的酸性成分，缓解疲劳。

食物的酸碱搭配对人体健康具有重要意义，由于人体体液的酸碱度始终处于一个恒定的平衡状态，因此平时进食的食物也一定要酸碱搭配。否则进食酸性食物过多，会造成血液呈现酸性。而为了中和这些酸性物质，身体又必然要消耗大量的钙、镁等元素，从而引起缺钙等一系列症状，如皮肤病、神经病等。而碱性食物使用过量，也同样会导致肌体酸碱平衡失调，导致疾病。二是"酸"少"碱"多，偏于弱碱性。现代社会的饮食习惯，使人们过多地进食了酸性食物，所以为了健康养生，平时饮食应多吃些碱性食物，使肌体内环境呈弱碱性，这样才有利于各种生理功能的发挥。

目前，儿童孤独症患者日益增多。专家通过研究发现，造成儿童孤独症的原因与过量食用"酸性食物"有关。如今相当一部分儿童都爱吃糖果和巧克力等含糖量高的零食。过多摄入糖类，会使肌体内环境呈酸性，从而出现"酸性体质"。而"酸性食物"对儿童孤独症的发生、发展都有推波助澜的作用。所以营养专家建议，儿童平时应多吃些绿色蔬菜，如菠菜、油菜、空心菜等，同时还要多吃一些水果，以中和体内的酸性物质。

（四）果蔬搭配

水果、蔬菜中都含有大量的水分和丰富的酶类，且蛋白质和脂肪含量很低。此外还含有一定量的碳水化合物、某些维生素（如维生素C、胡萝卜素等）、无机盐（钙、钾、钠、镁）和膳食纤维等。水果、蔬菜中常含有各种有机酸、芳香物质、色素等成分。这些虽不是营养素，但却可赋予蔬菜水果以良好的感官性状，食后能增进食欲，促进消化，维持肠道正常功能。

水果中大都含有维生素、糖类及各种微量元素，尤其是维生素C和维生素B含量最为丰富，此外还含有色素及多种有机酸，对人体健康大有裨益。①水果中因含有芳香物质，因而具有特殊的香味，食后能刺激食欲，促进食物消化。②水果中的色素不仅使其呈现鲜艳的颜色，还对人体健康有益。如番茄红素、叶绿素、类胡萝卜素、花青素等，具有抗氧化及防病、治病等多种功效。③水果中主要的有机酸包括苹果酸、柠檬酸和酒石酸等。这些有机酸一方面能使其具有一定的酸味，可刺激消化液分泌，有助于食物的消化；另一方面还可使食物保持一定的酸度，对维生素C的稳定有保护作用。

蔬菜中含有丰富的维生素、糖类、膳食纤维等，其中植物激素在幼嫩芽的蔬菜中含量最为丰富。而且蔬菜不含脂肪，有少量的蛋白质。我们人体所需的维生素A和维生素C等，绝大部分都是由蔬菜提供的。蔬菜中还含有B族维生素，一些绿色、黄色蔬菜中还含有丰富的胡萝卜素，尤其是深绿色的蔬菜中胡萝卜素的含量最为丰富。蔬菜根据品种和部位的不同，所含营养成分有所不同：①叶菜类：如白菜、菠菜、青菜等，主要含维生素C、维生素B_2、胡萝卜素以及铁、镁等微量元素。②根茎类：如萝卜、大蒜、莲藕、土豆等，主要含淀粉较多，而且还含有碘、铜、锰、钙等多种微量元素。③瓜茄类：如冬瓜、茄子、西红柿等，主要含有丰富的维生素C、胡萝卜素等。④野菜类：一般都含有丰富的胡萝卜素、核黄素、叶酸等维生素，其含量甚至要超过栽培的蔬菜。

我们在食用水果、蔬菜时，应注意以下几个问题，一是水果、蔬菜不可相互代替。总体来说，水果和蔬菜中都含有丰富的维生素，也都含有丰富的钙、钾、镁、铜、钠等矿物质和微量元素。但人们对水果和蔬菜是各有偏爱的，有人爱吃水果，有人偏爱蔬菜，有人以为两者可以互相代替，实际并非如此。因为它们的营养成分和含量各有特点，其特殊的生理作用和功能也不尽相同。二是经常变换种类。每种蔬菜和水果中所含的营养物质都各有偏重，如绿色蔬菜中含叶绿素多，而土豆中则含淀粉多，红色的水果含番茄红素多，而黄色的水果含维生素C最丰富，因此选择吃蔬菜和水果时，一定要经常变换品种，搭配食用，并且适当配合脂肪、蛋白质等一同进食，这样才能补充身体所需的营养物质。三是与主食搭配。尽管水果、蔬菜的营养比较丰富，但不能因此就将其代替主食，否则会导致身体贫血或出现营养不足，造成免疫力低下，影响身体健康。主食的摄入是必需的，蛋白质含量高的鱼、肉及蛋类等也要适当补充，蔬菜的摄入量应多于水果。这些食物相互搭配，才能带给我们充足、全面的营养，保证身体健康。

从整体上讲，水果的营养低于蔬菜。尽管水果和蔬菜中都含有维生素C和矿物质，但在含量上有一定差别。水果中只有鲜枣、山楂和柑橘、猕猴桃等含维生素C较多，其他水果中的维生素C和矿物质都比不上蔬菜。蔬菜中不仅膳食纤维含量远高于水果，而且它所含的是不可溶性纤维，能促进肠道蠕动、清除肠道内积蓄的有毒物质，但水果就无法达到这个功效。因为水果中所含的主要是可溶性纤维，即果胶，它不易被消化和吸收，而且还会让胃的排空速度减慢。

（五）寒热搭配

养生学家根据各种食物对人体的作用，以及人体对各种食物的反应，将食物划分为寒、热、温、凉、平五性。简而言之，只有三性。因为热与温，寒与凉，仅属程度上的差别，可统称为温热性和寒凉性。平性不寒不热，不温不凉，是中性的。人的体质不同，对食物的适应程度也有所不同。热证者多吃了属热的食物，或寒证者多吃了属寒的食物，都会加速病证的发展，所以，不要只图"口福"而伤害身体。所以，摄食要根据自己的体质，选用适当食性的食物。选食原则是："寒者热之，热者寒之，虚则补之，实则泻之。"

首先应注意饮食寒温适度，即饮食的寒热应该适合人体的需要。这是因为过于寒凉的饮食易损伤脾胃阳气，过于热灼则易伤脾胃之阴，致阴液虚耗。如过食寒凉，贪食生冷瓜果，日久则损伤脾胃阳气，发生腹痛、泄泻等病；若过食辛温燥热，则可使胃肠积热，出现口渴、腹满胀痛、便秘等症。尤其要注意的是大渴切忌冷饮，若骤进冷饮，往往造成肠胃血管急剧收缩，引起胃肠功能紊乱，导致疾病。

饮食寒温不当，除损伤脾胃阴阳，影响脾胃运化功能外，也会伤及其他脏腑，产生多种不良影响。如《灵枢》云："形寒冷饮则伤肺"，故肺有寒饮，或哮喘等患者忌食生冷。又如，《济生方》说："多食炙肉，过饮热酒，致胸壅滞，热毒之气，不得宣泄，咽喉为之病焉。"《医碥》说："酒家多噎膈，饮热酒者尤多。以热伤津液，咽管干涩，食不得入也。"可知多吃热食，多饮热酒，一方面易产生热毒，另一方面又能灼伤津液，从而会形成咽喉诸病和噎膈。饮食寒温适度对老年人尤为重要，如《寿亲养老书》说："老人之食，大抵宜其温热熟软，忌其黏硬生冷。"人到老年，内脏大多衰退，功能活动减弱，故对黏硬生冷食物，消化更加困难，所以提出忌其黏硬生冷。

辨体施食。人的体质也有寒、热、温、凉、平之分，温热体质者宜食寒凉性食物，寒凉体质者宜食温热性食物，即"辨体施食"，冷热搭配。这样，可以调整人体阴阳平衡，维护人体健康。

平衡搭配。寒热平衡也是指食物与食物、食物与气候之间的平衡搭配。如冬天寒冷，喝红小豆汤；外感风寒，吃碗放上辣椒的热汤面；夏天炎热，喝碗绿豆汤清凉解暑；吃寒性的螃蟹一定要吃些姜末，吃完喝杯红糖姜汤水；冬天吃涮肉，搭些凉性的白菜、豆腐、粉丝等，都是寒者以热补、热者以寒补的平衡膳食方法。

寒凉性食物具有解毒降热、清热泻火、润燥止渴、清心滋阴等作用，适合阴虚热盛者食用，阳虚怯寒者忌之。常用食物有：生菜、菠菜、蕹菜、茼蒿、莴笋、菊花脑、枸杞头、土豆、豆薯、黄花菜、竹笋、芦笋、茭白、慈姑、莲藕、百合、西葫芦、黄瓜、冬瓜、丝瓜、西瓜、甜瓜、菜瓜、苦瓜、茄子、绿豆芽、黄豆芽、银耳、草菇、生梨、柚子、香蕉、柿子、甲鱼、鸭肉等。

温热性食物具有生热助阳、暖胃益气、祛寒温中及通络等作用，适合阳虚畏寒者食用，阴虚热盛者当忌。常用食物有：大蒜、韭菜、洋葱、香葱、姜、香菜、辣椒、南瓜、胡椒、花椒、桂皮、茴香、醋、酒、龙眼、荔枝、红枣、葡萄、樱桃、石榴、咖啡、黑枣、可可、鸡、鹅、牛、羊、狗、马、牛奶、羊奶、海参、黄鳝、鲫鱼、鲢鱼、带鱼等。

平性食物性能平和，适应性强，健脾、开胃、补肾，无论阴虚、阳虚，无论健康人还是寒、热病人都可食用。常用食物有：糯米、玉米、小麦、大麦、大米、小米、黄豆、赤豆、豌豆、扁豆、花生、芝麻、葵瓜子、南瓜子、松子、胡萝卜、山芋、山药、番茄、香菇、木耳、苹果、金橘、枇杷、杨梅、椰子、山楂、银杏、无花果、豆油、菜油、花生油、酱油等。

1. 寒热搭配要选好最佳温度食用 寒热搭配不仅要根据人的体质寒热温凉，食物性质的寒热温凉进行合理搭配，而且有些食物在特定温度下食用，口感非常好，我们称之为食物食用的最佳温度，梳理介绍如下：

煮粥下米最佳水温 50~60℃。

甜食感觉最甜的温度是 37℃。

凉白开水在 12~17℃ 时口感最好。

西瓜解暑以 8℃ 左右为最佳。

鲜牛奶冷藏的最佳温度为 4℃。

热咖啡的温度在 70℃ 左右时才香甜可口。

热牛奶、热汤等在 60~65℃ 时味道最好。

冲蜂蜜的水，最佳温度为 50~60℃。

汽水等碳酸饮料在 5℃ 时饮用最好喝。

泡茶的最佳水温为 70~80℃，泡出来的茶色香味俱佳。

冰淇淋在 -4~-6℃ 时食用最痛快，味道最佳，而且不会强烈刺激胃部。

平时饮水、饮食、漱口的最佳温度是 35~38℃，对口腔、牙齿刺激最小。

（六）荤素搭配

《素问·五常政大论》中说："谷、肉、果、菜，食养尽之。"蕴含着荤素结合的均衡饮食观。据唐代王冰所注，五谷为粳米、小豆、麦、大豆及黄黍，五果为桃、李、杏、栗、枣，五畜为牛、羊、猪、犬、鸡，五菜为葵、藿、薤、葱、韭等。只有荤素结合，人体才能获得全面的营养。现在有人主张绝对的"素食主义"，这既不科学，也不利于养生，只有在日常饮食中将素食和荤食搭配食用，才能保证身体吸收到全面的营养，保护人体健康。

养生学一贯主张日常多吃清淡素食，少食肥腻厚味的荤食。尤其是老年人，消化吸收功能逐渐减弱，更应注意多吃素食。这是由于：①素食中含有较多的粗纤维，虽不是营养物质，却是人体健康所必需的。因为纤维素能促进胃肠蠕动，增强消化和排泄功能，帮助身体快速排泄代谢废物，减少人体对有毒物质的吸收，降低发病率。而且一些纤维素还能在肠道细菌的分解下合成 B 族维生素，如肌醇、泛酸等，也易被人体吸收利用。②素食能使人头发乌亮柔润。无论夏天或其他季节，多吃素食对身体都大有裨益。③素食还具有一定的美容功效。如多吃蔬菜能增加人体的植物脂肪，保持皮肤光润。因为蔬菜中的碱性物质和维生素等都有调节血液和汗腺代谢的功能，能帮助加强皮肤营养。

肉、禽、鱼、蛋、奶等食品，均属于荤食。从营养的角度来看，它们不仅含有丰富的蛋白质、脂肪、无机盐、维生素及氨基酸等，内含的蛋白质也属于优质蛋白，是维持人体健康不可缺少的物质。总体来说，食用荤食有以下几点好处：①肉类中的蛋白质主要存在于肌肉中，骨骼肌中除水分外，基本上也是蛋白质。肉、禽、鱼、蛋、奶中蛋白质的氨基酸组成基本相同，含有人体所需的8种氨基酸，比例也接近人体需要，食用后能大大促进人脑和身体的发育，使身体强壮，精力充沛。②荤食中所含脂类不完全一样，但都非常丰富，且饱和脂肪酸、不饱和脂肪酸及胆固醇的含量都比较高。③肉类是铁和磷的良好来源，并含有一定量的铜，对于贫血者来说，适量多吃点荤食有利于健康。

摄取食物时，我们应注意两点：一要荤素平衡。保持身体健康的根本就在于荤素食物之间的均衡搭配，这样才能保证身体吸收到充足的优质蛋白质、必需的氨基酸、各种维生素、无机盐及膳食纤维。二是以素为主。完全吃素不科学，难以满足身体的营养需求。因此我们提倡以素食为主，荤食为辅，荤素搭配。这样既保证了对荤食中营养的有效吸收，又防止进食过多荤食而引起疾病，这一原则要因人制宜，灵活掌握。

老年人膳食不当容易患抑郁症。英国学者调查发现，当血清胆固醇低于正常时，人出现抑郁症的危险性也会相对增高，且年龄越大这种情况越突出。血清胆固醇主要来源于膳食，而植物只含植物固醇，胆固醇多存在于动物性食物中。因此，只有吃动物性食品才可获得胆固醇。所以70岁以上的老年人只要没有高血压、冠心病等需要限制胆固醇摄入的疾病，就均应适当摄取，以提高血清胆固醇的含量，降低老年抑郁症的发病率。

（七）浓淡搭配

浓淡搭配不是指食物质地的稀或稠，而是食物热能的高和低。热能高的食物，称之为浓厚性食物；热能低的食物，称之为清淡性食物。

浓厚性食物一般热能高，100克食物中所含热量在300千卡以上；高蛋白：蛋白质含量在20%左右；水分含量低：一般含水量在15%以下；高脂肪：脂肪含量高达15%左右。属于浓厚性食物的主要有小麦粉、小米、玉米、稻米、燕麦、黄豆、赤豆、豌豆、芝麻、花生、胡桃、干枣、桂圆肉、羊肉、鸡肉、牛肉等。

清淡性食物一般含水量高，多在70%～80%之间；低热能：100克中所含能量在40千卡以下；低蛋白：蛋白含量在2%以下；低脂肪：脂肪含量在3%以下。属于清淡性食物的主要有水果类、蔬菜类以及汤、羹类食品。

偏爱浓厚性食物会造成能量入大于出，体重就会上升、超标，人就会发胖；过多食用清淡性食物，入不敷出，体重就会下降，人就会消瘦。所以，浓厚性食物与清淡性食物合理搭配食用，最大的好处就是易于保持体重的正常和稳定，达到能量收支平衡。

高血压患者经常食黄豆、绿豆、海参及某些鱼类等含蛋白质的食物，对高血压及中风能起到有益的预防保护作用。长期食用肥肉、油炸食品、酥油奶酪等油腻食物，会加速高血压患者血管的硬化，因此，采用低脂肪、低胆固醇饮食是有必要的。有些人发现血压稍偏高，或胆固醇轻度升高，就对肥肉一点不沾，这没必要。因为人体需要充足的热量与能量，一味长期素食会造成营养不良，肌体代谢失调。

老年人消化功能减退，可多食植物油，少吃动物脂肪。否则长期进食油腻食物，造成血液中胆固醇、甘油三酯增高，使脂蛋白沉积血管壁，促使血管管腔变窄，钙盐沉积，形成动脉粥样硬化，加速高血压的发展。

肥胖者通过调整饮食，适当体育运动，可以控制体重增加。要减少甜食，少吃含胆固醇太高的食物，限制热量摄入，以求热量适中，体重适当，可有效防止肥胖者发生高血压。

(八) 生熟搭配

远古时代，人类过着茹毛饮血的生食生活。旧石器时代，由于火的利用，人类由生食进入了熟食阶段。熟食使人类饮食发生了革命性的进步。因为，熟食使食品的消化利用率大大提高了。作为主食的淀粉类食品，如米、面等，由于生淀粉外壳不易消化，煮熟后淀粉粒破裂而成糊状物，就容易被淀粉酶消化。鸡蛋必须熟食，因生蛋清含有抗生物素蛋白和抗胰蛋白酶。抗生物素蛋白能与生物素在肠内结合，形成难为人体消化吸收的化合物，导致生物素缺乏，产生食欲不振，全身乏力，毛发脱落等症状；抗胰蛋白酶能降低胰蛋白的活性，妨碍蛋白质消化。鸡蛋煮熟后，上述两种有害物质因受热而被破坏，有利于健康。

在一些豆类蔬菜中，如菜豆、毛豆、蚕豆等以及马铃薯块茎中，都含有可使血液红血球凝集的有毒蛋白质，叫做凝集素。这种有毒蛋白质在烧熟煮透后即失去活性，毒性消失。所以不可生食，一定要煮熟烧透，方可食用，否则会引起中毒，严重时可致死。上海市郊区曾发生过因食用偏生的菜豆而致中毒身亡的事件。

芫荽（香菜）在不少地区生吃十分盛行，其实这种吃法也不卫生。因为芫荽是撒播蔬菜，常泼施人畜粪尿，生物性污染（细菌、病毒、寄生虫卵等）相当严重，还是以熟食为宜。有人会说，我已经洗过几遍了，洗净了。其实，即使浸泡清洗，污染物也是洗不净的。当然，也应当指出，出于保健需要，每天都应吃一些蔬菜瓜果，以摄取对人体有调节功能的活性物质。因为，不少活性物质遇到较高温度（55℃以上）就会失去活性，丧失调节功能。例如含有活性物质的蜂蜜以及不少营养口服液，只宜温服，而不宜沸水冲服，道理就在这里。

对于适宜生吃的蔬菜（番茄、萝卜以及无土栽培的绿色蔬菜等）和水果要尽可能生吃，是对健康有利的。在一些发达国家，蔬菜生吃已经相当流行了。我们要坚持营养性与安全性兼顾的原则，具体分析，区别对待，宜生则生，宜熟则熟，生熟搭配，趋利避害。

(九) 五色相宜

养生学认为，食物颜色与人体五脏相互对应。青入肝，赤入心，黄入脾，白入肺，黑入肾。现代营养学研究表明，天然食物的功效和营养价值与颜色相关，各种食品都具有天然色彩，各有所长。在日常生活中，各色食物搭配食用，并不断变换花样，不仅给人视觉美的享受，而且还能做到营养均衡，保证身体健康。

1. 绿色食物　粮食中的绿豆及所有的绿色蔬菜都是绿色食物，绿色蔬菜含有丰富的维生素C，大量维生素C有助于增强身体抵抗力和预防疾病。对于工作紧张、长时间操作电脑和吸烟的人来说，每天都应适量加强维生素C的摄入。孕妇务必多食绿色食品，因为绿色食品中含有丰富的叶酸，而叶酸已被国际学术界证实为防止胎儿神经管畸形的"灵丹妙药"。同时，叶酸还是心脏的保护神。所以，营养学家建议每天绿色蔬菜摄入量应该至少在4种以上。

养生学认为绿（青）色与人体的肝胆相关联。肝色是青色，属春天，青色食品多补肝，经常食绿色食品对养肝疏肝、保肝护肝有一定的生理作用。在春天应适当多吃青菜、青豆、菠菜、青笋等青色食品与季节相应。

2. 红色食物　包括红辣椒、胡萝卜、苋菜、洋葱、红枣、番茄、红薯、山楂、苹果、草莓、老南瓜、红米等，通常是保护人体健康的好助手。红色食品对身体虚弱、易感冒、易受病毒侵袭的人有益。巨噬细胞是感冒病毒等致病微生物的"杀手"。而红色食品具有促进人体巨噬细胞活力的功能。红色食品最典型的优势在于富含天然铁质，如樱桃、大枣等都是贫血患者的天然良药，也适合女性经期失血后滋补。所以，女性尽可放心多吃红色食品。

红色食品中最好的莫过于苹果。因为苹果含有各种维生素和微量元素，性情温和，是所有水果中最接近完美的一个。除此之外，红色食品在视觉上也能给人以刺激，使人精神振奋，胃口大开。所以红色食物也是抑郁症患者的首选。

养生学认为红（赤）色与人体的心相关联。心色是红色，属夏天，红色食物入心经，多补心，对心脏系统具有保健作用，对心和小肠疾病有治疗和辅助治疗作用。

3. **黄色食物**　主要有玉米、黄豆、柑橘、香蕉、韭黄、番瓜等。黄色食物富含维生素A、维生素D，还含有丰富的胡萝卜素。维生素A能保护胃肠黏膜，防止胃溃疡、胃炎等疾患发生；维生素D可促进钙、磷两种矿物元素的吸收，壮骨强筋，对青少年近视、儿童佝偻病、中老年骨质疏松症等常见病有一定预防效果。黄色的食物还能增加幽默感，培养开朗心情，强化消化系统与肝脏功能，清除血液中的毒素，令皮肤变得细滑幼嫩。

养生学认为黄色与人体的脾胃相关联。脾是黄色，属长夏季节，黄色食物入脾胃，脾胃为后天之本，气血生化之源，是消化吸收的重要脏腑。黄色食物有补脾和胃的功效，应作为人体营养的主要食品之一。

4. **白色食物**　包括各种面食、白米、冬瓜、甜瓜、竹笋、花菜、莴笋、豆腐、奶酪、牛奶等等。常食白色食物对调节视觉与安定情绪有一定的作用，对于高血压、心脏病患者益处也颇多。豆腐、牛奶、奶酪等白色食品是钙质丰富的食物，所以，平时经常吃一些白色食物能让骨骼更健康。各种蛋类以及牛奶制品等都富含蛋白质，而蛋白质排列组合的细微差别决定人身体间的不同。白米是富含碳水化合物的食品代表，更是身体不可或缺的能量之源。

养生学认为肺为白色，属秋天，白色的食品有养肺滋肺的功能，秋天应适当多吃白梨、白桃、白杏仁、白果、百合等白色食品。而实际上白色食物在粮食中占的比重很大，它不仅补肺脏，而且补五脏六腑，是所有食物中应用最广的食物种类。

5. **黑色食物**　指含有黑色素的果、蔬、粮、油、菌类食品。常用的有黑米、黑麦、黑荞麦、黑豆、黑豆豉、乌鸡、黑芝麻、黑木耳、黑枣等。近年来，餐桌上掀起了黑色食品热。这是因为黑色食品有三大优势：来自天然，所含有害成分极少；营养成分齐全，质优量多；可明显减少冠心病、脑中风、动脉硬化等严重疾病的发生概率。乌鸡富含17种人体必需的氨基酸，能调理女性月经，经常食之，可加强人体耐热、耐寒、耐疲劳、耐缺氧能力；黑木耳能防治尿路结石、降低血黏度，预防脑血栓、老年痴呆、冠心病。

养生学认为肾之色为黑，属冬天，黑色的食品有益肾抗衰老的作用，因此，冬天应适当多吃黑芝麻、黑米、桑葚、黑豆、何首乌、熟地等黑色食品；黑色食物入肾，滋阴壮阳，营养丰富，有防衰补肾、防病治病、乌发美容等独特功效。黑色食物可刺激内分泌系统，调节人体生理功能，促进唾液分泌，促进胃肠消化，增强造血功能，对延缓衰老也有一定的功效。

6. **紫色食物**　有樱桃、茄子、李子、黑草莓、紫葡萄、紫菜等。心脑血管疾病患者常与紫色食品"亲密接触"裨益甚大。医学研究发现，紫色食品中含有花青素，可以强力抗血管硬化，可以阻止心脏病发作和血凝块引起的脑中风。

葡萄是紫色食物中的杰出代表，对皮肤养护和心脏健康有极大作用。皮肤干燥的女性多吃葡萄或用葡萄做面膜敷脸，能很好地给皮肤补充水分。葡萄中富含的维生素B_1、B_2能加速血液循环。营养学家还建议，有甲状腺疾病家族史的人，每周应吃一次紫菜或海带等海产品。

五色相宜主要强调对各种食物的颜色进行科学搭配，以利于膳食营养的基本要求。人们日常生活中，应尽量对各种颜色的食物进行混合搭配食用，以达到最大程度上的营养互补，贯彻

"杂食益养"的原则。在日常生活中，颜色搭配也是配菜的重要方面，直接影响菜肴食欲的视觉效果。颜色搭配应突出主料，辅料衬托主料，对家常菜的颜色搭配一般有以下几种方法：

1. **花色配** 即不同颜色的食物原料互相映衬，数量基本相等，使菜肴色彩丰富，美观悦目。食物颜色搭配要和谐，不能以色重、花多为标准。如"圆椒鱼片"，白的鱼配上绿的圆椒，使色彩鲜明美观。同时要注意，主、辅料不管如何配色，都要注意突出主料。

2. **顺色配** 即辅料的颜色与主料的颜色相同。一般用于浅色菜肴，看上去显得清洁、素雅。如"焦熘三白"，由鱼片、鸡片、笋片组成，三种材料都是白色的。但从营养角度上讲，最好还是适当配以一点深颜色蔬菜的片、丝等加以点缀，以使营养更为合理。

3. **点色配** 即以花色为基础的主、辅料巧妙组合配菜方法。注重几种食物原料的均衡搭配，选择一些颜色突出、补缺营养的食物在菜肴中加以点缀，以便达到更好的美观效果。如圆椒鱼片，配上少量的黑木耳，加上胡萝卜片加以点缀，补缺了胡萝卜和铁的供给不足问题。

（十）五味调和

五味是指食物或药物进入口中感觉到的味感，即酸、苦、甘、辛、咸。《素问·生气通天论》中说："谨和五味，骨正筋柔，气血以流，腠理以密，如是则骨气以精，谨道如法，长有天命。"

五味调和是通过五味的配合，使人体的功能趋于平衡，达到人体健康、延年益寿的目的。五味对五脏有其特定的亲和性，故五味调和，能对五脏起到补益作用。《素问·至真要大论》说："酸入肝，苦入心，甘入脾，辛入肺，咸入肾。久而增气，物化之常也。"提倡五味均衡，反对偏食多食，即"五味所禁"，五味偏嗜会给健康带来不良后果。

苦味食物：苦入心，走血，入小肠经。一般苦味食物有燥湿、醒脑、清热、解毒、泻实、利尿等功效。如苦瓜可清暑、涤热、解毒明目；杏仁可止咳、平喘、润肠、通便；枇杷叶可清肺和胃、降气解暑；桃干可止血；茶叶可醒脑、强心、利尿等。

苦味不可多食，多食则脾虚，会导致大便溏泄、恶心、呕吐。有骨病者（结核、骨癌、骨折等）也不可多食苦味。多食苦味会使牙齿色黑、疏松，皮肤不润泽，毛发易脱落。

辛（辣）味食物：辛入肺，走气，入大肠经。一般辛味食物都有祛风散寒、发散表邪、疏畅气机、舒筋活血、行气止痛、增进食欲等功效。如生姜可温中健胃，解肌散寒；胡椒可暖肠胃，除湿邪；韭菜可行瘀散滞，温中补气；芫荽（香菜）可透发麻疹；大葱可发表散寒；辣椒可增食欲，防肥胖，除湿热。

辛味食物有较强的刺激性，食过量会使肺气旺盛，肛门灼热，所以一般患痔疮、胃及十二指肠溃疡、便秘、尿道炎、咽喉炎替不可多食。一般适量食用不会伤胃。多食辛辣对心脏不利，可造成指甲干枯。辛走气，有气病者勿多食。

酸味食物：酸入肝，走筋，入胆经。一般酸味食物有收敛、固涩、增食欲、健脾开胃之功效。酸味食物如米醋可消积解毒；马齿苋可凉血止痢、解毒、消痛；乌梅可生津止渴，敛肺止咳；山楂可健胃消食；木瓜可平肝和胃等。

酸不可多食，过食可引起消化功能紊乱，尤其胃酸过多的人，患有关节炎及胃功能差的人不可多食酸。过食可引起小便淋沥而出，因胃中积温，温湿会下注膀胱，使膀胱得酸则缩卷，故而水道不通。多食酸会使肌肉变硬皱缩而口唇掀起。因酸走筋，故有筋病者勿多食。

甘（甜）味食物：甘入脾，走肉，入胃经。一般甘味食物均有滋补养身、缓和痉挛、调和性味的功效。甘味食物如糖可助脾、润肺、生津；红糖可活血化瘀；冰糖可化痰止咳；蜂蜜可和脾养胃润燥，清热解毒；大枣可补脾益阴；葡萄可补血强志。

过食甘会导致血糖升高，过食甜味也会使骨痛，因甜过多可生酸使筋骨疼痛。

咸味食物：咸为五味之主，咸入肾，走骨，入膀胱。一般咸味食物可软坚散结，滋润潜降，消肿止痛。咸味食物如食盐可清热解毒、涌吐、凉血；海参可补肾益精、养血润燥；海带可软坚化痰、利水泄热；海蜇可清热润肠；酱油可降热止烦等。

但多食咸可使舌干喜渴，严重者会造成脉凝泣（血流不畅），而变色；咸走骨，有骨病、血病者勿多食咸，肾功能有患者要少食咸，否则会加重肾脏负担，使病情加重。

五、摄食安全

饮食宜忌是在养生学理论指导下，通过改变不良饮食习惯与嗜好，避免食用不利于人体健康，或加重甚至恶化病情的食物，以达到养生或促进康复的一种饮食保健方法。中医食养食疗学所论的饮食宜忌，包括范围很广，既有通常所说的"忌口"，也有食物与食物或食物与药物之间的配伍禁忌等。有关饮食宜忌最早见于《素问·宣明五气篇》所载"五味所禁"以及《素问·五藏生成篇》所载的"五味之所伤"等，即五脏病各有所忌：心病禁咸，肝病禁辛，脾病禁酸，肺病禁苦，肾病禁甘。汉代张仲景在《金匮要略·禽兽鱼虫禁忌并治第二十四》中说："所食之味，有与病相宜，有与身为害，若得宜则补体，害则成疾。"相宜食味能治病养病，食用不相宜食品则反成祸害，故应禁之。

总之，趋利避害是饮食宜忌的目的。常用饮食宜忌归纳如下：

1. 常见病证的饮食宜忌 疾病性质有寒热虚实之分，食物有寒凉温热之性，因而患者饮食便有宜忌。病证的饮食宜忌是根据病证的寒热虚实，患者体质的阴阳偏胜，结合"食物"的四气、五味、升降浮沉及归经等特性来加以确定的。寒证患者宜食温性、热性饮食，忌用寒凉、生冷食物；热证患者宜食寒凉、平性饮食，忌食温燥伤阴食物；虚证患者，阳虚畏寒之体宜温补，忌用寒凉，不宜过食生冷瓜果、冷性及性偏寒凉的菜肴食物；阴虚内热者宜清补，忌用温热助火的食品，不宜吃辛辣刺激性食物，如酒、葱、大蒜、辣椒、生姜之类；一般虚证病人，应避免食用生冷油腻、腥臭等不易消化的食物，食物应清淡而富于营养。

实证患者，饮食宜忌根据辨证情况，以驱邪为主，忌用滋腻补益食品，以免留邪。如发热，患感染性、出血性疾病者，当忌食辣椒、胡椒、老姜、酒、狗肉、羊肉、虾等温热以及煎炸烧烤类等食物；胃痛呕吐、腹痛腹泻、哮喘咳嗽等虚寒性疾病者，忌食螃蟹、海带、田螺、西瓜等冷积之物；胸闷腹胀、消化不良及胃肠道疾病者，忌食红薯、糯米、豆类、瓜果等生冷腻滞之物；肝胆疾病、皮肤湿疹、过敏性体质者，忌食竹笋、虾、蟹、海鲜类发物。

在日常生活中，有些食物会"相克"，不宜存放在一起食用，否则会发生反应，甚至产生毒素，危害健康。

面包与饼干：饼干类的点心干燥无水分，而面包的水分较多，两者同存，饼干会变软而失去香脆感，面包则会变硬难吃。

米与水果：米易发热，水果受热后则容易干枯或腐烂，米也会吸收水分后发生霉变或生虫。

茶叶与香皂：茶叶与香皂同放，由于茶叶的吸附串味性很强，茶叶会变味。

黄瓜与西红柿：西红柿含有乙烯，而黄瓜忌乙烯，两种蔬菜一同储存，会使黄瓜发生变质腐烂。

水果不要同纯碱接触：水果同纯碱接触极易发热烂掉。

鲜蛋与生姜、洋葱：蛋壳上有许多小气孔，生姜、洋葱的强烈气味会钻入孔内，加速鲜蛋的变质，使蛋发臭。

有些食物单吃时营养还很丰富，但是和另外一些食物搭配来吃就会破坏营养，或对肠胃产生不良影响，甚至中毒。

啤酒和海鲜：喝啤酒时用海鲜佐菜下酒，容易引发痛风症。这是因为痛风无法排泄过多尿酸，而海鲜又会刺激人体制造更多的尿酸。

西红柿和咸鱼：咸鱼制品中的硝酸盐在乳酸杆菌的作用下还原成亚硝酸盐，加上西红柿含有胺类，两者结合后，容易引发胃、肠、肝等消化器官的癌变。

西红柿和红薯：一起食用容易患胃结石。

豆浆和鸡蛋：鸡蛋中的黏生蛋白能与豆浆中的胰蛋白酶结合，失去应有的营养价值。

米汤和奶粉：奶粉含有维生素A，米汤含脂肪氧化酶，以淀粉为主。米汤中的成分能破坏奶粉中的维生素A。长期用米汤冲奶粉喂孩子，会使营养大打折扣，甚至会使孩子生长发育迟缓，抗病能力减弱。

肉类和茶叶：茶中的大量鞣酸与蛋白质结合后，会生成一种具有收敛性的鞣酸蛋白质，使肠蠕动减慢，延长粪便在肠道内的潴留时间，当然就会便秘了。

洋葱和蜂蜜：虽然口味佳，同食会对眼睛产生不良影响。

海鲜和水果：海鲜类食物含有丰富的蛋白质和钙等营养成分，与含鞣酸的水果同食，会降低蛋白质的营养价值，易使海鲜中的钙质与鞣酸结合，形成一种不易消化的物质，刺激黏膜，严重时使人出现恶心、腹痛、呕吐等症状。

土豆和香蕉：吃完土豆马上吃香蕉面部会起斑。

蜂蜜和开水：多数人吃蜂蜜都会用水冲着喝，但这样做并不科学。因为蜂蜜中的酶类物质遇热水后，会释放出过量的羟甲基糖酸，使蜂蜜中有效的营养成分被迅速破坏掉。

白萝卜富含钙质及磷、钾、铁和维生素A、维生素B；胡萝卜除了含有较多的钾、钙、磷、铁等无机盐外，更主要含有丰富的胡萝卜素。但如果把胡萝卜和白萝卜一起做成菜并不科学。因为胡萝卜中含有一种叫抗坏血酸的分解酶，会破坏白萝卜里含量极高的维生素C。不仅如此，胡萝卜与所有含维生素C的蔬菜配合烹调都会充当这种破坏者。

2. 服药期间的饮食宜忌　病人服中药期间，有些食物对所服之药有不良影响，此类食物应忌食。但也有某些食物可以促进药物作用的发挥，则可配合同用，以助康复。清代章杏云所著《调疾饮食辩》中说："病人饮食，藉以滋养胃气，亘行药力，故饮食得宜足为药饵之助，失宜则反与药饵为仇。"张仲景在《伤寒论》中指出，服用某些中药时忌生冷、黏腻、肉、面、五辛、酒、酪、臭物等。

服药期间的食物禁忌，前人称为服用禁忌，也就是通常所说的"忌口"。古代文献中有猪肉反乌梅、桔梗，狗肉恶葱，羊肉忌南瓜，鳖肉忌苋菜、鸡蛋，螃蟹忌柿、荆芥，蜂蜜忌葱，人参恶黑豆、山楂，忌萝卜、茶叶。近代研究也证实，食物间确实有配膳禁忌，如胡萝卜、黄瓜等食物含有分解维生素C的酶，因此不宜与白萝卜、旱芹等富含维生素C的食物同用；牛奶等含钙丰富的食物，不宜与菠菜等含草酸较多的食物同用。

西药亦有不少食忌，如红霉素、青霉素、阿司匹林忌食柑橘、柠檬、果汁、泡菜、番茄、香醋、咖啡碱、可乐、茶叶等酸性食物，四环素忌食杏仁、干酪、奶油、牛奶、冰淇淋、豆制品等高钙食物，利尿药忌食味精、碱性食物、高钠食物，碱性药物忌食富含维生素B、维生素C食物等。

饮食宜忌大多源于用药经验，其中不少得到药物学研究证实，也有不少宜忌的内容尚未得到确认，需要继续深入研究。

(三) 女子经期、孕期及产后的饮食宜忌

女子月经期间，应摄取清淡而富有营养之食品，忌食生冷、酸辣、辛热香燥之品。过食生冷则经脉凝涩，血行受阻，致使经行不畅，甚至痛经、闭经；酸辣辛热香燥之品，则助阳耗阴，致血分蕴热，迫血妄行，令月经过多。也不宜过量饮酒，以免刺激胞宫，扰动气血，影响经血的正常溢行。

妊娠期间，母体之血注于冲任经脉以养胎元，此时应避免食用辛辣、腥膻之品，以免耗伤阴血而影响胎元，可进食甘平、甘凉补益之品，以助气血生长。对妊娠恶阻孕妇应避免进食油腻之品，宜食健脾、和胃、理气之类食物。

产后，气血受到耗损，又需哺乳，需加强营养。产妇忌食油腻和生冷瓜果，以防损伤脾胃和恶露留滞不下，也不宜吃辛热伤津之食，以防便秘难行和恶露过多。产妇的饮食宜清淡可口，易于消化吸收，又富有营养及足够的热量和水分，以助机体恢复。总之，应以平补阴阳气血，尤以滋阴养血为原则，慎食或忌食辛燥伤阴及发物与寒性生冷食物。

第四节 摄食养生的组方

食养食疗的组方是指组成专门用于养生保健或食疗康复的饮食处方。

我国传统的食养食疗处方，品种繁多，比较多见的形式是将食物与食物，或食物与药物搭配，经过烹调加工等步骤而制成。食养食疗处方，保持了食物本身的风味，又不失其特定的效用。

一、组方原则

食养食疗，以食为主，所以要尽量使用"药食两用"的物品组方。如果确实要使用仅供药用的品种，则要避免组方药味过多过杂，使食味杂乱，影响味觉和食欲。如"独参汤"仅一味人参，"雪羹汤"仅荸荠、海蜇两味。而且这两个处方都使用了药食两用的品种。

药物和食物的功效都有动静之分，食养食疗处方，如能将动静之药合理配伍运用，就能更好地发挥作用。例如，食养食疗方中运用补阴、补血药较多，如熟地、麦冬、枸杞子之类，这些药物的特性以静为主，如果同时配伍陈皮、砂仁之类行气、健脾之品，辛温之动带动补益之静，使阴药得以内外相彻，整个处方就"动"了起来，也会使补益效果大大加强。

许多食养食疗处方，习惯使用"对药"。所谓对药，实际上是凝固了的习惯用药，体现出一种典型的对称特性。"对药"包含着虚实补泻、动静刚柔、轻重缓急、升降浮沉、寒热温凉、相须相使等原则的运用，照顾了气血阴阳、五脏六腑的方方面面。治糖尿病的食养食疗方，常用熟地和苍术、黄芪和山药两对药物，熟地与苍术，包含阴阳、动静、润燥等方面的对称；黄芪、山药同属温补，但在作用点上，黄芪补中上焦，山药补中下焦，有相须之效，这是功能上的对称。其他如熟地与山药，枳壳与牛膝等等，都是这种对称用法的典型。而所谓"含蓄"，则指药食方中所用之物与疾病症状貌似不合，但实则能更加全面地解决问题，使方药表现出一种含蓄的特征。如治失眠的半夏秫米汤，其中药物均无安眠作用，而是一首养胃化痰的方子，是针对"胃不和则卧不安"的失眠患者的，半夏秫米汤与失眠症状无直接的关联，但却因为解除了致病的本质因素，因而可以使人透过表面的不吻合而看到深层含蓄的治疗规律（辨证论治），因此，临床上设计食养食疗方,最主要的是要与病机吻合,而不是以症状来定药食。

"医者,意也。""意"体现在食养食疗处方上,最典型的特征就是加减化裁。如何变化,是依据机体虚损状况的发展、衰退或缠绵停滞的不同状态而决定的,还要结合时令季节、性别、年龄等各种因素,在组成上加以变化,或者对用法加以变化。

二、常用食养方

根据制作工艺的不同,食养食疗食品可分为饮料(含鲜汁、茶饮、汤液、药酒、饮露、浆乳等)、饭食点心(含粥、米饭、饼、糕、粉、面、馒头、包子、馄饨等)、菜肴(含炙、蒸、煎、烩、炒、烧、煮、炸、炖、爆、熬、熘、渍、腌等多种烹法)。但对于处方制定者来说,最需要的还是根据效用进行的分类。食养类方是指具有养生保健、增强体质或益寿延年的功效,适用于健康人或亚健康群体的食养处方。常见的类型有:

1. **美容类** 常以兔肉、海参、牛乳、苹果、柠檬、胡萝卜、黄豆、银耳等有美容作用的食品为主,或与珍珠、人参、芦荟、白芷等药物相配,具有润肤养颜、祛皱泽肌的作用。如笋烧海参、香椿拌豆腐、洁肤萝卜饮、珍珠茶、醋泡黄豆、牛奶茶、柠檬汁煨鸡等。

2. **减肥类** 常以冬瓜、黄瓜、赤小豆、薏苡仁、萝卜、山楂、海带等利水消脂的食品为主,或与荷叶、茯苓、泽泻等利水药相配,具有降脂减肥的作用。适用于单纯性肥胖症。如盐渍三皮、减肥酒酿、荷叶粥、茯苓饼、怪味海带等。

3. **丰肌类** 常以牛肉、猪肚、羊肉、鸡内金等营养丰富的食品为主,或与人参、黄芪、山药、黄精、枸杞子等补益药相配,具有健脾益气开胃的作用。适用于形体消瘦、纳差、食少、精神不振等证。如胡桃羊肉粥、莲子猪肚、爆人参鸡片、黄芪牛肉等。

4. **健脑增智类** 常以核桃仁、芝麻、龙眼、猪脑、猪心、莲子、木耳、大枣、百合等健脑养心的食品为主,或与益智仁、枸杞子、茯神、柏子仁、何首乌等健脑药相配,具有益智填髓、补脑强心的作用。适用于儿童生长发育期以及脑力劳动者或记忆力减退的早衰证。如核桃仁粥、甘麦大枣汤、龙眼鸡片、玫瑰花烤羊心、猪脑木耳汤等。

5. **美发润发类** 常选用小米、豆类、黑芝麻、胡萝卜、牛羊猪肝、黑枣、草莓、西红柿等补血养发的食品,或与何首乌、地黄、黄精、女贞子、菟丝子等药物相配,具有滋养补肾、润发美发的作用。适用于毛发柔弱、须发早白等。如菟丝子粥、首乌蛋、黑豆雪梨汤、猪肾核桃、瓜子芝麻糊等。

6. **益寿延年类** 常选用莲子、鸡肉、牛肉、羊肉、海参以及新鲜蔬菜、水果等营养丰富的食品,或与人参、白术、当归、川芎、黄精、枸杞子、冬虫夏草等补益药相配,具有健脾益肾、扶正补虚的作用。适用于体虚脾弱、肾亏早衰等证。如人参鸽蛋、山药黄精豆腐羹、长寿粉、鸡肉馄饨、羊脊骨粥、海参粥、冬虫夏草鸭等。

7. **明目类** 常选用鸡猪羊肝、桂圆、菊花、绿茶、芝麻、菠菜等补血养肝的食品,或与决明子、枸杞子、玄参、首乌、人参等药物相配,具有补血养肝明目的作用。适用于视力减退、视物不清、两目干涩等证。如菊楂决明饮、猪肝枸杞汤、银杞明目汤、酱醋羊肝等。

8. **抗疲劳类** 常选用豆类、菌类、牛肉、羊肉、鸽子肉等食品,或与人参、黄芪、党参、鹿茸、杜仲等益气壮阳药相配,具有补气壮阳增力的作用。适用于易于疲劳或动则乏力的体虚等证。如肉桂肥鸽、附片羊肉汤、双鞭壮阳汤等。

三、常用食疗方

1. **治疗食疗** 主要根据使用者疾病的症状，通过辨证，制定出治法的同时，采用相应食养食疗进行调理，如合理食用，既有疗效，又免遭服药之苦。

2. **解表** 以生姜、葱、薄荷等具有发散作用的食物组成，具有发汗解肌等作用。适用于外感初起见微热、微寒等表证较轻的病人。方如生姜红糖饮、葱姜醋粥、薄荷叶粥等。

3. **祛痰止咳** 常以雪梨、猪肺、橘、萝卜、蜂蜜等有润肺化痰作用的食品组成，具有止咳化痰平喘的作用。适用于痰饮、咳喘等，见有痰咳、气喘等证。如止咳梨膏糖、杏仁猪肺粥、橘红糕、蜂蜜萝卜粥等。

4. **消食导滞** 常以山楂、萝卜、鸡内金、鸡肫、鸭肫等功能化积消食的食品为主组成，具有开胃健脾、消积化滞的作用。适用于消化不良、食欲不振等证。如山楂肉干、萝卜饼、白术猪肚粥等。

5. **清热** 常以西瓜、绿豆、银花、竹叶等清热解暑的食品为主，具有清热解毒、止渴生津的作用。适用于热证或暑热津伤证。如竹叶粥、银花露、西瓜番茄汁、冰糖绿豆汤等。

6. **温里** 常以干姜、花椒、肉桂、茴香、羊肉、狗肉等温热散寒的食品为主组成，具有温里、散寒的作用。适用于寒在脏腑、经络的病证，如慢性腹泻、虚寒腹痛、痹证等。如附子羊肉汤、当归生姜羊肉汤、干姜粥等。

7. **利水除湿** 常以薏苡仁、赤小豆、冬瓜、茯苓等利小便的食品为主组成，具有利水除湿、通便消肿等作用。适用于小便不利、水肿等证。如鲤鱼赤小豆汤、茯苓包子、薏苡红枣粥、冬瓜粥等。

8. **通导大便** 常以核桃仁、芝麻、香蕉、蜂蜜、燕麦、杏仁等润肠食品为主，或与麻仁、苁蓉等药物相配，具有润肠通便的作用。适用于习惯性便秘或其他疾病导致的便秘。如蜂蜜香油汤、麻仁粥、核桃仁芝麻泥等。

9. **理气** 常以橘皮、小茴香、豆蔻等理气食品为主，或与砂仁、佛手、香附等理气药相配，有调畅气机的作用。适用于气机阻滞的脘腹胀闷、肋胁胀痛等证。如豆蔻馒头、梅橘汤、茴香粥等。

10. **活血化瘀** 常以桃仁、桂皮、红糖、酒等活血食品为主，或与红花、益母草、川芎等活血化瘀药相配，具有养血理血、活血化瘀的作用。适用于瘀滞腹痛、胸痛、痛经、痹痛等证。如益母草煮鸡蛋、桃仁粥、红枣黑木耳汤、丹参酒等。

11. **补益** 常选用扁豆、薏苡仁、桑葚、大枣、花生、莲子、猪肝、菠菜等补益气血脏腑的食品，或与人参、山药、当归、黄精、枸杞子、杜仲等补益药相配，具有益气、助血、滋阴、壮阳的作用。适用于气虚乏力短气、血虚头晕心悸、阴虚津少内热、阳虚畏寒肢冷等证。如气虚证用参芪粥、莲肉糕、健脾山药粥等；血虚证用菠菜猪肝汤、当归苁蓉猪血羹、猪心枣仁汤等；如阴虚证用冰糖黄精汤、银耳羹、龟肉百合等；阳虚证用枸杞羊肾粥、杜仲炖猪蹄、虫草炖老鸭等。如阴阳、气血、脏腑、津液虚损兼杂的，则采用诸法合用。

12. **平肝潜阳** 常以猪脑、鳖肉等养肝肾食品为主，或与菊花、天麻、决明子等平肝熄风药相配，具有平肝熄风、滋阴潜阳的作用。适用于眩晕头涨、烦躁易怒、失眠多梦等证。如菊花肉片、天麻猪脑羹、芹菜红枣汤等。

13. **养心安神** 常以猪心、大枣、龙眼肉、小麦、百合等补心血的食品为主，或与柏子仁、朱砂等安神药相配，具有养心安神镇静的作用。适用于心悸怔忡、失眠多梦等证。如百合粥、小麦粥、玉竹猪心、糖渍龙眼等。

14. **固涩** 常以乌梅、怀山药、莲子肉、芡实等收涩食品为主，或与金樱子、山茱萸、浮小麦等收涩药相配，具有收敛固涩的作用。适用于自汗、盗汗、久咳、带下等证。如浮小麦饮、芡实煮老鸭、金樱子粥等。

15. **康复食疗** 主要用于各种疾病康复期。

16. **慢性支气管炎** 症见咳嗽痰黄，咽痛口渴，属肺热痰郁者，选用枇杷叶粥、罗汉果茶；症见咳嗽声重，痰白量多，属痰湿壅肺者，选用苡米杏仁粥、橘红糕；症见干咳少痰，潮热盗汗，属肺肾阴虚者，选用雪梨炖燕窝、百合甜杏粥；症见咳声低微，动则喘甚，腰酸肢冷，属肺肾阳虚者，选用灵芝肉饼、山药补骨脂炖紫河车。

17. **支气管哮喘** 症见气急咳呛、胸闷痰黄，属热哮者，可选用蜂蜜蒸羊胆、凉拌三鲜；症见呼吸急促、喉中哮鸣、胸闷痰白，属寒哮者，可选用麻雀虫草汤、杏仁薄荷粥；哮喘缓解期，可选用珠玉二宝粥、胡桃粥、参桃蛤蚧汤培补正气。

18. **消化性溃疡** 症见胃脘部疼痛，得食稍减，神疲乏力，属脾胃气虚者，可选用黄芪粥、茯苓山药糕；症见胃脘部隐隐作痛，喜温喜按，手足欠温，属脾胃虚寒者，可选用羊肉汤、干姜粥；症见胃脘部隐隐灼痛，口渴，便干，属胃阴亏虚者，可选用洋参瘦肉粥、百合莲子糯米粥；伴有出血者，可用海参螵蛸散。

19. **慢性胃炎** 症见胃脘部隐痛，食后腹胀，纳呆神疲，属脾胃虚弱者，可选用肥鸽糯米粥、参芪鹅肉汤；症见胃脘疼痛，并有烧灼感，饥不欲食，大便干结，属胃阴不足者，可选用石斛粥、玉竹粳米粥。

20. **慢性肠炎** 症见大便溏薄，水谷不化，稍进油腻则腹泻，属脾气虚，选用黄芪山药莲子粥、茯苓人参饼；症见黎明前腹痛，肠鸣腹泻，形寒肢冷，属肾阳虚者，选用四神腰花、韭姜奶；症见胸胁胀闷，嗳气少食，每因情绪变化而腹泻，属脾虚肝郁者，选用三花防风茶、芡实山药糊。

21. **高血压** 症见头晕目眩，烦躁易怒，便秘尿黄，属肝阳上亢者，选用甘菊粳米粥、菊花乌龙茶；症见眩晕、胸闷、心悸、舌暗，属血脉瘀滞者，选用醋浸花生、红花海蜇、芹菜拌香菇；症见头晕目眩，耳鸣健忘，肢体麻木，属阴虚阳亢者，选用雪羹汤、首乌大枣汤；症见头晕眼花，畏寒肢冷，五心烦热，属阴阳两虚者，选用首乌巴戟兔肉汤、豆浆粳米粥。

22. **冠心病** 症见胸闷而痛，气短喘促，体胖痰多，属痰湿痹阻者，选用薤白粥、山楂、扁豆韭菜饮；症见胸部刺痛，痛有定处，或心悸气短，属血脉瘀滞者，可选用醋蛋饮、羊心方；症见心胸憋闷，心痛时作，畏寒肢冷，面色㿠白，属阳虚者，可选用黄芪蒸鸡、木耳烧豆腐；症见心悸怔忡，胸闷心痛，五心烦热，属阴血虚者，选用芝麻鱼条、酸枣仁粥；症见胸闷隐痛，气短乏力，咽干心烦，属气阴两虚者，选用参冬粥、黑鱼芪菇汤。另外，海带松、香蕉茶可以预防冠心病的发生。

23. **贫血** 症见面色萎黄，食欲不振，神疲乏力，属脾虚血亏者，选用健脾补血包子、参归黄鳝羹；症见面色㿠白，畏寒肢冷，属脾肾亏虚者，选用骨髓红枣汤、胎盘煲瘦猪肉。此外，缺铁性贫血可选用菠菜羊肝鸡蛋汤、党参红枣饮。

24. **慢性肾炎** 症见全身水肿，小便不利，纳差形寒，属脾阳虚者，可选用参苓粥、黄芪粥；症见面浮肢肿，头晕乏力，畏寒肢冷，入夜尿多，属脾肾阳虚者，选用杜仲腰花、肉苁蓉羊肾羹；症见眩晕耳鸣，两目干涩，五心烦热，属肝肾阴虚者，选用冰糖燕窝汤、地黄甜鸡；症见少气乏力，午后低热，口燥咽干，属气阴两虚者，选用洋参鱼肚、黑鱼肉粥。

25. **糖尿病** 症见口渴多饮,咽干灼热,食量如常,属肺热津伤者,选用清炒苦瓜、山药葛根粥;症见乏力短气,多饮多尿,自汗盗汗,属气阴两虚者,选用南瓜粥、沙参心肺汤;症见小便频数,浑浊如膏,甚至饮一溲一,属阴阳两虚者,选用杜仲爆羊腰、海参粥。

26. **高脂血症** 症见急躁易怒,胸胁或乳房胀痛,腹胀肠鸣,属肝郁脾虚者,选用决明子粥、菊苗粥;症见头晕耳鸣,目涩口干,腰酸肢软,属肝肾阴虚者,选用黄精炖猪肉、淡菜荠菜汤;症见头晕肢重,胸脘痞满,甚则呕恶痰涎,属痰湿内阻者,可选用加味橘皮粥、荷叶薏苡汤;症见头胀胸闷,或心前区疼痛,属痰瘀交阻者,选用银杏叶茶、昆布海藻汤。

27. **甲状腺功能亢进症** 症见甲状腺肿,软而不痛,情绪波动时肿胀加重,属气滞痰凝者,选用海带瘦肉汤、海藻浙贝煎;症见瘿肿眼突,面部烘热,口苦目赤,属肝火亢盛者,选用夏菊茶、天葵瘦肉汤;症见颈前肿大,五心烦热,口干手颤,属阴虚火旺者,选用生地枣仁饮、二至甲鱼;症见颈前轻度肿大,心慌气短,汗多手颤,属气阴两虚者,选用燕窝粥、枸杞番茄鱼片。

28. **慢性肝炎** 症见口淡无味,肢体困倦,大便溏薄,属脾胃虚弱者,选用金橘山药粟米粥、鲤鱼赤豆汤;症见肋胁隐痛,口干咽燥,心烦多梦,属肝肾阴虚者,选用龟肉粥、银耳枸杞汤;症见畏寒喜暖,食少便溏,下肢水肿,属脾胃阳虚者,可选用姜桂牛肉汤、羊肾粥。另外,慢性肝炎恢复期宜用醋泡梨、芹菜红枣汤。

29. **骨质疏松症** 症见腰膝酸软,全身乏力,或自发性骨折,属脾肾阳虚者,选用羊脊骨粥、参枣骨脂汤;症见筋脉拘急,爪甲枯脆,眩晕耳鸣,属肝肾阴虚者,选用枸杞子羊肾粥、桑葚牛骨汤。

30. **骨折** 骨折初期宜用三七蒸鸡、田七瘦肉汤;骨折中期宜用接骨木方、牛膝酒;骨折后期宜用羊脊羹、当归羊肉羹、芝麻核桃方。气血不足者,选用黄芪桂圆粥、壮筋鸡;肝肾亏损者,选用蟹肉粥、牛膝蹄筋。

第五节 食用油的选择与使用

油脂的营养均衡是一个复杂的问题,与油脂的种类和特性、对膳食食用油的科学认识及消费群体自身的体质和营养状况密切相关。科学膳食必须走出食用油选择和应用的误区:比如食用油不是精炼程度越高越好;人们认为的"好油"不是万能的;多不饱和脂肪程度高的油脂,从营养价值上好,但遇到剧烈的烹调条件,其热变质快,如果烹炸食物时间长、温度高,它的危害更大,反而不如那些从脂肪组成上就稳定性比较好的油脂。

一、食用油的构成

食用油也称为"食油",是指在食品制作过程中使用的动物或者植物油脂。在日常生活中,我们接触到的食用油很多,由于原料来源、加工工艺以及品质等原因,在通常室温环境下,呈现液态的叫油,呈现固态的叫脂。

动物油脂和植物油脂:从油脂的来源讲,大体可分为动物油脂和植物油脂两大部分。动物油脂包括陆地动物油脂和海洋动物油脂。陆地动物油脂主要有猪油、牛油、羊油、鸡油、鸭油等;海洋动物油有鲸油、深海鱼油等。植物油脂包括草本植物油脂和木本植物油脂。草本植物油有芝麻油、大豆油、花生油、菜籽油、葵花籽油、棉籽油、亚麻籽油等等;木本植物油有橄榄油、茶籽油、棕榈油、葡萄籽油、椰子油、核桃油等。常见的食用油多为植物油脂。

饱和脂肪酸和不饱和脂肪酸：脂肪经消化后，分解成脂肪细胞，一个脂肪细胞由一个甘油份子和三个脂肪酸分子组成。根据结构不同，脂肪酸分为饱和脂肪酸（SFA）和不饱和脂肪酸（UFA），其中不饱和脂肪酸又分为单不饱和脂肪酸（MUFA）和多不饱和脂肪酸（PUFA）两种。相对而言，动物油脂中饱和脂肪酸含量高，大部分植物油脂则不饱和脂肪酸含量高。

1. **饱和脂肪酸（SFA）** 是指一类碳链中没有不饱和键（双键）的脂肪酸。是构成脂质的基本成分之一。膳食中饱和脂肪酸多存在于动物脂肪及乳脂中，这些食物富含胆固醇。故进食较多的饱和脂肪酸也必然进食较多的胆固醇。实验研究发现，进食大量饱和脂肪酸后肝脏的3-羟基-3-甲基戊二酰辅酶A（HMG-CoA）还原酶的活性增高，使胆固醇合成增加。一般较多见的有辛酸、癸酸、月桂酸、豆蔻酸、软脂酸、硬脂酸、花生酸等。此类脂肪酸多含于牛、羊、猪等动物的脂肪中，有少数植物如椰子油、棉籽油、可可油、棕榈油等中也多含此类脂肪酸。

过多摄入饱和脂肪酸是导致多种心血管疾病的重要因素，大量的流行病学研究证实，膳食中摄入饱和脂肪酸越多，血清总胆固醇水平越高，心血管疾病的发病率越高。中国的营养权威机构推荐中国国民成人膳食脂肪摄入量应占总能量的20%~30%，其中饱和脂肪酸小于10%。所以，饱和脂肪酸的摄入量每日应不多于8克。

2. **不饱和脂肪酸** 不饱和脂肪酸根据分子结构中双键数目的不同，分为单不饱和脂肪酸和多不饱和脂肪酸。在食物脂肪中，单不饱和脂肪酸主要有油酸，多不饱和脂肪酸主要有亚油酸（LA）、亚麻酸（LNA）等。人体不能合成油酸、亚油酸和亚麻酸，必须从日常膳食中补充，被称为必需脂肪酸，人体脑组织中的20%重量由必需脂肪酸组成。单不饱和脂肪酸可以增加高密度脂蛋白（HLD——老百姓称好的脂蛋白），降低低密度脂蛋白（LDL——老百姓称坏的脂蛋白），摄入一定数量的单不饱和脂肪酸可以降低血清总胆固醇水平。对地中海沿岸居民所作的心血管流行病学调查发现，尽管当地居民摄入高脂膳食，但由于他们主要食用以单不饱和脂肪酸为主的橄榄油，心血管疾病发病率反而较低。多不饱和脂肪酸有降低血脂、预防动脉粥状硬化、抗心律失常、保证胎儿大脑发育等作用。

1. **油酸** 油酸属于单不饱和脂肪酸，不会引起人体血液中的胆固醇（TC）浓度增加，可减少血液中的低密度脂蛋白胆固醇（LDL-C），但不降低甚至提高血液中的高密度脂蛋白胆固醇（HDL-C），可以有效地预防和治疗冠心病、高血压等心血管疾病。

2. **亚油酸** 亚油酸属于多不饱和脂肪酸，在人体内可被转化成γ-亚麻酸，DH-γ-亚麻酸和花生四烯酸，也可作为能量使用或储存。亚油酸的主要生理功能是：作为某些生理调节物质（如前列腺素）的前体物质；亚油酸可使胆固醇脂化，从而降低血清和肝脏中的胆固醇水平，对糖尿病也有预防作用；亚油酸能抑制动脉血栓的形成，因而可预防心肌梗死的发生；亚油酸对维持机体细胞膜功能也起着重要作用。

3. **亚麻酸** 亚麻酸属于多不饱和脂肪酸，包含α-亚麻酸和γ-亚麻酸，α-亚麻酸是DHA和EPA的前体，人体自身酶可将亚麻酸转化为DHA和EPA。α-亚麻酸具有抗炎症、抗血栓、抗血凝、抗心律失常、抗癌、降低血脂血压、减少血栓形成、抑制血小板凝聚、改善血管弹性的作用，还具有调节中央神经系统、提高记忆力的功能，在医药、保健品等领域有广阔的开发前景。DHA可使心肌细胞膜流动性增加，稳定心肌细胞的膜电位，降低心肌兴奋性，减少异位节律的发生，具有明显的抗心律失常作用。EPA、DHA可减轻胶原所致关节炎的症状，有抗皮炎作用，使银屑病的发病率降低。EPA、DHA起到抑癌作用。流行病学研究证明，富含鱼油的膳食，可使癌症发病率降低，使乳腺癌及肠癌死亡率下降。EPA、DHA是构成脑细胞的必需脂肪酸，在人脑的灰质、白质和神经组织中大量存在，在脑细胞的线粒体、突触体和微粒体中都有发现，它与脑细胞的功能密切相关。

γ-亚麻酸是α-亚麻酸的同分异构体，γ-亚麻酸有降低血清甘油三酯的作用，是目前报道的降低高血脂较佳和安全性最高的物质，对降低血清胆固醇效果也很好。可恢复糖尿病患者被损伤的神经细胞功能，降低血清胆固醇和甘油三酸酯水平并抑制体内血小板的凝集。

二、食用油的使用

食用油的使用方法比较多，可以凉拌蔬菜食用，可以油炸食品，也可以煎、熬、煮、炖蔬菜，但中国人主要是用于炒菜。

（一）食用油在烹调中的作用

1. 充当传热媒介 在烹调中，使菜肴呈现出鲜嫩或酥脆的特点。在烹调过程中，用油脂作为传热媒介的应用很广，由于油脂的沸点高，加热后能加快烹调速度，缩短食物的烹调时间，使原料保持鲜嫩。适当地掌握加热时间和油的温度，还能使菜肴酥松香脆，因此常用于油炸菜点。

2. 改善菜肴色泽 油脂可以使菜肴呈现出各种不同的色泽。例如在制作挂糊上浆菜时，由于油温不同，可使炸制或煎制出的菜肴呈现出洁白、金黄、深红等不同颜色。油可以高于水或蒸汽1倍的温度，迅速驱散原料表面及内部的水分，油分子渗透到原料的内部，使菜点散发出诱人的芳香气味，从而改善了菜肴的风味。香油（麻油）更具有特殊的香味，对改善菜肴的风味，提高菜点质量有很大的作用。

3. 增加营养成分 在烹调过程中，由于脂肪渗透至原料的组织内部，不仅改善了菜肴的风味，并且补充了某些低脂肪菜肴的营养成分，从而提高了菜肴的热量，即营养价值。

（二）食用油使用的注意事项

"油"是人们每日必吃的食物，因此它的用法是否科学对人体健康至关重要，如果使用不当，日积月累就会影响健康。

减少高温炒菜：很多人炒菜时喜欢用高温爆炒，习惯于等到锅里的油冒烟了才炒菜，这种做法不科学。高温油不但会破坏食物的营养成分，还会产生一些过氧化物和致癌物质。建议先把锅烧热，再倒油，这时就可以炒菜了，不用等到油冒烟。

坚持荤素搭配：如果没有食用油，就会造成体内脂溶性维生素以及必需脂肪酸的缺乏，影响人体的健康。一味强调只吃植物油，不吃动物油，也是不行的。因为人体需要饱和脂肪酸和不饱和脂肪酸保持一定的比例，在一定的剂量下，动物油（饱和脂肪酸）对人体是必需的。食用油的食用也要保持荤素搭配的原则。

保持食油多样：不能长期只吃单一品种的油，一般家庭还很难做到炒什么菜用什么油，但我们建议最好还是几种油交替搭配食用，或一段时间用一种油，下一段时间换另一种油，因为很少有一种油可以满足人体对各种脂肪酸比例的需求。

尽量低脂饮食：对于血脂不正常的人群或体重不正常的特殊人群来说，更强调选择植物油中的高单不饱和脂肪酸。在用油的量上，也要有所控制。血脂、体重正常的人总用油量应控制在每天不超过25克，饱和脂肪酸、单不饱和脂肪酸和多不饱和脂肪酸的含量尽量保持1:1.7:1的比例。而老年人、血脂异常的人群、肥胖的人群、肥胖相关疾病的人群或者有肥胖家族史的人群，他们每天每人的用油量要更低。

三、常用的食用油

天然油脂中的主要成分为"甘油三酯",占总量的95%以上。其余还含有:水分、杂质、游离脂肪酸、蛋白质、糖类、色素、烃类、脂肪醇、蜡和磷脂、维生素等,还含有微量元素:铜、铁、锰、砷、汞、磷、钠、锌、镍和铅等。天然油脂经加工后,去除了对人体有害或不利储存的物质。油脂是人们食品中不可缺少的成分,除了提供给人体热量外,还提供人体必需而又无法自身合成的必需脂肪酸,如亚油酸、亚麻酸、各种脂溶性维生素A、D、E、K等,人体缺少这些物质将会产生多种疾病,危害身体健康。下面重点介绍常用的植物食用油、调和油的品种及其成分组成,供大家在选用食用油时参考。

(一)常用的植物食用油

1. 橄榄油 橄榄油在地中海沿岸国家有几千年的历史,在西方被誉为"液体黄金""植物油皇后"。专供食用的高档橄榄油是用初熟或成熟的油橄榄鲜果,通过物理冷压榨工艺提取的天然果油汁,是世界上唯一以自然状态的形式供人类食用的木本植物油。它原产于地中海沿岸诸国。西班牙、意大利、希腊为世界三大橄榄油生产国和出口国。橄榄油的形状与制油工艺密切相关,优质的橄榄油只能用冷榨法制取,并且需要从低到高压分道进行,低压头道所得的橄榄油无须精炼,即可食用。

成分组成:油酸84%~86%,亚油酸4%~7%,棕榈酸9%~11%,100克的橄榄油中含700毫克以上的天然抗氧化剂——三十碳六烯(角鲨烯)。另外还含有维生素A和E。

橄榄油虽好,但不适用于中国人,一是资源奇缺,价格昂贵;二是橄榄油适用于拌沙拉等生用,加热后有效成分容易破坏,不适合中国人喜爱热炒菜的生活习惯。

2. 茶籽油 又名山茶油、野山茶油、油茶籽。茶籽油作为食用油优于其他油脂,是我国唯一一种能与橄榄油相媲美的植物油,有"东方橄榄油"之称。茶籽油取自油茶树的种籽。油茶属山茶科,多年生常绿灌木或小乔木,我国南方各省都有生长,以江西、湖南、湖北为多。由茶科植物山茶树的成熟种籽去壳,晒干,粉碎,榨油,过滤制得原汁,采用现代科学技术,按国家标准,经脱胶、脱酸、脱色、脱臭、脱蜡等工序精炼而成,为纯天然木本食用植物油,具有特殊的香味,色泽好,耐储存,易吸收,呈浅黄色,澄清透明,气味清香。

茶籽油蕴含的维生素E比橄榄油高出1倍之多,其食补价值更胜于橄榄油,它是唯一从植物果中榨取后直接食用的植物油,人体更易吸收其营养,茶籽油抗氧化成分能有效防止癌症的发生,延缓皮肤衰老。无数研究表明,茶籽油单不饱和脂肪酸含量极高,对人体健康十分有益,食用茶籽油后,体内葡萄糖含量能够降低12%,可保护心血管系统的功能,并极大降低胰岛素,降低糖尿病等代谢性疾病的发病率。茶籽油还具有其他的特效功能,可以增强人体的防辐射能力,已被用于制作宇航员食品。孕妇食用茶籽油对胎儿的正常发育十分有益,婴幼儿食用后可以促进骨骼发育,所以,民间称为"月子油""长寿油"。李时珍在《本草纲目》中记载:"茶油性偏凉,凉血止血,清热解毒。主治肝血亏损,驱虫。益肠胃,明目。"又云:"茶籽。苦含香毒,主治喘急咳嗽,去痰垢。"《中国药典》中对茶籽油的功能也有详细记载,茶籽油是历代皇室的贡品,相传江西产的"佬表家"茶籽油还曾被明代开国皇帝朱元璋封为御膳用油。而食用茶籽油在当时也成了一种身份的象征。茶籽油明目、乌发等功效,也使其成为馈赠老人及亲朋好友的最佳礼品!

茶籽油的成分:棕榈酸11.73%,硬脂酸1.83%,油酸75.08%,亚油酸10.51%,亚麻酸

0.87%，富含蛋白质和维生素 A，E，D，K 和 β-胡萝卜素等多种微量元素，尤其是它所含的丰富的亚麻酸是人体必需而又不能合成的。茶籽油中不含黄曲霉菌，无任何农药、化肥等对人体有害的物质，是地道的天然绿色食用油。

相关研究表明，野山茶树生长在东经 115.43°左右，北纬 27.32°左右，地处 600~800 米海拔的群山之上为佳。整个生长过程应无任何污染，茶农每年春季除草、翻地 1 次，秸秆还田作为肥料，不使用化肥、农药。树龄一般在 50~80 年之间，原果中受阳光孕育时间相对较长，挂果少，制油率低，纯物理冷压榨的茶籽油，则是植物食用油中的极品！

3. **亚麻油** 是油料作物亚麻的种子经过压榨而来，亚麻属亚麻科一年生草本植物。亚麻油也叫胡麻油，原产于中亚细亚，现生长在温带、热带的一些国家里是当地百姓主要食用油。我国的西北各地和内蒙古出产最多，东北、华北各地也有种植。亚麻油呈金黄色，亚麻子毛油呈深琥珀色并且有特殊气味，这种气味不但由油中挥发性杂质而引起，更重要的原因是油中含有较多的高度不饱脂肪酸。脱臭后的亚麻油有回味现象。新鲜的亚麻油可以食用。

成分：含饱和脂肪酸 9%~11%、油酸 13%~29%、亚油酸 15%~30%、亚麻油酸 51.7%。亚麻油有一种特殊的气味，食用品质不如花生油、芝麻油及葵花子油。另外，由于含有过高的亚麻油酸，储藏稳定性和热稳定性均较差，其营养价值也比亚油酸、油酸为主的食用油低。亚麻子中含有木酚素，属雌激素，对乳腺癌、结肠癌、前列腺癌、子宫癌等有很好的预防作用。人体试验及临床观察表明，α-亚麻酸具有多方面的生理作用，且被国际医学界、营养学界所公认。α-亚麻酸具有很强的增长智力，保护视力，降低血脂、胆固醇，延缓衰老，抗过敏，抑制癌症的发生和转移等功效。α-亚麻酸是人体必需脂肪酸，它在人体内不能合成，必须从体外摄取。人体一旦长期缺乏 α-亚麻酸，将会导致脑器官、视觉器官的功能衰退和老年性痴呆症发生，并会引起高血压、高血脂、癌症等现代病的发生率上升。

4. **芝麻油** 有普通芝麻油和小磨香油之分，又称香油、麻油。它们都是以芝麻为原料所提取出的油脂。芝麻油的消化吸收率达 98%。

芝麻油的成分组成：含油酸 35.0%~49.4%，亚油酸 37.7%~48.4%，花生酸 0.4%~1.2%。香油中含丰富的维生素 E，具有促进细胞分裂和延缓衰老的功能。香油中含有 40% 左右的亚油酸、棕榈酸等不饱和脂肪酸，容易被人体分解吸收和利用，以促进胆固醇的代谢，并有助于消除动脉血管壁上的沉积物。

5. **花生油** 为豆科植物花生的种子榨出的油脂，淡黄透明，色泽清亮，气味芬芳，滋味可口，是一种比较容易消化的食用油。

成分：含不饱和脂肪酸 80% 以上（其中含油酸 50%~68%，亚油酸 22%~28%）。软脂酸、硬脂酸和花生酸等饱和脂肪酸的含量占 19.9%，还含有甾醇、麦胚酚、磷脂、维生素 E、胆碱、白藜芦醇、单不饱和脂肪酸和 β-谷固醇等对人体有益的物质。花生油的脂肪酸构成比较好，易于人体消化吸收。可使人体内胆固醇分解为胆汁酸并排出体外，从而降低血浆中胆固醇的含量。可以防止皮肤皱裂老化，保护血管壁，降低血小板聚集，防止血栓形成，有助于预防动脉硬化和冠心病。花生油中的胆碱，还可改善人脑的记忆力，延缓脑功能衰退。花生油还具有健脾润肺、解积食、驱脏虫的功效。

6. **棉籽油** 棉籽油是棉籽通过浸制加工的油脂，一般呈橙黄色或棕色，含有少量有毒的棉酚。经精炼取无毒后呈淡黄色可供食用。可用于制造肥皂、甘油、硬化油、脂肪酸等，也是制造油漆的一种常用半干性油。也用于制作人造奶油、色拉油、起酥油等。

成分中含有棕榈酸 21.6%~24.8%，硬脂酸 1.9%~2.4%，油酸 15%~40%，亚油酸

50%~55%。

棉籽油中含有大量人体的必需脂肪酸,最宜与动物脂肪混合食用,因为棉籽油中亚油酸的含量特别多,能有效抑制血液中胆固醇上升,维护人体的健康。人体对棉籽油的消化吸收率为98%。缺点是棉籽中含有大量棉酚和棉酚紫、棉绿素等有毒物质,未经精炼的粗制棉籽油中棉酚类物质清除不彻底,而游离棉酚是一种细胞毒素和血管神经毒素,可以造成人体的胃和肾脏损害。粗制棉籽油不能食用。

7. 大豆油 大豆油取自大豆种子,是世界上产量最多的油脂。大豆毛油的颜色因大豆种皮及大豆的品种不同而异。一般为淡黄、略绿、深褐色等。精炼过的大豆油为淡黄色。

豆油中含棕榈酸7%~10%,硬脂酸2%~5%,花生酸1%~3%,油酸20%~25%,亚油酸50%~55%,亚麻酸7%,维生素E,维生素D,卵磷脂。大豆油的脂肪酸构成较好,含有丰富的亚油酸,有显著的降低血清胆固醇含量,预防心血管疾病的功效。幼儿缺乏亚油酸,皮肤变得干燥,鳞屑增厚,发育生长迟缓;老年人缺乏亚油酸,会引起白内障及心脑血管病变。大豆中还含有多量的维生素E、维生素D以及丰富的卵磷脂,对人体健康均非常有益。大豆油的人体消化吸收率高达98%,是一种营养价值很高的优良食用油。缺点是大豆油的色泽较深,有特殊的豆腥味;热稳定性较差,加热时会产生较多的泡沫。精炼后可去除,但储藏过程中有回味倾向。豆腥味是由于含亚麻酸、异亚油酸所引起,用选择氢化的方法将亚麻酸含量降至最小,同时避免异亚油酸的生成,则可基本消除大豆油的"回味"现象。从食用品质看,大豆油不如芝麻油、葵花子油、花生油。

8. 菜籽油 菜籽油就是俗称的菜油,是以十字花科植物芸苔(即油菜)的种子榨制所得的透明或半透明状的液体。菜籽油色泽金黄或棕黄,有一定的刺激气味,民间叫做"青气味"。这种气体是其中含有一定量的芥子甙所致,但特优品种的油菜籽则不含这种物质。是我国主要食用油之一,主产于长江流域及西南、西北等地,产量居世界首位。

菜籽油的成分中含油酸14%~19%,亚油酸5%~10%,芥酸31%~55%,亚麻酸1%~10%。人体对菜籽油的吸收率可达99%,所含的亚油酸等不饱和脂肪酸和维生素E等营养成分能很好地被机体吸收,具有一定的软化血管、延缓衰老的功效,并有利胆功能。在肝脏处于病理状态下,菜籽同样也能被人体正常代谢。由于榨油的原料是植物的种实,一般含有一定的种子磷脂,对血管、神经、大脑的发育十分重要;菜籽油很少或几乎不含胆固醇,所以控制胆固醇摄入量的人可以放心食。菜籽油是一种芥酸含量特别高的油,是否会引起心肌脂肪沉积和使心脏受损目前尚有争议,所以有冠心病、高血压的患者还是应当注意少吃。中医理论认为菜籽油味甘、辛、性温,可润燥杀虫、散火丹、消肿毒,临床用于蛔虫性及食物性肠梗阻,效果较好。

9. 玉米油 玉米油又称玉蜀黍油,是从玉米胚中提取的油脂。玉米油的脂肪酸由于在甘三酯中呈规则性排列,因此结构性稳定。同时,一般油脂在光的作用下,叶绿素能使其加速氧化,而玉米油中没有叶绿素,所以玉米油又比较稳定。鉴于以上原因,玉米油即使在深度煎炸时也具有相当的稳定性,也比其他油有较长的保质期。玉米油色泽金黄透明,清香扑鼻,很适合快速烹炒和煎炸用油,它既可以保持蔬菜和食品的色泽、香味,又不损失营养价值。玉米胚中脂肪一般在17%~45%之间,大约占玉米脂肪总含量的80%以上,所以,玉米胚是一种很好的资源丰富的制油原料。玉米油是一种高品质的食用植物油,它含有86%的不饱和脂肪酸,其中56%是亚油酸,人体吸收率可达97%以上。它含有丰富的维生素E,而维生素E是一种天然抗氧化剂,在很多含油食品中为了防止氧化需专门加入维生素E。维生素E对人体细胞分裂、延缓衰老有一定作用。玉米油的毛油中维生素E含量仅次于麦胚油，脱臭后仍含有油重的0.8%~1.2%，玉米油中还有少量的辅酶，其也有抗氧化性能；含有的谷固醇及磷脂，有防止衰老的功效，可降低人体内胆固醇的含量，增强人体肌肉和心脏、血管系统的功能，提高机体的抵抗能力。

玉米油亚油酸含量丰富，是医药工业上制造脉通、益寿宁等药品的原料。用玉米胚芽榨油始于美国，1890年试生产，20年后批量投入市场。由于它的原料是加工玉米的副产品，资源丰富，有利条件多，发展到20世纪70年代末，年产已达20万吨。世界上其他一些国家如朝鲜、墨西哥和南斯拉夫等也都有一定的生产规模。

10. 葵花子油　精炼后的葵花子油呈清亮淡黄色或青黄色，其气味芬芳，滋味纯正。葵花子油中脂肪酸的构成因气候条件的影响，寒冷地区生产的葵花子油含油酸15%左右，亚油酸70%左右；温暖地区生产的葵花子油含油酸65%左右，亚油酸20%左右。葵花子油的人体消化率达96.5%，含有丰富的亚油酸，有显著降低胆固醇，防止血管硬化和预防冠心病的作用。葵花子油中生理活性最强的 a 生育酚的含量比一般植物油高。而且亚油酸含量与维生素E含量的比例比较均衡，便于人体吸收利用。所以，葵花子油是营养价值很高，有益于人体健康的优良食用油。

11. 葡萄子油　葡萄子油为葡萄科植物葡萄的种子提取物。工艺为低温压榨。成分中含棕榈酸6.8%，花生酸0.77%，油酸15%，亚油酸76%，总不饱和脂肪酸约92%，另含维生素E 360毫克/千克，β-胡萝卜素42.55毫克/千克，还富含矿物质钾、钙、镁及葡萄多酚，具有降低血液中的胆固醇，防止血栓形成，扩张血管的作用，可防止青光眼的发生。同时具有营养脑细胞、调节植物神经的作用，有效防止心血管硬化引起的各种疾病。

（二）调和油

调和油又称高合油。它是根据使用需要，将两种以上经精炼的油脂按比例调配制成的食用油。调和油澄清、透明，可作熘、炒、煎、炸或凉拌用油。调和油一般选用精炼大豆油、菜籽油、花生油、葵花子油、棉籽油等为主要原料，还可配有精炼过的米糠油、玉米胚油、油茶籽油、红花籽油、小麦胚油等特种油脂。其加工过程是：根据需要选择上述两种以上精炼过的油脂，再经脱酸、脱色、脱臭、调和成为调和油。调和油的保质期一般为12个月。

人体对油脂的需要是复合性的，既需要饱和脂肪酸也需要不饱和脂肪酸；既需要单不饱和脂肪酸也需要多不饱和脂肪酸。人体对饱和脂肪酸、单不饱和脂肪酸、多不饱和脂肪酸最合理的需求比例是1:1.7:1，单纯一种动物油脂或植物油脂都无法满足，只有把两种或两种以上的油脂汇合到一起，才可能满足人体合理的脂肪酸比例需求。调和油的工艺为这一需求提供了良好的发展前景，使人类的脂肪摄入进入了科学合理的时代。

食用油的调和有以下4种类型：①营养调和油（或称亚油酸调和油）：一般以葵花子油为主，配以大豆油、玉米胚油和棉籽油，调至亚油酸含量60%左右，油酸含量约30%、软脂含量约10%左右。②经济调和油：以菜籽油为主，配以一定比例的大豆油，其价格比较低廉。③风味调和油：就是将菜籽油、棉籽油、米糠油与香味浓厚的花生油按一定比例调配成"轻味花生油"，或将前三种油与芝麻油以适当比例调和成"轻味芝麻油"。④煎炸调和油：用棉籽油、菜籽油和棕榈油按一定比例调配，制成含芥酸低、脂肪酸组成平衡、起酥性能好、烟点高的煎炸调和油。上述调和油所用的各种油脂，除芝麻油、花生油、棕榈油外，均为全炼色拉油。食用调和油适用于所有日常的菜肴，具有调整血脂、预防心脑血管疾病、滋润肌肤、消除疲劳、改善体质、延缓衰老的作用。

四、食用油的选择

我国食用油标准规定：食用植物油统一采用以单一的原料名称对产品命名。禁止将与用途、工艺等有关的词语用在产品名称中。也就是说，产品只能根据原料称为大豆油、花生油、玉米油，不能再加上"烹调""压榨"等类似的字眼来命名。食用油按质量由高到低，分为一级、二级、三级、四级4个等级，分别相当于原来的色拉油、高级烹调油、一级油、二级油。所以，选择食用油只需认真看正规产品标签标定的等级高低，就知道食用油的质量好坏了。标准还规定，产品标签中要对原料的加工工艺是"压榨法"还是"浸出法"进行明确标识，并对是否使用了转基因原料，以及原料的产地进行明确标识。如果在外包装上没有标出上述标准，产品将被禁售。消费者认真看标签就能放心购买了，没有正规标签，或者标签真伪无法鉴别的建议不要选作食用。

（一）按加工工艺选择

"压榨法"和"浸出法"是食用油的两种基本加工工艺。

1. **压榨法** 靠物理压力将油脂直接从油料中分离出来，全过程不涉及任何化学添加剂，保证产品安全、卫生、无污染，天然营养不受破坏。

2. **浸出法** 采用溶剂油（六号轻汽油）将油脂原料经过充分浸泡后，进行高温提取，经过"六脱"工艺，即脱脂、脱胶、脱水、脱色、脱臭、脱酸加工而成，最大的特点是出油率高、生产成本低，这也是浸出油的价格一般要低于压榨油的原因之一。

很显然，从追求天然健康的角度讲，压榨油更符合人们的消费心理。国内市场上绝大多数的花生油采用的是"压榨法"，而多数大豆色拉油则选用"浸出法"。为了保证食用油的安全，国家对消费者看不见的制作过程，也有规范的要求。比如为了维护消费者的健康，提高产品的安全和卫生标准，标准限定了食用油中的酸值、过氧化值、溶剂残留量等指标。同时限定了最低质量等级指标，对压榨成品油和浸出成品油的最低等级的各项指标进行了强制规定。

（二）按油的成色选择

如上所述，选择食用油首先要选择脂肪酸构成合理的，尽量做到根据人体需要用油，少吃油，吃好油。其次，油脂都含有较高的热量，如今生活水平提高，营养补充充足，故应少吃油，防止热量摄入过多。不同的油营养价值不同，对一般生活来说，做到能吃木本植物油的少吃草本植物油，能吃草本植物油少吃动物油。再次，吃油要做到多样性。吃油的多样性以满足人体对多种脂肪酸的需求和不同营养成分的需要，如果能吃可靠加工的调和油最好，从而达到健康吃油的目的。对食用油的选择方法，一般有以下几种。

1. **看颜色** 一般来说，精炼程度越高，油的颜色越淡。当然，各种植物油都会有一种特有的颜色，不可能也没有必要精炼至没有颜色。

2. **看亮度** 亮度也称透明度，要选择清澄透明的油，透明度越高越好。

3. **嗅气味** 取一两滴油放在手心，双手摩擦发热后，闻不出哈喇味、刺激味等异味，如有异味就不要买。

（三）按储藏方式选择

食用植物油在储藏过程中有"四怕"：一怕直射光，二怕空气，三怕高温，四怕进水。因此，保存储藏食用油要避光、密封、低温、防水。因而，食用油为了保持其成分不被破坏，优质的食用油的包装会努力满足避光、密封、低温、防水的条件。

1. **看包装质地** 优质食用油的包装会首先选用金属包装，合金的金属包装能够达到避光、密封、防水的要求。其次会选择玻璃包装，再次才会选择塑料包装。

2. **看容器颜色** 优质食用油的包装储藏容器的颜色都会选择深色的，首选深色合金，次选深色磨砂的玻璃容器。越是想通过透明容器让你看清楚食用油质地清亮的，越是低档的食用油。因为越透亮的容器，越不避光。

在几千年的养生实践中，老百姓总结了许多的储藏食用油的简便方法，以适应日常生活的需要，如将花生油或豆油入锅加热，放入少许花椒、茴香，待油冷后，装进搪瓷或陶瓷制容器中存放，这样的油可以较久存放而不变质，做菜用时味道也特别香。再如将大油（猪油）熬好后，趁其未凝结时，加进一点白糖或食盐，搅拌后密封，可较久存放而不变质。小磨香油在储存过程中易酸败、失香，民间常常把香油装进一小口玻璃瓶内，每 500 克油加入精盐 1 克，然后将瓶口塞紧，不断地摇动，使食盐溶化，放在暗处 3 日左右，再将沉淀后的香油倒入洗净的棕色玻璃瓶中，拧紧瓶盖，置于避光处保存，随吃随取。要注意的是装油的瓶子切勿用橡皮等有异味的瓶塞。

五、地沟油的鉴别

地沟油可分为三类：一是狭义的地沟油，即将下水道中的油腻漂浮物或者将宾馆、酒楼的剩饭、剩菜（通称泔水）经过简单加工、提炼出的油；二是劣质猪肉、猪内脏、猪皮，腐烂的动物肉及动物内脏加工以及提炼后产出的油；三是用于油炸食品的油使用次数超过一定次数后，再被重复使用或往其中添加一些新油后重新使用的油。

（一）对人体的危害

地沟油中含有各种各样的洗涤剂和化学清洗物质，所以地沟油中铅的含量是惊人的高，那些黑心作坊根本不知道怎么去净化地沟油，反而会增加很多其他的化学物质，损害人体。①消化不良：在炼制"地沟油"的过程中，动、植物油经污染后发生酸败、氧化和分解等一系列化学变化，产生对人体有重毒性的物质。砷，就是其中的一种，人一旦使用砷量巨大的"地沟油"后，会引起消化不良、头痛、头晕、失眠、乏力、肝区不适等症状。②腹泻："地沟油"的制作过程注定了不符合卫生标准，其中含有的大量细菌、真菌等有害微生物，一旦到达人的肠道，轻者会引发人们腹泻，重者则会引起人们恶心、呕吐等一系列肠胃疾病。③腹痛："地沟油"中混有大量污水、垃圾和洗涤剂，经过地下作坊的露天提炼，根本无法除去细菌和有害化学成分。所有的"地沟油"含铅量都会严重超标，这是个不争的事实，而食用了含铅量超标的"地沟油"做成的食品，则会引起剧烈腹绞痛、贫血、中毒性肝病等症状。④胃癌与肠癌：令人作呕的炼制过程，是地沟油毒素滋生的原因。"地沟油"是对从酒店、餐馆收来的潲水（泔水、残菜剩饭等）和地沟油进行加工提炼，去除臭味后流到食用油市场的成品油。潲水油中含有黄曲霉素、苯并芘，这两种毒素都是致癌物质，黄曲霉素的毒性比砒霜高 100 倍还多，可以导致胃癌、肠癌、肾癌及乳腺、卵巢、小肠等部位癌肿。

国内尚未有检测地沟油的统一标准。现行的国家强制性标准《食用植物油卫生标准》（2716—2005）中，关于食用油的理化指标检测包括酸价、过氧化值、浸出油溶剂残留、游离酚（棉籽油）、总砷、铅、黄曲霉毒素、苯并芘、农药残留共 9 项指标，分别对植物原油和植物食用油进行不同的标准检测。但是植物原油、植物食用油均不是地沟油。而标准里这 9 项基本的食用油检测指标,即使是地沟油炼出来的油也都可能合格,根本无法针对地沟油去进行辨别性检测。按照国务院的统一部署,卫生部已组织科技部、工商总局、质检总局、食品药品监管局、粮食局,以及中国疾控中心等有关方面共同研究制定了"地沟油"检验方法论证方案,并组建了包括油脂加工、食品安全、卫生检验、化学分析等领域权威专家和相关机构在内的检验方法论证专家组,对相关技术机构研发的检验方法进行科学论证。

(二)地沟油的鉴别

目前消费者只能根据经验,对食用植物油通过看、闻、尝、听、问等5个方面,进行感官鉴别。①看:看透明度,纯净的植物油呈透明状,"地沟油"在生产过程中由于混入了碱脂、蜡质、杂质等物,透明度会下降;看色泽,纯净的油为无色,在生产过程中由于油料中的色素溶于油中,油才会带色;看沉淀物,其主要成分是杂质。②闻:每种油都有各自独特的气味。可以在手掌上滴一两滴油,双手合拢摩擦,发热时仔细闻其气味。有异味的油,说明质量有问题,有臭味的很可能就是地沟油;若有矿物油的气味更不能买。③尝:用筷子取一滴油,仔细品尝其味道。口感带酸味的油是不合格产品,有焦苦味的油已发生酸败,有异味的油可能是"地沟油"。④听:取油层底部的油一两滴,涂在易燃的纸片上,点燃并听其响声。燃烧正常无响声的是合格产品;燃烧不正常且发出"吱吱"声音的,水分超标,是不合格产品;燃烧时发出"噼叭"爆炸声,表明油的含水量严重超标,而且有可能是掺假产品,绝对不能购买。⑤问:问商家的进货渠道,必要时索要进货发票或查看当地食品卫生监督部门抽样检测报告。利用金属离子浓度与电导率之间的关系,通过检测油的电导率即可判断油中金属离子量。实验表明,地沟油电导率是一级食用油的5~7倍,由此可准确识别地沟油。

第五章 饮水养生

饮水养生是研究水和各种饮料的养生价值和正确使用的学问和方法。

水是包括人类在内的所有生命生存的重要资源,也是生物体最重要的组成部分。水在生命演化中起到了重要的作用。

正确、合理地饮水是养生学研究最重要的课题。因为水是人体生命活动最重要的基本物质,约占人体体重的60%以上,人可以几周不吃饭,但绝对不能一天不喝水,饮水不足,脱水、水的代谢紊乱会严重影响人体健康。

饮水重要到已经成为人们日常生活不可或缺的生命活动,因为是日常活动,而常常被人们忽视,只有当饮水不足或水液代谢出现问题时才会引起人们的注意。古往今来,人们天天饮水,但对饮水的研究缺乏深度。在所有关于养生、饮食、营养的著作中,饮水常常与食物相提并论,被称作"饮食",而且也常常被摄食所冲淡,因而专题研究饮水养生,十分必要。所以本书列专章研究饮水养生,并且把正确、合理地饮水列为养生的第一要务,把正确地饮酒、品茶、喝咖啡作为日常饮水的专题列专章予以阐述。

第一节 饮水是养生第一要务

饮水是指饮用合乎人体需要的饮用水,是人类维持生命活动重要的生活方式之一。把正确、合理地饮水列为养生的第一要务不是故弄玄虚,而是饮水对生命的存续太重要了。

一、水是生命之源

对于人类来说,水是仅次于氧气的重要物质。水是构成身体的主要成分之一,具有重要的调节人体生理功能的作用,是维持生命活动重要的物质基础。对人的生命而言,断水比断食的威胁更为严重。如果一个人断食而只饮水,依靠自己体内储存的营养物质或消耗自体组织,可以存活数周以上,直至所有体内脂肪和组织蛋白消耗50%以上时,人才会死亡;但是如果不喝水,连1周时间也很难度过,断水至体内失水10%就会威胁健康,甚至有生命危险,可见水对生命的重要意义。

水是人体中含量最多的成分,人的体液总量(总体水)可因年龄、性别、体形、肥瘦而存在明显的个体差异。新生儿的体液总量最多,约占体重的80%;婴幼儿次之,约占体重的70%;随着年龄的增长,体液总量逐渐减少,青春期后,接近成人水平。成年男子体液总量约为体重的60%,女子约为体重的50%~55%;40岁以后随着肌肉组织含量的减少,体液总量也会进一步减少，一般60岁以上的男性为体重的51.5%，女性为体重的45.5%。人体的体液总量还随人体脂肪含量的增多而减少，因为脂肪组织含水量较少，仅占10%~30%，而肌肉组织中含水量较多，可以达到75%~80%。水在人体内，主要分布于细胞内和细胞外，细胞内液约占2/3，细胞外液约占1/3。各组织器官的含水量差别很大，以血液中最多，占80%~83%；脂肪组织中较少，女性体内脂肪组织较多，所以含水量不如男性高。水是所有营养素中最为重要的物质，无论是体温的调节，血液的流动，还是食物的消化和吸收，都离不开水。如果摄取水分不够，血液会变得过于黏稠，身体内的代谢产物就无法被有效清除，还会大大加重肾脏、肝脏的负担。所以，水是生命之源，也是生命续存时刻不能缺少的基础物质。

二、水的养生功能

水作为生命之源，在养生理论和实践中作用巨大，概括而言水的养生功能主要有：

1. **组成人体体液** 人体体液集中分布在细胞内部、组织之间和各种管道、腔体中，是构成细胞内液、细胞外液、血浆等的重要物质，水则是体液的主要组成部分。水是体内一切生理过程中生物化学变化必不可少的介质，脂肪和蛋白质也能在适当条件下溶解于水中，构成乳浊液或胶体溶液。溶解或分散于水中的物质有利于体内化学反应的有效进行。食物必须依靠消化器官分泌出的非常丰富的消化液进行消化，包括唾液、胃液、胰液、肠液、胆汁等等，在这些消化液中水的含量高达90%以上。食物进入口腔、胃肠道后，主要通过消化液的作用，才能被消化吸收。

2. **参与新陈代谢** 在新陈代谢过程中，人体内物质交换和化学反应都是在水中进行的。水的溶解力很强，并有较大的电解力，可以使水溶性物质以溶解状态和电解质离子状态存在。水有较大的流动性，在消化、吸收、循环、排泄过程中，可以加速营养物质的运送和废物的排泄。水不仅是体内生化反应的介质，而且水本身也参与体内氧化、还原、合成、分解等化学反应。水是各种化学物质在体内正常代谢的保证。如果人体长期缺水，代谢功能就会异常，会使代谢减缓从而堆积过多的能量和脂肪，使人肥胖。水还能改善体液组织的循环，调节肌肉张力，并维持机体的渗透压和酸碱平衡。

3. **充当运输载体** 水包含于体内各个组织器官，其良好的溶解性和流动性，使水充当了体内各种营养物质和代谢产物的载体和运输工具。在营养物质的运输和吸收、气体的运输和交换、代谢产物的运输与排泄中，水都是起着极其重要的作用。比如血液在循环全身的过程中，将氨基酸、葡萄糖、氧气、酶、维生素、激素等营养物质运送至全身，把尿素、尿酸、二氧化碳等代谢废物运往肾脏，随尿排出体外。

4. **调节体温恒定** 水的比热值大，有调节人体体温的作用。1克水升高或降低1℃需要约4.2焦耳的能量，只有在水的存在和帮助下，利用氧气，摄入体内的碳水化合物、脂肪和蛋白质三大宏量营养素才能代谢分解，释放热能而维持人体的体温。大量的水可以吸收代谢过程中产生的能量，使体温不至于显著升高。水的蒸发热大，在37℃体温的条件下，蒸发1克水可以带走2.4千焦耳的能量。因此在高温气温下，体热可以随水分经皮肤蒸发散热，维持人体体温恒定。所以，天热时多饮水，可以促进代谢废物随尿排出，保持和增加血液容量，补充出汗损耗的水分，这是因为人体摄入的产能营养素在水的参与下，利用氧气进行氧化代谢，释放能量，再通过水的蒸发可散发大量能量，避免体温升高。当人体缺水时，多余的能量就难以及时散出，从而引发中暑。

5. **润滑滋润器官** 人体内的胸腔、腹腔、关节、韧带、肌肉、筋膜等部位都存在一定量的水分作为润滑剂，对器官、关节、肌肉、组织起到缓冲、润滑、保护的作用。水的黏度小，可使体内摩擦部位润滑，减少体内脏器的摩擦，防止损伤，并可使器官运动灵活。所以缺水情况下运动有风险，因组织器官缺少了水的润滑，很容易造成磨损。因此运动前最好要先补充足够的水。由于水有滋润功能，使身体细胞经常处于湿润状态，才能保持肌肤丰满柔软。所以，定时定量补水，会让皮肤特别水润、饱满、有弹性，可见水是美肤的佳品。

6. **稀释排泄毒素**　没有足够的水，各种人体的代谢产物，即一般百姓所说的毒素就难以有效排出，淤积在体内，就容易影响健康。水不仅有很好的溶解能力，而且有重要的稀释功能，肾脏排泄水的同时可将体内代谢废物、毒物及食入的多余药物等一并排出，减少肠道对毒素的吸收，防止有害物质在体内慢性蓄积而引发中毒。因此，服药时应喝足够的水，以利于有效地消除药品带来的副作用。

第二节　水与饮料的分类

水是由氢、氧两种元素组成的物质，一般无毒。在常温常压下为无色无味的透明液体。

水是地球上最常见的物质之一，是包括人类在内所有生命生存的重要资源，也是生物体最重要的组成部分。水在生命演化中起到了重要作用。

一、水的分类

水是一种狭义的不可再生的资源，广义的可再生资源。根据不同分类方法，水可以分为：

1. **天然水与人工制水**　天然水是指河流、湖泊、大气水、海水、地下水等水。

人工制水是通过化学反应使氢氧原子结合得到的水。

2. **地下水与地表水**　地下水是指有机物和微生物污染较少，离子溶解较多，藏于地下的水。通常硬度较高，蒸馏烧水时易结水垢；有时锰氟离子超标，不能满足生产生活用水需求。

地表水是指雨雪降于地面未渗入地下的地球表面水。较地下水有机物和微生物污染较多，如果该地属石灰岩地区，其地表水往往也有较大的硬度。

3. **原水与净水**　原水通常指水处理设备的进水，如常用的城市自来水、城郊地下水、野外地表水等，常以 TDS 值（水中溶解性总固体含量）检测其水质，中国城市自来水 TDS 值通常为 $100\sim400\text{ppm}$。

净水是指原水经过水处理设施处理后的水。

4. **纯净水与蒸馏水**　纯净水是指原水经过反渗透和杀菌装置等成套水处理设施后，除去了原水中绝大部分无机盐离子、微生物和有机物杂质，可以直接生饮的纯水。

蒸馏水则是以蒸馏方式制备的纯水，通常不用于饮用。

5. **纯化水与注射用水**　纯化水是指医药行业所用的纯水，电导率要求小于 $2\mu\text{s/cm}$。

注射用水是指纯化水经多效蒸馏、超滤法再次提纯去除热原后可以配制注射剂的水。

古代养生理论非常重视水质的优劣，认为"天水"是最好的水。"天水"是指从天空降下来，没有落地的，未经污染的雨或雪，称作"上池之水""无根水"。中医认为："其性轻清，味甘淡，诸水之上也，夏日尤佳，饮之可以去病。"但是现在由于大气污染，天上刚下的雨水中含有大量尘埃，特别在工业污染严重的城市，天上下"酸雨"，成分相当复杂，甚至可能含有致病微生物。所以，现在天上刚下的雨水、雪已不能称作"天水"。现在要找"天水"只能是去喜马拉雅山、天山、昆仑山等山脉，找常年不化，尚未污染的冰雪了。

古人同时将地水分为山泉水、江河水、井水，依次列为上、中、下三等。认为山泉水含矿物质多，很少污染，最宜饮用；江河水则较复杂，井水矿化度较高，所以江河水、井水皆非理想的饮用水。尤其是城市附近处的江河水，往往受人为因素影响而致水质污染，故"江河水取人远者为上"。井水"有远从地脉来者为上，有从近处江湖渗来者次之，其城近沟渠污水杂入者咸碱"，可见井水也有被污染的。

二、饮料分类

养生学将人体以液态摄入的物质统称为"饮水"。所以，饮水包括了饮用水和以液态摄入的其他物质。

饮用水是指各种理化指标达到国家相关标准，可以直接饮用的水。

非饮用水是指各种理化指标没有达到国家相关标准，不可以直接饮用的水。

以水为基质，用不同的配方和工艺生产出来供人们直接饮用的液体被统称为"饮料"或"饮品"。所以，饮料是经加工制造的适合于人、畜饮用的液体。

养生学、中医学认为"茶、酒、汤、羹、浆、酪之属，皆饮料也。"

我国将饮料分为含酒精和不含酒精两大类。

（一）含酒精饮料

指乙醇含量在 0.5~65（m/v）的饮料，包括各种发酵、蒸馏及配制酒。

（二）不含酒精饮料

也称软饮料，是乙醇含量小于 0.5（m/v），以补充水分为主的饮料。软饮料国家标准按原料或产品性状将其分为 10 类。

1. **碳酸饮料** 又称汽水，是在一定条件下充入二氧化碳气的制品。成品中二氧化碳气的含量（20℃时体积倍数）不低于 2.0 倍。又可分为：果汁、果味、可乐、低热量及其他几个亚型。

2. **果汁** 果酱及果汁饮料：是用新鲜或冷藏水果为原料，经加工制成的制品。包括果汁、果浆、浓缩果汁、浓缩果浆、果肉饮料、果汁饮料、果粒果汁饮料、水果饮料浓浆、水果饮料等单味和混合的类型。

3. **蔬菜汁及蔬菜汁饮料** 是用新鲜或冷藏蔬菜（包括可食的根、茎、叶、花、果实，食用菌，食用藻类及蕨类）等为原料，经加工制成的制品。包括蔬菜汁、复合果蔬汁、发酵蔬菜汁、食用菌、藻类、蕨类等亚型。

4. **含乳饮料** 以鲜乳或乳制品为原料（经发酵或未经发酵），经加工制成的制品。包括配制型和发酵型含乳饮料两种。

5. **植物蛋白饮料** 是用蛋白质含量较高的植物的果实、种子或核果类、坚果类的果仁等为原料，经加工制成的制品。成品中蛋白质含量不低于 0.5%（m/V）。包括豆乳类饮料、椰子乳（汁）饮料、杏仁乳（露）饮料、其他植物蛋白饮料。

6. **瓶装饮用水** 指密封于塑料瓶、玻璃瓶或其他容器中不含任何添加剂可直接饮用的水。包括饮用天然矿泉水、饮用纯水、其他饮用水。

7. **茶饮料** 是用水浸泡茶叶，经抽提、过滤、澄清等工艺制成的茶汤或在茶汤中加入水、糖液、酸味剂、食用香精、果汁或植（谷）物抽提液等调制加工而成的制品。包括：茶汤饮料、果汁茶饮料、果味茶饮料、他茶饮料。

8. **固体饮料** 以糖、食品添加剂、果汁或植物抽提物等为原料，加工制成粉末状、颗粒状或块状的制品。成品水分不高于5%。包括：果香型固体饮料、蛋白型固体饮料、其他型固体饮料。

9. **特殊用途饮料** 通过调整饮料中天然营养素的成分和含量比例，以适应某些特殊人群营养需要的制品。包括：运动饮料、营养素饮料、其他特殊用途饮料。

10. **其他饮料** 除上述9种类型以外的软饮料。包括：果味饮料、非果蔬类的植物饮料、其他水饮料。

第三节　饮水养生的误区

饮水是为了养护生命，然而由于商品的逐利性，在市场上有许许多多不正确的引水指导，形成了一些饮水的误区，一定要予以指出，避免误导人们造成不良后果。

一、水是越纯净越好

有些人认为饮水越纯越好，有些也倡导只饮用纯净水。其实真正的纯净水是指原水经过反渗透和杀菌装置等成套水处理后，除去了原水中绝大部分无机盐离子、微生物和有机物杂质，可以直接生饮的纯水。比纯净水更纯的水，包括蒸馏水、纯化水、注射用水，都是医药行业、科研所用的水，或临床配制注射剂的用水。而生活中长期饮用纯净水会导致身体营养失调，特别是各种无机离子等人体内需要的微量元素下降，从而降低人体免疫力，增加钙的流失。老年人，特别是心血管病、糖尿病患者及儿童和孕妇更不宜长期饮用纯净水。

二、饮水就是为解渴

人们喝水时往往忽略了水的养生功能。通常认为口渴了才需要喝水。事实上当人体口渴时已经缺水了，水在体内能将脂肪、碳水化合物、蛋白质、无机盐、矿物质等营养物质稀释，便于人体吸收。同时，细胞的新陈代谢都离不开水，只有让人体的细胞、组织含有足够的水，才能促进新陈代谢，提高人体的抵抗力和免疫力，保持皮肤的色泽和弹性。

三、夸大矿物质作用

矿泉水因含有人体所需要的一些矿物质，确实具有一定的营养价值。但有些人夸大水中矿物质的作用，不科学地宣扬含量越高越好。其实不然。饮用水中应该含有适量平衡的矿物质，但含量过高并不能说明水的活力强，而且还会危害人体健康。如饮用水中的碘化物含量在0.02~0.05毫克/升时对人体有益，大于0.05毫克/升时则会引发人体碘含量超标而影响人体健康。

四、各种饮料当水饮

不少人，特别是年轻人喜欢把饮料当做饮用水。其实二者功能并不能等同。大多数饮料中含有糖和蛋白质，添加了不少香精和色素，饮用后不易使人产生饥饿感。因此饮料不但起不到"补水"的作用，还会降低食欲，影响消化和吸收。长期饮用碳酸性饮料会导致热量过剩，刺激血脂上升，增加心血管负担，而且碳酸性饮料中含有咖啡因，过量饮用咖啡因会导致排尿过多，出现人体脱水现象。另外，儿童饮用碳酸性饮料容易引发龋齿。

五、医疗用水当饮水

富氧水和电解水、纯净水都属于医疗、科研用水,不能作为正常人群的饮用水。富氧水是指在纯净水里人为地加入更多的氧气。正常人饮用过多富氧水,氧分子到了体内会破坏细胞的正常分裂作用,加速衰老。电解水通过电解作用把水分解成阳离子水和阴离子水。阳离子水是医疗用水,必须在医生指导下饮用;阴离子水常被用于消毒等。

第四节 饮水养生的原则

正确合理饮水是生命新陈代谢的需要,是养生第一要务。饮水的方法很多,每个人都有不同的饮水方式和习惯,但是为了人体健康必须遵守饮水的一些规律,可概括为饮水养生三原则。

一、饮水必须安全

饮水有必须有利于健康,不能饮用对身体有害的污染水是安全的底线。

（一）水体污染

水体污染又称水源污染。天然水体能接纳一定量的污染物进行自净,使水质成分保持平衡的能力,称为水环境容量。由于人类活动将污染物排入江河、湖海、水库或地下,使水质、底泥的理化性状和生物种群发生变化,降低了水体的使用价值的现象称为水体污染。

我国54条主要河流中大部分都被污染了,只是污染程度不同而已;44个大城市中有41个地下水源受到污染。一些海湾也受到不同程度的污染。全国排放工业废水和生活污水每日约7 800万吨,全年295亿吨,其中90%未经任何处理。水体污染对人类健康的影响是多方面的。含病原菌的人畜粪便污染水源,可引起肠道传染病流行;水体遭受有毒化学物质污染后,通过饮水、食物链的形式可使人群发生急、慢性中毒,甚至死亡。污染物可使水质感官性状恶化,妨碍水源正常利用;或使水中微生物的生长、繁殖受到抑制,影响水中有机物的氧化分解,损害水源的天然自净能力,破坏水源卫生状况。

我国地方病分布广,病种多,主要有地方性砷中毒、地方性氟中毒、克山病、大骨节病以及地方性甲状腺肿等,在"老、少、边、穷"地区及农村尤其普遍。据统计,全国有氟斑牙患者3 877万人,氟骨症患者284万人,中国砷中毒危害病区暴露人口高达1 500万之多,已经确诊患者超过数万（2003年7月27日南京召开的中华医学会第五次会议上的报告）,大骨节病患者81万人,潜在型克山病患者2.99万人,慢型克山病患者1.09万人。地方病与环境地质因素密切相关,尤其是地下水源污染,如高氟、砷水是地氟、地砷病最主要、最直接的致病原因。WHO已指出砷酸盐及亚砷酸盐融入地表水中可成为致癌物质。

水体污染一类是自然污染,一类是人为污染。当前对水体危害较大的是人为污染。水体污染可根据污染杂质的不同而主要分为化学性污染、物理性污染和生物性污染。

1. 化学性水体污染 指污染杂质为化学物品而造成的水体污染。化学性水体污染根据具体污染杂质可分为以下几类:①无机污染物质:污染水体的无机污染物质有酸、碱和一些无机盐类。酸碱污染使水体的pH值发生变化,妨碍水体自净作用,还会腐蚀船舶和水下建筑物,影响渔业。②无机有毒物质:污染水体的无机有毒物质主要是重金属等有潜在长期影响的物质,主要有汞、镉、铅、砷等元素。③有机有毒物质:污染水体的有机有毒物质主要是各种有机农药、多环芳烃、芳香烃等。它们大多是人工合成的物质，化学性质很稳定，很难被生物所分解。④需氧污染物质：生活污水和某些工业废水中所含的碳水化合物、蛋白质、脂肪和酚、醇等有机物质可在微生物的作用下进行分解。在分解过程中需要大量氧气，故称之为需氧污染物质。⑤植物营养物质：主要是生活与工业污水中的含氮、磷等植物营养物质，以及农田排水中残余的氮和磷。⑥油类污染物质：主要指石油对水体的污染，尤其海洋采油和油轮事故污染最甚。

2. 物理性水体污染 指污染杂质为物理物品而造成的水体污染。物理性水体污染根据具体污染杂质可分为3类：①悬浮物质污染：悬浮物质是指水中含有的不溶性物质，包括固体物质和泡沫塑料等。它们是由生活污水、垃圾和采矿、采石、建筑、食品加工、造纸等产生的废物泄入水中或农田的水土流失所引起的。悬浮物质影响水体外观，妨碍水中植物的光合作用，减少氧气的融入，对水生生物不利。②热污染：来自各种工业过程的冷却水，若不采取措施，直接排入水体，可能引起水温升高、溶解氧含量降低、水中存在的某些有毒物质的毒性增加等现象，从而危及鱼类和水生生物的生长。③放射性污染：由于原子能工业的发展，放射性矿藏的开采，核试验和核电站的建立以及同位素在医学、工业、研究等领域的应用，使放射性废水、废物显著增加，造成一定的放射性污染。

3. 生物性水体污染 指生活污水，特别是医院污水和某些工业废水污染水体后，往往可以带入一些病原微生物。例如某些原来存在于人畜肠道中的病原细菌，如伤寒杆菌、副伤寒杆菌、霍乱弧菌等，这些细菌都可以通过人畜粪便的污染而进入水体，随水流动而传播。一些病毒，如肝炎病毒、腺病毒等也常在污染水中发现。某些寄生虫病，如阿米巴痢疾、血吸虫病、钩端螺旋体病等也可通过水进行传播。

水源受病原体污染后，未经妥善处理和消毒即供居民饮用，或者是处理后的饮用水重新被病原体污染。例如自来水系统有渗漏，当管网出现负压时可遭受污染。高层二次供水系统因设计、卫生、管理等问题而造成饮水污染等。饮用水被病原微生物污染后，病原微生物在水中存活时间长，饮水人数又多，就会造成传染病的暴发流行。饮用水受到有毒、有害化学物质或致病微生物的污染，可引起水的感官性状变化，并可引起介水传染病和生物地球化学性地方病。持久性的有毒化学物质污染还可引起急性和慢性中毒，甚至造成癌症等远期危害。有关实验证明，细菌、病毒在未经消毒的水中存活时间较长，伤寒杆菌和霍乱弧菌能在水中存活1个多月，肝炎病毒能存活70天，痢疾杆菌能活10多天，可相应地引起痢疾、伤寒、霍乱和肝炎病的流行。

（二）自来水的安全饮用

安全饮水指的是供人们长期饮用，不会对健康产生明显危害的饮用水。安全饮水还应包含日常个人卫生用水，包括洗澡用水、漱口用水等。如果水中含有害物质，这些物质可能在洗澡、漱口时通过皮肤接触、吸收等方式进入人体，从而对人体健康产生影响。从饮水安全的角度讲，良好的饮用水应该符合以下几点要求：一是干净，不含致病菌、重金属和有害化学物质；二是含有适量的矿物质和微量元素；三是含有新鲜适量的溶解氧；四是偏碱性的，分子团小的，活性强的水。目前，我国居民的饮用水主要有：自来水、纯净水、人造矿化水、矿泉水和天然水等等。

自来水直接取自天然水源，即地表水或地下水，经过一系列处理工艺净化消毒后输送到各用户，是目前国内最普遍的生活饮用水。自来水应努力保证安全地饮用。

1. 确保自来水的流行病学安全 流行病学安全指的是防止介水传染病的发生和传播，确保水质微生物学质量的安全性。一般来说,介水传染病以肠道传染病为主,主要症状是腹泻,污染来源主要是被人或动物粪便污染的水。目前,微生物污染仍然是饮用水安全的最大威胁。安全饮用水要确保人群终身饮用,不会引发急、慢性中毒和潜在的远期危害。理想的饮用水不应含有已知致病微生物,也不应有人畜排泄物污染的指示菌。为了保障饮用水能达到要求,定期抽样检查水中粪便污染的指示菌是很重要的。我国《生活饮用水卫生标准》中规定的指示菌是总大肠菌群、细菌总数。还规定了游离余氯的指标。我国自来水普遍采用加氯消毒的方法,当饮用水中游离余氯达到一定浓度后,接触一段时间就可以杀灭水中细菌和病毒。因此,饮用水中余氯的测定是一项评价饮用水微生物学安全性的快速而重要的指标。

2. **控制自来水的毒理学指标**　饮用水中有毒化学物质污染带给人们的健康危害与微生物污染不同。一般而言,微生物污染可造成传染病的暴发,而化学物质引起健康问题往往是由于长期接触所致的有害作用,特别是蓄积性毒物和致癌物质的危害。近年来,水的化学污染问题日益突出。这些化学物质在水中残留时间长,多数不易被降解,可直接对人体产生毒害作用。高浓度,短时间作用于人体可产生急性毒性作用;低浓度,长时间作用于人体可产生慢性毒性作用。为保障饮用水的安全,确定化学物质在饮用水中的最大允许限值,也就是最大允许浓度是十分必要的,应该选择哪些化学物质作为需要确定限值的指标,主要是依据化学物质的毒性、在饮用水中含有的浓度和检出频率以及是否具有充分依据来确定限值等条件确定的。在我国《生活饮用水卫生标准》中,选择氟化物、氯化物、砷、硒、汞、镉、铅、银、六价铬、硝酸盐等15项化学物质的限量指标。这些物质的限值都是依据毒理学研究和人群流行病学调查所获得的资料而制定的。

3. **确保自来水感官性状良好**　水质的感官性状,即水的外观、色、嗅和味,是人们判断水质及其可接受程度的首要和直接指标。如果水的混浊度很高,有异色或令人厌恶的臭味,就会使饮用者感到不安全而拒绝饮用。

饮用水的感官性状很重要。我国的饮用水标准规定,饮用水的色度不应超过15度,也就是说,一般饮用者不应察觉水有颜色,而且也应无异常的气味和口味,水呈透明状,不浑浊,也无用肉眼可以看到的异物。如果发现饮用水出现浑浊,有颜色或异常味道,那就表示水被污染,应立即通知自来水厂家和疾病预防控制中心进行调查和处理。

4. **自来水必须消毒**　自来水消毒的目的是要杀死或灭活致病微生物。为保证饮水安全,自来水的消毒必须认真、严格。目前主要的消毒方式有用氯气、氯胺、臭氧和紫外线消毒等。为了保证从自来水龙头出来的水仍有消毒作用,在接收到的自来水中可能会有一些消毒剂的气味。消毒剂的主要副产物有氯仿、二氯乙酸、氯化腈、溴酸盐、甲醛和亚氯酸盐等。只要饮用水中的消毒副产物不超过标准规定,对人体健康就没有害处。

5. **饮水安全相关的化学指标**　其他与饮水安全紧密相关的化学指标包括总硬度、铁、锰、铜、锌、挥发酚类、硫酸盐、氯化物和溶解性总固体。这些指标都能影响水的外观、色、嗅和味,因此规定了最高允许限值。例如饮用水中硫酸盐过高,易使锅炉和热水器内结垢并引起不良的水味和具有轻泻作用,故规定其在饮用水中的限值不应超过每升250毫克。

6. **pH值**　pH值表示水的酸碱度,清洁天然水的pH值应为中性,即为7.0左右。pH值是水质净化时的重要控制指标,过低的pH值会腐蚀金属管道和容器,过高容易引起结垢,影响加氯消毒效果。我国饮用水的pH值标准为6.5~8.5。饮用水pH值在正常范围情况下对人体健康没有影响。

7. **硬度**　水的硬度是由溶解于水中的钙、镁组成,并折合成碳酸钙的毫克/升作为计量单位。饮用水的硬度过高,烧开水时壶内会结垢,也影响口感;硬度过低容易腐蚀管道。我国的饮用水硬度标准限值为450毫克/升。饮用水硬度对人体健康没有不良影响,大多数研究报告认为,饮水中有较高的硬度对预防心血管病有好处,而且钙也是一般人体需要补充的元素。大多数国家的饮用水硬度标准设在400～500毫克/升。

8. **氟化物**　饮水是摄入氟的主要途径。人体摄入过量氟化物会使牙齿染上色斑,严重时会使骨骼变形,丧失劳动能力。根据我国的调查资料,饮水中氟化物浓度在1.0毫克/升以下,儿童出现氟斑牙的发病率低于30%,程度比较轻。每个个体对氟的耐受程度不同,并可能与其他摄入成分(如钙、锰)的量有关,所以在农村贫困地区,氟化物危害问题更为突出。有资料证明,适量的氟化物可以有效预防龋齿的发生。一般认为饮水中氟化物在0.5～1.0毫克/升之间是适宜的。

白开水是符合人体需要的饮用水。烧开水的最佳时间是水烧开后再用小火维持沸腾3～5分钟。研究显示:加氯消毒的水随着温度的升高,所生成的卤代烃等致癌物质的含量也不断升高。烧到90℃和刚烧开的水,潜在的危险最大。沸腾后再加热3～5分钟,这些有害物质可迅速挥发。但是,水烧得时间太长也不利,因为烧得时间越长,水分蒸发越多,水中的亚硝酸盐含量可能越高,会危及人体健康。喝白开水的水温以25～30℃为宜,不宜过高或过低。水温太低会引起肠胃不适,过高可致口腔、咽部、食管及胃的黏膜烫伤而引起充血和炎症等,长期发炎可能成为癌变的诱因。

煮沸后自然冷却的白开水不仅解渴,而且最容易透过细胞促进新陈代谢,调节体温,增加血液中血红蛋白含量,增进机体免疫功能,提高人体抗病能力。温开水能提高脏器中乳酸脱氢酶的活性,有利于较快降低累积于肌肉中,使人容易感到疲劳的"乳酸",从而达到消除疲劳、焕发精神的目的。另外,水还有一般的饮料中含有的物质所不具备的生理功能。

(三) 桶装水的安全饮用

桶装水包括用桶装的纯净水、饮用矿物质水、矿泉水等等。

1. **纯净水**　一般以城市自来水为水源,把有害物质过滤的同时,也去除了钾、钙、镁、铁、锌等人体所需的矿物元素,不宜多喝。

饮用矿物质水:是通过人工添加矿物质来改善水的矿物质含量。这样的水虽然补充了纯净水中部分矿物元素的不足,但是添加的矿物质能否被人体吸收、利用,还需要进一步研究。

2. **矿泉水**　是指从地下深处自然涌出或人工开采所得到的未受污染的天然地下水。矿泉水含有一定的矿物盐、微量元素和二氧化碳气体,容易被人体吸收。适量饮用矿泉水对身体健康有益。

3. **桶装水二次污染危害大**　卫生检疫合格的桶装水,即使是装桶后立即采样(零小时),微生物即显著超标,说明饮水机是桶装水二次污染的直接原因。据分析,饮水机的二次污染主要来自储水胆、水道、聪明座等,这些部位如果长期不清洗或消毒,就会沉积污垢,成为细菌和病毒滋生的温床。研究人员的实验还发现,经饮水机后的桶装水,常温水样的微生物污染率随着时间推移而上升,除储水胆、水道、座内的细菌和病毒随时间而繁殖外,另一重要因素是饮水机每次放水时,都会通过透气吸入空气,据专家介绍,即使在清洁的环境中,每立方米的空气中也有4 000个细菌,这些细菌随着桶内水的减少、空气的增加而增多,并随着时间推移繁殖增生。

高温是杀灭某些微生物的有效手段,但人们,尤其是学生、年轻人喜欢饮用经饮水机后的常温水,很少饮用热水。因此可以说,合格的桶装水也在被大多数人们饮用时变成了不合格的水。所以桶装水生产厂家理应承担起饮水机的清洗和消毒责任,消费者也应意识到定期清洗和消毒饮水机与选购合格的桶装水同样重要。

(四) 不适合饮用的水

饮水安全看似简单,要完全做到十分不易。所以,当人们不能完全达到安全、合理的饮用水要求时,最起码的底线是尽量不饮用或少饮用不安全的,不适合人体饮用的水。

1. **生水** 是指未经洁制、消毒的水,如河水、溪水、井水、库水等,生水中可能含有各种各样对人体有害的细菌、病毒和人畜共患的寄生虫。喝生水很容易引起急性胃肠炎、病毒性肝炎、伤寒、痢疾及寄生虫感染。特别是现今大小河流、水库、井水都不同程度地遭受工厂废液、生活废水、农药残余等污染,如果不是遇到威胁生命的自然灾害,不可饮用生水。

2. **老化水** 俗称"死水",也就是长时间储存不动的水。常饮这种水,对未成年人来说,会使细胞新陈代谢明显减慢,影响身体生长发育;中老年人则会加速衰老;许多地方食道癌、胃癌发病率日益增高,据医学家们研究,可能与长期饮用老化水有关。有关资料表明,老化水中的有毒物质,也随着水储存时间增加而增加。所以,如果条件允许,尽量不用长期储存的地窖水,尽量少用储存过久的潭水、井水,尽量饮用流动的活水。

3. **千滚水** 千滚水就是在炉上沸腾了很长时间的水,还有电热壶中反复煮沸的水。这种水因煎煮过久,水中不挥发性物质,如钙、镁等重金属成分和亚硝酸盐含量很高。久饮这种水,对人体健康可能有不良影响。

4. **蒸锅水** 蒸锅水就是蒸饭和蒸馒头等的剩锅水,特别是经过多次反复使用的蒸锅水,因加热时间长,其中重金属和亚硝酸盐会浓缩,含量增高。饮用这种水,或用这种水熬稀饭,会引起亚硝酸盐中毒。水垢经常随水进入人体,还会引起消化、神经、泌尿和造血系统病变,甚至引起早衰,对人体会造成危害。

5. **未沸水** 人们饮用的自来水,都是经氯化消毒灭菌处理过的。氯处理过的水中可分离出13种有害物质,其中卤代烃、氯仿还具有致癌、致畸作用。当水温达到90℃时,卤代烃含量由原来的每千克53微克上升到177微克,超过国家饮用水卫生标准的2倍。相关研究显示:饮未煮沸的水,患膀胱癌、直肠癌的可能性增加21%~38%。当水温达到100℃,这两种有害物质会随蒸汽蒸发而大大减少,如继续沸腾3分钟,则饮用安全。

6. **重新煮沸的水** 有人习惯把热水瓶中的剩余温开水,重新烧开再饮,目的是节水、节煤(气)、节时。但这种"节约"不足取。因为水烧了又烧,使水分再次蒸发,亚硝酸盐会升高,常喝这种水,亚硝酸盐会在体内积聚,引起中毒。

二、饮水量要平衡

饮水量的平衡是指人体水的进入量和排除量要保持基本平衡。如果感到口渴时才想到饮水已为时太晚,口渴表明人体已经丢失了大量体液,人的生理功能在下降,所以要随时随地保持人体有足够的体液。"弹指欲破"是对好皮肤的上佳形容,那些"水灵灵的美女"和"奶油样的小生"一定是因为细胞内液和组织间液中的水分含量高、皮肤弹性好而富有光泽才有"水色"的。有"水色"的人才能表现出自己"精足、气满、神旺"的生命特征。

(一) 人体水液代谢平衡

正常人体每日水的需要量和排出量处于动态平衡之中。人体水的需要量主要受代谢情况、年龄、体力活动、温度、膳食等因素的影响,故人体水的需求量的变化很大。一般成人每消耗

4.184千焦能量，水的需要量为1~1.5毫升。正常人每天水的需要量和排出量应维持在2 500毫升左右。水进入人体可以通过游泳、沐浴、熏蒸等从皮肤进入，通过鼻饲、灌肠等手段从消化道进入，通过注射从皮下、肌肉、静脉进入，但大量、正常的都是通过饮、食从口腔进入的。水的来源正常情况下包括饮水、食物中的水分和内生水三大部分。通常正常成人每人每天的饮水量大约为1 200毫升，食物中所含的水分约1000毫升，内生水约300毫升。内生水主要来源于蛋白质、脂肪和碳水化合物代谢时产生的水。每克蛋白质产生的代谢水为0.42毫升，每克脂肪产生的代谢水为1.07毫升，水化合物产生的代谢水为0.6毫升。因而，每人每天饮水的量不能少于1 200毫升，早晨起床后应饮水500~800毫升，补充一夜之间的水消耗；上午10时左右饮水，以补充流汗及尿液排出的水分；下午3时左右饮水，再度补充体内排出的水分，也使体内囤积的废物顺利排出，防止人体酸性化；晚上8时左右，睡前饮水是饮水最佳时间，因睡眠时血液浓度增高，睡前饮水可以冲淡血液，能加速血液循环。

人体排泄水分主要是通过小便、皮肤蒸发、呼吸、大便和体液分泌排泄，以肾通过小便排出为主，约占60%，其次，是经过肺、皮肤和粪便。一般正常成人每日尿量为500~4 000毫升，最低量为300~500毫升，低于最低量可引起代谢产物在体内堆积，影响细胞的功能。皮肤以出汗的形式排出体内水分，出汗分为显性和非显性出汗两种，非显性出汗为不自觉地出汗，很少通过汗腺的活动产生；显性出汗是汗腺的活动产生的结果。一般成年人经非显性出汗排出的水分约300~500毫升，婴幼儿体表面积相对较大，非显性出汗失水也相对较多。显性出汗量与运动量、劳动强度、环境温度和湿度等因素有关，特殊情况下，每日出汗量可以达到10 000毫升以上。经肺和粪便排出的水分，正常情况下比例相对比较少，但在特殊情况下，如高温、高原环境下以及胃肠道炎症引起的呕吐、腹泻时，可以造成大量的失水。

人体内水的正常平衡受口渴中心、垂体后叶分泌的抗利尿激素及肾脏调节。口渴中心是调节体内水平衡的重要环节，当血浆渗透压过高时，可以引起口渴中心神经兴奋，激发饮水行为。抗利尿激素通过改变肾脏远端小管和集合小管对水的通透性，以影响水分的重吸收而调节水的排出。抗利尿激素的分泌也受血浆渗透压、循环血量和血压等的调节。肾脏则是水分排出的主要器官，通过排尿多少和对尿液的稀释和浓缩功能，调节体内水的代谢平衡。当人体失水时，肾脏排出浓缩型尿，使水液保留在人体，防止有效循环血量减少和循环衰竭；体内水液含量过高时，则排尿增加，减少人体内水液的潴留量。

电解质与水的平衡有着依存关系，钠离子主要存在于细胞外液，钾离子主要存在于细胞内液，都是构成渗透压、维持细胞内外水分恒定的重要因素。因此钾、钠含量的平衡是维持水液代谢平衡的根本条件。当细胞内钠离子含量增多时，水进入人体细胞引起水肿；反之丢失的钠离子过多时，人体水含量减少，引起人体缺水；而钾离子在人体内与钠离子呈拮抗作用。

（二）人体水液代谢失衡

人体水液的需求供给量要和排出量保持相对的平衡。如果供给过多或来源不足，水的排泄不及时，无法排出或排出过多，都会导致人体水液代谢的平衡失调，称为人体水液代谢失衡。凡是因为水的来源过多，排出不足而导致身体内水液过多的称之为"水潴留"；凡是因为水的来源不足，排出过多而导致身体内水液过少的称之为"脱水"。

1. 水潴留　机体在组织间隙里积存了过多的水并且无法通过排尿等方式将其排出。过多的水会导致身体的某个部位肿胀。水潴留最明显的一个特征就是下肢水肿，尤其是足部和踝部水肿。下肢水肿可能表现得并不明显，但在起床活动数小时后便开始逐渐显现出来，并且随着时间的推移而加重，如果用手指用力按压踝部，皮肤上立即就会出现一个小凹，要等较长的一段时间才恢复正常。医学称这种现象为凹陷性水肿，如果全身多个部位出现水肿则称为全身性水肿。

导致水潴留的原因很多，最常见的有肾功能受损、高血压及高血钾。同时，水潴留也是免疫抑制剂，如糖皮质激素的副作用之一。激素首先导致机体钠潴留，而水是时刻伴随着钠离子而存在的，由此产生钠水潴留，所以水潴留亦称"钠水潴留"或"水钠潴留"。水潴留也是肾功能严重受损的标志。

2. **脱水**　如果水的摄入不足，或水丢失太多，如大汗，大出血、呕吐、腹泻时，会导致人体失水，也称作脱水。根据水和电解质丧失比例的不同，脱水可分为3种类型。①高渗性脱水：其特点是以水的流失为主，电解质流失相对较少。当失水占人体体重2%~4%时，为轻度脱水，表现为口渴、尿少、尿比重增高及工作效率降低等。当失水占人体体重4%~8%时，为中度脱水，除口渴、尿少外，可见皮肤干燥，口舌干裂，声音嘶哑及全身软弱等表现。当失水占人体体重8%以上时，为重度脱水，可见皮肤黏膜干燥、高热、烦躁、精神恍惚等。当失水占人体体重10%时，则可危机生命。②低渗性脱水：其特点是以电解质流失为主，水的流失相对较少。这种脱水的特点是循环血量下降，血浆蛋白浓度增高，细胞外液低渗，可以引起脑细胞水肿，肌肉细胞内水分过多并导致肌肉痉挛。早期多尿，晚期少尿或无尿，尿比重降低，尿中钠离子、氯离子降低或缺乏。③等渗性脱水：此类脱水是水和电解质按比例同时流失，体液渗透压不变，临床上较为常见，其特点是细胞外液减少，细胞内液一般不减少。血中钠离子浓度正常，兼有高渗性和低渗性脱水的特点，有口渴和尿少的表现。

人在剧烈运动时，体内产热增加，出汗调节体温。然而，出汗过多会引起脱水，导致血容量减少，进一步减少皮肤血流量，从而引起排汗量降低，机体散热能力下降，体温上升。科学的做法是运动前、中、后都应注意及时补水。运动前2小时补水500毫升；运动中采用少量多次的方式，以防止胃部不适，每15~20分钟补水125~250毫升，补充血糖，延缓疲劳发生；运动结束2小时内还需补水500~1 000毫升，可加速恢复体内失去的水分、糖分、无机盐和微量元素的平衡。

三、饮水成分合理

饮水成分合理，是要求饮用水、饮料等，其中的所含的营养成分一定要合理，符合人体生命活动的需要。任何饮料都含有一定的营养成分，就是喝白开水，其中也含有人体需要的各种矿物质的离子，这些离子的比例也应该符合人体的需要。

饮料的作用主要是供给人体水分，饮料因性质不同产生不同的功效，如咖啡提神，绿茶清暑止渴，红茶去腻等。白开水的流动性好，有利于代谢废物的排出。平时多喝些煮沸后自然冷却的温凉白开水，能迅速为人体补充水分，降低炎热给身体带来的疲劳，提高抗病力；温白开水还能调节体温，帮助身体散热，避免发生中暑。喝白开水要适时适量，饭前喝容易稀释胃液，影响消化功能，降低食欲。喝白开水还要适度，过度饮水会引起水中毒。

居家可自制清凉解暑饮料，如绿豆汤、绿豆百合汤或绿豆粥等。还可自制一些纯鲜果汁，如柠檬汁、橘子汁、西瓜汁、番茄汁等，以煮菜水自制饮料也挺好。这些饮料制作简单、经济，既可清热解暑，也为身体补充水分，还能预防皮肤长热痱、热疖等。但不可一次大量暴饮，以免导致突然大量地出汗而使身体虚脱，并导致食欲减弱。

常见饮料包装上所显示的配方，常有天然果汁、香精、维生素、矿物质、糖、食用色素、防腐剂等名称，但一般都不说明含量。除水分外，不同品种的饮料含有不等量的糖、酸、乳以及氨基酸、维生素、无机盐等，有一定的营养价值。许多青少年长期用饮料或果汁来代替饮水，认为饮料、果汁营养丰富。其实真正的天然果汁并不多，而且在加工的过程中水果中的维生素常遭破坏。目前商品饮料中不管配方中注明或不注明都或多或少含有色素、香精、糖精和防腐剂，这些物质不但对人体毫无用处，反而要经肝脏解毒，肾脏排泄，必然加重肝、肾负担。饮料中的维生素经消毒、储存会大量损失。各种矿物质从正常饮食中就可以获取，不必从各种饮料中取得，更何况不知其含量！饮料中的糖分对食欲有抑制作用。糖分进入身体后要产生氧化还原反应，消耗掉体内一定量水分。结果往往是喝饮料越多越渴，导致过度饮水。

饭前餐后不宜饮用饮料。饭前饮用大量饮料会冲淡胃液，使食欲减退，饮料代替不了营养全面的正常饮食。食欲旺盛的肥胖儿，由于大量饮用含糖饮料而更加肥胖。餐后马上喝饮料，特别是碳酸饮料，不仅会引起胃胀痛，严重时还可能会导致胃扩张。进食后胃黏膜会分泌出较多的胃酸，饮料中所含的碳酸氢钠就会与胃酸发生中和反应，产生大量的二氧化碳气体。这时胃被食物完全充盈，上下两个通道口，即"贲门"和"幽门"都被堵塞，二氧化碳气体不容易排出，结果积聚在胃内，导致胃胀。当超过胃所能承受的能力时，就有可能发生胃扩张。

饮料制作过程中要求不严、贮放超过保质期，或打开包装后未能及时喝完，致使饮料含菌量超标或变质，饮用后会引起胃肠不适，甚至腹泻。

夏天贪饮冰镇饮料，可使幼嫩的胃壁血管遇冷收缩，影响胃的正常功能，而引起消化不良，甚至导致溃疡病。

果味饮料或果汁露，主要成分为糖、人工色素、香精和防腐剂，几乎不含蛋白质、微量元素等人体必需的营养物质。糖是导致"饮料综合征"的罪魁祸首，据测算，1听355毫升的饮料大约含糖40克，1升装的大瓶饮料中含糖超过80克，热量相当于一日三餐的总和。饭前一杯饮料下肚，就会使体内的血糖升高，自然不会再有好的食欲了。更值得注意的是，饮料会破坏体内正常的代谢，诱发胃肠道疾病，导致钙、铁、铜等营养物质流失而营养缺乏。比如，碳酸饮料会影响钙质吸收，偏爱碳酸饮料的人中有六成缺钙。特别是可乐型饮料，其中磷含量很高，过量饮用会导致体内钙、磷比例失调，造成发育迟缓。

加药饮料。市场上热销的含有中药材成分的一些饮料，应根据每个人的体质需要选用。中医中药讲究辨证施治，同一种药材饮品并不适合所有体质的人，更不适合所有的孩子，尤其对胃肠发育不完善的小孩，其中的某些药材成分一旦药不对症，可能带来肠胃受损等健康危害。

运动饮料。我国于1994年颁布了运动饮料的国家标准，2000年又进行了修订，标准中将运动饮料定义为：营养素的组分和含量能适应运动员或参加体育锻炼、体力劳动人群的生理特点、特殊营养需要的软饮料。

市场上出现的各种运动饮料的成分大体相同。它们都含有一定量的糖，因为糖是人体最直接的主要能源物质。由于体内的糖储备有限，运动时，如因大量消耗而未得到补充，肌肉就会乏力，运动能力也会随之下降。另一方面，大脑90%以上的供能来自血糖，血糖下降将会使大脑对运动的调节能力减弱，产生疲劳感。因此，科学配方的运动饮料中必须含有一定量的糖才能达到补充能量的作用。另外，运动饮料中还含有适量的电解质。运动出汗将导致钾、钠等电解质大量丢失，从而引起身体乏力，甚至抽筋。而运动饮料含有适量的钠、钾，能迅速被人体吸收。当然，有些运动饮料还会增加其他附加成分，如促进能量代谢的 B 族维生素和维生素等，运动饮料能及时补充水分，维持体液正常平衡；迅速补充能量，维持血糖稳定；及时补充无机盐，维持电解质和酸碱平衡，改善人体的代谢和调节能力。

  但是大家都知道，运动饮料主要针对运动员或经常参加健身的人群，普通人如果每天的运动时间不超过 1 小时，就没有必要喝运动饮料，喝白开水即可。从不良反应角度来说，不适宜人群盲目喝运动饮料，其中的各种电解质会加重血液、血管、肾脏负担，引起心脏负荷加大、血压升高，造成血管硬化、中风等。肾脏功能不好者应禁用。

第六章

饮酒养生

几千年来，无论国内国外，在人群中喜欢饮酒者都很多。国际权威医学刊物《柳叶刀》载文说："现在全球饮酒的人特别多，每年全球平均每人摄入的纯酒精量高达6.2公升，相当于每人每周平均摄入约120毫升纯酒精。在欧洲，人均饮酒量是世界平均的2倍。"（题目《饮酒与全球健康》）对饮酒的褒贬也不一致。《中国中医药报》发表文章指出："全球疾病百分之五由饮酒引起。"不过酒在中医学中却常常作药用。有许多养生药也用酒浸泡。在这里，有几个概念还是要搞清，如少量饮酒与酗酒的关系，白酒与葡萄酒的关系，等等。由于酒涉及的历史悠久，人群面广，"益"与"害"并存，故无妨作一较详细的讨论。

第一节 白酒与养生

白酒旧称烧酒，是高浓度的酒精饮料，一般为40～65度。新中国成立以后，用"白酒"名称代替了以前所使用的"烧酒""高粱酒"等名称。

一、白酒概述

（一）概念

酒的度数表示酒中含乙醇的体积百分比，通常是以20℃时的体积比表示的，如50度的酒，表示在100毫升的酒中，含有乙醇50毫升。表示酒精含量也可以用重量比，重量比和体积比可以互相换算。西方国家常用proof表示酒精含量，规定200proof酒精含量为100%的酒。如100proof的酒则是含酒精50%。

按新的国家标准，我们通常将蒸馏酒分为中国白酒和其他蒸馏酒。

1. **白酒的定义** 以曲类、酒母为糖化发酵剂，利用淀粉质（糖质）原料，经蒸煮、糖化、发酵、蒸馏、陈酿和勾兑而酿制成的各类蒸馏酒。

2. **其他蒸馏酒的定义** 以谷物、薯类、葡萄及其他水果为原料，经发酵、蒸馏酿制而成的酒精含量在18%～40%的酒。按照酿酒所使用的原料不同，其他蒸馏酒又有白兰地、威士忌、俄得克等不同的分类方法。

（二）白酒的分类

由于白酒的酿酒原料多种多样，酿造方法也各有特色，酒的香气特征又是各有千秋，故白酒的分类方法有很多。在现代白酒分类中，一般是将中国白酒按照发酵方法分为固态发酵法白酒、固液结合发酵法白酒和液态发酵白酒3类。

1. 固态发酵法白酒 ①大曲酒：以大曲为糖化发酵剂，大曲的原料主要是小麦、大麦，加上一定数量的豌豆。大曲又分中温曲、高温曲和超高温曲。一般是固态发酵，大曲酒所酿的酒质量较好，多数名优酒均以大曲酿成。②小曲酒：小曲是以稻米为原料制成的，多采用半固态发酵，南方的白酒多是小曲酒。③麸曲酒：新中国成立后在烟台操作法基础上发展的，以纯培养的曲霉菌及纯培养的酒母作为糖化、发酵剂，发酵时间较短，生产成本较低，酒的产量大，以大众为消费对象。④混曲酒：大曲和小曲混用所酿成的酒。⑤其他糖化剂白酒：是以糖化酶为糖化剂，加酿酒活性干酵母（或生香酵母）发酵酿制而成的白酒。

2. 固液结合发酵法白酒 ①半固、半液发酵法白酒：以大米为原料，小曲为糖化发酵剂，先在固态条件下糖化，再于半固态、半液态下发酵，而后蒸馏制成的白酒，其典型代表是桂林三花酒。②串香白酒：采用串香工艺制成，其代表有：四川沱牌酒等。③勾兑白酒：将固态法白酒（不少于10%）与液态法白酒或食用酒精按适当比例进行勾兑而成。

3. 液态发酵法白酒 又称"一步法"白酒，生产工艺类似于酒精生产，但在工艺上吸取了白酒的一些传统工艺，酒质一般较为淡泊；有的工艺采用生香酵母加以弥补。此外还有调香白酒，这是以食用酒精为酒基，用食用香精及特制的调香白酒经调配而成。

（三）白酒的香型

中国食品工业协会、中国质量检验协会、中国质量管理协会、中国食协白酒专业协会1994年12月28日联合发布通告，将我国的白酒分为7种香型：①酱香型：又称茅香型，以贵州省仁怀市的茅台酒为典型代表。以高粱为原料，以小麦高温制成的高温大曲或纵曲和产酯酵母为糖化发酵制，采用高温堆积，1年1周期，2次投料，8次发酵，以酒养糟，7次高温烤酒，多次取酒，长期陈贮的酿造工艺酿制而成。其主体香味成分至今尚无定论，初步认为是一组高沸点的物质。高度酒分为43度和53度2种。②清香型：又称汾香型，以山西省汾阳市杏花村的汾酒为典型代表。以高粱等谷物为原料，以大麦和豌豆制成的中温大曲为糖化发酵剂（有的用麸曲和酵母为糖化发酵剂），采用清蒸清糟酿造工艺、固态地缸发酵、清蒸流酒，强调"清蒸排杂、清洁卫生"，都在"清"字上下工夫，"一清到底"。高度酒分为40～54度、55～65度2种。③浓香型：又称泸香型、窖香型。以四川泸洲老窖特曲酒为典型代表。以高粱、大米等谷物为原料，以大麦和豌豆或小麦制成的中、高温大曲为糖化发酵剂（有的用麸曲和产酯酵母为糖化发酵剂），采用的酿造工艺是混蒸续糟、酒糟配料、老窖发酵、缓火蒸馏、储存、勾兑等酿造工艺酿造而成的。高度酒为40～60度。④米香型：以广西壮族自治区桂林市的三花酒为典型代表。以大米为主要原料，以大米制成的小曲为糖化发酵剂，不加辅料，采用固态糖化、液态发酵、液态蒸馏，取酒储存的工艺酿制而成。高度酒为40～57度。⑤凤香型：以陕西"西凤酒"为典型代表。⑥兼香型：以湖北"白云边"为代表，以谷物为原料，经发酵、储存、勾兑而成。⑦其他香型：以上香型以外的其他香型的白酒。

（四）白酒的质量分级

按酒的质量和评选规格分为：①国家名酒：国家评定质量最高的酒，是获得国家金牌奖的酒。白酒的国家级评比共进行过5次。茅台酒、汾酒、泸州老窖等酒在历次国家评酒会上都被评为国家名酒。②国家级优质酒：国家级优质酒的评比是与名酒的评比同时进行的，是获得国家银牌奖的酒。③各省、部级评比的名优酒：指获得省级金牌奖和银牌奖的名酒和优质酒。④一般白酒：一般白酒是指没有太多知名度也没有获得国家各级奖项的白酒，占全国白酒产量

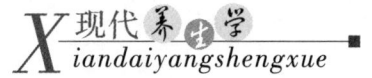

的大多数,这些酒的价格低廉,为老百姓所普遍接受。一般白酒虽然在市场上不一定有很高的知名度,但并不是说他们的质量不高,实际上在一般白酒中也有一些质量是相当不错的。这种白酒大多是用液态法生产的。

(五) 白酒的度数

白酒按酒精含量的高低分为高度白酒和低度白酒。

高度白酒是按照我国传统生产方法所酿造的白酒,酒精含量在41度以上,多数超过了55度,一般不超过65度。

低度白酒是指采用降度工艺生产的白酒,酒精含量不超过40度,目前低度酒中以38度的白酒居多,也有低至20多度的。

二、白酒的养生功能

白酒是中华民族在长期的历史发展过程中创造的一大饮料。世界上最古老的实物酒是伊朗撒玛利出土的葡萄酒,距今3 000多年,仍芳醇弥人;中国最古老的实物酒是西安出土的汉代御酒,至今仍香醇可饮!中国甲骨文中早就出现了酒字和与酒有关的醴、尊、酉等字。文史中的记载更是不胜枚举,说明酒存在着多种用途,是生活中必不可少的饮品。

(一) 白酒的成分构成

白酒是多种化学成分的混合物,水和酒精是其主要成分。同时含有酸、酯、醛、醇等化学物质和极少量的钠、铜、锌。决定酒的质量的主要成分往往含量很低,但乙醇不是酒的主要营养成分,也不是酒的有害成分。白酒中的酒精被人体吸收后,虽然也可以氧化供热,但是饮白酒所感到的浑身发热,并非酒精供热的结果,而是在酒精的刺激下,由人体的微血管扩张,体表大量散热所致,实际上消耗的还是体内的葡萄糖。据测定,每饮烈酒500克,会使体内在1天内所摄取能量的1/3~1/2被它白白消耗掉。

由此可见,白酒所含的营养物质只是很少的一部分,除极少量的锌、铜、硒等矿物质外,还含有少量人体健康所需要的乙酸、乳酸、乙酸乙酯、丁酸乙酯、乳酸乙酯、异戊醇等物质。最新研究发现,白酒中含有的吡嗪类物质是对人体健康有益的物质,不过其准确的定性还有待进一步研究。

(二) 中医对白酒的认识

中医认为:白酒味苦、甘、辛,性温,有小毒,入心、肝、肺、胃经,可通血脉,御寒气,醒脾温中,行药势;主治风寒痹痛、筋挛急、胸痹、心腹冷痛。古人对酒多有论述,归纳有以下几点:①活血通脉:《养生要集》认为:"酒者,能益人,也能损人,节其分剂而饮之,宣和百脉,消邪却冷也。"《汤液本草》指出:"酒能行诸经不止,与附子相同,味之辛者能散,味苦者能下,味甘者居中而缓也。为导引可以通行一身之表,至极高分。若味淡者则利小便而速下。"《本草纲目》指出:"面曲之酒少,则和血行气,壮神。"②散寒祛湿:《本草纲目》认为酒"其味辛,甘。升阳发散,其气燥热,胜湿祛寒,故能开怫郁而消沉积,通膈噎而散痰饮,治泄疟而止冷痛也。"《随息居饮食谱》说:"凡大雨淋身,即多行湿路,或久浸水中,皆宜饮此(酒),寒湿自解,如陡患泄泻,而小溲清者,亦寒湿病也,饮之即愈。"③可助药力,行药势。《别录》认为仲景许多水酒合煮之汤药,可通药性之迟滞。

(三) 白酒有益人体的现代研究

近年来,国内外一些研究认为,少量饮酒对身体是有益的。

少量饮酒能增强智商。日本爱知县国家生命科学协会研究发现，男性每日饮少于540毫升的日本清酒，平均智商比不饮酒的男性高3.3%。女性饮酒者智商比禁酒者高2.5%。少量饮酒可减少患心脏病的机会。伦敦卫生与热带医学学院的伊恩·怀特博士称：每天饮一杯酒，可以减少40岁以上的男人和停经后的女人患心脏病的机会。另外，酒精还能增加体内的保护性胆固醇。而少量饮酒有益健康的年龄，男性从35岁开始，女性要到55岁。这项最新研究表明，酒对年长的男性和女性的健康会有帮助。无独有偶，加拿大蒙特利尔心脏病研究所的一项新科研成果显示，适当饮酒可保护心脏，可避免20%～30%的冠心病发作。他们认为酒精可长时间控制总胆固醇水平，增加高密度脂蛋白的水平。酒精具有减少血小板血栓形成效应，不论葡萄酒还是烈性酒或啤酒中的酒精，均可减少冠心病发作的死亡率。少量饮酒能降低痴呆症的患病概率。荷兰鹿特丹埃拉斯默斯大学的科研人员，对5 395位年龄在55岁以上（含55岁）的、没有任何痴呆症迹象的老年人进行了为期6年的跟踪调查发现，那些每天喝1～3杯酒的人比那些不饮酒的人患上痴呆症的概率要低42%。专家告诉我们，在决定是否采取饮酒养生时，要根据自身的情况权衡利弊得失，切忌盲从。一个比较普遍的观点认为，一个人是不是可以喝酒，每天喝多少酒，应当由大夫来决定，因为每一个人的身体状况都不相同。尤其是年老体弱或患有心、肝、肾疾病的人更应避免酒后服药。患感冒时如果喝酒，不但治不了病，反而会使感冒更加严重。原因是感冒病人，尤其是严重者，多半有不同程度的体温偏高，也就是俗称的发热。大夫必然要开退热药服用，一般多是扑热息一类的药。如果饮用了白酒、烈性酒，两者产生的代谢物对肝将产生严重损害，甚至会使肝脏完全坏死。急性肝炎、脂肪肝、肝硬化、肝病伴有糖尿病的人是绝对禁止喝酒的，包括啤酒。至于肝炎恢复期和慢性迁延性肝炎，在肝功能基本正常的情况下，酌量喝点啤酒是可以的，因为啤酒有促进消化液分泌、增进食欲的作用，同时啤酒里还含有多种氨基酸和B族维生素，因此适量饮啤酒对有所改进的慢性肝病病人的食欲与营养状况有益。但一般一天不要超过半升。

总之，适量喝白酒还是对人体有益的，但是要买好酒喝，便宜的或者勾兑的假酒对人体危害很大。白酒有通风、散寒、舒筋、活血作用，饮适量白酒，能使循环系统发生兴奋效能。有失眠症者睡前饮少量白酒，有利于睡眠，并能刺激胃液分泌与唾液分泌，起到健胃作用。所以说合理并适量地喝白酒对人身体是有很多好处的。当然一些劣质勾兑酒不在此列！

（四）饮酒的时间和方法

关于饮酒时间，一般认为酒不可夜饮。《本草纲目》有载："人知戒早饮，而不知夜饮更甚。既醉且饱，睡而就枕，热拥伤心伤目。夜气收敛，酒以发之，乱其清明，劳其脾胃，停湿生疮，动火助欲，因而致病者多矣。"由此可见，之所以戒夜饮，主要因为夜气收敛，一方面所饮之酒不能发散，热壅于里，有伤心伤目之弊；另一方面酒本为发散走窜之物，又扰乱夜间人气的收敛和平静，伤人之和。此外，在关于饮酒的节令问题上，也存在两种不同看法。一些人从季节温度高低而论，认为冬季严寒，宜于饮酒，以温阳散寒。

在饮酒的温度上，一些人主张冷饮，而也有一些人主张温饮。主张冷饮的人认为，酒性本热，如果热饮，其热更甚，易于损胃。如果冷饮，则以冷制热，无过热之害。元代医学家朱震亨说："（酒）理直冷饮，有三益焉。过于肺入于胃，然后微温，肺先得温中之寒，可以补气；次得寒中之温，可以养胃。冷酒行迟，传化以渐，人不得恣饮也。"但清人徐文弼则提倡温饮，他说酒"最宜温服"，"热饮伤肺"、"冷饮伤脾"。比较折中的观点是酒虽可温饮，但不要热饮。至于冷饮温饮何者适宜，可随个体情况的不同而有所区别。

根据中医理论，饮酒养生较适宜于年老者、气血运行迟缓者、阳气不振者，以及体内有寒气、有痹阻、有瘀滞者。这是就单纯的酒而言，不是指药酒。药酒随所用药物的不同而具有不同的性能，用补者有补血、滋阴、温阳、益气的不同，用攻者有化痰、燥湿、理气、行血、消积等的区别，因而不可一概用之。体虚者用补酒，血脉不通者则用行气活血通络的药酒；有寒者用酒宜温，而有热者用酒宜清。有意行药酒养生者最好在医生的指导下作选择。

白酒对人体的影响，是由它在血液中的浓度来决定的。酒精经由消化系统进入血液，在血液中停留，直到它被肝脏所分解，或是随尿液被排出体外。血液中酒精浓度的下降率是相当稳定的。不管在什么情况下，也不管需要多久你才会受到影响，只要酒精在你血液中达到了一个高峰，它把酒精带离你身体的时间，大约跟酒精离开那些受影响比你慢、或比你快的人是一样的。但是，血液中的酒精浓度增高率却是随情况不同而变化的。因此，如果你想防止血液中的酒精量过度增高，你在喝酒时就应该想到下面这些因素。

身材大小：身材大的人比身材小的人多一些血液，饮酒量相同时，酒精浓度在身材较大的人血液中上升得缓慢一些，而且其总浓度也比较低。

喝酒时进食：在胃、肠中的食物，会使酒精被吸入血液的速度减缓。如果你在喝酒之前或同时吃东西，就可以暂时减缓酒精吸收的速度，使其高峰值较空腹饮酒时为低。当然，你也消耗了更多的热卡。

空腹喝酒弊多益少。饮酒本来对人的健康不利，而往往有些人，在饥、渴、空腹时喝酒，这种喝法对机体害处更多。空腹时喝酒，胃内无食物缓解，酒就会直接刺激、侵蚀胃黏膜与肌层，破坏胃酸，抑制胃肠各种消化酶的分泌，减缓胃肠蠕动，易引起恶心呕吐，腹痛腹胀，食欲不振，消化呆滞、便秘。同时，空腹喝酒，酒精成分吸收得快，对大脑、神经、肌肉、心、肝、肾等脏器和组织影响较大，能导致头晕耳鸣，精神萎靡，倦怠乏力，肌肉颤抖，心跳气短，肝区胀痛，尿黄尿少，尿灼痛等。经常空腹喝酒，还会发生较严重的慢性疾病，如胃与十二指肠溃疡，慢性肠胃炎，混合痔，健忘失眠，智力减退，幻觉幻视，神经衰弱，肌萎肤黄，四肢麻木，心动过速，心律不齐，心绞痛，高血压，动脉硬化，肝肿大，肝硬化，肾结石，尿毒症等。酒应在胃中食物未完全消化（即不感饥饿）时喝，或在进食一些饭菜后喝方为适当，可以减轻酒对机体的危害。

酒的种类及饮酒速度：你喝得愈慢，酒精的影响力愈不激烈。如果你喝威士忌，大量的酒精会使血液中的酒精浓度增高，并且增高的速度比喝啤酒要快得多。如果你大口喝下一口威士忌，其酒精很快就被你的身体系统所吸收。如果你慢慢地吸饮一杯啤酒，在你喝完杯中啤酒的过程中，啤酒中的酒精可能已经消散了。

身体的忍受程度：经常喝酒，会使你逐渐"适应"血液中含大量酒精的状况，脑部会"习惯于"整天浸泡在酒精里。如果多年来一直在大量喝酒的话，也许在外表上，你可以饮得很正常，行为举止也不失常，可是，如果让酒量比你小的人和你喝同样的酒，他一定会露出醉态来。由此可见，外表是不可靠的。酗酒的人也许说话很利落，有条有理，脑部及身体则继续在受到伤害。耐受力增加的不幸后果是，你非要将血液中的酒精浓度维持住，而且，你会逐渐需要更大量的酒精来使你获得饮酒所产生的作用。有些人就是由于这种依赖性，而逐渐恶化成为酒鬼（喝酒成瘾）。还有一点要记住的是，血液中酒精含量是经过一段时间积累起来的。

三、酒文化与饮酒民俗

从古到今，人们与酒的关系太密切，酒影响着人们的情志，即中医所说的七情：喜、怒、忧、思、悲、恐、惊。情志属于精神致病因素。在一般情况下，七情是人体对客观外界事物的不同反应，属正常的精神活动范围，并不致病。只有突然、强烈或长期持久的情志刺激，才能影响人体的生理，使脏腑气血功能紊乱，导致疾病的发生。酒可以促进七情的变化，有时起到积极的作用，有时起到负面影响。

（一）文人与酒

酒对古文化的影响特别大，有人说：没有酒，就没有诗，虽是夸大之语，但也说明酒在诗歌创作中所起的激发位置，说"李白本是酒中仙"，李白没有酒就不能写诗也是此意。文人们高兴了要喝酒："一醉方休"，不高兴了要喝酒："借酒浇愁"，曹操那"何以解忧？唯有杜康"成为千古名句。朋友来了要喝酒："故人具鸡黍，邀我至田家。""开轩面场圃，把酒话桑麻。"送朋友更要喝酒。就数量而言，以酒送别的诗在离别诗中可能最多。元人杨哉《诗法家数》说："凡送人多托酒以将意，写一时之景以兴怀，寓相勉之词以致意。"唐诗如"落日荒郊外，风景正凄凄，离人席上起，征马路边嘶，别酒倾壶赠，行书掩泪啼。"（李峤《送李邕》）又"劝君更尽一杯酒，西出阳关无故人。"（王维《送元二使安西》）宋词中送别词量也很大，如"愁肠已断无由醉，酒未到，先成泪。""问人间，谁管别离愁？杯中物。"（辛弃疾《满江红》）人常说"生离死别"，人生之苦也，古代交通不便，千里之路，鞍马劳顿，也得走上七八天，所以离别后见面颇不易，这"酒"是增加了"离愁"呢？还是减缓了离愁呢？

其次，有钱人、富人要喝酒，而且要喝好酒，"兰陵美酒郁金香，玉碗盛来琥珀光"，"葡萄美酒夜光杯"，酒好，而且酒具也高贵。穷人无钱也要喝酒，"朝回日日典（当卖）春衣，每日江头尽醉归。酒债寻常行处有，人生七十古来稀。"

古人饮酒作乐的过程中，也创作了许多高雅的游戏，丰富了酒文化，如"曲水流觞"，汉唐时就已盛行，大家坐在一条干净的水渠两边，仆人在上游放置酒杯，任其顺流而下，酒杯停在谁的面前，谁即取饮，或同时作诗，彼此相乐，故称为"曲水流觞"。觞系古代盛酒器具，即酒杯，通常为木制，小而体轻，底部有托，可浮水中。也有陶制的，两边有耳，又称"羽觞"，因其比木杯重，玩时则放在荷叶上，使其浮水而行。"曲水流觞"这种饮酒咏诗的雅俗历经千年却一直盛行不衰。

还有"行酒令"，也是酒桌上的一种取乐游戏，最早诞生于西周，完备于隋唐。

饮酒行令在士大夫中特别风行，他们还常常赋诗撰文予以赞颂。白居易诗曰："花时同醉破春愁，醉折花枝当酒筹。"后汉贾逵并撰写《酒令》一书。清代俞效培辑成《酒令丛钞》四卷。

酒令分雅令和通令。雅令的行令方法是：先推一人为令官，或出诗句，或出对子，其他人按首令之意续令，所续必在内容与形式上相符，不然则被罚饮酒。行雅令时，必须引经据典，分韵联吟，当席构思，即席应对，这就要求行酒令者既有文采和才华，又要敏捷和机智，所以它是酒令中最能展示饮者才思的项目。《红楼梦》第四十回写到鸳鸯作令官，喝酒行令的情景，描写的是清代上层社会喝酒行雅令的风貌。

饮酒行令，是中国人在饮酒时助兴的一种特有方式。酒令由来已久，开始时可能是为了维持酒席上的秩序而设立"监"。汉代有了"觞政"，就是在酒宴上执行觞令，对不饮尽杯中酒的人实行某种处罚。在远古时代就有了射礼，为宴饮而设的称为"燕射"。即通过射箭，决定胜负，负者饮酒。古人还有一种被称为投壶的饮酒习俗，源于西周时期的射礼。酒宴上设一壶，宾客依次将箭向壶内投去，以投入壶内多者为胜，负者受罚饮酒。《红楼梦》第四十回中鸳鸯吃了一盅酒，笑着说："酒令大如军令，不论尊卑，唯我是主，违了我的话，是要受罚的。"总的说来，酒令是用来罚酒的。但实行酒令最主要的目的是活跃饮酒时的气氛。何况酒席上有时坐的都是客人，互不认识是很常见的，行令就像催化剂，顿使酒席上的气氛活跃起来。

（二）饮酒习惯和民俗

前边谈到酒对人们，尤其对文人情志的影响，以及娱乐时对酒的应用。下边再谈谈酒在古代对人们日常生活、礼仪、劳作的影响。

我国古代，酒被视为神圣的物质，酒的使用，更是庄严之事，非祀天地、祭宗庙、奉嘉宾而不用，形成了远古酒事活动的俗尚和风格。随酿酒业的普遍兴起，酒逐渐成为人们日常生活的用物，酒事活动也随之广泛，并经人们思想文化意识的影响，使之程式化，形成较为系统的饮酒风俗习惯。风俗内容涉及生产、生活的许多方面，其形式生动活泼、姿态万千。

饮酒作为一种饮食文化，在远古时代就形成了一些大家必须遵守的礼节。有时这种礼节还非常烦琐。一些重要场合不遵守饮酒礼节，就有犯上作乱嫌疑。明代的袁宏道，看到酒徒饮酒时不守酒礼，深感长辈有责任，于是从古代的书籍中采集了大量的资料，专门写了一篇《觞政》。主张主人和宾客一起饮酒时，要相互跪拜。晚辈在长辈面前饮酒，叫侍饮，通常要先行跪拜礼，然后坐入次席。长辈命晚辈饮酒，晚辈才可举杯；长辈酒杯中的酒尚未饮完，晚辈不能先将酒饮尽。

酒德、酒礼是传统饮酒文化的根基。酒的习俗受儒家酒文化观点的影响，讲究"酒德"，即饮酒者要有德行。儒家的酒德就是"饮惟祀"，主张只有在祭祀时才能饮酒；"无彝酒"，不要经常饮酒，平常少饮酒，以节约粮食，只有在有病时才宜饮酒；"执群饮"，禁止平民聚众饮酒；"禁沉湎"，禁止饮酒过度。儒家不反对饮酒，认为用酒祭祀敬神，养老奉宾，都是德行。

中华民族大家庭中的五十六个民族，除信奉伊斯兰教的回族一般不饮酒外，其他民族都是饮酒的。饮酒的习俗各民族都有独特的风格。

酒是祭祀时的必备用品之一。原始宗教起源于巫术，在中国古代，巫师利用所谓的"超自然力量"，进行各种活动，都要用酒。巫和医在远古时代是没有区别的，酒作为药，是巫医的常备药之一。在古代，统治者认为："国之大事，在祀在戎。"祭祀活动中，酒作为美好的东西，首先要奉献给上天、神明和祖先享用。战争决定一个部落或国家的生死存亡，出征的勇士，在出发之前，更要用酒来激励斗志。酒与国家大事的关系由此可见一斑。反映周王朝及战国时代制度的《周礼》中，对祭祀用酒有明确的规定。如祭祀时，用"五齐""三酒"共8种酒。主持祭祀活动的人，在古代是权力很大的，原始社会是巫师，巫师的主要职责是奉祀天帝鬼神，并为人祈福禳灾。后来又有了"祭酒"主持飨宴中的酹酒祭神活动。

我国各民族普遍都有用酒祭祀祖先，在丧葬时用酒举行一些仪式的习俗。人死后，亲朋好友都要来吊祭死者，汉族的习俗是"吃斋饭"，也有地方称为吃"豆腐饭"，这就是葬礼期间举办的酒席。虽然都是吃素，但酒还是必不可少的。

1. 节日饮酒 中国人一年中的几个重大节日，都有相应的饮酒活动，如端午节饮"菖蒲酒"，重阳节饮"菊花酒"，除夕夜的"年酒"。在一些地方，如江西民间，春季插完禾苗后，要欢聚饮酒，庆贺丰收时更要饮酒，酒席散尽之时，往往是"家家扶得醉人归"。

（1）春节 俗称过年。春节期间要饮用屠苏酒、椒花酒，寓意吉祥、康宁、长寿。"屠苏"原是草庵之名。相传古时有一人住在屠苏庵中，每年除夕夜里，他给邻里一包药，让人们将药放在水中浸泡，到元旦时，再用此水兑酒，合家欢饮，使全家人一年中都不会染上瘟疫。后人便将这草庵之名作为酒名。饮屠苏酒始于东汉。明代李时珍的《本草纲目》中有这样的记载：

"屠苏酒,陈延之《小品方》云,'此华佗方也'。元旦饮之,辟疫疠一切不正之气。"饮用方法也颇讲究,由"幼及长"。"椒花酒"是用椒花浸泡制成的酒,它的饮用方法与屠苏酒一样。

(2) 清明节　人们一般将寒食节与清明节合为一个节日,有扫墓、踏青的习俗,始于春秋时期的晋国。这个节日饮酒不受限制。清明节饮酒有两种原因:一是寒食节期间,不能生火吃热食,只能吃凉食,饮酒可以增加热量;二是借酒平缓或暂时麻醉人们哀悼亲人的心情。古人对清明饮酒赋诗较多,唐代白居易在诗中写道:"何处难忘酒,朱门美少年,春分花发后,寒食月明前。"杜牧在《清明》一诗中写道:"清明时节雨纷纷,路上行人欲断魂;借问酒家何处有,牧童遥指杏花村。"

(3) 端午节　农历五月五日,大约形成于春秋战国之际。人们为了辟邪、除恶、解毒,有饮菖蒲酒、雄黄酒的习俗。同时还有为了壮阳增寿而饮蟾蜍酒和镇静安眠而饮夜合欢花酒的习俗。最为普遍及流传最广的是饮菖蒲酒。据文献记载,唐代光启年间,即有饮"菖蒲酒"的事例,后逐渐在民间广泛流传。历代文献都有所记载,唐代《外台秘要》《千金方》,宋代《太平圣惠方》,元代《元稗类钞》,明代《本草纲目》《普济方》及清代《清稗类钞》等古籍书中,均载有此酒的配方及服法。菖蒲酒是我国传统的时令饮料,而且历代帝王也将它列为御膳时的香醪。明代刘若愚在《明宫史》中记载:"初五日午时,饮朱砂、雄黄、菖蒲酒,吃粽子。"清代顾铁卿在《清嘉录》中也有记载:"研雄黄末、屑蒲根,和酒以饮,谓之雄黄酒。"由于雄黄有毒,现人们不再用雄黄兑制酒饮用了。对饮蟾蜍酒、夜合欢花酒,在《女红余志》、清代南沙三余氏撰的《南明野史》中有所记载。

(4) 中秋节　农历八月十五日,人们都离不开赏月饮酒。文献诗词中对中秋节饮酒的反映比较多,《说林》记载:"八月黍成,可为酎酒。"到了清代,中秋节以饮桂花酒为习俗。据清代潘荣陛著的《帝京岁时记胜》记载,八月中秋,"时品"饮"桂花东酒"。

(5) 重阳节　农历九月九日,始于汉朝。宋代高承著的《事物纪原》记载:"菊酒,《西京杂记》曰:'戚夫人待儿贾佩兰,后出为段儒妻,说在宫内时,九月九日佩茱萸,食蓬饵,饮菊花酒,云令人长寿'。"历代人们逢重九就要登高、赏菊、饮酒,延续至今不衰。明代医学家李时珍在《本草纲目》一书中,记载常饮菊花酒可"治头风,明耳目,去痿,消百病","令人好颜色不老","令头不白","轻身耐老延年"等。因而古人在食其根、茎、叶、花的同时,还用来酿制菊花酒。除饮菊花酒外,有的还饮用茱萸酒、茱菊酒、黄花酒、薏苡酒、桑落酒、桂酒等酒品。

(6) 除夕　俗称大年三十夜。一年最后一天的晚上。人们有别岁、守岁的习俗。宋代苏轼在《岁晚三首序》中写道:"岁晚相馈问为'馈岁',酒食相邀呼为'别岁',至除夕夜达旦不眠为'守岁'。"现在除夕是中国人最注重的家人团聚的日子,年夜饭是一年中最为丰盛的酒席。吃完年夜饭,有的人还有饮酒守夜的习俗。

朝鲜族的"岁酒"多在过"岁首节"前酿造。岁首节相当于汉族的春节,"岁酒"以大米为主料,配以桔梗、防风、山椒、肉桂等多味中药材,类似于汉族的"屠苏酒",但药材配方有所不同。用于春节期间自饮和待客,民间认为饮用此酒可避邪、长寿。

2. 婚俗饮酒　南方的"女儿酒"最早记载于晋人嵇含所著的《南方草木状》中,说南方人生下女儿才数岁,便开始酿酒,酿成酒后,埋藏于池塘底部,待女儿出嫁之时才取出供宾客饮用。这种酒在绍兴得到继承,发展成为著名的"花雕酒",其酒质与一般的绍兴酒并无显著差别,主要是装酒的坛子独特,这种酒坛还在土坯时,就雕上各种花卉图案,人物鸟兽,山水亭树,等到女儿出嫁时,取出酒坛,请画匠用油彩画出"百戏",如"八仙过海""龙凤呈祥"

"嫦娥奔月"等，并配以吉祥如意、花好月圆的"彩头"。

"喜酒"往往是婚礼的代名词，置办喜酒即办婚事，去喝喜酒，也就是去参加婚礼。

满族人在举行婚礼前后的"谢亲席"将烹制好的一桌酒席置于特制的礼盒中，由两人抬着送到女家，以表示对亲家养育了女儿给自家做媳妇的感谢之情。

另外，达斡尔族还有"接风酒""出门酒"、"会亲酒""回门酒"等习俗。

3. 其他饮酒习俗

（1）"满月酒"或"百日酒"　中华各民族普遍的风俗之一，生了孩子，满月时，摆上几桌酒席，邀请亲朋好友共贺，亲朋好友一般都要带礼物，也有的送上红包。

（2）"寿酒"　中国人有给老人祝寿的习俗，50、60、70岁等生日，称为大寿，一般由儿女或者孙子、孙女出面举办，邀请亲朋好友参加酒宴。

（3）"上梁酒"和"进屋酒"　在中国农村，盖房是件大事，盖房过程中，上梁又是最重要的一道工序，故在上梁这天，要办上梁酒，有的地方还流行用酒浇梁的习俗。房子造好，举家迁入新居时，又要办进屋酒，一是庆贺新屋落成，并志乔迁之喜，二是祭祀神仙祖宗，以求保佑。其次，还有"开业酒""分红酒"、"壮行酒""送行酒"等名目。

4. 独特的饮酒方式

（1）饮咂酒　这是古代遗留下来的独特的饮酒方式，在西南、西北许多地方或少数民族中流传，在喜庆日子或招待宾客时，抬出一酒坛，人们围坐在酒坛周围，每人手握一根竹管或芦管，斜插入酒坛，从其中吸吮酒汁，人数可达五六人甚至七八个人。饮酒时的气氛热烈。这种独特的饮酒方式，可以加强人与人之间的感情交流。

（2）转转酒　这是彝族人特有的饮酒习俗，所谓"转转酒"，就是饮酒时不分场合地点，也无宾客之分，大家皆席地而坐，围成一个一个的圆圈，一杯酒从一个人手中依次传到另一人手中，各饮一口，反复上酒，转到即饮。

5. 劝酒　中国人的好客，在酒席上发挥得淋漓尽致。人与人的感情交流往往在敬酒时得到升华。中国人敬酒时，往往都想让对方多喝点酒，以表示自己尽到了主人之谊，客人喝得越多，主人就越高兴，说明客人看得起自己，如果客人不喝酒，主人就会觉得有失面子。有人总结到，劝人饮酒有如下几种方式："文敬""武敬""罚敬"。这些做法有其淳朴民风遗存的一面，也有一定的副作用。

（1）回敬　是客人向主人敬酒。

（2）互敬　是客人与客人之间的"敬酒"。

（3）代饮　既不失风度，又不使宾主扫兴的躲避敬酒的方式。本人不会饮酒或饮酒太多，但是主人或客人又非得敬上以表达敬意，这时，就可请人代酒。

（4）罚酒　这是中国人"敬酒"的一种独特方式。"罚酒"的理由也是五花八门。最为常见的可能是对酒席迟到者的"罚酒三杯"。有时也不免带点开玩笑的性质。

另外，有些民族的劝酒方式还颇复杂。如藏族劝酒、壮族劝酒、裕固族劝酒等劝酒方式内容都很丰富和有兴趣。

（三）饮酒规则

人们认为饮酒是一件非常简单的事情，然而，饮酒实际上是一种境界颇高的艺术享受。特别是在古代，人们不仅注重酒的质量和强调节制饮酒，而且还十分讲究饮酒的环境和方法，如什么时候能饮、什么时候不宜饮、在什么地方饮酒、饮什么酒、如何饮酒等，都有许多规矩和讲究。比如关于饮酒的理想环境，昊彬在《檀几丛书全集》的《酒政三则》中就曾作过如下概括：①饮人：高雅、衰侠、直率、忘机、知己、故交、玉人、可儿。②饮地：花下、竹林、高间、画舫、幽馆、曲石间、平畴、荷亭。另，春饮宜庭，夏饮宜郊，秋饮宜舟，冬饮宜室，夜饮宜月。③饮候：春效、花时、情秋、瓣绿、寸雾、积雪、新月、晚凉。④饮趣：清淡、妙令、联吟、焚香、传花、度曲、返棹、围炉。⑤饮禁：华诞、座宵、苦劝、争执、避酒、恶谵、唷秽、佯醉。⑥饮阑：散步、歌枕、踞石、分匏、垂钓、岸岸、煮泉、投壶。

具体而言，古人饮酒的经验和方法主要表现在：

1. 提倡饮酒心境要好 古人认为，酒不能乱饮，只有在身体和情绪正常的情况下才能饮用。身体不适、过分忧愁或盛怒之时都不能饮酒。

饮酒时应选择合适的时间。如凉月好风，袂雨时雪，花开满庭，新酿初熟，旧地故友，久别重逢时饮酒，可达到宾主皆欢的愿望；而在日炙风燥，渡阴恶雨，近暮思归，心情烦躁，不速客至，而有他期之时，则不宜饮酒。

另外，还要注意选择合适的场合。无论在花前月下、泛舟中流的露天场合，还是在宅舍酒楼，只要使人感到幽雅、舒畅，便是饮酒的最佳场合。

饮酒最好聚饮，饮时宜与家人或相契之友，同案而饮，笑语谈天，心中喜悦，饮酒用餐，其量可增也。

2. 温酒而饮 古人饮酒多温热了喝。商周时期的温酒器皿等，便是有力的证明。酒为什么要温了喝呢？元人贾铭说："凡饮酒宜温，不宜热。"但喝冷酒也不好，认为"饮冷酒成手战（即颤抖）"。在酒加热的过程中，酒精会随之挥发一些，酒中的有害成分也会挥发掉，对人体的损害也就少些。当然，酒的温度也不能加得太高，酒过热了饮用，一是伤身体，二是乙醇挥发得太多，再好的酒也没味了。

3. 饮必小咽 现代人饮酒常讲究干杯，似乎一杯杯地干才觉得痛快，才显得豪爽。其实这样饮酒是不科学的。正确的饮法应该是轻酌慢饮。《吕氏春秋》说："凡养生，饮必小咽，端直无戾。"明代的龙遵钗在《饮食绅言》中说："喝酒不宜太多太急，否则会损伤肠胃和肺。"

4. 酒勿混饮 元代贸铭在《饮食须知》中说："饮食藉以养生，而不知物性有相反相忌，丛然杂进，轻则五内不和，重则立兴祸患，是养生者亦未尝不害生也。"饮酒也是如此，各种不同的酒中除都含有乙醇外，还含有其他一些互不相同的成分，其中有些成分不宜混杂。多种酒混杂饮用会产生一些新的有害成分，会使人感觉胃不舒服、头痛等。《清升录》曾告诫人们："酒不可杂饮。饮之，虽善酒者亦醉，乃饮家所深。"

5. 空腹勿饮 中国有句古语叫"空腹盛怒，切勿饮酒"，认为饮酒必佐佳肴。唐代孙思邈在《千金食治》中也提醒人们忌空腹饮酒。因为酒进入人体后，乙醇是靠肝脏分解的，肝脏在分解过程中又需要各种维生素来维持辅助，如果此时胃肠中空无食物，乙醇最易被迅速吸收，造成肌理失调、肝脏受损。因此，饮酒时应佐以营养价值比较高的菜肴、水果，这也是饮酒养生的一个窍门。当然，饮食后也不宜饮酒。

6. 酒勿强饮 饮酒时不能强逼硬劝别人，自己也不能赌气争胜，不能喝硬要灌。阮葵生在所撰《茶余客话》中引陈畿亭的话说："饮宴苦劝人醉，苟非即是客人，不然，变意谷也。君子饮酒，率真量情。文人儒雅，概有斯致。夫惟府井仆役，以通为恭敬，以谵为慷慨，以大醉为欢乐。"言语中虽然合有轻侮劳动群众之意，但他说的不要劝人是极为可取的。反对"三杯通大道，一醉解千愁"之狂饮，饮酒过量会损害人体的健康。

7. 酒后勿茶 自古以来，不少饮酒之人常常喜欢酒后喝茶，以为喝茶可以解酒。其实不然。

酒后喝茶对身体极为有害。李时珍说："酒后饮茶，伤肾脏，腰脚重坠，膀胱冷痛，兼患痰饮水肿、消渴挛痛之疾。"特别不可饮浓茶，一是过多的水分进入体内，可冲淡胃液，不利于消化，反而增加负担；二是当胃壁收缩时，会影响其对脂肪和蛋白质的吸收。三是乙醇与浓茶对大脑均有刺激，酒后饮浓茶，二者共同影响大脑功能。现代科学已证实了他们所说的酒后饮茶对肾脏和各器官的损害。

8. **酒后禁忌**　一忌酒后立即看电视。因酒后眼睛充血，看电视会伤目。长期饮酒，酒中的甲醛对眼睛造成损害，使视神经萎缩。特别是看彩电，因彩电会大量消耗视网膜上的圆柱细胞中视紫红质，使视力减退。二忌酒后洗澡。酒后洗澡，促使体内储备的葡萄糖消耗加快，使血糖含量下降，从而导致体温很快降低。三忌酒后服药。酒后由于酒精对人体神经系统的短暂兴奋作用，而后转为抑制，致使大脑神经系统的反应降低，这时服用西药，特别是镇定安定药类、降血压药类，会导致不良后果。四忌酒后开车。酒后开车因酒精对人体的各种影响，容易发生车祸。全国每年有10万人死于车祸，而1/3以上交通事故的发生与酗酒及酒后驾车有关。

酗酒在古代文人中已成常事。晋代的阮籍"醉酒六十日，不了世事"。有许多文人墨客也是"日日红楼醉酒家"。"病酒"这个词，在古文或诗中也就频频出现了。《晏子春秋·谏上三》中曰："景公饮酒，酲，三日而后发。晏子见曰：'君病酒乎？'公曰：'然'。"《史记·魏公子列传》亦曰："日夜为乐饮者四岁，竟病酒而卒。"在古代一些文人诗词中也反映了饮酒对他们所带来的病患。如宋代翁元龙《瑞龙吟》词："昼长病酒添新恨，烟冷斜阳暝。"明代陈汝元《金莲记·星移》："枫凝血，草含秋，愁深如病酒。"清代吴伟业《子夜歌》："解来只病酒，辜负解香钿。"清代黄景仁《钱塘舟次》诗："风雪衣单知岁晚，江湖酒病与年深。"

这些诗不同程度地反映了文人们纵酒对健康所带来的影响，所以"病酒"之词也成为文人诗句中常提及的"雅句"。杜甫因为常借酒消愁，饮用过量，所以晚年得了"消渴之症"（即糖尿病），所以后来也不喝酒了，他在诗中说："百年多病独登台"，"潦倒新停浊酒杯"。

四、过量饮酒对健康的影响

前边已谈过适量饮酒对人体是有一定益处的，中医也在这方面作了阐述，但过量饮酒、经常酗酒，对健康的影响却是很大的，可以引起许多疾病，现简述于下。

（一）中医对过量饮酒的认识

古人认为，酒少饮有益，多饮有害。宋代邵雍诗曰："人不善饮酒，唯喜饮之多；人或善饮酒，难喜饮之和。饮多成酩酊，酩酊身遂疴；饮和成醺酣，醺酣颜遂酡。"这里的"和"即是适度，太过伤损身体。

古人对酒的品质也十分讲究，认为劣质酒对人体是有损害的。早在周代，酒便有了"五齐"、"三酒"之分。《周礼·天官冢宰》载："辨五齐之名，一曰泛齐，二曰醴齐，三曰盎齐，四曰缇齐，五曰沈齐。""辨三酒之物，一曰事酒，二曰昔酒，三曰清酒。"五齐是按酒的清浊及味的厚薄分为五等，三酒是依据酒的酿造时间和长短而划分的。《吕氏春秋》说："圣人察阴阳之宜，辨万物之利以便生，故精神安乎形，而年寿得长焉。长也者，非短而续之也，毕其数也。毕数之务，在乎去害。何谓去害？大甘、大酸、大苦、大辛、大咸五者充形，则生害矣；凡养生，莫若知本，凡食，无强厚味，无以烈味重酒。"认为不应该饮用那些度数高而质量低的烈性酒，而应该适量饮用一点味淡而质量较好的酒，其观点深为后世注重养生的人所重视。清代的顾仲在《养心录》中有过一段精辟的论述：

"酒以陈者为上，愈来愈妙。暴酒（指仓促酿成的酒）切不可饮，饮必伤人。此为第一。酒戒酸，戒独，戒生，戒狠暴，戒冷；务清，务洁，务中和之气。或谓余论酒太严矣。然则当以何者为至？曰：不苦，不甜，不咸，不酸，不辣，是为真正的好酒。又问何以不言戒淡也？曰：淡则非酒，不在戒例。又问何以不言戒甜也？曰：昔人有云，清烈为上，苦次之，酸次之，臭又次之，甜斯下矣。夫酸臭岂可饮哉？而甜又在下，不必列戒例。又曰：必取五味无一可名者（即苦、酸、辣、甜、咸五味中任何一种味道都不突出一饮），是酒之难也。盖苦、甜、咸、酸、辣者必不能陈也。如能陈即变而为好酒矣。是故陈之一字，可以作酒之姓矣。"

由于条件所限，古人虽然无法准确地测定出酒中所含的各种成分，但他们在长期的生活实践中所得出的经验却是非常具有科学性的。根据现代科学测定，酒液中酒精含量越高，有害成分也就越高。如蒸馏酒和发酵酒比较，有害成分主要存在于蒸馏酒中，而发酵酒中相对较少。高度的蒸馏酒中除含有较高的乙醇外，还含有杂醇油（包括升戊醇、戊醇、异丁醇、丙醇等）、醛类（包括甲醛、乙醛、糖醛等）、甲醇、氢氧酸、铅、黄曲霉毒素等多种有害成分。人长期或过量饮用这种有害成分含量高的低质酒，就会中毒。轻者会出现头晕、头痛、胃病、咳嗽、胸痛、恶心、呕吐、视力模糊等症状，严重的则会出现呼吸困难、昏迷，甚至死亡。

我们再看一些古代医学著作对酒危害的认识。如《养生要集》中说："酒者，能益人，亦能损人。节其分剂而饮之，宜和百脉，消邪却冷也。若升量转久，饮之失度，体气使弱，精神侵昏。宜慎，无失节度。"王好古亦说："酒，古人惟以麦造曲酿黍，已为辛热有毒，况今之酝者加以乌头、巴豆、姜、桂之类大毒大热之药，以增其气味，益加辛热之余烈，岂不伤冲和，损精神，涸荣卫，竭天癸，夭人寿耶。"《本草衍义补遗》中载："酒，《本草》止言其热而有毒，不言其温中发热近于相火，大醉后振寒战栗者可见矣。又酒性善升，气必随之，痰郁于上，溺涩于下，肺受贼邪，金体火燥，恣饮寒凉，其热内郁，肺气得热，必大伤耗，其始也病浅，或呕吐，或自汗，或疼痒，或鼻齇，或自泄，或心脾痛，尚可散而出也；病深，或消渴，或内疸，为肺痿，为内痔，为鼓胀，为失明，为哮喘，为劳嗽，为癫痫，为难明之病，倘非具眼，未易处治，可不谨乎。"汪颖的《食物本草》中载："酒，人知戒早饮，而不知夜饮更甚，既醉既饱，睡而就枕，热壅伤心伤目，夜气收敛，酒以发之，乱其清明，劳其脾胃，停湿生疮，动火助欲，因而以致病者多矣。"《纲目》中载："面曲之酒，少饮则和血行气，壮神御寒。若夫沉湎无度，醉以为常者，轻则致疾败行，甚则丧躯殒命，其害可胜言哉。""过饮不节，杀人顷刻。按刘克用《病机赋》云，有人病赤目，以烧酒入盐饮之，而痛止肿消，盖烧酒性走，引盐通行经络，使郁结开而邪热散，此亦反治劫剂也。"《本草求真》中载："酒性种类甚多，然总由水谷之精，熟谷之液，酝酿而成，故其味有甘有辛，有苦有淡，而性皆主热。烧酒则散寒结，然燥金涸血，败胃伤胆。水酒借曲酝酿，其性则热，酒借水成，其质则寒，少饮未至有损，多饮自必见害。如阴虚酷好，其脏本热，加以酒热内助，其热益增，不致逼血妄出不止。阳虚酷好，其脏本寒，加以酒寒内入，其害益甚，不致饱胀吞酸吐泻不止。糟蕈跌伤，行瘀止痛，亦驱蛇毒，及冻疮。醇而无灰，陈久者良。"

(二) 现代科学对过量饮酒的研究

北京大学精神卫生研究所的一项统计资料表明，在我国，近两年饮酒人数一直呈上升趋势。目前，我国男女饮酒率分别为 84.1% 和 29.3%，其中 16.1% 的男性和 2.5% 的女性为每日饮酒。1982 年我国酒依赖的发病率仅为 0.16‰，到了 1990 年已上升了 3 倍多，且酗酒者出现低龄化现象，女性的比例不断增加。

世界卫生组织一组数据显示，由酒精引起的死亡率和发病率，是麻疹和疟疾的总和，而且也高于吸烟引起的死亡率和发病率。在中国，每年有114 100人死于酒精中毒，占总死亡率的1.3%；每年因酗酒致残2 737 000人，占总致残率的3.0%。浙江大学医学院附属第一医院一个科研小组，对浙江省城乡2万人口作了一个有关酒精摄入等方面的调查，结果表明，人群酒精性肝病患病率为4.34%，连续5年以上每天摄入酒精超过40克者，48%的人会患有不同程度的酒精性肝病；酒精性肝病基本发生在饮酒年数大于5年，酒精总摄入量超过100千克的饮酒人群中。有研究表明，过量饮酒比非过量饮酒者口腔、咽喉部癌肿的发生率高出2倍以上，甲状腺癌发生率增加30%~150%，皮肤癌发生率增加20%~70%。妇女发生乳癌的机会增加20%~60%。在食管癌患者中，过量饮酒者占60%，而不饮酒者仅占2%。乙型肝炎患者本来发生肝癌的危险性就较大，如果饮酒或过量饮酒，则肝癌发生率将大大增加。

酒精在人体内的分解代谢主要靠两种酶：一种是乙醇脱氢酶，另一种是乙醛脱氢酶。乙醇脱氢酶能把酒精分子中的两个氢原子脱掉，使乙醇分解变成乙醛。而乙醛脱氢酶则能把乙醛中的两个氢原子脱掉，使乙醛被分解为二氧化碳和水。人体内若是具备这两种酶，就能较快地分解酒精，中枢神经就较少受到酒精的作用，因而即使喝了一定量的酒后，也行若无事。在一般人体中，都存在乙醇脱氢酶，而且数量基本是相等的。但缺少乙醛脱氢酶的人就比较多。这种乙醛脱氢酶的缺少，使酒精不能被完全分解为水和二氧化碳，而是以乙醛的形式继续留在体内，使人喝酒后产生恶心欲吐、昏睡不适等醉酒症状。现实中，人的酒量通过锻炼可获得一定提高，但提高一般不会很大，因为人的酶系统是有遗传因素的，上述两种酶的数量、比例在出生时就已成定局，因此"酒量"也会遗传。

不同的人种酒量是有差异的，近年来，美国科学家进行一系列研究后证实酗酒也和遗传因素有关，在美国德福医院不少婴儿生下来便是"酒鬼"，而这些"小酒鬼"的父母无一例外都是酗酒者。美国德克萨斯州立大学的研究者还发现，酗酒者的大脑中无一例外都缺乏一种叫内菲酞的物质，而喝酒能弥补此物质的不足，因此酗酒者见酒后常难以自已，他们血液中的白血球与酵母发生反应的程度要比正常人强烈得多。

酗酒包括"酒精滥用"及"酒精依赖"。一般而言，如果一个人过度使用酒精而无法自我节制，导致认知上、行为上、身体上、社会功能或人际关系上的障碍或损伤，且明知故犯，无法克制，就达到"酒精滥用"的程度。若进一步恶化，把饮酒看成比任何其他事都重要，必须花许多时间或精力去喝酒或戒酒，或必须喝酒才感到舒服，产生心理依赖，或必须增加酒精摄取才能达到预期效果，或产生酒精戒断综合征，就达到"酒精依赖"的程度。

过量饮酒对身体产生的不良影响是综合性的。以酒进入人体的先后顺序来说，首先，酒精会对胃黏膜产生刺激，常喝酒的人，胃病的发病率很高；其次，酒中有很多有害物质，会直接对肝脏产生危害；对人体的血压、心脏、脑细胞也都有影响，常年喝酒的人记忆力、反应力都不好。饮酒过量后视力模糊，行动迟缓，容易给自身带来伤害；饮酒过量后血液循环加快兴奋冲动，容易对周围生命物体造成各类侵犯；除了一次饮酒过量所造成的即刻性影响（俗称为酒醉）之外，一再不断大量饮酒会造成多种严重的长期性疾病。

损害食管和胃黏膜。酒精对食管和胃的黏膜损害很大，会引起黏膜充血、肿胀和糜烂，导致食管炎、胃炎、溃疡病。一次大量饮酒会出现急性胃炎的不适症状，连续大量摄入酒精，会导致更严重的慢性胃炎。长期酗酒还会造成身体中营养失调和引起多种维生素缺乏症。因为酒精中所含营养素极其有限，经常饮酒者会食欲下降，进食减少，势必造成多种营养素的缺乏，特别是维生素B_1、维生素B_2、维生素B_{12}的缺乏，还影响叶酸的吸收。临床研究证实，酗酒本身会抑制食欲，使饮食减少，影响胃肠功能，干扰消化、吸收和代谢，造成人体营养不良。

损害肝脏。酒精主要在肝内代谢，对肝脏的伤害是最直接，也是最大的。肝癌的发病与长期酗酒有直接关系。研究表明，平均每天饮白酒160克，有75%的人在15年内会出现严重的肝脏损害，还会诱发急性胆囊炎和急性胰腺炎。有学者对伴有肝功异常的慢性酒精中毒病人的脑血流进行过研究，结果发现，大脑白质血流减少与肝功异常有关，肝功异常会影响大脑功能活动。将慢性酒精中毒性肝硬化病人与非酒精中毒性肝硬化病人进行对比，头部CT扫描发现，前者大脑有萎缩现象。这说明肝硬化对大脑没有显著的毒性损害，但慢性酒精中毒伴发的肝功异常，则会使大脑损害加重。大量的临床试验证实：酒精能使肝细胞发生变性和坏死，一次大量饮酒，会杀伤大量的肝细胞，引起转氨酶急剧升高；如果长期饮酒，还容易导致酒精性肝炎、酒精性脂肪肝，甚至酒精性肝硬化。近年由于酗酒现象严重，所以酒精性脂肪肝发病率增多。酒精性脂肪肝是由于长期大量饮酒所致的肝脏疾病。初期通常为单纯性酒精性脂肪肝，进而可发展成酒精性肝炎、酒精性纤维化和酒精性肝硬化。严重酗酒时可诱发广泛肝细胞坏死甚或肝功能衰竭。本病在欧美等国多见，近年我国的发病率也有上升。据一些地区流行病学调查发现，我国成人的酒精性肝病患者患病率为10%，平均每年有12%的酒精性脂肪肝患者发生肝硬化，而31%～50%单纯性酒精性脂肪肝患者合并静脉周围纤维化，这种情况最快两年就会发展为肝硬化。该病的发病机制是：饮酒后乙醇主要在小肠吸收，其中90%以上在肝脏代谢，乙醇经过乙醇脱氢酶、肝微粒体乙醇氧化酶系统和过氧化氢酶氧化成乙醛。血中乙醇在低至中浓度时主要通过乙醇脱氢酶作用脱氢转化为乙醛；血中乙醇在高浓度时，乙醇氧化酶系统被诱导，在该系统催化下，辅酶Ⅱ与氧气将乙醇氧化为乙醛。形成的乙醛进入微粒体内经乙醛脱氢酶作用脱氢转化为乙酸，后者在外周组织中降解为水和二氧化碳。在乙醇脱氢转为乙醛、再进而脱氢转化为乙酸的过程中，氧化型辅酶Ⅰ转变为还原性辅酶Ⅰ。乙醇对肝损伤的机制尚未完全阐明，可能涉及下列多种机制：①乙醇的中间代谢物乙醛是高度反应活性分子，能与蛋白质结合形成乙醛-蛋白加合物，后者不但对肝细胞有直接损伤作用，而且可以作为新抗原诱导细胞及体液免疫反应，导致肝细胞受免疫反应的攻击；②乙醇代谢的耗氧过程导致小叶中央区缺氧；③乙醇在乙醇氧化酶系统途径中产生活性氧对肝组织的损害；④乙醇代谢过程消耗氧化型辅酶Ⅰ而使还原型辅酶Ⅰ增加，导致依赖氧化型辅酶Ⅰ的生化反应减弱而依赖辅酶Ⅱ的生化反应增高，这一肝内代谢的紊乱可能是导致高脂血症和脂肪肝的原因之一；⑤肝脏微循环障碍和低氧血症，长期大量饮酒患者血液中酒精浓度过高，肝内血管收缩、血流减少、血流动力学紊乱、氧供减少，以及酒精代谢氧耗增加，进一步加重低氧血症，导致肝功能恶化。

增加酒精性肝病发生的危险因素有饮酒量和时间，一般而言，平均每日摄入乙醇80克达10年以上会发展为酒精性肝硬化，但短期反复大量饮酒可发生酒精性肝炎，酒精性肝炎一般预后良好，戒酒后可完全恢复。酒精性肝炎如能及时戒酒和治疗，大多可恢复，主要死亡原因为肝功能衰竭。若不戒酒，酒精性脂肪肝可直接或经酒精性肝炎阶段发展为酒精性肝硬化。

酒精可损害健康的脑组织。乙醇能直接通过胃黏膜吸收入血，并很快通过血脑屏障进入大脑。酒精是一种亲神经物质，具有神经毒性作用，能直接杀伤脑细胞，使之溶解、消亡、减少。长期饮酒者脑细胞死亡速度会越发加快，脑萎缩也会越来越严重。伴随脑血流量的减少，脑内葡萄糖代谢率、脑神经细胞活性均降低，大脑功能随之衰退。慢性酒精中毒不但会导致大脑损害，而且伴发的营养不良和肝功能障碍也会对大脑的危害起到雪上加霜的作用。慢性酒精中毒病人喝酒时，很少进食，这会加速酒精的吸收，使酒精对大脑的损害更加严重。另外，酒精还可以抑制蛋白质合成，慢性酒精中毒病人进食越少，蛋白质摄入就越少，蛋白质缺乏就越明显，大脑组织得不到必需的营养补充，脑功能和脑萎缩的程度就越重。摄入较多酒精对记忆力、注意力、判断力、功能及情绪反应都有严重伤害。饮酒太多会造成口齿不清，视线模糊，失去平衡力。酒精使人的神经系统从兴奋到高度抑制，严重地破坏神经系统的正常功能。

酒精中毒性精神病。据测定：饮白酒约5分钟后，酒精就会进入血液，随血液在全身流动，人的组织器官和各个系统都要受到酒精的毒害。短时间大量饮酒，可导致酒精中毒，当血液中的酒精浓度达到0.1%时，会使人感情冲动；达到0.2%~0.3%时，会使人行为失常；长期酗酒，会导致酒精中毒性精神病。中毒后首先影响大脑皮质，使神经有一个短暂的兴奋期，胡言乱语；继之大脑皮质处于麻醉状态，言行失常，昏昏沉沉不省人事。若进一步发展，生命中枢麻痹，则心跳呼吸停止以致死亡。

诱发脑卒中。酒精影响脂肪代谢，升高血胆固醇和甘油三酯。大量饮酒会使心率增快，血压急剧上升，极易诱发脑卒中。长期饮酒还会使心脏发生脂肪变性，严重影响心脏的正常功能。酒精是血管扩张剂，可使身体表面血管扩张，它除了使人面部充血之外，也会使身体组织过分散热，造成在天冷时全身体温过低。

危害胎儿。女性酗酒的危害性更大。研究发现，在对酒精产生依赖以后，女性的大脑萎缩进程要比男性快。酒精对精子和卵子也有毒副作用，不管父亲还是母亲酗酒，都会造成下一代发育畸形、智力低下等不良后果。孕妇饮酒，酒精能通过胎盘进入胎儿体内直接毒害胎儿，影响其正常生长发育。孕妇过量饮酒，可能使婴儿畸形，智力迟钝，甚至胎死腹中。过量饮酒，酒精还会降低男性荷尔蒙，即睾酮的水平，影响男性的生殖力及后代的健康。对于男性青少年，则能延缓性功能的成熟。而丈夫经常酗酒的家庭中，平均人工流产次数比其他家庭高很多。人们并不确切了解多少酒精量对准妈妈是安全的，而且这个安全的量对于每个女性来说有可能也不一样，因为每个人代谢酒精的能力都不同。酒精对于抽烟、喝大量含咖啡因饮品、以及食量小的女性影响可能更大一些。科学家们已经证实经常性饮酒会对发育中的胎儿造成影响。在喝酒时，酒精会随着血液循环，通过胎盘迅速到达胎儿体内。孕妇每天喝6个单位以上的酒精就有导致出现胎儿酒精综合征（FAS）的危险。先天患有胎儿酒精综合征的孩子会出现智力和发育迟缓、行为问题以及面部和心脏缺陷等。与孕期完全戒酒的准妈妈生出的婴儿相比，那些每天都喝2杯酒以上的孕妇生下的孩子，在学习说话、保持注意力、语言和患多动症等方面都存在更多问题。这些特征集中在一起被称为胎儿酒精效应（FAE）。胎儿酒精效应虽然没有胎儿酒精综合征（FAS）那么严重，但仍具有一定危害性。研究人员并不清楚在怀孕初期那一小段时间里喝少量酒会对发育中的胎儿造成什么影响。但是专家们坚决主张小心谨慎是最明智的做法。所以，一旦确认怀孕，最好就不要再喝酒。

第二节　葡萄酒与养生

葡萄酒对人体健康的影响，可谓褒多贬少。近年，国内外营养学专家普遍向人们推荐了6种保健饮品，其中就有红葡萄酒（其他5个保健饮品是绿茶、豆浆、酸奶、骨头汤和蘑菇汤）。其中绿茶排第1位，红葡萄酒排第2位，因而医药学术界对红葡萄酒的研究资料颇多。现简述如下。

一、葡萄酒概述

葡萄酒是用新鲜的葡萄或葡萄汁经发酵酿成的酒精饮料。通常分红葡萄酒和白葡萄酒2种。

红葡萄酒是红葡萄带皮浸渍发酵而成；白葡萄酒是葡萄汁发酵而成的。

按国际葡萄酒组织规定，葡萄酒只能是破碎或未破碎的新鲜葡萄果实或汁完全或部分酒精发酵后获得的饮料，其酒精度数不能低于8.5度。这可以说是对葡萄酒下的定义。

按照我国葡萄酒标准GB15037-2006的规定：葡萄酒是以鲜葡萄或葡萄汁为原料，经全部或部分发酵酿制而成的，酒精度不低于7.0度的含酒精饮品。

（一）葡萄酒的历史传说

古代波斯是古文明发源地之一。多数历史学家都认为波斯可能是世界上最早酿造葡萄酒的国家。传说古代有一位波斯国王，爱吃葡萄，曾将葡萄压紧保藏在一个大陶罐里，标着"有毒"，防人偷吃。等到数天以后，国王妻妾群中有一个妃子对生活发生了厌倦，擅自饮用了标明"有毒"的陶罐内的葡萄酿成的饮料，却发现滋味非常美好，非但没结束自己的生命，反而异常兴奋，这个妃子又对生活充满了信心。她盛了一杯专门呈送给国王，国王饮后也十分欣赏。自此以后，国王颁布了命令，专门收藏成熟的葡萄，压紧盛在容器内进行发酵，以便得到葡萄酒。

随着古代的战争和商业活动，葡萄酒酿造的方法传遍了以色列、叙利亚、小亚细亚等阿拉伯国家。由于阿拉伯国家信奉伊斯兰教，而伊斯兰教提倡禁酒律，因而阿拉伯国家的酿酒行业日渐衰萎，目前几乎被禁绝了。后来葡萄酒酿造的方法从波斯、埃及传到希腊、罗马、高卢（即法国）。然后，葡萄酒的酿造技术和消费习惯由希腊、意大利和法国传到欧洲各国。由于欧洲人信奉基督教，基督教徒把面包和葡萄酒称为上帝的肉和血，把葡萄酒视为生命中不可缺少的饮料酒，所以葡萄酒在欧洲国家就发展起来，因此法国、意大利、西班牙成为当今世界葡萄酒的"湖泊"，欧洲国家也是当今世界人均消费葡萄酒最多的国家。欧洲国家葡萄酒的产量，占世界葡萄酒总产量的80%以上。

（二）葡萄酒的分类

葡萄酒的品种很多，因葡萄的栽培、葡萄酒生产工艺条件的不同，产品风格各不相同。一般按酒的颜色深浅、含糖量多少、含不含二氧化碳及采用的酿造方法来分类，国外也有采用以产地、原料名称来分类的。具体分类如下：

1. 按酒的颜色分类　①白葡萄酒：用白葡萄或皮红肉白的葡萄分离发酵制成。酒的颜色微黄带绿，近似无色或浅黄、禾秆黄、金黄。凡深黄、土黄、棕黄或褐黄等色，均不符合白葡萄酒的色泽要求。②红葡萄酒：采用皮红肉白或皮肉皆红的葡萄经葡萄皮和汁混合发酵而成。酒色呈自然深宝石红、宝石红、紫红或石榴红，凡黄褐、棕褐或土褐颜色，均不符合红葡萄酒的色泽要求。③桃红葡萄酒：用带色的红葡萄带皮发酵或分离发酵制成。酒色为淡红、桃红、橘红或玫瑰色。凡色泽过深或过浅均不符合桃红葡萄酒的要求。这一类葡萄酒在风味上具有新鲜感和明显的果香，含单宁不宜太高。玫瑰香葡萄、黑比诺、佳利酿、法国蓝等品种都适合酿制桃红葡萄酒。

2. 按含糖量分类　①干葡萄酒：含糖量低于4克/升，品尝不出甜味，具有洁净、幽雅、香气和谐的果香和酒香。②半干葡萄酒：含糖量在4~12克/升，微具甜感，酒的口味洁净、幽雅、圆润，具有和谐愉悦的果香和酒香。③半甜葡萄酒：含糖量在12~50克/升，具有甘甜、爽顺、舒愉的果香和酒香。④甜葡萄酒：含糖量大于50克/升，具有甘甜、醇厚、舒适、爽顺的口味，具有和谐的果香和酒香。

3. 按含不含二氧化碳分类　①静酒：不含有自身发酵或人工添加CO_2的葡萄酒叫静酒，即静态葡萄酒。②起泡酒和汽酒：含有一定量CO_2气体的葡萄酒，又分为2类：起泡酒，所含CO_2

是用葡萄酒加糖再发酵产生的。在法国香槟地区生产的起泡酒叫香槟酒,在世界上享有盛名。其他地区生产的同类型产品按国际惯例不得叫香槟酒,一般叫起泡酒。汽酒,即用人工的方法将 CO_2 添加到葡萄酒中的酒,因 CO_2 的作用使酒更具有清新、愉快、爽怡的味感。

4. 按酿造方法分类 ①天然葡萄酒:完全采用葡萄原料进行发酵,发酵过程中不添加糖分和酒精,选用提高原料含糖量的方法来提高成品酒精含量及控制残余糖量。②加强葡萄酒:发酵成原酒后用添加白兰地或脱臭酒精的方法来提高酒精含量,叫加强干葡萄酒。既加白兰地或酒精,又加糖以提高酒精含量和糖度的叫加强甜葡萄酒,我国叫浓甜葡萄酒。③加香葡萄酒:采用葡萄原酒浸泡芳香植物,再经调配制成,属于开胃型葡萄酒,如味美思、丁香葡萄酒、桂花陈酒;或采用葡萄原酒浸泡药材,精心调配而成,属于滋补型葡萄酒,如人参葡萄酒。④葡萄蒸馏酒:采用优良品种葡萄原酒蒸馏,或发酵后经压榨的葡萄皮渣蒸馏,或由葡萄浆经葡萄汁分离机分离得到的皮渣加糖水发酵后蒸馏而得。一般再经细心调配的叫白兰地,不经调配的叫葡萄烧酒。

5. 按产地国家分类

因国家不同而建立的不同的分类标准,具体如下:

(1) 法国葡萄酒 分为普通日用餐酒、乡村酒或地区餐酒、优良品质餐酒、原产地法定区域管制餐酒。

(2) 德国葡萄酒 划分为日常饮用餐酒、优质酒、高级优质酒。

(3) 美国葡萄酒 分为附属类、专属品牌酒、葡萄品名餐酒。

(4) 意大利葡萄酒 等级划分为一般日常酒、原产地区域管制酒、原产地区域保证酒。

6. 其他分类方法 按葡萄汁含量分为全汁葡萄酒和半汁葡萄酒;以葡萄来源分为家葡萄酒和山葡萄酒。

还有2个比较"另类"的名字:

(1) 黑葡萄酒 在葡萄酒的红、白和桃红三种颜色之外,今天,南非人开创了一种新的颜色:黑色。当然,葡萄酒不可能是黑色的,"Black Wine"其实指的是由黑人经营并负责酿酒的酒庄所酿造出来的葡萄酒,是"移民文化"的产物。南非今天是世界六大葡萄产区之一,而具备典型地中海气候的开普地区,是南非葡萄酒的盛产地区。

(2) 热酒 热酒产于萨瓦地区,它的历史可追溯到几百年前。萨瓦大部分地区属于山区,人们在山谷种植葡萄、酿造葡萄酒,商人则把葡萄酒装在大酒桶里用骡子驮到山上,山民们用奶酪换取葡萄酒,在酒中加入干柠檬皮、干橙子皮、肉桂以及丁香等香料,加热饮用。冬天山上气温寒冷,喝热酒是御寒的有效方法之一,加之又可以利用喝剩的红酒,于是乎热酒成为了萨瓦地区冬天的流行饮品。

葡萄酒在世界最享有盛名的是法国。

法国的葡萄酒历史十分悠久,可追溯至公元前600年左右,希腊人来到了法国马赛地区,并带来了葡萄树和葡萄栽培技术。公元前51年,恺撒征服了高卢地区,于是葡萄树栽培便在此展开。随着葡萄种植区域不断向北扩展,公元3世纪,法国开始酿制葡萄酒。公元6世纪,随着教会的兴起,葡萄酒的需求量急增,加之富豪对高品质葡萄酒的需求,加快了法国葡萄酒业发展的脚步。中世纪时,葡萄酒已发展成为法国主要的出口货物。

1855年,法国正值拿破仑三世当政。三世国王想借法国1889年巴黎世界博览会的机会向全世界推广波尔多的葡萄酒,而且想让全国的葡萄酒都来参展。于是,他请波尔多葡萄酒商会筹备一个展览会来介绍波尔多葡萄酒,并对波尔多酒庄进行分级。这无异于去捅一个马蜂窝,因为那些酒庄个个都很自以为是，然而胜出者只能有一个。于是波尔多商会把责任推脱给一个葡萄酒批发商的官方组织，让他们将所有酒庄分为5级，每个吉伦特区的红酒生产者都包括在其中一个级别里。2周后，他们拿出了分级，包括58个酒庄，1个超一级，4个一级，12个二级，14个三级，11个四级和17个五级。超一级酒庄为：吕萨吕斯酒堡；四个一级酒庄为：拉菲、拉图、玛歌和红颜容。

几乎所有的等级园均来自梅多克，唯一例外就是红颜容，它来自格拉夫产区。其他的产区也没有包括在内，而且所有评出的酒庄全部集中在波尔多左岸地区，连右岸的白马，这在18世纪就已经十分出名的酒庄也没有包括在内，这说明这次分级制度具有很大的局限性。这招来了很多批评。1855年9月，商会对名单进行了修改，统一级酒庄内按照字母顺序排列。自从1855年后，酒庄的名称、所有者、葡萄园甚至葡萄酒的质量都有很多变化。现在名列分级制度的等级园内的有61个酒庄。当然即便是酒庄更名易主，如果其历史上是等级园，他还将保持等级园的位置。也就形成了现在世所共知的"五大名庄"。

在此之后，格拉夫地区和圣·爱美隆地区在上个世纪中叶也进行了酒庄分级，所有这些进入酒庄分级的酒庄都称为"列级酒庄"，在酒标上能够看到"Grand Cru Classe"的字样。

时过境迁，许多法国波尔多红酒庄园的风貌已大有改观，庄园主历经了数次变更，酿造方法也与先前有了不同，但这个分级法的原则至今仍被人们遵循，并推广到法国乃至世界。

古老的葡萄酒行会对波尔多来说，同样值得一提。这是一个由社会名流和葡萄酒专业人士组成的非营利性协会，他们身着古色古香的红顶红袍，系着白色披肩，举行庄严盛大的仪式，隆重纪念与葡萄酒相关的节气和活动。行会世代相传，延续至今。

波尔多是法国最大的AOC（法定产区葡萄酒）。同样是波尔多AOC等级的红葡萄酒，在分级上还大有不同，通常是酒标上标称的产区越小，葡萄酒的质量越高，所以酒庄（Margaret Red）的酒最为名贵。在波尔多纵横十万公顷的葡萄园区，遍布大小酒庄8000多个，出产的葡萄酒各具风格，纵是一街之隔，风味亦截然不同。

前边已说过，现在法国葡萄酒分为4个级别。1级：法定产区葡萄酒（AOC），是最高级别。AOC的法文意思是原产地控制命名。AOC大约占法国葡萄酒总产值的35%。AOC即原产地区的葡萄品种、种植数量、酿造过程、酒精含量等都要得到专家认证，只能用原产地种植的葡萄酿造，绝对不可和别的地区的葡萄汁勾兑。2级：优良地区餐酒（VDQS），该级别如果在VDQS时期酒质表现良好，则会升级为AOC，产量只占法国葡萄酒总产量的2%。3级：地区餐酒（VIN DE PAYS），日常餐酒中最好的酒被升级为地区餐酒，产量占法国葡萄酒总产量的15%。4级：日常餐酒（VIN DE TABLE），是最低档的葡萄酒，作日常饮用，可以由不同地区的葡萄汁勾兑而成，产值约占法国葡萄酒总产量的38%。

二、葡萄酒的养生功能

葡萄酒的养生功能较多，概括起来体现在下列各方面：

（一）葡萄酒与抗衰老

氧是人类生存所不能缺少的东西，但有时也会成为人类健康的大敌。人体每天都要经受来自外来和自身的有害物质的毁灭性攻击，这些有害物质中的大多数是自由基，而对人体最具破坏性的自由基则是活性氧基团。

活性氧基团通常因贫血、应激、光、大气污染、药物、过饱、吸烟、放射线、过分激烈的运动等原因生成。目前人们的各种疾病约89%起因于活性氧基团。心脏病、脑溢血以及帕金森氏症、痛风、风湿病、白内障和其他视觉障碍、风湿性关节炎等老年人退化疾病，是由于氧化损害的长期积累而导致的病证。

所幸的是，经过长期进化，人类体内具备了处理这些氧化损害的机制。但是，不借助于我们所吃的食物，我们就不能有效地防御侵害。而老年人退化、疾病的增加，表明了尽早连续、适度地从膳食中摄取抗氧化物的重要性。

研究人员发现，葡萄酒，尤其是干红葡萄酒中的花色素苷和丹宁等多酚类化合物具有活性氧消除功能。国外有研究者于1994年测试了红葡萄酒在人体血液中的抗氧化能力，发现喝下红葡萄酒后抗氧化活性就开始上升，90分钟后达到最大，抗氧化活性平均上升15%。日本的酒类技术中心与日研食品株式会社老化控制研究所于1995年、1996年对43种进口和日本产的葡萄酒的活性氧消除功能进行了联合研究，取得了肯定的结果。

葡萄酒中许多成分能在人体内起到抗氧化物的作用。抗氧化物可以多种方式对活性氧基团产生作用。最简单的方式是清除活性物质。葡萄酒中的水杨酸、苯甲酸和它们的代谢物属于活性氧清除剂这一类抗氧化物。消除活性氧的另一种重要方式是由抗氧化剂向其提供一个氢离子，使其产生还原反应而将其除去。葡萄酒中的没食子酸、儿茶酚、槲皮酮、花青素、2，3－和2，5－二羟基苯甲酸等，都能与活性氧基团起还原作用而将其除去。

（二）葡萄酒对心血管病的防治

其实，活性氧最可怕的是能导致动脉硬化。因为动脉硬化的主要原因是低密度胆固醇，这种坏的胆固醇含量过高，一旦低密度胆固醇与活性氧结合，便会堆积在血管内壁上，使血管变得越来越狭窄。如果血压突然升高，血管便会破裂，造成大出血，进而引起脑中风、心脏病等重大疾病。

在适量饮用葡萄酒的条件下，葡萄酒能提高血液中高密度脂蛋白的浓度。而高密度脂蛋白可以将血液中的胆固醇运入肝内并在那里进行胆固醇—胆酸转化，防止胆固醇沉积于血管内膜，从而防治动脉硬化。此外，葡萄酒中的多酚进入体内的消化系统后，一方面会在血液中加速胆固醇的转化，即降低低密度胆固醇的含量，同时多酚还会与低密度胆固醇结合。与多酚结合后的低密度胆固醇非常稳定，不再与活性氧结合。此外，在动脉管壁中，多酚还能稳定构成各种膜的胶原纤维，抑制组胺酸酶的活性，避免产生过多的能降低管壁透性的组胺，从而加强防止动脉硬化的效果。

由于红葡萄酒中的多酚含量最高，因此，在适量饮用红葡萄酒的条件下，能防治各种心血管疾病，降低血压。

（三）葡萄酒与美容和减肥

一旦解除了动脉硬化的危机，血管的衰老得以延缓，身体各部位的氧气和营养便能得到充分的供应，展现在外表上的便是肌肤红润、紧致、富有弹性，全身充满活力，神采奕奕。

此外，红葡萄酒中具有良好的抗氧化作用的多酚和寡糖，还能直接保护肌肤，促进肌肤的新陈代谢，防止皱纹形成、皮肤松弛、脂肪积累等，也能间接地抑制黑斑的形成。当然，如果皮肤上已经出现了黑斑，饮用红葡萄酒虽然不能祛除黑斑，但却会让肌肤变得更年轻、更富有弹性。

所以，每天饮用1～3杯干红葡萄酒，也是美容的良方。

葡萄酒通过对感官的刺激，特别是对口腔中味蕾的刺激，具有提高食欲的作用。葡萄酒中含有丰富B族维生素，特别是能促进体内糖代谢的维生素B_1，以及能促进新陈代谢的类黄酮和硫化物，所以葡萄酒能促进新陈代谢，消除因运动不足或过食而积累的赘肉。此外，葡萄酒还能预防因精神压力引起的过食反应，间接达到减肥的目的。

（四）葡萄酒预防痴呆症和糖尿病

人体内脑神经细胞是固定的，其数量约在25岁时达到最大值，以后便会逐渐地因老化、死亡而减少。所以，年龄越大就会越健忘，这也是身体功能随着年龄的增加而老化的现象。而当人老化到记忆力严重衰退时，表现为连自己吃饭没有、自家的电话号码都不知道，等等，就是所谓的"痴呆症"。痴呆症大致可分为治愈型和非治愈型两大类，其中最可怕的是不能治愈的"阿兹海默氏症"，其症状是痴呆现象迅速加重，直到死都不能治愈。阿兹海默氏症又被称为"失智症"。美国前总统里根就是患的这种病。

法国的一个研究小组对3727名65岁以上老人的多年追踪调查结果表明，每天喝3~4杯干红葡萄酒的人，其阿兹海默氏症的发病率为滴酒不沾的人的1/4，而老年痴呆症（含阿兹海默氏症）的发病率则更低，仅为1/5。所以，每天饮用适量的干红葡萄酒，可有效地防止阿兹海默氏症和痴呆症。

此外，还有一类则属于脑血管性痴呆症，如由动脉硬化导致脑中风后出现的痴呆症。对于这类痴呆症，葡萄酒可通过防止动脉硬化而达到防止的目的。

葡萄酒与糖尿病。一般而言，患有糖尿病的人，会比正常人早10年左右发生动脉硬化。如果能适量饮用干红葡萄酒，并且控制糖类的摄入量，葡萄酒就能发挥其预防和控制病情的潜在效力。这样，糖尿病人也能一解禁酒之苦，享受葡萄美酒的乐趣，提高生活质量。但是，糖尿病人在选用葡萄酒时，千万注意，只能饮用不含糖的葡萄酒，即干型葡萄酒。

（五）葡萄酒的其他作用

由于葡萄酒中各种有机、无机物质的存在和葡萄酒鲜美的风味，使它不仅成为一种营养丰富的饮料，而且在适量饮用的条件下，还能防治各种疾病，增强人体健康。

葡萄酒和大多数食物不一样，不经过预先消化就可以被人体吸收，除能给人们提供一定的热能、氨基酸、矿物质和维生素以及上述作用外，还具有以下作用：

1. 滋补作用 在合理饮用范围内，葡萄酒能直接对周围神经系统发生作用，从而提高肌肉的紧张度。葡萄酒也可对神经运动中枢起作用，给人以舒适、欣快的感觉。这种精神平衡状态，使我们的思维更为敏捷，判断更为准确，使我们精神愉快。因此，对于那些由于焦虑而受神经官能症折磨的人，饮用少量的葡萄酒既可平息焦虑的心情，又可避免服用有副作用的镇静剂。此外，葡萄酒中的维生素B_1，又是消除疲劳、安定精神不可或缺的成分。所以，为失眠所苦、精神压力大的人，在睡觉以前饮用1杯葡萄酒，有助于睡个好觉。

此外，我国古代医学家很早就认识到了葡萄酒滋补、强身的作用，并有"葡萄酒益气调中、耐饥强志"和"暖腰肾、驻颜色、耐寒"等记述。在葡萄浆果中不存在，由酵母菌在发酵过程中合成的维生素B_{12}，是防止贫血的主要物质。葡萄酒中可强化血管的类黄酮以及丰富的矿物质，使血管能不断地补给新的营养和氧气，因而可消除疲劳，增强体力，提高性欲。

2. 助消化作用 在胃中，60~100克葡萄酒，可以使正常胃液的产量提高120毫升（包括1克游离盐酸）。葡萄酒有利于蛋白质的同化；红葡萄酒的丹宁，可以增加肠道肌肉系统中的平滑肌纤维的收缩性。因此，葡萄酒可以调整结肠的功能，对结肠炎有一定的疗效。

甜白葡萄酒含有山梨酸钾，有助于胆汁和胰腺的分泌。因此，葡萄酒可以帮助消化，防治便秘。

3. **健全内脏功能** 葡萄酒中的丹宁、色素、类黄酮等多酚物质，具有抗氧化、促进血液循环、助消化、利尿等功能，所以能强化内脏功能，如胃、肠、肝等，尤其是能保护与体内水分调节及消化功能息息相关的内脏器官，从而达到防治由内脏器官功能不健全所引起的腹泻、便秘、尿频或残尿等症状。此外，一些白葡萄酒的酒石酸钾和硫酸钾含量较高，可以利尿，防治水肿。

4. **杀菌作用** 很早以前，人们就认识到葡萄酒具有杀菌作用。例如，防治感冒或流感的传统方法之一就是喝1杯热葡萄酒。葡萄酒的杀菌作用，可能主要是由于它含有多酚类物质。

（六）葡萄酒在人体内的转化

葡萄酒和大多数食物不一样，无须经过预先消化就可被人体吸收，特别是在空腹饮用葡萄酒时。在饮用后30～60分钟时，人体中游离乙醇的含量达到最大值，为所饮用的葡萄酒中乙醇总量的75%。如果在进餐时饮用葡萄酒，则葡萄酒与其他食物一起进入消化阶段，葡萄酒的吸收速度也较慢（需1～3小时）。在以后的4小时内，人体血液中酒精的含量很快减少，约在7小时后消失。

被人体吸收后的葡萄酒95%被氧化以提供热能。这一氧化作用主要是在饮入葡萄酒后的几小时内进行的，并且主要在肝脏中进行。

根据食入的葡萄酒量和同时食入的其他食物的种类（特别是葡萄糖），肝脏能固定少量的酒精，从而逐渐净化血液。

被吸收的酒精中的一小部分（2～8%），也能通过唾液、肺、尿和汗等排出体外。

（七）合理而适量地饮用葡萄酒

尽管葡萄酒对健康有着重要的作用，但这并不是鼓励人们不分场合，不加限量地喝葡萄酒。在一些特殊的场合，饮酒是不合理，甚至是不合法的。比如，酒后开车是违法的，孕妇也没有必要冒险喝酒。而在更多的场合，则是个适量饮用和正确饮用的问题。

首先，对于经常饮用葡萄酒的人，绝不能忘记喝水。每天的喝水量在1至1.5升左右。

其次，葡萄酒历来是作为佐餐饮料而存在的，应配合其他食物一起食用，最好是在进餐时饮用。这样，则葡萄酒与其他食物一起进入消化阶段。这时，葡萄酒的吸收速度较慢，约需1～3小时，有利于葡萄酒的活性氧消除功能的充分发挥。这样饮用葡萄酒，不仅能增进食欲、帮助消化，还可减少对酒精的吸收，血液中酒精浓度可比空腹饮用时减少一半左右。

再次，葡萄酒的饮用量。这首先是与人们的经济收入和生活习惯有关。一些人显然比另一些人能更经常、更多地饮用葡萄酒而得到保健作用；而有些人则由于不善饮，很少甚至不能享受到饮用葡萄酒所带来的健康和乐趣。据澳大利亚科学家1997年的研究结果，对善饮者，男子最好每天饮用1～4杯葡萄酒，女子最好每天饮1～2杯葡萄酒，这些饮用者的心脏病死亡率约为不饮酒者的30%。1997年3月，法国波尔多大学中央医院报告，每天饮红葡萄酒3～4杯的老人，患痴呆症和早衰性痴呆症的概率只为不饮酒者的25%。

此外，葡萄酒的热值大约等于牛奶的热值，主要是以酒精的形式带给人体的。在甜葡萄酒中，糖也能给人体提供热能。1克96度的酒精的热值为7.1卡，1升10度的葡萄酒的热值为560卡，1升12度的葡萄酒的热值为700卡。葡萄酒的酒度一般在10～12度之间。科学地计算葡萄酒的饮用量的原则是，以酒精的形式带给人体的热值不能大于人体所需热值的20%。根据身高、体重和体力劳动强度不同，成年人每昼夜所需的热值为1200～2400卡，即50～100卡/时。所以，其葡萄酒的饮用量应控制在 0.4~0.8 升/天，即约为一般干型葡萄酒的半瓶到 1 瓶。

(八) 白葡萄酒的功效和营养物质

葡萄皮中含有大量的抗氧化物、有机化合物，这些物质对人体有非常好的保健功效。红葡萄酒因为都是带皮酿造的，所以红酒的健康功效是很高的。而很多白葡萄酒在酿造过程中是去除了葡萄皮的，所以白葡萄酒的健康功效要差一些。不过葡萄果肉本身也是含有很多抗氧化物和营养素的，所以尽管健康功效不如红葡萄酒，白葡萄酒仍然被认为是一种有益健康的饮品。

白葡萄酒的抗氧化功效。抗氧化功效即抗衰老能力。在 1999 年，土耳其安卡拉大学的研究人员比较了红葡萄酒、葡萄汁和白葡萄酒的抗氧化作用。研究人员发现，尽管红葡萄酒和红葡萄汁中的抗氧化物质数量要高于白葡萄酒，但是如果只论实际的抗氧化效果，白葡萄酒并不弱于其他二者。

白葡萄酒可预防肺病和乳腺癌。白葡萄酒中的抗氧化物质有助于预防肺病和乳腺癌。长年适量饮用白葡萄酒，对预防和改善肺部疾病有很好的效果。而不论是红葡萄酒，还是白葡萄酒，都有助于预防乳腺癌。

白葡萄酒可减少宿醉的发生。酒精酿造过程中的副产品同系物会诱发宿醉。这些同系物可改善葡萄酒的口味、芳香和色泽。白葡萄酒中同系物的含量要低于红葡萄酒，所以喝白葡萄酒可以减少头痛、恶心、过敏等宿醉症状的发生。

白葡萄酒富含营养物质。白葡萄酒中的营养物质是很丰富的，主要包括抗氧化物、磷、钾、氟化物等。

三、葡萄酒的品饮文化

(一) 葡萄酒与文化

法国著名化学家马丁·夏特兰·古多华（1772~1838 年）曾说过："酒反映了人类文明史上的许多东西，它向我们展示了宗教、宇宙、自然、肉体和生命。它是涉及生与死、性、美学、社会和政治的百科全书。"

1. 酒与宗教 葡萄和酒的象征意义在宗教上随处可见。耶稣创造的有关酒的第一个奇迹是在佳娜的婚礼上，他把水变成了美酒。耶稣说："我是真正的葡萄，我的父亲是种植葡萄的农民。"对耶稣的门徒来说，酒是上帝之子的鲜血。在圣体圣事等仪式上，葡萄和酒受到了教士们的普遍青睐。在中世纪的艺术画中，钉在十字架上的耶稣被表现得像一串压榨机下的葡萄。直到 18 世纪，人们还认为喝下去的酒会在体内变成血液。在疫病流行时，所有的人都会喝酒避邪。

酒会使人陶醉。在很长一段时间内，醉酒在民间是神圣的。但基督教反对醉酒，因为"欢乐之源的酒会像毒蛇一样咬人"。在古希腊，除了音乐家和舞蹈家，其余人不得参加宴会饮酒。古罗马男子嗅妻子之口以探其是否偷偷喝酒，如若闻到酒味则会将其处死。无神论与人文主义改变了宗教的严格戒律。哲学家柏拉图和蒙田都曾提倡有节制地饮酒。在文艺复兴时期，诗人赞美美酒带来的创造力。在这一时期的文艺作品中，帝王和王子常以善饮的形象出现。

2. 酒与艺术 从很古老的时候开始，人们已将酒与艺术、善与美兄弟般地结合在一起。在希腊神话中，维纳斯因为酒才与巴克科斯相逢，酒又因此被认为会给人类带来情爱和欢娱。几乎所有的艺术都赞美美酒给人带来的陶醉和灵感。

16 世纪意大利画家阿尔钦博托把金秋之神绘成酒神模样，他们的形象既表现出青春的紧张，又表现出在转瞬即逝的和谐中所焕发出的精神。画家佛朗西斯科·德·科雅、查尔斯·福朗索瓦、德比涅和奥古斯丁·赫努等的绘画均就葡萄及葡萄丰收时的采摘场景加以表现，以展示大自然的慷慨无私。福朗索瓦·米勒的画表现了箍桶匠酒桶的粗壮，亚吉纳·布丹的画表现的则是波尔多葡萄酒桶的运输场面。

在伏尔泰的小说中，我们会读到这样的句子："克拉里·艾黎克斯亲手倒出泡沫浓浓的阿伊葡萄酒，用力弹出的瓶塞如闪电般划过，飞上屋顶，引起了满堂的欢声笑语。清澈的泡沫闪烁，这是法兰西亮丽的形象。"

3. 饮酒文化 选择精致悦目而又科学的酒具，正确的饮酒方法是酒文化中另一个不可忽视的细节。莫里哀曾把漂亮的酒瓶比做自己的爱人："美丽的酒瓶，你是那样温柔；美丽的咕嘟声，你是如此动人。但我的命运充满嫉妒。啊！酒瓶，我的爱人，如果你永远是那么美满，又为何要倒空自己？"

法国红酒产区地图：

法国 11 个主要葡萄酒法定产区是：阿尔萨斯、波尔多和阿基坦、薄若莱、勃艮第、香槟－阿登、干邑市、南部－比利牛斯、雅文邑及西南葡萄产区、普罗旺斯蔚蓝海岸、东比利牛斯－鲁西永、罗纳河谷和卢瓦尔河谷。（来自：法国旅游发展署《法国葡萄酒之旅》一书）

法国 10 大葡萄酒产区：香槟产区、阿尔萨斯产区、勃艮第产区、薄若莱产区、普罗旺斯－科西嘉岛产区、罗纳河谷产区、朗格多克产区、西南产区、波尔多产区、卢瓦尔河谷产区。

酒杯的选择：

除了形状颜色各异的酒瓶之外，酒杯的材料和质地也会影响品酒人的情趣。理想的酒杯必须光滑透明，可以使人欣赏到酒的颜色。光滑细腻的材质能给嘴唇带来舒适的触觉。

酒的选择：

"饱满，丰腴，厚实，芬芳"，"散发着溶化丹宁的芬芳和可可树细腻的清香"，"有如松树在林间跳跃的流畅"，"热烈透明得像渔夫的眼泪"，这些饱含感情色彩的语言表达了爱酒的人对葡萄酒的感受。在法国有专门的学校和专业研究品酒艺术。他们认为，如果在没有欣赏到酒的色泽和芳香之前就把酒喝下去就是放弃对喝酒最基本的享受。此外，喝酒也是有步骤的：在拿起酒杯前，必须停止说话；品尝前，向上举起酒杯，用眼观赏美酒饱满、清澈、亮丽的色泽，轻轻晃动酒杯，让酒香散溢开；再用鼻子嗅一嗅，然后开始品尝。

4. 食物与酒 食物与酒的搭配也是一门学问，在这一过程中，有人重视和谐统一，也有人强调对比。对于缺少食物与酒搭配知识的人来说，把同一地区的酒和当地的食物搭配在一起一般不会出错。当然个人的爱好是关键，新的尝试常会使人享受到创新的成就感。低度的红酒常被用来佐餐鱼，大部分的奶酪和葡萄酒都得平衡搭配，甜点（除非是半干的）若是配香槟则会被认为是致命的搭配，但阿尔萨斯的穆斯卡酒（Muscat）与芦笋配在一起却被视作是绝配！

摘葡萄文化：

谈论葡萄酒文化，就不能不提及采摘葡萄的文化。收获葡萄是法国农业中最重要的事件之一。在烈日下采葡萄很辛苦，但充满欢乐。到处可见快乐的人群，随处可闻愉快的歌声。在著名的波加莱榨汁歌中，可以听到这样的歌词："滚滚的美酒，快装满酒壶……"每年新酒上市时，法国餐馆都会忙乎一阵。全国大大小小的餐馆开始出售各种牌子的新酒，而亲朋好友、同事、恋人们则会去餐馆相聚，品尝新酒。空气中到处弥散着丰收的气息。

5. 法国酒道 在中国和日本有茶道，在法国则有酒道。法国人的浪漫已为世人所知，在法国饮酒则可谓人生之一大享受。品味一顿丰盛的法国大餐，饮饮酒，已经不仅仅是"吃饭"而已,它还代表着一种礼仪、一种品位、一种浪漫及一种精致的享受。就像爱情一样,需要人细细思量、细细体会而且永远令人着迷!同时,因为吃法国菜耗时极长,也是观察对方耐心及教养的最佳时机!

法国人对酒很讲究。一餐中可以饮几种不同的酒,而且先后次序分得清清楚楚。大致上是分为餐前酒(又叫开胃酒)餐酒及餐后酒。

餐前酒有马天尼、威士忌加冰、枣子酒、甜白酒等。最流行的却是一种叫 Ricard 的,这酒要加 3~4 倍水稀释,变成白色才喝。味道很怪,颜色又浊,像开稀的鲜奶,一点不像酒,倒像药水。此外在婚宴、寿宴里也有粉红色的香槟。还有一种以野草莓做的果汁加大量白酒或香槟冲的餐前酒,也很可口,叫 Kir。伴着餐前酒一起的下酒食物,多是咸芝士饼仔、橄榄、花生米等。主客一面饮一面打开话题,单是餐前酒可以花去 2 小时。

餐前酒后,正餐酒有几个可能:一是红酒,二是白酒或粉红酒。红酒要配肉,白酒配海鲜。红酒在开餐前 2 个小时就得放在餐桌上,让它的温度与室内相同,这样才能尝到红酒的真正味道。因为法国人贮藏红酒多是在地窖里,地窖的温度比室内温度低许多。

(二) 鉴赏

1. **色泽鉴赏** 葡萄酒的色泽与其品质紧密相关,如果葡萄酒的颜色不自然,或者葡萄酒上有不明悬浮物(瓶底的少许沉淀是正常的结晶体),说明葡萄酒已经变质了,酒质变坏时颜色有浑浊感,不可饮用。①白葡萄酒颜色:近似无色、禾秆黄色、绿禾秆黄色、暗黄色、金黄色、琥珀黄色、铅色、棕色。②红葡萄酒颜色:宝石红、鲜红、深红、暗红、紫红、瓦红、砖红、黄红、棕红、黑红等。③桃红葡萄酒颜色:黄玫瑰红、橙玫瑰红、玫瑰红、橙红、洋葱皮红、紫玫瑰红。

2. **香味鉴赏** 葡萄酒的香味一定要纯正,如果有指甲油般呛人的气味,就意味变质不能饮用。①香气分类:动物气味、香脂气味、烧焦气味、化学气味、香料气味、花香、果香、植物与矿物气味。②香气词汇:令人舒适、和谐、优雅、馥郁、别致、绵长、浓郁、完整、纯正、纯净、完好、明快。

3. **口味鉴赏** 饮第 1 口酒,酒液经过喉头时,正常的葡萄酒是平顺的,问题酒则有刺激感;咽酒后,残留在口中的气味有化学气味或臭气味,则不正常;好葡萄酒饮用时应该令人神清气爽。①葡萄酒结构词汇:丰满、有骨架、完全、浓重、有结构感、厚实、流畅、滑润、柔和、柔软、圆润、融合、肥硕。②酒精词汇:醇厚、淡弱、瘦薄等。③酸词汇:爽利、清新。④丹宁词汇:结构感强、充沛、味长等。

4. **外观鉴赏** 看酒瓶标签印刷是否清楚,是否仿冒翻印;酒瓶的封盖是否有异样,有没有被打开过的痕迹;酒瓶背面标签上的国际条形码是否以 3 字打头,法国的国际码是 3;酒瓶背面标签上是否有中文标识。根据我国法律,所有进口食品都要加中文背标,如果没有中文背标,有可能是走私进口,则质量不能保证。

5. **标识鉴赏** 打开酒瓶,看木头酒塞上的文字是否与酒瓶标签上的文字一样。在法国,酒瓶与酒塞都是专用的。

6. **品酒鉴赏** 品酒不是猜酒,更不是比酒。品酒乃是运用感官及非感官的技巧来分析酒的原始条件及判断酒的可能变化,客观独立的思考技巧,是取决品酒准确与否的关键。

7. **品酒时间** 最佳的试酒、品酒时间为上午 10:00 左右。这个时间不但光线充足,而且人的精神及味觉也较能集中。

8. **杯子** 品尝葡萄酒的杯子也是有讲究的,理想的酒杯应该是杯身薄、无色透明且杯口内缩的郁金香杯。而且一定要有四至五公分长的杯脚,这样才能避免用手持拿杯身时,手的温度间接影响到酒温,而且也方便观察酒的颜色。

9. **次序** 若同时品尝多款酒时,应该要从口感淡的到口感重的,这样才不会因为前一支酒的浓重而破坏了后一支酒的味道,所以,一般的通则是干白酒会在红酒之前,甜型酒会在干型酒之后,新年份在旧年份之前。不过,也应该避免一次品尝太多的酒,一般人超过15种以上就很难再集中精神了。

10. **温度** 品尝葡萄酒时,温度是非常重要的一环,若在最适合的温度饮用时,不仅可以让香气完全散发出来,而且在口感的均衡度上,也可以达到最完美的境界。通常红酒的适饮温度要比白酒来得高,因为它的口感比白酒来得厚重,所以,需要比较高的温度才能引出它的香气。因此,即使只是单纯的红酒或白酒,也会因为酒龄、甜度等因素,而有不同的适饮温度。

红酒类型	品尝温度	白酒类型	品尝温度
年轻单宁重红酒	14～17℃	清淡型白酒	7～10℃
成熟红酒	15～18℃	浓郁型白酒	12～16℃
年轻味淡红酒	12～14℃	半干型白酒	7～8℃
新酒	10～12℃	甜白酒	4～6℃
玫瑰红酒	7～10℃	气泡酒,香槟	7～8℃

(三) 品酒

看。摇晃酒杯,观察其缓缓流下的酒脚;再将杯子倾斜45度,观察酒的颜色及液面边缘,在自然光线的状态下最理想,用以判断酒的成熟度。一般而言,白酒在它年轻时是无色的,但随着陈年时间的增长,颜色会逐渐由浅黄并略带绿色反光,到成熟的麦秆色、金黄色,最后变成金铜色。若变成金铜色时,则表示已经太老不适合饮用了。红酒则相反,它的颜色会随着时间而逐渐变淡,年轻时是深红带紫,然后会渐渐转为正红或樱桃红,再转为红色偏橙红或砖红色,最后呈红褐色。

闻。将酒摇晃过后,再将鼻子深深探入杯中深吸至少2秒,重复此动作可分辨多种气味,尽可能从3方面来分析酒的香味。

强度:弱、适中、明显、强、特强。

质地:简单,复杂或愉悦,反感。

特征:果味、骚味、植物味、矿物味、香料味。

在葡萄酒的生命周期里,不同时期所呈现出来的香味也不同,初期的香味是酒本身具有的味道;第二期来自酿制过程中产生的香味,如:木味、烟熏味等;第三期则是成熟后产生的香味。整体而言,其香味和葡萄品种、酿制法、酒龄甚至土壤都有关系。具体操作分为以下2个步骤:

第1步是在杯中的酒面静止状态下,把鼻子探到杯内,闻到的香气比较幽雅清淡,是葡萄酒中扩散最强的那一部分香气。

第2步是手捏玻璃杯柱,不停地顺时针摇晃品酒杯,使葡萄酒在杯里做圆周旋转,酒液挂在玻璃杯壁上。这时,葡萄酒中的芳香物质,大都能挥发出来。停止摇晃后,第2次闻香,这时闻到的香气更饱满、更充沛、更浓郁,能够比较真实、比较准确地反映葡萄酒的内在质量。

尝。小酌一口,并以半漱口的方式,让酒在嘴中充分与空气混合且接触到口中的所有部位;当你捕捉到红葡萄酒的迷人香气时,就被她深深地吸引住,禁不住要拥吻她,感受她的全部,让酒液进入你的口腔,漫过舌面,在口腔里如玉珠般滚动,当丝绸般的酒液滑过舌尖时,你会感觉出酒中的甜味,继而是舌面的酸,舌根的苦,舌头两侧是对涩味和咸味敏感。红葡萄酒的丹宁一般都较重,口腔中能明显地感觉到紧紧包裹着牙齿的丹宁涩,但好的葡萄酒丹宁平衡较好,酒液在你口腔中是如珍珠般的圆滑紧密,如丝绸般的滑润缠绵,让你不忍弃之。此时可归纳、分析出丹宁、甜度、酸度、圆润度、成熟度。也可以将酒吞下,以感觉酒的终感及余韵。

吐。好酒需要知己的欣赏。如果想完美地了解她、欣赏她,有时就不得不舍弃一些,这就是鉴赏过程的最后一步:吐。当酒液在口腔中充分与味蕾接触,舌头感觉到她的酸、甜、苦味后,再将酒液吐出,此时要感受的就是酒在你口腔中的余香和舌根余味。余香绵长、丰富,余味悠长,就说明这是一款不错的红葡萄酒。

(四) 饮酒规则

葡萄酒,一般是在餐桌上饮用的,称为佐餐酒。在上葡萄酒时,如有多种葡萄酒,哪种酒先上,哪种酒后上,有几条国际通用规则:先上白葡萄酒,后上红葡萄酒;先上新酒,后上陈酒;先上淡酒,后上醇酒;先上干酒,后上甜酒。

不同的葡萄酒饮用方法不同。开胃酒是饭前饮的酒,能增加食欲。适合于开胃酒的酒类品种很多,传统的开胃酒品种大多是味美思、雪利酒,这些酒大多加过香料或一些植物性原料,用于增加酒的风味。现代的开胃酒大多是调配酒,用葡萄酒或烈性酒作酒基,加入植物性原料的浸泡物或在蒸馏时加入这些原料,餐前喝上1杯,可引起唾液和胃液的分泌,增进食欲。干葡萄酒又叫佐餐酒,顾名思义,是边吃边喝的葡萄酒。甜葡萄酒又叫待散葡萄酒,在宴会结束之前喝1杯,会使你回味不绝,心满意足。而在宴会高潮的时候,开1瓶香槟酒,单单清脆响亮的启瓶声,就可增加宴会的热烈气氛和酒兴。

选择葡萄酒还要因菜而异,吃不同的菜要喝不同的酒。如吃鱼虾等海鲜产品,佐以干白葡萄酒为宜,因干白葡萄酒含酸较高,可以解腥。吃鸡、鸭、猪、牛等肉类,则佐以干红葡萄酒为佳,因干红葡萄酒含丹宁酸多,可以解腻。

鸡尾酒和长饮都是混合酒。以烈性酒为基酒,加入香料酒、鸡蛋、果汁、冰块和糖水等混合而成。烈性酒可采用威士忌、俄得克、兰姆酒、白兰地等。我国也常用中国名酒如茅台酒、剑南春、五粮液等白酒作基酒。鸡尾酒又可分为餐前、餐后鸡尾酒或香槟鸡尾酒,用于不同的场合。鸡尾酒和长饮的配制方法相似,区别在于各种用料的配比不同。鸡尾酒也称短饮,一般以蒸馏酒为基酒,其特点是酒度较高,约占总容量的50%~70%,香料味浓重,随调随喝,不宜放置过长的时间。

俄得克是一种中性烈性酒,无色、无味,无香气及无任何特征。在制造时,经过多次蒸馏,或蒸馏后用活性炭处理。在俄得克中加入某种风味料,该酒就具有这种风味料的特征,因而也用这种风味料的名称命名。

兰姆酒是用甘蔗汁或糖蜜为原料,经发酵、蒸馏而得到的烈性酒。在靠近赤道的一些国家产量较大。

白兰地是一种高雅庄重的蒸馏酒。宴会桌上摆上白兰地,可突出和显示宴会的隆重。白兰地在餐前、餐中、餐后都可饮用,国外多在餐后饮用。饮用的方法也是多种多样的:直接饮用,香醇甘冽；兑入矿泉水、苏打水或加入冰块，可以冲淡酒度，别有一番滋味。白兰地兑茶水喝也是简便易行的。茶水的颜色与白兰地相似，茶水和白兰地中又都含有一定数量的丹宁，两者混合饮用，既能直接把烈性酒转化为低度饮料，又能保持白兰地的色、香、味，给人以美的享受。

（五）饮酒礼仪

1. **倒酒** 倒酒，这个再简单不过的动作，相信很多人都会，但是在倒葡萄酒的时候一定要注意，千万别把酒满上，最多将酒倒至杯中的3/1处，即约在杯身直径最大处就足矣。因为，要留有足够的空间，在摇晃酒杯时才不至使酒溢至外面；同时，留有足够的杯内空间，可挽留从酒中逸出的香气。

2. **举杯** 对于葡萄酒来说，温度是最重要的，因此举杯的时候，端酒杯的姿势就显得尤为重要。从方便角度讲，手握杯身是最自然，也是最稳健的。许多人也是这样拿杯的。但正确的姿势是手指捏着杯身下的杯柱，甚至用拇指和食指捏着杯底也是正确的，之所以这种既不自然、又不平衡的姿势才是正确的，是因为这一方面避免将人体温度传导给葡萄酒，另一方面也是避免手指印留在杯身，影响对酒的观赏。或许有人知道，饮用白兰地时优雅而又浪漫的握杯姿势是将杯柱夹在中指和无名指间，用手掌托住杯身的握杯姿势。但饮用葡萄酒时最好不要采用。如果自认为酒温太低，则也可以用这种姿势来对葡萄酒加温，而不必机械地、教条地按上面所说的方式举杯。

3. **敬酒** 西方敬酒时将杯子高举齐眼，并注视对方，最少要喝一口酒以示敬意。

4. **打转** 葡萄酒入杯后不要即刻饮下，入口前还要有个晃杯的动作。晃杯的目的是释放酒的香气，同时也是给酒留有更充足的氧化时间，使酒有柔和的过程。这也是酒不能倒太多的原因之一。晃杯使酒液自下而上，并顺着杯转动的方向打转。好的晃杯动作会使杯中之酒形成较大的凹面，从而加速香气的释放和氧化；同时又有优美的螺旋状运动轨迹。晃杯时，千万不可将酒晃到外面。晃杯动作可通过在杯中放些水来练习。但水与酒是不一样的，一杯水可能已练到了打转自如，酒可能在杯中还是不听使唤地晃来晃去，有被晃出的危险。当然也可以偷懒，将酒杯放在桌上，然后用手指按着杯底在桌面上"划圈"似地移动，以起到晃杯的作用。

（六）保存

1. **温度** 葡萄酒贮藏环境的温度，最好维持在11℃左右的恒温状态比较好，否则若温度变化太大，不仅会破坏了葡萄酒的酒体，在冷缩热胀的作用下，还会影响到软木塞而造成渗酒的现象。所以，若贮酒环境能够维持在恒温5~20℃的环境下，这都是可以接受的范围。

2. **湿度** 若贮酒环境太湿，容易造成软木塞及酒标的腐烂，太干则容易使软木塞失去弹性，无法紧封瓶口，所以70%左右的湿度，是最佳的贮酒环境。

3. **光度** 贮酒的环境，最好不要有任何光线，否则容易使酒变质，特别是日光灯容易让酒产生还原变化，而发出浓重难闻的味道。

4. **通风** 葡萄酒像海绵一样，会将周围的味道吸到瓶里去，所以，在贮酒环境中，最好能保持通风状态，而且也不要在同一个环境中，还摆放味道太重的东西，以免破坏了酒的味道。

5. **振动** 一般的爱酒者相信过度的振动，会影响葡萄酒的品质，所以，葡萄酒的贮藏环境最好不要是会常振动的地方，也需尽量避免将酒搬来搬去，尤其是对年份久的老酒，更是一大忌讳。

6. **摆置** 葡萄酒以平放摆置较理想，这样才能让软木塞和葡萄酒接触到，以保持它的湿润度，否则若将酒直放，时间太久的话，会使软木塞变得干燥易碎，而无法完全紧闭瓶口，造成葡萄酒的氧化。

第三节　啤酒及其他酒

一、啤酒

啤酒是以麦芽为主要原料，加酒花，经酵母发酵酿制而成的，含有二氧化碳气、起泡的低酒精度饮料。

啤酒的起源与谷物的起源密切相关，人类使用谷物制造酒类饮料已有8 000多年的历史。已知最古老的酒类文献，是公元前6 000年左右巴比伦人用黏土板雕刻的献祭用啤酒制作法。公元前4 000年美索不达米亚地区已有用大麦、小麦、蜂蜜制作的16种啤酒。公元前3 000年起开始使用苦味剂。公元前18世纪，古巴比伦国王汉穆拉比颁布的法典中，已有关于啤酒的详细记载。公元前1 300年左右，埃及的啤酒作为国家管理下的优秀产业得到高度发展。拿破仑的埃及远征军在埃及发现的罗塞塔石碑上的象形文字表明，在公元前196年左右当地已盛行啤酒酒宴。啤酒的酿造技术是由埃及通过希腊传到西欧的。1881年，E. 汉森发明了酵母纯粹培养法，使啤酒酿造科学得到飞跃的进步，由神秘化、经验主义走向科学化。蒸汽机的应用，1874年林德冷冻机的发明，使啤酒的工业化大生产成为现实。全世界啤酒年产量已居各种酒类之首。

中国近代的啤酒业是从西方传入的，据史料记载，1900年由俄国人在哈尔滨建立的乌卢列夫斯基啤酒厂，这是在中国土地上出现最早的啤酒厂。1903年，英德商人合资在青岛建立了英德酿酒有限公司（青岛啤酒厂的前身），啤酒生产能力约300吨，1916年改由日本"麦酒株式会社"经营，年生产啤酒量3 000吨，总之，当时中国的啤酒业发展缓慢，分布不广，产量不大。1949年后，中国啤酒工业发展较快，并逐步摆脱了原料依赖进口的落后状态。中国啤酒1954年开始进入国际市场。目前我国的啤酒行业是国内饮料市场竞争最激烈的行业之一。大多数的品牌都还是处于地域性品牌阶段，品牌知名度和市场影响力较低，而且产品主要是低档产品，市场竞争也主要集中于低档产品之上，而中高档以上的啤酒市场则大部分被洋啤酒所瓜分。在2009年，亚洲的啤酒产量首次超越欧洲，成为全球最大的啤酒生产地。

人类文明的发展有相似之处，约在4000~5000年前，中国也曾有古代啤酒的兴起。根据汉代的辞典《说文解字》解释："蘖者牙米也"或"芽生米也"。同时期的辞典《释名》则解释为："蘖缺也，浸麦，覆之使生芽。"所以在我国都认为，蘖是出芽的谷物，这是一致看法。

甲骨文中有醴字，《周礼正义》中的释名，释饮食一章中解释醴说"醴齐，酿制一宿而成，体有酒味而已也"。高诱注《吕氏春秋》重己篇释醴说："醴者以蘖与黍相醴，不以麹也，浊而甜耳。"宋辞典《玉篇》则解释曰："醴……甜酒。"根据以上文献可以认为：醴是利用蘖（麦芽）糖化黍米淀粉，经过短时间酿造，带有酒味而不分出渣滓的甜味蘖酒。醴可能是原始的啤酒，其酒味较用曲制造的发酵酒要薄，而甜味较浓。以后由于曲酒的出现，人们逐渐喜欢酒精含量较高的曲酒，醴就没有得到发展，而为曲酒所代替，以致这一工艺失传。正如明代宋应星所著《天工开物》中所讲："古来曲造酒，蘖造醴，后世厌醴味薄，遂至失传，则蘖法亦亡。"从这一记载看来，也可明确知道：自古以来是以蘖造醴、以曲造酒的。

（一）啤酒的分类

啤酒的分类方法较多，主要有下列分类：

1. **按工艺分类** ①纯生啤酒：采用特殊的酿造工艺，严格控制微生物指标，使用包括0.45微米微孔过滤的三级过滤，不进行热杀菌而让啤酒保持较高的生物、非生物、风味稳定性。这种啤酒非常新鲜、可口，保质期达半年以上。②干啤酒：发酵度高，残糖低，二氧化碳含量高。故具有口味干爽、杀菌力强的特点。由于糖的含量低，属于低热量啤酒。③全麦芽啤酒：酿造中按照德国纯粹法，原料全部采用麦芽，不添加任何辅料。生产出的啤酒成本较高，但麦芽香味突出。④头道麦汁啤酒：即利用过滤所得的麦汁直接进行发酵，而不掺入冲洗残糖的二道麦汁。具有口味醇爽、后味干净的特点。⑤低醇啤酒：基于消费者对健康的追求，减少酒精的摄入量所推出的新品种。其生产方法与普通啤酒的生产方法一样，但最后经过脱醇方法，将酒精分离。无醇啤酒的酒精含量少于0.5%（V/V）。⑥冰啤酒：将啤酒冷却至冰点，使啤酒出现微小冰晶，然后经过过滤，将大冰晶过滤掉。解决了啤酒冷浑浊和氧化浑浊问题。冰啤色泽特别清亮，酒精含量较一般啤酒高，口味柔和、醇厚、爽口，尤其适合年轻人饮用。⑦果蔬类啤酒（包括果味啤酒）：发酵中加入果汁提取物，酒精度低，既有啤酒特有的清爽口感，又有水果的香甜味道，适于女士、老年人饮用；果蔬味型啤酒：在保持啤酒基本口味的基础上，添加少量食用香精，具有相应的果蔬风味。果蔬汁型啤酒：添加一定量的果蔬汁，具有其特征性理化指标和风味，并保持啤酒基本口味。⑧小麦啤酒：以小麦芽为主要原料的啤酒，生产工艺要求较高，酒液清亮透明，酒的储藏期较短。此种酒的特点为色泽较浅，口感淡爽，苦味轻。⑨浑浊啤酒：在成品中含有一定量的酵母菌或显示特殊风味的胶体物质，浊度大于等于2.0 EBC的啤酒。除特征性外，其他要求应符合相应类型啤酒的规定。⑩上面和下面发酵啤酒：采用上面酵母，发酵过程中，酵母随CO_2浮到发酵面上，发酵温度15~20℃，啤酒的香味突出的叫做上面发酵啤酒；采用下面酵母，发酵完毕，酵母凝聚沉淀到发酵容器底部，发酵温度5~10℃，啤酒的香味柔和的称作下面发酵啤酒。世界上绝大部分国家采用下面发酵的方法酿造啤酒。

2. **按酵母种类分类** 世界公认的啤酒分类方法分为顶部发酵和底部发酵两大类：①顶部发酵（又称为Ale）。使用该酵母发酵的啤酒在发酵过程中，液体表面大量聚集泡沫发酵。这种方式发酵的啤酒适合温度高的环境（16~24)℃。②底部发酵（又称为lager）。酵母在底部发酵，发酵温度要求较低，酒精含量较低。这类啤酒的代表就是国内常喝的窖藏啤酒。

3. **按色泽分类** 由于啤酒颜色从0~40SRM，色谱为连续图谱，所以严格地说无法按照啤酒的颜色来分类，而市面上有各种通俗分类法。①淡色啤酒：色度在5~14SRM之间。淡色啤酒为啤酒类中产量最大的一种。按色泽的深浅，淡色啤酒又可分为3种。一是淡黄色啤酒：此种啤酒大多采用色泽极浅、溶解度不高的麦芽为原料，糖化周期短，因此啤酒色泽浅。其口味多属淡爽型，酒花香味浓郁。二是金黄色啤酒：此种啤酒所采用的麦芽，溶解度较淡黄色啤酒略高，因此色泽呈金黄色，其产品商标上通常标注Gold一词，以便消费者辨认。口味醇和，酒花香味突出。三是棕黄色啤酒：此类酒采用溶解度高的麦芽、烘焙麦芽，温度较高，因此麦芽色泽深，酒液黄中带棕色，实际上已接近浓色啤酒。其口味较粗重、浓稠。②浓色啤酒：色泽呈红棕色或红褐色，色度在14~40SRM之间。浓色啤酒麦芽香味突出，口味醇厚，酒花口味较轻。③黑啤酒：麦芽原料中加入部分焦香麦芽酿制成的啤酒。色泽呈深红褐色乃至黑褐色。具有泡沫好、酒精含量高的特点，并具有焦糖香味。黑色啤酒麦芽香味突出、口味浓醇、泡沫细腻，苦味根据产品类型而有较大差异。

4. **按杀菌情况分类** ①鲜啤酒：啤酒包装后，不经巴氏热灭菌的啤酒。这种啤酒味道鲜美，但容易变质，保质期为7天左右。②熟啤酒：经过巴氏热灭菌的啤酒。可以存放较长时间，可用于外地销售，优级啤酒保质期为120天。

5. 按原麦汁浓度分类 啤酒的度数并不表示乙醇的含量,而是表示啤酒生产原料,也就是麦芽汁的浓度,以12度的啤酒为例,是麦芽汁发酵前浸出物的浓度为12%(重量比)。麦芽汁中的浸出物是多种成分的混合物,以麦芽糖为主,啤酒的酒精是由麦芽糖转化而来的,由此可知,酒精度低于12度。①低浓度啤酒:酒精含量为3.3%~3.8%。②中浓度啤酒:酒精含量为4~5%。③高浓度啤酒:酒精含量为5%以上。

(二)啤酒的养生价值

1. 成分构成 啤酒以大麦芽、大米、酿造用水为原料,加入少量酒花,经糖化、低温发酵制成。

大麦:适于啤酒酿造用的大麦为二棱或六棱大麦。二棱大麦的浸出率高,溶解度较好;六棱大麦的农业单产较高,活力强,但浸出率较低,麦芽溶解度不太稳定。啤酒用大麦的品质要求为:壳皮成分少,淀粉含量高,蛋白质含量9%~12%,淡黄色,有光泽,水分含量低于13%,发芽率在95%以上。

酿造用水:通常,软水适于酿造淡色啤酒,碳酸盐含量高的硬水适于酿制浓色啤酒。淡色啤酒用水要求为:无色,无嗅,透明,无浮游物,味醇正,无生物污染,硬度低,铁、锰含量低(含量高对啤酒的色、味有害,而且能引起喷涌现象),不含亚硝酸盐。

酒花:又称啤酒花。使啤酒具有独特的苦味和香气并有防腐和澄清麦芽汁的能力。酒花始用于德国,学名为蛇麻,为大麻科葎草属多年生蔓性草本植物,中国人工栽培酒花的历史已有半个世纪,始于东北,在新疆、甘肃、内蒙古、黑龙江、辽宁等地都建立了较大的酒花原料基地。成熟的新鲜酒花经干燥压榨,以整酒花使用,或粉碎压制颗粒后密封包装,也可制成酒花浸膏,然后在低温仓库中保存。其有效成分为酒花树脂和酒花油。每(KL)啤酒的酒花用量约为1.4~2.4千克。

酵母:是用以进行啤酒发酵的微生物。啤酒酵母又分上面发酵酵母和下面发酵酵母。啤酒工厂为了确保酵母的纯度,进行以单细胞培养法为起点的纯粹培养。为了避免野生酵母和细菌的污染,必须严格要求啤酒工厂的清洗灭菌工作。

玉米:玉米淀粉的性质与大麦淀粉大致相同。但玉米胚芽含油质较多,影响啤酒的泡持性和风味。除去胚芽,就能除去大部分的玉米油。脱胚玉米的脂肪含量不应超过1%。以玉米为辅助原料酿造的啤酒,口味醇厚。玉米为国际上用量最多的辅助原料。

糖类:大都在产糖地区应用,一般使用量为原料的10%~20%。添加的种类主要有蔗糖、葡萄糖、转化糖、糖浆等。

小麦:德国的白啤酒以小麦芽为主原料,比利时的兰比克啤酒是用大麦芽配以小麦为辅料酿造具有地方特色的上面发酵啤酒。小麦品种有硬质小麦和软质小麦,啤酒工业多选用软质小麦。

大米:淀粉含量高,浸出率也高,含油质较少。但大米淀粉的糊化温度比玉米高。以大米为辅助原料酿造的啤酒色泽浅,口味清爽。大米是中国用量最多的辅助原料。

2. 养生功能 ①补充水分:啤酒作为低度酒精饮料,其主要成分是酿造用水,功能主要在于补充人体水分。啤酒是夏秋季防暑降温,解渴止汗的清凉饮料之一,由于其中含有一定的二氧化碳,饮用时有清凉舒适感,能够促进人们的食欲。②营养人体:啤酒是以麦芽、大米、酒花、啤酒酵母为原料,酒精含量低,含有较为丰富的碳水化合物、蛋白质、维生素、氨基酸、二氧化碳、挥发油、苦味素、树脂、钾、钙、镁、磷等,由于其营养成分丰富,故被称作"液体面包"。适量饮用,在补充液体的同时,可以补充人体需要的碳水化合物、蛋白质、维生素、碳酸盐等营养物质。浓度和硅的摄取量有密切关系,而啤酒中因为含有大量的硅元素,经常饮用有助于保持人体骨骼强健。③醒脑提神:啤酒中的有机酸具有清新、提神的作用。可减少过度兴奋和紧张的情绪,并能促进肌肉松弛,使人体适度放松;啤酒中低含量的钠、酒精、核酸能增加大脑血液的供给,扩张冠状动脉,并通过提供的血液对肾脏的刺激而加快人体的代谢活动。使啤酒呈现苦味的HOP(啤酒花)含有一种女性荷尔蒙,这一种成分具有美容和减轻压力的作用。④健脾和胃:啤酒所含的酒花素,能促进唾液、胃液和胆汁分泌,健脾益胃以助消化。酒花素使啤酒具有清爽的芳香气、苦味和防腐力。酒花的芳香与麦芽的清香赋予啤酒含蓄的风味。啤酒花形成啤酒优良的泡沫,啤酒泡沫是酒花中的异葎草酮和来自麦芽的起泡蛋白的复合体。优良的酒花和麦芽,能酿造出洁白、细腻、丰富且挂杯持久的啤酒泡沫来;啤酒花有利于麦汁的澄清。在麦汁煮沸过程中,由于酒花的添加,可将麦汁中的蛋白络合析出,从而起到澄清麦汁的作用,酿造出清纯的啤酒来。有机酸可以刺激消化系统神经末梢,促进消化液分泌,促进食物消化。

3. 饮用宜忌

质量标准:各国不尽相同,中华人民共和国国家标准(11度、12度优级淡色啤酒,GB 4927-2001)适用于以麦芽为主要原料,加酒花经酵母发酵酿制而成的、含有CO_2的、起泡的、低酒精度的优级淡色啤酒。规定了感官指标、理化指标、保存期等。在啤酒的质量方面有3个问题值得注意:①非生物稳定性:指不是由于微生物污染而产生浑浊沉淀现象的可能性。啤酒是一种稳定性不强的溶液,在保存过程中易产生浑浊沉淀现象,最常见的啤酒非生物浑浊是蛋白质浑浊。②风味异常:由于原料、生产工艺、酵母、生产过程中的微生物管理等问题,可引起啤酒的风味异常。主要表现为:口味粗涩,苦味不正,有氧化味、双乙酰味、酵母味等。③喷涌现象:啤酒在启盖后发生不正常的窜沫现象。严重时会窜出流失多半瓶啤酒,其主要原因为原料大麦在收获时受潮感染上霉菌等。

饮啤酒的禁忌:尽管啤酒的酒精含量不高,但大量饮用啤酒,也会使胃黏膜受损,造成胃炎和消化性溃疡,出现上腹不适、食欲不振、腹胀、嗳气和反酸等症状。许多人夏天喜欢喝冰镇啤酒,导致胃肠道温度下降,毛细血管收缩,使消化功能下降。由于啤酒营养丰富、产热量大,所含营养成分大部分能被人体吸收,长期大量饮用会造成体内脂肪堆积,致使大腹便便,形成"啤酒肚"。常伴有血脂、血压升高。

有关资料表明,萎缩性胃炎、泌尿系统结石等患者,大量饮用啤酒会导致旧病复发或加重病情。这是因为酿造啤酒的大麦芽汁中含有钙、草酸、乌核苷酸和嘌呤核苷酸等,它们相互作用,能使人体血液中的尿酸量增加1倍多,不但促进胆肾结石形成,而且可诱发痛风症。

啤酒的酒精含量虽然不高,一旦过量,酒精绝对量增加,也会加重肝脏的负担并直接损害肝脏组织,增加肾脏的负担,心肌功能也会减弱。长此以往可致心力衰竭、心律紊乱等。

饮啤酒时不宜同时吃腌熏食品;不宜与烈性酒同饮;不宜饮用过量;消化系统疾病患者不宜饮;不宜用啤酒送服药品;不宜饮用超期久贮变质、变色的啤酒;不宜过量饮用冷冻啤酒;不宜饮用热水瓶储存的啤酒。忌大汗之后饮用;忌饮生物造成的浑浊啤酒;忌啤酒兑汽水饮用;忌运动后饮啤酒;忌食海鲜饮啤酒而致痛风。

二、米酒

米酒因其原料不同,产地有异,又称江米酒、甜酒、酒酿、醪糟、黄酒、稠酒等等,主要是用糯米、江米、软黄米、酒谷米、香谷米、玉米等发酵而成，酿制工艺简单，口味香甜醇美，含酒精量较低，因此深受人们喜爱。米酒是中国最古老的发酵酒，含有丰富的氨基酸、糖类、有机酸、维生素等，热量较高，从古到今一直被视为养生健身的"仙酒""琼浆"，深受人们喜爱。

本书把凡是稻谷类粮食酿造的酒统归于"米酒"，民间有些地区对本地酿造，且局限于本地销售的酒仍保留了一些传统的称谓，如江西的水酒，陕西的稠酒，江浙一带的黄酒，四川的醪糟，西藏的青稞酒，江南一带的"老白酒"，因都是稻谷类粮食酿造，可以用"米"代表谷物粮食，故统称"米酒"也是较为恰当的。

（一）米酒概述

米酒与啤酒、葡萄酒并列被称为世界三大古酒。无锡惠泉酒、绍兴加饭酒、丹阳封缸酒和福建沉缸酒并称为中国古代四大名酒。

以稻米、黍米、黑米、玉米、小麦等谷类粮食为原料，经过蒸料，拌以麦曲、米曲或酒药，进行糖化和发酵酿制而成的各类酒，统称米酒。

远古时代，农业尚未兴起，先祖们过着女采野果男狩猎的生活。有时采摘的野果食用不完，便被储存起来，因没有保鲜方法，野果里含有的发酵性糖分与空气中的霉菌、酵母菌相遇，就会发酵，生成含有酒香气味的果子。这种自然发酵现象，使祖先有了发酵酿酒的模糊意识，时日长久，便积累了以野果酿酒的经验，尽管这种野果酒尚称不上酒，但为后人酿造米酒提供了不可多得的启示。人工酿酒是陶器出现以后的产物，否则无从酿起。在仰韶文化遗址中，既有陶罐，也有陶杯。可以推知，约在6 000年前，人工酿酒就开始了。公元前1 500年，甲骨文中就提到用酒祭祀之事，公元前8世纪，中国古代诗人也曾作诗描绘人喝醉酒的情景。公元前1 000年左右，中国就发明了发酵酿酒的技术，使酿出的酒中酒精浓度比普通啤酒至少高3倍。汉族人独特的制曲方式、酿造技术被广泛地流传到日本、朝鲜及东南亚一带，是中华民族对人类文明的贡献。

（二）米酒的分类

米酒属于酿造酒，酒度一般为15度左右。古代酒的过滤技术不成熟之时，酒呈混浊状态，当时称为"白酒"或"浊酒"。"酒"是所有酒的统称，蒸馏酒尚未出现的历史时期，"酒"就是酿造酒。"黄酒"在明代可能是专门指酿造时间较长、颜色较深的米酒；明代的"白酒"并不是现在的蒸馏烧酒，如明代的"三白酒"是用白米、白曲和白水酿造而成的、酿造时间较短的酒，酒色混浊，呈白色。酒色的形成，主要是在煮酒或储藏过程中，酒中的糖分与氨基酸形成化学反应，产生色素。也有的是加入焦糖制成的色素加深其颜色。稠酒是具有陕北特色的农家自酿酒，呈米糊状，浑浊黄稠，酸甜适度，如黄河浊水。陕北人也叫它"甜酒"、"浑酒"，又因为制作过程有一个蒸为糕的阶段，也叫做"糕酒"。做稠酒是陕北婆姨们展示厨艺的重要内容之一。

1. 按米酒的产地分类 如代州黄酒、绍兴酒、金华酒、丹阳酒、九江封缸酒、山东兰陵酒、陕北稠酒、河南双黄酒等。这种分类方法在古代较普遍。

2. 按米酒的代表分类 如"加饭酒"是半干型黄酒；"花雕酒"表示半干酒；"封缸酒"表示甜型或浓甜型黄酒；"善酿酒"表示半甜酒。

3. 按米酒的颜色分类 如清酒，浊酒，白酒，黄酒，红酒（红曲酿造的酒）。

4. 按米酒的原料分类 如糯米酒，黑米酒，玉米黄酒，粟米酒，青稞酒等。①糯米酒：以酒药和麦曲为糖化发酵剂。主要产于南方地区。②黍米酒：以米曲霉制成的麸曲为糖化发酵剂。主要产于北方地区。③大米酒：为一种改良的米酒，以米曲加酵母为糖化发酵剂。主要产于吉林、山东以及湖北襄阳。

5. 按米酒酿酒曲种分类 如麦曲米酒，红曲米酒。浙江、福建、江苏等地为代表的大量厂家，遍布浙江省南部、福建省的广大区域的农家，采用红粬（通曲）、糯米和水为原料，不添加任何其他成分，以人工自然发酵酿制而成的红粬酒，传承历史悠久，十分普及。

6. 按米酒含糖量分类 根据含糖量的高低可以把米酒分为4种：①干米酒："干"表示酒中的含糖量少，总糖含量低于或等于15.0克/升。口味醇和、鲜爽，无异味。②半干米酒："半干"表示酒中的糖分还未全部发酵成酒精，还保留了一些糖分。在生产上，这种酒的加水量较低，相当于在配料时增加了饭量，总糖含量在15.0~40.0克/升，又称"加饭酒"。我国大多数高档黄酒，口味醇厚、柔和、鲜爽，无异味，均属此种类型。③半甜米酒：这种酒采用的工艺独特，是用成品米酒代水，加入到发酵醪中，使糖化发酵的开始之际，发酵醪中的酒精浓度就达到较高的水平，在一定程度上抑制了酵母菌的生长速度，由于酵母菌数量较少，对发酵醪中产生的糖分不能转化成酒精，故成品酒中的糖分较高。总糖含量在40.1~100克/升，口味醇厚、鲜甜爽口，酒体协调，无异味。④甜米酒：一般采用淋饭操作法，拌入酒药，搭窝先酿成甜酒酿，当糖化至一定程度时，加入40%~50%浓度的米白酒或糟烧酒，以抑制微生物的糖化发酵作用，总糖含量高于100克/升。口味鲜甜、醇厚，酒体协调，无异味。

（三）米酒的养生价值

1. 成分构成 米酒乙醇含量低，可为人体提供的热量比啤酒、葡萄酒都高出很多倍。米酒含有10多种氨基酸，其中有8种是人体不能合成而又必需的。每升米酒中赖氨酸的含量比葡萄酒和啤酒要高出数倍，为世界上其他酒类中所罕见，因此人们称其为"液体蛋糕"。米酒富含多种维生素、胡萝卜素、叶酸、泛酸、烟酸和钙、铁、磷、钾、钠、锌、铜、镁、锌、硒等多种微量元素。并含有氨基酸、乳酸、糖、醋、有机酸，所以香气浓郁，甘甜味美，风味醇厚，是烹调中不可缺少的营养品和调味品。

米酒所使用的酒曲，又称酒药或酒母，其中含有灰霉菌和酵母菌两种微生物。灰霉将淀粉转化成糖，即糖化过程；酵母将糖转化成乙醇，即酒化过程。只有这两个过程都进行到适当程度，才有美味的米酒。醪糟的酒曲以籼米为原料，多制成块状，呈白色。主要有效成分是两类真菌——根霉和酵母。

2. 养生功能 中医认为：米酒味苦，甘，辛，大热，有毒。有"行药势，杀百邪恶毒气"的功效。能够"通血脉，厚肠胃，润皮肤，散湿气，消忧发怒，宣言畅意"。可以"养脾气，扶肝，除风下气。解马肉、桐油毒，丹石发动诸病，热饮之甚良"。所以，米酒的主要养生功能有：

（1）供给水分 米酒首先是一种酒精饮料，其主要成分是水，所以它的主要功能是供给人体的水分，维持人体生命活动的水液代谢正常。

（2）滋补人体 从米酒的酿造原料、构成成分即可理解其丰富的营养价值。米酒中的蛋白质以多肽和氨基酸的形态存在，黄酒含有许多易被人体消化的营养物质，如糊精、麦芽糖、葡萄糖、脂类、甘油、高级醇、维生素及有机酸等，这些成分易被人体吸收，具有营养和生物调节功能。米酒含丰富的异麦芽低聚糖、潘糖、异麦芽三糖等，这些低聚糖是在酿造过程中，物料经微生物酶的作用而产生的。功能性低聚糖进入人体后，几乎不被人体吸收，不产生热量，但可促进肠道内有益微生物双歧杆菌的生长发育，可改善肠道功能，增强免疫力，促进人体健康，滋补脾胃，产妇和妇女经期多吃，尤有益处，是老幼均宜的营养佳品。

（3）活血通络　米酒味苦，甘，辛，大热。用其大热之性可以行药之势，达到通血脉，厚肠胃，润皮肤，散湿气的功效。故米酒是治疗产妇血瘀、腰背酸痛、手足麻木和震颤、风湿性关节炎、跌打损伤、消化不良、厌食烦躁、月经不调的食疗佳品。冬天温饮黄酒，活气养血，可活血祛寒、通经活络，有效抵御寒冷刺激，预防感冒。对畏寒、血瘀、缺奶、风湿性关节炎、腰酸背痛及手足麻木等症，以热饮为好。酒能够帮助血液循环，促进新陈代谢，具有补血养颜、舒筋活络、强身健体和延年益寿的功效。对产妇缺奶和贫血等病证大有补益，还可改善体质虚衰、元气降损、遗精下溺等症状。

（4）养颜润肤　相关研究表明，米酒在天然酵母菌的发酵过程中，会产生一种透明的液体代谢物。它与人体细胞结构相似，是极易被吸收的护肤成分。日本人直接用米酒里的酵母按照自己皮肤的状态自制米酒护肤品。在100毫升婴儿护肤露里加入50毫升的米酒，早晚当做润肤霜抹脸，不需清洗，然后再涂乳液和彩妆。米酒去油脂效果较好，如果是干性皮肤，就要多配入护肤露或婴儿护肤油，如果是油性皮肤，则可多加些米酒。青春期油性皮肤者可以每周做一次米酒面膜，即用一半米酒兑一半护肤露涂于脸上，15分钟后洗掉，可以杀菌去油并美肤。

（5）炮制中药　米酒，特别是黄酒是中医药中很重要的辅料或"药引子"。中药处方中常用黄酒浸泡、烧煮、蒸炙一些中草药或调制药丸及各种药酒，是中药膏、丹、丸、散的重要辅助原料。据统计，有70多种药酒需用黄酒作酒基配制。

（6）烹调佐料　米酒是一种很好的烹调佐料。米酒酒精含量适中，味香浓郁，富含氨基酸等呈味物质，日常生活中人们喜欢用米酒作佐料，在烹制荤菜时，特别是羊肉、鲜鱼时加入少许，不仅可以去腥膻，还能增加鲜美的风味。米酒作为调味佳品在于它能溶解其他食物中的三甲胺、氨基醛等物质，受热后这些物质可随酒中的多种挥发性成分逸出，故能除去食物中的异味。米酒还能同肉中的脂肪起酯化反应，生成芳香物质，使菜肴增味。米酒的这些去腥、去膻及增味功能，在菜肴烹制中广为人们采用。西方人喜欢吃中国菜，这与米酒的调味功能独特，被中国人首先发现并巧妙地加以采用不无关系。

3. 饮用宜忌　米酒适宜范围很广，一年四季均可饮用，特别在夏季因气温高，米易发酵，更是消渴解暑的家庭酿造物，深受老年人和儿童的喜爱。

用米酒煮荷包蛋或加入部分红糖，是产妇和老年人的滋补佳品。米酒能够帮助血液循环，促进新陈代谢，具有补血养颜、舒筋活络、强身健体和延年益寿的功效，因此最宜冬季饮用，只要没有酒精过敏反应，成人均可选用。

日本科学家研究发现喝米酒可以增强记忆力。他们的实验显示米酒中的一组酶抑制剂可以降低大脑中另一组会影响记忆力的酶的活力，从而起到增强记忆的作用。指出适量饮用米酒对防止老年痴呆症具有很大的作用。但一定注意，不要过量饮用，否则会起到相反效果。

米酒是以粮食为原料，乙醇含量低，很适应当今人们由于生活水平提高而对饮料酒品质的要求，适于各类人群饮用。黄酒饮法有多种多样，冬天宜热饮，放在热水中烫热或隔火加热后饮用，会使米酒变得温和柔顺，更能享受到黄酒的醇香，驱寒暖身的效果也更佳；夏天在甜黄酒中加冰块或冰冻苏打水，不仅可以降低酒精度，而且清凉爽口。一般烫热喝较常见。因米酒中还含有极微量的甲醇、醛、醚类等有机化合物，对人体有一定的影响，为了尽可能减少这些物质的残留量，人们一般将黄酒隔水烫到60~70℃左右再喝，因为醛、醚等有机物的沸点较低，一般在20~35℃左右，即使对甲醇也不过65℃，所以其中所含的这些极微量的有机物，在黄酒烫热的过程中，会随着温度升高而挥发掉，同时，黄酒中所含的脂类芳香物会随温度升高而蒸腾。米酒的饮法，可带糟食用，也可仅饮酒汁，后者较为普遍。传统的饮法是温饮，将盛酒器放入热水中烫热，或隔火加温。温饮的显著特点是酒香浓郁，酒味柔和。但加热时间不宜过久，否则酒精挥发掉了，反而淡而无味。一般在冬天，盛行温饮。

冰镇黄酒是在年轻人中盛行的一种喝法，在香港及日本，流行黄酒加冰后饮用。自制冰镇黄酒，可以从超市买来黄酒后，放入冰箱冷藏室。如是温控冰箱，温度控制在3℃左右为宜。饮时再在杯中放几块冰，口感更好。也可根据个人口味，在酒中放入话梅、柠檬等，或兑些雪碧、可乐、果汁，有消暑、促进食欲的功效。

佐餐黄酒是近年的时尚饮法。米酒配餐也十分讲究，以不同的菜配不同的酒，则更可领略黄酒的特有风味，以绍兴酒为例：干型的元红酒，宜配蔬菜类、海蜇皮等冷盘；半干型的加饭酒，宜配肉类、大闸蟹；半甜型的善酿酒，宜配鸡鸭类；甜型的香雪酒，宜配甜菜类。

（四）米酒的饮用文化

历史上，米酒的生产在北方以粟为原料，古代粟是秫、粱、穄、黍的总称，有时也称为"粱"，现在称"谷"，去除壳后的叫小米。在南方，普遍用稻米，尤其是糯米为最佳原料酿造米酒。宋代开始，政治、文化、经济中心南移，米酒的生产，特别是黄酒的生产局限于南方数省。南宋时期，烧酒开始生产，元朝开始在北方得到普及，北方的米酒生产逐渐萎缩。南方人饮烧酒者不如北方普遍，在南方，黄酒生产得以保留，在清朝时期，南方绍兴一带的黄酒称雄国内外。目前米酒生产主要集中于浙江、江苏、上海、福建、江西和广东、安徽等地，山东、陕西、大连、河南鹤壁等地也有少量生产。

1. **传统酿酒** 公元前200年的汉王朝到公元1 000年的北宋，历时1 200年，是我国传统米酒的成熟期。《齐民要术》《酒诰》等科技著作相继问世，酃酒、新丰酒、兰陵酒等名优酒开始诞生。张载、李白、杜甫、白居易、杜牧、苏东坡等酒文化名人辈出，中国传统米酒的发展进入了灿烂的黄金时期。米酒的传统酿造工艺，是一门综合性技术，根据现代学科分类，它涉及食品学、营养学、化学和微生物学等多种学科知识。我们的祖先在几千年漫长的实践中逐步积累经验，不断完善，不断提高，使之形成极为纯熟的工艺技术。传统酿造米酒的主要工艺流程为：浸米、蒸饭、晾饭、落缸发酵、开耙、坛发酵、煎酒、包装。当今我国大部分米酒的生产工艺与传统酿造工艺一脉相承，有异曲同工之妙。古代民间喜欢在腊月酿米酒，自酿自饮，享受农家田园之乐。唐代有"把酒话桑麻"和"樽酒家贫只旧醅"的诗句，可见当时农家已有自酿自饮和用米酒待客的风俗。酿米酒先要把糯米浸上一天一夜，第2天捞起来淘尽，晾10多分钟后放在蒸笼里蒸熟；接着把糯米饭倒入适中的缸里，加适量清水和酒曲，然后用木棒搅匀。米缸四周围裹上一层厚稻草，上面铺上草帘子，让米饭在里边发酵。这样经过7~10天后，掀开草帘子，在米缸中再加一些清水，四五天后就酿成了米酒。

2. **科学酿酒** 米酒是我国具有悠久历史文化背景的酒种，近年来，米酒生产技术有了很大的提高，新原料、新菌种、新技术和新设备的融入为传统工艺的改革、新产品的开发创造了机遇，产品不断创新，酒质不断提高。原料已经多样化，除糯米外，开发了粳米酒、籼米酒、黑黄酒、高粱米酒、荞麦米酒、薯干米酒、青稞米酒等等。酒曲逐步纯种化，运用高科技手段，从传统酒药中分离出优良纯菌种，达到用曲少、出酒率高的效果。工艺不断科学化，采用自流供水、蒸汽供热、红外线消毒、流水线作业等科学工艺生产，酒质好，效率高。生产达到机械化，蒸饭、拌曲、压榨、过液、煎酒、罐装均采用机械完成，机械代替了传统的手工作业，减小劳动强度，提高了产量和效益。

3. **相关小吃**

（1）米酒汤圆　用优质白糯米为原料，经过水浸水磨后加工成糯米粉，将水磨糯米粉搓成小圆子待用。以上等白糯米蒸熟后，按一定比例掺和进酵母，几天后即成香味四溢、甜糯适口的米酒。把水烧开放入小圆子，待其浮到水面，再加入米酒、白糖和蛋浆，搅匀勾芡，盛入碗后，撒糖桂花即成。

（2）米酒银耳　主料：干银耳25克；辅料：糯米酒100克，白糖400克。烹制制法：银耳用温水泡透，去掉黑根，洗净泥沙，再用开水泡发，使之慢慢地泡胀，用开水氽一下，捞出放在盆子里，加入开水、白糖，上笼蒸烂。走菜时，将蒸好的银耳倒入锅内，加糯米酒烧开，调好甜味，盛入碗内。特点在于汤浓香甜，富有营养。

（3）樱桃米酒　主料、辅料：鲜樱桃250克，米酒75克，鲜豌豆10克，白糖200克，糖桂花0.5克。烹制方法：樱桃洗净，摘下蒂，用牙签顶去核，保持形整。米酒用筷子搅散。豌豆用沸水烫熟，捞入凉水中冷却，沥去水。炒锅置火上，舀入清水600克烧沸，放入米酒搅匀，加白糖、樱桃、豌豆、糖桂花煮沸，撇去汤面浮沫，离火，倒入汤碗内即成。工艺关键：要得甜，加点盐，可加盐少许提鲜，则甜而不腻。沸后撇净浮沫，汁清见底。风味特点：应时，醒酒，深得食客的欢心。

第七章

品茶养生

品茶和饮酒一样，和人们的生活有着密切的关系。古人在文章诗词中，提到品茶的诗句太多了，和酒几乎不相上下，说明茶和酒已成为人们生活中不可分割的一部分。古人很早也发现了茶所具有的医用价值和养生价值。如早在西汉《神农本草经》中就记有："日遇七十二毒，得茶而解之。"唐白居易《赠东邻王十三》诗曰："携手池边月，开襟竹下风。驱愁知酒力，破睡见茶功。"提到了茶叶提神破睡之功。苏东坡诗曰："建茶三十片，不审味如何，奉赠包居士，僧房战睡魔。"也是说茶有兴奋抗疲劳的作用。自然，茶叶的养生作用颇多，尤其近年对茶叶研究的深入，揭开了茶叶防癌、抗辐射、降血脂等主要作用，国内外营养学家把茶和葡萄酒等作为重要保健饮品向世人推荐，使饮茶更受到了人们的重视。因此本章特对饮茶多作一点介绍。

第一节 概 述

茶是茶叶冲泡的饮料。茶叶与咖啡、可可并称为世界三大非酒精饮料。

茶的定义应是用茶树的叶子加工而成，可以用开水直接泡饮的饮品。

在植物分类中茶叶属被子植物门，双子叶植物纲，原始花被亚纲，山茶目，山茶科，山茶属，茶亚属，茶组。茶属双子叶植物，约有30属500种，分布于热带和亚热带地区，我国有14属，397种，主产长江以南各地。茶可是乔木或灌木；叶互生，单叶，革质，无托叶；花常两性，稀单性，单生或数朵聚生，腋生或顶生；花瓣通常5瓣，稀有4瓣至多瓣，覆瓦状排列；雄蕊极多数，稀少数，分离或多少合生；子房上位，稀下位，2~10室，每室有胚珠2至多颗；果为蒴果，或不开裂而核果状。

一、茶的渊源

茶树起源于中国西南地区，云南、贵州、四川是茶树原产地的中心。由于地质变迁及人为栽培，茶树开始由此普及全国，并逐渐传播至世界各地。

中国茶叶经历了药用、食用、作酒及饮料几个阶段：传说起源于在公元前2737年，最初是作为药用，后来发展成为饮料，"发乎于神农，闻于鲁周公，兴于唐而盛于宋。"

茶的产生。茶树原产于我国西南地区。早在三国时期（公元220~280年）我国就有关于在西南地区发现野生大茶树的记载。1961年在云南海拔1500米的大黑山密林中发现一棵高32.12米，树围2.9米的野生大茶树，这棵树单株存在，树龄约1700年。起初人们将大的茶叶放在水中煮茶汤用作药用，嫩叶则作为蔬菜食用，随着时间的推移，茶慢慢成为一种珍贵的食品，而只为皇家御用。

茶文化萌芽，也是酒的替代品阶段。由于茶的珍贵，自然而然，茶成为一种奢侈的饮品，有钱人士仅用它来宴请上宾。逐渐地，茶慢慢发展成为了酒的替代品。魏晋南北朝开始出现了一些以茶养廉示俭的事例。

茶成为饮料也是茶文化的形成或称作兴盛阶段。唐朝是封建文化的顶峰，也是茶文化形成的主要时期。茶的引用从皇宫显贵、王公爵士直至僧侣道士、文人雅士、黎民百姓，全国上下几乎所有人都饮茶。茶的饮用越来越普遍，文人雅士嗜茶众多，开始将茶与诗词歌赋结合起来。世界著名的第一本完整的茶书《茶经》也出于同期。同时，做茶的技术也随之而日益进步，人们饮茶的方式从原先的熬煮茶汤变成了只将沸水冲入干制的茶叶以得茶汤。茶成为了人们交流的纽带，友谊的桥梁。人们喜欢聚在一起，泡壶好茶，吟诗作乐，享受好时光。

二、茶的分类

1. 按色泽分类 茶叶以色泽分类是根据制作工艺、加工后茶的颜色来进行分类的，据此可以把中国茶分为七大茶系：①绿茶：不发酵的茶，发酵度为零。代表品种如：龙井茶、碧螺春、黄山毛峰、六安瓜片、信阳毛尖等。是我国产量最多的茶叶，具有香高、味醇、形美、耐冲泡等特点。其制作工艺都经过杀青、揉捻、干燥 3 个过程。由于加工时干燥的方法不同，绿茶又可分为炒青绿茶、烘青绿茶、蒸青绿茶和晒青绿茶。我国 18 个产茶省区都产绿茶，绿茶花色品种居世界之首，每年出口数万吨，占世界茶叶市场绿茶贸易量的 70% 左右。②黄茶：微发酵的茶，发酵度为 10~20 米。代表品种如：霍山黄芽、蒙洱银针等。在制茶过程中，经过闷堆渥黄，因而形成黄叶、黄汤。分"黄芽茶"（湖南洞庭湖君山银芽，四川雅安、名山县的蒙顶黄芽，安徽的霍山黄芽）、"黄小茶"（湖南岳阳的北港在、湖南宁乡的沩山毛尖、浙江平阳的平阳黄汤、湖北远安的鹿苑）、"黄大茶"（大叶青、安徽的霍山黄大茶）3 类。③白茶：轻度发酵的茶，发酵度为 20~30 米。代表品种如：白毫银针、白牡丹等。加工时不炒不揉，只将细嫩、叶背满茸毛的茶叶晒干或用文火烘干，而使白色茸毛完整地保留下来。白茶主要产于福建的福鼎、政和、松溪和建阳等县，有"银针""白牡丹""贡眉""寿眉"几种。④青茶：半发酵的茶，发酵度为 30~60 米。代表品种如：铁观音、文山包种茶、冻顶乌龙茶。青茶制作时适当发酵，使叶片稍有红变，是介于绿茶与红茶之间的茶。它既有绿茶的鲜浓，又有红茶的甜醇。因其叶片中间为绿色，叶缘呈红色，故有"绿叶红镶边"之称。特别是感德下村（霞云村、霞春村等）更是该做法的典型代表。⑤红茶：全发酵的茶，发酵度为 80~90 米。代表品种如：祁门红茶、荔枝红茶。红茶与绿茶的区别，在于加工方法不同。红茶加工时不经杀青，而且萎凋，使鲜叶失去一部分水分，再揉捻成条或切成颗粒，然后发酵，使所含的茶多酚氧化，变成红色的化合物。这种化合物部分溶于水，部分不溶于水而积累在叶片中，从而形成红汤、红叶。红茶主要有小种红茶、工夫红茶和红碎茶 3 大类。⑥金茶：发酵中金菌异化，发酵度 80~100 米。代表品种如：琥珀金茶。金茶最早发现于数千年前，《中茶志》中曾有提及。极品金茶遍体金色，泡出茶汤为琥珀金色。纯天然生成，主要产地在湖南、福建。目前仅有湖南保持少量金茶原叶产地。金茶极其珍贵稀有。自汉朝起是皇室贡品。但是由于产量非常稀少而知名度低。金茶是中国顶级茶叶的最高代表，也是中国茶文化和技术的最高体现。经过数月或经年的自然发酵，金茶原叶中的营养物质会凝聚成金色菌体，覆盖于金茶表面。菌体经研究为冠状散突菌，通俗来讲就是年久的灵芝表面孢子所含的抗衰老物质。古人已经察觉到金茶的功效，所以金茶又被称为"茶灵芝""金灵芝"或者"瑶池仙茶"。大量的金茶原叶只可能有少部分茶叶能够适度发酵，产生均匀的金色菌体。⑦黑茶：后发酵的茶，发酵度为100米。代表品种如：六堡茶、普洱茶、渠江薄片等。原料粗老，加工时堆积发酵时间较长，使叶色呈暗褐色。黑茶原来主要销往边境地区，是藏族、蒙古族、维吾尔族不可缺少的日常必需品。像云南的普洱茶就是其中一种。还有"湖南黑茶""湖北老青茶""广西六堡茶"，四川的"西路边茶""南路边茶"，云南的"紧茶""扁茶""方茶"和"圆茶"等品种。

从世界范围来看，红茶的数量最大，其次是绿茶，最少的是白茶。

2. 按季节分类 即按照采茶的季节进行分类，体现了茶的季节特点：①春茶：指当年3月下旬到5月中旬之前采制的茶叶。春季温度适中，雨量充沛，养分充足，再加上茶树经过了半个冬季的休养生息，使得春季茶芽肥硕，色泽翠绿，叶质柔软，且含有丰富的维生素，特别是氨基酸，不但使春茶滋味鲜活，且香气宜人，富有养生保健作用。春茶季节气温低，病虫害发生比较少，一般不需要喷农药。因此无论是从茶叶品质还是从农药残留角度来说，春茶一般都是最理想的，绿茶则更是如此。②夏茶：指5月初至7月初采制的茶叶。夏季天气炎热，茶树新的芽叶生长迅速，使得能溶解茶汤的水浸出物含量相对减少，特别是氨基酸等的减少使得茶汤滋味、香气多不如春茶强烈。但夏季气温高，有利于茶叶多酚类的合成与积累。由于带苦涩味的花青素、咖啡因、茶多酚含量比春茶多，不但使紫色芽叶增加色泽不一，而且滋味较为苦涩。夏茶的苦涩味往往较重，但是我国南方有些红茶产区，多酚类物质含量高，反而有利于红茶特征品质的形成，所以夏茶也有它的可取之处。③秋茶：指8月中旬以后采制的茶叶。秋季气候条件介于春夏之间，我国大部分茶区秋高气爽，茶树经春夏两季生长，新梢芽内含物质相对减少，叶片大小不一，叶底发脆，叶色发黄，滋味和香气显得比较平和，有利于茶叶某些芳香成分的合成与积累，所以不少地方秋季的茶叶仍具有很强的香气和很高的品质。④冬茶：大约在10月下旬开始采制。冬茶是在秋茶采完后，气候逐渐转冷后生长的。因冬茶新梢芽生长缓慢，内含物质逐渐增加，所以滋味醇厚，香气浓烈。

3. 再加茶及分类 以各种毛茶或精制茶经过再加工而成的茶称为再加茶。可分为花茶、紧压茶、液体茶、速溶茶及药用茶等。①药茶：将药物与茶叶配伍，制成药茶，以发挥和加强药物的功效，利于药物的溶解，增加香气，调和药味。这种茶的种类很多，如"午时茶""姜茶散""益寿茶""减肥茶"等。②花茶：是一种比较稀有的茶叶花色品种。它是用花香增加茶香的一种产品，在我国很受喜欢。一般是用绿茶作茶坯，少数也有用红茶或乌龙茶作茶坯的。根据茶叶容易吸附异味的特点，以香花作窨料加工而成的。所用花的品种有茉莉花、桂花、珠兰等几种，以茉莉花最多。

三、茶叶的深加工

茶叶的深加工是指用茶的鲜叶、成品茶叶为原料，或是用茶叶、茶厂的废次品、下脚料为原料，利用相应的加工技术和手段生产出含茶的制品。含茶制品可能是以茶为主体的，也可能是以其他物质为主体的。茶叶深加工的意义在于，一是充分利用茶叶资源。很多的低档茶和茶的下脚料、茶废弃物没有直接的市场出路，而其中又有大量可以利用的资源，对它们进行深加工就可以充分利用这些资源来为人类造福，企业也可从中获得经济利益；二是丰富市场产品。茶叶虽好，但人们已经不满足于茶叶仅仅是"干燥了的树叶"的产品形态，人们需要丰富化的茶制品；三是开辟新的功能。茶叶的许多功能或功效不能够在传统的冲泡方法中得以利用，将茶进行深加工，可以用这些功能与其他物质相配合，以发挥更大的作用。

茶叶深加工技术可以分为4个类别。

（一）茶叶的机械加工

指不改变茶叶本质的加工方法，其特点是只改变茶叶的外部形式，如外观形状、大小，以便于储藏、冲泡，符合卫生标准，美观等等。袋泡茶是茶叶机械加工的典型产品。

（二）茶叶的物理加工

典型产品有速溶茶、罐装饮茶、泡沫茶，改变了茶叶的形态，成品不再是"叶"装了。

（三）茶叶的化学和生物化学加工

采用化学或生物化学的方法加工形成具有某种功能性的产品。其特点是从茶原料中分离和纯化茶叶中的某些特效成分加以益用，或是改变茶叶的本质制成新的产品。如茶色素系列、维生素系列、抗腐剂等等。

（四）茶叶的综合技术加工

指综合利用上述的几种技术制成含茶制品。目前的技术手段主要有：茶叶药物加工、茶叶食品加工、茶叶发酵工程等。

四、茶叶的选购

茶叶的种类很多，每一种茶叶又可根据其质量好坏分为很多等级。茶叶等级的划分主要是依据茶叶的嫩度，通常高级茶是指用茶叶细小幼嫩的部分加工而成的，外观细小而整齐，营养成分含量高；茶叶等级越低，茶叶的部分越粗老，营养成分含量就越低。茶叶等级分特级、一级、二级等，特级是最好的，然后依次降低。有的茶叶同级别又可分出 2~3 个等级，如特级一等、特级二等。

选购茶叶最好根据自己的体质特点和当时的季节选择适合的茶叶。如脾胃虚寒的可以选用红茶，解油腻可以选用铁观音或绿茶。

不管选购什么等级的茶叶，首先应该注意两点，一是干燥度，二是新鲜度，这两点直接关系到茶叶质量优劣。

干燥的茶叶才是保存良好的茶叶，干燥度差的茶叶极易变质。购买散装茶时，可以用两个手指用力揉搓茶条，如能搓成粉末，说明茶叶干燥度好，其含水量约在 6%~7%，是合格的标准。如不能搓成粉，只能搓成细片状，说明茶叶已吸收了水分，干燥度不足，其含水量在 9% 以上，这种茶叶极易变质，不宜购买。

茶叶的新鲜度十分重要，酒越陈越香，茶越新越好。除个别的茶类如六堡茶等要求陈香外，绝大多数的茶叶都力求新鲜。新鲜的茶叶具有新茶香，滋味鲜醇爽口。新绿茶，色泽翠绿或深绿光润；新红茶，色泽乌黑且有光泽。茶叶陈了以后，香气低沉，滋味淡薄，颜色深暗，无光泽。新茶与陈茶的鉴别并不难，绿茶主要看外观色泽，新茶有明显的茶香，陈茶有陈味。

如购买盒装或密封的小包装茶时，应特别注意包装上的包装日期，一般小包装茶 6 个月以内品质一般正常，超过 1 年以上者，往往容易变质。有的茶叶在光线直接照射下，时间长了也会促使有些物质分解，如绿茶中的叶绿素，受光分解以后，会失去原来的绿色，不仅没有茶香，还有异味。

五、茶叶的鉴别

茶叶的品质在没有科学仪器和方法鉴定时，可以通过色、香、味、形 4 个方面的来评价和鉴别，但对于普通饮茶之人，一般只能观看干茶的外形和色泽，闻干香，使得判断茶叶的品质更加不易。下边从鉴别干茶的外形和开汤鉴别内质两个大的方面介绍一些常识。

（一）干茶鉴别

干茶的鉴别主要从五个方面看茶的外形，即嫩度、条索、色泽、整碎和净度：①嫩度：嫩度是决定茶的品质的基本因素，所谓"干看外形，湿看叶底"就是指嫩度。一般嫩度好的茶叶，容易符合该茶类的外形要求，比如龙井之"光、扁、平、直"。还可以从茶叶有无锋苗去鉴别。锋苗好，白毫显露，表示嫩度好，做工也好。如果原料嫩度差，做工再好，茶条也无锋苗和白毫。但是不能仅从茸毛多少来判别嫩度，因各种茶的具体要求不一样，如极好的狮峰龙井是体表无茸毛的。再者，茸毛容易假冒，人工做上去的很多。芽叶嫩度以多茸毛做判断依据，只适合于毛峰、毛尖、银针等"茸毛类"茶。最嫩的鲜叶也得一芽一叶初展，片面采摘芽心的做法是不恰当的。因为芽心是生长不完善的部分，内含成分不全面，特别是叶绿素含量很低。所以不应单纯为了追求嫩度而只用芽心制茶。②条索：条索是各类茶具有的一定外形规格，如炒青条形、珠茶圆形、龙井扁形、红碎茶颗粒形等等。一般长条形茶，看松紧、弯直、壮瘦、圆扁、轻重；圆形茶看颗粒的松紧、匀正、轻重、空实；扁形茶看平整光滑程度和是否符合规格。一般来说，条索紧、身骨重、圆（扁形茶除外）而挺直，说明原料嫩，做工好，品质优；如果外形松、扁（扁形茶除外）、碎，并有烟、焦味，说明原料老，做工差，品质劣。以杭州地区绿茶条索标准为例：一级细紧有锋苗；二级紧细尚有锋苗；三级紧实；四级尚紧；五级稍松；六级粗松。可见以紧、实、有锋苗为上。③色泽：茶叶色泽与原料嫩度、加工技术有密切关系。各种茶均有一定的色泽要求，如红茶乌黑油润、绿茶翠绿、乌龙茶青褐色、黑茶黑油色等。但是无论何种茶类，好茶均要求色泽一致，光泽明亮，油润鲜活，如果色泽不一，深浅不同，暗而无光，说明原料老嫩不一，做工差，品质劣。茶叶的色泽还和茶树的产地以及季节有很大关系。高山绿茶色泽绿而略带黄，鲜活明亮；低山茶或平地茶色泽深绿有光。制茶过程中，由于技术不当，也往往使色泽劣变。购茶时，应根据具体购买的茶类来判断。比如龙井，最好的狮峰龙井，其明前茶并非翠绿，而是有天然的糙米色，呈嫩黄。这是狮峰龙井的一大特色，在色泽上明显区别于其他龙井。因狮峰龙井卖价奇高，茶农会制造出这种色泽以冒充狮峰龙井。方法是在炒制茶叶过程中稍稍炒过头而使叶色变黄。真假之间的区别是，真狮峰匀称光洁、淡黄嫩绿，茶香中带有清香；假狮峰则角松而空，毛糙，偏黄色，茶香带炒黄豆香。不经多次比较，确实不太容易判断出来。但是一经冲泡，区别就非常明显了。炒制过火的假狮峰，完全没有龙井应有的馥郁鲜嫩的香味。④整碎：整碎就是茶叶的外形和断碎程度，以匀整为好，断碎为次。比较标准的茶叶审评，是将茶叶放在木质盘中，使茶叶在旋转力的作用下，依形状大小、轻重、粗细、整碎形成有次序的分层。其中粗壮的在最上层，紧细重实的集中于中层，断碎细小的沉积在最下层。各茶类，都以中层茶多为好。上层一般是粗老叶子，滋味较淡，水色较浅；下层碎茶多，冲泡后往往滋味过浓，汤色较深。⑤净度：主要看茶叶中是否混有茶片、茶梗、茶末、茶籽和制作过程中混入的竹屑、木片、石灰、泥沙等夹杂物的多少。净度好的茶，不含任何夹杂物。通过茶的干香来鉴别。无论哪种茶都不能有异味。每种茶都有特定的香气，干香和湿香也有不同，需根据具体情况来定，青气、烟焦味和熟闷味均不可取。

（二）开汤品评

最易判别茶叶质量的，是冲泡之后的口感滋味、香气以及叶片茶汤色泽。所以如果允许，购茶时尽量冲泡后尝试一下。若是特别偏好某种茶，最好查找一些该茶的资料，准确了解其色、香、味、形的特点，每次买到的茶都互相比较一下，这样次数多了，就容易掌握关键之所在了。国内茶叶品种车载斗量，非专业人士，不太可能每种茶都判断出好坏来，也只是取自己喜欢的几种罢了。产地的茶总的来说较纯正，但也由于制茶技艺的差别，使得茶叶质量有高低之分。①色泽：不同茶类有不同的色泽特点。绿茶中的炒青应呈黄绿色，烘青应呈深绿色，蒸青应呈翠绿色，龙井则应在鲜绿色中略带米黄色；如果绿茶色泽灰暗、深褐，质量必定不佳。绿茶的气色应呈浅绿或黄绿，清澈明亮；若为暗黄或混浊不清，必定不是好茶。红茶应乌黑油润，汤色红艳明亮，有些上品工夫红茶，其茶汤可在茶杯四周形成一圈黄色的油环，俗称"金圈"；若汤色暗淡，混浊不清，必是下等红茶。乌龙茶则以色泽青褐光润为好。②香气：各类茶叶本身都有香味，绿茶气味清香，上品绿茶还有兰花香、板栗香等，红茶具清香及甜香或花香；乌龙茶具熟桃香等。若香气低沉，定为劣质茶；有陈气的为陈茶；有霉气等异味的为变质茶。就是苦丁茶，嗅起来也具有自然的香气。花茶则更以浓香吸引茶客。③口味：或叫茶叶的滋味，茶叶的本身滋味由苦、涩、甜、鲜、酸等多种成分构成，其成分比例得当，滋味就鲜醇可口。不同的茶类，滋味也不一样，上等绿茶初尝有苦涩感，但回味浓醇，令口舌生津；粗老劣茶则淡而无味，甚至涩口、麻舌。上等红茶滋味浓厚、强烈、鲜爽；低级红茶则平淡无味。苦丁茶入口很苦，但饮后口有回甜。④外形：从茶叶的外形可以判断茶叶的品质，因为茶叶的好坏与茶采摘的鲜叶直接相关，也与制茶相关，这都反映在茶叶的外形上。如好的龙井茶，外形光、扁、平、直，形似碗钉；好的珠茶，颗粒圆紧、均匀；好的工夫红茶条索紧齐，红碎茶颗粒齐整、划一；好的毛峰茶芽毫多、芽锋露等等。如果条索松散，颗粒松泡，叶表粗糙，身骨轻飘，就算不上是好茶了。叶底评审是开汤品茶的主要目的之一。主要是看叶底的色泽及老嫩程度。芽尖及组织细密而柔软的叶片愈多，表示茶叶嫩度愈高。叶质粗糙而硬薄则表示茶叶粗老及生长情况不良。色泽明亮而调和且质地一致，表示制茶技术处理良好。凡色泽调和、光滑明亮、油润鲜艳的红茶与绿茶，通常称为原料细嫩，或做工精良的产品，品质优，反之则次。红茶与绿茶茶叶经开水冲泡3~5分钟后，倾出茶汁于评审碗内，嗅其香气是否正常。以花香、果香、蜜糖香等令人喜爱的香气为佳。而烟、馊、霉、老火等气味，往往是由于制造处理不良或包装储藏不良所致。开汤品茶通常称品"茶口"，凡茶汤醇厚、鲜浓者表示水浸出物含量多而且成分好。茶汤苦涩、粗老表示水浸出物成分不好。茶汤软弱、淡薄表示水浸出物含量不足。

六、茶叶的保存

一般茶越新鲜越好，绿茶保质期在常温下一般为1年左右。影响茶叶品质的因素主要有温度、光线、湿度。如果存放方法得当，降低或消除这些因素，则茶叶可延长保质期。茶叶保质期与茶的品种有关，云南的普洱茶，少数民族的砖茶，陈化的反而好一些，保质期可达10~20年。武夷岩茶隔年陈茶反而香气馥郁、滋味醇厚；湖南的黑茶，湖北的茯砖茶，广西的六堡茶等，只要存放得当，不仅不会变质，甚至能提高茶叶品质。

判断茶叶是否过期，一是看它是不是发霉，或出现陈味；绿茶是不是变红，汤色变褐、暗；滋味的浓度、收敛性和鲜爽度下降。此外看它包装上的保质期。另外如果是散装茶叶，最好不要超过18个月再冲饮。

袋装茶基本上是每泡7克的包装，这种茶叶包装方法采用了真空压缩包装法，并附有外罐包装，近期（20天之内）就会喝完的，一般只需放置在阴凉处，避光保存，如果想达到保存铁观音茶叶的最佳效果和最长时限的话，建议在速冻箱里-5℃保鲜，这样可达到最佳效果。

茶叶是疏松的多孔体，易吸附外界的异味。当茶叶与其他异味物质放在一起时，就会染上异味。忌将茶叶与有严重异味的物质放在一起，诸如樟脑丸、香皂、香水、香烟以及有气味的食品。茶叶的包装材料、盛器都不能有异味。新买来的茶叶筒罐，筒内金属表面常有一层油脂，必须擦净晾干，再以少量废茶擦过，除去异味后才能装茶叶。

第二节　茶的养生价值

一、茶叶的基本成分

经过现代科学的分离鉴定，茶叶中含有机化学成分达450多种，无机矿物元素达40多种。

有机化学成分主要有：茶多酚类、植物碱、蛋白质、氨基酸、维生素、果胶素、有机酸、脂多糖、糖类、酶类、色素等。铁观音所含的有机化学成分高于其他茶类。

无机矿物元素主要有：钾、钙、镁、钴、铁、锰、铝、钠、锌、铜、氮、磷、氟、碘、硒等。铁观音所含的锰、铁、氟、钾、钠等高于其他茶类。

1. **儿茶素类**　俗称茶丹宁，是茶叶特有成分，具有苦、涩味及收敛性。在茶汤中可与咖啡因结合而缓和咖啡因对人体的生理作用。具有抗氧化、抗突变作用，可以预防肿瘤，降低血液中胆固醇及低密度脂蛋白含量，抑制血压上升，抑制血小板凝集，有抗菌、抗产物过敏等功效。

2. **咖啡因**　带有苦味，是构成茶汤滋味的重要成分。红茶茶汤中，与多酚类结合成为复合物，茶汤冷后形成乳化现象。茶中特有的儿茶素类及其氧化缓和物可使茶中咖啡因的兴奋作用减缓而持续，故喝茶可使长途开车的人保持头脑清醒及较有耐力。

3. **矿物质**　茶中含有丰富的钾、钙、镁、锰等11种矿物质。茶汤中阳离子含量较多而阴离子较少，属于碱性食品。可帮助体液维持碱性，保持健康。①钾：升高血中钾离子，稀释血钠浓度。血钠含量高，是引起高血压的原因之一，多饮茶可防止高血压。②氟：具有防止蛀牙的功效。③锰：具有抗氧化及防止老化之功效，增强人体免疫功能，并有助于钙的利用。因不溶于热水，可磨成茶粉食用。

4. **维生素**　①类胡萝卜素：在人体可转换为维生素，但要和茶末一起饮咽才可补充。②B群维生素及维生素C：为水溶性，可由饮茶中获取。

5. **其他成分**　①黄酮醇类：具增强微血管壁弹性，消除口臭功效；②皂素：具有抗癌、抗炎症功效；③氨基酪酸：可以预防高血压。

二、茶的养生功能

我国古人认为茶有十德：以茶散郁气，以茶驱睡气，以茶养生气，以茶除病气，以茶利礼仁，以茶表敬意，以茶尝滋味，以茶养身体，以茶可行道，以茶可雅志。

茶叶上可清头目，中可消食滞，下可利小便，是天然的养生饮品。然而，茶叶的产地和品种不同，其养生作用也不一样。产于安徽者曰松萝，主要作用为"化食"；产于浙江绍兴者曰日铸，专于"清火"；产于福建者曰建茶，专于"辟瘴"；产于六合者曰苦丁，专于"止痢"；产于滇南者曰普洱，则兼消食、辟瘴、止痢之功。

中医称"茶为万病之药"，认为茶味微苦、甘，性凉。能清头目，醒精神，解烦渴，利小便，消食积，解毒。茶叶的很多功能，《食疗本草》《饮膳正要》《圣济总录》《审视瑶函》《千金要方》等都有记载。概括起来，茶有以下养生功能：

1. **预防癌症**　茶多酚可以阻断亚硝酸铵等多种致癌物质在体内的合成，并具有直接杀伤癌细胞和提高机体免疫能力的功效。据有关资料显示，茶叶中的茶多酚，主要是儿茶素类化合物，对胃癌、肠癌等多种癌症的预防和辅助治疗都有帮助。

2. **延缓衰老**　茶多酚具有很强的抗氧化性和生理活性，是人体自由基的清除剂。研究证明，1毫克茶多酚清除对人机体有害的过量自由基的效能相当于9微克超氧化物歧化酶（SOD），大大高于其他同类物质。茶多酚有阻断脂质过氧化反应，清除活性酶的作用。据实验结果证实，茶多酚的抗衰老效果要比维生素E强18倍。

3. **提神醒脑**　茶叶中的咖啡碱能促使人体中枢神经兴奋，增强大脑皮层的兴奋程度，起到提神益思、清心的效果。

4. **护齿明目**　茶叶中含氟量较高，每100克干茶中含氟量为10～15毫克，且80%为水溶性成分。而且茶叶是碱性饮料，可抑制人体钙质的减少，这对预防龋齿、护齿、固齿都是有益的。据有关资料显示，在小学生中进行"饭后茶疗漱口"实验，龋齿率可降低80%。另据有关医疗单位调查，在白内障患者中有饮茶习惯的占28.6%，无饮茶习惯的则占71.4%，这是因为，茶叶中的维生素C等成分，能降低眼睛晶体混浊度，经常饮茶，对减少眼疾、护眼明目均有积极的作用。

5. **抑制动脉粥样硬化**　茶多酚对人体脂肪代谢有着重要作用。如果人体内的胆固醇、三酸甘油酯等含量升高，血管内壁脂肪沉积，血管平滑肌细胞增生后就会形成动脉粥样化斑块等心血管疾病。茶多酚，尤其是茶多酚中的儿茶素ECG和EGC及其氧化产物茶黄素等，有助于使这种斑状增生受到抑制，使形成血凝黏度增强的纤维蛋白原降低，凝血变清，从而抑制动脉粥样硬化。此外，茶中含有的大量维生素C，也可减少多余的胆固醇，从而成为预防心脑血管疾病的最佳饮料。茶产地的脑中风死亡率显著低于其他地区。

6. **杀灭病原微生物**　茶多酚有较强的收敛作用，对病原菌、病毒有明显的抑制和杀灭作用，对消炎止泻有明显效果。我国有不少医疗单位应用茶叶制剂治疗急性和慢性痢疾、阿米巴痢疾，治愈率达90%左右。

7. **利尿消除疲劳**　茶叶中的咖啡碱可刺激肾脏，促使尿液迅速排出体外，提高肾脏的滤出率，减少有害物质在肾脏中的滞留时间。咖啡碱还可排除尿液中的过量乳酸，有助于尽快消除人体疲劳。

8. **消化分解脂类**　唐代《本草拾遗》中对茶的功效有"久食令人瘦"的记载。这是由于茶叶中的咖啡碱能提高胃液的分泌量，可以帮助消化食物中的脂肪成分，绿茶是人们控制饮食热量和节食所不可或缺的。乌龙茶的降脂功能，可免除人们对肥胖的烦恼。

9. **预防辐射伤害**　茶多酚及其氧化产物具有吸收放射性物质锶90和钴60毒害的能力。临床实验证实，对肿瘤患者在放射治疗过程中引起的轻度放射病，用茶叶提取物进行治疗，有效率可达90%以上；对血细胞减少症，茶叶提取物治疗的有效率达81.7%；对因放射辐射而引起的白血球减少症治疗效果更好。

10. **护肤美容**　茶多酚是水溶性物质，用它洗脸能清除面部的油腻，收敛毛孔，具有消毒、灭菌、抗皮肤老化、减少日光中的紫外线辐射对皮肤的损伤等功效。

三、饮茶宜忌

（一）辨质选茶

辨体质选茶是茶道养生的重要基本功之一，从茶的生长地区来看，有东南西北的不同，更有寒热温凉的区别，泡制加工过程也有所不同，严格地说，并不是喝所有的茶都对身体有益。

我们常常看到某些人喝龙井茶或花茶后就一个劲要上厕所，泻得很厉害，以至不再喝茶；也有的人喝茶后会出现便秘；更有人喝茶后饥饿感很严重；有的人喝茶会整夜睡不着；有的人喝茶后血压会上升；还有的人喝茶会像喝醉酒一样，出现茶醉的怪现象，产生心慌、头晕、四肢乏力、胃里难受、站立不稳和饥饿等症状，这就要注意对饮茶者进行调养了。产生茶醉的原因无非是由于空腹饮茶、血糖过低或是对氨茶碱过敏，或是过度疲劳，或是过度兴奋所致。一般情况下适当进食一些水果或糖水，或让病人休息一下，暂时停止饮茶都有助于茶醉患者的恢复。

选择茶叶应因人而异，还应注意人体所处的不同状态。青春发育期，以绿茶为主；少女经期和妇女更年期，情绪不安，饮花茶以疏肝解郁，理气调经；妇女产后和体力劳动者宜用红茶；脑力劳动者宜绿茶；老年肝肾阴虚或阴阳俱虚可饮用红茶。从药茶的配合和饮用来讲，知识分子和上班一族可饮用药味稍柔、药力稍缓、气味较为芳香的花类或叶类植物茶；而重体力劳动者如搬运工人、建筑工人则适合饮用药力浑厚一些的藤类、茎类植物茶。

（二）因时选茶

一年有四季之分，茶叶有寒热温凉性味之别，因此养生学认为四季饮茶有别。

春天，属温，阳气上升，阴气下降，万物复苏。人们经过漫长的冬季，"内热积贮"，因此应注意驱寒御邪，扶阳固气。此时宜饮花茶。因为花茶香气浓烈，香而不浮，爽而不浊，具有理气、开郁、祛秽、和中的作用，促进机体阳气的生发，并能振奋精神，消除春困。

夏天，属热，赤日炎炎，气候闷热，出汗甚多，造成水、电解质平衡紊乱，因此必须补充大量水分。此时宜喝绿茶。因为绿茶性味苦寒，清鲜爽口，具有清暑解热、生津止渴和消食利导等作用。在夏季气温炎热、心情烦躁的时候喝上一杯凉茶，既能补充水分，又有益于健康。夏天也要根据每个人的体质来选择适合自己的茶。比如素体阳虚的人少喝绿茶，以免更伤身体的阳气；素体阳盛或阴虚火旺的人不宜选择温热的茶，以免滋生内热。有人盛夏进行了饮茶实验，用红外线温度记录仪测定皮肤温度，结果发现吃冷饮只能使人的嘴唇周围变冷，不能把局部的温差传遍全身，且会很快被体温所平衡；饮热茶9分钟后，整个身体皮肤的温度可逐渐下降1~2℃，并能持续20分钟之久，以后虽然逐渐恢复到原来温度，但人的感觉依然是凉爽轻快，舒适异常。

秋天，属凉，有萧杀之象，空气渐渐干燥，人们感觉皮肤、鼻腔、咽喉干燥不适，这叫"秋燥"。此时宜喝青茶，色泽绿润，内质馥郁，不寒不热。秋凉饮之，可以润肤、除燥、生津、润肺、清热、凉血。

冬天，属寒，天寒地冻，寒气袭人，人的机体处于收引状态，新陈代谢迟缓，容易罹患"寒病"。此时宜饮红茶。这种茶，叶红、汤红、醇厚干温，滋养阳气，增热添暖，可以加奶、加糖，芳香不收，还可以去油腻、舒肠胃。

（三）适宜饮茶的情况

1. **缺锌者宜饮茶** 绿茶有利锌的吸收利用，锌对人体有着极为重要的作用，儿童缺锌会影响生长发育；孕妇缺锌会影响胎儿发育，甚至有可能发生先天性畸形儿。故孕妇应多食用含锌食品。日常生活中的含锌饮食品有绿茶、可可粉、芸麻及紫菜等，其中尤以绿茶的含锌量为最多，每天饮用3~5克普通绿茶所冲泡的2~3杯茶水，即可满足人体对锌的要求，但过量饮茶会影响铁的吸收。孕妇饮茶最好以80℃~85℃左右的温开水随泡随饮，不要冲泡过度或放置过久，且每次不易过浓，分次多饮为宜。

2. **糖尿病患者宜多饮茶** 糖尿病患者的主要症状是血糖过高，口干口渴，身体乏力。饮茶可以有效地降低血糖，有止渴、增强体力的功效。患者一般宜饮绿茶，饮茶量可以稍增加一些，一日内可数次泡饮。

3. **清晨起床后宜饮淡茶** 清晨起床后，因经过一夜的新陈代谢，人体消耗大量的水分，血液的浓度大。饮一杯淡茶水，不仅可以补充水分而且还可以稀释血液，降低血压。特别是老年人，早起后立即饮一杯淡茶水，对健康有利，饮淡茶水是为了防止损伤胃黏膜。

4. **腹泻时宜多饮茶** 腹泻很容易使人脱水，产生皮肤凹陷现象，多饮一些较浓的茶，茶中的茶多酚可刺激胃黏膜，对水分的吸收比单纯地喝开水要快得多，能很快给人体补充水分，同时茶多酚还具有杀菌止痢的作用。

5. **过食油腻宜饮茶** 油腻食物大多含有丰富的脂类或蛋白质，其在胃中的排空时间较长，一般为4小时左右，故食用后不易感到饥饿。食物在胃内滞留太久，会产生饱闷感，也会感到口渴。此时喝些浓茶，茶汁会和脂肪类食物形成乳浊液，有利于加快排入肠道，使胃部舒畅。边疆等少数民族日常以食牛羊肉和奶制品为主，每天宁可一日无食，不可一日无茶就是这个道理。为了消脂而喝茶，茶可以适当泡浓一点，但应该喝热茶，且量不宜多，否则会冲淡胃液，影响消化。

6. **食物太咸宜饮茶** 因为吃太咸的食物会过量吃入食盐，盐渍蔬菜如泡菜、腌咸菜和腌腊肉制品如腌肉、腊肉、火腿、腊肠等，常含有较多的硝酸盐，食物中有二价胺同时存在的情况下，硝酸盐和二价胺可以发生化学反应而产生亚硝胺，亚硝胺是一种危险的致癌物，极易引起细胞突变而致癌。茶叶中的儿茶素类物质，具有阻断亚硝胺合成的作用，因此食用了盐渍蔬菜和腌腊肉制品以后，应尽快饮茶利尿，排出盐分。应多饮些儿茶素含量较高的高级绿茶，可以抑制致癌物的形成，而且能增强免疫功能。

7. **大汗后宜饮茶** 进行过量体力劳动，会引发大量排汗，在高温高热环境中工作的人，为调节体温，会排出大量的汗液，这时饮茶能很快补充人体所需的水分，降低血液浓度，加速排泄体内废物，减轻肌肉酸痛，逐步消除疲劳。

8. **采矿工人、IT业从业人员宜饮茶** 这一类工作的人会或强或弱地受到一定的辐射作用，而茶叶中含有的茶多酚具有一定的抗辐射作用，故多饮茶有利健康。

9. **脑力劳动和夜间工作者宜饮茶** 茶叶中含有咖啡碱等，具有提神醒脑的作用，所以作家、学者和夜晚脑力工作者多饮茶，有利于提高思维活动，增强记忆，提高工作效率。

10. **长期用嗓宜饮茶** 讲演、说书和演唱工作者等，从事长时间的用嗓工作，应常饮茶润喉，以滋润声带，使发音清脆，也可以减轻咽喉充血肿胀，防止沙哑，防止咽喉炎的发生。

（四）不宜或禁忌饮茶的状况

1. **发烧者忌饮茶** 茶叶中咖啡碱不但能使人体体温升高，而且还会降低药效。

2. **贫血患者忌饮茶** 茶叶中的鞣酸可与铁结合成不溶性的化合物，使体内得不到足够的铁而加重贫血。

3. **结石患者忌饮茶** 结石通常是草酸与钙结合形成，由于茶中含有草酸，会与体内的钙质形成结石，加重病情。

4. **空腹忌饮茶** 空腹饮茶会冲淡胃酸，抑制胃液分泌，妨碍消化，甚至会引起心悸、头痛、胃部不适、眼花、心烦等茶醉现象，并影响对蛋白质的吸收，引起胃黏膜病变。

5. **睡前忌饮茶** 睡前2小时内最好不饮茶，茶中咖啡因等成分会使人兴奋，影响睡眠，甚至失眠，尤其是新采的绿茶，饮用后，会使神经系统兴奋，造成失眠。

6. **忌饮隔夜茶** 饮茶以现泡现饮为好，茶水放久了，不会失去维生素等营养成分，而且易发馊变质，饮了易生病。

7. **忌饮头道茶** 现代茶叶在种植、加工、包装的过程中难免会受到农药、化肥、尘土等物质的污染。头道茶其实是洗茶的水，应尽快倒出后再冲入开水，这样泡出的茶汤才是卫生而可以饮用的茶。

8. **忌饮劣质或变质茶** 茶不易保管，易吸湿而霉变，变质的茶中含有大量对人体有害的物质和病菌，是绝对不能饮用的。优质茶泡好后若放置太久，茶汤也会因氧化和微生物繁殖而变质，这样的茶亦不可再饮用。

9. **醉酒慎饮茶** 茶叶有兴奋中枢神经系统的作用，醉酒后喝浓茶会加重心脏负担。饮茶还会加速利尿作用，使酒精中有毒的醛尚未分解就从肾脏排出，对肾脏有较大的刺激性而危害健康。酒醉而且心、肾功能不全的人不要饮茶，尤其不能饮大量的浓茶；身体健康而酒醉的人可以饮少量的浓茶，待清醒后，可采用进食大量水果或小口饮醋等方法，以加快人体的新陈代谢速度，使酒醉缓解。

10. **慎用茶水服药** 药物的种类繁多，性质各异，能否用茶水服药，不能一概而论。茶丹宁会与某些药物产生沉淀作用而影响药效，例如补铁剂、氟化恩喹类抗生素与四环霉素抗生素会被茶品中的丹宁酸、生物碱所吸附，使得人体对此类药物的吸收减少。茶叶中的鞣质、茶碱，可以和某些药物发生化学变化，因而，在服用催眠、镇静等药物和服用含铁补血药、酶制剂药、含蛋白质等药物时，因茶多酚易与铁剂发生作用而产生沉淀，不宜用茶水送药，以防影响药效。有些中草药如麻黄、钩藤、黄连等也不宜与茶水混饮。一般认为，服药2小时内不宜饮茶。民间常认为服用参茸之类的补药时，也不宜喝茶。

服用某些维生素类的药物时，不但茶水对药效毫无影响，还因茶叶中含有茶多酚，可以促进维生素C在人体内的积累和吸收。同时，茶叶本身含有多种维生素，茶叶本身也有兴奋、利尿、降血脂、降血糖等功效，对人体可增进药效，对恢复健康也是有利的。

正常人一天饮茶量的多少决定于饮茶习惯、年龄、健康状况、生活环境、风俗等因素。一般健康的成年人，平时又有饮茶习惯的，一日饮茶12克左右，分3～4次冲泡是适宜的。对于体力劳动量大、消耗多、进食量也大的人，尤其是高温环境、接触毒害物质较多的人，一日饮茶20克左右也是适宜的。油腻食物较多、烟酒量大的人也可适当增加茶叶用量。孕妇和儿童、神经衰弱者、心动过速者，饮茶量应适当减少。根据防癌效果研究指出，只要每天喝150毫升的茶饮就具有健康效应。目前认证通过保健食品的罐装茶饮料，分别建议喝650～1 200毫升可达标示的功效。但最好视个人情况决定摄取量，如果喝茶会影响睡眠或有不适现象，就不要勉强喝茶。

多种茶叶如何安排饮用：有些人在一天之中，不同时间饮用不同的茶叶，清晨喝一杯淡淡的高级绿茶，醒脑清心；上午喝一杯茉莉花茶，芬芳怡人，可提高工作效率；午后喝一杯红茶，解困提神；下午工间休息时喝一杯牛奶红茶或喝一杯高级绿茶加点点心、果品，补充营养；晚上可以找几位朋友或家人团聚一起，泡上一壶乌龙茶，边谈心边喝茶，别有一番情趣。这种一日饮茶巧安排，你如果有兴趣，不妨也可试一试。

第三节　名茶与养生

以上就整个茶的养生价值和饮茶的宜忌作了概括阐述，但不同的茶叶又有不同的养生价值，下边再选几种著名的茶叶，对它的养生价值进行单项介绍。

一、铁观音的养生作用

（一）铁观音的抗衰老作用

中外一些科学研究表明，人的衰老与体内不饱和脂肪酸的过度氧化作用有关，而不饱和脂肪酸的过度氧化是与自由基的作用有关。化学活性高的自由基可使不饱和脂肪酸过度氧化，使细胞功能突变或衰退，引起组织增殖和坏死而产生置人于死地的疾病。脂质过度氧化是人体健康的恶魔，但罪魁祸首却是自由基，只要把自由基清除掉，就可以使细胞获得正常的生长发育而健康长寿。

通常，常用的抗氧化剂有维生素 C、维生素 E，它们均能有效地防止不饱和脂肪酸的过度氧化。

（二）铁观音的抗癌症作用

癌症是当今严重威胁人们健康的"不治之症"。因此，研究茶叶抗癌引起了人们的极大兴趣和关注。数年前，曾有一篇报道称，上海市民因饮茶使食道癌逐年减少，由此饮茶可以预防癌症的发生这一事实在全世界引起很大反响。如今饮茶可以防癌抗癌已被世人所公认，而在茶叶中防癌抗癌效果最好的是铁观音。

早在 1983 年，日本冈山大学奥田拓男教授就曾对数十种植物多酚类化合物进行抗癌变作用筛选，结果证明，儿茶素（EGCG）具有很强的抗癌变活性。其他科学家在证实铁观音抗变异的研究中，认为铁观音茶多酚是这一作用的主要活性成分；在化学物质致癌的研究中，肯定了铁观音茶多酚的防止癌变作用。此外，铁观音中的维生素 C 和维生素 E 能阻断致癌物——亚硝胺的合成，对防治癌症有较大的作用。

（三）铁观音的抗动脉硬化作用

茶多酚对人体脂肪代谢有着重要作用。人体的胆固醇、三酸甘油酯等含量高，血管内壁脂肪沉积，血管平滑肌细胞增生后形成动脉粥样化斑块等心血管疾病。茶多酚，尤其是茶多酚中的儿茶素 ECG 和 EGC 及其氧化产物茶黄素等，有助于使这种斑状增生受到抑制，使形成血凝黏度增强的纤维蛋白原降低，凝血变清，从而抑制动脉粥样硬化。

1999 年 5 月 31 日，在日本东京召开的第 4 次乌龙茶与健康研讨会上，福建省中医药研究院陈玲副院长报告了他们曾以 25 名高脂血症肥胖者为临床观察对象，探讨饮用乌龙茶铁观音对抑制血中低密度脂蛋白的氧化及改善血中脂质代谢的作用。研究证明，铁观音中的茶多酚类化合物和维生素类可以抑制血中低密度脂蛋白的氧化。日本三井农林研究所原征彦博士，在多年的研究中也确认，茶多酚类化合物不仅可以降低血液中的胆固醇，而且可以明显改善血液中高密度脂蛋白与低密度脂蛋白的比值。咖啡碱能舒张血管，加快呼吸，降低血脂，对防治冠心病、高血压、动脉硬化等心脑血管疾病有一定的作用。

据福建医科大学冠心病防治研究小组 1974 年在福建安溪茶乡对 1 080 个农民进行调查时发现不喝铁观音茶的人中冠心病的发病率为 3.1%，偶尔喝的为 2.3%，常年喝的（3 年以上）为

1.4%。由此可见，常喝铁观音茶的人比不喝的人冠心病发病率低。

（四）铁观音的防治糖尿病作用

糖尿病是一种世界性疾病。全世界约有 2 亿人患糖尿病，中国有 3 千多万人患糖尿病。糖尿病是一种以糖代谢紊乱为主的全身慢性进行性疾病。典型的临床表现为"三多一少"，即多饮、多尿、多食及消瘦，全身软弱无力。此病中医称"消渴症"，属下焦湿热范畴。得病的主要原因是体内缺乏多酚类物质，如维生素 B_1、泛酸、磷酸、水杨酸甲酯等成分，使糖代谢发生障碍，体内血糖量剧增，代谢作用减弱。

日本医学博士小川吾七郎等人临床实验证实，经常饮茶可以及时补充人体中维生素 B_1、泛酸、磷酸、水杨酸甲酯和多酚类，能防止糖尿病的发生。对于中度和轻度糖尿病患者能使血糖、尿糖减到很少，或完全正常；对于严重糖尿病患者，能使血糖、尿糖降低，各种主要症状减轻。

（五）铁观音的减肥健美作用

肥胖症是一种伴随人们生活水平不断提高而出现的营养失调性病证，它是由于营养摄取过多或是体内储存的能量利用不够而引起的。肥胖症不仅给人们日常生活中带来诸多不便，而且也是引发心血管疾病、糖尿病的一个原因。

1996 年，福建省中医药研究院对 102 个患有单纯性肥胖的成年男女进行了饮用铁观音减肥作用的研究。研究表明，铁观音中含有大量的茶多酚物质，不仅可提高脂肪分解酶的作用，而且可促进组织的中性脂肪酶的代谢活动。因而饮用铁观音能改善肥胖者的体形，有效减少肥胖者的皮下脂肪和腰围，从而减轻其体重。

福建省泉州市人民医院采用铁观音减肥茶对 164 个患肥胖病的人进行治疗，每天服减肥茶 12~14 克，15 天为 1 个疗程。经过 2 个疗程的观察，患者的血脂、甘油三酯和胆固醇都有明显下降，体重也随之减少，治疗总有效率达 70% 以上。

（六）铁观音的防治龋齿作用

人们一般认为危害人牙齿的有两大疾病，一是龋齿，二是牙周炎。龋齿俗称蛀牙，是牙科常见的多发病。龋齿发生的原因很多，其中有一个重要原因是牙齿钙化较差，质地不够坚硬，容易受到破坏。饮茶可以保护牙齿，在我国古代早已应用。宋代的苏东坡在《茶说》中云："浓茶漱口，既去烦腻，且能坚齿、消蠹。"现代科学分析，铁观音中含有较丰富的氟，而一般食物中含氟量很少。铁观音中的氟化物约有 40%~80% 溶解于开水，极易与牙齿中的钙质相结合，在牙齿表面形成一层氟化钙，起到防酸抗龋的作用。

日本曾在两个相邻的村庄对入学儿童的龋齿率作过调查，结果表明，饮用铁观音对防治龋齿有良好的效果。每个入学儿童每天喝 1 杯铁观音，按含氟量 0.4 毫克计算，持续 1 年，原患龋齿的儿童中就有一半痊愈。日本统计了 100 所小学中患有龋齿的在校学生，经改饮铁观音后，其中有 55% 患龋齿的学生病情明显减轻。由此可见，饮用铁观音对未得龋齿的人有预防作用，对已得龋齿的人有治疗作用。

（七）铁观音的杀菌止痢作用

在安溪民间早有采用铁观音治疗痢疾和肚子痛的做法。我国古代医学书籍中也有不少利用茶叶来治疗细菌性痢疾、赤痢、白痢、急性肠炎、急性胃炎的记载。铁观音为什么能起到杀菌止痢作用呢？主要是茶多酚化合物。由于茶多酚进入胃肠道后，能使肠道的紧张功能松弛，缓和肠道运动；同时，又能使肠道蛋白质凝固，因为细菌的本身是由蛋白质构成的，茶多酚与细菌蛋白质相遇后，细菌即行死亡，起到了保护肠胃黏膜的作用，所以有治疗肠炎的功效。

（八）铁观音的清热降火作用

茶叶是防暑降温的好饮料。李时珍所著《本草纲目》中载："茶苦味寒……最能降火，火为百病，火降则上清矣……温饮则火因寒气而下降，热饮则借火气而升散。"在盛夏三伏天，酷日当空、暑气逼人的时候，饮上一杯清凉铁观音或是一杯热铁观音，都会感到身心凉爽，生津解暑。这是因为茶汤中含有茶多酚类、糖类、氨基酸、果胶、维生素等，这些物质与口腔中的唾液起了化学反应，滋润了口腔，所以能起到生津止渴的作用。同时，由于铁观音中的咖啡碱作用，促使大量的能量从人体的皮肤毛孔里散出。据报道，喝一杯热茶，通过人体的皮肤毛孔出汗散发的热量，相当于这杯茶的50倍，故能使人感到凉爽解暑。

（九）铁观音的提神益思作用

饮茶可以提神益思几乎人人皆知。我国历代医书记载颇多，历代文人墨客、高僧也无不挥动生花妙笔，颂茶之提神益思之功。白居易的《赠东邻王十三》诗曰："携手池边月，开襟竹下风。驱愁知酒力，破睡见茶功。"诗中明白地提到了茶叶提神破睡之功。苏东坡诗曰："建茶三十片，不审味如何，奉赠包居士，僧房战睡魔。"他说把建茶送给包居士，让其饮了在参禅时可免打瞌睡。饮茶可以益思，故受到人们的喜爱，尤其为一些作家、诗人及其他脑力劳动者所深爱。如法国的大文豪巴尔扎克、美籍华人女作家韩素音和我国著名作家姚雪垠等都酷爱饮茶，以助文思。

铁观音可提神益思，其功能主要在于茶叶中的咖啡碱。咖啡碱具有兴奋中枢神经、增进思维、提高效率的功能。因此，饮茶后能破睡、提神、去烦、解除疲倦、清醒头脑、增进思维，能显著地提高口头答辩能力及数学思维的反应。同时，由于铁观音中含有多酚类等化合物，抵消了纯咖啡碱对人体产生的不良影响。这也是饮茶历史源远流长、长盛不衰、不断发展的重要原因之一。

（十）铁观音的醒酒敌烟作用

茶能醒酒敌烟，这也是众所周知的事实。明代理学家王阳明的"正如酣醉后，醒酒却须茶"之名句，说明我国人民早就认识到饮茶解酒的功效。古人常常"以酒浇愁""以茶醒酒"。唐朝诗人刘禹锡，有一天喝醉了酒，想起了白居易有"六班茶"可以解酒，便差人送物换茶醒酒，被后人传为茶事佳话。酒的成分主要是酒精，一杯酒中含有10%~70%的酒精。而铁观音茶多酚能和乙醇（酒中主要成分）相互抵消，故饮茶能解酒。

铁观音不仅能醒酒，而且能敌烟。由于铁观音中含有一种酚酸类物质，能使烟草中的尼古丁沉淀，排出体外。同时，铁观音中的咖啡碱能提高肝脏对药物的代谢能力，促进血液循环，把人体血液中的尼古丁从小便中排泄出去，减轻和消除尼古丁带来的副作用。当然，这种作用不仅仅是咖啡碱的单一功效，而是与茶多酚、维生素C等多种成分协同配合的结果。

二、乌龙茶的养生作用

乌龙茶和绿茶是由同一种茶树所生产出来的，最大的差别在于有没有经过发酵这个过程。因为茶叶中的儿茶素会随着发酵温度的升高而相互结合，致使茶的颜色变深，但因此茶的涩味也会减少。这种儿茶素相互结合所形成的成分就是乌龙茶的多酚类。多酚类和具有抗氧化作用的儿茶素，都能够影响各种酵素在我们体内的活性化。茶叶中所含有的儿茶素大约有一半会转化为乌龙茶的多酚类。乌龙茶的功效与作用，降低血液中的胆固醇含量，有降低血压、抗氧化、防衰老及防癌等作用。

（一）乌龙茶具有瘦身的功效

乌龙茶之所以流行，完全是因为它溶解脂肪的减肥效果，这种说法也确实有科学的根据。因为茶中的主要成分——丹宁酸，证实与脂肪的代谢有密切的关系，而且实验结果也证实，乌龙茶的确可以降低血液中的胆固醇含量，实在是不可多得的减肥茶。

（二）乌龙茶对血清中性脂肪及胆固醇有降低作用

延缓衰老的临床实验又提示，乌龙茶能提高 SOD 酶活性。由此可推知，乌龙茶可降低血清中的中性脂肪及胆固醇，具有一定的保健作用。

品饮乌龙茶不仅对人体健康有益，还可增添无穷乐趣。但有三忌：

一是空腹不饮：否则感到饥肠辘辘，头晕欲吐，人们称是"茶醉"。

二是睡前不饮：否则难以入睡。

三是冷茶不饮：冷后性寒，对胃不利。

这三忌对初饮乌龙茶的人尤为重要，因为乌龙茶所含茶多酚及咖啡碱较其他茶多。

三、普洱茶的养生作用

普洱茶茶性温和，暖胃不伤胃，这点对熟普洱茶尤为明显，普洱茶的后发酵是一系列酶促氧化和微生物活动复杂的变化过程。肝火旺盛的人易激动或冲动，急躁易怒，适合喝生普降火气，每天 4 杯普洱茶就可以使容易瘙痒或易长痤疮的肌肤得到缓解，而且口干或口苦等等虚火症状会逐渐消除。在用普洱茶对人血压心率及脑血流图的影响研究中，何国藩、林月蝉等认为饮普洱茶后脑血管的生理状态和脑血流动力学状态都发生了变化。数据显示饮用普洱茶可能具有降脂、改善胰岛素抗拒及预防心血管疾病的效果。由离体实验及动物实验的结果，普洱茶抽出物具有明显的抗氧化活性，可清除自由基，降低 LDI 不饱和脂肪酸的数量及增加 LDL 生育酚的含量，以降低 LDL 的氧化敏感度。推论饮用普洱茶可预防动脉粥状硬化及心血管疾病的发生。杀死癌细胞作用强烈。实验表明，普洱茶具有多种丰富的抗癌微量成分，如 Q-胡萝卜素，维生素 B_1，B_2，C，E 等。

饮用普洱茶还有一个显著的功效，就是减肥。其实，早在《本草纲目》中就有"普洱茶味苦性刻。解油腻牛羊毒，刮肠通泄"的记载，其中就提到了普洱茶解油腻减肥的功效。

此外，中医还认为普洱茶同时具有清热、消暑、解毒、消食、去腻、利水、通便、祛痰、祛风解表、止咳生津、益气、延年益寿等功效。这些说法姑妄听之，毕竟把茶当药还是需要一些加工过程的。现代医学对普洱茶功效的研究得出的结论则更为夸张，即普洱茶有暖胃、减肥、降脂、防止动脉硬化、防止冠心病、降血压、抗衰老、抗癌、降血糖、抑菌消炎、减轻烟毒、减轻重金属毒、抗辐射、防龋齿、明目、助消化、抗毒、预防便秘、解酒等 20 多项功效，而其中暖胃、减肥、降脂、防止动脉硬化、防止冠心病、降血压、抗衰老、抗癌、降血糖的功效尤为突出。

普洱茶归纳起来主要有以下功效：

1. 降脂、减肥、降压、抗动脉硬化。
2. 防癌、抗癌。
3. 养胃、护胃。
4. 健牙护齿。

5. 消炎、杀菌、治痢。

6. 抗衰老。

除此之外，发酵的普洱熟茶中还含有丰富的益生菌，具有很高的营养价值。而普洱茶的益生菌群多是在熟茶发酵的过程中形成的。通过发酵，在微生物的作用下，茶叶中的香气成分、茶多酚等化学物质发生了结构转化，会呈现出别具韵味的茶品特质和养生效果。

普洱茶的副作用：

1. **喝普洱茶头晕**　个人体质，本身对茶叶比较敏感；茶叶泡得太浓了；东西吃得太少了，肚子空也可能引起晕茶。

2. **喝普洱茶时会腹泻**　这是人体对新食物的适应过程，因人而异。只要身体适应了，还是可以继续喝的。第一次饮普洱的人建议喝泡第二遍的，或者喝泡得淡一点的普洱茶，这样身体比较容易适应。

3. **喝普洱茶影响消化**　空腹喝茶可稀释胃液，降低消化功能。普洱茶中的鞣酸会妨碍我们的肠黏膜对铁质的吸收，所以会影响补血效果。

4. **喝普洱茶导致失眠**　由于普洱茶有提神醒脑的功效，所以失眠患者应避免在睡前喝茶。

四、龙井茶的养生作用

龙井茶是中国著名绿茶，产于浙江一带。龙井茶色泽翠绿，香气浓郁，甘醇爽口，形如雀舌，有"色绿、香郁、味甘、形美"四绝的特点，不仅如此，龙井茶所含氨基酸、儿茶素、维生素C等成分，均比其他茶叶多，而且营养丰富，具有多种功效。

1. **龙井茶的功效**

（1）生津止渴，提神益思，消食化腻，消炎解毒。

（2）抗氧化，抗突然异变，抗肿瘤，降低血液中胆固醇及低密度脂蛋白含量，抑制血压上升，抑制血小板凝集，抗菌，抗产物过敏。

（3）龙井茶具有兴奋作用　茶叶的咖啡碱能兴奋中枢神经系统，帮助人们振奋精神、增进思维、消除疲劳、提高工作效率。

（4）龙井茶具有强心解痉作用　咖啡碱具有强心、解痉、松弛平滑肌的功效，能解除支气管痉挛，促进血液循环，是治疗支气管哮喘、止咳化痰、防止心肌梗死的良好辅助药物。

（5）龙井茶具有抑制动脉硬化作用　茶叶中的茶多酚和维生素C都有活血化瘀、防止动脉硬化的作用。所以经常饮茶的人，高血压和冠心病的发病率相对较低。

（6）龙井茶具有抗菌、抑菌作用　茶中的茶多酚和鞣酸作用于细菌，能凝固细菌的蛋白质，将细菌杀死。可用于治疗肠道疾病，如霍乱、伤寒、痢疾、肠炎等。皮肤生疮、溃烂流脓，外伤破了皮，用浓茶冲洗患处，有消炎杀菌作用。口腔发炎、溃烂、咽喉肿痛，用茶叶来治疗，也有一定疗效。

（7）龙井茶具有减肥作用　茶中的咖啡碱、肌醇、叶酸、泛酸和芳香类物质等多种化合物，能调节脂肪代谢，特别是乌龙茶对蛋白质和脂肪有很好的分解作用。茶多酚和维生素C能降低胆固醇和血脂，所以饮茶能减肥。

（8）龙井茶具有防龋齿作用　茶中含有氟，氟离子与牙齿的钙质有很大的亲和力，能变成一种较为难溶于酸的"氟磷灰石"，就像给牙齿加上一个保护层，提高了牙齿防酸抗龋能力。

（9）龙井茶具有抑制癌细胞作用　据报道，茶叶中的黄酮类物质有不同程度的体外抗癌作用，作用较强的有牡荆碱、桑色素和儿茶素。因此对癌症有一定程度的抑制作用。

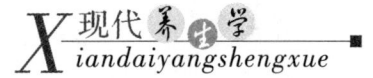

五、红茶的养生作用

（一）红茶的作用

1. **提神消疲** 经由医学实验发现，红茶中的咖啡碱藉由刺激大脑皮质来兴奋神经中枢，促成提神、思考力集中，进而使思维反应更显敏锐，记忆力增强；它也对血管系统和心脏具兴奋作用，强化心搏，从而加快血液循环以利新陈代谢，同时又促进发汗和利尿，由此双管齐下加速排泄乳酸（使肌肉感觉疲劳的物质）及其他体内老废物质，达到消除疲劳的效果。

2. **生津清热** 夏天饮红茶能止渴消暑，是因为茶中的多酚类、糖类、氨基酸、果胶等与口涎产生化学反应，刺激唾液分泌，导致口腔觉得滋润，并且产生清凉感；同时咖啡碱控制下视丘的体温中枢，调节体温，它也刺激肾脏以促进热量和污物的排泄，维持体内的生理平衡。此外，红茶还是极佳的运动饮料，除了可消暑解渴及补充水分外，若在进行需要体力及持久力的运动（如马拉松赛跑）前喝，因为茶中的咖啡碱具有提神作用，又能在运动进行中促成身体先燃烧脂肪供应热能而保留肝醋，所以让人更具持久力。

3. **利尿** 在红茶中的咖啡碱和芳香物质联合作用下，增加肾脏的血流量，提高肾小球过滤率，扩张肾微血管，并抑制肾小管对水的再吸收，于是促成尿量增加。如此有利于排除体内的乳酸、尿酸（与痛风有关）、过多的盐分（与高血压有关）、有害物等，以及缓和心脏病或肾炎造成的水肿。

4. **消炎杀菌** 红茶中的多酚类化合物具有消炎的效果，再经由实验发现，儿茶素类能与单细胞的细菌结合，使蛋白质凝固沉淀，藉此抑制和消灭病原菌。所以细菌性痢疾及食物中毒患者喝红茶颇有益，民间也常用浓茶涂伤口、褥疮和香港脚。

5. **解毒** 据实验证明，红茶中的茶多碱能吸附重金属和生物碱，并沉淀分解，这对饮水和食品受到工业污染的现代人而言，不啻是一项福音。此外，红茶还具有防龋、健胃整肠助消化、延缓老化、降血糖、降血压、降血脂、抗癌、抗辐射等功效。

6. **养胃** 人在没吃饭的时候饮用绿茶会感到胃部不舒服，这是因为茶叶中所含的重要物质——茶多酚具有收敛性，对胃有一定的刺激作用，在空腹的情况下刺激性更强。而红茶就不一样了，它是经过发酵烘制而成，茶多酚在氧化酶的作用下发生酶促氧化反应，含量减少，对胃部的刺激性就随之减小。另外，这些茶多酚的氧化产物还能够促进人体消化，因此红茶不仅不会伤胃，反而能够养胃。经常饮用加糖的红茶、加牛奶的红茶，能消炎、保护胃黏膜，对治疗溃疡也有一定效果。

（二）红茶的茶色

红茶要想变得清淡，主要靠茶叶用量和放水量来调节。一般人放 3~5 克茶叶就可以，口味淡者可放得更少些，保证茶和水的比例为 1:50。也就是说如果放 3 克红茶，应当用 150 毫升水来冲泡。红茶与瓷杯搭配，视觉和味觉效果最佳，建议大家每杯茶冲泡 3~5 分钟。红茶不适于放凉饮用，否则会影响暖胃效果，放置时间过长还能降低营养含量。泡红茶最好用敞口杯，不要等到杯中的水都喝尽才补充热水，最好等水剩下 1/3 左右时就续水，以便稀释茶叶，保持茶的温度和浓度适宜，每杯红茶续水 3 次口感最佳。

（三）饮用注意事项

新茶并非越新越好，喝法不当易伤肠胃，由于新茶刚采摘回来，存放时间短，含有较多的未经氧化的多酚类、醛类及醇类等物质，这些物质对健康人群并没有多少影响，但对胃肠功能差,尤其本身就有慢性胃肠道炎症的病人来说,这些物质就会刺激胃肠黏膜,原本胃肠功能较差的人更容易诱发胃病。因此新茶不宜多喝,存放不足半个月的新茶更不要喝。

此外,新茶中还含有较多的咖啡因、活性生物碱以及多种芳香物质,这些物质还会使人的中枢神经系统兴奋,有神经衰弱、心脑血管病的患者应适量饮用,而且不宜在睡前或空腹时饮用。正确方法是放置半个月以后才可能使用。不要用茶水送服药物,服药前后1小时内不要饮茶。人参、西洋参不宜和茶一起食用。忌饮浓茶解酒;饭前不宜饮茶;饭后忌立即喝茶;少女忌喝浓茶。

(四) 女人喝红茶好

美国心脏学会曾经得出红茶是"富含能消除自由基,具有抗酸化作用的黄酮类化合物的饮料之一,能够使心肌梗死的发病率降低"的结论,其研究成果表明,一杯红茶对特定的自由基来说,甚至比大蒜、西蓝花、胡萝卜、小卷心菜更能发挥抗酸化作用。抗酸红茶的饮用方法以每日饮用2~3杯红茶为宜。硒、维生素C、E、A等均为抗酸化物质,红茶若与富含有这些物质的食品同时食用,将发挥更大的作用。将红茶与蔬菜、水果、黄油、牛奶、鸡蛋等同时饮用,被称作保持健康的合理饮食习惯。不过,同时还要注意热量和糖分等摄入不要过量。红茶还有各种抗菌作用,并且可预防感冒。红茶中黄酮类化合物具有杀除食物有毒菌、使流感病毒失去传染力等抗菌作用。除预防感冒之外,还有人在因感冒而喉咙痛的时候用红茶漱口。

六、白茶的养生作用

白茶是一种轻微发酵茶,选用白毫特多的芽叶,以不经揉炒的特异精细的方法加工而成。白茶的鲜叶要求"三白",即嫩芽及两片嫩叶均有白毫显露。成茶满披茸毛,色白如银,故名白茶。白茶因茶树品种、采摘的标准不同,分为芽茶(如白毫银针)和叶茶(如贡眉)。采用单芽为原料加工而成的为芽茶,称之为银针;采用完整的一芽二叶、叶背具有浓密的白色茸毛加工而成的为叶芽,称之为白牡丹(大白茶品种树,以采自春茶第一轮嫩梢者品质为佳)。

白茶具有外形芽毫完整或形态自如花朵,满身披毫,毫香清鲜,汤色清中显绿,滋味清淡回甘的品质特点。

(一) 白茶的功效

1. 白茶的制作工艺 白茶的制作工艺很特别,也是最自然的做法,它不炒不揉,既不像绿茶那样制止茶多酚氧化,也不像红茶那样促进它的氧化,而是把采下的新鲜茶叶,薄薄地摊放在竹席上置于微弱阳光下,或置于通风透光效果好的室内,让其自然萎凋。晾晒至七八成干时,再用文火慢慢烘干即可,由于制作过程简单,以最少的工序进行加工,因此,白茶在很大程度上保留了茶叶中的营养成分。在原产地的百姓中,自古就有用白茶下火清热毒消炎症、发汗去湿舒滞避暑、治风火牙疼高烧麻疹等杂疾的习惯。

2. 白茶的养生作用

(1) 可治糖尿病 糖尿病是由于胰岛素不足和血糖过多而引起的糖脂肪和蛋白质等的代谢紊乱。饮白茶能治糖尿病,是近年来国内外学者所重视和研究的课题,日本医学士小川吾七郎、医学博士蓑和田益等,在治疗患有糖尿病的肺结核病人时,偶然发觉白茶对糖尿病有显著疗效。京都帝国大学医院、府立医院对10名糖尿病人进行临床实验,发现白茶对慢性糖尿病具有显著疗效。我国泉州市人民医院用"宋茶"(70年以上的陈年白茶)治疗糖尿病,有效率达70%。在白茶产地,福鼎茶叶界人士选择了多位高血糖的病人进行实验,发现有71%的病人因养成长达半年以上的饮白茶习惯，而其高血糖病不治而痊愈，因此说，饮白茶能预防、治疗糖尿病是有科学根据的。白茶中的多酚类和酯类，有促进胰岛素合成的作用；儿茶素中的多糖类物质，有去除血液中过多糖分的作用。茶多酚对人体的糖代谢障碍具有调节作用，能降低血糖水平，从而有效地预防和治疗糖尿病。

（2）能预防脑血管病　脑血管病是较常见的疾病，包括脑栓塞、脑血栓形成及脑出血等，其发病率较高，严重影响人体的健康，其病因主要由于人体血液处于高凝状态，红细胞聚集，血流缓慢，而形成血栓，或使血管壁的脆性增加，经外界不良因素的刺激，血管破裂而导致出血。

为什么白茶能够预防脑血管病呢？浙江医大的一位著名教授说：高凝状态是血栓形成的重要条件，而白茶具有抗凝和促进纤溶作用，能改变高凝状态，且没有一般抗凝药物的副作用，对增进健康和预防疾病具有显著作用。

某中医研究所曾对白茶进行研究并证实，茶能降低血液黏度。白茶饮服 2～3 周后，全血黏度从 4.77 降至 4.31（$P<0.01$）；血浆黏度从 1.66 降至 1.58（$P<0.01$）；全血还原黏度从 8.58 降至 7.97（$P<0.01$）。三项血液黏度全面下降，表明白茶能降低血液黏滞性，降低血液高凝状态，增加血液流动性，改善循环，防止红细胞聚集，有利于降低血液黏度，防止血栓形成。

（3）可以降血压　白茶为什么能降压？这与它所含化学成分有关。白茶含有丰富的茶多酚、维生素 C 和维生素 P。茶多酚能促进维生素 C 的吸收。维生素 C 可使胆固醇从动脉壁移至肝脏，降低血液中的胆固醇浓度，同时可以增强血管的弹性和渗透能力。白茶还可通过利尿、排钠的作用，间接引起降压。茶中含有氨茶碱能扩张血管，使血液容易流通，也有利于降低血压。至今在福建一带的中医开处方时用"白毫银针"甚多，现在白毫银针能治高血压已蜚声海外。

（4）抗病毒提高免疫力　最新的研究表明，白茶提取物可能对导致葡萄球菌感染、链球菌感染、肺炎和龋齿的细菌生长具有预防作用。美国佩斯大学的研究人员说，以前的研究认为，绿茶能促进抵抗疾病的免疫系统，而新的研究则显示，白茶提取物可以在试管中真正破坏导致疾病的组织，对白茶提取物的反复研究证明，白茶提取物可能对人类致命病毒具有抵抗效果，这不是古老的传说，而是事实。添加了白茶提取物的各种牙膏，杀菌效果得到增强。该研究还显示，白茶提取物对青霉菌和酵母菌具有抑制效果，在白茶提取物的作用下，青霉菌孢子和酵母菌的酵母细胞被完全抑制，这说明白茶提取物对病原菌有抗真菌作用。

（5）降血脂　白茶具有抗凝和促进纤溶作用，能改变高凝状态，且没有一般抗凝药物的副作用，对降血脂、预防脑血管病具有显著作用。

（6）抗肿瘤　美国俄勒冈州大学癌症研究中心等多个研究机构经过多年的研究表明，白茶中含有一种新的抗癌物质，能不断抑制、缩小肝癌的肿块，提高免疫力功能。2005 年在旧金山召开的美国化学学会学术会议上，美国生化学家洛德克博士公布了他对白茶抗癌研究的结论：白茶比其他种茶类抗突变更有效，理论上提示白茶比绿茶和红茶更具有抗癌潜力。在预防大鼠结肠癌的试验中，也发现白茶有比较理想的预防癌变发生的能力。

（7）抗氧化、抗衰老　目前国外的不少研究发现，白茶具有较强的抗氧化、抗衰老能力。主要机制是因为白茶中含有较多茶氨酸、黄酮类物质，同时自由基含量低。白茶中自由基含量比其他茶类的要低，而多余的自由基正是人体衰老、病变的重要原因，其他茶类的自由基含量是白毫银针的 1.6～14.3 倍。

七、绿茶的养生作用

绿茶是一种珍贵、高尚的茶类,饮绿茶不仅是精神上的享受,还是一种修身养性的方法。下面详解了解一下绿茶的功效与禁忌。

(一)绿茶的六大功效

1. **益思健脑** 喝绿茶,一则可以增加娴静气质;二则绿茶所含的咖啡因会让你活力十足,工作起来头脑清醒、思维活跃。而且绿茶中的咖啡因远比咖啡的含量少,对人体的刺激性较咖啡小。研究结果表明,每天喝绿茶2杯以上者比不喝者患识别障碍的可能性下降50%,每天喝3~4杯以上者没有大的区别。

2. **抗衰老** 绿茶所含的抗氧化剂有助于抵抗老化。绿茶里边含有一种名叫茶多酚的物质,具有很强的生理活性和抗氧化性,所以绿茶可以算得上是人体自由基天然的清除剂。

3. **抗菌杀菌** 绿茶中的儿茶素对引起人体致病的部分细菌有抑制效果,绿茶中有益成分多酚有助于保护消化道,防止消化道肿瘤发生。同时用绿茶漱口可预防牙龈出血和杀灭口腔细菌,保持口腔清洁。绿茶含有氟和儿茶素,可以抑制生龋菌作用,减少牙菌斑及牙周炎的发生。

4. **绿茶瘦身** 绿茶含有茶碱及咖啡因,可以经由许多作用活化蛋白质激酶及三酸甘油酯解脂酶,减少脂肪细胞堆积,因此达到减肥功效。相比辣椒、咖啡等瘦身方式,绿茶瘦身更为平和有效。

5. **绿茶防癌** 对绿茶能预防癌症发生机制,虽然还处在研究阶段,但多喝茶必然是有其正向的鼓励作用。纵然如此,要喝绿茶不见得人人都能喝呢!孕妇和刚动过手术的病人都不宜喝绿茶。因为根据一项最新的研究显示:绿茶里含有的一种物质——EGCC,它会阻止新生血管生成,这种反应对杀死不好的癌症细胞颇为有效!

6. **美白及防紫外线** 谁都知道肌肤要防氧化、防紫外线,就算是年轻女性也不例外。专家们在动物实验中发现,绿茶中的儿茶素类物质能抗UV-B所引发的皮肤癌。想美白和预防感冒就要多喝绿茶!

(二)绿茶的六大禁忌

1. **一忌喝头遍茶** 因为绿茶在栽培与加工过程中受到农药等有害物质的污染,茶叶表面总有一定的残留,虽然不多,但也可能对身体产生危害,所以,头遍茶有洗涤茶叶表面的农药残留作用,应弃之不喝。

2. **二忌空腹喝茶** 空腹喝茶可稀释胃液,降低消化功能,加水后吸收率高,致使茶叶中不良成分大量入血,引发头晕、心慌、四肢举动无力等症状。好和不好的习惯是绿茶的功效与禁忌的一大转折点,好之恒好,坏之恒坏。

3. **三忌喝新茶** 绿茶是未发酵,炒制后就可以喝的茶,如果新茶存放时间短,其中就会含有较多的未经氧化的多酚类、醛类及醇类等物质,对人的胃肠黏膜有较强的刺激作用,易诱发胃病。所以新茶宜少喝,存放不足半个月的新茶应该忌喝。

4. **四忌睡前饮绿茶** 因为茶叶都有提神的功效,因此喝绿茶容易睡不着,影响睡眠。

5. **五忌用绿茶服药,忌喝隔夜茶** 绿茶中的鞣酸会与很多药物结合产生沉淀,阻碍吸收,影响药效。俗话说:茶水可解药性。隔夜茶时间过久,维生素已丧失,而且茶里的营养成分会成为细菌、霉菌繁殖的养料。

6. **六忌特殊人群饮绿茶** 胃寒的人不宜过多饮绿茶,过量会引起肠胃不适。神经衰弱者和失眠症者临睡前不宜饮茶。正在哺乳的妇女也要少饮茶,由于茶对乳汁有收敛作用。经期、孕期同样不宜喝绿茶。

中国绿茶中,名品最多,不但香高味长,品质优异,且造型独特,具有较高的艺术欣赏价值。注意的是沏泡绿茶时,不要让绿茶久泡,而是要如同沏泡功夫茶一样,沏泡后马上把茶汤从沏泡茶具中倒入专门喝茶用的茶杯享用。否则,再好的茶叶都给泡坏了味道。

八、神奇的碎铜茶

碎铜茶产自福建省北部(简称"闽北")的邵武市现辖行政区域内(史称南武夷)的武夷山脉之中。由于碎铜茶的酚类物质丰富,含有对人体有益的微量元素而被称为"神仙茶",属世界"奇茶"。

碎铜茶有奇特的碎铜功能,民间传说是与道教宗师张三丰练功时产生的气场有关。明嘉靖《邵武府志》中记载:张子冲(号三丰),邵武四十二都坎下人,卖樵事母。生于南宋景定甲子五年(公元1264年),元至元壬午十九年(公元1282年),张三丰生母去世,殡于和平镇的北胜寺。张三丰自幼聪明,家境贫寒,同村的上官家族慷慨解囊,花巨资为张三丰修建道场。张三丰中年后,于近处修建神庙,创立慈瑞神庵(翠云庵)。张三丰从小就喜欢练功习武,常年饮用碎铜茶,不但神气清爽,还健身固体。公元1326年,他在家乡发现了邵武和平境内的武阳峰(海拔1414米),其四周围绕着留仙峰、翠云峰、云锦峰、观星峰、灵应峰等10余座风景独特的山峰。方围数十里境内,天上浮云游荡,茫茫飘拂,地上林木葱茏,树荫蔽天,古木挺拔,枝叶茂盛,尤其是峰与峰相望,山与山对应,自有一番天、地、人、妙藏于其中。张三丰见此世外桃源,人间仙境灵地,心中大喜,于是留驻于此,每日里在此修练太极,领司至高境界。据传,每当张三丰修练运功之时,四周云雾缭绕,凝成仙气,群峰之间常有八卦太极图在空中呈现,正是由于这种精气所至,方圆数百米的茶叶也受此灵气涵养,滋生出独特的灵效。

据《邵武县志》记载,武阳峰一带最高寿者达150余岁,而百岁老人则常见也。民间还有一传说:和平街上有一孩童不小心在玩耍时,把一枚铜钱误吞入肚,疼痛难忍,当时又无外科手术,孩童危在旦夕。张三丰知道之后,从武阳峰茶叶丛中撮下一把茶叶,在口中咀嚼后,让孩童服下,只消一杯茶的功夫,但见这孩童肚内咕咕作响,尔后如厕,那铜钱也成碎末排泄而去,立时见愈。事后人们才知救命者乃太极张三丰也。故而人们把和平武阳峰周围受张三丰太极灵气所浸养的茶叶称为"太极碎铜茶",人们常把此茶作为养身健体,祛病除痂的良药。

碎铜茶是福建茶叶的极品,原产地核心区在福建省邵武和平镇,位于东经125°58′,北纬27°5′。产于海拔1000米以上的高山上。这里树木茂密,日照短,昼夜温差大,云雾缭绕,茶园多漫射光,年平均温度17.2℃,常年降雨量1800~2200毫米,相对湿度为80%,平均无霜期260~270天,茶园土壤多为红壤,土壤间常有石块,以矿质土壤为主,土壤中腐殖质丰富,有效磷含量较高。肥力高,有机含量3.85%~5.18%,土壤平均含氮量为0.098%,速效磷5.12,速效钾168ppm,pH 5.2~5.6。特殊的自然条件为碎铜茶生产提供了得天独厚的环境条件,这种优越的生态环境条件对鲜叶天然品质形成极为有利,再加上精湛的采制技术,使碎铜茶获有色绿、味醇、香郁、形美四绝美称。

经1994年10月14日中国农业科学院茶叶研究所检测,生化成分分析结果:"碎铜茶"属正常茶类,但其中茶多酚类总量显著高于对照,对"碎铜茶"及其相应土样的无机成分测定结果表明,茶样和土样的钾、钙、镁、锰、钠、铜、锌和氯等元素含量均在一般茶样和土壤的正常范围内。根据有关部门的分析,碎铜茶感观特色和理化指标十分优异,具有独特的感官品质特征：其外形条细秀，色泽绿润、匀整洁净；汤色嫩绿，香鲜爽纯，粟香纯正，味鲜浓醇；叶底嫩绿，耐冲泡。经农业部茶叶质量监督检验测试中心检测分析：氨基酸5.2%、咖啡碱4.0%、水浸出物49.5%，富含维生素等物质。一些指标都高于同类产品的2～3倍。

在武阳峰山顶，有一座建于明初的寺庙，名叫留仙峰禅寺。在庙周围，可以找到碎铜茶树百余株，它们多数生长在岩缝中，依赖岩中的矿物质、山泉滋润而生长，自然天成。其嫩芽呈紫红色，而叶片长，椭圆形，脉明显呈暗绿，光滑发亮。传说山上的茶叶是从玉皇大帝"仙茗圃"带回的茶树种子繁衍而成。不论来源，经中国茶科所化验，茶叶中所含的珍稀微量元素锗等超过天然甲鱼、石麟，茶叶中的丹宁酸、咖啡碱、芳香油、维生素和茶多酚等含量也明显高于其他茶叶。碎铜茶有疏风清热、解暑消食、凉血养肝、止渴生津之功效。

在这山上产的茶叶不仅能将铜钱嚼碎，使煮茶用的铜壶时间久了之后能把茶壶腐蚀漏洞，还具有如此之高的有益养生成分。碎铜茶为何如此神奇？为什么能够碎铜？是太极宗师张三丰练功的气场促使茶叶中的成分转换有碎铜的功能？人的唾液与茶叶中的多酚类物质发生化学反应的效果而产生的碎铜效果？真的不得其解！

第四节　品茶与茶文化

中国是茶的故乡，茶文化是中华五千年历史的瑰宝，如今茶文化更是风靡全世界。中国制茶、饮茶已有几千年历史，名品荟萃。茶有健身治病之药效，又富有欣赏情趣、陶冶情操的养生功能。品茶、待客是中国人高雅的娱乐和社交活动，坐茶馆、开茶话会是中国人社会性群体茶艺活动。中国茶艺在唐代就传入日本，形成日本茶道。

品茶是一种极优雅的艺术享受。中国人"品茶"不但是鉴别茶的优劣，也带有神思遐想和领略饮茶情趣之意。在百忙之中泡上一壶浓茶，择雅静之处，自斟自饮，可以消除疲劳，涤烦益思，振奋精神；也可以细啜慢饮，达到美的享受，使精神世界升华到高尚的艺术境界。品茶的环境一般由建筑物、园林、摆设、茶具等因素组成。饮茶要求安静、清新、舒适、干净。中国园林世界闻名，山水风景更是不可胜数。利用园林或自然山水间，搭设茶室，让人们小憩，意趣盎然。

一、品茶程序

品茶讲究审茶、观茶、品茶三道程序。

（一）审茶

指泡茶前要先审看茶叶，内行人一眼就能分出绿茶、黄茶、白茶、青茶（乌龙茶）、红茶、黑茶、花茶等不同的种类来。更讲究的还可以分出"明前""雨前""龙井""雀舌"等。什么茶，用多高温度的水，沏、冲、泡、煮方法各不相同。

（二）观茶

是看茶叶的形与色。茶叶一经冲泡后，形状就会发生很大的变化，几乎会恢复茶叶原来的自然状态，特别是一些名茶，嫩度高，芽叶成朵，在茶水中亭亭玉立，婀娜多姿；有的则是芽头肥壮，芽叶在茶水中上下沉浮，犹如旗枪林立。茶汤此时也会随着茶叶的运动而徐徐展色，逐渐由浅入深，由于茶的种类不同而形成绿色、黄色、红色等等，此时此刻观茶形、赏茶色，甚为赏心悦目。

（三）品茶

既要品汤味，还要嗅茶香。嗅茶香先是干嗅，即嗅未经冲泡的干茶叶。茶香可分为甜香、焦香、清香等，茶叶一经冲泡之后，其香味便会随之从水中散溢出来，此时便可以闻香了。品茶的工序因茶的品种不同有一定差异，但都可用备、洗、取、沏、敬、饮、斟、清八个字来概括。

备：是品茶第一道工序，包括对茶叶、开水、茶具和品茶环境四方面的准备工作。

洗（温）：指对茶具的洗涤、热烫过程，主要起到消毒和温杯的作用。

取（选）：按客人的类型、嗜好和饮茶习俗，备齐多种茶叶品种，让客人点茶和供客人选用。

沏（泡）：沏茶时手势动作要轻柔持重，倒开水时要把茶壶上下拉3次，高冲低泡，称作"凤凰三点头"。目的是为了使茶叶在杯中或壶中能均匀地吸水，有利于茶叶在杯中显色、透香和吐味。此时还要仔细辨别沏茶的水声，仔细观察茶叶从浮到沉的形态变化。

敬（端）：端茶给客人，切忌用手抓提杯边缘或握住杯身，正确做法是恭恭敬敬地用左手托住杯底，最好下垫托盘，右手拇指、食指和中指扶住杯身。

品（饮）：客人接过茶后不能举杯一饮而尽，吃口要小，可从杯口吸吮一小口，茶水通过舌头，扩展到舌苔，直接刺激味蕾，此时可以微微、细细、啜啜品之。

斟（加）：给客人斟茶时，不要等客人喝到快露杯底再加开水，而要勤斟少加。我国有"浅茶满酒"的习惯，必须注意礼节，一般以杯容量的2/3茶液为宜。

清：要等客人离后，才能清洗茶具，收藏起来以备下次之用。

二、饮茶礼仪

在与客人共同品茶时，由茶海向客人的闻香杯中斟茶通常只斟七分满，留下的三分是情谊，这是中国茶文化的特殊含义，是一种饮茶礼仪。

中国是文明古国，礼仪之邦，很重礼节。凡来了客人，沏茶、敬茶的礼仪是必不可少的。当有客来访可征求意见，选用最合来客口味的茶和最佳茶具待客。以茶敬客时对茶叶适当拼配也是必要的。主人在陪伴客人饮茶时，要注意客人杯、壶中茶水残留量，一般用茶杯泡茶，如已喝去一半，就要添加开水，随喝随添，使茶水浓度基本保持前后一致，水温适宜。在饮茶时也可适当佐以茶食、糖果、菜肴等，达到调节口味和点心之功效。

客来敬茶是汉族最早重情好客的传统美德与礼节。直到现在，宾客至家，总要沏上一杯香茗。喜庆活动，也喜用茶点招待。开个茶话会，既简便经济，又典雅庄重。所谓君子之交淡如水，也是指清香宜人的茶水。

我国汉族同胞还有种种以茶代礼的风俗。南宋都城杭州，每逢立夏，家家各烹新茶，并配以各色细果，馈送亲友毗邻，叫做七家茶。这种风俗，就是在茶杯内放两颗青果即橄榄或金橘，表示新春吉祥如意的意思。

茶礼还是我国古代婚礼中一种隆重的礼节。明代许次纾在《茶疏考本》中说：茶不移本，植必子生。古人结婚以茶为识，以为茶树只能从种子萌芽成株，不能移植，否则就会枯死，因此把茶看作是一种至性不移的象征。所以，民间男女订婚以茶为礼，女方接受男方聘礼，叫下茶或茶定，有的叫受茶，并有"一家不吃两家茶"的谚语。同时，还把整个婚姻的礼仪总称为三茶六礼。三茶，就是订婚时的下茶，结婚的定茶，同房时的合茶。下茶又有男茶女酒之称，即订婚时，男家除送如意压帖外，还要回送几缸绍兴酒。婚礼时，还要行三道茶仪式。三道茶者，第一杯百果；第二杯莲子、枣儿；第三杯方是茶。吃的方式，接杯之后，双手捧之，深深作揖，然后向嘴唇一触，即由家人收去。第二道亦如此。第三道，作揖后才可饮。这是最尊敬的礼仪。这些繁俗，现在当然没有了，但婚礼的敬茶之礼，仍沿用成习。

在泡茶过程中，身体保持良好的姿态，头要正、肩要平，动作过程中眼神与动作要和谐自然，在泡茶过程中要沉肩、垂肘、提腕，要用手腕的起伏带动手的动作，切忌肘部高高抬起。

三、泡茶

泡茶好茶必不可少，但首先是要有优质泡茶的水；其二要有好的器皿；其三要有舒适的环境。硬件都有了，没有好的软件也是枉然，这个软件就是泡茶的技巧。泡茶技巧分广东潮汕一带为代表的潮汕功夫茶与福建闽南一带为代表的闽南功夫茶，闽南功夫茶因泡茶用具不同又分盖杯功夫茶、紫砂功夫茶。

（一）水的选择

"茶有各种茶，水有多种水，只有好茶、好水味才美。"古人对宜茶水品的论述颇多，说法也不完全一样。综合起来，大致可以归纳为以下几种论点。

1. 择水先择源 唐代陆羽《茶经》中的"其水，用山水上，江水中，井水下"；明代陈眉公《试茶》诗中的"泉从石出情更洌，茶自峰生味更圆"，都认为泡茶水的品质优劣，与水源的关系甚为紧切。

2. 水品贵在活 北宋苏东坡《汲江水煎茶》诗中的"活水还须活火烹，自临钓石汲深情。大瓢贮月归春瓮，小勺分江入夜铛"。宋代唐庚《斗茶记》中的"水不问江井，要之贵活"。等等这些，都说明泡茶水的品质优劣贵在"活"。

3. 水味重在甘 如宋代蔡襄《茶录》中认为："水泉不甘，能损茶味。"明代罗廪《茶解》中的"梅雨如膏，万物赖以滋养，其味独甘，梅后便不堪饮"，说的是泡茶水的品质优劣重在于"甘"。只有水"甘"，才能出"味"。

4. 水质必须清 宋代大兴斗茶之风，强调茶汤以白为贵，这样对水质的要求，更以清净为重，择水重在"山泉之清者"。明代熊明遇说："养水须置石子于瓮，不惟益水，而白石清泉，会心亦不在远。"这就是说：泡茶水的品质优劣必须以"清"为上。

（二）茶具的选择

品茶用的茶具也叫器皿，包括茶壶、茶海、茶盘、茶托、茶荷、茶针、茶匙、茶拨、茶夹、茶漏、过滤网、养壶笔、品茗杯、闻香杯等20余种。

"水为茶之母，壶是茶之父"。要获取一杯上好的香茗，需要做到茶、水、火、器四者相配，缺一不可。这是因为饮茶器具，不仅是饮茶时不可缺少的一种盛器，具有实用性，而且饮茶器具还有助于提高茶叶的色、香、味，同时，一套高雅精美的茶具，本身还具有欣赏价值，富含艺术性。选配茶具除了看它的使用性能外，茶具的艺术性如何，成了人们选择时的另一个重要标准。

1. 选茶具因地制宜 我国地域辽阔，各地的饮茶习俗不同，故对茶具的要求也不一样。如福建及广东潮州、汕头一带，习惯于用小杯啜乌龙茶，故选用"烹茶四宝"：潮汕风炉、玉书碨、孟臣罐、若琛瓯泡茶，以鉴赏茶的韵味。

2. 选茶具因人制宜 在古代，不同的人用不同的茶具，这在很大程度上反映了人们的不同地位与身份。如历代的文人墨客，都特别强调茶具的"雅"。宋代文豪苏东坡在江苏宜兴讲学时，自己设计了一种提梁式的紫砂壶，"松风竹炉，提壶相呼"，独自烹茶品赏。另外，职业有别，年龄不一，性别不同，对茶具的要求也不一样。如老年人讲求茶的韵味，要求茶叶香高、味浓，重在物质享受，因此，多用茶壶泡茶；年轻人以茶会友，要求茶叶香清味醇，重于精神品赏，因此，多用茶杯沏茶。

3. 选茶具因茶制宜 自古以来，比较讲究品茶艺术的人，注重品茶韵味，崇尚意境高雅，强调"壶添品茗情趣，茶增壶艺价值"。认为好茶好壶，犹似红花绿叶，相映生辉。一般说，饮用花茶，为有利于香气的保持，可用壶泡茶，然后斟入瓷杯饮用。饮用大宗红茶和绿茶，注重茶的韵味，可选用有盖的壶、杯或碗泡茶；饮用乌龙茶则重在"啜"，宜用紫砂茶具泡茶；饮用红碎茶与工夫红茶，可用瓷壶或紫砂壶来泡茶，然后将茶汤倒入白瓷杯中饮用。如是品饮西湖龙井、洞庭碧螺春、君山银针、黄山毛峰等细嫩名优绿茶，除选用玻璃杯冲泡外，也可选用白色瓷杯冲泡饮用。

4. 选茶具因具制宜 选用茶具，一般要考虑以下3个方面：一是要有实用性；二是要有欣赏价值；三是有利于茶性的发挥。

选配茶具时，壶的选择尤为重要。壶质影响泡茶的效果，这里所指的壶质主要是指密度而言，密度高的壶，泡起茶来香味比较清扬，密度低的壶，泡起茶来香味比较低沉。如果所泡的茶，希望让它表现得比较清扬，或者说，这种茶的风格是属于比较清扬的，如绿茶（香片）、青茶（白毫乌龙）、红茶，那就用密度较高的壶来泡，如瓷壶。如果所泡的茶，希望让它表现得比较低沉，或者说，这种茶的风格是属于比较低沉的，如铁观音、水仙、佛手、普洱，那就用密度较低的壶来泡，如陶壶。这与我们烹饪所使用的锅具原理相当，炒青菜，我们希望炒出来的青菜又脆又绿，所以我们用铁锅猛火快炒。如果煮鱼头，我们喜欢用砂锅或炖锅，文火慢煮。如果我们用铁锅煮鱼头，当然还是可以吃，但是鱼汤一定没那么稠、那么滑；如果用砂锅炒青菜呢？那一定很糟糕。密度与陶瓷茶具的烧结程度有关，我们经常以敲出的声音与吸水性来表达，敲出的声音清脆，吸水性低，就表示烧结程度高，否则烧结程度就低。这与壶具的保温程度又息息相关，我们习惯性地希望茶壶保温效果要好，事实上是不一定的，因为如果一味强调保温效果，那一把壶就要做得厚厚的，质地烧得松松的，结果很难卖得出去，再说，泡茶是在适当的浓度就要把茶汤倒出来，讲究的泡茶法甚至于还使用定时器，浸泡的时间控制以秒计算，因此，不必强求茶壶的保温性能。

金属器里的银壶是很好的泡茶用具，密度、传热比瓷壶还好。青茶最重清扬的特性，而且香气的表现决定品质的优劣，用银壶冲泡最能表现这方面的风格。陶瓷器流行三分法，将高温烧结，但又不白，又不透光的一类称为"火石"，这类壶具所表现的泡茶效果就介乎在"瓷"与"陶"之间。

（三）环境的选择

力求茶的质地优良，水质纯净，冲泡得法，茶器精美，这是饮茶的基本要求。但要使饮茶从物质享受上升到精神和艺术的享受，那么，品茶与周围环境间的关系就显得相当重要了。青山秀水，小桥亭榭，琴棋书画，幽居雅室，是最理想的品茗环境了。品茗环境包括的方面很多，通常由园林、建筑物、摆设等几方面组成。凡层次较高的聚会茶宴，不但要求室内摆设讲究，而且力求居室、建筑富有特色，如果周围自然景色美观，当然是品茶的理想场所了。而设在车船码头、大道两旁、田间工地的茶水供应点，除了要求清洁卫生之外，并无多大讲究。

至于家庭饮茶，环境是固有的，难以选择，但在有限的空间，通过一定的努力，同样可以营造一个适宜的品茶环境。例如，可以选择在向阳靠窗的地方，配以茶几、沙发、台椅等；尽量把室内之物放得整洁，窗明几净，尽量做到安静、清新、舒适、干净，同样也能成为令人赏心悦目的品饮场所。

四、沏茶工艺

1. **烫壶** 在泡茶之前需用开水烫壶，一则可去除壶内异味；再则热壶有助挥发茶香。
2. **置茶** 一般泡茶所用茶壶壶口皆较小，需先将茶叶装入茶荷内，此时可将茶荷递给客人，鉴赏茶叶外观，再用茶匙将茶荷内的茶叶拨入壶中，茶量以壶之1/3为度。
3. **温杯** 烫壶之热水倒入茶盅内，再行温杯。
4. **高冲** 冲泡茶叶需高提水壶，水自高点下注，使茶叶在壶内翻滚，散开，以更充分泡出茶味，俗称"高冲"。
5. **低泡** 泡好之茶汤即可倒入茶盅，此时茶壶壶嘴与茶盅之距离，以低为佳，以免茶汤内之香气无效散发，俗称"低泡"。一般第1泡茶汤与第2泡茶汤在茶盅内混合，效果更佳；第3泡茶汤与第4泡茶汤混合，以此类推。
6. **分茶** 茶盅内之茶汤再行分入杯内，杯内茶汤以七分满为度。
7. **敬茶** 将茶杯连同杯托一并放置客人面前。
8. **闻香** 品茶之前需先观其色，闻其香，方可品其味。
9. **品茶** "品"字三个口，一杯茶需分三口品尝，在品茶前，目光需注视泡茶师1～2秒，稍带微笑，以示感谢。

五、品茶艺术

品茶的艺术凝结在品茶的过程中，是一种文化现象和艺术升华，包括赏茶、闻香、观汤、品味、艺术延伸等。

1. **赏茶** 从干茶的色泽、老嫩、形状，观察茶叶的品质。
2. **闻香** 鉴赏茶叶冲泡后散发出清香，包括留在茶杯盖上的"盖面香"。
3. **观汤** 欣赏茶叶在冲泡时上下翻腾、舒展之过程，茶叶溶解情况及茶叶冲泡沉静后的姿态。
4. **品味** 品赏茶汤的色泽和滋味。唐宋时品茶工于煎，重在品茶汤的汤花。对茶汤的色、香、味，则以色为主。进入瀹茶的明清时代，品茶则工于"瀹"，重在品茶的味和香了。

品茶艺术之延伸：欣赏茶叶的外形美，是品茶者的赏心乐事之一，茶叶的外形可谓千姿百态，五彩缤纷。在茶叶大家庭中，形形色色的茶叶，似珠、似花、似针、似矛、似眉、似碗、似螺、似片，细细观之，使品茶艺术延伸到了观赏形美的境界。

品茶与其他饮茶方式不同。品茶按饮茶方式不同，可分为：品茶、喝茶、饮茶、灌茶4种，其中品茶，或称品茗，为饮茶之最高方式。

一般习惯，江浙沪爱饮绿茶；广东、香港爱饮红茶；福建、台湾爱饮乌龙茶；云南爱饮普洱茶，而我国北方则大多爱饮"香片"，即花茶。

在国外一般来说，欧美喜欢饮红茶；非洲爱饮绿茶；东南亚也偏爱乌龙；日本则嗜好蒸青绿茶。

六、绿茶品饮

绿茶在我国南方地区非常流行，是人们普遍爱饮的茶。其饮法随不同茶品、不同地区而异。高级绿茶（各种名茶），一般习惯于用透明的玻璃杯冲泡，以显示出茶叶的品质特色，便于观赏。普通眉茶、珠茶，往往采用瓷质茶杯冲泡。瓷杯保温性能强于玻璃杯，使茶叶中的有效成分容易浸出，可以得到比较浓厚的茶汤。低级茶叶及绿茶末多用壶饮法，以便于茶汤与茶渣分离，饮用方便。江浙一带，人们大多喜欢龙井、碧螺春等名茶和高级眉茶，饮用时十分讲究茶具的洁净和水的质量。

（一）绿茶品饮程序

1. **选具**　凡高档细嫩名绿茶，一般选用玻璃杯或白瓷杯饮茶，无须用盖，一则增加透明度，便于人们赏茶观姿；二则以防嫩茶泡熟，失去鲜嫩色泽和清鲜滋味。普通绿茶，不在于欣赏茶趣而在解渴，或饮茶谈心，或佐食点心，或畅叙友谊，因此可选茶壶泡茶，叫做"嫩茶杯泡，老茶壶泡"。

2. **洁具**　就是将选好的茶具，用开水一一冲泡洗净，以清洁用具，平添饮茶情趣。

3. **观茶**　对细嫩名优绿茶，在泡饮之前，通常要进行观茶。观茶时，先取1杯之量的干茶，置于白纸上，让品饮者先欣赏干茶的色、形，再闻一下香，充分领略名优绿茶的天然风韵。对普通大宗绿茶可免去这道程序。

4. **泡茶**　对名优绿茶的冲泡，一般视茶的松紧程度，采用两种方法冲泡。一是上投法，它适用于外形紧结的高档名优绿茶，诸如西湖龙井、洞庭碧螺春、蒙顶甘露、庐山云雾、涌溪火青、苍山雪绿等，即先将摄氏75～85℃的沸水冲入杯中，然后取茶投入，茶叶便会徐徐下沉。对条索比较松散的高档名优绿茶，一般采用中投法，即先置茶，后冲入沸水。至于普通大众茶，当然是先置茶后冲水了。

5. **赏茶**　针对高档名优绿茶而言，在冲泡的过程中，品饮者可以看茶的展姿，茶汤的变化，茶烟的弥散，以及最终茶与汤的成相，以领略茶的天然风姿。

6. **饮茶**　饮茶前，一般多以闻香为先导，再品茶啜味，以品赏茶的真味。另外，绿茶冲泡，一般以2～3次为宜。若需再饮，需要重新冲泡。

（二）绿茶品饮文化

绿茶的品饮十分讲究，一般有十二道工序，也是十二种饮茶的文化理念。蕴含着中华民族茶文化的底蕴和美好祝愿、人文礼节。

1. **第一道：焚香除妄念**　"泡茶可修身养性，品茶如品味人生。"古今品茶都讲究要平心静气。"焚香除妄念"就是通过点燃一支香，来营造一个祥和肃穆的气氛。

2. **第二道：冰心去凡尘**　茶，致清致洁，是天涵地育的灵物，泡茶要求所用的器皿也必须至清至洁。"冰心去凡尘"就是用开水再烫一遍本来就干净的玻璃杯，做到茶杯冰清玉洁，一尘不染。

3. **第三道：玉壶养太和**　绿茶属于芽茶类，因为茶叶细嫩，若用滚烫的开水直接冲泡，会破坏茶芽中的维生素并造成熟汤失味。只宜用80℃的开水。"玉壶养太和"是把开水壶中的水预先倒入瓷壶中养一会儿，使水温降至80℃左右。

4. **第四道：清宫迎佳人**　苏东坡有诗云："戏作小诗君勿笑，从来佳茗似佳人。""清宫迎佳人"就是用茶匙把茶叶投放到冰清玉洁的玻璃杯中。

5. **第五道：甘露润莲心** 好的绿茶外观如莲心，乾隆皇帝把茶叶称为"润心莲"。"甘露润莲心"就是在开泡前先向杯中注入少许热水，起到润茶的作用。

6. **第六道：凤凰三点头** 冲泡绿茶时讲究高冲水，在冲水时水壶有节奏地三起三落，好似凤凰向客人频频点头致意。

7. **第七道：碧玉沉清江** 冲入热水后，茶先是浮在水面上，而后慢慢沉入杯底，称之为"碧玉沉清江"。

8. **第八道：观音捧玉瓶** 佛教故事中传说观音菩萨常捧着一个白玉净瓶，净瓶中的甘露可消灾祛病，救苦救难。茶艺小姐把泡好的茶敬奉给客人称之为"观音捧玉瓶"，意在祝福好人一生平安。

9. **第九道：春波展旗枪** 这道程序是绿茶茶艺的特色程序。杯中的热水如春波荡漾，在热水的浸泡下，茶芽慢慢地舒展开来，尖尖的叶芽如枪，展开的叶片如旗。

一芽一叶的称为旗枪，一芽两叶的称为"雀舌"。在品绿茶之前先观赏在清碧澄净的茶水中，千姿百态的茶芽在玻璃杯中随波晃动，好像生命的绿精灵在舞蹈，十分生动有趣。

10. **第十道：慧心悟茶香** 品绿茶要一看、二闻、三品味，在欣赏"春波展旗枪"之后，要闻一闻茶香。绿茶与花茶、乌龙茶不同，它的茶香更加清幽淡雅，必须用心灵去感悟，才能够闻到那春天的气息，以及清醇悠远、难以言传的生命之香。

11. **第十一道：淡中品致味** 绿茶的茶汤清纯甘鲜，淡而有味，它虽然不像红茶那样浓艳醇厚，也不像乌龙茶那样岩韵醉人，但是只要你用心去品，就一定能从淡淡的绿茶香中品出天地间至清、至醇、至真、至美的韵味来。

12. **第十二道：自斟乐无穷** 品茶有三乐，一曰：独品得神，一个人面对青山绿水或高雅的茶室，通过品茗，心驰宏宇，神交自然，物我两忘，此一乐也；二曰：对品得趣。两个知心朋友相对品茗，或无须多言即心有灵犀一点通，或推心置腹述衷肠，此亦一乐也；三曰：众品得慧。孔子曰："三人行必有我师"，众人相聚品茶，互相沟通，相互启迪，可以学到许多书本上学不到的知识，这同样是一大乐事。

在品了头道茶后，请嘉宾自己泡茶，以便通过实践，从茶事活动中去感受修身养性、品味人生的无穷乐趣。

七、红茶品饮

（一）品饮红茶的分类

从使用茶具分，可分为两种：一种是杯饮法，一种是壶饮法。一般各类工夫红茶、小种红茶、袋泡红茶和速溶红茶等，多采用杯饮法；各类红碎茶及红茶片、红茶末等，为使冲泡过的茶叶与茶汤分离，便于饮用，习惯采用壶饮法。

从茶汤中是否添加其他调味品划分，分为"清饮法"和"调饮法"两种：我国绝大部分地方饮红茶采用"清饮法"，即不在茶中加添其他的调料。在广东有些地方要在红茶里加牛奶和糖，使营养更丰富，味道更好。在我国西藏、内蒙古，这种饮法更为普遍，称之为酥油茶和奶茶。通常的饮法是：先将茶叶放入预先烫热的茶壶中，冲入沸水浸泡约5分钟，然后把茶汤倒入茶杯中，冲入适量的糖、牛奶和乳酪。在茶壶中泡过一次的茶渣，一般弃不再用。

（二）品饮红茶的方法

新鲜冷水注壶内煮沸：因为新鲜水饱含了空气，可以将红茶的香气充分导引出来，而隔夜的水、二度煮沸的水或保温瓶内的热水，都不适合冲泡红茶。

1. **温壶及温杯** 注入正滚沸的开水,以渐歇的方式温壶及温杯,避免水温变化太大。一般茶壶的造型都有一个矮胖的圆壶身,是让茶叶在冲泡时有完全伸展及舞动的空间。

2. **斟酌茶叶量** 冲泡浓茶,每人用1茶匙的量(约2.5克的茶叶量),但是想要泡出好红茶,建议最好以2杯的红茶叶量(约5克)来冲泡成2杯,较能充分发挥红茶香醇的原味,也能享受到续杯乐趣。

3. **将滚水注入壶里泡茶** 水开始沸腾之后约30秒的时间,水花形成像1元硬币大小的圆形时,来冲泡红茶是最适合不过的了。

4. **静心等候正确的冲泡时间** 因为快速的冲泡是无法完全释出茶叶的芳香的,一般专业的茶罐上,都会专业地标示出茶叶的浓度大小(Strength,即强度),这关乎茶叶冲泡的时间。例如:浓度分为1~4级,1为最弱,4为最强。冲泡时间则是从2分钟到3分半钟,依次递减。

5. **将壶内冲泡好的茶汤倒入茶杯中** 茶杯虽有各种不同的造型,但一般而言,都是属于底较浅而杯口较宽,因为这样除可以充分让饮茶人享受到红茶的芳香,还可以欣赏到它迷人的茶色。

6. **依个人口味加入适量的糖或牛奶** 若是选择喝纯红茶,所着重的完全就是红茶的本色与原味。而奶茶用的茶叶一般而言都属于口味较重,并带有一些涩味,但是加入浓郁的牛奶之后,涩味会减低而且口感也变得丰富一些。

八、功夫茶

(一)功夫茶

中国人以善于饮茶而著名,从文献上的记载,至少已有4 000年的饮茶历史了。《尔雅》上就写过"早采者为茶,晚取者为茗"。两汉之后,饮茶之风大盛,但更普遍的还是在唐朝。那时已经有"茶会""茶宴",陆羽著《茶经》,更是集中了喝茶的理论,从此大开喝茶之风,陆羽由此受后世尊为"茶神"。喝功夫茶大约是唐代以后的事。尽管近代的《辞海》载有"功夫茶"这一条专门名辞的注释,英文的"Tea"字也还是从汕头、厦门话的"茶"字译音过去的。但有关功夫茶的详细记载却是很少,的确是一件憾事。清代以后,潮州人之好茶,潮州"功夫茶"之有名,潮州人做茶叶生意之多,已经是尽人皆知了,清代的《潮嘉风月记》就说:"功夫茶,烹治之法,本诸陆羽茶经,而器具更为精致,炉及瓷盘各一,唯杯之数则视客之多寡,先将泉水贮罐,用细炭煎至初沸,投闽茶于壶内冲之,盖定后复遍浇其上,然后斟而细呷之,气味芳烈,较嚼梅花更为清绝。"

"投闽茶于壶内冲之",到现在也是如此。功夫茶用的是铁观音,这是全国仅在福建才有的名茶。自然,现在潮州地方是产茶的,潮安凤凰山的"单丛奇种",简名曰"凤凰茶",就是驰名海内外的名茶,在今天国产的特级茶叶中首屈一指,但可惜产量不多,也许是"物以稀为贵",因此它的价格也是国产茶叶中最贵的。

(二)品乌龙茶

我国福建、广东两地都偏爱乌龙茶。品茶尤以乌龙茶饮法最为讲究、复杂,特别是闽南人、潮汕人,在喝乌龙茶时,对茶品、茶水、茶具和冲泡技巧都十分注意。喝的大多是武夷岩茶、安溪铁观音等乌龙茶上品;泡茶时选用的是甘净的溪水、泉水;茶具配套,小巧精致,称为"四宝",即:玉书煨(开水壶)、潮汕烘炉(火炉)、孟臣罐(茶壶)、若深瓯(茶杯)。玉书煨是扁形的薄瓷壶,能容水4两;潮汕烘炉,用白铁制成,小巧玲珑,以硬炭作燃料,也有用甘蔗或橄榄核当做燃料的,并注意防止烟味冒入壶口;孟臣罐多出自宜兴,颜色以紫为贵,容水约 2 两；昔深瓯是白色的小瓷杯，容水不过二三钱，多用景德镇等地产品。饮茶时，把炉子放在墙边，上搁玉书煨煮水，同时用清水洗涤茶具；当水汽从煨口徐徐冒出时，即用沸水烫热孟臣罐和若深瓯，再把乌龙茶放入罐内，茶量约占罐容量的六七成左右，冲入开水后，用壶盖刮去面上浮沫，然后把盖盖上，再用开水在盖上淋浴，并把若深瓯烫热；两三分钟后，把茶汤均匀地倾入各个杯中，通常一壶茶分注 4 杯，每杯先倾一半，周而复始，逐渐加至八成，使每杯茶汤气味均匀。这时，一边慢慢品啜，一边又把清水放入煨里，准备冲泡第二壶茶。这种泡法，液色极浓，揭开壶盖，只见满壶茶叶，汤量却很小。一只若深瓯只能容二三钱茶汤，也许不满一口，不过此饮法可细细品尝，回味悠长，满口生香，此饮法即称功夫茶。

品饮乌龙茶时，拿看茶杯，从鼻端慢慢移到嘴边，乘热闻香，细品其味。特别是武夷岩茶和铁观音有一种茶香，闻香时不是把茶杯久置鼻端，而是慢慢由远及近，来回往复，即觉阵阵茶香扑面而来，品饮时甘香适口，余韵不绝。品饮乌龙的完整程序是：

1. **封壶**　客人入座后，先分好茶托，将沸水倒入紫砂壶、茶海、品茗杯、闻香杯中以温壶烫盏，继而将沸水浇在紫砂壶外表上，名曰"封壶"。

2. **乌龙入宫**　接着把茶荷内的乌龙茶经茶漏用茶拨轻轻拨入壶内，曰"乌龙入宫"。

3. **洗茶**　前后两次封壶、沏茶，再将茶水倒掉称"洗茶"。

4. **凤凰三点头**　洗茶之后，再次将沸水倒入壶内，在倒水时要特意使壶嘴"点头"三次，名曰"凤凰三点头"，以示对客人的尊敬。

5. **春风拂面**　接着用茶壶盖把浮在水面上的茶末刮去，称为"春风拂面"。

6. **重洗仙颜**　茶壶封盖之后，再用沸水淋壶身而保持壶内外温度的一致，此举称为"重洗仙颜"。

7. **分茶**　这时主人应用茶夹把沸水烫过的闻香杯、品茗杯一一放在客人面前的茶托上，接着把过滤网放置在茶海上，将壶中的茶经过过滤网倒入其中，然后用茶海斟入客人的闻香杯里，此为"分茶"。通常茶水只斟七分满，留下三分是情谊。

8. **闻香**　其后程序也就是闻香品茗之时了。先将闻香杯中的茶水轻轻旋转倒入品茗杯中，然后用手搓一搓柱形的闻香杯，香气便从杯底渐向杯口散溢，端至唇边，馥郁扑鼻、沁人心脾，此曰"闻香"。

9. **三龙护鼎**　之后用拇指和食指扣住品茗杯的杯沿，中指托着杯底，此称为"三龙护鼎"。

10. **品味**　先要仔细欣赏茶水的汤色，然后分三次细细品啜。分三口喝干是缘于"品"字有三个口，就是人们通常所讲的三口茶暗含"一苦二甜三回味"之意。

（三）铁观音的冲泡程序

1. **百鹤沐浴（洗杯）**　用开水洗净茶具；
2. **观音入宫（落茶）**　把铁观音放入茶具，放茶量约占茶具容量的 50%；
3. **悬壶高冲（冲茶）**　把滚开的水提高冲入茶壶或盖瓯，使茶叶转动；
4. **春风拂面（刮泡沫）**　用壶盖或瓯盖轻轻刮去漂浮的白泡沫，使其清新洁净；
5. **关公巡城（倒茶）**　把泡一二分钟后的茶水依次巡回注入并列的茶杯里；
6. **韩信点兵（点茶）**　茶水倒到少许时要一点一点均匀地滴到各茶杯里；
7. **鉴赏汤色（看茶）**　观察杯中茶水的颜色；
8. **品啜甘霖（喝茶）**　乘热细啜，先嗅其香，后尝其味，边啜边嗅，浅斟细饮。饮量虽不多，但能齿颊留香，喉底回甘，心旷神怡，别有情趣。

第八章 咖啡与其他饮品

中国人过去是很少喝咖啡的，大概只有很少上层富人和海归派喝咖啡。"喝咖啡"成了富人和喝过洋墨水的高雅象征。然而现在，随着人们生活的不断提高，饮品也日趋丰富，喝咖啡成了普遍现象，真是："归时王谢堂上燕，飞入寻常百姓家"（唐·刘禹锡《乌衣巷》）。寻常百姓都喝起咖啡来了，但不少人对它的营养价值和饮用方法并不完全了解，故在这里作以简单阐述，其次本章还介绍被营养学家推崇的其他饮品，如豆浆、牛奶、酸奶等。

第一节 咖 啡

咖啡一词源自埃塞俄比亚的一个名叫卡法（Kaffa）的小镇，在希腊语中咖啡的意思是"力量与热情"。日常饮用的咖啡是用咖啡豆配合各种不同的烹煮器具制作出来的，而咖啡豆就是指咖啡树果实内的果仁，再用适当的烘焙方法烘焙而成。咖啡与茶叶、可可并称为世界三大不含酒精饮料。

一、咖啡概述

咖啡又叫咖啡树、阿拉伯咖啡等，是也门的国花。在公元6世纪前，也门一直被称为阿拉伯，因而从他们运至其他地方的咖啡树也被称为阿拉伯咖啡树。咖啡这个名称则是源自于阿拉伯语，即植物饮料的意思。后来咖啡流传到世界各地，就采用其来源地"Kaffa"命名，直到18世纪才正式以"coffee"命名。在植物分类学中咖啡是茜草科常绿灌木。侧枝水平伸展，对生，偶尔有三枝轮生；单叶对生，花是2~10朵丛生于叶腋，果实是核果椭圆形，初果为深绿色，成熟时为黄红色或紫红色，咖啡的果实是由外皮、果肉、内果皮、银皮和被上述几层包在最里面的种子（咖啡豆）所构成，种子位于果实中心部分，种子以外的部分几乎没有什么利用价值。

世界上第一株咖啡树是在非洲之角发现的。咖啡的种植始于15世纪，几百年的时间里，阿拉伯半岛的也门成为世界上唯一的咖啡出产地，市场上对咖啡的需求非常旺盛。在也门的摩卡港，当咖啡被装船外运时，往往需用重兵保护。同时，也门也采取种种措施来杜绝咖啡树苗被携带出境。尽管有许多限制，来圣城麦加朝圣的穆斯林香客，还是偷偷地将咖啡树苗带回了自己的家乡，因此，咖啡很快就在印度落地生根。当时，意大利的威尼斯，有无数的商船队与来自阿拉伯的商人进行香水、茶叶和纺织品交易。这样，咖啡也就通过威尼斯传播到了欧洲的广大地区。许多欧洲商人也就渐渐习惯饮用咖啡饮料了。后来，在许多欧洲城市的街头，出现了兜售咖啡的小商贩，咖啡在欧洲得到了迅速普及。17世纪，荷兰人将咖啡引到了自己的殖民地印度尼西亚。与此同时，法国人也开始在非洲种植咖啡。时至今日，咖啡成了地球上仅次于石油的第二大交易品！在无数咖啡发现的传说中，最令人津津乐道，就是"牧羊人的故事"。

传说有一位牧羊人，在牧羊的时候，偶然发现他的羊蹦蹦跳跳，十分精神，仔细一看，原来羊是吃了一种红色的果子才导致举止怪异。他试着采了一些这种红果子回去熬煮，没想到满室芳香，熬成的汁液喝下以后更是精神振奋，神清气爽。从此，这种果实就被作为一种提神醒脑的饮料，且颇受好评。

古时候的阿拉伯人最早把咖啡豆晒干熬煮后，把汁液当作胃药来喝，认为有助于消化。后来发现咖啡还有提神醒脑的作用，同时由于回教严禁教徒饮酒，于是就用咖啡取代酒精饮料，作为提神的饮料而时常饮用。15世纪以后，到圣地麦加朝圣的回教徒陆续将咖啡带回居住地，使咖啡渐渐流传到埃及、叙利亚、伊朗和土耳其等国。咖啡进入欧洲当归因于土耳其当时的鄂图曼帝国，由于嗜饮咖啡的鄂图曼大军西征欧洲大陆且在当地驻扎数年之久，在大军最后撤离时，留下了包括咖啡豆在内的大批补给品，维也纳和巴黎的人们得以凭着这些咖啡豆，和从土耳其人那里得到的烹制经验，从而发展出欧洲的咖啡文化。战争原是攻占和毁灭，却意外地带来了文化的交流和融合。

西方人熟知咖啡已有300年的历史，然而在东方，咖啡在更久远前的年代已作为一种饮料在社会各阶层普及。咖啡出现的最早且最确切的时间是公元前8世纪，但是早在希腊诗人荷马的作品和许多古老的阿拉伯传奇里，就已记述了一种神奇的，色黑，味苦涩，且具有强烈刺激力量的饮料。公元10世纪前后，古代伊斯兰世界最杰出的哲学家、医生、理论家的集大成者阿维森纳（Avicenna，980~1037）则用咖啡当作药物治疗疾病。

到16世纪时，早期的商人已在欧洲贩卖咖啡，由此将咖啡作为一种新型饮料引入西方人的生活当中。绝大部分出口到欧洲市场的咖啡来自亚历山大港和士麦那（土耳其西部港市），但随着市场需求的日益增长，进出口港口强加的高额关税，以及人们对咖啡树种植领域知识的学习，使得经销商和科学家开始试验把咖啡移植到其他国家。荷兰人在他们的海外殖民地巴达维亚（现印尼首都雅加达的旧称）和爪哇移植咖啡树。法国人1723年在马提尼克岛（位于拉丁美洲），随后又在安的列斯群岛（位于西印度群岛）都移植了咖啡树。后来英国人、西班牙人和葡萄牙人开始侵占亚洲和美洲热带咖啡种植区。

1727年巴西北部开始了咖啡种植，然而糟糕的气候条件使得这种作物种植逐渐转移到了其他区域，最初是里约热内卢，最后到了圣保罗和米纳斯洲，在这里咖啡找到了它最理想的生长环境。咖啡种植在这里发展壮大，直到成为巴西最重要的经济来源。正是在1740到1850期间，咖啡种植在中南美洲达到了它的普及之最。

世界三大主要咖啡栽培生长地区是非洲、印度尼西亚及中南美洲，而也门是世界上第一个把咖啡作为农作物进行大规模生产的国度。今天的也门摩卡咖啡的种植和处理方法与数百年前的种植和处理方法基本上相同。在大多数也门的咖啡种植农场中，咖啡农依然抵制使用化学肥料等人工化学制品。咖啡农们栽种杨树来给咖啡提供生长所需的阴凉。咖啡树种植在陡峭的梯田上，以便能够最大限度地利用较少的降雨量和有限的土地资源。也门摩卡豆至今仍然用一种稻草编织成的袋子来装运，而不同于其他地方用的是化学编织袋。也门栽培咖啡栽培历史已有2000多年。

据统计全世界有76个国家栽培咖啡。我国咖啡最早是1884年引种于台湾，1908年华侨自马来西亚带回大粒种、中粒种种在海南岛。目前，主要栽培区分布在云南、广西、广东和海南。

二、咖啡品质

1. **风味**（flavor） 对香气、酸度、与醇度的整体印象。
2. **酸度**（acidity） 生长在高原的咖啡所具有的酸辛强烈的特质。此处描述的酸辛与苦味、发酸不同，与酸碱度也无关，是指促使咖啡发挥提振心神、涤清味觉等功能的一种清新、活泼的特质。咖啡的酸度不是酸碱度中的酸性或酸臭味，也不是进入胃里让人不舒服的酸。在冲调咖啡时，酸度的表现是很重要的，在良好的条件及技巧下，可发展出酸度清爽的特殊口味，是高级咖啡必备的条件。咖啡的酸味是形容一种活泼、明亮的风味表现，这个词有点类似于葡萄酒品评中的形容方式。假若咖啡豆缺乏了酸度，就等于失去了生命力，尝起来空洞乏味、毫无层次深度。酸度有许多不同的特征，像来自也门与肯亚的咖啡豆，其酸度特征就有着袭人的果香味以及类似红酒般的质感。
3. **醇度**（body） 饮用咖啡后，舌头留有的口感。醇度的变化可分为清淡如水到淡薄、中等、高等、脂状，甚至描述印尼的咖啡如糖浆般浓稠。
4. **气味**（aroma） 咖啡调配完成后所散发出来的气息与香味。用来形容气味的词包括焦糖味、炭烤味、巧克力味、果香味、草味、麦芽味等等。
5. **苦味**（bitter） 苦是一种基本的味觉，感觉区分布在舌根部分。深度烘焙的苦味是刻意营造出来的，但常见的苦味发生原因，是咖啡粉用量过多，而水太少。
6. **清淡**（bland） 生长在低地的咖啡，口感通常相当清淡、无味。咖啡粉分量不足、而水太多的咖啡，也会造成同样的清淡效果。
7. **咸味**（briny） 咖啡冲泡后，若是加热过度，将会产生一种含盐的味道。
8. **泥土的芳香**（earthy） 通常用来形容辛香而具有泥土气息的印尼咖啡，并非指咖啡豆沾上泥土的味道。
9. **独特性**（exotic） 形容咖啡具有独树一帜的芳香与特殊气息，如花卉、水果、香料般的甜美特质。东非与印尼所产的咖啡，通常具有这种特性。
10. **芳醇**（mellow） 用来形容中酸度平衡性上佳的咖啡。
11. **温和**（mild） 用来形容某种咖啡具有调和、细致的风味，用来指除巴西以外的所有高原咖啡。
12. **柔润**（soft） 形容像印尼咖啡一样的低酸度咖啡，亦形容为芳醇或香甜。
13. **发酸**（sour） 一种感觉区主要位于舌头后侧的味觉，是浅度烘焙咖啡的特点。
14. **辛香**（spicy） 指一种令人联想到某种特定香料的风味或气味。
15. **浓烈**（strong） 就技术而言，形容的是各种味觉优缺点的多寡，或指特定的调理成品中，咖啡与水的相对比例。就通俗的用法而言，形容的是深度烘焙咖啡强烈的风味。
16. **香甜**（sweet） 本质上像是水果味，与酒味也有关。
17. **狂野**（wild） 形容咖啡具有极端的口味特性。
18. **葡萄酒味**（winy） 水果般的酸度与滑润的醇度，所营造出来的对比特殊风味。肯亚咖啡便是含有葡萄酒风味的最佳典范。

三、咖啡品种

咖啡的品种极为繁多，就最常见的，简单介绍如下：

1. **麝香猫咖啡**（Kopi Luwak） 是近期发明的咖啡，是麝香猫食用了咖啡豆后，拉出的大便中的咖啡豆制出的咖啡。其香味酷似麝香，故称其名，由于资源匮乏，香味特别，是众多咖啡中，最贵的一种。

2. **蓝山**（Blue Mountain Coffee） 是较受一般大众欢迎的咖啡，产于中美洲牙买加、西印度群岛，拥有香醇、苦中略带甘甜、柔润顺口的特性，而且稍微带有酸味，能让味觉感官更为灵敏，品尝出其独特的滋味，视为咖啡之极品。牙买加咖啡豆，是蓝山中较高级的豆子。

3. **巴西** 从盛产咖啡豆的巴西精选的极品，口感中带有较浓的酸味，配合咖啡的甘苦味，入口极为滑顺，而且又带有淡淡的青草芳香，在清香略带苦味，甘滑顺口，余味能令人舒活畅快。

4. **曼特宁** 盛产于印尼的苏门答腊，当地的特殊地质与气候培养出独有的特性，具有相当浓郁厚实的香醇风味，并且带有较为明显的苦味与碳烧味，苦、甘味更是特佳，风韵独具。1995年日本最大的咖啡公司上岛咖啡与印尼苏门答腊最大咖啡商合作，建立了在亚洲的第一个曼特宁咖啡农场，足以显示曼特宁的重要地位。

（1）曼蓝 是由曼特宁和蓝山大多以1:1的比例混合而成，当曼特宁的苦味遇上了蓝山的微酸，两者相互中和，香味更是香醇。

（2）曼巴 是结合曼特宁及巴西咖啡特有的风味，味道丰厚浓郁，而且还有淡淡的清香，曼特宁与巴西的组合，两者互相柔和在一起，是个不错的组合。

5. **摩卡** 产于埃塞俄比亚，此品种的豆子较小而香气甚浓，拥有独特的酸味和柑橘的清香气息，更为芳香迷人，而且甘醇中带有令人陶醉的丰润余味，独特的香气以及柔和的酸、甘味。那加雪飞，属于顶级摩卡，名字是用英文直接译成。

6. **山多士** 属于巴西咖啡中的极品，以巴西圣保罗州山多士港口命名的咖啡，其咖啡豆粒大，香味高，有适度的苦味，亦有高品质的酸度，总体口感柔和，淡美和低酸度，若仔细品尝回味无穷。

7. **肯亚** 是出自于品质较高的阿拉比卡种，而阿拉比卡是台湾咖啡的种类之一，味道更为香醇浓烈而厚实，并且带有较为明显的酸味，抓住许多喜爱这种特性的咖啡迷，也是德国人的最爱。

8. **阴干** 它与一般咖啡不同的是阴干在水洗后，是采用自然烘干法，在自然的状态下烘干6个月，之后再经过一些工序制作而成。与一般咖啡豆的处理方式不同，阴干属于中焙程度的豆子，它所含有的咖啡因较少。

9. **意式卡布其诺** 意大利式咖啡品种丰富，意式卡布其诺是将浓醇的意大利浓缩咖啡混合细致香鲜的泡沫鲜奶与香滑可口的巧克力粉，充分调和后口感柔顺与香气迷人，加上优雅的装饰，突显个人品位，是时下最流行的花式咖啡。

（1）拿铁 意大利浓缩咖啡加入高浓度的热牛奶与泡沫鲜奶，保留淡淡的咖啡香气与甘味，散发浓郁迷人的鲜奶香，入口滑润而顺畅，是许多女生的最爱。

（2）康宝兰 属意大利式的维也纳咖啡。搅拌奶油既可以搅和在咖啡里，也可以当作小点心另外上，供宾客边吃边饮。后来，用加压方式煮咖啡后，便改称"搅拌奶油配浓咖啡"。

（3）巧克力咖啡 意大利浓缩咖啡加入巧克力、泡沫鲜奶、糖浆、可可粉，浓郁的咖啡及巧克力香气扑鼻，而且甜味与咖啡中和，顺口而不腻，是适合大众的口味。

（4）玛琪雅朵 在意大利浓缩咖啡中，不加鲜奶油、牛奶，只要在咖啡上添加两大匙绵密细软的奶泡，如此就是一杯玛琪雅朵。

10. **爱尔兰** 把风味独到的特制Espresso佐以威士忌、糖和鲜奶油，让Espresso的香浓被威士忌提升得更为明显,并与鲜奶油调和出香滑顺口、甘苦适中的滋味。

11. **维也纳** "Viennese"乃奥地利最著名的咖啡,是一位名叫爱因·舒伯纳的马车夫发明的,也许是由于这个原因,今天,人们偶尔也会称维也纳咖啡为"单头马车"。以浓浓的鲜奶油和巧克力的甜美风味迷倒全球人士。雪白的鲜奶油上,洒落五色缤纷七彩米,扮相非常漂亮,隔着甜甜的巧克力糖浆、冰凉的鲜奶油啜饮滚烫的热咖啡,更是别有风味!这种维也纳咖啡有着独特的喝法。不加搅拌,开始是凉奶油,感觉很舒服,然后喝到热咖啡,最后感觉出砂糖的甜味,有着三种不同的口感。

维也纳咖啡的制作有点像美式摩卡咖啡。首先在湿热的咖啡杯底部撒上薄薄一层砂糖或细冰糖,接着向杯中倒入滚烫而且偏浓的黑咖啡,最后在咖啡表面装饰两勺冰凉的新鲜奶油,一杯经典的维也纳咖啡就做好了。

12. **白咖啡** 怡保俗称"坝罗",是马来西亚北部的一个城市,也是白咖啡的原产地,来自怡保的MALCO白咖啡以其独特的香味和口感而远近驰名,以香烤高级咖啡豆精心配制细心调以优质奶精,诱人的香味尽在其中,入口香浓润滑令人心满意足。马可怡保原味白咖啡是地地道道怡保原产,驰名全马来西亚,热销美国、欧洲。此即溶白咖啡是以传统秘方再改良成为3合1包装,方便现代人饮用。原味白咖啡与众不同,有其独特的香浓美味,入口细滑,过口味香,令人难以忘怀。

13. **印第安** 印第安咖啡购买成对有把儿咖啡杯,或是按所喜欢的商标品牌一个一个购买。单个收集时,首先要确定好主题,再按颜色花纹来购买,也可成为收藏展品。稍加一点盐,会提起牛奶的纯甜味。端起有把儿咖啡杯喝这种咖啡茶,全身都会暖和起来。配制方法:将牛奶倒入锅里加热,在牛奶沸腾前倒入深煎炒的咖啡和红砂糖10克,再稍加点盐,充分搅拌。

14. **土耳其** 土耳其人在喝完咖啡以后,总是要看看咖啡杯底残留咖啡粉的痕迹,从它的模样了解当天运气。土耳其咖啡既不是蒸馏式的也不是冲泡式的,而是用很细的土耳其咖啡粉,加冷水,用长柄小锅以小火慢煮至沸腾,煮出一杯杯又苦又浓的泡沫咖啡。聪明的土耳其人知道这么浓的咖啡对健康有碍,所以他们用的瓷咖啡杯盘体积都非常迷你,约是普通咖啡杯的一半容量。配制方法:在奶盆里倒入研细的深煎炒咖啡和肉桂等香料,搅拌均匀,然后倒入锅里,加些水煮沸3次,从火上拿下,待粉末沉淀后,将清澈的液体倒入杯中,这时慢慢加入橙汁和蜂蜜即成。

15. **俄式咖啡** 俄式咖啡也叫热的摩加佳巴,具有浓厚的咖啡味。俄式咖啡是将深煎炒的咖啡、溶化的巧克力、可可、蛋黄和少量牛奶在火上加热,充分搅拌,加入1小匙砂糖,搅拌均匀后,倒入杯中,加1大匙奶油浮在上面,削上一些巧克力末作装饰。

四、咖啡的成分及营养价值

(一)成分构成

咖啡有特别强烈的苦味,刺激中枢神经系统、心脏和呼吸系统。适量的咖啡因亦可减轻肌肉疲劳,促进消化液分泌。由于它会促进肾脏机能,有利尿作用,帮助体内将多余的钠离子排出体外。但摄取过多会导致咖啡因中毒。

1. **单宁酸** 煮沸后的单宁酸会分解成焦梧酸,所以冲泡过久的咖啡味道会变差。每100克咖啡豆中含单宁酸8克左右。

2. **脂肪** 每100克咖啡豆中含脂肪16克左右,主要是酸性脂肪及挥发性脂肪。酸性脂肪即脂肪中含有酸，其强弱会因咖啡种类不同而异。挥发性脂肪是咖啡香气主要来源，它是一种会散发出约40种芳香的物质。

3. **蛋白质** 每100克咖啡豆中含蛋白质12.6克左右，所占比例并不高。咖啡末的蛋白质在煮咖啡时，多半不会溶出来，所以摄取有限。

4. **糖** 每100克咖啡豆中含糖类46.7克左右，经过烘焙后大部分糖分会转化成焦糖，使咖啡形成褐色，并与丹宁酸互相结合产生甜味。

5. **纤维** 每100克咖啡豆中纤维素9克左右，生豆的纤维烘焙后会炭化，与焦糖互相结合便形成咖啡的色调。

6. **矿物质** 含有少量石灰、铁、磷、碳酸钠等。

咖啡成分及含量：每100克咖啡豆中含水分2.2克、灰分4.2克、钙120毫克、磷170毫克、铁42毫克、钠3毫克、维生素B_2 0.12克、烟酸3.5毫克、咖啡因1.3克、单宁酸8克。而每100克咖啡浸出液含水分99.5克、蛋白质0.2克、脂肪0.1克、灰分0.1克、糖类微量、钙3毫克、磷4毫克、钠2毫克、维生素B_2 0.01毫克、烟酸0.3毫克。把10克咖啡溶于热水中，咖啡因含量为0.04克、单宁酸含量为0.06克。

（二）养生功能

1. **提供营养** 咖啡含有一定的营养成分。喝咖啡首先补充的是人体的水分，咖啡中的烟碱酸含有维生素B，烘焙后的咖啡豆含量更高。并且有游离脂肪酸、咖啡因、单宁酸等，可以补充人体相应营养。

2. **促进代谢** 咖啡可以促进人体的新陈代谢机能，刺激活跃消化器官，对促进人体代谢，防止便秘有一定功效。

3. **氧化解酒** 酒后喝咖啡，将使由酒精转变而来的乙醛快速氧化，分解成水和二氧化碳而排出体外。

4. **消除疲劳** 咖啡中的咖啡因、单宁酸等成分可刺激神经系统兴奋，缓解和消除人体疲劳。

5. **提神醒脑** 一般人一天吸收300毫克，约3杯煮泡咖啡的咖啡因，对人的机警和情绪会带来良好的影响，所以咖啡提振心神、涤清味觉，使人神清气爽。

6. **抵抗氧化** 咖啡具有抗氧化及护心、强筋骨、利腰膝等功能，能消脂化积、利窍除湿、具有活血化淤、息风止痉等作用。

总之，咖啡的功效很多，可归纳为十大功效：①消除疲劳，活跃大脑；②预防癌症：降低肠癌、直肠癌的危险；③帮助消化，防止胃下垂；④分解脂肪，控制体重；⑤去除口腔异味：可以消除蒜味；⑥促进血液循环：对心脏健康的人可以提高心脏机能，使血管适度扩张；⑦快速通便；⑧治疗偏头痛：治偏头痛，最好是有前兆即喝；⑨抑制气喘：由于刺激交感神经，可以抑制；⑩减小胆固醇：咖啡因能刺激胆囊收缩，减少胆囊内容易形成胆结石的胆固醇。

五、咖啡的饮用禁忌

1. **不宜与茶奶同饮** 因牛奶中含磷高，可影响铁的吸收。茶和咖啡中的鞣酸可使铁的吸收减少75%。茶叶和咖啡中的单宁酸，会让钙吸收降低。所以，喝茶和喝咖啡的时间，最好是选在两餐当中。

2. **减肥的人不宜多饮** 咖啡中含有较多的奶类、糖类和脂肪，咖啡本身可能刺激胃液分泌，增进食物消化和吸收，不但不能瘦身，还会使人发胖。

3. **儿童不宜多喝咖啡** 咖啡因可以兴奋儿童中枢神经系统，干扰儿童的记忆，造成儿童多动症。

4. **精神紧张不宜饮用** 咖啡因有助于提高警觉性、灵敏性、记忆力及注意力。但饮用超过平常所习惯的饮用量，会产生类似食用相同剂量的兴奋剂，造成神经过敏。对于倾向焦虑的人而言，咖啡因会导致手心冒汗、心悸、耳鸣这些症状更加恶化。

5. **高血压者不宜饮用** 患有高血压病时，饮用大量咖啡会使血压进一步上升，若再加上情绪紧张，甚至会产生高血压危相。因此，高血压的危险人群尤其应避免在工作压力大的时候喝含咖啡因的饮料。一项研究显示，喝一杯咖啡后，血压升高的时间可长达12小时。

6. **骨质疏松者应慎用** 咖啡因具有良好的利尿效果，如果长期且大量饮用咖啡，容易造成钙离子随尿流失，可能会增加骨质疏松的危险。中国人平时食物中本来就缺乏摄取足够的钙，加之不经常运动，特别是更年期后的女性，因缺少雌激素造成的钙质流失，加上饮用大量的咖啡因，可能对骨造成威胁。

咖啡过度饮用：在长期摄取的情况下，大剂量的咖啡因是一种毒品，能够导致咖啡因中毒。咖啡因中毒包括咖啡因依赖、上瘾和一系列的身体与心理的不良反应，比如神经过敏，易怒，焦虑，震颤，肌肉抽搐，失眠和心悸。

由于咖啡因能使胃酸增多，持续的高剂量摄入会导致消化性溃疡，糜烂性食道炎和胃食管反流病。无论是正常的咖啡还是脱咖啡因咖啡，都会刺激胃黏膜，增加胃酸分泌，所以咖啡因可能不是咖啡唯一的成分。由咖啡因引起的精神紊乱：包括咖啡因过度兴奋、咖啡因焦虑症、咖啡因睡眠失调及其他咖啡因相关紊乱。

六、咖啡的饮用文化

（一）饮用规矩

1. **怎样拿咖啡杯** 在餐后饮用的咖啡，一般都是用袖珍型的杯子盛出。这种杯子的杯耳较小，手指无法穿出去。但即使用较大的杯子，也不要用手指穿过杯耳再端杯子。咖啡杯的正确拿法，应是拇指和食指捏住杯把儿再将杯子端起。

2. **怎样给咖啡加糖** 给咖啡加糖时，砂糖可用咖啡匙舀取，直接加入杯内；也可先用糖夹子把方糖夹在咖啡碟的近身一侧，再用咖啡匙把方糖加在杯子里。如果直接用糖夹子或手把方糖放入杯内，有时可能会使咖啡溅出，从而弄脏衣服或台布。

3. **怎样用咖啡匙** 咖啡匙是专门用来搅咖啡的，饮用咖啡时应当把它取出来。不要用咖啡匙舀着咖啡一匙一匙地慢慢喝，也不要用咖啡匙来捣碎杯中的方糖。

4. **咖啡太热怎么办** 刚刚煮好的咖啡太热，可以用咖啡匙在杯中轻轻搅拌使之冷却，或者等待其自然冷却，然后再饮用。用嘴试图去把咖啡吹凉，是很不文雅的动作。

5. **杯碟的使用** 盛放咖啡的杯碟都是特制的。它们应当放在饮用者的正面或者右侧，杯耳应指向右方。饮咖啡时，可以用右手拿着咖啡的杯耳，左手轻轻托着咖啡碟，慢慢地移向嘴边轻啜。不宜满把握杯、大口吞咽，也不宜俯首去就咖啡杯。喝咖啡时，不要发出声响。添加咖啡时，不要把咖啡杯从咖啡碟中拿起来。

6. **喝咖啡与用点心** 有时饮咖啡可以吃一些点心，但不要一手端着咖啡杯，一手拿着点心，吃一口喝一口地交替进行。饮咖啡时应当放下点心，吃点心时则放下咖啡杯。

7. **如何品咖啡** 咖啡的味道有浓淡之分，所以，不能像喝茶或可乐一样，连续喝三四杯，而以正式的咖啡杯的分量刚好。普通喝咖啡以 80~100 毫升为适量，有时候若想连续喝三四杯，这时就要将咖啡的浓度冲淡，或加入大量的牛奶，不过仍然要考虑到生理上需求的程度，来加减咖啡的浓度，也就是不要造成腻或恶心的感觉，而在糖分的调配上也不妨多些变化，使咖啡更具美味。趁热喝是品美味咖啡的必要条件，即使是在夏季的大热天中饮热咖啡，也是一样的。

（二）喝咖啡的程序

正式开始喝咖啡之前，先喝一口冰水，一是让您的口腔完成清洗，二是冰水能帮助咖啡味道鲜明地浮现出来，让舌头上的每一颗味蕾都充分做好感受咖啡美味的准备。

喝咖啡请趁热，因为咖啡中的单宁酸很容易在冷却的过程中起变化，使口味变酸，影响咖啡的风味。

喝一口"黑咖啡"，你所喝的每一杯咖啡都是经过 5 年生长才能够开花结果的，经过了采收、烘焙等等繁复程序，再加上煮咖啡的人悉心调制而成。所以，先趁热喝一口不加糖与奶精的"黑咖啡"，感受一下咖啡在未施脂粉前的风味。然后加入适量的糖，再喝一口，最后再加入奶精。就是说，在加糖前别忘了先尝一口纯咖啡哦！

适量地饮用，由于咖啡中含有的咖啡因的刺激神经兴奋，所以喝咖啡要适量，不可过量。

依照上述的过程享受一杯好咖啡，不仅能体会咖啡不同层次的口感，而且更有助于提升鉴赏咖啡的能力。

（三）注意事项

切忌空腹喝咖啡。因为咖啡会刺激胃酸分泌，空腹时饮用胃酸分泌过多损伤胃黏膜，尤其是有胃溃疡的人更应谨慎，喝咖啡时应食用一些面包等与之相配套食物。

高血压患者应避免在工作压力大的时候喝咖啡，因为咖啡因可能导致血压上升，相关研究显示，喝 1 杯咖啡，血压升高的时间可长达 12 小时，若再加上情绪紧张，就会使血压进一步增高。

喝咖啡时，不管冷热都应喝一些白开水。一是可以去除口腔异味，以便更好地品味；二是由于咖啡有利尿功能，多喝白水，可提高排尿量，保护肾功能。

（四）咖啡的包装

为了方便消费者，咖啡厂商在实践中形成一套约定俗成的包装识别：红色包装的咖啡，味道一般比较厚重，可以让饮用者迅速从昨夜的好梦里清醒过来；黑色包装的咖啡，属于高品质的小果咖啡；金色象征富贵，表明是咖啡中的极品；假如有人到了夜晚还忍不住大喝咖啡，那么请选用蓝色包装，里面肯定是"不含咖啡因"的咖啡。此外，包装颜色花哨的咖啡，往往口味独特，喜欢猎奇的人可以试一试。

第二节　牛　奶

牛奶是最古老的天然饮料之一，由于其营养成分全面，被誉为"白色血液"。牛奶是从雌性奶牛乳房上所挤出来的乳汁饮料。不同国家牛奶有不同的等级，目前最普遍的是全脂、低脂及脱脂牛奶。

一、牛奶常识

牛奶指牛乳原汁或牛乳制成的饮料。

(一) 牛奶的分类

牛奶的分类一般是是按消毒和保存的方法来分类的。

(1) 生鲜牛奶　在许多发达国家，未经杀菌的生鲜牛奶是最受消费者欢迎的，但价格也最为昂贵。新挤出的牛奶中含有溶菌酶等抗菌活性物质，能够在4℃下保存24~36小时。这种牛奶无需加热，不仅营养丰富，而且保留了牛奶中的一些微量生物活性成分，对儿童的生长很有好处。

(2) 巴氏消毒奶　采用巴氏消毒法灭菌，需全程在4~10℃冷藏，特点是最大限度地保留了牛奶中的营养成分。保质期较短的牛奶多为巴氏消毒法消毒的"均质"牛奶，是当今世界上先进的牛奶消毒方法之一。

(3) 常温奶　采用超高温灭菌法，能将有致病菌全部杀灭，保质期延长至6~12个月，无需冷藏，但营养物质会受很大损失。

(4) 还原奶　奶粉不得用于巴氏消毒奶，但常温奶、酸奶及其他乳制品可用，但必须标明原料为"还原奶"、"复原乳"或"水和奶粉"。

(5) 无抗奶　这个名词已被大部分人所认识，但它不会出现在牛奶的外包装上，因为它是牛奶出厂的指标之一，一般知名厂家出厂的牛奶都应该达到这个标准。无抗奶是指用不含抗生素的原料生产出来的牛奶。"抗"是指用来治疗病牛所用的各类抗生素，常见的有青霉素、链霉素等。奶牛在每年换季时易患乳腺炎，并且采用机械榨乳也比人工挤奶使乳牛更易患乳腺炎，向牛乳房部位直接注射抗生素，奶牛能尽快恢复健康。经过抗生素治疗的奶牛，在一定时间内产生的牛奶会残存着少量抗生素，这种奶不能作为食用奶原料进行加工生产。

(6) 灭菌牛奶　不少生产厂家为了满足上班族的需要，生产出保存时间较长的百利包。保存时间较长的百利包牛奶在加工过程中已经全面灭菌，对人体有益的菌种也基本被"一网打尽"了，牛奶的营养成分因而也被破坏掉。这种牛奶的包装和鲜牛奶非常相像，保质期大部分是30天或更长时间，有些灭菌牛奶的保质期达6个月以上。灭菌奶一般味道比较浓厚，但是营养物质有一定损失，B族维生素有20%~30%的损失。

(7) 水牛奶　水牛奶产量虽然较低，但奶中所含蛋白质、氨基酸、乳脂、维生素、微量元素等均高于黑白花牛奶。据国家有关科研部门测定，水牛奶质十分优良，可称得上是奶中极品，其价值相当于黑白花牛奶的2倍，最适宜儿童生长发育和抗衰老的锌、铁、钙含量特别高，氨基酸、维生素含量非常丰富，是老幼皆宜的营养饮品。

(二) 牛奶制品

用鲜牛奶或牛奶制品为原料，经发酵或未经发酵，加工制成的牛奶制品，是广义上的含牛乳饮料。

(1) 奶酪　是一种发酵的牛奶制品，其中的一类也叫干酪。其性质与常见的酸牛奶有相似之处，都是通过发酵过程来制作的，也都含有可以保健的乳酸菌，但是奶酪的浓度比酸奶更高，近似固体食物，营养价值也因此更加丰富。每千克奶酪制品都是由10千克的牛奶浓缩而成，含有丰富的蛋白质、钙、脂肪、磷和维生素等营养成分，是纯天然的食品。就工艺而言，奶酪是发酵的牛奶，就营养而言，奶酪是浓缩的牛奶。

(2) 酸奶　是以新鲜的牛奶为原料，经过巴氏杀菌后再向牛奶中添加益生菌发酵剂，经发酵后，再冷却灌装的一种牛奶制品。

(3) 脱脂牛奶　脱脂牛奶是除去牛奶中部分脂肪的牛奶制品，也就是除去奶油的牛奶。牛奶是人们喜欢的营养饮品，但牛奶中含有较多的脂肪，每百克牛奶中含脂肪在4克以上，这个脂肪含量对那些身体肥胖和血脂较高的人来说是不利因素。脱脂牛奶就是通过加工，将鲜牛奶中奶油部分提取除去，以供饮用的低脂牛奶制品。

（4）其他含牛奶饮料 以鲜牛奶或牛奶制品为原料，经发酵或未经发酵，加工制成的饮品，包括配制型和发酵型含牛奶饮料2种，被称作风味牛奶。由于风味牛奶多变的口味受到众多消费者的青睐，如用草莓、大枣、果汁等人为地调配出具有各种风味的牛奶。所以早餐奶、果味奶、谷物奶等等都是畅销的奶制饰品，但是这些产品中的含奶量却未必很高。风味牛奶虽然也号称含牛奶制品，但是从其产品的配方表中可以看出，风味牛奶配料表中排在第一位的并不是生牛乳，而是水。为了调制出独特的口味，往往还会添加各种添加剂，消费者应仔细对比配料表，注意辨认。

（三）牛奶的包装

（1）利乐包包装 是瑞典利乐公司开发出的一系列用于液体食品的包装产品。利乐包包装是密闭式灌注的，就是把奶灌注到纸管里，然后切割封合，所以里面没有空气。利乐包是由纸、铝、塑料组成的6层复合包装，能够有效地把牛奶与空气、光线和细菌隔绝，因此可以在常温下存放，而且保质期较长，利乐枕达到45天，利乐砖则达到6~9个月。利乐包的性价比较高，其成本也较低，发达国家已普遍使用该项技术进行牛奶包装。

（2）屋顶盒包装 也叫新鲜屋包装，是一种纸塑复合包装。其屋顶形的纸盒是多层复合膜，纸盒的最外层是塑膜，中间层是纤维，产品里层为铝箔。屋顶盒的印刷精美，一般比较适合灌装营养价值高及口味新鲜的鲜奶、花色奶、酸奶及乳酸菌饮料等高档产品，但需要冷藏保鲜，因此牛奶保质期比较短。屋顶盒包装材料来源既有利乐公司和日本产的包装纸，也有国内企业生产的包装纸。

（3）无菌塑料袋包装 无菌塑料袋的包装材料是经过特别处理，塑料袋里面有一层黑色的涂层，这个涂层可以起到隔离光线的作用。但是由于无菌塑料袋比较薄，即使经过特别的处理，其隔绝光线的效果也不能与铝箔相比，因此牛奶的常温保质期大概为30天。

（4）玻璃瓶包装 是传统的牛奶包装，具有环保、能重复使用、成本较低的特点。其无毒、无味、透明、美观、阻隔性好、不透气，并且具有耐热、耐压、耐清洗的特点，既可高温杀菌，也可低温贮藏。但其缺点是不便携带、分量重、易破碎。

（5）百利包包装 是以法国百利公司无菌包装系统生产的包装。其结构为多层无菌复合膜，有3层黑白膜，也有高阻隔5层、7层共挤膜及铝塑复合膜，材料不同其保质期跨度从30天到180天不等。百利包是一种新的低成本包装形式，采用百利包包装的牛奶保质期一般为45天，添加适当的防腐剂，其保质期也能达到2~3个月。

（6）康美包包装 康美包是一种无菌包装，类似于利乐包装。康美包装是属于"敞开式"包装，他的灌注方式是直接灌注在纸盒内，纸盒上部未封合，先把奶灌注，然后机器自动将纸盒顶部封合。为了保证整个灌注过程无菌，设备内部是无菌空气，并保持正压，所以在封合时有牛奶和盒顶一定的空隙，而空隙中的空气是无菌的，不会影响牛奶质量。

（四）选购指南

喝牛奶已成为现代人生活的一部分，在发达国家，早、晚喝牛奶已是家常便饭。但由于现代人工的添加管理还存在漏洞，牛奶食品也出现了一些安全事件，因此，人们在购买牛奶食品的时候一定要认真鉴别。选购新鲜牛奶传统的方法是一嗅二尝三看四拌。一嗅气味：新鲜优质牛奶应有鲜美的乳香味,不应该有酸味、鱼腥味、酸败臭味等异常气味。二尝口味:正常鲜美的牛奶滋味是由微微甜味、酸味、咸味和苦味4种滋味融合而成,但不应该尝出明显的酸味、咸味、苦味、涩味等异味。三看表象:先观察包装是否有膨胀,奶液是否是均匀的乳浊液,如发现奶瓶上部出现清液,下层呈豆腐脑沉淀在瓶底,说明奶已经发酵变质。四搅拌牛奶:用搅拌棒将奶汁搅匀,观察奶液是否带有红色、深黄色,有无明显的不溶杂质,有无发黏或者凝块现象,如果有以上现象,说明奶中掺入淀粉等物质。同时注意以下三点:

1. **常温奶与新鲜奶**　常温奶采用的是超高温灭菌法,即135℃不少于1秒的高温瞬时灭菌。这种方法在杀死牛奶中有害病菌的同时,也破坏了牛奶中的部分营养成分。而采用巴氏法杀菌的新鲜牛奶是在72～75℃条件下将牛奶中的有害微生物杀死,而牛奶中对人体有利的营养物质能得以保留,因此常温奶的营养成分和新鲜程度都不及采用巴氏法杀菌的新鲜牛奶。

2. **奶源的选择**　不同的牛奶厂商在奶源、加工工艺先进性等方面都存在差异,因此牛奶产品的差异也很大。因此应尽量选择在奶源、加工工艺等方面有优势企业的产品。

3. **香浓添加剂**　目前市面上有些牛奶口感十分香浓,专家认为,鲜奶的"本色"口味清爽纯正,口味不同的牛奶是因为生产厂家在牛奶中加了食品添加剂,满足消费者口味上的需求,但这与牛奶的营养价值无关。

(五) 保存方法

保存牛奶要注意以下几点:①鲜牛奶应该立刻放置在阴凉的地方,最好是放在冰箱里。②不要让牛奶曝晒或照射灯光,日光、灯光均会破坏牛奶中的数种维生素,同时也会使其丧失芳香。③瓶盖要盖好,以免其他气味串入牛奶里。④牛奶倒进杯子、茶壶等容器,如没有喝完,应盖好盖子放回冰箱,切不可倒回原来的瓶子。⑤过冷对牛奶亦有不良影响。当牛奶冷冻成冰时,其品质会受损害,因此,牛奶不宜冷冻,放入冰箱冷藏即可。

二、营养价值

1. **成分构成**　牛奶的成分构成种类复杂,至少有100多种。主要成分中,水分约占87.5%,脂肪约占3.5～4.2%,蛋白质约占2.8～3.4%,乳糖约占4.6～4.8%,无机盐约占0.7%左右。组成人体蛋白质的氨基酸有20种,其中有8种是人体本身不能合成的组氨酸,称为必需氨基酸。每100克牛奶所含营养素如下:热量54.00千卡,蛋白质3.00克,脂肪3.20克,碳水化合物3.40克,维生素A 24.00微克,硫胺素0.03毫克,核黄素0.14毫克,尼克酸0.10毫克,维生素C 1.00毫克,维生素E 0.21毫克,钙104.00毫克,磷73.00毫克,钠37.20毫克,镁11.00毫克,铁0.30毫克,锌0.42毫克,硒1.94微克,铜0.02毫克,锰0.03毫克,钾109.00毫克,胆固醇15.00毫克。

牛乳的成分构成,因牛的种类、年龄、饲养方法、采乳时间、生活及健康状况、环境气温等不同而各异。牛乳中的蛋白质主要是含磷蛋白质、白蛋白及球蛋白,此三种蛋白质都含必需氨基酸。牛乳的脂肪主要是棕榈酸、硬脂酸的甘油酯,也含少量低级脂肪酸如丁酸、己酸、辛酸等。此外,还含少量卵磷脂、胆甾醇、色素等。

2. **养生功能**　牛奶味甘、性平、微寒、入心、肺、胃经,具有补虚损,益肺胃,生津润肠之功效。用于久病体虚、气血不足、营养不良、噎膈反胃、胃及十二指肠溃疡、消渴、便秘等证。

(1) **营养人体**　牛奶中几乎含有人体所需的各种营养素,而且营养均衡,其必需氨基酸组成非常接近人体氨基酸模式,同时富含各种维生素,营养价值高,易于消化吸收,是人体最佳的营养饮品之一。牛奶为完全蛋白质食品,对脑髓和神经的形成及发育有重要作用。

(2) 补钙强骨　牛奶中含有丰富的活性钙,是人体钙的最佳来源,而且钙磷比例非常适当,利于钙的吸收。牛奶中的乳糖能促进人体肠壁对钙的吸收,吸收率高达98%,从而调节体内钙的代谢,维持血清钙浓度,增进骨骼的钙化,减少骨骼萎缩。由于奶中的钙易被吸收,而且磷、钾、镁等多种矿物质搭配较为合理,孕妇应多喝牛奶利于胎儿发育,围绝经期妇女常喝牛奶可减缓骨质流失。

(3) 抗胆固醇　牛奶脂肪中胆固醇含量比肉、蛋类低,而牛奶中的胆碱含量高,可调节体内胆固醇的浓度,酸奶中含有乳清酸,能抑制肝脏制造胆固醇,并能减少胆固醇在血管壁上的附着,从而使血液中的胆固醇含量降低。因此,患有心血管疾病的人,服用酸奶大有好处。

(4) 防癌抗癌　牛奶中的酪氨酸能促进血清素大量增长。牛奶含有钙、维生素、乳铁蛋白和亚油酸等多种抗癌因子,有一定的防癌、抗癌作用。

(5) 润肤养颜　牛奶中富含维生素A,维生素B_2可促进皮肤的新陈代谢,防止皮肤干燥,使皮肤白皙,有光泽。牛奶中的乳清对黑色素有消除作用,可防治多种色素沉着引起的斑痕。能为皮肤提供封闭性油脂,形成薄膜以防皮肤水分蒸发,还能暂时提供水分,可保证皮肤的光滑润泽。

3. 饮用宜忌

适合饮用的人群:牛奶中几乎含有人体所需的各种营养素,且营养均衡,其必需氨基酸组成非常接近人体氨基酸模式,同时富含维生素A、维生素B_1、维生素B_2、维生素D,营养价值高且易于消化吸收,适合于大多数人群日常饮用。牛奶也是肝病患者首选的理想食品,建议肝炎患者每日饮用250毫升左右鲜牛奶,但要注意饮用方法。牛奶不宜久煮,一般加热煮沸即可。牛奶最好不要加糖,因为蔗糖易发酵产气,导致腹胀,且蔗糖在肠道分解的酸性产物与牛奶中的钙质中和,影响钙的吸收。另外,牛奶发酵制成的酸奶,其营养成分并无损失,牛奶中易引起腹泻、腹胀的乳糖明显减少,还可促进消化,改善肠道菌群,非常适合肝病患者饮用。

不适合饮用人群:

(1) 经常接触铅者　牛奶中的乳糖可促使铅在人体内吸收积蓄,容易引起铅中毒,因此,经常接触铅的人不宜饮用牛奶。

(2) 乳糖不耐症者　有些人体内严重缺乏乳糖酶,使摄入人体的牛奶中的乳糖无法转化为半乳糖和葡萄糖供小肠吸收利用,而是直接进入大肠,使肠腔渗透压升高,使大肠黏膜吸入大量水分。此外,乳糖在肠内经细菌发酵可产生乳酸,使肠道PH值下降到6以下,从而刺激大肠,造成腹胀、腹痛、排气和腹泻等症状,称之乳糖不耐症。乳糖不耐症人群饮用牛奶要控制用量,一般不超过200毫升。绝大多数华人有乳糖不耐症。

(3) 牛奶过敏者　有人对牛奶蛋白过敏,饮用后会出现腹痛、腹泻等症状,个别严重过敏者甚至出现过敏性鼻炎、哮喘或荨麻疹等,这种体质的人严禁饮用牛奶。初次饮用牛奶者一定要从小量开始,过多、过快饮用可引起过敏,后果严重。

(4) 腹腔术后患者　病人体内的乳酸酶会因手术受到影响而减少,饮奶后,乳糖不能分解就会在体内发酵,产生水、乳酸及大量二氧化碳,使病人腹胀。腹腔手术时,肠管长时间暴露于空气中,肠系膜被牵拉,使术后肠蠕动的恢复延迟,肠腔内因吞咽或发酵而产生的气体不能及时排出,会加重腹胀,可发生腹痛、腹内压力增加,甚至发生缝合处胀裂,腹壁刀口裂开。胃切除手术后,由于手术后残留下来的胃囊很小,含乳糖的牛奶会迅速地涌入小肠,使原来已不足或缺乏的乳糖酶,更加不足或缺乏。

(5) 肠道易激综合征患者　这是一种常见的肠道功能性疾病,特点是肠道肌肉运动功能和肠道黏膜分泌黏液对刺激的生理反应失常,而无任何肠道结构上的病损,症状主要与精神因素、食物过敏有关,其中包括对牛奶及其制品的过敏。

(6) 老年白内障患者慎用　牛奶含有5%的乳糖,极易沉积在老年人的眼睛晶状体,并影响其正常代谢,而且蛋白质易发生变性,导致晶状体透明度降低,而诱发老年性白内障的发生,或者加重其病情。

(7) 常喝牛奶易致前列腺癌　前列腺癌是男性生殖系统常见的恶性肿瘤,美国波士顿一研究小组对20885例美国男性医师进行了长达11年的随访调查,食用的奶制品主要包括脱脂奶、全脂奶和乳酪等,其中有1 012例男性发生前列腺癌。统计学分析后发现,与每天从奶制品中摄入150毫克钙的男性相比,每天摄入600毫克钙的男性血浆中1,25－二羟维生素D_3(有抗前列腺癌作用)浓度显著降低,发生前列腺癌的危险上升32%。在排除了年龄、体重、吸烟、体育锻炼等影响因素后发现,每天进食奶制品2.5份以上(每份相当于240毫升牛奶)的男性与进食奶制品0.5份以下的相比,发生前列腺癌的危险上升34%。美国费城的研究人员通过近10年的流行病学调查也证实,多食奶制品会增加男性发生前列腺癌的危险。国内也有研究发现牛奶摄入量与前列腺癌发病率显著相关,其原因可能是某些品牌的牛奶中雌激素含量较高。

(8) 不宜用牛奶服药　用有营养的牛奶代替白开水送服药物肯定有好处,其实这是错误的。牛奶能够明显地影响人体对药物的吸收速度,使血液中药物的浓度较相同的时间内非牛奶服药者明显偏低。牛奶易在药物表面形成覆盖膜,使牛奶中的钙、镁等矿物质与药物发生化学反应,形成非水溶性物质,不仅降低了药效,而且影响药效的释放及吸收。牛奶及其奶制品中,均含有许多钙、铁等离子,这些离子和某些药物,如四环素类等能生成稳定的络合物或难溶性的盐,使药物难以被胃肠道吸收,有些药物甚至被这些离子所破坏。如果用牛奶送服这些药物,就会大大降低药物在血液中的浓度,影响治疗效果。所以,不能用牛奶服药;也不要在服药前后1小时内喝奶。

(9) 牛奶巧克力不宜同用　有人以为,既然牛奶属高蛋白食品,巧克力又是能源食品,二者同时吃一定大有益处。事实上液体的牛奶加上巧克力会使牛奶中的钙与巧克力中的草酸产生化学反应,生成草酸钙,从而导致缺钙、腹泻、少年儿童发育推迟、毛发干枯、易骨折以及增加结石的发病率等。

(10) 菠菜不宜与牛奶搭配　牛奶含有丰富蛋白质和钙,菠菜含有大量草酸,两者同食会结合成不溶性草酸钙,极大影响钙的吸收,同食容易形成结石。

三、饮用文化

在我国学生饮用奶计划提出之前,把牛奶作为提高民族身体素质之法宝的国家和民族已有很多。近年来,一个全球性的学童奶计划正在世界范围内展开。英国前首相丘吉尔在谈到二战后欧洲重建问题时曾说过没有什么投资比得上向儿童提供牛奶更重要。日本人在二战后更是提出了"一杯奶强壮一个民族"的口号,而1964年的东京奥运会又让日本体育开始实现从竞技体育到国民体育振兴的转换。事实证明,为青少年提供牛奶的营养计划功在当代,利在千秋!数据显示,到了上世纪80年代,日本18岁男女平均身高分别达到170.8厘米和157.8厘米,体育加牛奶让他们整个民族身高增高了12厘米,超过了中国。历史上美国居民也通过3杯奶运动,解决了钙营养的问题。乳制品已成为西方人的当家食品。

世界人均年消费乳制品 100 千克，而我国只有 6 千克，不足世界平均水平的 1/10，这与我国人民饮食习惯及对牛奶的认识有关。相关调查结果显示，在过去，有 80% 的家庭没有经常喝牛奶的习惯，20% 的家庭甚至从来都不喝牛奶，只有 20% 的家庭有喝牛奶的习惯。有许多家庭表示，他们只有在孩子的婴幼儿时代，才把牛奶作为孩子的主食，稍大后便不再强调喝牛奶。对于"你用什么办法来为孩子补充营养"这个问题，60% 的家长选择购买昂贵的营养保健品，75% 的家长选择购买一些高级的食品，只有不足 10% 的家长选择为孩子每日送上一杯奶。这些主要都源于对牛奶营养认识的缺乏。在对"你知道牛奶的营养价值吗"的回答中，30% 不知道，60% 知道一点，只有 10% 知道。

认识的缺乏，使中国人普遍认为：牛奶是一种可有可无的饮品，乳制品消费严重不足，直接导致了我国居民日常膳食钙摄入量严重不足。多次营养调查结果显示，我国居民日膳食钙平均摄入量只有 400 毫克左右，而世界卫生组织推荐的日膳食钙平均摄入量为 800~1 200 毫克，是我国水平的 2~3 倍。调查同时显示，我国婴儿、儿童、青少年、中老年、孕妇等最需要补钙的人群中，钙的摄入量也不足标准的 60%，由此可见我国居民普遍缺钙。缺钙除了会导致佝偻病、骨质软化、老年骨质疏松等常见病外，还会影响骨骼充分发育到应有的水平。

青少年是人生健康生长的重要时期，在这个时期，合理的饮食和充足的营养必将为今后的身体和智力发育打下良好的基础。让孩子每日喝 250 毫升鲜奶或 30~40 克奶粉，则可获得 300 毫克钙、7~8 克优质蛋白质及可观的微量元素。这样持之以恒，5~10 年或更长的时间，孩子的体质、体能及智力发育都将得到根本的改变。可喜的是调查结果显示，随着人们生活水平的提高和对健康认识的加深，在各种媒体的宣传作用下，国民已开始逐渐认识到牛奶的营养价值，越来越多的家庭正在有意识地把牛奶列入日常食谱中。为了健康，全家每人每日一杯奶的习惯正在形成。近年来，我国乳制品尤其是鲜奶的销量一直在上升。据中国乳制品工业协会有关专家预测，未来 5~10 年，我国乳类产品消费将大幅度上升，预计年增长率可达 15% 以上。

上世纪 50 年代，法国的促进牛奶消费协会提出了庆祝"牛奶日"的设想，在 1961 年被国际牛奶联合会（IDF）所采纳，并做出了每年 5 月第 3 周的周二为"世界牛奶日"的决定，但这一天在每年都不是固定不变的。2000 年经联合国粮农组织（FAO）的提议，兼顾到某些国家已经确定的日期，并征得了世界 700 多位乳业界人士的意见，把每年的 6 月 1 日确定为"世界牛奶日"，这样日期就固定不变了。随着中国乳业的迅速发展，人民生活水平的逐渐提高，牛奶及牛奶制品将成为我国民众日常最大的日用养生饮料。

第三节 酸 奶

一、酸奶的制作

酸奶是以新鲜的牛奶为原料，经过巴氏杀菌后再向牛奶中添加有益益生菌发酵剂，经发酵后再冷却灌装的一种牛奶制品，当今市场上酸奶制品多以凝固型、搅拌型和添加多种果汁果酱等辅料的果味型为多。酸奶不但保留了牛奶的所有优点，而且某些方面加工过程还扬长避短，成为更加适合人类的营养保健品。特别是欧洲传统工艺生产的酸奶，其营养价值高，深受消费者欢迎，被列为最佳饮料之一。

二、酸奶的发现和历史沿革

历史证据显示，酸奶作为食品至少有 4500 多年的历史了，最早期的酸奶可能是游牧民族装在羊皮袋里的奶受到依附在袋内的细菌自然发酵，而成为奶酪。

其中一种说法，早在公元前 3000 多年以前，居住在安纳托利亚高原（现也称土耳其高原）的古代游牧民族就已经制作和饮用酸奶了。最初的酸奶可能起源于偶然的机会，那时羊奶存放时经常会变质，这是由于细菌污染了羊奶所致，但是有一次空气中的乳酸菌偶尔进入羊奶，使羊奶发生了变化，变得更为酸甜适口了，这就是最早的酸奶。牧人发现这种酸奶很好喝，为了能继续得到酸奶，便把它接种到煮开后冷却的新鲜羊奶中，经过一段时间的培养发酵，便获得了新的酸奶。

公元前 2000 多年前，在希腊东北部和保加利亚地区生息的古代色雷斯人也掌握了酸奶的制作技术，他们最初使用的也是羊奶。后来，酸奶技术被古希腊人传到了欧洲的其他地方。

据 11 世纪由麻赫穆德·喀什噶里编写的《突厥语大词典》以及尤素甫·哈斯·哈吉甫撰写的《福乐智慧》两本书中都记载了土耳其人在中世纪就在食用酸奶了。这两部书在不同侧面都提到了"yogurt"这个词，并详细记录了游牧的土耳其人使用酸奶的方法。欧洲有关酸奶的第一个记载源自于法国的临床历史记录：弗朗西斯一世患上了一场严重的痢疾，当时的法国医生都束手无策，盟国的苏莱曼一世给他派了一个医生，这个医生宣称用酸奶治好了病人。

直到 20 世纪，酸奶才成为了南亚、中亚、西亚、欧洲东南部和中欧地区的食物材料。20 世纪初，俄国科学家埃黎耶·埃黎赫·梅契尼可夫在研究保加利亚人"为什么长寿者较多的现象"时，调查发现这些长寿者都爱喝酸奶。他还分离发现了酸奶中的酵母菌，命名为"保加利亚乳酸杆菌"。梅契尼可夫提出乳酸菌是人类维持身体健康的一项重要元素，于是他开始于全欧洲推广奶酪这种食品。其后，一位西班牙企业家伊萨克·卡拉索将奶酪的生产工业化，于 1919 年，卡拉索在巴塞罗那建立酸奶制造厂，并以自己儿子的名字达能为商品命名，当时他把酸奶作为一种具有药物作用的"长寿饮料"放在药房销售，但销路平平。第二次世界大战爆发后，卡拉索来到美国又建了一座酸奶厂，这次他不再在药店销售了，而是打入了咖啡馆、冷饮店，并大做广告，很快酸奶就在美国打开了销路，并迅速风靡全球。有一说法，奶酪在加入果酱果肉后，更能发挥其保护效能，对抗病毒的入侵，这种加入果酱果肉的奶酪最后在 1933 年，由一间布拉格的乳制品公司取得专利，并于 1947 年由达能公司引入美国。

1969 年，日本又发明了酸奶粉。饮用时只需加入适量的水，搅拌均匀，即可得到美味酸奶。

三、酸奶的营养价值

酸奶的发酵过程使奶中糖、蛋白质有 20% 左右被水解成为小分子（如半乳糖和乳酸、小的肽链和氨基酸等），奶中脂肪含量一般是 3%~5%。经发酵后，乳中的脂肪酸可比原料奶增加 2 倍，这些变化使酸奶更易消化和吸收，各种营养素的利用率得以提高。酸奶由纯牛奶发酵而成，除保留了鲜牛奶的全部营养成分外，在发酵过程中乳酸菌还可以产生人体营养所必需的多种维生素，如 VB_1、VB_2、VB_6、VB_{12} 等。

酸奶除了营养丰富外，还含有乳酸菌，所以具有保健作用。这些作用是：

（1）维护肠道菌群生态平衡，形成生物屏障，抑制有害菌对肠道的入侵。

（2）通过产生大量的短链脂肪酸促进肠道蠕动及菌体大量生长改变渗透压而防止便秘。

（3）酸奶含有多种酶，促进消化吸收。

（4）通过抑制腐生菌在肠道的生长，抑制了腐败所产生的毒素，使肝脏和大脑免受这些毒素的危害，防止衰老。

（5）通过抑制腐生菌和某些细菌在肠道的生长，从而也抑制了这些细菌所产生的致癌因子，达到防癌的目的。

（6）提高人体免疫功能，乳酸菌可以产生一些增强免疫功能的物质，可以提高人体免疫，防止疾病。含有大量活性菌的酸奶可以帮助改善乳糖不耐、便秘、腹泻、肠炎、幽门螺杆菌感染等病症。美国农业部的人类营养学研究中心正在塔夫斯大学进行老年研究工作，研究员吉恩迈尔表示，酸奶不仅可以改善肠道环境，还可以提高机体免疫力。台湾的一项研究也发现，酸奶能提高某些消炎药的治疗效果。

（7）降低血压：美国哈佛大学公共卫生学院流行病学研究员艾尔瓦罗·阿良索博士介绍说，研究发现，在那些每天饮2~3份或更多酸奶的人中，高血压的发病危险比那些不喝的人降低了50%。

第四节 豆 浆

豆浆是中国人民喜爱的一种饮品，又是一种老少皆宜的营养食品，在欧美享有"植物奶"的美誉。豆浆含有丰富的植物蛋白和磷脂，还含有维生素 B_1、B_2 和烟酸。此外，豆浆还含有铁、钙等矿物质，尤其是其所含的钙，非常适合于各种人群，包括老人、成年人、青少年、儿童等等。

一、豆浆概述

豆浆是中国汉族传统饮品，将大豆用水泡涨后磨碎、过滤、煮沸而成。豆浆营养非常丰富，且易于消化吸收。豆浆是防治高血脂、高血压、动脉硬化、缺铁性贫血、气喘等疾病的理想食品。与西方的牛奶不同，豆浆是非常具有中国民族特色的食品，广泛流行于华人地区。

鲜豆浆四季都可饮用。春秋饮豆浆，滋阴润燥，调和阴阳；夏饮豆浆，消热防暑，生津解渴；冬饮豆浆，祛寒暖胃，滋养进补。其实，除了传统的黄豆豆浆外，豆浆还有很多花样，红枣、枸杞、绿豆、百合等都可以成为豆浆的配料。豆浆也可以用来作为早餐饮用，有很高的营养价值！

豆浆起源于中国，相传是1900多年前西汉淮南王刘安所发明，相传刘安是孝子，其母患病期间，刘安每天用泡好的黄豆磨豆浆给母亲喝，刘母的病很快就好了，从此豆浆就渐渐在民间流行开来。刘安在淮南八公山上炼丹时，偶然将石膏点入豆浆之中，经化学变化成了豆腐，豆腐从此问世，这在诸多典籍中均有记载。

《本草纲目》记载："豆浆，利气下水，制诸风热，解诸毒。"

二、豆浆的分类

传统的豆浆指黄豆豆浆，随着时代发展，豆浆的品种花样不断被翻新，现除了黄豆豆浆外，五谷豆浆，药膳豆浆也被普遍应用，除豆类外，红枣、枸杞、绿豆、百合等药食两用类食材都可以用作为豆浆的配料。

（1）黄豆豆浆 用黄豆85克，水1 200毫升，也可根据个人需要随意增减，糖适量。功效：补虚、清热化痰、通淋、利大便、降血压、增乳汁。

（2）豆类豆浆 可以用黄豆、黑豆、青豆、绿豆、豌豆等豆类，加水，糖适量加工豆浆。功效：降脂降压、强筋健脾、保护心血管。如：黑豆豆浆、绿豆豆浆等。

（3）五谷豆浆 用各种豆类与五谷（粮食类），如玉米、薏米、大米、燕麦等混合制作豆浆，达到营养互补的功能。如薏米豆浆、燕麦豆浆等。

（4）药膳豆浆　用各种豆类与药食两用类食材，如红枣、枸杞、芝麻、百合等混合制作豆浆，达到营养互补的功能。如红枣枸杞豆浆、芝麻黑豆浆、芝麻黄豆浆等。

三、豆浆的养生价值

（一）成分构成

豆浆富含植物蛋白质和钙、磷、铁、锌等几十种矿物质以及多种维生素。豆浆中蛋白质含量比牛奶还要高，豆浆中含有大豆皂甙、异黄酮、大豆多糖、低聚糖、不饱和脂肪酸、卵磷脂等成分。在每100克黄豆中，有蛋白质18克左右，碳水化合物11克左右，脂肪7克左右，膳食纤维素11克，维生素A 15微克，维生素E 0.8毫克，胡萝卜素90微克，硫胺素0.02毫克，核黄素0.02毫克，烟酸0.1毫克，钾48毫克，磷30毫克，钙10毫克，镁9毫克，钠3毫克，铁0.5毫克，锌0.24毫克，锰0.09毫克，铜0.07毫克，硒0.14微克，豆浆还含有磷脂，维生素B_1、B_2和烟酸。

（二）养生功能

豆浆性平，味甘、无毒，入胃、肺经。功效：补虚，清热，化痰，通淋，利大肠。《本草纲目》记载："豆浆，利气下水，制诸风热，解诸毒"，是防治高血脂、高血压、动脉硬化、缺铁性贫血、气喘等疾病的理想食品。主治：身体虚弱，营养不良，肺痿肺痈，口干咽痛，小便不通，乳汁缺乏。有补虚润燥、清肺化痰之功。

豆浆由黄豆加工而成，黄豆含有丰富的优良植物蛋白质，100克黄豆相当于200多克猪瘦肉、300克鸡蛋或1 200克牛奶。豆浆所含的钙虽比豆腐低，但却比任何乳类都多，此外豆浆还含维生素B_1、B_2，烟、草酸及铁等营养素。因此用豆浆哺育婴儿是非常适宜的。豆浆中的大豆异黄酮、大豆蛋白、卵磷脂等，是公认的天然雌激素补充剂，可预防危害女性健康的癌症，如子宫癌、乳腺癌等。

豆浆的功效很多，可归纳为以下几点：

（1）富含维生素，大豆中的维生素B2有助于维持皮肤和头发的健康，维生素E促进新陈代谢，可以让你保持皮肤水润！

（2）有洗净作用，使肠道顺畅。大豆配醣体使肠壁表面光滑、排便顺畅。此外，大豆寡糖不被胃吸收会直送到大肠，帮助比菲德氏菌活化肠道。

（3）降低胆固醇，使血液清澈。豆浆中含有可以降低、排出胆固醇的大豆蛋白质和大豆卵磷脂，可以使血液清澈，维持良好的代谢状态。

（4）有高热效应，能升高体温。血液循环不良和肌肉不足，都会造成低体温、低代谢。豆浆中所含的蛋白质，是高热效应、暖身的营养素。

（5）豆浆还含有丰富的矿物质，尤其是钙的含量，比其他任何乳类都丰富。豆浆是防治高血脂、高血压、动脉硬化等疾病的理想食品。多喝鲜豆浆可预防老年痴呆症，防治气喘病。豆浆对于贫血病人的调养，比牛奶作用要强，以喝热豆浆的方式补充植物蛋白，可以使人的抗病能力增强，调节中老年妇女内分泌系统，减轻并改善更年期症状，延缓衰老，减少青少年女性面部青春痘、暗疮的发生，使皮肤白皙润泽，还可以达到减肥的功效。豆浆是一种胶体，而非溶液。

四、豆浆的品饮宜忌

适合于各种人群，特别适合老年人、少年儿童和妇女饮用。鲜豆浆四季都可饮用。春秋饮豆浆，滋阴润燥，调和阴阳；夏饮豆浆，消热防暑，生津解渴；冬饮豆浆，祛寒暖胃，滋养进补。豆浆有多种食用方法，现磨的新鲜豆浆是美味的中式营养早餐，常和油条、馒头、面包一起搭配食用，可以营养互补。新鲜、有豆味的豆浆为豆浆佳品。豆浆一般为热饮，不过在香港则经常以冻饮形式售卖。在日本，豆浆也被用来当作火锅的汤底，是高级日本料理的吃法。

很多人喜欢买生豆浆回家自己加热，加热时看到泡沫上涌就误以为已经煮沸，其实这是豆浆的有机物质受热膨胀形成气泡造成的上冒现象，并非沸腾，是没有熟的。没有熟的豆浆对人体是有害的。黄豆中含有大豆皂甙，不煮熟饮用可能引起恶心、呕吐、消化不良；还有一些酶和其他物质，如胰蛋白酶抑制物，能降低人体对蛋白质的消化能力；细胞凝集素能引起凝血；脲酶毒苷类物质会妨碍碘的代谢，抑制甲状腺素的合成，引起代偿性甲状腺肿大。但经过烧熟煮透，这些有害物质都会全部破坏，使豆浆对人体没有害处。预防豆浆中毒的办法就是将豆浆在100℃的高温下煮沸，破坏有害物质。需要注意的是：在烧煮豆浆的时候，常会出现"假沸"现象，必须用匙充分搅拌，直至真正的煮沸。如果饮用豆浆后出现头痛、呼吸受阻等症状，应立即就医。

一般不提倡在豆浆里打鸡蛋饮用，原因在于热豆浆的温度不足以对鸡蛋充分加热至熟。豆浆中含有胰蛋白酶抑制物质，能破坏胰蛋白酶的活性，影响蛋白质的消化和吸收。鸡蛋中含有黏液性蛋白，能与胰蛋白酶结合，使胰蛋白酶失去作用，从而阻碍蛋白质的分解。豆浆中冲入鸡蛋后温度降低，不能使黏性蛋白失活，从而会使人体中的胰蛋白酶失去作用，影响蛋白质消化吸收。因此，豆浆忌冲鸡蛋。但只要鸡蛋煮熟一般不会影响，建议在煮的过程中加入鸡蛋一起煮。

豆浆中加红糖喝起来味甜香，但红糖里的有机酸和豆浆中的蛋白质结合后，可产生沉淀物，破坏豆浆的营养成分。忌用保温瓶装豆浆，豆浆中有能除掉保温瓶内水垢的物质，在温度适宜的条件下，以豆浆作为养料，瓶内细菌也会大量繁殖，经过3~4个小时就能使豆浆酸败变质。

空腹不宜饮豆浆。豆浆里的蛋白质大都会在人体内转化为热量而被消耗掉，不能充分起到补益作用。饮豆浆的同时吃些面包、糕点、馒头等淀粉类食品，可使豆浆中蛋白质等在淀粉的作用下，与胃液较充分地发生酶解，使营养物质被充分吸收。一次喝豆浆过多容易引起蛋白质消化不良，出现腹胀、腹泻等不适症状。

禁忌豆浆与药物同饮。有些药物会破坏豆浆里的营养成分，如四环素、红霉素等抗生素药物。

胃炎患者不宜食用豆制品。无论急性胃炎和慢性浅表性胃炎患者，均不宜饮用豆浆，因豆类中含有一定量低聚糖，可以引起嗝肌痉挛、肠鸣、腹胀等症状，所以有胃溃疡的朋友也最好少饮。胃炎、肾功能衰竭的病人需要低蛋白饮食，而豆类及其制品富含蛋白质，其代谢产物会增加肾脏负担，宜禁食。

有结石病的患者禁饮豆浆。因豆类中的草酸可与人体中的钙结合而形成结石，会加重或发生肝、胆、肾、尿路、膀胱等部位的结石病症，所以结石患者不宜饮用。

痛风患者禁饮豆浆。痛风是由嘌呤代谢障碍所导致的疾病。黄豆中富含嘌呤，且嘌呤是亲水物质，因此，黄豆磨成浆后，嘌呤含量比其他豆制品多出几倍。所以，痛风病人不宜饮用豆浆。

贫血儿童以及要补铁的人士要少喝豆浆。这是因为，黄豆中的蛋白质会阻碍人体对铁元素的吸收。

第五节　其他养生饮料

一、靓汤

靓汤，又称老火靓汤，广府汤，是广东地区汉族传统饮料，属于粤菜系。广府即为广府民系，广义上包括全广东、香港、澳门及海外所有地区的8000万粤语族群。

（一）靓汤常识

老火靓汤，慢火煲煮，火候足，时间长，既取药补之效，又取入口之甘。广府女人用万般温情煲煮的老火靓汤既是调节人体阴阳平衡的养生汤，更是辅助治疗恢复身体的药膳汤。

广府人喝老火靓汤的历史由来已久，这与广东地区湿热的气候密切相关。老火靓汤的处方种类会随季节转换而改变，长年以来，煲汤就成了广东地区人们生活中必不可少的一个内容，与广东凉茶一道，当仁不让地成了广东地区饮食文化的标志。广东人常说："宁可食无菜，不可饮无汤。"更有人形容"不会吃的吃肉，会吃的喝汤"。先喝汤，后上菜，几乎成为广东地区宴席的既定格局。在炎热的夏季，繁忙工作之后，喝一碗清心下火的老火靓汤，会让广东人惬意不已。广东女子个个都能拿出煲汤的绝活，所以，老火靓汤的历史就是广东女人的历史。史书记载："岭南之地，暑湿所居。粤人笃信汤有清热去火之效，故饮食中不可无汤。"翻阅史书，我们可以了解早年的粤女多不外出，秉承内助之德，多守着一团火一锅汤，心怀无限遐思、万般温情地煲汤，等待丈夫的归来。改革开放以来，广东经济飞速发展，一夜春风，这里八方丽人云集，争奇斗艳、万紫千红。但本地老火靓汤的魅力丝毫未减，且被更多的人接受和喜爱。

广府人的老火靓汤种类繁多，可以用各种汤料和烹调方法，烹制出各种不同口味、不同功效的汤来。具有广州地方特色的"靓汤"，如阿胶红枣乌鸡汤、山药茯苓乳鸽汤、玉竹百合鹌鹑汤、黄精枸杞牛尾汤、半边莲炖鱼尾、三蛇羹、冬瓜荷叶炖水鸭、冬虫草竹丝鸡汤、椰子鸡汤、西洋菜猪骨汤、霸王花猪肉汤、酸菜鱼汤、西洋菜陈肾汤、凉瓜黄豆汤、苹果瘦肉黑枣汤等。汤料可以是肉、蛋、海鲜、蔬菜、干果、粮食、药材等，煲汤的方法可以是千奇百异，熬、滚、煲、烩、炖等，不同的汤由于不同的食材会有咸、甜、酸、辣等不同的味道。

广东人煲汤不同其他地方，首先，对炊具有讲究，用的是厚厚的砂锅。汤则慢慢煲，煮熟后还要小火焖四五个小时，认为这样才能原汁原味。其次，不同的时令煲不同的汤，养胃的、去湿的、降火的，夏季的冬瓜排骨、冬季的土鸡茶树菇，花旗参、贝母、红枣，放入不同的药材，一道道汤料煲出不同口味的汤。再次是汤很浓，味道鲜美，广东人吃饭时，汤是必不可少的，并通常饭前喝汤，越是土生土长的广东人，煲出的靓汤口味越地道。

（二）靓汤的养生价值

1. 美食养生　老火靓汤煲汤器皿用的紫砂煲或砂煲，从不用金属锅，认为紫砂里面释放的微量元素对人体有益；时间起码是3~4个小时，而且要文火，忌大滚大沸；要材料和冷水一起煲，不然味不浓；材料里面的蛋白质、脂肪和鲜美物质能充分析出，溶于汤内，使汤味鲜醇味佳，切忌水滚后再放材料或者中间再加水；盐、酱油要在汤将好时放，不然汤色不美不纯；要保证原汁原味，不放葱、姜、蒜、花椒、大料、鸡精、味精、料酒之类的调味品，如果需要，一片姜足矣；最重要的，是选择好材料。广府人天天煲靓汤，煲汤的手艺可以说是炉火纯青，出神入化。广府人心怀无限遐思、万般温情地煲汤，把自己所有依赖、希望和温情都融到汤里，如此心思煲出来的汤，已远非普通一道菜的概念。所以，老火靓汤是一种融入了无限情谊的美食。其包含的文化含义早已超出饮料的范围。

2. **滋补保健**　长期的生活体验，令广府人把汤看作最佳的营养品，按不同的季节、年龄、性别、体质、健康状况或特殊的生理需求，选择不同的汤，收到不同的效果，或是健康长寿，或是强身壮体，或是养颜美容，或是清补滋润，或是消暑清热等。养生不是单纯指中老年人的滋补，而是通过引用靓汤调节人体阴阳平衡，对身体的养护都是养生。在夏天里喝清凉汤，在冬季里喝暖身的汤同样是养生。煲汤的好坏，可从两个方面来衡量，一是口感味道，二是对身体的功用。这两者是密切结合在一起的，一个煲汤高手，除了掌握必要的烹饪技巧和火候外，能根据身体的状况选择适当的材料，达到滋补保健的作用也非常重要。

3. **辅助治疗**　根据不同的疾病、疾病的程度，选取相适宜的食材，肉类搭配，煲成特点鲜明的汤品，对疾病的好转、身体的恢复起到了一定的作用。体现了民间"治未病"的习俗和思想。如果有上火的症状，就要选择味甘性凉的汤料，如绿豆、薏苡仁、海带、冬瓜、莲子等，以及剑花、鸡骨草等清火、滋润类的中草药，主料为猪骨头及瘦肉，不宜选择羊肉、狗肉及鹿肉等性热温补的肉类。如果感觉腰膝酸软，怕冷，晚上夜尿多，那是阳气虚，寒气过剩，那么就应选择一些性热温补的主料，如鸡肉、羊肉、牛肉、狗肉，配上桑寄生、杜仲、人参、大枣、生姜等。如果感觉易疲劳，冬天怕冷夏天怕热、头晕、血压低、面黄，唇淡，属于气血虚，宜选择主料为鸡肉和淡水鱼，配上大枣、人参、党参、黄芪、白术等。如果身体是虚胖、油性皮肤、大便发黏滞不爽、头晕发困、胸闷气慌、神态脚步和行动沉重、反应慢等，那是痰湿重，主要用料为鸡肉、瘦肉及淡水鱼，配上五指毛桃（也叫五爪金龙，南黄芪）、淮山药、薏米、白扁豆，多放一点生姜，而且饭量要少。可见，煲有针对性的靓汤，就是一道融入了食疗含义的药膳。

二、可可

（一）可可常识

可可是被公认的世界三大非酒精饮料之一，是深受各国人民喜爱的固体饮料。

1. **可可概念**　是指可可树的（Theobroma cacao）的叶、花及果实 cacao，亦作 cocoa。原产热带美洲的梧桐科乔木，其果实经发酵及烘焙后可制可可粉及巧克力。

早在哥伦布抵美前，热带中美洲居民，尤其是玛雅人及阿兹特克人，早已知晓可可豆的用途，不但将可可豆做成饮料，更用以作为交易媒介。16世纪可可豆传入欧洲，精制成可可粉及巧克力，更提炼出可可脂。

可可树遍布热带潮湿的低地，常绿乔木，高达12米，树冠繁茂；树皮厚，暗灰褐色；嫩枝褐色，被短柔毛。叶具短柄，卵状长椭圆形至倒卵状长椭圆形，长20～30厘米，宽7～10厘米，顶端长渐尖，基部圆形、近心形或钝，两面均无毛或在叶脉上略有稀疏的星状短柔毛；托叶条形，早落。花排成聚伞花序，花的直径约18毫米；花梗长约12毫米；萼粉红色，萼片5枚，长披针形，宿存，边缘有毛；花瓣5片，淡黄色，略比萼长，下部盔状并急狭窄而反卷，顶端急尖；退化雄蕊线状，发育雄蕊与花瓣对生；子房倒卵形，稍有5棱，5室，每室有胚珠14～16个，排成两列，花柱圆柱状。核果椭圆形或长椭圆形，长15～20厘米，直径约7厘米，表面有

10条纵沟，干燥后内侧5条纵沟不明显，初为淡绿色，后变为深黄色或近于红色，干燥后为褐色；果皮厚，肉质，干燥后硬如木质，厚4~8毫米，每室有种子12~14个；种子卵形，稍呈压扁状，长2.5厘米，宽1.5厘米，子叶肥厚，无胚乳；花期几乎全年。可可喜温暖湿润的气候和富有机质的缓坡上，在排水不良和重黏土上或常受强风侵袭的地方都不适宜栽种。多用种子繁殖，亦有用芽接的，植后4~5年开始结实，10年以后收获量大增，到40~50年以后则产量逐渐减少。

可可原产于南美洲亚马逊河上游的热带雨林，主要分布在赤道南北纬10°以内较狭窄地带。主产国为加纳、巴西、尼日利亚、科特迪瓦、厄瓜多尔、多米尼加和马来西亚。主要消费国是美国、德国、俄罗斯、英国、法国、日本和中国。1922年，我国台湾省引种试种成功，中国大陆现主要种植地在海南省。

2. 可可发展简史 可可从南美洲外传到欧洲、亚洲和非洲的过程是曲折而漫长的。16世纪前可可还没有被生活在亚马逊平原以外的人所知，那时它还不是可可饮料的原料。因为种子十分稀少珍贵，所以当地人把可可的种子，可可豆作为货币使用，名叫"可可呼脱力"。16世纪上半叶，可可通过中美地峡传到墨西哥，接着又传入印加帝国，在今巴西南部的领土，很快为当地人所喜爱。他们采集野生的可可，把种仁捣碎，加工成一种名为"巧克脱里"（意为"苦水"）的饮料。16世纪中叶，欧洲人来到美洲，发现了可可并认识到这是一种宝贵的经济作物，他们在"巧克脱里"的基础上研发了可可饮料和巧克力。16世纪末，世界上第一家巧克力工厂由当时的西班牙政府建立起来，可是一开始一些贵族并不愿意接受可可做成的食物和饮料，甚至直到18世纪，英国的一位贵族还把可可看作是"从南美洲来的痞子"。可可定名很晚，直到18世纪瑞典的博学家林奈才为它命名"可可树"。后来，由于巧克力和可可粉在运动场上成为最重要的能量补充剂，发挥了巨大的作用，人们便把可可树誉为"神粮树"，把可可饮料誉为"神仙饮料"。

（二）可可的养生价值

1. 成分构成 可可豆生豆含水分5.58%，脂肪50.29%，含氮物质14.19%，可可碱1.55%，其他非氮物质13.91%，淀粉8.77%，粗纤维4.93%，其灰分中含有磷酸40.4%，钾31.28%，氧化镁16.22%。可可豆中还含有咖啡因等神经中枢兴奋物质以及丹宁。可可粉除含脂肪、蛋白质及碳水化合物等多种营养成分外，还含有维生素A、维生素B1、维生素B2、尼克酸、磷、铁、钙等。

2. 养生功能 可可作为一种舶来品的饮料，和咖啡一样，没有养生学和中医的性味研究，但可可中所含的丹宁与巧克力的色、香、味有很大关系。其中可可碱，咖啡因对人体具有温和的刺激、兴奋作用，能够刺激大脑皮质，消除睡意、增强触觉与思考力以及调整心脏机能，所以，可可是一种兴奋剂。同时，可可碱和咖啡因还有扩张肾脏血管、利尿等作用。

可可粉为棕红色，带有可可特殊香味，水分含量低于5%，细度为99.5%（通过200目筛）。按所含脂肪量，可可粉主要分成高脂肪可可粉（脂肪含量约22%~24%）、中脂肪可可粉（脂肪含量约10%~22%）和低脂肪可可粉（脂肪含量10%以下）3种。高脂肪可可粉又可称作早餐可可粉。此外还有一种脂肪含量更低（0.1%~0.5%）的脱脂可可粉。在可可粉中加入砂糖称为含糖可可粉。

可可的可溶性纤维产品含有丰富的可溶性纤维。抗氧化剂和多酚类。使用酶专利法从可可壳里面可获得此类产品。研究者还表明，这种新的可溶性纤维有可能被申请作为功能性食品。

纤维可以通过控制体重来降低血压，它还可以通过抑制乙酰胆碱来抑制高血压患者的血管紧张素Ⅱ。乙酰胆碱是通过抑制血管紧张素Ⅰ转化为强有力的血管收缩神经，血管紧张素Ⅱ来改善血流和血压的。

3. 品饮方法 可可是一种以可可树种子为原料制成的粉末状固体饮料。可可豆经发酵、粗碎、去皮等工序得到的可可豆碎片通称可可饼，由可可饼脱脂粉碎之后的粉状物，即为可可粉。可可粉多用于咖啡和巧克力、饮料的生产，也是朱古力蛋糕的重要制作成分。

可可粉在热水中不易分散，易沉淀，可先用少量热水搅和，使粉膨润，继而加入砂糖、乳制品等加热即成可可饮料。为提高可可粉的溶解性能，可适当添加表面活性剂，或采用附聚工艺使其迅速溶化。可可与茶、咖啡同属含生物碱饮料，其特点是含有较多脂肪，热值较高，对神经系统、肾脏、心脏等有益。

第九章 房室养生

古代一些医家颇强调房室养生，名目也颇多，精华与糟粕并存，该章节本着取其精华，去其糟粕的观点，进行讨论和阐述。

性活动是人类最基本的需求之一。人类性活动具有三大功能：生殖、健康、娱乐。在现代医学技术的调节下，生殖功能在人一生中所占的比重越来越小，而健康和娱乐功能，却与生相伴，不可或缺。性行为作为人体的重要生理功能，也是养生的重要方式。其内容散存于道家、儒家和民间以及大量的中医学著作中，反映了中华民族在性文化方面的成就。

中国古老的房中术，对于建立既符合中国传统观念，又贴近现代时尚的科学生活方式；对于倡导优生优育，提高中华民族的人口素质；对于提高人们的性生活质量，促进家庭和社会稳定，创建和谐社会具有一定的现实意义。

第一节 房室养生与健康

就人类的性本能而言，性行为本身并不适应社会关系的需要，而是一种适应原始群居乱交关系的行为要求。如果任凭性本能放任满足，首先会影响健康，削减寿命，更严重的结果会导致社会解体，人种退化。因此，作为有社会意识的人，为了使本能得以健康发展，又不至于使健康状况降低，以满足社会生产力的需要和保证后代的身体健康，就必须在性行为方面进行深入研究。

一、性行为与健康

性行为是动物界的本能，也是人类的本能，本能要得到充分发挥，则人体必须遵循的"物质—功能"互为因果的生物机制才能得到平衡。反之，如果生殖器官的功能得不到发挥，则会造成器官的废用，使环环相扣的功能链出现某一环节的障碍而导致生命活动紊乱。

马王堆出土的医书《十问》以"运动"的观点，说明正常的性生活也是一种生理运动。人类要想长寿，在性生活方面必须要按天地间万事万物运动的规律来合理调节。促进生命健康的性生活规律，调养正气的方法是"积精"，而积精并非使阴精闭固不泄，而是有补有泄，不断处于运动之中。只有运动才能促进生命机能、延长生命极限。具体的方法是在泻精后，以睡眠、饮食恢复体力，用理智来控制性交次数，这样才能促进健康长寿。历代不少养生家提倡的"葆精"理论，往往过分强调"闭而不泄"，虽然有一定的道理和积极的意义，但是也曲解了性活动健康功能的真正意义。

我国古代医籍中有不少内容，列举大量的病例和事实，从病态反面印证性生活要协调的论述，性生活过度被称为"房劳过度"，所导致疾病的相关记载更连篇累牍。但值得重视的是，不少医家也记载了不正常的禁欲所导致的疾病，从这些病例中，我们同样可以看出健康正常的性活动对人类健康是何等重要。马王堆出土的医书记载了这样一则故事：大禹治水十年，因劳累而"四肢不用"，又因长期不过性生活而"家大乱"，于是向师癸请教解决的方法。师癸说：血气不行是导致气、血、筋、骨、精、肌六种人体组织极度伤殃的根源。而阴茎是"血气之所续也，筋脉之簇也"，因此"不可废忘也"，必须正常地发挥其功能，才能保持机体气血的正常运行。大禹听从其言。合理地安排自己的体力劳动与性生活，从而使家庭矛盾有了一定的缓解，四肢功能得到了恢复。

综上所述，性行为作为人体重要的生理功能，"过用"或"废用"都会影响人体生理功能的平衡和正常发挥。根据养生学理论，在正常的生命活动过程中，机体阴阳必须保持平衡，五脏之间的生、克必须井然有序，生与克相辅相成，互生互制，气血精津必须运行通畅。而性活动作为人类机体功能活动的重要组成部分，发生先天的或后天的损害，主观或客观的压抑，就会使阴阳平衡失调，五脏生克失度，气血津精的转化、运行、代谢出现障碍，势必影响到整体的生命活动。

二、房室养生的历史沿革

对房事养生的探讨在中国也可谓历史悠久，经史子传各类著作中有不少记载，道家、儒家早期的著作中也有记载，但真正保留下来的主要是中医著作。

（一）起源于道家

房中术源于先秦时期的神仙方士，盛行于秦汉。道教中的黄赤之道，来源于古代巫觋。《汉书·艺文志》中房中家著录百八十卷。晋朝葛洪在《抱朴子》亦论述和倡导此术。《随书经籍志》载房中十三部三十八卷。南宋郑樵《通志·文艺略》载房中九部十八卷，宋以后，论及房中的书便濒于绝迹了。房中家依托黄帝、玄女、龚子、容成公、三张施行此术，所谓"黄老赤篆，以修长生"。陶弘景的《真诰》称为黄赤之道。房中术本是讲房中禁忌及却病之术，《汉书·艺文志》中说："乐而有节，则和平寿考，及迷者弗顾，以生宗而损性命。"道教重养生之道，也主张广嗣，所以道教倡导此术。认为可以爱精气，求得"还精补脑"，至于后来被误解为猥亵之术，乃妖妄欺诳。北魏寇谦之曾反对"男女合气之术"，他说："大道清虚，岂有斯事！"葛洪也说："单行房中不能致神仙，也不能去祸致福。"后世道教信徒中，也没有房中术的流派，道教全真派系出家道士，主张禁欲，更是反对此术。至东汉时，房中术已与导引行气、服食药饵并称养生三家。道教产生后，成为传播与发展房中术的主力，早期道教尤其如此。道教房中术主要是从男性角度立论，讨论房事保健的问题。倡导男性在房事活动中应采取"多交少泄"的基本方针，并将行气、存思的方法引入其中。此外，还涉及"种子之术"及一些性事活动的卫生常识、性事疾病的防治等内容。

（二）扼杀于儒家

唐代以后，房中术渐趋没落衰隐，原因主要是其本身极容易被误解而流于淫亵，从而遭到社会的鄙薄与反对，而儒家正统道德伦理观念的扼制尤其是重要因素，它迫使道教也对房中术转持贬斥态度。宋代以后，释、道、儒三教合流，儒家正统的程朱理学产生后，著名的"存天理，灭人欲"成了当时思想、文化、科技等所有范围内的唯一准则，禁欲主义于是成了性学主流。仅仅修房中之术以求长生不死，固不足言，从养生学的角度看，房中之说也有不少谬误之处，但其强调"节欲保精"的观点也有其合理的内涵。尤其有关两性性生活和谐、受孕、房事疾病防治等方面的论述，许多观点是符合科学道理的。

（三）延续于医家

房中术在中医领域里，结合生育、保健，子嗣延续而被保留下来。《黄帝内经》中就曾提及"七损八益"的养生理论，但书中并没有具体说明七损八益的内容。直到长沙马王堆古墓出土的珍贵医学帛书竹简《天下至道谈》中才有了"七损"、"八益"，房中养生术的具体内容，这是对我国房室养生学研究的重大贡献。《千金方》二十七卷《房中补益·卷八》更加详细介绍了孙思邈所了解的房中术。明代著名中医龚居中所著的《四百味歌括》曾是无数中医的入门读本，而其所著的《福寿丹书》则大量介绍了古代的房中术。从这些史料上可以看出，古代中医注重养生的每一个细节。房中术与中医学具有密切关系。

（四）主要三流派

在我国 2000 多年的性养生史上出现了纵欲、禁欲和节欲三大流派的理论。

从上古生殖崇拜期到 2000 多年前的马王堆出土医书，再到魏、晋、隋、唐时期的房中家，在这漫长的时期是以"纵欲"为基本特征的。尤其是上古时代，人们对性不仅没有任何禁忌，反而抱着强烈的崇拜心理。在原始社会里，由于社会生产力极为低下，文明程度非常低，人力是唯一的社会生产力。当时人口的增长特点是：高出生率、高死亡率和极低的自然增长率。因此，只能以增加出生率来求得并扩大人类自身的增长。因此，人们对两性活动抱着自然、直率、鼓励、崇拜的态度，反映了当时的社会意识，就是人的再生产作为社会生产力的主流。汉代以前房中术是热门学问，《汉书·艺文志·方技类》所载医家 36 家，房中就占 8 家，有著述 168 卷。早期儒学经典《礼记·礼运》提出"饮食男女，人之大欲存焉"，说明儒学大师也承认性是人类不可缺乏的需求。至魏、晋、隋诸代，房中术盛行，较著名的人物和著作有葛洪的《抱朴子》、《神仙传》、《玉房密诀》，陶弘景的《养性延命录》中的《御女损益》等等。在这一漫长的历史时期，虽然也有不少提倡"节欲"、"葆精"理论的养生家和学术著作，但是，从主体上看，男女性活动没有伦理道德、法律、行政方面的约束，很多强调"葆精"的门派，是在大量性交的基础上，或以数量众多的女性来"采阴补阳"，其实就是"纵情而不伤身"的做法。所以，大体上还是可以称得上纵欲。

早期房中术有不少科学内涵，但后期荒淫、腐朽的本质表露无遗。过分要求性交过程中的闭精不泄，要求以超常的理智和自制力来抑遏人的本能宣泄。这对绝大多数人来说是很难做到的。过于繁琐的程式和戒律，体现了严重的本位主义，置性对象的生理满足、心理欲望于不顾，是一种反人性的做法。房中"采阴补阳"术声称所交女子越多越好，除了少数权势人物或财富丰足者外，一般人很难做到，因此很难普及。它所推崇的滥交行为，与当时已成声势的儒、佛教义推崇的人伦道德也不相容。所以不可避免地走向灭亡。汉武帝采纳董仲舒建议"罢黜百家，独尊儒术"以后，特别是宋代在程朱理学"存天理，灭人欲"思想的统治下，禁欲主义成了性行为的主流。但在医学的特殊规律作用下，加上历代有识之士对"灭人欲"思想的批判，宋元以后有关性养生以及对性问题的其他研究实际上仍在延续。除北宋收入道藏中的《云笈七笺》、元代《三元参赞延寿书》等著作外，大多出现于"求嗣"的专著和妇产科著作的"求嗣"篇之内。如南宋朝陈自明的《妇人大全良方》、明朝万密斋的《广嗣纪要》、洪九有的《摄生秘剖》、高濂的《遵生八笺》、无名氏的《墨娥小录》、陈文治的《广嗣全诀》、清朝王实颖的《广嗣五种备要》、叶天士的《妇科求嗣篇》等等。从这些著作来看，都有这样的共同特点，就是利用"子嗣"来谈性问题。这种现象，从文化的立场来看，是借着"不孝有三，无后为大"的儒家正统观念，合理地利用"子嗣"的保护伞，才使得传统性学研究不致中断。但是，宋、元以后的性学研究，终究是以治疗为主，养生保健方面的经验和理论越来越少。无论是在以纵欲为主的时代，还是在禁欲最严重的时期，中医在性保健方面，基本上还是在阴阳平衡理论的指导下，提倡节欲。

养生学理论认为，要使性行为成为延年益寿的动力，最主要的是把握"适度"原则。其次，要求保持身心的愉悦。辅之以气功导引等其他措施。男女两性的关系必须与万物运动规律保持一致，既要"因其固然而然之"，又必须维持在适度的量上，"不可长，不可短"，这样才能保持正常生命活动的和谐与秩序，只有和谐与有秩序的生命运动，才能保持旺盛的生命力。而违背大自然运动规律的其他做法，均将打破正常的和谐和秩序，使正常的生命活动受到干扰和破坏。现代研究表明，已婚者较独身者长寿。健康的夫妻生活可造成一个促使身心愉悦的良好环境，人的感情可以得到交流，精神压力减轻，各种脏腑器官能发挥有效的功能，物质代谢不受障碍，所以对健康有利。

正常的性生活对人的健康长寿有可靠而肯定的促进作用，而禁欲或滥交等反常的性活动，则会损伤人体精微，虚耗生命物质。无数事实说明，具有正常生殖活动的人，较之禁欲或纵欲的人来说，其生命活力和生命周期都明显地增强和延长。但是，"食、色，性也"，男女之间性的结合作为人类的生命本能，表现出的欲望一般都相对过于亢盛，不容易理智地加以控制。"精血有限，人欲无涯"，放纵情欲则会过度地消耗生命物质。因此，"禁欲"和"纵欲"都违反了健康长寿的基本要求。古往今来的许多"养生秘诀"，尽管蒙上了神秘和玄奥的外衣，其本质是不违反机体本能和物质代谢规律。这样身体状况自然就比一般人强壮，寿命也就会因此而相应得到延长。而对于加强性功能的众多"秘方"或药物，都是为了纠正病态而设，若是健康人迷信于此，只能产生"火上浇油"或"雪上加霜"的后果，对人体的健康长寿是不利的，因为"秘方"、药物毕竟干扰了人体的正常功能。至于气功导引中的"还精补脑"以及其他延年益寿的措施，是通过各种手段加强机体的物质转化，促进机体潜在功能从而提高生命素质的。

三、房室养生的意义

性活动作为人类最基本的需求，其生殖、娱乐的价值早已为人们所熟知。由于现代医学技术的调节下，加之我国30多年实行计划生育政策，使性行为的生殖价值在人生中的比重越来越小，而娱乐价值由于经济的快速发展，人们性观念的不断"解放"而不同程度地过度开发。本节主要论述其养生、优生和社会价值。

人类要长寿，在性生活方面必须要按照天地间万事万物运动的规律来合理调节。促进生命健康的性生活规律应是调养正气的"积精"，并非使阴精闭固不泄，而是有补有泄，不断处于运动变化之中。只有运动才能促进和延长生命。就是在泻精后，以睡眠、饮食恢复体力，用理智来控制性交次数。

根据养生理论，在正常的生命活动过程中，机体阴阳必须保持平衡，五脏之间的生、克必须井然有序，生与克相反相成，互生互制，气、血、精、津必须运行通畅。而性活动作为人类机体功能活动的一大门类，若发生先天的或后天的损害，主观或客观的压抑，就会使阴阳平衡失调，五脏生克失度，气、血、精、津的转化、运行、代谢出现障碍，势必影响到整体的生命活动。

优化人类素质是每位社会人必须担负的职责，也是每个父母最基本的愿望。对人类体质这一必须以先天决定的因素来说，优化的第一个途径就是优生。优生的措施很多，其中性活动举足轻重。性养生理论本身具有两个目的：一是强身健体，益寿延年；二是生育"子嗣"，延续生命。

房事养生的价值还在于通过和谐的性生活而密切夫妻关系，稳定家庭关系，解决不断攀升的离婚率居高不下的社会问题。千百年来，作为中医学的一个分支，房中术最大的特点在于医学家通过对"纵欲伤身"现象的观察，提出了"节欲养生"的主张，即主张两性在享受性快乐的同时，还要节制性生活，兼顾健康与长寿。对于男性而言，这种"节欲论"观点更加突出。

提倡男性节欲有两层意思：一是承认性生活是夫妻之道的重要组成部分，但要"乐而有节"，即男女性爱符合天地阴阳变化规律，但需限制频率才能健康长寿。第二层意思是指控制交合时的射精量，甚至忍精不射，传到民间，就有了"一滴精十滴血"的说法。需要强调的是，这种说法并不正确。因为性交多是体力上的消耗，以及少量蛋白质、糖与水分的损失，只要保持正常频率，根本谈不上有损健康。过分追求忍精不射，反而可能引起男性后尿道和膀胱充血，引发性交后尿频，还容易造成男性精神负担，影响其正常的性欲。

需关注女性的性满足。对于性满足，古代房中术更强调女性的感受，认为只有在女性得到性高潮的情况下，才对男女双方，尤其是男性的身体有利。所以房中术的性技巧大多针对激发女性的快感而来。具体说来，房中术最讲究的是性生活时要有前戏，对女方进行性唤起，性爱时间适度，且一定要等女性获得性高潮后再结束。这种理论与现代性学中强调充分的性前戏、控制性爱时间的理论不谋而合。

第二节　房室养生方法

历代医著及有关的文献中，关于性行为的养生方法的论述甚多，不仅有合乎科学的医理、哲理，也有不少易于施行的有效方法。择其重点和精华概括如下：

一、男婚女嫁天玉成

中华民族认为"男大当婚，女大当嫁"是自然规律。房中术认为：成年男女之间的交媾是人的自然天性，是人们成熟后正常的生理功能，是自然而然，顺理成章的事情。《素女经》记载："交接之道，固有形状，男以致气，女以除病，心意娱乐，气力益壮。不知道者，则侵以衰。"认为男婚女嫁，男女交合，是天生的，是种族生命固定的自然现象。男人因此而精强气壮，女子因此而百病消除，彼此心情愉快，身体健康。若不了解交合之道，身体便会受损，逐渐衰危。交合之道就是要心情安定、意气和诺、情绪稳定、身心一致，依此养生，性情自然，舒泰翩然。交合之初要缓缓插入，慢慢摆动，少做抽送，以此为要领，切勿犯忌则女子愉快，男人不衰。古人非常重视心理调节，主张男人平时应韬光养晦，交合时则要情绪安定，心境平和，自然能达到房事愉快，强身长寿目的。男人性问题里，感到最苦恼的，就是"早泄"。男子深怕自己因早泄而不能满足女子的要求，这是性生活里最后悔的事。男人若因偶尔有过类似的情形，心存顾忌，在此种心理作祟下，日后交合时，便易失去信心，以致萎缩不前。经年累月之后，也就强不起来了。《素女经》中记载，有鉴于此，素女便教黄帝首先要镇定，要有自信心，尽量增长交合时间，则能治好早泄的毛病。没有性生活经验的男人，类似这种情形，更是屡见不鲜。

由于古人和以前人类性知识的缺乏,初次交合失败的比例很大。日本有一位名叫石洪淳美的博士,做过关于初次交合有无失败的调查,统计结果为:无失败者占73.4%,初次失败的占36%,不回答的占0.7%。这项报告可以看出,初次交合不成功的人,要占36.7%,当然,初次失败也并非完全是男人早泄,然而因为男人不懂温柔,不熟悉技巧使得女子痛楚而致初交失败的数字却3倍于此。这项调查初交失败原因统计结果是:交合前阳具萎缩占4.8%;交合前便射精占11.3%;交合疼痛占37.1%;找不到阴道占17.7%;原因不明占20.1%;其他占3.6%;没有回答占5.3%。从以上统计可以看出,男人在交合前太兴奋或太紧张,以至于在刚接触到女性器官的刺激还没插入腔道便已泄精。更有甚者,由于紧张过度,竟然不能勃起,自然不能进行交合。第3项多是男人太过急迫,用在培养气氛和前戏爱抚的时间不够,彼此性器润滑度不够便急着要插入,自然不能顺利插入而导致女子痛楚,破坏初交的美感而失败。至于男人带枪上马,竟然找不到孔道,分辨不出阴道口,完全是男人的经验不足。综合上述原因,我们不难发现,由于男人的忽略,导致初交失败的概率,竟然高达70.9%;原因不明,未回答的30.1%也可能有些是男人的因素。《素女经》指点男人,要"定气","安心","和志",并要"浅内徐动"、"出入欲希",良有以也。初婚之夜性行为成功与否与夫妻生活的关系十分密切。调查统计显示:在初婚之夜性行为成功的73.4%的夫妻中,以后却仍然离异的占19.2%;初婚之夜性行为因为不成功而离婚的占1.9%,维持一段最终还是离婚的占4.5%,不回答占6.6%。可见男人对于性交的是否完美,不论在技巧上或是心理上,都负有绝对的责任。初夜阳具勃起不全、早泄或因其他原因不能完成性交时,绝对不能立即把它视为病态,大多数是因为太紧张或太兴奋等心理因素所致,也有的是因为早期手淫,而产生自卑心理,又误信传说,以致恐惧不能达成性交,最后却真的不能行房。有此现象的男人,只要平心静气,沉着准备,必能在第2回合中,过关斩将,直捣黄龙。在所调查的资料中,第1次性交失败后,而在以后能达成交合,不辱繁衍种族,继往开来历史使命的:第2次成功占30.1%;第3~5次占43.8%;第6~10次10.8%;第11次以后8.8%;不回答的占6.6%。男人早泄时,多少总会有些不安和惭愧。有些对性常识懂得不多的女子,会脱口而说:"你出来了?差劲!"或"阳痿吧!""是早泄!"等。如此,则会使男人丧失自信和自尊,往往造成日后真的性无能和早泄。遇到这种情形,女子应该温柔地,若无其事地劝丈夫早点休息,改日再来,或睡一会再试试看。若是因为女子疼痛,不能顺利交合时,千万不要勉强插入造成不良后果。不妨暂停一会,等心情转好后,利用爱抚和情话,培养良好气氛,待双方性器官得到充分的润滑后再行交合。在一连几次都不能插入时,夫妻二人便应一起到较好的专业医院,接受医生诊察和指导。"处女膜强韧症"、"先天阴道闭锁"是极罕见的,大多数是女子的不安和恐惧所造成。男人若太过勉强进行,触到阴道口造成阴道反射收缩,形成"阴道痉挛",也会影响性行为。为求初夜顺利而完美,男女双方都应该找些正确的参考书,了解彼此性器官的构造和一般性知识。然后再以心平气和的态度,完成周公之礼。所谓"春宵一刻值千金",所以,每个人对这一刻都应倍加珍惜,细心研读本书,自然可以使您常保健康,房事愉快!

二、情意合同有悦心

房室养生强调性交和人的身体强弱相互影响。《素女经》开宗明义第一段就说:"黄帝问素女曰:'吾气衰而不和,心内不乐,身常恐危,将如之何?'素女曰:'凡人之所以衰微者,皆伤于阴阳交接之道尔。夫女之胜于男,犹水之胜火,知行之如釜鼎能和五味,以成羹美,能知阴阳之道,悉成五乐。不知之者,身命将夭,何得欢乐,可不慎哉!"就是说正确的性交很重要,如果做得不得法，会使人身体衰弱，甚至丧失性命，对此定要慎重。

健康的两性交合，开始时要求心神平静，情志安定，不可过分急躁。只有平静地、逐渐地产生性冲动，才能使体内精气深藏，而不至于妄动。由于安静以后的情欲是缓慢地产生出来的，所以血气仅集中于外阴部，全身的血气和神志便不会因为性交而妄动。性交中的双方更不能惊慌、紧张，因为焦虑、紧张、惊恐或过度兴奋等精神因素都可能对性交过程中的心理、生理产生不良影响，虚耗人的精神。长此以往，甚至会导致生殖功能乃至全身机能的紊乱。对此，《医心方》引《玉房秘诀》指出：不知清心宁神者，就会逐渐虚衰；而心安神宁者，结合季节、饮食等因素进行性交合，就能完成满意的性生活。

"阴阳者，相感而应耳，故阳不得阴则不喜，阴不得阳则不起，男欲接而女不乐，女欲接而男不欲，二心不和，精气不感，加以卒上暴下，爱乐未施。男欲求女，女欲求男，情意合同，俱有悦心，故女质振感男茎盛，男势营扣俞鼠，精液流溢，玉茎施纵，乍缓乍急，玉户开翕，或实作而不劳，强敌自佚，吸精引气，灌溉朱室"。《素女经》的这段经文是说阴阳男女相交，要相互相感相应。男人如果没有女子的刺激，就不能喜悦而勃起，女子如果没有男人的刺激，就不能产生愉快的感觉。因此，男人想插入而女子不乐意接受，女子想交合而男人没有兴致，男女二人的心意不和，精气没有相互感应，必然引发不起对方性欲，若要强行交合，动作粗暴，自然会使对方厌恶。相反，如果男有情欲求于女、女有意欲求于男，则意气相投，女子自然会芳心大动，意态媚妍，挑逗男人的阴茎。男人的阳具即刻勃起，勇不可当，龟头并会滴出少许液体，此时男人要扣压俞鼠部位，然后将阳具插入阴道，快慢自如，随心所欲。女子阴道也能配合而自如地开启张合。如此不必花费太多的气力，便能使女子得到很大的快感。古人的这些观点不仅是科学的性生理和性心理规律的反映，而且体现出一种男女平等的思想，在男子统治与压迫女子的社会条件下，承认女性的性权利，在性交时男方必须考虑与照顾女方，要"同享快感，共同受益"，不能只顾自己一时之快，实在是难能可贵的。当代世界性学权威、美国的约翰逊与玛斯特斯博士在20世纪60年代提出了性交性反应的四周期理论，其中有"性前戏"，使夫妻双方同时达到性兴奋，然后再进入性交，在性交过程中，双方（主要是男方）应尽量争取使双方的性高潮同步等，这些基本思想在中国2000多年前的《素女经》中已见端倪。

所以"男欲求女，女欲求男，情意合同，俱有悦心"是男女愉快交合的情绪基础，应创造良好的交合气氛，避免情志过激。心理学研究表明：性交的气氛，对女性而言，是很重要的一环。男人仅凭想象，就能造成阳具勃起或导引性兴奋。而女子的性感观则是比较现实的，必须藉着视觉、听觉或触觉，才能引起性欲。女子的性欲也容易受外界不良的刺激而中断。女子比较喜欢不开灯做爱，而男人则相反。男人喜欢看到彼此交合的姿态和女子的全身反应。女子在通室明亮或光天化日下，不容易达到高潮。此外，女子也不喜欢中途停止性交，比如正在云雨之际，接听电话，男人仍可以重新开始，女子的欲火则较难再旺，这便是女子比较重视气氛的原因。由于求爱现象与生物现象极有关联，在动物和未开化的人类之间，性生活是有季节性和周期性的，尤其是牝的一方。大部分的动物并非常年有性交行为。许多高等动物也都有蕃育季节，1年1度或两度，即在春季、秋季，或春秋两季。许多未开化的民族也有这种习性，地球上有许多栖居分散得很远，而很不相干的民族，在春季、秋季，或春秋两季，都有盛大的狂欢节日，让青年男女有性交与结婚的机会。在文明国度里，妇女得胎成孕的频数，也有它的近期性，大抵是1年中的曲线，在春季或秋季要高出很多，便是这种原始节日的风流余韵了。有时候夫妇两人，对性交的兴趣并不能一致，此时便需要所谓"气氛的培养"。女子有生理周期，在月经前后是性欲最烈时期。而男人也有节律的性循环期，男人每月性来复有两个顶点，大的顶点在月圆之后，小的则在新月时期。这种说法，又和原始民族的经验相合，他们的狂欢集会也都是和月圆月缺有密切关联。女子性欲炽烈期有的学者主张是在月经之后的几天内，有主张是在经前、经后和行经中的。近几年，有位女医师戴维丝，在观察了2000多例女子的性生活后，发现她们性欲最炽烈的时候，几乎都是在月经前2天到月经后7天之内。尤其是经前强于经后。由于男女的性欲高潮时间不同，则在性交时气氛的培养更属必要。前面提到性交时，女子不喜欢光亮，这或多或少也是女子羞怯心理之一，在动物界亦然。最初，羞怯总是牝动物的拒绝表示，因为叫春期尚未到来。等到叫春期到来时，这种羞怯心还在，但和性冲动的力量结合后，就成为若即若离，半迎半拒的敌媚态度与行为。时至此际，牝的对牡的便是时而接近，时而逃避，虽是逃避，而走的路线却是个圆圈。女子在交合时态度也是如此，一种原始的害羞心理与逃避总是不时浮现脑际，而主动攻击的男人，要想捕捉这头美丽的牝兽，并共享比翼之乐，便须编织诱人的陷阱，也就是交合前气氛的培养。《素女经》主张阴阳之道，在于男女和谐，培养气氛，真是一针见血之论！

房室养生强调男子在性交时的主动性和自信心，破除所谓的"操作焦虑"。如《素女经》记载："御敌家，当视敌如瓦石，自视若如金玉，若其精动，当疾去其乡，御女当如朽索御奔马，如临深坑下有刃，恐堕其中，若能爱精，命亦不穷也。"这里不仅强调男子应该"爱精"，而且要有一种强悍的气概，"视敌如瓦石"，主动而自信，坚决而勇往直前，这种观点值得提倡。因为对于人类来说，初民几乎完全没有什么"操作焦虑"，但以后性文化越发展，性交禁忌与心理上的怀疑与顾虑就可能越多，特别是近代，男性不但焦虑，而且不断有女性化倾向。"白脸书生"，"奶油小生"，"男旦走红"，"伪娘盛行"，都是男子汉气质日益衰减，猛男的英雄气概日益退化。所以，呼吁加强男子的野性训练，破除有些不必要的顾虑，这是现代性行为学研究的重要课题，2000多年前的《素女经》给了我们极大的启发。

三、四至九气神风生

男女双方在性心理、性生理方面存在着很大的差异。女方的性欲冲动产生较慢，必须采用激发、引诱、调适等方式取得相对的同步，以期达到两情欢悦的境界。这种两情相感的活动，是在正式的两性器官结合前，双方采用一切可能的方式提高情欲，有意地引逗对方。男女双方除了用语言互相刺激外，还须辅以口唇接触、以手抚摩等方式，使双方身心舒泰。其主要标志是男子阴茎坚硬发热，女子阴部出现大量的分泌物。出现这些反应，说明双方情欲已经高涨，古人称作"神风乃生"。

医学实验结果和男女交合的实践表明，男子比较容易勃起，并迅速达到高潮，而高潮之后，又突然成直线下降入无性感期。而女子则不同，女子需要较长时间的前戏，以使性欲提高，以致高潮时间来得较迟。通常都是男子先射精，而使性交草草收场。类似这种男子提早射精的问题，可以说是既古老而又新鲜的问题。现代人应该仍然谨守《素女经》提示的原则，男女的高潮尽量相互配合，同时男人不可有只顾泄欲的心理，而忽略女子的反应。犹太人做爱的习惯，是必须要获得妻子的完全同意，然后再进行。丈夫只顾自己性欲的满足，而不能给予妻子相当的快乐，即被视为"婚后的强奸"，这种事情，在犹太人的伦理社会观里，被列为严厉之禁，因为他们是很重视"性为人权"的理念。

古代懂得十四经循行路线的房中家，会循经爱抚女子，使女子春情勃发，提升性感，完成达到高潮目的。其爱抚技巧，是从手指尖到肩膀，足趾尖到大腿，彼此轻缓地爱抚。足部是先从大拇趾及第二趾开始，而后逐渐向上游移，因为腿部的神经末梢是由上而下分布的；上肢则由中指开始，而及食指与无名指，三指交互摩擦。先摩擦手背，而后进入掌心，由掌心向上游移，用四指在手臂内侧专心爱抚，渐向肩膀。在手脚的爱抚动作完毕后，男人的左手就紧抱女子的背梁，右手再向女子重要的性感带爱抚，同时进行接吻。接吻也是依次顺序渐进的，要先吻颈，再吻额。男人也用嘴吮吻对方的喉部、颈部和乳头，并用齿轻咬耳朵等女子的敏感带，使之"神风乃生"。

　　古人用脏腑气血理论，从性生理、性心理、性病理方面论述了男女的性兴奋反应的男子"四至"，女子"九气"理论。"四至"、"九气"的提出，说明了古人对性生活的认识和研究不仅局限于生殖器官上，而是从生理学、心理学以及脏腑气血，人体组织器官等整体上认识和研究人的性兴奋表现，体现了中医的"整体观念"，对研究性生理、性心理，特别是性病的治疗具有指导意义。从性生活的实际观察，"四至"、"九气"实际指中年及中年以上的男女，一般处于青春期的男女，具有较强的性活力，男子易得"四至"，女子易得"九气"。而中年以后，就要"男候四至，乃可致女九气"。

　　男候四至是把握男子性交需求信号的过程。"玉茎不怒，和气不至；怒而不大，肌气不至；大而不坚，骨气不至，坚而不热，神气不至。故怒者，精之明；大者，精之关；坚者，精之户，热者，精之门。"一般男性性感反应在阴茎上，表现得最为明显，其冲动过程经由以下几个阶段：勃起→膨大→坚硬→发热。而这几个阶段分别是人体的"和气"、"肌气"、"骨气"、"神气"在阴茎处的反应。阴茎勃起，是和气来至；怒而且大，是肌气来至；大而且坚，是骨气来至；坚而且热，是神气来至。凡怒而不大，大而不坚，坚而不热，均不要急于交合，否则不仅不能达到完美和谐境界，而且会对身体造成伤害。

　　致女九气是把握女子性交需求信号的过程。一般说在性交过程中，男子性格外露，情欲冲动较为强烈，对性交的要求明显而直率。而女性大多与之相反，性格一般比较内向，并且多有羞涩心理，性感甚为含蓄，即使已经明显产生了性欲冲动，也不愿用语言明白地表达出来。由于性过程需要双方的共同配合，只有男女双方同时达到性兴奋高潮，双方的生理和情感才能达到最佳的兴奋与满足，才能完成双方心灵上的碰撞和心理上的平衡。古代房中术和医学著作对妇女性冲动时的那些不想用语言表达，又想让对方知道的种种微妙反应，做过十分细致的观察，并详加记录。养生学认为，一次满意的性交，人体的五脏六腑和筋、骨、血、肉等组织都要参与。脏腑组织的功能发动，其外在反映各不相同。只有五脏和筋、骨、血、肉都出现了参与的"九气皆至"反应，才说明具备了性交的条件。"九气"是指性交过程中的九种表现，《素女经》的原文描述是："女人大息而咽唾者，肺气来至；鸣而吮人者，心气来至；抱而持人者，脾气来至；阴门滑泽者，肾气来至；殷勤咋人者，骨气来至；足拘人者，筋气来至；抚弄玉筋者，血气来至；持弄男乳者，肉气来至（《医心方》引《素女经》。原书缺"肝"气）"。用现代语言表述就是：如果女人的呼吸急粗而重，频繁地吞咽唾液，是肺气来到；连连呻吟，亲吻对方，接吻轻而浅，口舌轻触，是心气来到；频繁拥抱男子，身体贴的很紧，是脾气来到；外阴部湿润滑溜，是肾气来到；温柔多次的以齿相咬，痴吮男子是骨气来到；用双脚环勾男子，是筋气来到；用手抚摸男人阴茎，热血上涌头面，是血气来到；不断抚弄男人乳头，全身肌肉酥软，柔韧无骨是肉气来到。有人提出，另一气是"肝气"，肝开窍于目，若女子眼球湿润，含情脉脉，频送秋波，则为肝气来至。"九气"的渐次出现，需要较长的时间，但必须"九气皆至"，才能正式开始性交，达到满意的性快感。如果九气没能全部出现就过早进行交合，会对女子身体造成伤害。不过男方可以在九气未至之时，采用一定的方法，促使其尽快地出现"九气"。

　　性器官结合前的准备过程，具体方法应根据男女双方的性经验来决定，不外乎：①情话，以富有刺激性的语言激发对方情感。②抚摩，以手抚摩对方的性敏感区，如唇、面、颈项、乳房、外阴等处。③接吻、拥抱。④性器官的外部接触。进行这些动作时，要求舒缓、轻柔而又有一定的刺激量。而女性的情欲发生较慢，更需要男子掌握一定的激发、感动的方法。只有通过充分的房事准备，才有可能使双方都达到健康、和谐、愉悦、舒畅的欢乐境界，男女双方的身心都能得到最大的满足。而对于患有性冷淡、性感缺乏的男女，这些方法可使他们获得正常的快感和高潮，达到养生目的。

古人为了激发性生活的高潮，会开展一些性游戏。性游戏主要有两种，第一种是意在引起性交的性活动，主要是指性爱抚。这是性交前必不可少的重要环节，我国古人对此有深刻的认识，他们把性交称为"戏道"，《洞玄子》、《秘戏图考》等房中书籍专门论述了种种"戏道"。西方人现在之所以摒弃了"性交"一词，而代之以"做爱"，就是认为夫妻性生活没有爱抚行为是粗俗的，不能容忍的。性爱抚是有意、试图引发性唤起的肉体接触，至少包括三类：一是唇吻；二是口行为，包括舌吻、口刺激乳房、口刺激性器官；三是手行为，包括拥抱、抚摸身体、手刺激乳房、手刺激性器官。第二种性游戏是可以引向也可以不引向性交的性活动。这种性游戏种类非常多，因国家和民族的不同而各有偏重。比如非洲人比较喜欢调情舞蹈，欧洲人爱开性玩笑、说情话、撕扯轻咬、水中嬉戏，亚洲人乐于嬉戏打闹、打情骂俏等等。古人几种比较适合于我国大多数夫妻的性游戏。一是婴儿游戏。夫妻双方可以假装成儿童，非常"好奇"地查看对方的身体和性器官；也可以像婴儿似地喃喃自语，激发对方的母爱或父爱，丈夫可以像个儿子似地躺在妻子怀里"任性、使坏和撒野"拨弄和吮吸妻子的乳头。对于没有孩子的妻子来说，丈夫的吮吸使她把对未来孩子的渴望融化为对丈夫的一片柔情，对已有孩子的妻子来说，丈夫嘴唇的温柔触摸唤起了她心中过去喂养孩子时的种种快乐的回忆。妻子可以像个女儿似地扑向丈夫的怀抱，撒娇使小性子，寻求"保护和安全"，这样可以使丈夫产生被需要的满足，激起对对方的保护欲和疼爱之情。妻子还可以做一些娇媚的动作，勾起丈夫的性兴趣。对此，我国古人总结说，女子一有媚态，三四分姿色可抵六七分。让人思之不倦、舍命相从的女人，往往都有一种"媚态"。二是爱情游戏。夫妻可以共同阅读一些爱情作品，根据故事情节自己扮演里面的主人公，在卧室内演出。也可以自己编造故事或根据双方的恋爱经历来演出，这更能引起双方的兴趣。这些"酸甜苦辣咸"的爱情体验，可以加深夫妻对人类爱情的理解，珍惜双方美好的感情，在兴致高昂之时，一旦一方提出性要求，另一方往往会积极地响应。三是动物游戏。夫妻模仿动物嬉戏、打闹、性交的动作，轮流演给对方看，借此引起对方的哈哈大笑，松弛因其他事由而绷紧的神经，保持一种轻松愉快幽默的心境。1973年长沙马王堆三号汉墓出土的《合阴阳》一书，论述了十种模仿动物嬉戏的性交的动作，并称之为"十节"。

在交合时，若彼此的性欲程度不同时，则另一方虽有满盆热火，也燃不着北极的冰山，若要勉强交合，不但不能达到快感，反而会使对方发生厌恶感。所以，要善用"性前戏"的技巧，尤其着重身体重要部位的爱抚来激发欲望。房中术主张，为了要使女性及早达到高潮，又能避免男人浪费精力起见，都极强调交合前戏的技巧。并且在性交时，摩擦速度不宜太快，动作也要尽量缓慢，以免太过兴奋而造成早泄并压抚女子"玉门"，然后再向上抚压"俞鼠"部位。俞是"空的小船"，鼠是"四足兽"，"俞鼠"的意思则是"放进舟形祭器作为牺牲的四足兽"，以此为影射，语意双关，意在不言中，其实俞鼠就是暗指阴阜。

"男茎盛，男势营……精液流溢"是指出男人阳具勃起和黏液发生的现象。人们一兴奋，血液就会集中在皮肤下的微小血管里，因此会有脸红现象。阳具也如此，它的血管构造很特殊，乃由许多的结缔组织，动静脉血管和无横纹的肌肉（海绵体）所组成，称为"勃起性的体素"，它可由中枢神经唤起，也可以由触觉激发。因此男人脑中想到色情时，阳具便会勃然坚挺，若经女子搬弄也会霍然怒张。这都是阳具因兴奋充血的结果，因此西方的谚语说："勃起是阳具害臊"，虽属譬喻，却含至理。勃起现象，不但男人有，女人同样也有，只是这种勃起体素和充血的特点不明显而已。非洲有种大猩猩，母的在性欲激动时，阴核和大阴唇的充血现象，便是一望即知，非常显著的。人类一则因为阴核本来就不发达，再则因为有新演化而成的阴阜和大阴唇，于是充血现象便隐而不彰。虽然不易看到女子充血现象，可是凭借触觉仍然可以查知。因女子这些部位富有海绵样弹性，一经充血，弹性便大增。女子的阴道，包括子宫在内，满布着血管，因此在性欲发作时，即呈高度的充血现象，可以用手指敏锐的触觉体会出来，此与阳具的勃起，实可比拟。阳具除了勃起外，也会由尿道滴出些黏液，其来源是一些小腺体的分泌物，共有两种，即"李脱瑞"和"李考"二氏腺。它们都在尿道旁，和尿道相通，每遇性兴奋时，便会自动分泌黏液。以前禁欲主义的神学家也知道这种黏液的存在和意义，也晓得它和精液是两回事，更知道黏液的流出是心头有淫念的证据。希腊古罗马时代也曾发现这种现象与性欲的关系。与之相应，女子阴道的分泌物，比男人的现象要明显得多。女子阴道在充血现象时，便会分泌一种液体，散布浸淫于阴道口四周。这种无色无臭的液体，平时就有，功用在润湿阴道内外各部。但是在性欲到来时，会更大量的释放出来，其目的自然使阴道更加润滑，使阳具在交合时，更易进出不滞。胎儿若要由阴道分娩出来时，也必须有此液体的润泽和滑溜的功能相辅助。这种黏液大部分是由腺体分泌而出，此腺体也分布尿道口附近，它与脑神经中枢有着密切联关系。

爱抚是一种艺术表现。一般说来，女性在性行为中既然是属于被动的性质。那么做丈夫的应该知道，急是不为妻子所欢迎的，所以爱抚的本意是诱导，而不是强迫。因此，爱抚的一切动作，都要由温和的示爱，先不妨深深热吻，进而抚弄乳峰，抚摩全身肌肤，轻触外阴，按部就班，一切都要顺着妻子心理的发展，做到她恰好希望你去爱抚的时机和部位，这便是爱抚的艺术表现。爱抚既是艺术的表现，热情而对性交已有经验的妻子，她们的阴蒂通常都会在被丈夫爱抚之前早已勃起而变硬。但是经验较少的妻子，就不同了，她的阴蒂必需被丈夫用手巧妙地抚弄之后才能勃起。当这个豌豆大小的部位被丈夫用手温柔地加以抚摸时，它就会立刻勃起，而使附着在上的包皮向后卷缩，暴露出阴蒂头部最敏感的部分。如果丈夫弄不清楚或摸错了地方，妻子应当引导丈夫的手指至正确的位置。或利用暗示的方法告诉他现在抚摸的位置是否正确，或需要向哪个方向移动或修正。丈夫就会慢慢地由经验的累积，及对妻子阴部的实地研究与探索，从而领悟到抚摸的艺术与技巧。不论是对阴蒂、小阴唇、尿道口、阴道口，及阴道里面的抚摸，都能彻底地体会到它的效果。同时，这些用手指的摩擦，应与对妻子的口唇或乳房的吮吻同时进行，并且应不时插入一些温柔体贴的情话，以增加爱情的气氛。上述这些挑逗情爱的动作，绝不要单靠一方面，应随着各种刺激同时进行。妻子的任何回应动作都是值得鼓励和嘉许。当她被充分刺激而挑起性欲之后，她往往会自动去抓摸丈夫的阴茎。丈夫松软的阴茎在她用手抚弄之下，便渐渐膨胀起来，这时候，她会感觉快乐得无以复加。一般来说，丈夫的阴茎都会在妻子的玩弄之下而勃起。有时热情的妻子，甚至会用自己的嘴去含住丈夫的阴茎，或用丈夫的硬挺的阴茎去摩擦自己的阴蒂，而从中获得乐趣。虽然，她们并非在每次性交前都会这样做，但至少有时会这样尝试的。这种刺激方法通常都会使丈夫感到无限快乐，只是对他的刺激太烈，所以往往容易引起提前到达快感高潮而泄精。因此，妻子必须适可而止。她应当只用手掌心或手指围绕在丈夫阴茎的根部轻揉，或是仅让丈夫的龟头部份摩擦其阴蒂。总之，一切的刺激方法，主要都是为了发动女子的性欲。所以她应当把握这项艺术要领，就是不要因为她的动作过火，使丈夫因兴奋过度而泄了精，使自己尝了一次闭门羹。当丈夫探摸妻子的阴户时，假使他缺少经验的话，妻子应该将他的手拉到自己感觉最满意的地方。丈夫还应作一番刺激阴道的实验，妻子也应该指导他找到对刺激最敏感的区域。有些妻子渴望丈夫刺激她的阴道，有些妻子欢迎丈夫刺激她的阴蒂，还有些妻子感觉两者使其获得的快感是相等的。这种刺激需要继续下去，直到彻底引起妻子渴望性交时为止。这时，她可以移开丈夫的手，丈夫可以决定他对妻子性交前的刺激是否彻底完成。一般说来，通常妻子受到充分刺激后，她的外阴唇与阴道壁都会被阴庭中的腺体所分泌的润滑液完全湿遍，甚至流到阴唇的外面。在这种情形下，妻子都有强烈渴望性交的情绪，所以通常都不需要丈夫再察看她阴部对刺激的反应如何。虽然爱抚是催促女性作性交预备的重要手段，但是，有许多地方是应该要注意的。因为女性对于爱抚的接受，也有其心理上的步骤。如果一个丈夫在想和妻子做爱时，首先便用手去抚摸她的性器，这是极易招致妻子反感的，尤其是用手指深入阴户内部，不但在女性有刺痛的感觉和带入致病菌的忧虑，而且因为手指与阴茎不同，手指的经过弯曲探索，可以达到阴茎所不能达到的位置，也就是手指对阴道内臂的刺激，比阴茎所施的刺激更大，如果经常用这种方式，可能要移转妻子性交的兴趣，甚至使她对正常性交发生不能满足之感，那就反而弄巧成拙了。爱抚时间过长，使女性阴部腺液大量分泌得过多，超过了性交时所需的润滑分量，这也是减少性交刺激，降低夫妻性生活的美满的，不可不慎。夫妻在同房之时，妻子除性高潮的刹那间，希望男性的粗野以外，任何时候，她都是渴望温柔体贴，她都希望被爱，并非只是能供给丈夫泄欲而已，她要求他爱她的肉体，更渴望他爱她的灵魂，所以爱抚能触及全身，也可满足她这种心理的，假如她自豪有标准三围的话，他爱抚的手法漏过她三围之一，也许要令她失望的。所以在爱抚时，不论是手的抚摸，脸的依偎，唇的亲吻，呼吸的交流，性器的接触，乃至于肢体的拥抱交缠，都是女性渴望的，它的程度是，由上而下，由轻而重，由松而紧，由外而内，由温柔而至狂放，最终"神风乃生"。

只有通过充分的房事准备，才有可能使双方都达到健康、和谐、愉悦、舒畅的欢乐境界，男女双方的身心都能得到最大的满足。而对于患有性冷淡、性感缺乏的男女，以上方法可能会使他们获得正常的性快感和性高潮，从而产生养生保健作用。

四、体位变化与舒适

（一）古代的阴阳相交的方法

"九法"《玄女经》原文如下："九法，第一曰龙翻。令女正偃卧向上，男伏其上，股隐于床，女攀其阴，以受玉茎，刺其谷实，又攻其上，疏缓动摇，八浅二深，死往生返，势壮且强，女则烦悦，其乐如倡，致自闭固，百病消亡。第二曰虎步。令女俯尻仰首伏，男跪其后，抱其腹，乃内玉茎，刺其中极，务令深密，进退相薄，行五八之数，其度自得，女阴闭张，精液外溢，毕而休息，百病不发，男益盛。第三曰猿搏：令女偃卧，男担其股，膝还过胸，尻背俱举，乃内玉茎，刺其臭鼠，女还动摇，精液如雨，男深按之，极壮且怒，女快乃止，百病自愈。第四曰蝉附。令女伏卧，直伸其躯，男伏其后，深内玉茎，小举其尻，以扣其赤珠，行六九之数，女烦精流，阴里动急。外为开舒，女快乃止，七伤自除。第五曰龟腾。令女正卧，屈其两膝，男乃推之其足至乳，深内玉茎，刺婴女，深浅以度，令中其实，女则感悦，躯自摇举，精液流溢，乃深极内，女快乃止，行之勿失，精力百倍。第六曰凤翔。令女正卧，自举其脚，男跪其股间，两手据席，深内玉茎，刺其昆石，坚热内牵，令女动作，行三八之数，尻急相薄，女阴开舒，自吐精液，女快乃止，百病销灭。第七曰兔吮毫。男正反卧，直伸脚，女跨其上，膝在外边，女背头向足据席，俯头。乃内玉茎，刺其琴弦，女快精液流出如泉，欣喜和乐，动其神形，女快乃止，百病不生。第八曰鱼接鳞。男正偃卧，女跨其上，向股向前，安徐内之，微入便止，才授勿深，如儿含乳，使女独摇，务令持久，女快男退，治诸结聚。第九曰鹤交颈。男正箕坐，女跨其股，手抱男颈，内玉茎，刺麦齿，务中其实，男抱女尻，助其摇举，女自感快乃止，七伤自愈。"

《玉女经》这段表述，巧妙地运用仿生学比喻，介绍了9种男女性交的姿势，使房室生活更加艺术化。其描述的第一种姿势称为"龙翻"，即形容像龙交合时的翻腾，所取位置是女下仰卧，男上俯伏，阴茎从女子前部插入，弱入强出，动而不泻，认为能够预防百病；第二种姿势称为"虎步"，即如虎步游走时的交合，令女低头，膝胸朝下，举尻而卧，男跪其身后交刺，可以百病不生，男体益壮；第三种姿势称为"猿搏"，即交合动作如猿猴相搏戏耍，女取仰卧位，男担其股膝，使臀背俱举而交，女可动摇，男不施泄，女快而止，可使百病自愈；第四种姿势"蝉附"，取伏位，如蝉之附在树上，女伏卧直躯，男伏其后，深刺之，女快止，可使内伤之病消除；第五种姿势"龟腾"，如龟鳖交合之腾展，女仰卧，屈膝至胸部，男跪于其间，交合深浅适度，女快止，男不泄精，久可使精力百倍而充盛；第六种姿势"凤翔"，即如凤凰飞翔之交合，女仰卧举足，男跪其间，深刺，女快即止，可以预防百病；七为"兔吮毫"即交合如兔子吮舐毫毛之状，男子仰卧伸直腿脚，女面对脚部跨其上，据席低头，女情欣喜，神形皆乐而男不泄，则可百病不生；八为"鱼接鳞"，即如鱼儿交其鳞相接之状，男下位而仰卧，女跨其上，男浅入勿深，女如婴儿含乳，进退持久，女快即止，可以治疗诸如结聚之类的疾病；第九种姿势叫做"鹤交颈"，即如仙鹤交接时抱颈而动，男正坐，女跨其腿上，一手抱男颈部，男抱女臀部，女子摇动，感快即止，可以使七伤自愈。其诸法各有特色，但皆可治疗疾病、强身健体。文中有许多"七伤自除"、"精力百倍"、"百病销灭"或"百病不生"、"治诸结聚"的论述，说明古人性交的目的不是单纯追求快感，而以不病、健康为原则，使房中术养生的目的性更加彰显。虽然这些治疗疾病的方法尚无法完全验证，但性交姿势与健康确实有相当大的关系。

概括"九法"列举的性交姿势，无非是六个类型：一是男上女下位：如"龙翻"一样，是最常用的一种体位。国人性交一般采用的都是男上女下、正面俯仰卧位，这是最有利于生殖的体位。根据正常人体生殖器官的解剖特点，当女性正面仰卧时，男子射出的精子可以借助重力作用，较少阻碍地顺利进入子宫腔内。但是，在现代社会里，性生活与生殖后代已不再是必然的因果关系和主要追求了，因此，性交体位的选择也应该以最有利于获得性满足和有利于健康为前提。二是女胸膝卧位，男跪其后，类同"虎步"，可解除紧张感，对精神紧张所致的阳痿、早泄有辅助治疗作用，对女子子宫位置不正有辅助纠正作用。此外，对男子腹壁脂肪过厚、男女身高过分悬殊、妇女妊娠期等因素所致的性交受阻者较为适宜。三是女仰卧、屈两膝至胸，男跪于女两股之间，好似"龟腾"，此位置可使女性阴部肌肉松弛，能降低女性对性生活的紧张感，因此，对阴道痉挛症和对性交畏惧的女性患者有辅助治疗作用，对新婚男女亦适宜。四是男仰卧、女面对男足蹲坐位，很像"兔吮毫"，有利于提高女方性感。又因这种体位可由女方掌握主动，故能减轻男方的精神紧张，对阳痿、早泄等性功能障碍有辅助治疗作用，还适用于女性过度肥胖者。五是男下仰卧、女上俯卧，能提高女方快感，也能降低男方的兴奋性，有利于纠正早泄。六是男女面相向，均侧卧位，可延长性交时间。在我国，几千年来由于受封建主义的影响太深，这方面的知识在很长时间内，事实上已经成为禁区，很多人一辈子只知道用同一种方式来过性生活。

现代社会，特别是在我国经济发展、生活幸福、建成小康社会的今天，性生活的姿势体位早已突破了"九法"的模式类型，人们借助房屋、床铺、被褥、枕头、睡衣、裙带、绳操及各种工具，可以创造出适合自己的千姿百态的性生活姿势和方法。人们有权利、有条件、有情趣去努力尝试夫妻亲密，和谐美满，多姿多态的性生活，尽情享受性艺术带给人们的妙不可言的幸福。其目的只有一个，就是追求健康，享受生活！

（二）九浅一深

《玉女经》中记载：黄帝问："阴阳贵有法乎？"男女交合须要遵守一定的顺序法则吗？素女答："临御女时，先令妇人放平安身，屈两脚，男入其间，衔其口，吮其舌，拊搏其玉茎，击其门户东西两旁，如是食顷，徐徐内入……"男人在和女子交合前，首先使女子心情安定而平躺着，弯曲打开双腿。男人便俯卧在她两腿之间，吻其香唇，吸弄玉舌。用手拨弄阳具弹击阴户和两旁，如此前戏一段时间后，再慢慢插入女子阴道。"阳具肥大的人，插入一寸半，瘦小者插入1寸左右，不要摇动，缓缓抽出后再行插入，更能消除百病。泄时，不可泄溢在阴户外部。阳具插入阴道后，自然会生热激动而射精。此时，女子便会情不自禁地摇动身体，与男人节奏配合。值此，男人再行深深插入，则男女百病自都消除。""再浅刺女子阴核小蒂，更深插入三寸半，在阴户内紧缩的当口，由1数到9，阳具再往最深处插入，直抵前庭大腺，在此一进一出之际，男子吸吻着女子的口唇，进行九九之法。这便是男女交合的顺序法则。"《玉女经》的记载，不能不令现代人击节赞叹。素女了解女子的性高潮，是渐渐上升，达到顶点后，又缓缓下降而恢复原状的。因此她要男人在交合前，先用各种调情动作调动女人的情趣再交合，并在射精后，仍需完成相当的交合动作，以使女子逐渐地恢复平静。素女强调口唇的运用，这是非常有灼见的。口、唇是刺激性感的副交感神经的重要手段。法国有一句谚语："女人要精于烹调和床第工夫"。他们之所以特别强调烹调和交合之道，正与我国古代的"食色性也"的道理相通。因为，食物和性交毕竟是人类之大欲！提到阳具插入的尺寸，这里所谓的"寸"，不是度量衡的寸，而是中医经络学说中取穴用的尺度，称之"同身寸"，也就是以每个人自己食指的第二节两个指横纹之间的长度为1寸。

性器官分为外性器官和内性器官。女性的外性器可分为心丘、大阴唇、小阴唇、阴核、阴道前庭和处女膜等。心丘又称阴阜，在小腹之下，外阴部上方。皮下脂肪较多，贲起如小丘，业生心毛。肌肉下有耻骨联合，成为交合时男人着力的支撑点之一。大阴唇是舟状的外阴户，左右一对厚大而隆起，皮肤有褶皱，富含皮下脂肪，阴毛（古人称"业生心毛"）。受到阳具刺激时或压迫时，能产生性欲，但其快乐程度较小。小阴唇，紧沿大阴唇内侧，为两小瓣状褶皱皮肤，不生阴毛。处女时呈淡红色，经过性经验和分娩后，颜色不断加深而呈暗乌色，左右两瓣小阴唇，上方连接着包住阴核的包皮，下方则连接在阴道口下方。由于密布很多触觉神经，故而对性刺激非常敏感。

阴核，又称阴蒂（即前节所述的"俞鼠"），在左右小阴唇交合上方，为豆粒状大小的海绵体凸起组织，相当于男性的阳具。受到刺激也会充血而增大勃起。它是特别敏锐的部位，性感的程度大于小阴唇。前庭，是小阴唇所包围的狭窄部分。其下半部有阴道的入口，上半部有尿道的出口。从阴阜开始，由前到后的顺序为阴核、尿道口、阴道口、会阴和肛门。其中有三个出入口，其间有两个性感带（阴核和会阴）。会阴和肛门间也是很重要的性感带。但是女性手淫却多半利用尿道。少年女性有处女膜遮住阴道的入口，处女膜为具有弹力的黏膜性薄膜。虽是处女，其阴道口也都有一定的空隙，以便月经排泄。处女膜多在初次交合时破裂，但是激烈运动或其他偶然状况下（如骑马、骑车）也很容易破裂。也有韧性大伸缩力强的处女膜，虽有多次性交，仍然保持原状。故而以处女膜来衡量是否处女，是极不理智的。在屡行性交或分娩数次后，处女膜便只留残痕，终至消失。

阴道旁腺管在尿道口的两侧各一对，大前庭腺在阴道口两侧。当兴奋刺激时，小阴唇开启，此腺管便分泌透明无味的润滑黏液。《素女经》指出的阳具插入阴户深度，是谙合女子生理构造的。因为阴道在受到阳具插入的刺激时，便因被强迫扩张，而力求收缩，以排除外界异物。这种四周紧缩的力量来自骨盆底肌肉群。特别是腔口收缩肌（球海绵体肌）和阴道壁收缩肌（举肛肌）。阴道管外部三分之一的地方，收缩力特别强大，能够十分强力地箍紧压迫阳具，使男人感到非常愉快而诱使射精。因此男人阳具摩擦，也以阴道此部位为主。而阴道内部，又由于男子深入摩擦抵撞，刺激于腹膜，遂而导致女子达到高潮。这便是《素女经》中提到的交合顺序和规则的生理基础。

《素女经》多次提到，在充分爱抚女子身体的各主要部位后，再慢慢进行"九浅一深"，或"八浅二深"的交合方式，对方就得到十分快感，显现出非常满足的样子。这里的九、八、一、二是古人表述常用的约数，意思是性交中阴茎在阴道中抽插时，应多浅刺，少深刺。《素女经》记载：素女对黄帝说：与女交媾，要把对方看成瓦石，珍视自己如同金玉。发现女子有了快感，身体不禁地摆动时，便应速将阳具抽出女子阴外。若想御服女子，则在交合时须特别谨慎小心。就像用腐朽的缰绳在驾驭奔腾的怒马一般，又像是行临在布满利刃的深渊一样，唯恐一失足跌落下去而粉身碎骨。战战兢兢，如能设法不要射精，可以保持生命力于无穷！医学和心理学实验的结果表明：男子比较容易勃起，达到高潮后，会突然成直线下降入无性感期。而女子则不同，女子需要较长时间的前戏，以使性欲提高。所以素女提醒黄帝，在交合时应有心理准备，视对方为瓦石，不要太激动，要珍惜自己精气以免泄精太早，而对方还不能达到高潮，以致影响性交情趣。类似这种男子提早射精的问题，可说是既古老而又新鲜的问题。现代人应该仍然谨守《素女经》提示的原则，男女的高潮应尽量相互配合。同时男人不可有只顾泄欲的心理，而忽略女子的反应。犹太人做爱必须要获得妻子的完全同意，然后再进行，丈夫只顾自己性欲的满足，而不能给予妻子相当的快乐，即被视为"婚后的强奸"，在犹太人的伦理中是严厉禁止的，犹太民族特别重视"性是人权"的原则。

古人追求男人在交合时的技巧，提倡"九浅一深，右三左三，摆若鳗行，进若蛭步。"目的是在教男人自行理智控制，尽量使女子快乐，达到高潮而自己能避免过早泄精。性交时阴茎先浅进八九次，使女子青春荡漾，心猿意马，然后再做很深入的一掣，是谓"九浅一深"。因为在九次浅进时，女子能感受温柔摩擦的快感，然后又受到有力的一插，心动气颤，男人龟头直抵阴道深处，女子即刻会陷入极度的兴奋状态，阴道发生反覆膨胀及不断紧缩的现象，愈是如此，则对阳具的介入，更能体会出交合快感。除了九浅一深外，阳具还需左冲右突，摩擦女子阴道右边三四次，再左边三四次，此际，女子又复感受到不同的快感来自阴道两壁，性欲便更是高涨，不能自已。此外，男人阳具在进出阴道时，不可呆板地一抽一送，必须像鳗鱼游进，横向摆动身体，以使女子阴道两壁都能感受到阳具的冲突。或是在进出阴道时，采用像蛭虫走路一般，一上一下地纵着身体拱进。如此女子的阴道上下壁也能明确地感受到阳具抽插的快感，终而神魂颠倒，乐不可支而达到高潮。古籍《玉房秘诀》中载有"八浅二深，死往生还、右往左往"，九浅一深也好，八浅二深也好，都是殊途同归，指的是性交的韵律。同时限制深入的次数，除非很特殊的例子，女子才需要每次的插入，都要直抵阴道最深处，因为每次都深入，这种强烈的快感，极易导致性感的麻木，反而弄巧成拙。正像在背上搔抓止痒，若是过于用力而次数又太多，很容易便造成疼痛的后果。

当男子阳具在阴道内因受内壁的蠕动紧缩和温度的刺激，很容易就会不自主地泄精，因此在发现阳具感动而坚硬时，应立即抽出阴道，待它稍软后，再行插入，也就是所谓的死往生还，也就弱入强出的意思。"右往左往"，是指阳具必须在阴道两壁，交互摩擦。《玉房秘诀》、《素女经》以及所有的研究性生活的古籍，都无一例外地主张男人应尽量理智，延后射精，以配合女子高潮的到来。这种原则，时至今日，仍然是性生理、性心理、性文化等学术界所一致主张的。男人若能经常锻炼，必能增强交合的持续力，则不但夫妻鱼水永欢，丈夫更能常保精壮，而百战百胜。

一般男人在射精后便因困倦而呼呼睡去，此时若女子未能完成高潮，会造成病态后果，导致夫妻性生活不协调。性生理研究表明，男人射精后，随即由极度快感曲线上，垂直降至无性感感觉状态。新婚的女子往往会怀疑，在性行为前，男人多方的"花言巧语"，在达到"逗欲"目的后，便置之不理，甚而逃避性行为，乃至呼呼大睡，实在是卑劣之极。这都是新娘不明男人生理的关系。女子的阴道接受男人性器官，摩擦愈能感觉快乐兴奋，以至于欲罢不能。完全符合《素女经》所说的男人就像是火，若经大水一泼，便因射精而熄灭；女子好比是鼎中之水，愈受火势煎熬，则鼎中水便愈沸腾、汹涌。素女忠告黄帝，早泄等于是不了解正常的性生活，他之所以不能充分享受性爱乐趣，甚而衰竭濒死的缘故，皆在于不了解"水火之性"，阴阳不调之故。可见房中术强调性爱时"九浅一深"的技巧，即房事时阴茎插入阴道不宜过深，抽动时应做到徐缓均衡，认为这样才能增加男女房事时的快感，并能避免损伤血脉。这种理论与现代性生理研究中的女性"G点理论"和女性性敏感区的认识相似，即在女性阴道里只有外 1/3 处才有触觉神经末梢，对这个部位进行有效刺激，能最大限度地帮助女性获得性快感。

五、七损八益及含义

《黄帝内经》中就有关"七损八益"的记载，但没有具体内容，曾经是中医史上争论不休的话题，直至马王堆出土医书《天下至道谈》，才揭开了其中的奥秘。"七损八益"的内容原来是古代关于性行为过程中应提倡的各种性养生措施和性禁忌。

（一）八益

"八益"是在性行为中应该尽力施行，有益于身体的八种措施。这八种措施，综合了性心理、性生理、性行为规范等多方面的内容，而形体导引和精神导引是其主要的形式。据《天下至道谈》记载，"八益"是性养生行为中 8 个阶段的动作名称，实际是通过导引增强的性功能的方法。分别为：①治气：清晨起床后伸开两腿正坐，挺胸坚脊，放松肛门和臀部肌肉，连续做提肛动作，并以意念引气下行。②致沫：吞饮口中津液，臀部下垂，挺直脊背，继续进行提肛运动，以意念引导精气通往前阴。③知时：性交前男女双方互相嬉戏，以激发情欲，等双方均亢奋时再行交合。④蓄气：性过程中松弛脊部，做提肛运动，导气下行。⑤和沫：不要频繁和过快地抽动，出入应轻柔舒缓，以协调女方性兴奋的程度。⑥积气：在适当时候中断停留片刻，静卧或起床平息一下精神。⑦持嬴：在性过程中，每隔一段时间应该缩回阴茎，停止动作，深呼吸，吸入清气，并以意念引气下行，平静地等待女方兴奋高潮的到来。⑧定顷：高潮后，在阴茎尚未萎软时离开女方身体。

"八益"的实质在 3 个方面：一是性前男女双方的性欲心理协调；二是交合中的配合和谐；三是性交前及性交过程中采用形体导引与气功吐纳法锻炼男子的性功能。

（二）七损

房中术对男性的性交关注和研究更多一些，其中有7项提醒与现代医学的研究成功比较吻合：①性生活时无精可泄，或房事中阴茎剧烈疼痛，都是不正常反应，这时应避免性生活；②房事中精液淋漓不止，也是不正常现象，需要调理身体；③房事没有节制，导致精气枯竭，非常有害健康；④行房时阴茎不举，说明机体出了问题，需要精心调养；⑤房事过程中呼吸急促，神错气乱，应停止性生活，调整心神；⑥没有欲望时勉强行房，对男性健康也很不利；⑦男性在性生活中也需要适度性唤起，房事时一味图快，直奔主题，对其健康非常不利。

（三）导引练气

素女说：天地的阴阳两气有开合的现象，如春夏秋冬和昼夜明暗等，都因时序变化而有不同。人应依据这种阴阳开合原理，随着四季和昼夜变化而行动。若要停止交合，精气不宜泄，阴阳之道即行隔绝。要反复地练气进行导引，吐出废气，吸入新鲜空气，增进身体康健。阳具若不常交合，就会像蛇一样，因为不能动弹而僵死在巢穴里，所以应练习导引，使精气能通体圆滑地流畅。交合时，再用还精法，使精液不致无谓地浪费，把精气蓄存在体内，便能精神饱满而生气勃勃了。《素女经》中提示我们，古代的养生术，是多种方法的汇合，并非偏执一种，尤其是房中养生方法，必须配合其他的养生方法，多方协同，方能收到预期效果。

以现代医学观点看，导引法实际上是类似体操的锻炼运动、呼吸系统的方法，能使筋骨活络，肌肤强健，身体发育健全。导引练气的方法就是通过调节呼吸保护健康的方法，可使体内氧分充足，新陈代谢正常，情绪稳定。如瑜伽术就是把呼吸时间延长，是人体心跳脉搏缓慢，体温和血压下降。"太极拳"是由华佗的"五禽戏"演化而来的气功导引方法，"五禽戏"又渊源于胎息导引法。简易太极拳中有24个动作，由中国和东南亚一带，流布广传至世界各地。从开始到结束的动作虽有变化，却无段落之分，都是连续动作，而且都是描画圆形的各种曲线。八段锦气功导引方法，练习的要领，是要统一精神、集中意志。虽然全身运动，但呼吸并不急促，而保持有节奏的自然呼吸，并增加呼吸深度，每天履行不息。这种柔软体操，对于神经系统、循环系统、呼吸系统、消化系统调节和全身的新陈代谢均有积极的意义。打太极拳、练八段锦，可使人心情安定，情绪平稳。"丹田呼吸"更是锻炼房中触而不泄的重要方法。调息养气的目的在增加性交持续能力。

六、阴阳交媾与健康

同房结束后，男女双方均进入一种松弛的疲乏状态。由于体力消耗过大，也损耗了不少精华物质，因此需要得到很好的休息以恢复。中国古代医学、现代医学，以至民间经验，均认为恢复性功能的最佳方式就是睡眠。从养生的角度看，性交时间应以临睡前为最妥。而且古人主张，睡前性交，男子"采阴补阳"，女子"采阳补阴"，继之"还精补脑"，进入梦乡。

古人倡导的吸入女性精气，蓄于男子体内，称作"还精法"的长寿秘法之一。道家的房中思想认为：男子属阴身，内含真阳；女子为阳体，内含真阴。交感之时，乐感冲开女子乐脉，地脉开张。男子天脉开张，阴阳乐气相交，男得之谓之"采阴补阳"，女得之谓之"采阳补阴"。一是使女子怀孕，延续香火，否则，就对不起列祖列宗，罪莫大焉。二是通过性交以吸取女子阴精，以滋补男子。当然，女子也可以通过性交而鼓动本身的气，但古人认为男子的阴精是干涸的，而女子的阴精则取之不竭，所以女子是男子精力的源泉，这两个目的是密切结合的。男子为了能生育健康的下一代，射精必须在其精气最高峰的时期，而为了使精气能积累至最高峰，于是提出了男子与女子交合而不射精，使女子达到性高潮而吸收其阴精。道家主张，男子吸收精液由尾闾到丹田是"仙道"的方法，中国古传的"小周天"修炼法，便是在静坐中，阳气由下丹田（脐下三寸）、会阴（阴部与肛门之间）而至尾闾、夹脊（脊椎骨中部）、玉枕（头后下方）、泥丸（大脑）、膻中（两乳之间）等顺序的全部过程，这种修为功力，通常需要两三年时间才行。男人若能修炼好"小周天"的功夫，则在交合时，把阳具和女子阴蒂密切贴合，进行小周天的过程，可使女子在极度兴奋中失散气力，而永远不愿离开他。素女指出男人在锻炼这种技巧时，必须"练气"和"导引"双管齐下，才能达到还精法的目的。《玉房秘诀》中也记载，男人如勤加练习腹式呼吸，以增加体力及持续力，在交合抽送摆动时，深吸一口气凝集在小腹丹田处，默数到三十下，再换气。如此有助于阳具的坚挺和持久。阳具坚硬要泄精之前，应立刻控制，毅然由阴道中抽出，等到稍软时，再继续进行，如此反复地软入硬出，死往生还，经过一段时间的练习，阳具就会坚如铁棒，热如番炭，百战百胜，所向无敌。

使男子泄精后，将精液吸储于女子体内，成为女子的"还精"与长寿法。男子精液不可作无谓的浪费，每泄出一次，就要有一次的效益。女子高潮时，尽量吸男人精液入体内，进入女子体内的精液，由尾闾游至上方，直抵小腹丹田，这种效能，不是人参、附子所能比拟，这便是女子的"采阳补阴法"。

"民国"十五年，北京大学社会学教授张竞生，著有一本《性史》，要算是最早的性经验报告书，其中详述甚明。

"还精补脑"理论是古代房中理论的基本观点。这种观点认为，男子尽力控制自己以防射精太早，与此同时，他所吸引及凝聚的女子阴精要借助内功经由脊髓神经上送至脑，再送遍全身，以加强本身的生理健康。

男人在交合时吸取女子唾液以补髓，故能精气满盈，身体强壮，尤其能加强性的能力。房中术的还精补脑（髓海）法、还精法、吸精法和采阴补阳等，都是由这种原理导引而出。凡是精于房中术者，都是用还精的方法，以吸回放出的部分分泌液。以吸取女子唾液为补充男人消耗精气，此种做法，也是为现代医学所认定的。日本一位叫做石原的博士，研究了房中术后指出，此种方法系暗示着荷尔蒙、脑内的分泌腺与生殖腺体的关系。同时还精补脑法，利用吸入大量空气，使体内获得充分的氧，这种补身的方法，也和美国库巴博士主张的"吸氧运动"原理是相通的。

七、交合适度与养生

古代医籍除了少数受房中术邪门左道理论中"采阴"之说的影响而主张泛交、滥交外，一般都主张节制性生活。其主要思想是"葆精爱气"，即使多数房中家以阴阳交合来养生，亦强调节制交合。晋代著名房中家葛洪在《抱朴子》中提出了既反对禁欲主义，又反对纵欲滥交的观点，并且郑重提出两性交合以"节宣之和"为标准。这样，既能发泄体内的"壅瘀"，使气血通畅运行，也不至于过度损耗精血，导致身体亏虚。

在少数人心目中，"闭精"思想占主流地位，并不十分强调交合有时，而是强调"安而不泄"。直至金元时期名医朱丹溪提出：相火一动，即性欲发生，即使久战不泄，也会暗耗精液。这一理论提出后，"寡欲"之说便在中医性医学中占了上风。实践证明，过度性交，对大脑皮层、生殖腺、生殖器官等都会造成过度负担，以至人体精微物质的过量损耗。尤其是生殖器官，更容易因为过度性交而导致高度兴奋，局部充血；长此以往，必然形成兴奋——抑制的不平衡。加上精微物质的过度损耗，就会产生生殖系统病变或全身功能的损害。这些危害并不局限于男子，女性也一样。但是，"精"是人体产生的物质，必须按照一定的规律进行代谢。"精盈必泻，精出必补"，符合人体正常运动规律。由于"精"的生成与性欲的冲动不成比例，所以，性生活的间隔时间应由"精"的充盈与否而决定。由于人有强壮虚弱、年龄老幼等方面的差异，精的生成时间也不一致，因此，性生活的次数也必须有不同的时间间隔。

为了增强两性健康，房中术还提倡定期做性功能的保健锻炼。1973年于湖南长沙马王堆出土的竹简古医书《天下至道谈》中就提到，每天早晨起床后应正坐于床，伸直脊背，放松臀部，做收敛肛门的锻炼。房事中，男性要等阴茎充分勃起后再行房，动作应尽量舒缓，放松背部，收敛肛门。射精时，应弯曲背部，肢体不要动，同时深吸气，宁静地等候一段时间再射精。房事后，应将余精洒尽，趁阴茎尚未疲软时抽出，并且在房事完成后清洗阴部。

古人认为：人有强弱，年有老壮，各随其气力，不欲强快，强快即有所损，所以交合应该有度。古人总结"男子十五，盛者可一日再施，瘦者可一日一施；年二十，盛者日再施，羸者可一日一施；年三十，盛者可一日一施，劣者二日一施；四十，盛者三日一施，虚者四日一施；五十，盛者可五日一施，虚者可十日一施；六十，盛者十日一施，虚者二十日一施；七十，盛者可三十日一施，虚者不泻。"关于具体的时间间隔，在古人的著作中，由于所观察的对象，地域、身体素质等差异，加上个人体验不同，因此有较大的区别，不可一概而论。一般来说，应以射精后精神更加饱满，心情更加愉悦，体力更加充沛作为最佳的间隔时间标准。

现代西方社会学家提出"性交间隔度"的概念，与中国性保健学中所谓的"多动少泄"颇为相似。所谓"间隔度"，即要求夫妻最好在同居一段时间后分床或分居一段时间，而不要每天都同床而眠，更不可频繁性交。在节制精液排出这一点上，"多动少泄"与此有相同之处。但两者也有不少区别，例如，"多动少泄"提倡在"少泄"的同时还要"多动"，它的"间隔度"仅局限于射精上，而不在性器官的接触上，相反，房中术提倡性器官要多运动，以达到"练筋"、"练骨"等形体保健的目的。而"间隔度"的概念则要求男女双方在间隔期内避免所有的"肌肤相亲"，认为肌肤的过多接触会降低性敏感程度，减低性快感程度。其目的则在于利用时间的间隔来提高性快感和性满足的程度，时刻保持"新鲜感"，这是两者所不同的。

第三节 房室养生禁忌

正常的性活动能促进人体正常功能，起到养生保健作用。但是，"人欲无涯"，人们常常不能理智地把握适度的性生活量，甚至在某些对身体健康有害的情况下，仍不能自觉地节制性生活。这就需要通过理智的教育，加强性生理的宣传，使人们知道不适当性交的危害性，以便人们能够合理地安排性生活，真正使"性"成为人类健康长寿的促进措施之一。

古人在长期的医学实践和生活实践中，观察到许多不宜于性交的时间和场合，认为只要避开这些时间和场合，就可以达到预防损伤和疾病的目的，这就是性交的禁忌。无视禁忌的后果是对自身健康的戕伤，也可能给性对象造成损害。当然，偶然的触犯也许不致为患，但长期积累，屡犯不禁，就会致病伤身，早夭损寿。汉代史书《史记》中有当时名医淳于意（仓公）的诊籍（即医案）二十四则，其中就有七则是房劳所伤。淳于意认为，凡酒后房劳、盛怒性交、行房后过度劳累者，都能导致"死不治"之病。可见我国对性禁忌的研究由来已久。淳于意以后的各代医家，对这方面的研究更加深入，形成了性保健学中的一个重要分支。

一、忌逆情而交

若夫妇双方心情不佳,或气愤恼怒,或惊吓恐惧,或忧愁悲伤,或抑郁思虑,在这些情况下,均不宜勉强进行性交。若仅是男女某一方情志逆常,另一方就更不能强意为之。否则不但达不到满意的性快感,而且对健康不利。

《诸病源候论》指出:夫妇争吵之后,气愤的心情未曾平息,此时勉强交合,会使子宫气血闭塞,积聚为病,造成经血漏下或带下黄白如膏。《千金要方》也说,发怒之时,气血未定,男女交合会使人发生痈疽之病。《素女经》也指出"阴阳者,相感而应耳,故阳不得阴则不喜,阴不得阳则不起,男欲接而女不乐,女欲接而男不欲,二心不和,精气不感,加以卒上暴下,爱乐未施"。说明阴阳男女的媾和,要相互相感相应。所以,男人若没有女子的刺激,就不能喜悦而勃起,女子如果没有男人的刺激不能产生愉快的感觉。因此,男人想插入而女子不乐意接受,女子想交合男人没有兴致,男女二人的心意不和,精气没有相互感应,必然引发不起对方性欲,若要强行交合,动作粗暴,自然会使对方厌恶。

情志不畅时,体内血气的运行处于逆乱或壅滞的不正常状态,精气为之闭塞,不能产生正常的性欲望,性反应机制无法循序发展,此时如逆情交合,则气血更加逆乱或壅滞,精气为之耗伤,因此会产生气血运行方面的病患或虚损之病。另外,逆情交合,某一方会对另一方产生强烈反感,无法产生性兴奋,性器官在无兴奋的状态下进行交合,会造成生理和心理上的双重痛苦,是性欲下降、性冷淡、性高潮缺乏、无性欲、性交疼痛等性功能障碍产生的主要原因。

二、忌强力交合

《素问》中有一段著名的论述,论证了强力入房的病理:"因而强力,肾气乃伤,高骨乃坏。"所谓"强力",古书记载,多谓性交频繁过密、劳累过度、汗出过多等体力消耗过大状态,均是力不足而勉强支撑从事。王冰对这一段文字的解释为:"强力入房则精耗,精耗则肾伤,肾伤则髓气内枯,腰痛不能俯仰。"指明了强力入房的病理机制。

强力交合之忌,对于婚后久别、远道探亲者最有意义。因为此时虽然体力劳乏,但性欲异常高涨,因此最易触犯此忌。必须安心定志,休息体力,待疲劳消除后方可入房。

三、忌酒后入房

在性禁忌中,古人对酒后入房的危害论述最多,认为酒性大热,能灼耗人体的精、血、脂、髓,又能煽动性欲之火,促使性欲亢进。而性交又要大量丢失精微物质,"昼则以醇酒淋其骨髓,夜则以房事输其血气","酒"、"色"双耗精血,如同漏锅盛汤遭猛火,必然损人寿命,是早衰的根由。不仅男性如此,女子亦不例外,如《素问·腹中论》中记载:"若醉入房中,气竭肝伤,故月事衰少不来也。"

因为酒后生殖器官的兴奋性增强,性欲亢进,故有"酒为色之媒"之说。但此时的性兴奋是外来刺激所致,人体精、血被酒之热性所鼓动,又因性交而超量泄出,久而久之,则精血损耗;前阴为"宗筋"所聚,筋、血均为肝脏所主,故酒后入房,肝气大伤,肝气伤则血无所藏,以至气血诸病丛生。现代临床也证明:性功能障碍、糖尿病、心血管病、骨髓炎之类疾病,与酒后入房有相当密切的关系。此外,男女某一方酒后性欲亢进,往往会对另一方有过分的性要求,甚至会举止粗暴。这也是影响夫妇感情、导致性生活不和谐的原因。

四、忌带病交合

患病期间或疾病初愈之时，精血虚弱，若同房交接，会使精、津、气、血更加亏损不足，不仅于病体恢复不利，更可以导致疾病加重或复发，甚至精血脱亡，致人死命。《千金要方》指出，疾病期间或疾病初愈之时，"余劳则可，女劳则死"，极其强调带病同房的危害。《伤寒论》中记载的"劳复"、"阴阳易"等疾病，都是带病交合的恶果。一般来说，凡患病之人，无论病情轻重，均应停止性生活，若触犯此忌，后果多为不良。尤其是热病、新病、重病，更应禁绝。

五、忌忍尿入房

《史记·扁鹊仓公列传》中记载，战国时代的一位居"司空"官位的人，其夫人患病，大便困难，小便黄赤而涩，遇寒气则遗尿。名医淳于意诊断此病为"欲溺不得，因以接内"所致。可见忍尿入房是对人体有害的。忍尿入房主要危害大小便和前后阴。这是因为尿液储积膀胱，下焦气机因性交而壅滞，此时的交合，使经脉阻塞，血气瘀滞，临床出现大小便困难，尿道涩痛或刺痛，小腹肿硬等症状。

六、忌经期同房

女子行经期间，子宫口开张，子宫内膜脱落，血管破裂，抵抗力下降，血中激素水平下降。此时同房，极易造成感染，引起妇科疾病。这是现代医学对经期性交及其后果的认识。我国古代有关这方面的论述也与此吻合。如《诸病源候论》中指出："月水不止而合阴阳，精气入内，令月水不节，内生积聚，令绝子，不复产乳。"《千金要方》也说："月事未绝而与交合，令人成病。"临床许多妇科疾病如月经不调、崩漏、白带、不孕症、癥瘕积聚等，均可由经期同房所导致。

相关的医学著作中记载，经期交合不仅对妇女本身有损害，也会贻患后代。如《医心方》引《养生集要》说："妇女月事未尽而与之交接，既病女人，生子或面上有赤色凝如手者，或合在身体。"这是给后代造成的类似皮肤血管瘤的疾病。

七、忌产褥交合

产后妇女气血未复，子宫口开张，若性交就会损伤经脉，损耗精血，带入致病物质，引起各种妇科病。产褥期触犯禁忌所引起的具体病症很多，《素女经》列举了诸如月经不调、崩漏、少腹拘急胀满、胸胁胸背引痛、肌肉消瘦、饮食不调、腹内发生积聚，而肿大如怀胎等等。如果性交带入了病邪，邪气过甚，就会引起产妇神志昏糊恍惚，恶寒发热，四肢不能自持而抖动，阴道内有气排出，外阴肿胀，小便淋沥不禁等类似产道感染的疾病；日久则会导致不孕之症。

由于产褥期同房的后果严重，故古人对产后恢复性生活的日期定为"产后满百日，乃可合会"。

八、忌违时性交

中医"天人相应"思想，也同样反映在两性交合上。对时令的禁忌，是根据季节、日期、时辰的干支属性进行分析，凡与属水的肾有冲突，能损伤肾气的时令、日辰，均在避忌之列。究其根源，是为了防止肾中精气的戕伤。

金元名医朱丹溪在《格致余论·阳有余阴不足论》中提出了性交禁忌的时令、日辰：一年之中，四、五、六、十、十一共5个月，宜"出居于外"，避免性交。因为四、五两月为火旺之时，火旺则能克肺金，金为水之母，因此，肺金被克就会影响肾水；六月为土旺之时，土能克水，肾水直接受到时令伤害；十月和十一月，火气潜伏，闭藏休养，为第二年春天的升发萌动蓄积动力，此时人体的真阳之火也藏于肾中，接受肾精的滋养，此时不可恣欲以耗精，以至真阳无根。

一月之中，二十五日至下月二、三日（农历，下同）之间，宜男女分宿。因为人体气血，变动与月亮盈亏有对应关系，这段时间里，月亮处于地球背面，而月黑晦日前后，人体气血也相应空虚，故不宜同房。

一日之中，凡气候异常，天象怪异，情志过激，饮食劳倦等状况下，皆不可性交。朱丹溪举例为："大风、大雾、虹霓、飞电、暴寒、暴热、日月薄蚀、忧愁愤怒、惊恐悲哀、醉饱劳倦、谋虑勤动，等等异常环境。可见，"一日之中"并无固定时间，而是据情而定。

以上朱丹溪提出的异常时令、日辰的交合禁忌，不一定都有道理，但其精神实质，在于告诫人们避免性功能减退或低下时的勉强从事。至于一日之中所举的异常情况，是强调在外来刺激较为剧烈并影响机体之时，不应再以性活动来加重人体负担，或加重精神刺激，以免造成功能紊乱或精气损耗。

九、忌以药助兴

美国人发明了一种加强男性性功能的药物"伟哥"，在我国叫做"万艾可"曾经轰动全球。可是从养生学和中医的观点来看，功效再神奇，它终究是一种药物。中药中也有不少增强性欲或性功能的药物，如大辛大热的附子、肉桂、细辛、淫羊藿、阳起石、硫黄、天雄等；有促进性腺功能的动物或昆虫类药物，如各种动物的阴茎及睾丸、驴肾、狗鞭、牛鞭、鹿鞭、海狗肾之类，鹿茸、蚕蛾、九香虫、蜈蚣、海马等。西药除新药"万艾可"，传统主要是用雄性激素，如丙酸睾丸酮、甲基睾丸素、苯丙酸诺龙以及绒毛膜促性腺激素等。海外有专以性激素提纯制成春药者，其壮阳甚速。

以上所举各种药物，只宜补偏救弊，平衡阴阳；且只可暂用于一时，不宜久服。如果以其作为纵欲刺激剂，就会成为伤身害命，促使早夭的毒物。凡纵欲过度而伤身、大病之后体虚、年高精亏等人的性功能减退，均须谨慎使用助兴药物，切不可贪图一时之欢或无节制地为满足性对象的性要求而滥用。临床上，滥服春药确实可以导致大量疾病，比较常见的有以下几类：

（一）虚损性疾病

春药的直接效应是激发性欲，导致性交过度。而性味燥烈的药物与过度性交造成的精气大量损伤，是促成虚劳早衰，直至夭亡的病理机制。

（二）外科疮疡性疾病

这类疾病的发生原理，是药物的毒性积聚体内，向外发泄，攻冲体表所致。

（三）生殖器官功能减退

春药的作用只是暂时性的，其作用机理类似于"煽风点火"，所消耗的却仍是自身的物质基础。暂时的快感之后，将会是更严重的衰退。

（四）对后代的遗患

凡是在服食春药助兴后性交所孕育的胎儿，由于素质较差，会形成畸形胎儿或产出先天不

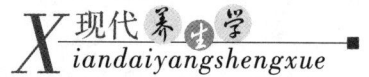

足的后代。

十、忌过度手淫

手淫，古代中医称为"外淫"、"强泄"。《医心方》引《玉房秘诀》中记载：男子手淫的方法是用手撮持阴茎，模拟性交，达到射精以快欲的目的。而女子手淫则是使用药物粉末，置于阴道之内以遂性欲，并获得性兴奋；或是使用器具和其他物体模拟男子阴茎，"以象引为男茎"，进行性交，以获取性快感的自慰行为。

手淫偶尔为之，并无大害，学术界甚至认为有合理之处。如，社会学家认为，在缺乏性对象的情况下，手淫作为一种自慰行为，可以解除性紧张，缓和性要求和性冲动，从而可以减少性暴力和性犯罪。医学家们则认为：在缺乏性伙伴时，适度手淫可以维持生殖系统的正常功能，在某些特殊情况下，如妻子妊娠期、产褥期或患病期间，手淫可以作为正常夫妻生活的替代方式。此外，若采用手淫技巧，如捏挤、按压、抽动等，甚至可以治疗早泄、神经性阳痿、性冷淡等疾病。但是，手淫一旦成为习惯，频繁不能自止，则是恶习，对身心健康会有很大的影响。

染上手淫恶习的人往往会产生严重的心理负担，陷入十分矛盾的心理状态之中，表现为高度的情绪紧张，烦恼、焦虑、悔恨、惊慌、内疚、自责等心理反常现象。对此，中医理论，将其归属于"心"的病变。如若手淫过度，肾精大量损耗，以至亏虚，就会形成心肾两虚的病证。

古代认为手淫恶习对身体健康和人生寿命有较大的不良影响。现代则认为手淫过度与婚后性冷淡、变态，性心理、阳痿、早泄、性欲亢进、遗精、梦交、月经不调、盆腔炎、前列腺炎等疾病有密切关系。且大多数患者可见到精神萎靡、头痛头晕、烦躁失眠、健忘心悸、腰酸腿软等虚弱症状。病情日久，自然会损害健康，缩短寿命。《医心方》引《玉房秘诀》即认为手淫"皆贼年命，早老速死"。

既然手淫恶习有如此危害，误犯者就必须及早戒除。戒除之法，可以从中医各种治疗措施中选取。首先，应使患者掌握足够的性知识，明白手淫恶习对身心健康的影响，树立正确的性观念，丢掉思想包袱。其次，中医的心理疗法十分有效，可采用以清静安宁、转移兴奋点等为目的的语言诱导、催眠术、音乐疗法等。第三，气功疗法也是很好的治疗措施，可以练习静功、闭精功等功法。第四，采用自我按摩法。例如临睡前用摩擦涌泉法，即以双手搓至发烫，然后同时以左手搓右脚心，右手搓左脚心，左右各搓 100~200 次。第五，配合用安神定志类中药内服，如朱砂安神丸、天王补心丹、归脾丸之类。第六，合理安排生活起居，建立生活规律，按时起床、休眠，临睡前不吃刺激性食物和药物，如烟、酒、茶、刺五加片、人参制剂、含性激素类的药物等等，也不要观看有刺激性内容的电影、电视、戏剧和文学艺术类读物等。

戒除手淫恶习，不仅对健康有利，而且对建立正常的性关系和性规律有利，是性养生保健的重要内容。

第四节 房室子嗣与优生

优化人类素质，是每一个社会人必须担负的职责，也是每一个即将做父母的人最基本的愿望。对人类体质这一必须以先天决定的因素来说，优化体制的第一个途径就是优生。优生的措施很多，其中性活动也有着举足轻重的作用。养生学的目标：一是为了健体强身，益寿延年；二是为了生育健康的下一代，以使种族和生命得以延续。

古代房中术特别重视优生优育，强调两性交合的目的，就是为了要生育"贤良而长寿"的子女。对此，首先应该"避九殃"，即在九种情况下不应性交。经曰："人之始生，本在于胎合阴阳也。夫合阴阳之时，必避九殃。九殃者，日中之子，生则欧逆，一也；夜半之子，天地闭塞，生则聋盲，二也……冬夏日至之子，生害父母，七也；弦望之子，必为乱兵风盲，八也；醉饱之子，必为病癫疽痔有疮，九也。"第九种禁忌认为酗酒之后不宜性交，否则生子多病，是有科学道理的。其他"八殃"只是反映了古人对性交禁忌的风俗观，其产生的后果难以验证。《素女经》中提出的"房中禁忌"还有"日月晦朔、上下弦望、六丁六丙日、破日月廿八、日月蚀、大风甚雨地动、雷电霹雳、大寒大暑、春秋冬夏节变之日、送迎五日之中，不行阴阳。本命行年禁之重者，夏至后丙子丁丑，冬至后庚申辛酉，及新沐头，新远行，疲倦，大喜怒，皆不可合阴阳；至丈夫衰忌之年，不可妄施精"也有一定的道理。

一、情欲与优生

（一）寡欲与优生

人的精气极为珍贵，亦极为有限。如《东医宝鉴》中记载，人体精气总共才有"一升六合"，称一称也只有"一斤"，而每次性交却要损耗"半合"；损耗的半合精气必须经过一定的时间才能得到补充。然而，性欲的满足能给人带来极大的快感，这就会使人不顾一切地去追求性快感而不顾有限的精气。《灵枢》中说："两神相搏，合而成形，常先身生是为精。"可知充足而健康的"精"，是产生后代的关键条件。如果纵欲过度，精气大衰，就不可能有充足而健康的精气去"两精相搏"，形成健壮的胎儿。有鉴于此，中医十分强调"蓄精"在嗣育后代过程中的作用。

"蓄精"首先要求清心寡欲，节制性交次数。《广嗣纪要》认为："求子之道，男子贵清心寡欲以养其精，女子贵平心定意以养其血。"并将其作为优生"第一紧要"之处。

龚廷贤在《寿世保元》中主张："夫妇尤必各相保守，旬日之间，可使精血俱盛。"现代医学为确定受孕日期提供了可靠方法，近年又有按生物节律选择受孕时间的新法问世，在这些措施的帮助下，受孕之前必须有一个大约"旬日"（十余日）的分床期，在此期间，夫妇互不干扰，到时候再交合，这样，所孕的后代必然强壮聪慧，达到优生的目的。

（二）畅欲以种子

夫妇确定生育后代，除了寡欲以蓄精养血，养精蓄锐，待时而交外，还要选择女方排卵期准时交合。排卵期相当于古代医家所说的"氤氲期"，在氤氲期同房以求受孕，还要求排除一切外界干扰，创造一切有利条件，促使男女双方都能达到性兴奋的高潮。这也是优生的一个重要因素。古人将男女双方极度兴奋的情欲称之为"百脉齐到"。"百脉齐到者，乃一身神情气血、骨节毫窍，无不毕达之谓也"（《妙一斋医学正印种子编》），即气血畅行，情绪亢奋。

古人认为：受胎必须以情欲为前提，如果女子进入氤氲期，却因其他因素干扰了情欲，或女方虽情欲旺盛，而男子却不甚高涨，都会影响优生。因为所生之子，是聪明俊秀，还是庸蠢愚笨，是由"先天真一灵气"所决定的，而这种"灵气"，恰是由男女双方性交时的心理因素所决定的，如《妙一斋医学正印种子编》说："盖今之求子者，只言男女交媾，其所以凝结成胎者，不过父精母血，而不知此犹是后天渣质之物也。其胎之成否，子之有无灵慧，乃一点先天真一之灵气，妙合在未始交媾先。"由此可见，性欲的畅遂与否，关系到优生的成败。马王堆医书中将男女性欲冲动称为"神风"，看来另有更深的含义。

二、择时同房和优生

中医主张受孕时间在夜半以后的2~3点为佳。这是根据天人相应学说所作的选择。现代时间医学和时间生物学的研究成果也证实了生殖生理与自然规律有着相互呼应的关系,也确实证明受孕时辰与后代的智力、体力有关。

受孕的季节对后代的素质也有着较大影响。天人相应理论认为,人体生长发育的规律应该与大自然的气候节律同步,即符合"春生、夏长、秋收、冬藏"的规律。因此,同房受孕的时间最好安排在深秋或初冬,即公历12月份和次年的1、2月,此时人的肾气闭藏,肾精充足,为胚胎提供了极好的生长发育场所;到了春季,自然界生机蓬勃,人体气血运行旺盛,胎儿的大脑受自然界生机的促进,接受向上升腾的气血津液以润养,人体精血充聚大脑,有利于大脑的发育;夏日里万物茂盛,有利于胎儿身体其他部位的发育;到了秋天,自然界硕果满枝,进入收获季节,胎儿也已发育成熟,"瓜熟蒂落",自然分娩。因此,金秋或初冬季节出生的后代,正好处于自然规律的作用之下,"得四时天地之正气",所以会聪明、健康,易于适应天地的变化。

三、最佳生育年龄与优生

国内外医学家认为,妇女的最佳生育年龄为21~29岁。这是从女性的生理特点、母婴健康、优生优育等多方面因素来考虑的。这个时期女子的生殖器官、骨骼及高级神经系统已完全发育成熟,生殖功能处于最旺盛时期,卵子的质量较高,怀孕后胎儿的生长发育良好,流产、早产、畸形儿和痴呆儿的发生率都比较低,生下的孩子大多聪明健康。这个时期女性的软产道伸展性好,子宫收缩力强,难产机会少,故危险性也小。这个年龄组的男女青年思想上比较成熟,生活上有一定经验,经济上也有了一定的积蓄,这些都有利于对孩子的培养教育。

孩子的智力和体质与父亲的生育年龄也有一定的关系。有人曾对302个家庭1 150名子女进行调查,统计资料表明,子女的智力和体力最好的人出生时,其父亲的年龄为29岁左右。科学家们调查了世界上大量杰出人物后认为,父亲在30~45岁时生的孩子聪明。例如,大科学家爱因斯坦出生时父亲32岁;大作家契诃夫、马克·吐温等出生时,父亲均为36岁;诗人歌德出生时父亲39岁;音乐家萧伯纳出生时父亲45岁等。从优生角度考虑,男方的年龄要比女方大5~6岁为好。

选择在最佳年龄期生育,也符合我国提倡的晚婚晚育政策,对控制人口增长速度有着重要意义,对个人、家庭和国家都有好处。

(一)最佳生育年龄

中国妇女最佳生育年龄为21~28岁(中医所指的"三七"至"四七"之间),男性24~35岁(中医所指的"三八"至"四八"之间),祖国医学和现代医学都认为,此时男、女生理发育成熟,激素分泌旺盛,胎儿发育的内环境好。母亲在21~29岁时生下的孩子易成才。因为最佳生育年龄女性生理与心理均趋成熟,精力充沛,利于孕育和抚育胎儿及婴儿,可避免胎儿发育不良,妊娠合并症及流产、死胎或畸胎。因为智力的遗传大多来自为了生育"优质宝宝",孕前准爸爸、妈妈要做到以下几点:身体健康、精神状态良好、远离烟酒、生殖系统卫生健康。

(二)最佳受孕季节

由于我国幅员辽阔,地理环境复杂,气候差别较大,应因地制宜选择较理想的受孕季节。

就我国大部分地区的气象、地理条件，应避免在初春或深冬气候多变的季节受孕。受孕最好的季节，一是如前所述的深秋或初冬季节；二是每年 5~6 月份，这个季节有充足的蔬菜、水果和良好的日照，可使人体获得充足的维生素，有利于胎儿生长发育，特别是脑发育。

（三）最佳孕前准备

不但有生理条件的准备，还要有心理充分的准备，才会有健康人体的内环境及优质的精子和卵子。夫妇愉快的心理状态，有利于孕育身心健康的后代。另外要安排好受孕日，排卵前应有计划减少同房次数，以保证精子的数量和质量。在排卵期时，综合各方面条件，选择最理想的受孕日，一般应安排在妇女月经来潮前 14 天左右，17 天以后同房受孕流产率较高。

1. **最佳生理基础** 父母的健康是优化下一代身体素质的基础。计划受孕最好是在男女双方都处于体质健壮、精神饱满的状况下进行。

新婚勿受孕：新婚阶段，由于男女双方都比较疲乏，而且接触烟酒机会较多，如婚后随即受孕，常会影响孕妇的健康和胎儿的发育。一般认为，结婚 3~6 个月后再受孕比较适当，这时，新婚阶段的体力疲劳应已恢复，工作和家务也已安排就绪，性生活也有了规律，夫妻双方在各方面已能互相适应。在健康良好的状态下，就可以考虑受孕生育。

有病勿受孕：如果夫妇有一方患急性传染病、结核病、发热性疾病，或妻子心肝肺肾等重要脏器患有严重疾病时，都不应受孕。这些疾病会影响生殖细胞的质量，造成胎儿发育迟缓、低体重、早产或死胎。另外，重要脏器有严重疾病的妇女受孕后，妊娠和分娩的风险极大，容易导致心肾功能衰竭。

避免药物影响：许多药物能使生殖细胞中的染色体或基因发生突变，导致胎儿畸形。有些药物虽不至于导致畸形，但多少会对孩子将来的身体发育与智力发育造成不良影响。因此，夫妇任何一方因某种疾病正在服药期间，不宜受孕。女性如口服避孕药，应在停药后 3~6 个月再考虑受孕。

在受孕前的准备阶段，夫妻双方应注意加强营养，多吃一些高蛋白和维生素丰富的食物。使生殖细胞发育良好。

在准备怀孕阶段，夫妻双方都要注意加强自身免疫力，并且保持良好的卫生习惯，预防细菌和病毒感染。尤其是女性，如果在怀孕阶段遭受病毒袭击，那么无论是对肚子里的孩子还是对孕妇本身，都是一种伤害。

为了生育一个优质的好宝宝，夫妻双方在准备怀孕阶段要做好劳逸安排，身心健康，保持精神愉快，并适当进行运动，这样就更有利于妊娠。夫妇之间感情和睦，性生活和谐满足，在双方都愿让小家庭增员，在这样的心理状态下最适宜怀孕。谁都希望宝宝能在一个和谐美满的氛围中出生，因此，在计划怀孕前，夫妻双方关于何时要宝宝、怀孕期间以及宝宝出生后的一些问题都应考虑清楚。

烟酒对于生殖细胞或受精卵的毒害作用是很大的。父母如在宝宝受孕阶段以及在宫内生长发育阶段经常接触烟酒，宝宝出生后往往会体重不足，发育迟缓，智力低下。因此，打算好好"做人"的夫妇就应远离烟酒。

掌握排卵期：掌握女性的排卵期，这一点对于受孕非常重要。女性排卵期一般在两次月经周期的中间几天。排放后的卵子大约可存活 1~2 天，精子在子宫内可存活 3 天，因此在排卵前 3 天和后 1 天过性生活比较容易受孕。测出排卵期的方法有很多种：

（1）测基础体温 如体温曲线呈双相，则在体温上升前的那一天即为排卵日。

（2）观察宫颈黏液变化　女性的月经周期为干燥期—湿润期—干燥期。每月中，当白带出现较多且异常稀薄，为湿润期。在此期间观察分泌物呈蛋清样，清澈、透明、拉丝度长，这很可能是排卵期。

（3）依靠仪器　市面上出售的排卵试纸、避孕优生检测镜都能告诉你哪一天是排卵日。做爱的方式：在性交前，丈夫要给予妻子充分温柔的爱抚，待到妻子阴道充血、湿润，主动有性交的强烈要求时，才进行交合。如此充分的准备可使妻子的阴道酸性环境减弱，从而适合于精子的运动，又使双方性感满意，处于心理最佳状态。射精后，妻子的臀部可适当垫高10厘米，并保持平卧至少1小时，这样有利于保持精液的浓度，有利于受精。

2. **最佳生育环境**　外界环境中的某些不良刺激往往会影响妊娠的进展、胎儿的发育。所以在计划受孕前，应尽力排除以下不利因素的干扰，创造一种良好的受孕氛围。

周围环境：在工作或生活的环境中，某些物理和化学的因素会影响受孕的质量，如高温、放射线、噪声、振动等物理因素，及铅、汞、镉、砷等金属，某些化学物品、农药等，这些都要尽可能避免接触。另外，夫妻双方都要避免新装修的环境。

生物因素：迄今已知有多种病毒能通过胎盘危害胎儿，可以引起死胎、早产、胎儿宫内生长发育迟缓、智力障碍或畸形。而这些病毒常可通过猫、狗等家畜传播。因此，计划怀孕的夫妻就应停止接触猫、狗及其他家畜。

产科临床统计资料表明，高龄初产妇的产程明显延长，滞产率增高。同时，羊膜早破、妊高征和早产这3项指标也比对照组为高。因此，高龄产妇更须加强孕期保健。

（1）做好产前检查。高龄初产妇应缩短检查间隔时间，要从确诊怀孕开始，每半个月检查1次，并要特别注意血压和尿的检查，以便及时发现妊高征。自第3个月起，每周检查一次，发现胎位异常，应请医生及时采取有效措施，进行矫正。

（2）整个孕期比一般孕妇更为谨慎，从衣食住行等方面加强保健。在饮食上，既要保证充足的营养供应，又不要吃得过多，并要适当进行体力活动，防止胎儿过大。

（3）注意孕期心理卫生。有些高龄初产妇自确诊怀孕后，就忧心忡忡，担心分娩时会出现问题，这种不良心理对孕妇和胎儿都很不利。在现代医疗条件下，只要产妇积极与医生配合，听从医生指导，完全可以平安分娩。

（4）为确保母子安全，高龄初产妇应比一般孕妇提前几天到十几天入院待产，具体时间可根据孕妇不同情况，由医生决定。

（四）避开不利的受孕时机

夫妇任何一方患病，尤其是感染性、发热性疾病，都可能影响生殖细胞的质量，因此患病期间要避孕，避免病中受孕；因病用药期间不宜怀孕，药物停用后，尚未消失其药物作用之前也不宜受孕；婚后采用避孕药，或夫妇一方因病长期服药的，应在孕前6个月停药；避免过量饮酒受孕；避免在接触有害、有毒的化学药品或接触放射线、高温等不利的环境中受孕，受孕前及孕期应暂时调离不良工作环境；使用避孕环应在怀孕前3个月取环使子宫黏膜得到恢复；1次流产或早产后应过半年到1年后再怀孕。

夫妻最佳生育年龄的优化组合优生，有赖于男女双方，故讲求夫妻生育年龄的最佳组合最为关键。法国科学家称道的最佳优化组合年龄段是：女性在25~30岁之间，男性在30~35岁之间；同时，夫妻生育最好有一个年龄差，即爸爸比妈妈大6~7岁左右为宜。理由是：这个阶段的女性身心发育成熟，卵子质量高，男性的精子素质也处于顶峰状态，并有持续5年的高质量，可谓珠联璧合，若怀胎生育，并发症少，分娩安全度高，早产、畸形儿和痴呆儿的发生率最低，生下的孩子也更健康、聪明。近年来，优生学家们已经注意到了一些"神童"与其父母亲的"年龄差"不无关联，最典型的莫过于经典芭蕾舞剧《天鹅湖》的作曲家柴可夫斯基与诺贝尔奖得主居里夫人。柴可夫斯基的父亲比母亲大18岁，居里夫人的父母亲也相差14岁之多。其中奥秘虽尚在探索之中，但两者的年龄优势肯定功不可没。父亲年龄大些，智力相对成熟，遗传给下一代的"密码"更多些；而母亲年龄轻，生命力旺盛，无疑给胎儿提供了一个良好的孕育环境，有利于胎儿的生长发育。年轻妈妈身体素质较好，但独立性、照顾能力、心智等各方面多逊于高龄妈妈。现在确实存在"生育的生理年龄"和"生育的社会年龄"之争，生育时机好坏由每对夫妻根据自己家庭、事业、身体情况做决定，但传统临床更注重生理年龄。临床产科最佳的生育时间女方是23~29岁。在这段时间，女性的心理、生理都已经十分成熟，最适合孕育宝宝。女性在24岁时，身体基本发育成熟，骨骼钙化完全，尤其是盆骨进一步宽大，适应怀孕、生育的要求。超过这个年龄，乳腺的分泌能力就将下降，这可以解释为什么很多妈妈奶水不足。

高龄妈妈比高龄爸爸影响胎儿的几率高出许多，因为男性精子可以复制。通常，女性的卵子处于一直消耗的状态，初级卵母细胞约200万个，到了青春期退化剩约30~50万个。月经每个月周期会排出一两个，从初经到停经约排出400个卵。所以女性年纪愈大，卵子愈老化，卵子的质量当然就愈不好，易造成胎儿染色体异常。但男性的精子是重复制造，相较之下，高龄爸爸影响胎儿染色体异常的几率比高龄妈妈要小很多。

临床研究统计表明：年龄越大生育先天愚型儿的几率也越大。24~29岁生育先天愚型儿几率为1/1500，而在35~39岁生孩子时，有1/250的几率会生出傻孩子，40岁以上则有1/60、45岁时有高达1/40的几率。

高龄产妇生育有四大风险：一是卵子被污染。分娩时间越迟，卵子受环境和污染的影响就会越多，容易发生卵子染色体异常，生下畸形儿。二是难产大出血。女性年龄大，产道会变硬，子宫收缩力和阴道伸张力也较差，分娩时间延长，容易发生大出血和难产。三是妊娠并发症：高龄产妇可能还要面对高血压、糖尿病等妊娠并发症，不仅影响胎儿的正常发育，更会给孕妇带来生命危险。四是易患妇科癌症。资料表明，35岁以上初次生育的女性，乳腺癌的发生率比30岁以前首次生育者大大增加。

有关的研究文献表明，女性在其一生中如果有一次完整的孕育过程，就能增加10年的免疫力。未生育的妇女易发生激素依赖性疾病，如子宫肌瘤、子宫内膜异位症，同时未生育妇女的卵巢良性肿瘤及卵巢癌的发生率亦高于生育过的妇女。所以，做"丁克"是极不科学的，适龄夫妇还是生育一到两个孩子为好。

育龄夫妇不孕现象日益增多，这与部分女性年龄太大不无关系。在生育大事上，女性不应错过最佳生育年龄。女性在25岁时，半年内妊娠率达60%，30岁后则降至30%以下。而不孕率在29岁前为10%以上，30岁后则升为15%以上。生育过程主要由女性完成，到青春期时，女性卵子数目平均为40万个，以后逐月递减直至绝经期完全消失。在每月递减的1000个左右的卵子中，只有一个成熟，提供受孕机会，而随之卵子数目将逐渐减少，卵子质量虽可不断更新，但活力也会有所下降。女性在为前途奔忙的同时，还须为后代着想，生育年龄不应晚于30岁。

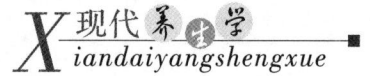

四、性禁忌与优生

（一）忌异常气候、异常环境下受孕

气候的剧烈变化，对机体有明显影响，容易造成气血逆乱，被扰乱的男精女血聚合成胎，其胎儿势必不会健康。所以，孙思邈《千金要方》所谓"交会时当避丙丁日，及弦望晦朔，大风，大雨，大雾，大寒，大暑，雷电霹雳，天地晦冥，日月薄蚀，虹蜺地动——有子必癫痴顽愚，暗哑聋聩，挛跛盲眇，多病少寿，不仁不孝。又避日月星辰、火光之下，神庙佛寺之中，井灶圊厕之侧，冢墓尸柩之旁，皆悉不可。若不如法，则有薄福愚痴恶人来托胎中。"上文所述，并非是精确之论，但基本上是有道理的。因为异常气候、异常环境下的交合，对男女双方的情绪有很大的干扰，使神情紧张，心绪不宁，从而引起脏腑功能紊乱，故不能在此类时间、地点交合受孕。同时，在气候异常的环境下，妇女的抗病能力明显降低，受孕后会影响胎儿健康。

（二）忌酒醉后或服春药后受孕

酗酒大醉或滥服壮阳春药后性交，不仅会使体内精微物质过度损耗，造成男女双方体质虚衰，而且会严重地损害生殖细胞，造成大量精子畸形，这种精子与卵细胞结合后形成的胚胎，极易产生痴呆儿或畸形儿，出生后发育滞缓，容易罹患溃疡病、高血压、精神失常等多种疾病。孙思邈《千金翼方》所说的"命不长者，是大醉之子"，即指大醉后受孕，所生后代短寿易夭。

（三）忌病期受孕

男女双方在患病期间，或病后未愈时交合受孕，亦是优生之大忌。若是男方有病，则损伤机体，消耗精血，加重病情。受疾病影响，病中所产生的精液往往质量很差，形成的胚胎质量也差。而女方病中同房受孕，则对母体及胎儿的发育危害更大。因为妇女在患病期间大多气血不和，胞宫不宁，不能正常供应胚胎所需的大量精微物质，会使胎儿发育不全。

（四）忌情绪剧烈波动时受孕

情绪剧烈波动时进行两性交合，不仅得不到应有的快感和美感，还会因为生殖器官精气的逆乱而影响胎孕。

（五）忌孕期纵欲

中国历代对孕期的房事都比较忌讳，甚至有人提倡绝欲。如《胎产心法》就要求妇女在怀孕之后别居一室。如此尚恐不能禁绝，又要求老年妇女伴宿，以断夫妇双方之欲念，不使接触。《达生篇》则要求孕期须"节欲"，认为孕期交合容易扰动子宫，导致堕胎；即使不致堕胎，生出的后代也多会痴笨或多病。很多人将孕期过度同房与堕胎、后代智力和体力弱看成是一种必然的联系。《女科集略》则说："交合阴阳，触动欲火；嗜欲一端，为害最大。一月前犯，能动胎产；三月后犯，使子不寿。"并郑重告诫人们慎重对待。

证之临床，以上论述有一定的科学道理。因为受孕初期和将产之时，胎儿不固，同房时的压迫、动作、情绪的激动兴奋、子宫和阴道的运动，确实会导致流产，或引起胎漏下血、胎动不安等不良后果；也可能造成相火内炽，胎胞生热，致使胎儿出生后热毒过盛，易生疾病。

孕期内的性生活应遵循以下原则：受孕后的前两个月、临产前的两个月内避免同房，在其余的孕期内，尽量减少性交次数，每月2~3次即可。但对于习惯性流产或有流产征兆的妇女，仍应绝对禁止性交。

第五节　不良性行为与性病

所谓不良性行为，主要指性滥交、性伙伴太多，男女、男男性乱交以及不洁性交，不带安全套，加之近年来人口流动性大，各处不正当娱乐场所太多，促使了许多性传播疾病的发生，如在20世纪五六十年代已基本消失的梅毒、淋病等性病，又死灰复燃，而且发病率日趋增高。最严重的是艾滋病，它目前尚无较好的治疗办法，死亡率很高，现在在我国流行也很迅猛，其次还有尖锐湿疣、生殖器疱疹等性病的发病率也很高。对它们的预防是一个全社会的问题，不但要有政府行为，作为个人也要自珍自爱，严肃对待性问题，应成为性养生、性健康的重要内容。下边简介几种性病在我国的流行情况。

一、艾滋病

（一）概述

艾滋病是由艾滋病病毒（HIV）引起的，以人体免疫系统全面崩溃为特征的传染病，艾滋病的全称为获得性免疫缺陷综合征（AIDS）。人们根据其英文缩写的发音，将其称为艾滋病。艾滋病的最大特点是免疫系统受损（缺陷），表现为协调免疫系统的T4细胞数量大幅度下降，人体免疫系统全面崩溃，进而继发各种机会感染和肿瘤。人体感染HIV的初期，仅为艾滋病病毒携带者，后期才发展为艾滋病。

艾滋病病毒的传播途径有三个方面：性传播、血液传播和母婴垂直传播。

1. 性传播　无保护的性接触是艾滋病最主要的传播途径，这种性接触包括同性间在不使用安全套的情况下发生的肛门性交、阴道性交、口腔性交。在上述几种性交形式中，艾滋病毒概率最大的是肛门性交，其次是阴道性交，口交的危险性最小，但也有可能发生艾滋病毒传播。

男性艾滋病病毒感染者将病毒传给女性的机会是女性艾滋病病毒感染者将病毒传给男性的4倍。

2. 血液传播　输入被艾滋病病毒污染的血、血液制品，是感染艾滋病病毒的重要途径。同理，接受艾滋病病毒阳性者的组织或器官（器官移植）、精液（人工授精），使用被艾滋病病毒污染后未经彻底消毒的医疗器械、理发工具，与艾滋病病毒阳性者共用注射用具（注射器和针头），都有可能使艾滋病病毒经血液途径进入人体。

3. 母婴垂直传播　母婴垂直传播指的是艾滋病病毒由母亲传给其胎儿或婴儿的传播方式。艾滋病病毒可以通过胎盘屏障，携带艾滋病病毒的孕妇在怀孕期间可能将艾滋病病毒传染给胎儿；在分娩过程中，胎儿通过产道也可能被感染；哺乳期，婴儿可能通过吃母乳被感染。从总体水平看，母婴垂直传播的概率约为30%，即艾滋病病毒阳性的母亲所生孩子大约有1/3被感染。

以上三种传播途径的共同特点是：艾滋病病毒感染者与未感染者发生了体液交换，即艾滋病病毒感染者体液中的病毒进入未感染者体内。人体的体液有很多种，如血液、精液、阴道液、乳汁、唾液、汗液、眼泪等，其中以血液和精液含艾滋病病毒最多。

在人们对艾滋病不甚了解的时候，会有很多不必要的担心，事实上以下途径是不会传播艾滋病病毒的，如日常工作和生活中与艾滋病病人和艾滋病病毒感染者的一般接触，握手、拥抱、礼节性接吻、共同进餐、共用办公或学习用具；使用公用的毛巾、马桶、浴盆、卧具、电话、游泳池或浴池等；咳嗽、打喷嚏、擤鼻涕和蚊虫叮咬。

本病在美国从1978年在纽约发现第1例以后，1979年7例，1980年12例，1981年204例，1982年750例，到1983年已累计发生1739例，逐年直线上升，世界卫生组织宣布到1992年7月底统计已达164个国家，约50万人以上患AIDS，病人随着年代的推进，累积数量不断增加，1995年6月30日，世界卫生组织公布，全世界登记在册的艾滋病病例已接近117万。世界卫生组织认为，实际数要比此数高得多，估计全世界AIDS病例总数可能已超过500万，全世界目前HIV感染者的总数已超过2000万人，每天还约增加600人。死亡病人数近100万人，故称之为"世纪绝症"。

2007年11月20日，联合国艾滋病规划署和世界卫生组织共同发布的2007年度世界艾滋病报告显示，全球当时有3 300万人感染艾滋病病毒。2007年死于艾滋病的人数计210万人，相当每天有5 700多人死于艾滋病。

我国自1985年发现第一例艾滋病患者以来，流行经历了传入期、播散期，目前已处于快速发展期。1994年以来，报告艾滋病病毒感染者人数和艾滋病病例数逐年大幅度增加，1994年比1993年增加1倍，1995年是1993年的3倍，1996年比1995年增加了66%，1997年比1996年增加了76%。到2002年底，我国大陆的31个省、自治区及直辖市已全部发现了艾滋病病毒感染者。

2010年我国卫生部相关领导对外讲：中国艾滋病感染者的发病约为0.05%，中国当前艾滋病流行的趋势是十分严峻的，其主要的表现是艾滋病毒感染者的发病率每年以30%的速度在增加，此外，现在艾滋病的感染已从危险人群向一般人群转移。

我国在册登记的艾滋病感染者目前有65万，但隐性的可能很多。据估计我国真正的艾滋病感染者可能在100万以上。

各地艾滋病发病情况，据2012年前后统计：根据全国的艾滋病发病情况，有5个省市被列为重点防治区域，包括云南、广西、广东、河南、四川，2009年，云南报告艾滋病病毒（HIV）感染者和艾滋病（AIDS）发病者合计70 020例，广西报告52 643例，四川报告30 898例，新疆报告29 840例，河南报告46 187例，相比其他省市基本低于5位数的数字，这5个省市的数字明显偏高。这5个省、区，都有着自己的特点和实际情况。但近年来吸毒传播人数下降，性传播上升。据卫生部2013年10月31日截止的统计报告估计广东省现有艾滋病感染者约为6.8万人。目前广东省新发病例85%都是由性传播的，广东46%的新发感染者都是外省户籍、打工族。

2013年5月16日《新北京报》报告，中国内地每年艾滋病死亡人数正大幅度增加，已成传染病死亡"第一凶手"。国家卫生部疫情报告显示：2013年全国报告艾滋病病毒感染者发病15 982例，死亡7 743例，在法定报告传染病中名列第一，从2008年开始，艾滋病死亡病例已连续3年居于传染病死亡榜首。艾滋病专家、中国CDC性病艾滋病预防控制中心相关专家报告称，造成这一现象的主要原因是：以前积累的艾滋病病毒感染者陆续进入发病期；相当一部分感染者因担心招致社会歧视，一直不敢检测而处于隐蔽状态。由于病情发现过迟，确诊时已到晚期，患者已来不及进行抗病毒药物治疗。近5年报告的艾滋病死亡病例中，高达80%的人未接受过抗病毒治疗。

（二）预防

发现艾滋病毒至今已超过20年，科学家对艾滋病毒的研究已远远多于其他病原微生物，但从生物学角度讲，预防艾滋病毒的感染目前尚有很大难度。幸运的是，从社会学角度讲，艾滋病毒是可以预防的，其预防的手段就在于控制自身的行为，做出安全的行为选择。

1. 预防通过性接触感染艾滋病毒 当今，世界上有80%左右的艾滋病毒携带者是通过性接触感染的，在性传播途径上有以下预防艾滋病毒感染的措施，简称ABC：

（1）禁欲（abstinence） 也就是一辈子不与任何人发生性关系，这一条是最可靠的，但现实生活中绝对禁欲的可能性不大，因为人类不仅要繁衍后代，还希望享受性带来的快乐，极少有人能一辈子禁欲。目前禁欲主要指不发生婚前性行为。

（2）忠诚（be faithful） 指一辈子只与一个没有被HIV感染的配偶发生性关系，而本人也未被HIV感染，这一条是最关键的。洁身自爱、遵守性道德，保持单一性伴关系是预防性接触感染HIV/AIDS的最根本措施。为此应避免婚前和婚外性行为，不搞性乱，避免多个性伴侣。

（3）安全套使用（condom） 正确地、一贯地使用安全套是在万一做不到忠诚的情况下保护性伴双方，减少HIV感染机会的一种有效方法。有试验证明，就HIV能否穿过安全套这一点，使用安全套的保护作用是不使用安全套的1万倍。泰国在开展了"100%安全套"运动以后，妓女使用安全套的比例大幅度上升，性病/艾滋病感染率明显下降。我国因计划生育的开展，每年生产避孕套数量可观，但实际使用率不高。如何把AIDS与性病的防治和计划生育紧密结合，加强宣传，提高安全套使用率，改进产品质量，是防治对策的重要环节。

2. 避免血液途径感染艾滋病毒 这一部分已非本书的重点，但不妨简单作以下提示。

（1）尽量避免接受输血和血制品，避免不必要的静脉注射，必须输血时应要求使用经过艾滋病病毒抗体检测的血液和一次性或经过严格消毒的输液器。国家有关方面应把好血源关，对每个供血者都要了解他们的背景并做艾滋病病毒检测，尽最大可能避免被艾滋病病毒污染的血液进入医疗市场，医务人员严格执行操作规范，严格消毒重复使用的医疗器械，避免自己和病人发生医源性感染。

（2）不吸毒可以避免因静脉注射毒品而感染艾滋病病毒，已有静脉吸嗜毒品行为的人，不要与他人共用注射器具，可以有效地降低感染艾滋病病毒的危险性。

（3）不与他人共用牙刷、剃须刀，避免在消毒不严格的理发店、美容院等处刮胡子、修鬓角、文身、修脚等。简而言之，只要有可能刺破皮肤，而刺破皮肤的工具是公用的都应当尽量避免使用。

3. 避免母婴垂直传播 怀疑自己有可能已感染艾滋病病毒的育龄妇女应在孕前到医疗机构做血液检查和咨询，发现自己被艾滋病病毒感染的育龄妇女应避免怀孕，最好做绝育手术；一旦怀了孕，最好在早期终止妊娠，以免胎儿在孕期、分娩时或哺乳时被感染。

4. 早期治疗性病 艾滋病也是一种性传播疾病，与其他性传播疾病有极为密切的关系。性病与艾滋病有相互推波助澜的作用：

一方面，性病患者对艾滋病病毒的易感性是正常人的5倍左右，这是因为性病患者生殖器上的溃疡或炎症损伤处，容易成为艾滋病病毒进入体内的突破口。而性病患者染上性病这一事实，本身已显示了本人或其性伴有不安全性行为，增加了被艾滋病病毒感染的机会。

另一方面，艾滋病病毒使机体的免疫能力逐渐下降，染上性病会加重免疫系统的负荷，使艾滋病的发展进程加快，性病病症更严重而且较难治愈，复发率高。改善性病的治疗和护理，能降低艾滋病病毒感染率。

因此，性病病人应及早正确治疗以减少感染艾滋病病毒的危险性。在坦桑尼亚的科学研究表明，改善了性病的治疗和管理的地区（例如：较好的药物、较先进的检测手段，等等），与仍沿用旧的治疗系统的地区比较，前者的艾滋病病毒感染率下降了42%。综上所述，控制性病的传播和改善性病的治疗、管理，也是降低艾滋病病毒感染率的重要措施之一。

5. 广泛地开展艾滋病的监测 包括哨点监测、专题调查、血清流行病学调查、分子流行病学研究等。目前急需进行监测的有：性病门诊求诊者、暗娼、嫖客、同性恋者及其他性错乱者、吸毒者、用过国外血液或血制品者、回国的各类人员；涉外宾馆饭店、卡拉OK、KTV包房、酒吧、桑拿浴室、美容院等各类服务人员；疑似患者、涉外婚姻双方人员；来华手术、拔牙、整容等外籍人员；按有关规定在海外居住1年以上的各类人员以及其他有流行病学指征的人员。

二、梅毒

曾经在中国大地上销声匿迹的梅毒如今卷土重来，成为一个值得关注的公共卫生问题。

梅毒是16世纪初传入我国的一种危害性极大的性传播疾病。该病是由梅毒螺旋体主要通过性交或从母体通过胎盘传入，侵犯多系统多脏器的慢性传染性疾病。

梅毒的病原体为梅毒螺旋体，也称苍白螺旋体。人是梅毒的唯一传染源，其传播途径常见有以下几种：①性接触传染：约95%以上是性接触传染。未经治疗的患者，感染后1~2年内具有强传染性。随着时间延长，传染性越来越小，感染2年以上，一般传染性较小。②胎盘传染：梅毒孕妇，在妊娠期内梅毒螺旋体能通过胎盘及脐静脉感染胎儿，多发生在妊娠4个月以后，导致流产、早产和死胎或分娩胎传梅毒儿。未经治疗的梅毒妇女，病程超过4年，尽管通过性接触已无传染性，但仍然可以传给胎儿，病期越长对胎儿的传染性越小。③产道传染：梅毒孕妇在分娩时，新生儿通过产道时发生感染，常在头部、肩部擦伤处发生硬下疳，是区别胎传梅毒的标志。④非性接触传染：少数患者可因与梅毒患者皮肤黏膜发生非性接触的直接接触而受到传染，如普通的接吻、握手、妇科检查、哺乳等。⑤输血感染：个别患者可因输入有传染性的梅毒患者的血液而被感染。⑥间接接触传染：少数患者可因接触带有梅毒螺旋体的内衣、被褥、毛巾、剃刀、文具、医疗器械而间接被感染，但经这些途径传染的病例极少。

近年来，越来越多的怀孕妇女感染上梅毒。据深圳市慢性病防治医院相关领导介绍，深圳自2001年7月率先在全国启动梅毒的母婴传播阻断项目，为64万多名怀孕妇女提供免费的梅毒检查并为患者提供规范治疗，至2006年发现约3000例梅毒患者，患病率接近0.5%。但由于国内很多地区缺乏这种普查和治疗，过去15年里，全国胎传梅毒病例数正以平均每年70%以上的速度递增，2006年报告的胎传梅毒已达5 999例之多。

公共卫生专家将梅毒在中国的重新流行归结于生物学因素和社会学因素综合作用的结果。2006年研究人员在《柳叶刀》论文中说，随着经济改革，收入差距拉大、男女性别失衡、大量农民工涌现，社会文化开始接纳性服务；年轻人对待性的态度也在改变，婚前性行为增多，首次性行为的时间提前；公共卫生服务没有受到足够重视，影响了筛查和治疗。所有这些社会学因素，都为梅毒传播提供了有利土壤。

2006年的全国梅毒报告数据表明，离退休人员、民工和农民的梅毒增长幅度最高。龚向东说，这3类人群一般不为社会关注，尤其是民工，远离家乡，处于性活跃期，感染梅毒等性病后，因其低下的社会经济地位而影响治疗，且容易将性病从外地带回本地，传染给配偶，从而产生一系列社会问题。

梅毒发病率是一个国家公共卫生水平的重要指标之一。梅毒在中国的感染率比艾滋病高得多，已经成为一个十分严重的公共卫生问题。

梅毒发病人数快速增长仅次于肺结核、肝炎，居传染病第三位！

近10多年来，我国梅毒流行形势日益严峻。统计显示，1999年全国报告8万余例梅毒病例，2009年上升到近293万例。2009年，梅毒报告病例数在我国甲乙类传染病报告中居第三位。

卫生部有关负责人指出，梅毒可通过性、血液和母婴途径传播，感染后只要及早发现并进行规范治疗是可以治愈的。

三、其他性传播疾病

（一）淋病

淋病是一种常见性病，发病率高，居性病之首，是当前性传播疾病防治中的重点。

淋病是由奈瑟淋球菌所致的泌尿生殖系统感染，主要通过性交传染，偶尔通过间接接触感染。不仅可引起男性尿道炎、女性宫颈或尿道炎，还可经血行播散引起菌血症。临床表现因感染的人群不同，部位不同而有差别，通常分为男性淋病、女性淋病、儿童淋病、其他淋病和无症状淋病。

人是淋球菌的唯一自然宿主，淋球菌通常寄居于黏膜表面的柱状上皮细胞内，主要通过性接触传播，亦可间接接触传染，产道感染可致新生儿结膜炎。

其临床表现几乎全部均由性接触感染，男性主要有以下6型：①淋菌性尿道炎；②附睾炎；③淋菌性前列腺炎；④男性同性恋淋病；⑤淋菌性咽炎；⑥成人淋菌性眼炎。

女性主要有以下几种：①淋菌性宫颈炎；②急性尿道炎；③急性输卵管炎炎；④前庭大腺炎；⑤盆腔炎；⑥肝周围炎。

淋病的治疗目前特效药就是抗生素，如头孢类或大观霉素、环丙沙星、氧氟沙星等，但淋病比较顽固，易反复发生，而且要及时认真治疗，如淋菌性眼炎就容易致盲，女性引起不孕等症。

（二）生殖器疱疹

中国生殖器疱疹的发病率在全球中排名属前列。近年，生殖器疱疹发病率在我国呈逐年上升趋势。究其原因，生殖器疱疹是生殖感染疾病，主要是通过性接触传播的，生殖器疱疹人群感染率高达80%~90%，与不洁性交有关。

生殖器疱疹又称阴部疱疹，是由单纯性疱疹病毒引起的生殖感染疾病。在国外生殖器疱疹的发病率在生殖感染疾病中仅次于淋病和梅毒，居生殖感染疾病发病率的第3位，在由病毒所引起的生殖感染疾病中占第一位。

人类是单纯疱疹病毒的唯一自然宿主，人群感染率高达80%~90%，10%无症状。近年来，在世界范围内，生殖器疱疹的患病人数不断增加特别是在性活跃的人群中，约有30%的人患过生殖器疱疹，尤其是在青年人中，该病的发病率甚至比淋病还高。

作为一种常见的性传播疾病，生殖器疱疹可谓是占据了性病的大部分特点：传染性强，难治愈，而且治疗后会经常复发，让患者们吃够了苦头。

尤其是近年来，生殖器疱疹的发病率持续偏高，也使之成为了人们比较熟悉的一种疾病。生殖器疱疹的发病率居高不下的原因，相关专家分析阐述如下：

生殖器疱疹的主要病原体是HSV-2（90%），存在于宫颈、阴道分泌液、皮肤和黏膜损害的渗出液、前列腺分泌液中生殖器疱疹的主要传播方式是性交，引起原发性生殖器疱疹。

近年来，人们的性交对象性交方式，变得复杂化多元化起来，而生殖器疱疹的主要传播方式就是性交传播，所以，性观念的开放当然是导致生殖器疱疹的发病率居高不下的主要原因之一。生殖器疱疹在潜伏期期间，并没有什么明显的症状，所以造成了患者并不知道自己患病而与他人性交感染他人的情况。

生殖器疱疹发病率高的原因还有以下几点：

（1）生殖器疱疹有很多的并发症，比较隐蔽的就是发病初期症状，生殖器疱疹本身症状并不可怕，且经过半月左右症状会缓解，但较为可怕的是由疱疹引起的其他并发症，如由此引起的前列腺炎、溃疡、炎症等等，在检测的时候往往会误导治疗方向，造成无的放矢。

（2）一般在感染本病后1~4个月内生殖器疱疹容易复发，患病后虽然体内会立即产生针对疱疹病毒的抗体，但是大多数机体不能彻底消灭病毒，因此病毒就以潜伏状态长期存在于患者体内，伺机再次复发。

（3）一旦染病周期发生，缠绵不愈，这是生殖器疱疹的基本特点，而且它可引起不孕、不育，死胎、畸胎。原发感染后经过一定的静止期后常复发，引起复发的原因是发热、月经来潮、劳累、精神紧张、精神创伤及外感等。食物及药物也可能成为诱因。

生殖器疱疹的发病率有多少？生殖器疱疹是传染性极强的性传播疾病，主要发生在不洁性接触的人群中，随着社会开放程度越来越高，生殖器疱疹患者也是越来越多。生殖器疱疹的危害极大，不但危害自身，还会危害到身边的人，因此患者一定要及时地进行治疗。

据有关报道，国外性活跃的青年患生殖器疱疹的很多，发病率甚至高于梅毒、淋病。本病目前在我国沿海地区发病率呈逐年上升趋势。近年来，在世界范围内，生殖器疱疹的患病人数不断增加，特别是在性活跃的人群中，约有30%的人患过生殖器疱疹，尤其在青年人中，该病的发病率比淋病高，女性患病居多。

（三）尖锐湿疣

尖锐湿疣是由人类乳头瘤病毒感染引起的一种性传播疾病。俗称"菜花"，然而也有些病毒也不会使感染者有任何症状。长时间持续性感染高危险型的人类乳头瘤病毒有可能会造成癌前病变以及侵袭性癌。相关专家介绍如下：

在临床上尖锐湿疣是一种十分常见的性传播疾病。尖锐湿疣的发病在世界各国均呈上升趋势。尤其在我国近年来尖锐湿疣发病大幅度上升。目前尚难以获得尖锐湿疣发病的精确数字。从人类乳头瘤病毒的流行病学可以看到自然人群容易感染人类乳头瘤病毒，而且人类乳头瘤病毒感染率也较高。由于人类乳头瘤病毒感染者占绝大多数，而发生尖锐湿疣者仅占少数，故有学者把人类乳头瘤病毒感染和尖锐湿疣比作冰山，而尖锐湿疣则是冰山之顶。因HPV感染是引起尖锐湿疣的直接病因，鉴于人类乳头瘤病毒感染率高，故推测在自然人群中尖锐湿疣的发病率会较高。

随着时代的发展，世界各国尖锐湿疣的发病率及其增加幅度有所不同。在西方发达国家中，在美国，一项研究表明1966年有尖锐湿疣患者169 000例，到了1984年则尖锐湿疣患者增加到1 150 000例，几乎增加了7倍，而且这个数字还不包括大部分人群中尖锐湿疣发病数。据报道，美国每年新发尖锐湿疣患者超过100万人。以这样的速度折算，现在患该病的患者应已近千万了。在我国，尖锐湿疣的发病率也很高。

第十章

沐浴养生

沐浴养生是利用水、日光、空气、泥沙等天然物理因子，作用于人体体表，通过物理因子的理化作用，达到锻炼身体、防病健身、延年益寿目的的养生方法。

中医理论认为，沐浴有发汗解表、祛风除湿、行气活血、舒筋活络、调和阴阳、振奋精神等作用。

第一节 浴史溯源

沐浴，俗称洗澡。文字学解释："沐"是洗头，"浴"是洗身。现代"沐浴"统称，包括洗头洗身在内。在现代生活方式中，沐浴已不仅是一种清洁卫生、洗涤污垢的活动，而已经成为一种休闲娱乐、强身健体、防病治病的方法。

一、沐浴的历史

沐浴在我国有着悠久历史，从文献记载中的一方面可以看到我国古人是很讲究卫生的，另一方面也可看到古人很早已运用各种沐浴方法来保健治病和养生了。现今对沐浴的历史研究著作颇多，称之为"浴史溯源"，所以我们在这里也简单阐述一下这方面的历史知识，进一步深化了解沐浴在人们生活中的养生意义。

二、沐浴与保健

先秦沐浴，就是今日通常所说的洗澡，包括头、身、手、脚的洗浴。然而古人却分得极细，东汉许慎《说文解字》云：沐，濯发也。浴，洒身也。洗，洒足也。澡，洒手也。所谓"濯"、"洒"就是洗的意思。《楚辞·渔父》就有"沧浪之水浊兮，可以濯吾足"。据此看来，古代的沐浴与今日的洗澡的意义并不完全吻合，而只有把许慎对"沐"、"浴"、"洗"、"澡"的解释合起来，才是今日完全意义上的洗澡。初民们当时沐浴只有下河一洗。随着社会的发展，人们逐渐养成了沐浴的生活习惯，至迟在商周时期的甲骨文和金文中都有"沐浴"的记载。沐，字形像双手掬盆水沐发状，会意为沐，是洗发之义；浴，字形像人置身于器皿中，并在人的两边加沙锅内水滴，会意为浴，是洗澡的意思。而用来沐浴的器皿有青铜器鉴，《说文解字》云："鉴，大盆也"，盛水用作洗器，《庄子·则阳》有"灵公有妻三人，同鉴而浴"的记载。在铜镜尚未问世时，古人常以鉴盛水照容貌，甲骨文"监"（监、鉴为古今同字）像人俯身就皿照容之形。从"盈"字字形看，像人浴身于浴器中，与"浴"字字形相近，稍不同的地方仅是"盈"字的浴器中"见足明示裸浴"（康殷《古文字源流浅说》）。"盈"字字形则向人们展示了先秦人用浴器沐浴的情景。到了西周时期，沐浴礼仪逐渐形成定制。由于沐浴已经深入到社会方方面面，人们对沐浴有了深层次的理解，不仅仅把沐浴单纯地看作洁身净体，润肤养身，而视为隆重的礼仪。

《礼仪·聘礼》载："管人为客，三日具沐，五日具浴。"又载："飧不致，宾不拜，沐浴而食之。"管人接待来客，要满足客人3天洗1次头，5天洗1次澡的要求，主人用飧礼招待来宾时，来宾不用拜谢，但要沐浴之后再就食，这也是符合现代提出的食前洗手的卫生要求的。《礼记·玉藻》还规定"君子之居恒当户"，"日五盥，沐稷而靧（huì）粱"，"居外寝，沐浴"。一生以克己复礼为己任的孔子，对沐浴之礼身体力行，"孔子沐浴而朝"，早已为世人所熟知。先秦沐浴礼仪的形成并臻完备，正是沐浴深入到社会、深入到生活的方方面面的总结，作为定制为世人所遵循，这在世界沐浴史上也是独一无二的，注重沐浴也是中国人的古老传统。

从文献记载中可以确切地看到，我国人民从秦汉之际，全社会性的沐浴习俗已经形成，尤其是《礼仪·聘礼》所载的"三日具沐，五日具浴"的良俗，在汉代已经正式以"休沐"的形式被法律固定下来。所谓"休沐"是汉代朝廷官员法定的假期。《汉宫仪》云："五日以假洗沐，亦曰休沐。"《初学记》云："汉律：吏五日一下沐，言休息以洗沐也。"《汉书·霍光传》载："光时休沐出。"王光谦补注云："《通鉴》胡注：汉制，中朝官五日一下里舍休沐。"汉代皇帝每5日给官吏放假1天让他们回家去洗澡浣衣，并作为法定的假日被固定下来，这是我国历史上第一次以沐浴为理由而制定的假日，足见汉代非常重视仪容和体肤清洁，朝廷内外，上上下下都有着经常沐浴的良好习惯。到了唐代，"五日一下沐"才改为官吏每10天休息洗浴1次，叫作"休浣"。俗以每月上旬、中旬、下旬为上澣、中澣、下澣，澣即浣的异体字，本意是洗濯，大概因为10天一浣的缘故，浣又有了一种计时的意义，一浣为10天，所以唐代制度10天一休沐有休浣之名。魏晋南北朝贵族沐浴奇习贵族作为上层社会的代表者，需要整洁的外表仪容与其赫赫声威相匹配。《南史·梁本纪下》记载南朝梁简文帝萧纲对沐浴格外钟爱，还专门撰写梁三卷《沐浴经》，大力倡导沐浴，可称是中国最早的沐浴专著。为此在当时洗头洗澡成为人们日常清洁卫生的生活环节。自先秦以来就已形成3日一洗头、5日一沐浴的生活习俗，古人洗头如此之勤是有原因的，因为古代无论男女均束发覆巾，容易积累尘腻，所以必须勤洗头。晋元帝司马睿和太子司马绍父子之间有一段有关洗头的对话十分有意思。史称"性至孝"的太子司马绍听说父皇洗头，专门上启表示祝福，因为"吉日沐头，老寿多宜"。而晋元帝的回答是头上"大垢臭"，故而要好好洗一洗。看来一头长发要洗一洗也是很费劲的，司马绍又说，听说洗头洗了很久，想必十分疲劳，不知父皇龙体如何。晋元帝回答：洗去垢腻感觉特别好，身子一点不感到疲乏。洗头舒服，溢于言表。《礼记·玉藻》曾对洗澡规定了一套程序，沐浴出水后，要分用干净的精、粗两巾擦拭身子，然后再用热水淋身，披上专门的布衣，以待身燥，其间还要喝一些饮料，以止口渴。这样的沐浴至少是中产以上的人家才可以为之，应该说是为贵族沐浴所定的程序。古人还有沐浴必更衣的习俗，《楚辞·渔父》云："新沐者必弹冠，新浴者必更衣。"晋代贵族已将沐浴作为个人清洁卫生的一个重要内容，遵循古俗沐浴必更衣。

隋唐及隋唐以下，人们喜沐浴，讲卫生的风气日趋盛行，这也是社会发展的进步。宋元时代商业性的"浴池"到处都是，而且公共浴堂服务设施也不断完善，如宋浴堂已专门有为顾客揩背的服务人。所以有学者说："宋代开启了近代生活习俗的先河。"

宋元时士大夫爱好沐浴已蔚然成风，表明当时个人非常讲究清洁卫生，并且把沐浴当作一种享受，为的是保持身心健康。明清时期，沐浴真正深入人们生活之中。随着城市的进一步发展,市民阶层的逐渐壮大,各种服务行业也日渐兴盛,城市中普遍出现"混堂",大概是入浴之人不分高低贵贱、"混"而洗之的意思,不管什么样的人,只要交上钱,就可入得浴池泡澡。当时的人们对沐浴较之以往更加讲究,明人屠本畯曾将"澡身"与"赏古玩"、"裹名香"、"诵明言"相提并论,视为一种精神享受。清人石成金则把"剃头、取耳、浴身、修脚"当作人身四快事,认为只有让自己身体爽快,才是一种真福。并在《快乐原》中说到"沐浴之乐"云:"冬月严寒,不可频浴。其余三季,俱当频浴。须要温水和暖,反复淋洗,遍身清爽,不亦乐乎?"可见沐浴到了明清时代已成为人们不可少的生活习惯。

三、温泉与疾病

洗温泉浴,古人对它的疗疾保健作用也早有认识。

温泉文化可谓博大精深,作为养生之道源远流长,我国古人早在3000年前就利用温泉沐浴疗疾了。汉代张衡所著的《温泉赋》中就说:"有疾病兮,温泉泊焉。"《水经注》中载道:"大融山后出温汤,疗治百病。"现代研究发现,温泉一般含有多种活性作用的微量元素,有一定的矿化度,对以下疾病具有医疗作用:肥胖症、运动系统疾病(如创伤、慢性风湿性关节炎等)、神经系统疾病(神经损伤、神经炎等)、早期轻度心血管系统疾病、痛风、皮肤病等。温泉浴既能直接作用于病变部位,使之见效快、无痛苦,又能起到无病防病的保健作用,是其他药物治疗疾病所不能代替的,所以备受历代医家的推崇和人们的欢迎。

洗温泉浴,最盛行的是唐代,首先是皇家把洗温泉当作很大的享受,认为能强身健体。所以,人们一提起温泉浴,就想到唐代著名的华清池。陕西骊山温泉,在秦代就有"神女汤"的美名,自秦以后,千城万国之民接踵而来洗温泉浴。唐太宗贞观十八年,在骊山建起"汤浴宫";天宝六年,唐玄宗大兴土木,再行扩建,将泉池纳入豪华的宫殿内,改称为"华清宫",因为宫殿再泉池之上,所以又名"华清池",专为帝王所享用。华清池分为九龙汤和芙蓉池,九龙汤专供皇帝御洗,芙蓉池专供杨贵妃沐浴,后来亦称为"贵妃池",并设有专人管理,《旧唐书·职官志三》云:"温泉监掌汤池官禁之事",这温泉监一官就是专门负责皇家汤池事务的专职官员。考古工作者在唐代华清宫御汤遗址内发掘出莲花汤、海棠汤、星辰汤、太子汤、尚食汤等5处汤池遗址。这就印证了五代王仁裕《开元天宝遗事·长汤十六所》的记载:"华清宫中除供奉两汤外,而别更有长汤十六所,嫔御之类浴焉。"可见当时华清宫内温泉浴之多,正是华清宫的鼎盛时期。唐代皇帝从唐太宗开始,大多喜欢温泉浴,唐高宗李治有《过温汤》诗。唐中宗李显景龙三年十二月驾临新丰温宫,赐浴汤池,把温泉浴推向极盛。唐玄宗每年10月要偕杨贵妃到华清宫过冬,沐浴嬉乐,尽情享受温泉浴的乐趣。当时古都西安四周有不少温泉,其中最为著名的是骊山汤、石门汤和凤泉汤。骊山温泉成了皇上的御洗之地,凤泉汤也是皇上常去之地,唐玄宗在《幸凤泉汤》诗中抒发"愿将无限泽,沾沐众心同。"而位于蓝田汤峪河口西侧的石门汤,虽然唐玄宗未能驾临,然而他却十分关心,特赐名"大兴汤院",并以水温高低开辟玉女、融雪、连珠、濑玉和濯缨5个汤池。当时,长安各阶层人士前往沐浴,盛极一时。

"上有所好,民必甚之",所以洗温泉养生保健成一时之风,宋元以下,洗温泉以疗疾更受到了人民的普遍重视。宋时温泉的开辟更受到了重视。如内蒙古东南部经棚镇东北32千米处有一处温泉,名叫克什克腾阿日山,俗称热水汤,据《热河经棚志》载,热水汤为经棚十二景之一,每逢春暖花开时,人们纷纷来此沐浴治病健身,人来人往,络绎不绝。宋人王桓路经此地洗了各温泉浴,并写下《宜浴温泉》诗云:"上方新浴觉身轻,恰喜温和水一泓。膏泽不因人世热,此泉尤是在山青。"沐浴可以使人感到一身轻松,因而王桓对温泉浴颇偏爱。福州温泉在北宋嘉佑年间就已被广泛开发利用,全盛时期共有大小浴室40多家,分为官汤和民汤。宋代民族英雄李纲不仅入汤沐浴,还赋诗赞曰:"玉池金屋浴兰芳,千古清华第一汤。何似此泉浇病叟,不妨更入荔枝乡。"朱熹在庐山温泉沐浴后,在他的著作中曾探讨庐山温泉的成因。

四、古人对日光浴的认识

我国古代已懂得阳光照射人体有强身防病的作用。战国时期的《列子》一书记载:宋国有一位农民,每年在冬去春来之时,常"自曝于日",他认为在阳光下晒自己的身体可以延年益寿。唐代诗人白居易在《负冬日》一诗中云:"杲杲冬日出,照我屋南隅,负暄闭目坐,和气生肌肤,初似饮醇醪,又如蛰者苏。"诗中道出了冬季晒太阳不仅是一种极佳的享受,而且对人体还有着非常微妙的作用。

《黄帝内经》记载我们的祖先在公元前3~5世纪就掌握了日光疗法,到了隋代,医生们已将日光浴防治疾病的经验载入医籍中。古代利用"日光浴",大多选择冬季或初春时,也主要在于防治寒湿之证和虚证,尤其适用于老人和儿童。如《诸病源候论》写道:"凡天和暖无风之时,令母将儿于日中嬉戏,数见风日,则血盈气刚,肌肉牢密。"这一描述与现代医学强调儿童要常晒太阳以防佝偻病的观点如出一辙。清代赵学敏在《本草纲目拾遗》中说得很明白:"太阳火除湿止寒僻,舒经络,痼冷,以体曝之,则血和而病去。冬月以旧帛晒,受阳气,覆体,皆能却疾。作酱日晒,受日气多,人食之多补脾胃,久服长生,养生家有服日光法。"古代还记载了一种新奇的日光艾灸法,据宋《睽车志-续志》载:一患者苦冷疾二年,百药不效,一位叫赵进的医生令家人开天窗,让日光下射,病人仰卧,揉艾遍布腹上,以日光艾灸,如是一月,疾愈不发。并认为艾之药性借太阳真火照射,功力尤大。这说明古人已经懂得利用日光来治病防疾。

传统养生学也主张老年人在冬天要多晒背部,即"曝背"。清代画家高桐轩总结了一套"养生十乐",其中就有"曝背之乐"。中医认为,背部是重要的保健部位,背脊旁侧有"督脉"经过,督脉有振奋阳气、调节气血的作用。通过"曝背"刺激督脉,能起到提升人体正气,防病健身的效果。

五、我国古代的药浴

药浴是中医传统的外治方法之一。在中国已有几千年的历史。据记载自周朝开始,就流行香汤浴。所谓香汤,就是用中药佩兰煎的药水。其气味芬芳馥郁,有解暑祛湿、醒神爽脑的功效。爱国诗人屈原在《云中君》里记述:"浴兰汤兮沐芳华。"其弟子宋玉在《神女赋》中亦说:"沐兰泽,含若芳。"我国最早的医方《五十二病方》中就有治婴儿癫痫的药浴方。《礼记》中讲"头有疮则沐,身有疡则浴",《黄帝内经》中有"其受外邪者,渍形以为汗"的记载。晋、南北朝、隋唐时期,临床医学发展迅速,药浴被广泛地应用到临床各科。宋、金、元、明时期,药浴的方药不断增多,应用范围逐渐扩大,药浴成为一种常用的治疗方法。元代周达观在《真蜡风土记》中记有"国人寻常有病,多是入水浸浴及频频洗头便自痊可"。可见当时药浴已成为当时医生和百姓常用的一种治病方法。到了清朝,药浴发展到了鼎盛阶段,清代名医辈出,名著相继刊物。随着《急救广生集》、《理瀹骈文》等中医药外治专著的出现,中药药浴疗法已进入比较成熟和完善的阶段。

第二节 水与沐浴

水沐浴，是以水为介质进行沐浴的养生方法。水沐浴按照沐浴的形式方式可以区分为盆浴、淋浴、蒸汽浴等类别；按照水的成分不同，可以区分为海水浴、江河浴、泉水浴等类别。本节重点介绍海水浴、泉水浴、冷水浴、热水浴等方法。

一、海水浴

是指在天然海水中浸泡、冲洗或游泳的健身养生方法。现代社会，海滨浴场，随处可见，人们在海水中游泳、冲浪、滑水、跳水……在逍遥嬉水、充分放松之中，尽情体味与海水共乐的无穷乐趣的同时，也更有意识地接受融养生、疗病为一体的健身之法。

海水浴对人体会产生许多良好的锻炼和保健作用。①压力提高心肺功能：在海水浴的过程中，由于海水的浮力和静水压力，刺激皮肤使毛细血管轻度充血，可以起到按摩、消肿、止痛的功效，同时还能促进血液循环并使血管舒张，起到降压作用。海水的压力、冲击力、阻力等机械作用可提高心肺功能。进行海水浴时，由于人体受到机械性的静水压力作用，促使静脉血和淋巴液回流，回心血流量增多，心输出量增大；并压迫胸廓、腹壁，使胸内压增高，从而增强呼吸深度，促进气体交换和代谢，增强了肺的通气功能；水流的压力或冲击力的作用还能刺激神经系统兴奋，这将对心血管、内分泌等系统产生良好的影响。②成分促进人体代谢：海水中含有大量的化学元素、有机物质、惰性气体，如氯化钠、氯化镁、溴化钾、硫化镁等无机盐和微量元素等，这些化学成分可附着于沐浴者的体表，并且通过皮肤吸收进入体内，或刺激皮肤感受器对机体发生特定性的生化作用，有益于人体对微量元素的吸收，对调节人体物质代谢过程，改善各脏器组织营养代谢，调节神经细胞兴奋性，提高体内氧化还原作用均大有裨益。海水中的钙、镁、锰、钼、碘及有机物和少量放射性元素，通过皮肤吸收进入体内，将补充体内免疫系统所需酶及辅酶的原料，并通过神经—内分泌—免疫系统调节环路，促进淋巴细胞活性及吞噬细胞的免疫功能，从而提高细胞免疫及体液的免疫效能。海水能影响人体的产热和散热过程，激发酶促反应，促进物质代谢和能量交换，并提高人体对外界环境温度变化的适应能力。③海滩环境陶冶性情：碧海辽阔的自然景观，潮润清新的海洋气候，日光照射，海风吹拂，令人心旷神怡。海水浴的综合效能对身心的影响作用是室内浴所不可取代的。海水的浮力作用，使人体运动器官负荷变轻，肌张力降低，肌糖原和肌红蛋白储存量明显增多，可以改善肌肉、关节、骨骼组织代谢及营养供给，有利于某些运动系统疾患的功能康复。实践表明，海水浴对过敏性皮炎、日光皮炎、神经性皮炎、牛皮癣、湿疹、痱子等皮肤病都有一定的疗效。

海水浴的时间一般选每年的7~9月份，海水温度应达20℃以上，风速在每秒钟4米以下的区域，当日气温高于水温2℃以上时方可进行。每次20~60分钟，以不感觉疲劳为宜。

从事海水浴前均需全面进行体格检查。浴前要充分活动肢体，尤其是首次进行海水浴应先做海水适应试验，以判断是否对海水过敏。一旦皮肤出现丘疹或风团样改变，并伴有面色苍白、呼吸困难、四肢发凉、脉搏快而弱等过敏性反应者，应立即停止海水浴并给予脱敏治疗。重度动脉硬化、高血压、脑血管意外、活动性结核、肝硬化、肾炎及妇女月经期，均不宜海水浴。

海水浴后要用淡水冲洗身体，以防海盐残留对人体皮肤造成伤害。

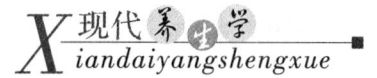

二、泉水浴

是指以泉水为介质进行沐浴的养生方法。习惯上泉水浴专指温泉沐浴。我国的温泉资源众多，已知的温泉达 2400 处。温泉浴有很好的养生和辅助治疗作用。

1. 温泉的养生功能 主要有 2 个方面：一是物理效应，二是化学效应。

物理效应指水和水温对人体的作用。温泉，水的温热可使毛细血管扩张，促进血液循环，而水的机械浮力与静水压力作用，可起到按摩、收敛、消肿、止痛之效能。根据检测，人在水温 35℃ 的温泉中，浸泡 3 小时，出现尿量增加，心脏供血量增强 50%。体重平均减轻 0.5 公斤，食欲增加等。热水浴也有相同作用。

温泉的化学作用，是泉水中的特殊化学成分所产生的，温泉水中大多含有硫化氢、二氧化碳、氡等气体，以及铁、锂、硼等各种微量元素。还含有大量阴、阳离子，这些特殊物质都会对人体的功能调节起很重要的作用。不同的温泉适应症并不完全相同，例如硫化氢泉具有兴奋作用，因此就不适合于神经官能症病人，而碳酸氢钠泉及硫酸钠泉主要用于消化系统疾病，碘泉用于治疗妇科病及循环系统疾病。

2. 洗温泉浴对许多疾病可起到辅助治疗作用 李时珍《本草纲目》记载："温泉主治诸风湿、筋骨挛缩及肌皮顽痹，手足不遂……"其适应对象主要有以下类型：①皮肤病：银屑病、神经性皮炎、湿疹、荨麻疹、皮肤瘙痒症、过敏性皮炎、脂溢性皮炎、鱼鳞病、痤疮、结节性红斑、结节性痒疹。②肌肉关节病：风湿及类风湿性关节炎、肥大性关节炎、坐骨神经痛、强直性脊椎炎、肩关节周围炎、腰肌劳损、棘突炎、外伤后遗症、骨折后遗症、半月板损伤、软组织损伤、各种肌肉萎缩等。③神经系统疾病：肋间神经痛、脑外伤后遗症、脊髓前角灰白质炎、脊髓侧索硬化症、末梢神经炎等。④消化系统疾病：慢性胃炎、慢性胆囊炎、慢性肝炎、慢性结肠炎、溃疡病、胃肠功能紊乱、习惯性便秘、胆结石等。⑤循环系统疾病：早期高血压、早期冠心病、血栓性静脉炎等。⑥泌尿系统疾病：慢性肾盂肾炎、泌尿系结石。⑦呼吸系统疾病：慢性气管炎、轻度肺气肿和支气管哮喘。⑧其他：神经官能症、肥胖病、糖尿病、妇科病等。

如果没有条件进行温泉浴，还可以在家中进行热水浴。热水浴的辅助治疗效果比温泉浴要差一点，但也可以利用热水的物理效用，起到类似的养生作用。因为热水也能扩张皮肤血管，促进血液循环，增强新陈代谢，对神经痛、风湿性关节炎、慢性中毒、肾炎、肥胖症等有一定疗效。温度稍低的温水能起到镇静、减轻心血管负担作用，对高血压、神经衰弱、失眠症、皮肤瘙痒等有良好的辅助治疗作用。

温泉浴不宜在空腹或饱餐后进行，疲劳时亦不宜进行；老年人和身体虚弱者在温泉浴后偶尔有发虚脱晕倒者，若感到头晕、心悸，应立即出浴。进入温泉池前，脚先入池，适应水温后全身浸入，水温以不超过 40℃ 为宜，水温过热，会使机体能量消耗增加，心脏负担加重，易出现意外，另外，浸泡时间不宜过长，一般以 15～20 分钟为宜，泡在热水中过久，会加速皮肤水分的蒸发，容易造成皮肤油分失去过多，破坏皮肤保护层，入浴期间应间断休息，随时为身体补充流失的水分和维生素。温泉浴隔 3～7 天再开始第二疗程。洗温泉浴还要注意个人卫生，以防疾病交叉传染。

温泉对某些病患并不一定适宜：溃疡病出血期不可进行温泉治疗，重症糖尿病、晚期高血压、严重的心功能不全、肝硬化、各种肿瘤、心肌炎、心力衰竭、心肌梗死急性期、脑血管意外急性期、肝或肾功能不全、精神病、癫痫、癔病、急性传染病、活动性肺结核及孕妇，都属于温泉治疗的禁忌证。此外,青年男子不宜过多进行温泉浴或热水浴,因为水温提高了阴囊和附睾的温度,可能对精子发生和成熟产生障碍。医学家曾对喜欢蒸汽浴的男性进行过研究,发现多次蒸汽浴后,男性的精子数可减少,精子活力减弱,未成熟的精子和不成熟精子均有明显增高。而且随着水温的增高和洗浴次数的增加,精子的数量和活力则随之下降。精子质量不高,最终将导致男性不育。

三、冷水浴

指用5~20℃的水进行沐浴。一般秋天的自然水温在这一范围之内。冷水浴可以直接到江河、湖泊、水库、池塘中去沐浴;也可以取井水、未污染的湖水、江河水或池塘水,倒入浴池中或木桶内居家沐浴。

冷水浴的养生作用有3方面:一是刺激神经系统兴奋,沐浴后使人感觉神清气爽,思维清晰;二是通过冷水浴的锻炼,可以逐步提高人体对疾病的抵抗力,民间称之为"血管体操";三是有利于消化吸收,对食欲不振等消化系统疾病有辅助治疗作用。

冷水浴时,预先要测量水温,并试验着下水,避免过于寒冷。儿童、老人和患者,沐浴时要有人护理,以防受冷生病或溺水。冷水浴的时间可根据个人体质和病情而定,如水很冷,一般每次2~3分钟即可,一般时间不宜超过半小时。沐浴后用干毛巾擦干身体,穿好衣服,注意不要受凉。

通过冷水浴锻炼身体,特别是参加冬泳锻炼的人,必须采取循序渐进,逐步适应的方法进行。从秋季开始锻炼,洗浴部位应从局部到全身,水温由高到低,时间由短到长,逐步适应。对冷水过敏者不宜冷水浴,高血压、冠心病、风湿和类风湿等疾病患者不宜冷水浴。

四、热水浴

指用40~50℃的水进行沐浴。取热水注入浴池或浴盆内,测量水温,根据个人的耐受力和病情需要,使水温保持40~50℃左右,在每次沐浴30~40分钟。也可每沐浴8~10分钟,出水晾3~5分钟,再跳进热水中沐浴。沐浴后在温暖清爽的室内将身体擦干或晾干,待无汗时再穿衣服。

1. **温水浴** 是指水温介于冷水浴与热水浴的沐浴,即指用20~40℃的水进行沐浴。属于冷水浴向热水浴过度的水温,兼有二者的养生作用。一般是将热水注入浴池或浴盆内,测量水温,使水温保持在20~40℃的范围内。盛夏季节,湖泊、池塘和小溪的水温符合此标准时,也可直接到这些地方沐浴。每次沐浴40~60分钟,沐浴完在温暖清爽的地方晾干或擦干身体,然后穿好衣服。

2. **淋浴** 直接用水浇淋冲击相关部位的沐浴方法。水温可热,可凉,一般用40℃左右的水,时间可在10分钟左右。如背疼,可站立弓背冲淋,淋浴后要在温暖的地方,擦净水,及时穿衣,不可受风,对缓解疼痛有辅助作用。

3. **蒸汽浴** 指将水加热汽化后的沐浴方法,是热水浴的衍化形式,将在本章"水疗"一节中予以论述。

在家庭中的热水浴,可以加入各种添加剂,以增强热水浴的养生效果。添加剂的种类繁多,特别是民间,人们根据不同地区、季节、健康需要进行添加,具有独特的区域、民族特色,先选择介绍几种,以供读者根据自己需要选用。

（一）酒浴

在温热的洗澡水中加入 500mL 白酒进行洗浴。酒浴对血液循环有促进作用，调节体内生化代谢及神经传导，对皮肤有良性刺激，使皮肤光滑、柔润、富有弹性。同时对神经痛、风湿性关节炎等也有辅助治疗作用，还能防治伤风感冒，对神经性皮炎、湿疹、皮肤瘙痒等皮肤疾患均有较好的疗效。日本岐阜羽岛市的千菊酒庄，制造出一种专供沐浴的酒，这种酒中含有大量的对人体有益的氨基酸、蛋白质、维生素等。一瓶酒可用 2 次，使用时很容易出汗，使人感到温暖舒适。

（二）醋浴

在热洗澡水中加入 500mL 食用醋，再行洗浴。这种方法有活血止痛、祛风止痒的功效，可使肌肤细嫩，能加快扩张的汗毛孔收缩，使皮肤粗糙者变得光洁细腻，消除色素斑和防止皮肤老化，可使皮肤变白，且能中和皮肤表面的碱性，杀灭细菌，是女性美容的最好沐浴方式。对多种皮肤病、瘙痒症也有治疗效果。还可消除疲劳，外出旅行疲乏，洗一个醋水浴，会使肌肉轻松，身体舒适。

（三）茶浴

茶浴具有护肤功效。皮肤干燥的人经过几次茶浴就能使皮肤变得光滑细嫩。茶浴简便易行，在洗澡水中兑上冲泡的茶汁就可以了。茶浴后全身会散发出茶叶的清香，感到舒适凉爽。台湾花莲县的部分茶园专门设立"茶浴"的服务项目，在浴盆中泡上茶水，供人浸泡沐浴。

（四）盐浴

洗浴时用食盐在肩、腰、腹、脚等部位加以搓擦，充分按摩，至皮肤呈赤红色后用水冲净，然后再进入浴缸在温水中浸泡 20 分钟。盐浴可以促进血液流畅，而且盐具有渗透性，可渗入皮肤内，将毛孔内多余的水分及微细物质、脂肪等置换出，故能达到减肥的效果。盐浴能使皮肤洁白，增强弹性，对神经系统有镇静作用，对解除疲劳性腰腿痛，治疗脱发，降低血压等也有一定疗效。

（五）奶浴

美容专家研究指出，在洗澡水中加入 1 杯全脂牛奶，外加一定比例的蜂蜜、西瓜汁、小苏打、精盐，搅匀后浸泡、洗浴全身，能使皮肤毛孔收缩，消痒解乏，疗肌爽肤，皮肤会变得十分光泽柔滑。

（六）艾叶浴

在洗澡水中加入艾叶，浴后会有温暖感，可祛骨节风寒，治四肢麻木，腰酸背痛，使人神清气爽，红光满面。

（七）橙浴

将橙子或橘子皮与萝卜叶装入布袋中，在洗澡水中浸泡一会儿，然后洗浴，不仅有温暖、舒适感，还可使人皮肤润泽。

（八）香浴

用香树或香木（如檀香、沉香）的刨花熬汤，兑入洗澡水中洗浴，可治关节炎；用槿树叶煎汤洗浴，可治皮肤病和脂溢性脱发。

（九）芥末浴

加 1 汤匙芥末于浴水中，有消除疼痛之效。可治疗关节痛、腰腿痛及外伤瘀肿疼痛。

热水浴时，预先要测量水温，并试验着下水，水温不宜过高，以避免烫伤。加入各种添加剂时，要针对个人的兴趣、爱好、生活经验、身体需要而选用。对皮肤有刺激性和腐蚀性的添加剂，一定要谨慎使用。儿童、老人和病患者，沐浴时要有人护理，避免烫伤。

第三节　非水沐浴

非水沐浴是指以空气、阳光、沙子、泥浆等非水因子作为介质进行沐浴的方法。

非水沐浴的方法较多，以空气为介质的非水沐浴叫作空气浴；在森林里的空气浴叫作森林浴；在洞穴里的空气浴叫作洞穴浴；一沙子为介质的沐浴为沙浴；以矿泥、井底泥、沼泽腐泥进行沐浴的称作泥浆浴。

一、泥浆浴

也叫热矿泥浴，是用矿泉或热矿周围的矿泥、井底泥或沼泽地里的腐泥进行全身或局部浸埋、涂擦的沐浴方式。就是用热矿泥类物质以其本身固有温度或加热后作为介体，敷在人体某些部位上，将热传至人体，与其中化学成分、微生物等共同作用而达到养生健身防病的效果。

公元2世纪古埃及人就已用尼罗河畔的泥治关节炎。我国晋代医书《肘后方》和唐代《千金方》也有泥疗法的记述。近年来国外泥浆浴比较流行，特别是俄罗斯、德国较为普遍。而我国目前"北有辽宁汤岗子，南有五华汤湖泥，美有桂林金水岩"的健身"泥浆浴"。

温泉的中心地带、地热资源丰富的地方，往往会形成特有的天然热矿泥，其温度常常在42℃～65℃之间，泥中含有大量的胶体物质、盐类和气体等。用这样的热矿泥进行泥浆浴，能刺激和调节肌体的神经和体液，具有消炎、止痛和美容等作用。

热矿泥浴的方法是，先在泥浆浴池内的热泥浆中浸泡5～10分钟，然后走出泥浆浴池，到沙滩上躺下，让太阳把身上的泥浆晒干，使泥浆一块块自然剥落，再用清水洗净身体。泥浆浴对治疗皮肤病和风湿性关节炎有特效，健康的人在泥浆池内泡上一段时间，也有消除疲劳的益处。

中国古代还有一种泥浴法，但不是用地热产生的热泥浆，而是用井底挖出的冷泥浆，称之为井底泥。《千金要方》、《证类本草》等医书中都记载有这种方法，用其治疗妊娠胎热导致的胎动不安，以及风热头痛等疾病。这种方法，实际上就是现代所说的腐殖酸钠浴，除了井底泥以外，沼泽地里的泥浆也有同样作用。

腐殖酸是有机物腐败后生成的物质，是一种既带羧基、羟基，又有芳香核、脂肪链的高分子混合物。这种物质具有一定的离子交换、氧化还原、螯合能力及生理活性。生物学上具有调节机体内分泌、增加激素、抑制各种有害酶、加速人体血液循环、促进新陈代谢、提高人体免疫力的功能。

使用井底泥或沼泽泥进行沐浴，对治疗类风湿性关节炎、四肢关节疼痛、皮肤紫斑、机体软组织损伤、消化道溃疡、妇产科疾病、高血压均有较好的疗效。尤其对因比赛或训练而造成扭伤的运动员消除肿胀、恢复体力具有神奇的疗效。

各种皮肤感染、开放型性损伤、患有严重器质性病变者，妇女经、孕、产期，均不宜进行泥浆浴。

广东五华的"热矿泥宫"是在一座结构简洁的木屋里支起一口大锅做成的泥池，没有升腾的水雾，也没有哗哗的水声，有的只是一池黑油油的泥浆，像是一锅煮沸了的沥青。经医务人员测量血压后，浴者换上泳衣，戴上浴帽，用温泉水先冲洗洁身，再在工作人员的帮助下，从泥池边沿轻轻地滑进池中。躺在软绵绵、热乎乎的泥浆上，用柔滑温热的泥巴轻柔地敷裹全身，仅露出头部。一会儿，顿时感觉全身的毛孔都在蒸腾，一股热流传遍全身，整个身心都彻底放松了，滚热泥巴的感觉原来可以如此美妙！

池中温度高，泡久了体力消耗大，长时间会造成身体虚脱，甚至昏迷，因此大概20分钟后就要起身出浴，用温泉水冲净身上的泥浆。

在美丽的广西桂林金水岩，拥有我们国家自己的天然岩洞泥浴，在岩洞内泥浆呈金黄色，拥有数个天然泥浆浴池，泥浆细腻，极具特色。在洗完泥浆浴之后，更有温泉泉水提供冲洗，这是全国天然的泥浆浴和温泉浴结合。在岩洞内体验泥浆和温泉，也具有奇特的一番风味。

二、沙浴

是以沙子为媒介与身体接触，向人体内传热，以达到健康养生为目的的方法。自然沙浴是在边远的沙漠，接受长时间的太阳辐射使沙产生热量。室内沙浴是利用红外线加热原理使沙产生热量。

应用沙浴疗疾在我国也可谓历史悠久。远在唐代，孙思邈《千金要方》就已有记载，此后，《本草纲目》、《本草拾遗》对这一疗法都有提及。如《本草拾遗》对沙浴方法记载道："六月河中诸沙，主风湿顽痹不仁，筋骨挛缩，脚疼冷，风掣瘫缓，血脉断色，取干砂暴令极热，伏坐其中，冷则更易之。"强调了沙浴有治疗风湿性关节炎、运动系统疾病的疗效。

沙浴疗法作为一种自然疗法，受到了现代医家们的重视。对人体的治疗作用，主要是通过沙子的温热刺激与沙子重量对人体表皮压力的机械作用来实现的。若在自然沙滩浴疗，还包括了日光浴与空气浴的作用在内；在海滩或温泉沙地浴疗，则兼有海水浴与矿泉水浴的作用；在含磁铁矿沙场浴疗时，又兼有磁疗作用。可见沙浴尤其是自然沙浴是一种充分利用大自然理化因素以防治疾病的综合疗法。沙浴疗法具有促进血液循环、加快新陈代谢、增进皮肤健康等多种功效。

沙浴的机理，主要是运用磁疗（沙子中含有磁性物质）、理疗（干燥高温和红外辐射）、放射性治疗、推拿按摩、日光浴等综合疗效。可通经脉、舒筋骨、祛痼疾，有促进血液循环，增强新陈代谢之功效。

而沙疗的作用主要是使局部皮肤温度升高，肌肉放松，皮肤毛细血管扩张，局部以至全身的血液循环皆可因此而得到改善。而且还有研究表明，温热刺激能够活跃网状内皮系统的吞噬能力，促进机体各种物质的新陈代谢，对各种炎症反应皆有良好疗效。而且还可以促进肠道蠕动，促进炎症吸收，加快血液循环，缓解组织粘连，改善局部营养。

沙浴的方法，是将除头以外的整个身体或身体的局部埋入太阳晒热的沙子之中。由于上有烈日，下有烫沙，上下夹攻，片刻之间就会大汗淋漓，热不可耐。沙疗正是通过这种热效应治疗疾病的。肺炎、坐骨神经痛、神经系统障碍等，往往一两次沙疗就能祛除病根，效果可称奇特。对于慢性消化道疾病、植物神经功能紊乱等疾病也有治疗作用。沙浴后，人体全身气血运行加快，有利于保持经络通畅，进而攻邪外出，对于寒湿性疾病的治疗效果尤为明显。另外，沙浴相较于其他洗浴而言，更容易加强人体的汗腺分泌，有利于加速水肿的消散，促使新陈代谢，具有一定的消炎作用。此外，沙浴还具有防止人体内淋巴液和血液渗出、促进渗出液吸收等作用。

根据气温、沙子的温度，每次沙浴时间约需10~15分钟，10天为一疗程。患有较严重的器质性病变、急性炎症、有出血倾向者，妇女月经期、孕期，儿童，年老体质极度虚弱者，不宜进行沙浴。

吐鲁番是我国著名的沙浴胜地。据吐鲁番沙疗所对近6万名患者的统计显示，埋沙治疗的有效率为92%以上，矿沙中微量元素对治疗风湿性疾病有突出作用，其中沙疗对关节炎有效率为96.7%，慢性腰腿痛有效率为94.8%。新疆吐鲁番地区维吾尔医院的尼牙孜·艾山，通过对该院收治的13 115例患者追踪调查分析，沙疗治疗风湿性关节炎总有效率为97.78%，类风湿性关节炎总有效率为92.02%，骨质增生总有效率93.67%，坐骨神经痛总有效率为94.8%，椎间盘突出的总有效率为89.6%。

从现代康复医学的角度讲，沙浴还具有较好的磁疗作用。对风湿性关节炎、类风湿性关节炎、慢性腰腿痛和血管栓塞性脉管炎等疾病，均具良好的功效。通过沙浴的热疗、磁疗的双重作用，能够有效促进人体的血液循环、扩张血管、调整全身的生理反应，进而激活与恢复人体的神经功能，改善患病部位的新陈代谢，活跃网状内皮系统功能，调节机体的整体平衡，以此达到治病的效果。

沙滩浴是集海水浴、沙浴、日光浴于一体的沐浴方法。

三、空气浴

是指让身体暴露在新鲜空气中以锻炼身体的养生方法。一般以早晨太阳初升时在森林或田野空旷处为合适，也可在就近公园或院子内进行。可结合散步、做操、打拳进行沐浴。在森林中进行的空气浴称为森林浴；在洞穴中进行的空气浴称为洞穴浴。

空气浴是利用空气的温度、湿度、气流、气压、散射的日光和有机负离子等物理因素对人体的作用，来提高人体对外界环境的适应能力的健身养生法。空气浴能促进人体的呼吸、循环功能，增强神经系统的敏感性以及能提高抗寒能力，预防感冒。空气浴常和日光浴、冷水浴结合运用。

人体裸露时，引起寒冷的临界温度为28℃左右。临界温度以上的空气浴，效果甚微。气温越低，对身体的刺激作用越大，锻炼的效果亦越明显。体表的寒冷刺激使体温散失，空气中的温度和气流常加强寒冷的作用。为了维持体温平衡，冷空气浴时机体能加强体温调节中枢的活动，使皮肤血管收缩，减少皮肤血流量，减少汗腺的分泌，提高肌肉兴奋和收缩力量。在皮肤温度下降的同时，内脏的血液循环加强，温度升高，再加上空气有机负离子的作用，心肌功能即可得到加强，呼吸加深，肺通气量、摄氧量和二氧化碳的排出量增加，物质代谢旺盛，脂肪燃烧加强，食欲增进，排泄机能提高，从而使人精神愉快。长期坚持空气浴，可增强对感冒和其他疾病的抵抗力。

空气浴按空气的温度可划分为热、凉、冷3个等级。20~30℃为热空气浴；15~20℃为凉空气浴；4~15℃为冷空气浴。应从温暖季节的热空气浴开始，逐步向寒冷季节的冷空气浴过渡。每次进行空气浴之前，先做一些体力活动，使身体逐渐发热，但不要出汗，然后再脱衣进行空气浴。冬季更应与体力活动结合起来，当气温低时，运动量要相应加大。

每次锻炼要根据气象条件和个体耐寒程度灵活掌握，以不出现寒战为度。如遇大风、大雾或寒流，可暂停或在室内进行。一般情况下要有规律的坚持，不要无故中断。发烧、虚弱的儿童，严重心肾疾病的患者，不宜进行空气浴。

四、森林浴

就是在森林里的新鲜空气中沐浴。氧气不充足的、污浊的空气容易引发呼吸道疾病，还可能加重心脏负担。森林中的空气清洁、湿润，氧气充裕，某些树木散发出的挥发性物质，具有刺激大脑皮层、消除神经紧张等诸多妙处。有的树木，如松、柏、柠檬等，还可以分泌能杀死细菌的物质。对人体健康有益的负氧离子，在森林中的含量要比室内高得多。上午，阳光充沛，森林含氧量高、尘埃少，是进行森林浴的好时机。

森林浴包括登山观景、林中逍遥、荫下散步和郊游野餐等广泛接触森林环境的健身活动。森林的隔声效果会使人感到一种远离都市喧闹嘈杂特有的宁静，绿色的环境和优美的风景能给人以安谧舒适的感觉。另外，森林中的许多树木花草，如樟树、落叶松、蒲公英等，还会散发出一种特有要素，有利于人体健康。据日本森林综合研究所对森林浴的一项最新研究成果表明，吸入杉树、柏树的香味，可降低血压，稳定情绪。构成木屑香气主要成分的莰萜、柠檬萜之类天然物质具有松弛精神、稳定情绪的作用。在森林中散步时，血压和抑郁荷尔蒙的含量都会降低，这些作用过去只是停留在人们的感觉上，如今已经从数据上得到科学验证。除了木质发出的香气之外，林中小溪的流水声，触摸树皮时的感觉，也会让人心旷神怡。国外一些医院开始引进森林浴疗法，让不便出行的患者接受这些香气氛围的熏陶，以产生医疗效果。享受森林浴并非唯森林是举，城市里的公园、花房、林荫道都具有这种氛围。

森林浴环境的选择。首先，森林空气要清新，不含有毒物质，无菌，无灰尘；其二，要绿树成荫，林中凉爽，气候宜人；其三，林中小道或集中沐浴场具有松软的落叶层或地下有厚厚的地皮、草、叶等；其四，有鸟叫蝉鸣，并伴有溪间流水之声，形成自然和谐的气氛；其五，树叶和树形美观，景色秀丽。

森林浴包括3个过程。一是林间散步，上下爬动，尽量出汗，以稍有疲劳感为好。二是选择步行目标里程，慢走2千米后尽量快步行走，速度以能边走边与人正常交谈为宜。三是置身于幽林深处，面对连接天际的壮丽森林，或仰望千年巨木，敬畏之心油然而生，神秘、喜悦、悲伤等情感涌上心头，这是人与大自然的无声交谈沟通，这时自然而然的静思最舒松身心。

森林公园。称森林为绿色资源，是一个国家最宝贵的财富之一。1982年，我国正式将湖南大庸的张家界命名为国家森林公园，此后的十余年间，全国又陆续建起了许多森林公园，一些风名胜景区则在景区内开辟了森林浴场。这些地方四季景观千变万化，各有不同的风致，除森林浴外，还可赏花赏鸟，看虫看草。例如张家界国家森林公园，是我国第一个国家森林公园，成立于1982年8月。位于湖南省西部，与慈利索溪峪自然保护区、桑植天子山自然保护区一起组成武陵源风景名胜区，面积约1.3万公顷。森林密布，覆盖率超过95％，为中亚热带常绿阔叶林景观。多古稀、孑遗树种，世界上五大名科植物，即菊科、兰科、豆科、蔷薇科、禾本科都有。仅木本植物就有93科、517种，比整个欧洲所拥有的林木种类还多1倍以上。世界上裸子、被子植物中的珍品，如香榧、银杏、红豆杉、白豆杉、水杉、台湾松、珙桐、银鹊、鹅掌楸、梭罗树等，在此不下数十种。除佳木名树外还有奇花异卉及白猕猴、云豹、麝、鹿等珍禽异兽。另外浙江北部名山西天目山，武汉市素山寺，安徽滁州琅琊山，闽赣边界的武夷山，广东肇庆市鼎湖山，陕西木王山，青城山，神农架，大兴安岭等国家级的自然林区和森林公园都是森林浴极佳的去处。当然，进行森林浴也不一定都要跑到这些深山老林中去，只要有成片的树林就可享受森林浴。

五、日光浴

指按照一定的方法使日光照射在人体上，引起人体一系列的生理、生化反应，以达到健身治病目的的养生方法。让肌肤暴露在阳光的紫外线下，皮肤会因为产生黑色素而变黑，故日光浴又称为美黑。人体过量暴晒会形成日照灼伤，称之"日光烧伤"、"晒伤"。

20世纪20年代，法国先锋时装设计师可可·香奈儿在乘坐游艇旅行时，偶然晒出一身古铜色的皮肤，随即在时尚界引起了一股日光浴的潮流，现代日光浴从此开始流行。那时维多利亚时代刚刚结束，解脱了束缚的年轻人跳着风格怪异的查尔斯顿舞。日光浴如同华丽的短裙、短卷发和汽车等新鲜事物一样，似乎也成了那个时代自由的象征。

日光浴称为美黑，最早的由来就如它的名字"Sun Tanning"（日光浴）。美黑出现在西方是20世纪的中期，它代表了欧美人士一种日晒文化，就是享受阳光。美黑和度假直接联系到了一起，度假就离不开阳光海滩。美黑到如今已经几乎成为了一种身份的象征。具有一身古铜色皮肤人们，说明他们经常去阳光充足、费用昂贵的高尚度假区晒太阳，所以"黑皮"是一张最好的显示身份的名片。

人类学家泰勒曾说："凡是有太阳照耀的地方，均有太阳崇拜存在。"自古以来，人们一直用各种各样的形式尊崇太阳。许多古文明把太阳尊为唯一的上帝。阿兹特克人把太阳视为掌管雨与雷电之神。古埃及法老死后要成为太阳神，狮身人面像为法老守护门户，金字塔象征着刺破青天的太阳光芒。《金字塔铭文》中有记载："天空把自己的光芒伸向你，以便你可以去到天上，犹如'啦'的眼睛一样。"尚武的亚述人崇尚日光浴，他们认为阳光的照射使他们成为战无不胜的民族。古埃及人在室内使用不同颜色的玻璃，让太阳光透过不同色泽的玻璃照射人们的身体，认为可以帮助治疗疾病。古希腊人则认为晒太阳是保持健康的好方法，他们在高山上建造日光浴城，利用紫外线治疗肺结核。

日光浴的初衷是保持健康和治病，只是随着时代的变迁，晒黑才成为一种时尚。1927年7月，英国的《时尚》杂志封面首次刊登了用于晒黑的设备，标志着日光浴开始被时尚界所关注。8月《时尚》另一篇文章进一步介绍，"人们通过每天进行日光浴获得古铜色皮肤，这已经成为日常生活中的一部分"。1928年6月的《时尚》又发表文章写道："以往流行和健康势不两立，而现在它们变得亲密无间。任何充满智慧、追求完美的女性，如果希望能成功地站在社会和流行时尚的前沿，都不会忽略日光浴。"它畅想未来是一个"充满日光浴、健康体魄而又营养均衡的新世界"。尽管被时尚界关注，但古铜色皮肤仍然不仅是一种审美标准，其后代表的健康概念才是流行趋势，古铜色皮肤仅仅是新社会风气的表现。这种健康理念与凯诺格博士40年前所倡导的如出一辙。在这种风气下，日光浴逐渐被社会接受。在1933年希特勒上台前，德国已经有对公众开放日光浴的相关措施，希特勒禁止了裸体运动。英国也有几个公共场所可以合法地进行日光浴，甚至可以局部裸露身体，亦有一些指定的海滩可以进行阳光治疗法。那时穿泳装在沙滩上享受阳光都是被严格禁止的。

此后，日光浴与其说是一种被不断推动的流行时尚，不如说是一个人们奋斗的目标。1928年，一位日光浴支持者呼吁身处黑暗无光的工作环境中的工人们为获得阳光而战斗，他建议所有的工厂和办公室都应该有太阳灯。英国工党的领袖、威斯敏斯特议员兰斯布里是日光浴的支持者，他对《每日见闻报》说："在德国，年轻人能够健康茁壮成长是因为除其他因素外，他们还进行日光浴。我希望大英帝国的年轻人也能做同样的事情"，正是他促成了海德公园浴场的建立，这是伦敦第一个对公众开放的成人日光浴场所。

日光浴的方法主要有2种：天然的（Sun Tanning）和人工的（Sunless Tanning）。天然的就是太阳光浴。而人工的又分为日晒床和人工美黑。日晒床是以日光为原理通过人工紫外线来模仿太阳紫外线的照射，它产生的主要原因是太阳紫外线被医学证明是致皮肤癌的。人工紫外线经过过滤掉有害射线后相比直接的太阳紫外线要健康很多。人工美黑的方法是通过人工美黑霜或古铜防晒产品来实现的。

日光按其波长不同，有3种射线可用来照射身体：波长在760毫微米以上的红外线、波长400~760毫微米的可见光线、波长180~400毫微米的紫外线。上述3种射线，对人体的作用各有不同。日光有肉眼看不见的、具温热作用的红外线，有起化学作用的紫外线及可见光线。紫外线能将皮肤中的7-脱氢固醇变成维生素D，可改善钙、磷代谢，防治佝偻病和骨软化症，促进各种结核灶钙化、骨折复位后的愈合及防止牙齿松动等。红外线能透过表皮达到深部组织，使照射部位组织温度升高，血管扩张，血流加快，血液循环改善；如果长时间较强烈地照射，可使全身的温度升高。日光中的可见光线，主要通过视觉和皮肤对人有振奋情绪的作用，能使人心情舒畅。

紫外线是日光中对人体作用最强的光谱，能够加强血液和淋巴循环，促进物质代谢过程；可使皮肤中的麦角固醇转变成维生素D，调节钙、磷代谢，促使骨骼正常发育。但是大量的紫外线照射，可使皮肤产生红斑，皮肤细胞蛋白质分解变性，释放出类组织胺进入血液，刺激造血系统，使红、白细胞、血小板增加，使吞噬细胞更加活跃。反复施行日光照射，由于紫外线使皮肤里的黑色素原转变成黑色素，照晒的皮肤便呈现一种均匀健康的黑黝色。黑色素又能把更多的日光辐射吸收，转变成热能，刺激汗腺分泌。日光又是一种天然的消毒剂，各种微生物在紫外线的照射下很快失去活力。

一般日光浴用直接照射法，可取卧位或坐位，必须按照循序渐进的原则，逐渐扩大照射部位和延长时间，使人体逐渐适应日光的刺激。一般先照射下肢和背部，然后照上肢和胸腹部；要保护头部和眼睛免受照射，可用白毛巾、草帽遮头并戴墨镜。照射时间应根据海拔高度、季节和照射后个体反应来掌握。例如，高原比平地日光强，含紫外线多，夏季中午的日光最强，照射时间应短；一般采取全身日光浴，也可根据病变部位的不同，采取背光浴、面光浴、部分肢体浴等。全身日光浴要求赤身裸体，并不断地翻转身体，使各部分能充分地接受日光的照射。初行日光浴时，每次照射10分钟即可，以后可逐渐增加到30分钟。局部日光浴者可用雨伞或布单遮挡，每次日光浴后可用35℃左右的温水淋浴，然后静卧休息。一般连续20天左右为一疗程。

一年四季均可进行日光浴，一般以上午8~10时、下午14~16时进行较好，此时紫外线较充足，且气温也较适宜。照射的时间要根据每个人的体质而定，虚弱者时间宜短些，强壮者、慢性病患者照射时间宜长些。冬天日光中紫外线量约为夏季的1/6，照射时间可适当延长。日光浴一般从5分钟开始，以后可每次增加5分钟，若全身反应良好，可延长到1~2小时。

日光浴的地点要清洁、平坦、干燥，在绿化地区则更好；不宜在沥青地面或靠近石墙处进行，以免沥青蒸气中毒和辐射热太高。

为了防止日光烧伤，日光浴时可以使用涂擦防晒乳（霜）抵挡紫外线。日光浴方法不当或时间过长易出现晒伤，若夏季被晒后要用凉毛巾冷敷可以降低晒后损伤；用西瓜皮泥冷藏后敷在烧伤处可护肤，清热。晒伤较重视应就医治疗，涂抹灼伤药物。

有严重心脏病、肺结核、发烧及出血性疾病者，禁用日光浴；照射中如有恶心、眩晕、烦热等反应，应立即中止，到阴凉处休息；以后再照射时应适当减量；当日光浴后出现疲劳、失眠、食欲不振，可能为日光的蓄积作用，应休息几天，待症状消失后再继续照射；不能在气温太低的时候进行日光浴。头部要注意遮挡，以免引起头晕、头痛。

19世纪末，日光浴的流行还带动了太阳崇拜和裸体运动的复兴。裸体日光浴运动起源于古希腊，古希腊人认为人体是大自然里最美的事物，他们在体育活动和节日庆典中裸体，并用各种艺术形式来表现和赞美人类的裸体。古代的巴比伦人、亚述人和罗马人都以日光浴的形式实行过裸体主义。经过沉寂的中世纪之后，20世纪日光浴流行也带动了裸体运动的发展。现代裸体运动开始于德国，经过战争的人们更加珍视生命的美好与自然，因此裸体运动得到很多响应。这种裸体运动不但追求健康和优美的身体、赞美新鲜空气与阳光，还是对19世纪末期欧洲社会僵硬的道德观念的一种反叛。1900年，英国发行时间最长的裸体主义者的出版物《健康与效率》杂志出版。这本杂志原本名为《活力——一本关于自然文化的杂志》，具有强烈的种族主义倾向，直到第二次世界大战结束这种倾向才消失。随着两次世界大战，裸体运动广泛传播到其他欧洲国家以及美国。

20世纪20年代，日光浴被认为是万能药。婴儿出生后父母就会给他们晒太阳，以预防肺结核和佝偻病。然而，很多人认为幼儿接受紫外线暴晒是非常危险的，甚至出现避晒之风。如今极力禁止日光浴的，正是昔日那些提倡日光浴的医学专家。21世纪的医学界认为日光浴是愚蠢、肤浅，甚至是危险的，正是它导致了诸多皮肤疾病的发生。有专家声称，为紫外线是皮肤癌的元凶，经常晒太阳被认为会引发皮肤癌。有关专家甚至认为阳光不强烈并不意味着紫外线强度变弱。如今城市里，夏天的太阳伞已经成为一道亮丽风景，即使天气阴沉，仍然可以看到无数女孩用太阳镜、遮阳伞把自己遮挡的严严实实，生怕被日光灼伤了娇嫩的肌肤。与此同时，各地的海滩却始终熙熙攘攘，众多男女躺在沙滩上享受毫无遮挡的阳光，许多国家纷纷开设天体浴场，人们在那里脱得一丝不挂，最大限度地与阳光亲密接触。在赞同与反对的声音争执不休之时，日光浴走向两条路。热爱者愈热爱，反对者愈反对。

室内晒黑真的比室外晒太阳安全吗？皮肤病学相关研究的答案是否定的。美国皮肤病学会发布的新的调查显示，没有获得这个信息的女性多半会错误地认为日光浴床比天然太阳光安全。总的来说，30%的受访者表示，他们并没有看到日光浴床上的警告牌。另外的43%提到他们没有接到与紫外线相关的健康风险的口头警告。14~17岁的青少年大多对晒黑导致皮肤癌的风险一无所知。以上这些调查数据来自14~22岁的3 800名白人妇女。还不清楚这些受访者之前是否从诸如专业医生、老师、新闻媒体那里了解过关于晒黑会引起的风险。该调查的研究结果以及其他研究可能会推进通过《日光浴床癌症防治法案》，该法案自2010年便在美国国会中讨论了。如果获得通过，该法案将加强对日光浴床使用的控制，但商家是否要"口头警告"客户的细节尚未确定。另有一些医生和研究人员们呼吁美国食品和药物管理局做出更大努力，告知公众日光浴床的相关副作用。虽然为了更好地控制室内晒黑，美国30多个州已经立法，但医生们认为一个全国性的标准是必要的，特别是鉴于人工紫外线是众所周知的致癌物质。按照这些原则，有些人认为应该像对香烟那样，用征税的方式对日光浴床加以规范。据国际癌症研究机构的资料，2009年，研究人员公布了20项研究数据，显示一种严重的皮肤癌黑色素瘤，在30岁之前使用过日光浴床的人群中，发病率上升了近75%。世界卫生组织不鼓励以美容目的使用日光浴床，但也鼓励有维生素D缺乏症的患者在专业医疗技术的监督下使用日光浴床。

第四节 药浴与水疗

药浴是在加药的水中或在有一定浓度的药液中沐浴身体而达到治疗疾病的方法。

水疗是利用不同温度、压力和溶质含量的水，以不同方式作用于人体以防病治病的方法。所以，药浴和水疗都是治疗疾病的沐浴方法，或者说，凡是用水治疗疾病的所有沐浴方法，都可以称为水疗，所以，本章第一节凡是用水治病的水沐浴都属于水疗。而药浴是水疗的一种形式。

一、药浴

是用一定浓度的药液,通过洗浴或浸泡全身,使药浴液中的有效成分,直接作用于病变部位,起杀菌、止痛、止痒、消炎的作用,同时通过皮肤吸收进入血液循环,到达人体各个组织器官,发挥药物的治疗作用。

中医应用药浴其用药与内服用药一样,需遵循辨证论治原则。首先诊断清楚病情,根据病情需要谨慎选药,根据沐浴者的体质、时间、地点、病情等因素,选用不同的方药,各司其属。煎药和洗浴的具体方法也有讲究:将药物粉碎后用纱布包煎,或直接把药物放在锅内加水煎熬取汁亦可。制作时,加清水适量,浸泡20分钟,然后再煮30分钟,将药液倒进浴盆内,待温度适度时即可洗浴。在洗浴中,其方法有先熏后浴之熏洗法,也有边擦边浴之擦浴法。

药浴与温泉浴、热水浴、桑拿浴一样,可通过沐浴的物理效应,使皮肤血管扩张、充血,新陈代谢加快,汗腺分泌增强,大量排汗,使体内代谢产物及毒素随汗液排出体外。温热又可以降低神经系统的兴奋性,从而产生镇静作用,有利于睡眠。对于肌肉疼痛和痉挛的人来说,水的温热作用又可降低肌肉的张力,缓解疼痛与痉挛。在全身沐浴时水对人体可产生一定程度的静水压力,可促使人体血液及淋巴的回流,增强人体心脏功能。静压作用还可促进组织间渗出的吸收而具消肿作用。静压作用通过对肺气肿、哮喘患者胸壁的压迫,可加强患者的呼吸运动,有利于气体交换。水对人体的浮力作用,有利于肢体的运动,可帮助关节硬、肢体关节运动障碍、神经肌肉麻痹的病人,在水中进行活动和锻炼。而药浴液中的药物分子与身体直接接触,所产生的药理作用,是其他沐浴疗法所不具备的。

药浴可应用于高血压、局部软组织损伤、神经官能症、风湿性关节炎、类风湿性关节炎、腰腿痛、坐骨神经痛、脑血管意外后遗症、肥胖病、银屑病、皮肤瘙痒等疾病的治疗。应用时,根据不同的病情,选用不同的药物进行药浴治疗。

药浴的方法多种多样,传统中医常用的有浸浴、熏蒸、烫敷3种。其中浸浴是最常用的一种。

(一)浸浴

先将药物浸泡半小时以上,煎煮成药汁,再兑入洗澡水中,水温约在40%～50%左右,每次浸浴约15～20分钟(手足癣等传染性皮肤病只浸泡患处),每日1次,或隔日1次,或视病情而定。一般每剂药物可煎煮2次,药浴以午后或晚间进行为宜。浴后用干毛巾拭干,盖被静卧片刻。

(二)熏蒸

将药物置纱布袋中,放入较大容器中煎煮,用煎煮时产生的热汽熏蒸局部,或用蒸汽室作全身浴疗。通常,趁药液温度高、多蒸汽时,先熏蒸后淋洗,当温度降至能浸浴(一般为37～42℃)时,再浸浴。

(三)烫敷

将药物分别放入2个纱布袋中上笼屉或蒸锅内蒸透,乘热交替放在局部烫贴。可加上按摩,效果更好。每次20～30分钟,每日1～2次,2～3周为一疗程。多用于治疗与康复。

药浴需要注意的是:温度不可过高,以耐受为度,以免烫伤;药物不能选择对皮肤有刺激和腐蚀性的;老、幼、病重者药浴需人护理,避免意外;皮肤破损、饥饱过度、月经期、妊娠期不宜药浴。

中医流传下来的药浴方剂数量巨大，现简要介绍几则，供参考：

1. **皮肤瘙痒症药浴方**　干荷叶、藁本、甘松、白芷、威灵仙、苍耳草、忍冬藤、盐各90g。
2. **皮肤湿疹药浴方**　鲜川楝皮100g，七叶一枝花、龙骨、炉甘石各30g，土茯苓、苦参、地肤子、虎杖各25g，黄连、黄芩、黄柏、生大黄、白鲜皮、花椒、地榆各20g，赤小豆、百药煎、刘寄奴、丹皮各15g，车前子、冰片各10g。
3. **小儿发育不良药浴方**　苦参、茯苓皮、苍术、桑白皮、白矾各15g，葱白少许。此方原载于儿科名著《颅囟经》卷下。原主治为："小儿行迟。自小伤损，脚纤细无力，行止不得，或骨热疳痨，肌肉消瘦。"
4. **热毒疮疖药浴方**　防风（去芦头）、白芷、细辛、苦参、吴茱萸、苦楝子、藜芦（去芦头）、莽草、麻黄根各30g，川椒15g，盐60g。
5. **治疗手足癣**　苦参、桃仁、蛇床子、乌梅、连翘、大黄各30g，甘草20g，芒硝40g。
6. **关节炎、痛风药浴方**　老鹳草、五加皮、伸筋草等药物各等份。
7. **补壮元阳、治疗性功能减退方**　丁香、肉桂、紫梢花、顽荆、蛇床子各30g，苍术、杜仲各60g。上为粗末。每用30g，加水煎煮，沐浴时熏洗脐、腹、丹田部。

（四）足浴

是一种局部药浴，这是一种被中国历代医学家和养生家普遍推崇的疗法。方法是：用60℃左右的热水或中药汤液浸浴双脚20~30分钟，水或药液浸没足至踝之上。足浴可使足部温度升高，微小血管扩张，血液循环增加，并可通过足部温热刺激活跃网状内皮系统的吞噬功能，增强细胞膜的通透性，提高新陈代谢，可起到防病、防衰老的作用。临睡前用热水浸泡双脚不但可起到保健防病作用，还可轻松神经，提高睡眠质量，治疗神经衰弱、失眠等症。

二、水疗

是利用不同温度、压力和溶质含量的水，以不同方式作用于人体以防病治病的方法。早在古希腊时代，西方医学之父希波克拉提斯就使用温泉做治疗，此外古代中国、日本亦有温泉疗法的记载。18世纪，德国水疗之父Sebastian Kneipp等人发表文章，将水疗作为正式医疗用途。现代水疗常用来治疗肌肉、骨骼等方面的疾病。

水疗对人体的作用主要有温度刺激、机械刺激和化学刺激。按其使用方法可分浸浴、淋浴、喷射浴、漩水浴、气泡浴等；按其温度可分高热水浴、温水浴和冷水浴；按其所含药物可分碳酸浴、松脂浴、盐水浴和淀粉浴等。水疗时按病情需要决定所浴的温度、方法及药物。临床常用浸浴治疗植物神经功能失调、神经官能症、全身性皮肤病、关节炎等，漩涡浴水中运动治疗运动功能障碍、神经系统疾病，淋浴、喷射浴、冷水浴多用于增强体质。

水疗属于物理疗法。因为各种不同温度、压力、成分的水，以不同形式和方法（浸、冲、擦、淋洗）作用于人体全身或局部进行预防和治疗疾病的方法。水的比热和热容量均很大，携带热能较易。其传热的方式有传导和对流2种。水除传热作用外，并有机械作用，如浮力、压力和水流、水射流的冲击作用。水又可溶解各种物质、药物，这些溶质也可起治疗作用。水疗法可以单独应用或用于综合治疗。水疗简便易行，不像药物疗法那样副作用较多，也不像矿泉疗法受疗养地点、环境、条件的限制。其种类可分为：

（一）药物浴

在淡水中溶解无机盐类、芳香药类、有刺激性的药物、中草药再进行水浴，可替代天然矿泉水浴，亦可根据需要调节水中成分。

1. **盐水浴** 淡水浴中加粗制食盐，配成1%～2%浓度，具有提高代谢和强壮作用，适用于风湿和类风湿性关节炎。35%高浓度盐水浴对银屑病有较好的疗效。

2. **芳香浴** 在淡水浴中加入松脂粉剂，浴水呈淡绿色，有芳香气味，多用于温水浴。具有镇静作用，常用于高血压病初期、兴奋过程占优势的神经症、多发性神经炎、肌痛等。

3. **碱水浴** 在淡水中加入非精制的重碳酸钠，则称苏打浴。又可同时加入氧化钙、氧化镁。具有软化皮肤角层和脱脂作用，用于多种皮肤病，对剥脱性皮炎、毛发红糠疹有一定疗效。

4. **中药浴** 根据中医辨证施治的方剂制成煎剂加入淡水浴中而成。

（二）气水浴

往淡水中溶入一定浓度的气体的沐浴形式。

1. **二氧化碳浴** 设备简单，可在家庭中进行。浴时皮肤明显充血发红，血循环改善，心率变慢，呼吸变慢加深，肺换气功能增强，心脏负担减轻。

2. **硫化氢浴** 硫化氢可通过无损的皮肤进入人体。能破坏实质细胞产生组织胺等活性物质，可提高单核吞噬细胞系统功能，增加组织渗透性，减弱血脑障蔽功能，对重金属如铝、汞、铋等中毒具解毒作用。

3. **氡浴** 氡是镭的蜕变的直接产物，可溶于水，具有放射性，放射出 α、β、γ 射线。半衰期为92小时，故制备的浓缩氡气应当时使用。

（三）汗蒸浴

以发汗为主的沐浴形式。

1. **芬兰浴** 又称桑拿，"桑拿"是芬兰语，意指"一个没有窗子的小木屋"，这种称谓与桑拿的起源有关。桑拿是利用对全身反复干蒸冲洗的冷热刺激，使血管反复扩张及收缩，增强血管弹性、预防血管硬化的效果。对关节炎、腰背肌肉疼痛、支气管炎、神经衰弱等，都有保健功效。患有心脏病、癫痫症、高血压、糖尿病等的病人不宜桑拿。

2. **汗蒸浴** 起源于韩国，传统的韩式汗蒸贵族或皇室的特权享受，是将黄泥和各种石头加温，人或坐或躺，用于驱风、祛寒、暖体活血、温肤靓颜。随着韩国文化的流行，汗蒸也紧随韩剧，服装，化妆，美容技术一起进入中国，并被中国人认可，逐渐成为一种可以接受的休闲保健方式。

3. **黄土房浴** 《本草拾遗》中称黄土为好土，《东医宝鉴》中黄土又被称为好黄土。黄土质地细腻松软营养丰富，在我国西北和华北等地广泛分布。纯天然黄土能迅速消除疲劳，并能缓解过敏性皮炎的症状，排出化妆所产生的毒素。黄土含有对丰富的酵素和矿物质，对电磁波有吸附功能，可以减低辐射的伤害。

4. **火龙浴** 又称玉石浴，浴池的地面和墙壁皆为玉石铺就而成，它是利用电炉加热玉石产生大量热能和红外线，从而达到舒筋活血、促进新陈代谢功效。玉石浴可以起到滋养、保养皮肤的作用，经常洗洗玉石浴可以让皮肤更加圆润。

5. **岩盘浴** 岩盘浴是让入浴者睡在天然的矿石板上，加热至42℃，岩盘石所发出的远红外线和高浓度的负离子，使人体皮肤深层大量出汗，能有效排出体内中性脂肪、毒素、降低血脂、减轻关节疼痛、消除疲劳、增加新陈代谢、促进细胞活性化、提高人体的自然治愈力。为了达到排汗的目的，岩盘浴这种不需要运动、不需要蒸汽的排汗方法是很舒适的。

（四）水中运动

在水中进行各种体育锻炼的治疗方法。有水疗和医疗体育的双重治疗作用。适用于肢体运动功能障碍、关节萎缩、肌张力增高的患者，借助于水的浮力，患者在水中可以进行主动运动，如游泳、水肿体操、单杠、双杠、水球等，也可以在医务人员的指导和帮助下进行肢体和关节被动运动和进行水中按摩等。

三、SPA

是利用天然的水资源结合沐浴、按摩和香熏来促进新陈代谢，满足身体听觉、嗅觉、视觉、味觉、触觉和冥想等愉悦感觉的基本要求，达到一种身心舒缓畅快的享受。

SPA 一词源于拉丁文"Solus Por Aqua"，Solus 表示健康，Por 表示精油，Aqua 表示水，意指用水和精油达到健康。方法是充分运用水的物理特性、温度及冲击，来达到保养、健身的效果。据考，SPA 的名字起源于 14 世纪，罗马帝国时期比利时阿德南丝（Ardennes）森林区中有一个叫 SPA 的小镇，居民发现此处涌出许多天然泉水，而且盐分极低，无矿物杂质，不管是饮用或用来泡浴，对人体均有很大益处，居民都用它来治疗疼痛与疾病，于是便成了现代 SPA 的发源地。到了近代，科学家才揭开温泉的秘密，水中的精油成分来源于当地山上成千上万种花卉草木在上游水源的浸积。所以现在人们就模拟建造类似的环境及水质，使其对人体具有健康及健美作用，即为现代"SPA"。

从狭义上讲，SPA 指的是运用水疗来美容与养生。形式各异的 SPA，包括冷水浴、热水浴、冷热水交替浴、海水浴、温泉浴、自来水浴，每一种浴都能在一定程度上松弛紧张的肌肉和神经，排除体内毒素，预防和治疗疾病，近年来发现水疗配合各种芳香精油按摩，会加速脂肪燃烧，具有瘦身的效果等等。从广义上讲，SPA 包括人们熟知的水疗、芳香按摩、沐浴等等。现代 SPA 主要透过人体的五大感官功能，即听觉（疗效音乐）、味觉（花草茶、健康饮食）、触觉（按摩、接触）、嗅觉（天然芳香精油）、视觉（自然或仿自然景观、人文环境）等达到全方位的放松，将精、气、神三者合一，实现身、心、灵的放松，如今 SPA 已演变成现代美丽补给的代名词。水疗是 SPA 最普遍的形式。现代 SPA 的关键是水资源及水设备，常见的有桶浴、湿蒸、干蒸、淋浴及水力按摩等，也常常选用矿物质、海底泥、花草萃取物、植物精油等来改善水质作用于人体。现实生活中，SPA 具有美容美颜、放松身体、舒缓身心、健康皮肤、治疗疾病等功效。

SPA 有不同的主题诉求，有的偏重放松、舒缓、排毒的疗程；有的以健美瘦身为重点；还有的重芳香精油、海洋活水或纯草本疗法等。但无论是哪种类型的 SPA，都不脱离满足客人听觉、嗅觉、视觉、味觉、触觉和思考（内心放松）6 种愉悦感官的基本需求。SPA 的愉悦身心，为内心囤积的压力找到一个出口，令人身、心、灵达到和谐平衡的享受，让人们去品味。身、心、灵皆美是现代身渴求健康状态的都市人的梦想。SPA 吹来的怡人芳香，正是从身、心、灵上给人以关怀和抚慰，呵护人的容颜、关爱人们的心灵，让你由内至外充满生机、神采飞扬。

随着时代的发展，人们不断赋予 SPA 更新的方式和更丰富的内涵。如今 SPA 这种融合了古老传统和现代高科技的水疗方法已不再是贵族们的专宠，逐渐成为现代都市人回归自然、消除身心疲惫，集休闲、美容、解压于一体的时尚健康概念，配合着五感疗法，不论是舒缓按摩、美容还是温泉水疗，凡此种种与舒缓压力、舒缓身、心灵有关的活动，都可以称之为 SPA。

SPA 的魅力在于其精心营造的氛围别具情调。在轻音妙曼、芳香袅袅的雅致空间里，享受水滴、花瓣、绿叶、泥土的亲抚，吮吸采自然森林原野的植物所散发出清新气息，温馨宁静，如天空飞翔的鸟儿、水中畅游的鱼儿般自由自在，烦忧尽忘。墙内芳草萋萋，墙外红尘滚滚，恍若隔世，桃源与红尘，却只在咫尺间。

SPA包含了脸部护理、音乐按摩、芳香疗法、水疗、泥疗、海洋疗法、瑜伽、五感疗法等内容，以养生、美容、健身、舒心为主旨，利用水、颜色、声音、光线、植物芳香精油、死海矿物泥，甚至热乎乎的石头作美疗工具，让人的视觉、嗅觉、触觉、听觉、味觉等五官和心灵感受，带给人愉悦享受，让人神情舒展。虽然有测重排毒舒压、有的侧重美容瘦身、有的侧重草本疗法等等，但带给人们的爱情都好似绵绵春雨，让人"沉醉不知归路"。

SPA的种类

都会型SPA（Day SPA）由于大都市人口稠密的空间限制，都会型SPA通常位于著名的饭店、购物中心或是独立的店面格局，其疗程也不像在度假中心的SPA那么漫长。针对紧张的都市节奏，而有其应对的疗程，能够在短时间的消除疲劳，算是非常有效率的休闲方式。

美容型SPA（Beauty SPA）多以女性为主。多为调理肌肤及塑身、保养为诉求，目前国内有不少的SPA是由美容沙龙转型而成。

俱乐部型SPA（Club SPA）台湾的这类SPA多为会员制为主，主要目的为健身、运动，并提供各类SPA的基本使用方式。发展成为结合按摩、美容、水疗的复合式休闲中心，健身房也纳入其中，成为涵盖更广的休闲中心。

度假村型SPA（Resort SPA）结合饭店及度假村一流的硬件及服务管理，使得不论是在商务洽谈之余，或休闲旅游行程中，提供SPA使得饭店居住者能更彻底的解除疲惫、享受完全放松的另一种新感受。

温泉型SPA（Mineral Spring SPA）设置于有温泉或冷泉处，目前台湾众多的温泉，以泡温泉为目的，进行六感享受也算是一种SPA。

HAIR SPA 欧美流行趋势，近来引进亚洲，将传统的美发店经过空间上的改进成美发沙龙的位子，与空间隔大，让客人先经由咨询与建议之后在决定所要进行的服务，并且先帮客人使用精油按摩放松，再进行舒适而温柔的水疗式按摩洗发，或更进一步的实施SPA疗程，统称为Hair SPA。

第十一章 运动养生

运动养生主要指我国传统的各种运动形式，在古代都包含在"导引"、"按跷"之内。所谓"导引"，是肢体运动、呼吸吐纳相结合的养生方法，是包含气功、武术内容的运动形式，目的是舒畅气血、伸展肢体、祛除病邪、强身健体、延年益寿。所谓"按跷"，即如今所说的按摩。在古代，跷多指自我按摩，且将这些自我按摩的动作和导引结合在一起。如清代郑文焯《医故》中说："古之按摩，皆躬自运动，振挅顿拨，按捺拗伸，通其百节之灵，尽其四肢之敏，劳者多健，譬犹户枢。"所以并称为导引按跷。

第一节 运动养生特点

中国传统运动对人体有运行气血、协调脏腑、疏通经络、强健筋骨、宁神定志、激发潜能的作用，目的是养生保健、延年益寿。与现代运动方法相比，它有两大特色：

一、注重体验

中国传统的运动方式，大多不是竞技型运动，没有争取第一、夺取冠军的目的。例如太极拳、易筋经、六字诀之类的导引方法，注重的是自身的精神状态、形体动作与自然界融为一体，讲究的是身体内部功能的融合圆通。因此，从外表上看，它不似现代体育那样激烈勇猛，争先恐后，而是表现为祥和安坦，从容不迫。这就从本质上决定了这样的运动方式和养生的学科目标是一致的，所以，它也顺理成章地成为养生的重要方法。

二、三才兼修

中国传统运动具有浓烈的历史文化背景和深厚的古代哲学基础，凡是学习和研习传统运动的人，如果不领会其中的深切内涵，其结果只能是只练皮毛，难得精动方面，就是三才兼修，融会形神，神在形先，意领气行，贯通百脉。

首先，养生学天人相应的理论要求修习传统运动者要将自己的个体放在天、地之间，个人的形体、精神、气息都要和自然界进行信息交换，以达到信息互通，状态同步，形成天、地、人三位一体，以天地之精华充养人体。

养生的目的是要达到身心状态的协调和完好。构成人体生命活动的三要素是精、气、神，修习中国传统运动不仅仅是锻炼形体，也要养精、调神，达到身体、心理的最佳状态。传统运动的方式也不仅仅是形体的动作，而是要练形、练气、练意，即：运动肢体、自我按摩以练形；

呼吸吐纳、调整鼻息以练气；宁静思想、排除杂念以练意。就其每一种具体的方法而言，又总是形、神、息并调，精、气、神并练。

1. **练神** 人处于情绪稳定，精神饱满状态时，精力就会充沛；脑力和体力劳动效率也高，机体内外环境易于协调，人的身心愉快健康。相反，当人处于消极、不安的情绪状态时，人的中枢神经功能状态不良，心理活动失常，植物神经系统功能紊乱，因而易诱发或加重病情。中国传统运动方法要求精神放松，入静，意念集中，排除杂念干扰，做到这一点，就可以直接作用于中枢神经及植物性神经系统，使情绪改善，心神宁静明智。这正是《内经》所云"主明则下安，以此养生则寿"。

2. **练形** 通过运动肢体、自我按摩的练形活动，可以行气活血，疏通经络，滑利筋骨，消除疲劳，而肌肉、骨骼的放松，又有助于中枢神经系统，尤其是交感神经系统紧张性的下降。练形时必须集中注意力，宁静思想，这对大脑皮质也起着自我抑制的作用，可使过度兴奋而致功能紊乱的大脑皮质得到复原，对外来有害刺激产生保护作用，以此实现形神统一。

3. **练气** 通过呼吸吐纳，调整气息，配合精神引导，形体运动，可使气血流通，潜藏内气。调整气息时，或采用自然呼吸，或采用逆呼吸，或采用胎息（亦称丹田呼吸），既能按摩内脏，促进血液循环，增进器官功能，又能兴奋呼吸中枢，从而进一步影响和调节植物神经系统，使机体进入心神宁静、真气内守的"内稳定"状态。这对增强体质，防治疾病是十分有益的。

第二节 运动养生原则

中国传统运动养生的方法甚多，应用亦广，其流派、功法及作用特点各异，因此，在研习过程中，必须遵循因人而异、因时制宜、循序渐进和持之以恒等原则。否则不仅不会收到预期的效果，还会带来比较严重的副作用。

一、因人而异

研习传统运动以养生时，要根据人的禀赋强弱、体质差异、年龄大小、性别区分、职业不同以及身患疾病的情况等，有针对性地选择相应的方法，谓之因人而异。禀赋强者，应学会形神并练，充分运用先天禀赋上的优势，运启先天旺盛的精气，以不断培壮后天，从而达到益寿延年的目的。禀赋弱者，则宜选择对脾肾有益的强壮健身运动法，借以固本补虚，强身健骨，裕气全神。

肥胖人多属痰湿体质，身重懒动，稍劳即疲，畏热怕冷，应以练形为主，兼顾练神的运动，如五禽戏、八段锦、易筋经等。形瘦者多属阴虚体质，肝火易亢，情绪急躁。五心烦热，应以练意为主。如放松功，内养功，强壮功等。

青年人可以选择运动量较大的练形为主的运动法，有助于保持旺盛的生命力；中年是机体渐衰的时期，应以能协调阴阳、和畅气血、提高脏腑功能而有一定运动量的健身运动法为主，有助于激发潜在机能，延缓衰老；老年人则要注意固护气血，养神敛精，应以运动量较小、怡养精气神的方法为主，切忌运动量过大，劳伤筋骨，并注意不要屏息敛气，以免损伤心肺。同时，老年人大多上实下虚，头重脚轻，步履不稳，锻炼时应注意引导气血下行，强壮肝肾，以逐步调整上下虚实失衡的状态。

脑力劳动者，应以放松性运动为主，适当增加一定的运动量，以调节阴阳平衡，畅通经络气血，激发潜在智能；体力劳动者，则以休息调整强壮一类的方法为主，如内养功、强壮功等。

疾病康复期，对运动方法的选择更为重要。一般静功运动量较小，适宜阴虚者用；动功运动量较大，适宜阳虚者用；松静功、内养功、周天功等，重在调整阴阳，练养精气神；放松功、鹤翔桩、保健功等，可宣畅经络、调和气血；易筋经、五禽戏、太极拳等，对锻炼筋骨，调整脏腑功能较为有利；各种禅定、静坐等，有助于强记益智。对于不同的对象，则应根据体质、年龄、健康状况或病情等因素的不同，有针对性地选择不同功法进行锻炼，如体质虚弱者，宜选内养功，且多取卧式、坐式；体质较强者，可选站桩功、行功等；心血管系统疾病应以练放松功为主；慢性消化系统及呼吸系统疾患，宜选内养功、简化太极拳等；神经衰弱、阳痿、早泄者，则可选强壮功、固精功等。

二、因时而异

《内经》云："智者之养生也，必顺四时而适寒暑。"研习传统运动必须顺应四时的自然变化，使人体生理功能与自然环境互相协调，加强人体适应自然的能力，促进健康。

春季阳气升发，运动应在户外进行，有利于人体吐故纳新，采纳真气，振奋人体初升之阳气，化生气血津液，充养脏腑筋骨。一般选择具有一定运动量的、能够活动筋骨、畅达气血的项目，如五禽戏、易筋经、八段锦、太极拳等。但要注意不要进行高强度的剧烈运动，以防阳气发泄太过。但是情绪急躁，肝火易旺之人，要以轻柔舒缓的传统健身运动法为主。

夏季气候炎热，运动应以练气为主，使体内阳气宣发于外，保持体内津液的充盈与阳盛的自然环境相适应。应选内养功、十六字诀、太极拳、站桩功等，防止运动量过大，出汗过多，消耗人体阴津而引起中暑。时间上应选在晨起凉爽之时，于荫凉处锻炼。

秋、冬季节，阴气渐盛，阳气渐衰，应选择收敛神气，敛阴护阳，益肾固精功效的运动法。秋季以静功为主，十六字诀、内养功、放松功等，配合一些具有一定运动量的传统健身运动法，如太极拳，八段锦。冬季则以动功为主，运阳气以抗御外界寒气，如五禽戏、八段锦、太极拳、易筋经等，配合强壮体质类的导引法如强壮功、固精功、内养功等。还要谨避阴寒之邪，不要在大风、大雾、大雪中锻炼；室内锻炼时又要注意勤开门窗，使空气流动，不要生炉闭窗锻炼。

因时制宜还应注意一日之中昼夜晨昏的变化。晨起可增强一定的运动量，以运布阳气，滑利关节，户外锻炼为宜；日中以练息为主；晚餐后不做大的运动，而以吐纳练息，内养调神，固藏精气为主，或可按跷揉腹，健脾和胃，以利消化。

三、循序渐进

进行传统健身运动，切忌急于求成，而应循序渐进，特别是其中有一些是属于气功锻炼方法，不是短时间内能够奏效的。如果急于求成，盲目增加运动量，或是强行闭息吞气，过于凝神静思，则容易导致损伤肢体，诱发痼疾，甚至走火入魔，即使练之日久，亦是一无所得。

在功法的选择上，应先简后繁，从易到难。用于病后康复时，要制订适合个人的阶段性训练计划，有步骤地分段练习，切忌好高骛远，急于求成。若操之过急，"练形"，难以保证动作的准确性，出现呆板、紧张的现象，强度太过，还会导致肌肉疼痛，倦怠无力；"调息"，会使呼吸不畅，胸胁闷胀，甚至憋气心慌，头晕，四肢麻木；"调意"，则会杂念丛生，心急浮躁或心意散漫，出现心悸、失眠，甚至精神错乱。

传统运动方法的练习，应顺其自然，轻松愉快，才能从中获益。执意追求所谓"内气运行"、"外气发放"等，会使精神紧张、形体疲劳；盲目追求脱离实际的目标或所谓神功异术，预执妄念，最终除了导致偏差的产生外，必定是一无所获。

四、持之以恒

传统运动方法要求锻炼者树立坚定的信心和毅力，长期坚持不懈，持之以恒，不仅是身体的锻炼，也是意志和毅力的锻炼。

初学者，不应朝三暮四，只有当一种运动方法练得十分娴熟时，才能进一步深入研习。对于已经熟练掌握各种锻炼方法者，也应在相对稳定的时期内，以练某种健身运动法为主，辅以其他。

持之以恒并非刻板机械，不可变通，若患急性感染病如感冒等，则应暂停，等待疾病愈后再行锻炼。另外，如在锻炼过程中产生了某些副作用时，则也应减少锻炼量，或更改训练计划，甚至暂停锻炼，待机体恢复正常后再进行。

五、遵循宜忌

锻炼前，要平定情绪，放松精神，排净二便，宽衣松带；先做几节徒手操及筋骨肢体关节的热身活动。切忌在思未静，体未松，肢未动的情况下，立即进入运动状态。锻炼后，依次放松意念和肢体。此外，每次锻炼之后应以机体舒适自然为度，不应产生胸闷、头晕、疲乏、食欲不振、睡眠不安等现象。

第三节　运动养生方法

运动养生的方法，在我国非常之多，各种各样的民族体育活动琳琅满目；各个流派的气功不胜枚举，各个流派的武术各有特色，我们这里主要介绍以练形、调息为主的运动养生方法。

一、练形为主的运动方法

（一）五禽戏

是三国时代著名医家华佗模仿熊、虎、猿、鹿、鸟的动态创编的，随其模仿禽兽的动作不同，意守、调息、动形的部分即有所不同，所起的作用亦有所区别。

1. **虎戏**　为模仿猛虎善用爪力和摇首摆尾、鼓荡周身气血等威猛刚强的动态。意守命门，内壮真元，增强体力。

2. **鹿戏**　为模仿鹿善运尾闾，活动腰胯的动态。能沟通任督二脉气血，活跃盆腔的血液循环，具有益肾强腰之功，人练之犹如鹿，心静体松，性灵寿高。

3. **熊戏**　为模仿熊的动态。身形沉稳，外静内动，意守中宫（脐内），调和气血，有助于增强内脏器官功能。

4. **猿戏**　为模仿猿的动态。敏捷机警，形动神静，肢体运动迅速轻捷，灵活自如，但意守脐中，思想清虚静达。

5. **鸟戏**　又称鹤戏，为模仿鹤的动态。动作轻翔舒展，昂然挺拔，悠然自得，意守气海。

五禽戏的每一种动作各有侧重，但全部练完，又是一个整体。常练则有宁心神、增体力、调气血、益脏腑、通经络、活筋骨、利关节等作用，是中老年人防老抗衰和老年病康复的理想运动项目。

（二）八段锦

已有800余年历史。古人将其比作美丽多彩的锦缎，又因整套动作按八套图势依次连贯进行，如锦缎般连绵滑利，遍及周身，故名"八段锦"。

其特点：动作简单、功效全面，能加强臂力和下肢肌力，发达胸部肌肉，防治脊柱后突和圆背等不良姿势，调形与调息结合，行气活血，周流营卫，斡旋气机，调养脏腑，舒展筋骨。如曹廷栋说："八段锦之类，不过宜畅气血，展舒筋骸，有益无损。"是适应于中老年人及肌肉不发达或身姿不正的青少年锻炼的保健操。根据八段锦的功法和作用特点，清光绪初期曾有一无名氏用七言歌诀加以总结：

双手托天理三焦，左右开弓似射雕；
调理脾胃单举手，五劳七伤往后瞧；
攒拳怒目增气力，两手攀足固肾腰；
摇头摆尾去心火，背后七颠百病消。

（三）太极拳

是我国传统的健身运动项目，以"太极"为名，系取我国古代《易经》哲学理论为指导思想，采太极图势之圆柔连贯，阴阳合抱之势为运动原则。运动中，手、眼、身、法动作协调，与呼吸吐纳，神意内守有机结合。活动时形体外动，意识内静；动静结合；以静御动；内外兼修，以内制外；虚实相间，虚中求实；以意导气，以气动身；身动圆活，如环无端。以此达到经络疏通，气血流畅的目的。

太极拳的锻炼要领：

一要神静体松，以静御动。切忌精神和躯体肌肉的紧张，要始终保持神静，排除思想杂念，使意识内守，全神贯注；形体放松，上身要沉肩坠肘，下身要松胯宽腰，以使经脉畅达，气血周流。

二要全身协调，以腰为轴。要求全身协调，浑然一体，以腰部为轴心运动，做到定根于脚，发劲于腿，主宰于腰，形动于指，神注于眼，手动于外，气动于内，神为主帅，身为神使，做到手到、意到、气到，而眼神先至。

三要呼吸均匀，气沉丹田。以腹式自然呼吸为主。呼吸之深长均匀，与动作之轻柔圆活相应。一般说吸气时，动作为合，气沉丹田，呼气时，动作为开，气发丹田。

太极拳流派众多，主要有陈式、杨式、武式、吴式和孙式等五大流派，各派架式各有特点，新中国成立后，国家体委编有"简化太极拳"，通称"太极二十四势"，比较适用于强身健体。

研究证实：太极拳能使脊柱周围的软组织和韧带保持旺盛的血液循环，从而减少和推迟骨质韧带的硬化、钙化，阻止退行性变化的发生，防止或延缓驼背、关节不灵活等衰老现象的出现。此外，还可使肌体的新陈代谢得到改善，提高消化功能，增强免疫能力，调节血压、血糖、血脂，防止高血压、高血脂、动脉硬化、糖尿病以及肥胖症等老年常见病的发生。

（四）易筋经

相传易筋经是南北朝时期达摩和尚创造，并从少林寺流传出来的一种动功。"易"，变易、改变；"筋"，筋骨、肌肉。可知本法主要作用是锻炼筋骨，使之柔韧。正如《易筋经》所云："易筋以坚其体。"

相传古代十二式易筋经中，所有动作都是由各种劳动姿势演化而成的，如舂米、运载、进仓、收囤等，后被寺庙僧加工提炼而成。易筋经的锻炼要领是动静相谐、松紧结合、刚柔相济。其特点是全身自然放松，动随意引，意随气行，紧密配合呼吸，全身进行静止性用力（即发暗劲），通过意念、气息，来调节肌肉、筋骨的紧张力。易筋经以形体屈伸、俯仰、扭转为特点，可达"伸筋拔骨"的效果。除了能使筋骨强壮，肌肉韧带富有弹性，收缩和舒张能力增强以外，更重要的意义在于内练丹田之气，宣通脏腑气血。持之以恒，使人精神饱满，增进食欲，旺盛性功能，还可使肥胖者消除腹部过多的脂肪，强腰固肾，解除腰腿酸痛，使步履稳健有力。易筋经，能够强筋骨，增体力，抗衰老。对于一般的神经衰弱、高血压、心血管病、关节炎等病症亦有较好的治疗保健作用。

二、调息为主的运动方法

（一）放松功

是原上海市气功疗养所在继承整理前人经验的基础上，于 1957 年创立的。是以意念调控，松弛肌体，密切结合调息的一种静功锻炼方法。它是通过有步骤、有节奏地依次注意身体各部位，结合默念"松"字的方法，逐步松弛肌肉、骨骼，把全身调整至自然、轻松、舒适状念，以消除精神和身体的紧张，使整个身心趋于松弛。在放松思想的同时，逐步集中注意力，排除杂念，使心神真正处于"入静"状态，身心的入静松弛要与调息紧密结合，一般采用自然呼吸法，吸气时注意放松部位，呼气时默念"松"字，以使放松部位有节奏地排列下去。这样不仅可以协调脏府，疏通经络，还可使机体气血循序运行，周流不息，有助于增强体质，防治疾病。

常人练习放松功，可以增强体质、消除疲劳、解除紧张，特别是对那些情绪急躁、思想不易入静的人有良好的调节情绪、宁静思想的保健效果。对一些慢性病如高血压、胃肠病、青光眼、哮喘以及肌肉痉挛性疾患等还有一定的治疗作用。

常用的放松功法有 5 种，最基本的是三线放松法，即将身体分成两侧、前面、后面 3 条线逐次地进行放松。其余还有分段放松、局部放松、整体放松、倒行放松等法。

练习放松功时要特别注意所谓"松"的含义，松是一种不紧张状态，是练功中的一种体会，不能理解为松垮、松散，在练习时，如遇到某一部位没有松的感觉，或松的体会不明显，不必急躁，可任其自然，按次序继续逐个部位放松下去。默念"松"字不出声，快慢轻重，掌握适当，用意太快太重会引起头部不适，太轻太慢则易昏沉瞌睡。此外，对实证、阳证，宜多放少守；对虚证、阴证，宜少放多守。

（二）内养功

是一种以调息为主的静功。在练功中强调腹式呼吸，呼吸停顿，舌体起落，意守丹田，配合默念字句等内容。

内养功，有静心安神、培补元气、调和气血、协调内脏、强健脾胃等作用。在保持精神与肌体松弛的状态下，用意念导引进行不同种类的呼吸锻炼，使腹腔内压产生周期性变化，从而活跃腹腔血液循环，促进胃肠蠕动。此法对神经系统、呼吸系统和消化系统有较为显著的保健作用，对精神不安、情绪急躁、宗气不足、脾胃虚弱之人有一定治疗强身作用。

练功姿势，通常以侧卧位为主，亦可坐位或仰卧位，练功后期还可采用半卧位以增强体力。胃紧张力低下，蠕动力软弱及排空迟缓者，则宜选用右侧卧位，尤其饭后更应如此。但对胃黏膜脱垂症患者，则不宜选用右侧卧位。

练功时的呼吸吐纳方法，常用的有 3 种：吸—停—呼；吸—呼—停，吸—停—吸—呼。一般多用前两种，后一种较少用。第二种呼吸法与平时的呼吸形式变化不大，故易于掌握。精神紧张，胃肠功能低下者宜采用第一种呼吸法。内养功的呼吸吐纳还需配合默念、舌动、意守诸项动作，这样有利于安定情绪，排除杂念。意守丹田时，一般多意守下丹田（气海），但如患低血压或月经量多时,可守中丹田(膻中)或上丹田(两眉间),有高血压头痛或经闭等时,可守下丹田或足趾,不论意守何处,都应做到似守非守。

(三) 强壮功

是通过对传统的释、儒、道各家练功方法的整理综合而成。是一种在自然舒适的体位下,通过调整呼吸、意守、入静以达到强壮机体的一种静功功法。

练强壮功的体位要求自然舒适,一般采用以下几种体位,即单盘式、双盘式、自然盘膝以及站式。练功时,头部要正直,下颌回收,眼、口微闭,舌抵上腭,面带微笑,脊柱直立,腰椎微向前方,臀部坐实着床,下放一垫,胸部内含,垂肩坠肘,腹部平直,两手轻握,放于小腹前方或膝盖上,全身轻松,毫无束缚之感。练强壮功时呼吸要柔和自然,随着练功的进度,呼吸由细缓渐至顺畅、深长、均匀,然后意守呼吸,"意气合一",以一念代万念逐渐入静,可用意守丹田法、听息法、数息法、默念法,进入似睡非睡,似醒非醒的忘我状态,并将这种静态维持30~40分钟,然后收功。

(四) 保健功

是一种由外及内的功法,是根据经络理论,循经取穴,以自己双手在头、颈、躯干、四肢等部位进行按摩,辅以身体各部位伸屈旋转活动的保健功法。

第一法:静坐　闭目盘膝,含胸,四指握拇指置两侧腿上,舌抵上腭,意守丹田,自然或腹式呼吸,排除杂念,放松全身。

第二法:耳功　手摩耳轮,然后用鱼际掩耳道,食指压中指并滑下轻弹后脑。可解除头昏疼,防治耳鸣耳聋。

第三法:叩齿　上下齿轻叩。可坚固牙齿,防牙痛。

第四法:舌功　舌在口腔内牙齿外,先向左旋,然后右旋。

第五法:漱津　将唾液鼓漱36次,分3次咽下。上述两功可增进食欲,助消化,防止口苦口臭。

第六法:擦鼻　拇指指背擦鼻翼。可防感冒,治鼻炎。

第七法:目功　闭目,曲拇指,两拇指中节轻擦眼皮,再用拇指指背擦眼眉,然后眼球左右旋转。防治目疾,增进视力。

第八法:擦面　两掌搓热,由额擦至颌,再由下向上。可改善面部血液循环,少生皱纹。

第九法:项功　手指交叉抱后颈争力,前俯后仰。祛除肩疼、目昏。

第十法:揉肩　掌揉对侧肩。防治肩周炎。

第十一法:夹脊　屈肘半握拳。前后摆动,带动胸胁扭转。可改善肩部血液循环,增强内脏功能。

第十二法:搓腰　两掌搓热,分搓腰两侧。可防治腰痛、痛经、闭经。

第十三法:搓尾骨　两手食指、中指分别搓尾骨部骶椎两侧。可防治脱肛、痔漏、便秘。

第十四法:擦丹田　先将两掌搓热,绕脐分别顺时针划圆摩腹。可助消化,治便秘腹胀;然后一手兜阴囊,一手擦丹田,左右手各81次。可防治遗精、阳痿、早泄。

第十五法:揉膝　掌揉膝关节。防治关节病。

第十六法:擦涌泉　两手食指、中指相并分别摩擦对侧脚心。可调节心率,治头目眩晕、失眠。

第十七法：织布式　正坐，两腿伸直并拢，手心向足前推，上身前俯，呼气；手心向里返回，吸气。防治腰背酸痛。

第十八法：和带脉　盘坐，两手胸前相握，上身先左转，然后右转。

保健功动作舒缓柔和，功法简便易行，男女老少咸宜，特别适用于老年人和慢性病患者。如能持之以恒，可以收到祛病延年之效。颜面诸功还是美容良法。如孙思邈《千金要方·调气法》所云，可以使"身体悦泽，面色光辉，鬓毛润泽，耳目精明，令人食美，气力强健，百病皆去"。

练保健功，要掌握由轻到重，活动幅度由小到大的原则，以练后感觉舒适轻快为度。保健功或可作为其他功法的辅助。按病情需要选其中的某一节。

（五）站桩功

原是武术中作为腰腿锻炼的基本功夫，亦称"马步"、"地盘"。是一种形、神同练的静气功。特点是以站桩为主，练功之人犹如树大根深，站立挺拔，配合意念和呼吸练功，使躯干四肢保持一定的姿势，肌肉呈持续性的静力性紧张，思想集中。

站桩功一方面能使中枢神经得到休息，另一方面能促进血液循环，增强各个系统的新陈代谢，使五脏六腑、四肢百骸之功能得到协调，最终达到全身润泽、生机旺盛、祛病延年的目的。

在站式为主的基础上，根据上肢和下肢的姿势及体位高低，可分为提抱式、扶按式、撑按式、分水式、休息式数种。

1. **提抱式**　两足分开与肩齐，膝微曲，体直头正，两手臂如抱一大气球，面呈微笑。
2. **扶按式**　双手位于脐际，如扶按漂浮水上的大气球。余同提抱式。
3. **撑按式**　两臂抬至胸前，松肩，肘关节稍下垂，双手与胸间隔一尺，手心向内做抱球状，或手心向外做撑物状。余同提抱式。
4. **分水式**　两臂稍弯曲，并向左右侧自然伸展，两手保持在脐横线以下，手心向下犹如分水。余同提抱式。
5. **休息式**　即如平时站着休息的各种方式，或反手贴腰，或扶物而站，或手插衣袋而立，或左右足前后分开，呈似走未走状。

练功时必须注意：每日练功2~3次，开始每次10分钟左右，以后逐步延长至40分钟左右。站桩过程中，如发现头晕、恶心、出虚汗时，必须停止练功，适当休息一会。站桩结束后，可自由活动一下，如感到全身酸麻时，可进行四肢自我按摩或拍打，站桩时的意守和呼吸，一般任其自然。

健康人练站桩功有增强体质的作用，慢性病患者则有治疗效果，尤其是高血压、神经衰弱、慢性胃肠炎、胃溃疡、关节炎等患者更为适宜。

（六）十六字诀

是通过吸气后气沉丹田，用意提引的静功锻炼方法，出于明初冷谦的《修龄要旨》。功法概括为十六字口诀："一吸便提，气气归脐；一提便咽，水火相见。"故名"十六字诀"，也称"十六锭金"，以示其功法甚妙，养生价值甚高。

此法特点是至简至易，一日当中，略得空闲，行立坐卧，意一到处，即可行功，久久练之，能使耳目聪明，记性增强，不饥不渴，安健胜常，宿疾可疗，未病可防，绝感冒痞积，逆滞不和，收却病延年之效。

具体练功方法是：口中先须漱津三五次，舌搅上下腭后，仍以舌抵上腭，满口生津，连津咽下，汩然有声；随于鼻中吸清气一口，以意念直送至脐下丹田之中，稍存，谓之一吸。随用下部，轻轻如忍便状，以意提起使归脐，连及夹脊双关，肾门，一路提上，直至后项玉枕关，透入泥丸顶内，直升而上。亦不觉气之上出，谓之一呼。一呼一吸，谓之一息。气即上升，随又似前，汩然有声，咽下，鼻吸清气，送至丹田，稍存片刻，又自下部如前轻轻提上，与脐相接，所谓气气归脐，凡咽下，口中有液愈妙，无液亦要汩然有声，咽之如是，一咽一提，或三五口，或七九口，或十二或二十四口，要行即行，要止即止，只要不忘，作为正事，不使间断，就能精进。

第十二章 旅游养生

当今，随着现代科技的不断进步和工业的日益发展，城市化进程的加速推进，城市人口的增加，城市交通拥挤、噪声污染、固体废物污染、废水废气的排放，使城市环境不断恶化，造成城市生态系统失衡，直接或间接地对城市居民身心健康造成了极大的威胁。人们生活水平的不断提高，居民的可自由支配收入增加，闲暇时间也逐渐增多，对养生休闲、健康理疗产品的需求逐步加强。其中，越来越多的人希望到山清水秀、环境优雅、空气清新、配套服务齐全的乡野旅游、度假、疗养，在观赏自然美景的同时，放松身心、健体养生，在旅游中养生——养生旅游也正顺应了这种趋势而发展了起来。

围绕着健康养生的旅游，现在的名目很多，如健康旅游、医疗旅游、生态旅游、可持续旅游、休闲旅游、老年旅游（又称银发旅游）等等，这些不同名目的旅游，其实，其内涵都包含有养生旅游的内容。现就这些旅游的概念和互融性以及它们的养生价值等讨论于下。

第一节 概 述

一、概念

旅游养生可以这样界定：以养生为主要需求动机的空间移动活动所引起的各种关系和现象的总和，是一种融合了传统养生观和现代休闲观的旅游活动。该定义表明：它具有所有旅游活动的共性，即异地性、暂时性和综合性；它具有不同于其他旅游活动的个性——养生性，即养生为其第一目的性；特别注重传统养生观和现代休闲观的融合。

养生旅游的特征：①资源环境要求高、生态效益明显，养生旅游要求高品质的自然旅游资源和优美的自然环境。养生旅游资源主要以自然旅游资源为主，如温泉、森林、乡村、山岳、草原、盆地等等。养生旅游对生态环境依赖性大，这就导致了养生旅游对生态环境的敏感性强。优良的生态环境是养生旅游赖以生存的土壤，养生旅游的生态性必然要求其加强对生态环境的保护，具体体现在对养生旅游资源的保护和可持续性利用。可以说，作为一种生态旅游，养生旅游的生态效益明显。②旅游消费能级高，养生旅游消费是一种能级较高的消费，从某种程度上来说是一种炫耀性消费，养生旅游需求量可能随着价格的升高而变大，原因在于养生旅游消费的社会心理因素：旅游者购买炫耀性产品或服务时，被认为是得到更多的体验和享受，获得了更多的满足。③旅游项目的健康性与体验性，旅游活动是寻求审美和愉悦的体验，旅游活动的食、住、行、游、购、娱，与正常工作生活可能有所区别：吃要有风味、住要有特色、行要舒适、游要美妙、娱乐要新奇，而购物是一种物化体验的手段，是旅游过程中感受的延长。养生旅游，是一种深度健康体验，通过将养生健康的旅游产品演化成某一生活方式的象征甚至是一种身份、地位识别的标志，从而建立稳定的消费群体。

养生旅游相关概念：养生旅游与旅游养生 养生旅游其第一目的性是养生，但作为一种旅游活动，它没有排除娱乐、休闲、求知等其他目的性。可以说，养生旅游的主题是养生，传统养生观和现代休闲观会始终贯穿整个旅游活动。利用旅游活动来调整心态，解郁强身，可称为旅游养生。旅游的形式有多种多样，比如：探亲旅行、商务旅行、修学旅行、考察旅行以及大量其他的旅游活动，这些旅游活动都含有直接或间接促进身心健康、修身养性的因素。

二、健康旅游与养生旅游

有学者认为健康旅游是一个综合性的概念，一切有益于现代人消除第三状态（亚健康状态），增进身心健康的旅游活动都可归入健康旅游。又有学者给健康旅游下的定义是：旅游过程中能够提高和改善旅游者身体健康状况的旅游活动。养生旅游和健康旅游具有很大的相似性，即都是出于健康的动机，我国学界也普遍认为两者之间的同一性，从而把健康旅游与养生旅游的内涵和概念等同了起来。但是应该指出二者还是有不同之处的。健康旅游其思想基础主要是以现代医学理论为基础而建立起的旅游形式，而养生旅游其过程中突出传统养生观和现代休闲养生观的融合，从而得出结论：养生旅游是一种突出养生特色的健康旅游。但从旅游目的——要健康，旅游过程——要健康，旅游效果——要健康，3个方面去衡量，健康旅游和养生旅游目的则是统一的。

三、医疗旅游与养生旅游

医疗旅游根据世界旅游组织的定义是以医疗护理、疾病、康复与休闲为主题的旅游。实际上人们因定居地的医疗费用太昂贵或医疗服务不完善，到国外寻求较相适宜的医疗保健服务（如许多国外人到韩国、印度做美容手术和变性手术），并与休闲旅游相结合，发展而成一种新的产业。由此可见，医疗旅游主要分为两部分，一是纯粹治疗疾病为目的；其二是以康体、休闲为目的的健康旅游。养生旅游与医疗旅游似乎是并列的关系，但其功能也有相似之处（如其二的以康复、休闲为目的的健康旅游），所以它们的关系有不可分割的交织关系。从范畴上来看，健康旅游是一个更大的系统，养生旅游和医疗旅游是其下属子系统。

养生旅游是一种突出传统养生特色的健康旅游，其功能侧重于防病；医疗旅游是一种突出医疗特色的健康旅游，其功能侧重于治病。养生旅游和医疗旅游又是密不可分的，两者之间具有交集的关系。

四、养生旅游与生态旅游、可持续旅游

生态旅游、可持续旅游是在传统大众旅游发展到一定阶段的新型产物，它把保护生态环境当作旅游发展的首要任务，在不破坏生态环境的前提下，发掘景观的吸引力，谋求经济效益和环境效益的统一。世界旅游理事会、世界旅游组织和地球理事会在《关于旅游业的21世纪议程》中给可持续旅游（Sustainable Tourism）下的定义是：可持续旅游发展是在保护和增强未来机会的同时，满足现时旅游者和东道区域的需要。可持续旅游是从可持续发展理念中引申出的一种旅游发展模式，它适用于所有能够在长期发展过程中与自然、社会、文化、环境等保持和谐发展的旅游形式。中国传统道家养生观强调"回归自然，天人合一"，注重人与环境和谐。养

生旅游活动的开展也要依赖优良的生态环境,从某种意义来说,养生旅游也是一种生态旅游。而特别依赖环境、注重保护环境的生态旅游和养生旅游,正是可持续旅游发展的重要途径。

养生旅游与生态旅游、可持续旅游三者是构成旅游活动的课题,而旅游资源则是供旅游者参观游览和休闲疗养的基本要素,也是旅游业赖以生存和发展的物质基础条件。有学者从狭义的角度,把旅游资源定义为:在自然和人类社会中能够激发旅游者旅游动机并进行旅游活动,为旅游业所利用并能产生旅游、经济、社会和生态四大效益的客体。旅游资源本身的价值主要体现在它的观赏价值、历史价值、艺术价值、科学价值。同一旅游资源,可能集多种价值于一身,或者有一种价值比较突出。根据对旅游资源和养生旅游概念的理解,养生旅游资源是指在自然和人类社会中能激发旅游者养生旅游动机并进行旅游活动,为旅游业所利用并能产生经济、社会和生态效益的客体。养生旅游资源是一种特殊的旅游资源,其养生价值是其最核心的价值。

五、养生旅游与老年健康旅游

随着我国逐步进入老龄化社会,老年人口形成了巨大的社会需求。而我国经济的长足发展和国民日益提高的生活水平、消费意识,加之充裕的可支配时间、可支配收入,仅仅做到"老有所养"已不能满足其要求,他们开始注重精神境界的充实,渴望更轻松、更自然、更真实、更自我的生活,因此使旅游迅速成为老年消费市场的亮点。如今,从东南沿海到中西部地区,一些老年旅游项目、旅游设施纷纷上马,多数旅行社的老年旅游业务量不断攀升,全国性的、地方性的老年旅游联合体、老年旅游俱乐部不断涌现,老年专机、专列、专车、专航已经始发,为老年旅游量身定制的《老年旅游合同》、老年旅游保险也应运而生。老年旅游多属于养生旅游,也涉及医疗旅游等方面。老年旅游正呈现快速增长的势头。根据国家旅游局统计,当前全国老年旅游者已占到全部旅游客源市场的30%,仅次于中青年旅游者的比例,老年旅游群体已形成初步规模。

六、养生旅游与休闲旅游

休闲旅游是以休闲为目的的旅游,它是人们经历了"急行军"式的传统观光旅游之后的一种理性回归。自然,传统的观光旅游,当前仍是一般工薪族或青年学子的主要旅游方式。他们多借用3~7天的节假日组团出外旅游,或三三两两相约出行。行程安排紧凑,还未出门,就已将返程票或机票订好了。他们以看景为主,而且也确实是走马观花,蜻蜓点水式的"急行军"旅游。休闲旅游多是闲暇时间较多的人,如退休人员、有寒暑假的教师等,他们的旅游多无严格的时间限制,所以休闲旅游多以其丰富的文化内涵、显著的休闲性和深刻的体验性等为特征,这一旅游形式已越来越受到人们的青睐。休闲旅游是休闲观念、体验经济对旅游产业和旅游活动的渗透和提升,是体验经济时代旅游发展的新趋势。

第二节 旅游养生的历史沿革

旅游作为一种社会行为,中外各国历史都很悠久,但它也是随着社会的发展,而逐渐发展起来的。有学者认为,中国古代山川河流相隔,交通及交通工具落后,作为专一的去旅游,除皇家贵族外,就是商贾富贵之人,一般人是不会有这种想法和壮举的。其实也不尽其然。

据中外学者考证,周穆王是中国历史上最早的旅行家。《左传昭公十二年》记载:"穆王欲肆其心,周行天下,将皆必有车辙马迹焉。"《史记赵世家》云:"缪王(即穆王)使造父御,

第十二章
旅游养生

西巡狩,见西王母,乐而忘返。"周穆王是西周的第五位君主,处于西周盛世。因他多次远行巡视,游览山水,所以有不少传言附会,使他成为古代有名的远游旅行家。此后历代有许多皇帝借巡狩,朝拜名山(如泰山)、寺院(少林寺、法门寺等),其实也都是具有旅游性质的出行。

"旅游"一词,最早见于六朝,齐梁时,沈约(公元441~513年)《悲哉行》"旅游媚年春,年春媚游人"的诗句,用以专指个人意志支配的,以游览、游乐为主的旅行,以此区别于其他种种功利性的旅行。就单纯旅游而言,一些文人墨客以文会友的出游,比较接近旅游的概念,如李白出蜀"游遍天下",还登了庐山;再其次是一些地方官员,"放情山水之间",常在自己管辖内旅游,如宋代的欧阳修,贬官到滁州任知州官员,喜出游,且写了许多优美的旅游文章。如他在《醉翁亭记》中写道:"环滁皆山也。其西南诸峰,林壑尤美,望之蔚然而深秀者,琅琊也。山行六七里,渐闻水声潺潺而泻出于两峰之间者,酿泉也。"描述了大自然的美,文章又写道:"太守(欧阳修自称)归而宾客从也。树林阴翳,鸣声上下,游人去而禽鸟乐也。然而禽鸟知山林之乐,而不知人之乐;人知从太守游而乐,而不知太守之乐其乐也。醉能同其乐,醒能述以文者,太守也。"这篇文章反映了旅游的乐趣,山幽鸟鸣,流水潺潺,使游者心旷神怡,情绪愉悦,你不能说这不是一种很美好的"养生旅游"。又如宋代另一位大文人、大诗人苏东坡,他因对朝廷的腐败不满而多有怨言,被贬官到边远的地方作地方官,他为了排遣心中的忧烦,经常出游,并写了许多这方面的诗词和文章。如他有一首诗写道:"东风知我欲山行,吹断檐间积雨声。岭上晴云披絮帽,树头初日挂铜钲(太阳)。野桃含笑竹篱短,溪柳自摇沙水清。西崦人家应最乐,煮芹烧笋饷春耕……"云散雨停,出外旅游,野桃含笑,柳丝飘动,山野农间,风景美丽,自然可以使人心胸宽畅而烦去也。再看他下边的文章:

"壬戌之秋,七月既望,苏子与客,泛舟游于赤壁之下。清风徐来,水波不兴。举酒属客,诵明月之诗,歌窈窕之章。少焉月出于东山之上,徘徊于斗牛之间。白露横江,水光接天。纵一苇之所如,凌万顷之茫然。浩浩乎,如冯虚御风,而不知其所止,飘飘乎,如遗世独立,羽化而登仙。于是饮酒乐甚,扣舷而歌之。"

这是苏东坡的代表作《前赤壁赋》的第一段,意思是:壬戌年的秋天,七月十六日,我和客人荡着船儿在赤壁下面游玩。清风轻轻地吹来,江面上一点波纹也不起。我举起酒杯劝客人喝酒,朗诵着《月出》的诗篇。一会儿,月亮从东边山上升起来了,慢慢地升上来,在吴、越一带的上空徘徊。白濛濛的水气浮在江面上,映照着月色的水光和天上的月光接连在一块。我们听任这一叶小船自动地漂流,漂过空阔无边的江面。浩浩荡荡地好像浮在空中驾着长风,不知道自己停止的地方,轻飘飘地好像脱离尘世,独立天外,变成仙人,飞上天宫。于是大家喝着酒,高兴得很,我就敲着船的边沿打拍子唱起歌来。月夜与友人泛舟江面,饮酒作诗,正如苏东坡在文中所说:"于是饮酒乐甚,扣舷而歌之……"该文可以说是一篇养生休闲的范文。所以说我国古代虽然没有养生旅游之说,但认真考证,这方面的内容还是很多的。

中国的养生旅游,国外翻译多与医疗旅游、健康旅游混为一谈(Medicaltourism, Herlthtourism, Surgical tourism 或者是 Medical Outsourcing 等)。相对而言外国健康旅游的历史可以追溯到14世纪初(相当我国的明代),人们去温泉疗养和温泉疗养基地的建立。其所指范围也比较宽泛,即:"任何可以使自己或家人更健康的旅行方式",如海水浴、温泉浴、按摩、美容等都属于这一内容。而医疗旅游(Medical Tourism)则是从健康旅游(Health Tourism)中演化出来的一个细分市场。和健康旅游(Health Tourism)相比,医疗旅游(Medical Tourism)在内容上则侧重于侵入性手术、医疗诊断等内容,当然也包括减肥、抗衰老等项目。事实上,医疗旅游(Medical Tourism)这种旅游形式只是在近二三十年才获得了巨大发展,但其历史却也可以追溯

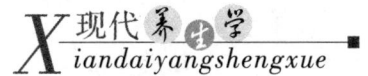

到英国的殖民地时代。尽管医疗旅游（Medical Tourism）和健康旅游（Health Tourism）有较大的差异，但是在学术论述中部分学者并没有对二者严格加以区分，而是倾向于用健康旅游（Health Tourism）一词来囊括所有和健康有关的旅游活动。然而在产业界，正如Google搜索引擎显示的，医疗旅游（Medical Tourism）远比健康旅游（Health Tourism）流行。

现代以健康为主题的旅游起源于20世纪30年代的美国、墨西哥。健康旅游开发较为完善的旅游目的地主要是非传统欧美区域的发展中国家，而主要的客源市场则是欧美国家。2007年3月24日，在塞浦路斯南部城市利马索尔举行的第二届世界健康（养生）旅游大会指出健康（养生）旅游在世界范围内有很大市场，健康（养生）旅游发展完善的国家主要为古巴、新加坡、泰国、印度等国，这些地区吸引大量的欧美游客，这些国家的健康旅游不仅能唤醒人们对健康关注，还能转变人们治疗疾病、改善关于健康问题的观念。其在休闲健康旅游过程中不仅需要提供有品质的健康旅游产品来改善人们的健康，同时还需要一系列的配套设施来支持，调动了对人们健康有帮助的一切要素来开展生态养生休闲旅游。

第三节 旅游养生的作用和模式

养生，道家认为应包括2个方面，即生理层面的养颜、养体、养老；心理层面则包括养心、养性、养神。旅游养生则这两方面都有涉及。对旅游的价值，有学者认为：旅游是养生的手段，养生是旅游的目的。一方面，旅游是人们与大自然接触，并从中感受其丰富内涵的一种时尚、健康的生活方式，不仅满足了好奇心、增长了知识，而且促进了身心健康，是实现养生的一种重要的手段；另一方面，随着人们生活水平的提高，旅游活动也朝着健康、平安、快乐的方向发展，以体现其养生的目的。

一、旅游养生的作用

（一）锻炼身体和改善情绪

首先旅游能锻炼身体。人们在进行旅游时，免不了要行走、登高，这样，旅游就成了一种娱乐性的体育运动，这种特殊的体育运动能够活动人的筋骨、推动气血运行、增强脏腑功能、提高人体抵御外邪的能力。

心理健康问题得到当今社会的极大关注，旅游有助于改善人们的心理健康，学界也进行了相关探讨，采用汉密尔顿焦虑量表（HAMA）与汉密尔顿抑郁量表（HAMD）对89例游客的焦虑状态和72例游客的抑郁状态在旅游前后进行测评，并运用Spss20.0进行检验和对比，研究旅游对人们焦虑、抑郁情绪的影响，研究结果显示：①游后焦虑情绪较游前有显著降低，而抑郁情绪改善不明显；②景观类型选择对游客焦虑改善存在差异；③旅游时间长短与游客焦虑存在负相关关系。

（二）旅游是一次多角度的学习

旅游是一种高级的精神享受，是在物质生活条件获得基本满足后出现的一种追享欲求。有一位社会学家说，旅游者的心理中有"求新、求知、求乐"3种欲望，这是旅游者心理的共性。旅游者不远千里而来，就是想领略异地的新风光、新生活，在异地获得平时不易得到的知识与平时不易得到的快乐。

知识性也是旅游追求的目标之一。旅游给大家带来很多见识，增进了对各地的了解，丰富了人文知识。这也是旅游的真谛。正如古人所说："读万卷书，行万里路，始知人事"，把读书和旅行结合了起来。

旅游给大家带来心灵的意志，会让自己的思维、心情发展到兴奋、快乐的极致。

（三）精神享受

旅游各有各人喜欢去的地方，如有些人喜欢到具有厚重的文化古迹胜地旅游，如到西安参观兵马俑、华清池、乾陵、法门寺，也可去南京看中山陵、明孝陵或去武汉登黄鹤楼，望长江发古今之幽情。

又有些人喜欢去名山旅游，如登临华山之险，看黄山之秀和体验泰山之尊，在山上古木苍苍，云海茫茫，或早起看旭日东升和晚霞夕照；还有些人喜欢到空旷、辽阔、荒芜、凄美、壮观的塞外去旅游，如新疆、宁夏、内蒙古看蓝天白云，看"大漠孤烟直，长河落日圆"或者看"天苍苍，野茫茫，风吹草低见牛羊"……总之美好的山河给人以很高的精神享受，可以使人们心旷神怡，情绪愉悦，生活中的种种烦恼不快，也会随水流走，随风飘远，随云散开；其次，紧张的情绪也会松弛下来，达到休闲养生的目的。

（四）老年人养生旅游的作用

银发族旅游目前已成为养生旅游生力军。旅游对他们的意义很大，综合起来有以下几点：

1. 满足老人精神享受，提高老人自身修养 旅游一方面使老年人身心愉悦、获得生活乐趣，另一方面也是他们建立自信、完善自我、满足精神需求的重要平台，为其晚年生活增添了丰富的精神和文化内容。同时，旅游活动又是老年人求知和探索的过程，老年人在游览自然风景、参观名胜古迹、领略风俗民情的同时，还可以学到有关地理、历史、文化、天文、建筑以及风土人情等各方面的知识。这对陶冶老年人情操，提高其自身素质、丰富其人生体验都是大有好处的。

2. 增进老人身体健康，调节老人心理失衡 旅游将老人引入大自然，远离了城市的喧嚣与嘈杂，多了一份清净与安宁，使老人的身心得到真正放松，有利于身体机能的改善。而旅游途中的漫步或登高等活动，使老人身体得到锻炼，对延缓老人生活自理能力的下降可以起到积极作用。此外，中年人从繁忙的工作岗位退下来后，往往短时间内难以适应放慢了的生活节奏，容易产生焦虑、失落等负面情绪。旅游是医治精神老化的绿色处方，游历自然山水，会使老人心胸开阔；鉴赏文物古迹，会使老人精神愉悦。旅游活动还增加了老人与社会接触的机会，特别是老年人在一起旅游时，由于有共同语言，可以互相启发开导，有利于萌发出乐观开朗的情绪，心情也变得更加舒畅。

（五）森林旅游与健康

人们到大自然里去旅游，有学者特别强调山野或森林中的养生价值。他们著文指出在森林中活动或居住就可享受到"森林浴"的作用。学者们认为森林浴有许多医用价值：

1. 负离子空气 负离子即带负电的氧分子，几乎对所有生物都有良好的生理效应，对人尤为重要，它具有调节神经系统，促进血液循环、降低血压、治疗失眠和镇静止咳、止痛等多种疗效，因此有人称它为"空气维生素"。空气中负离子量达到 5 000～50 000 个之间的时候，可以增加人体的抵抗力及免疫力；空气里的离子达到 10 万～50 万个之间时，对疾病将会有治疗作用。（我们的身体为了维持以及增进健康时不可或缺的负离子，有 85% 是由皮肤吸收过来，然后从肺部吸收只有 15% 而已。一般来说，负离子存在于干净与自然的环境下，瀑布与森林与海滩附近都有高浓度的负离子。负离子可以协助人体改善身体与心灵的健康。东京大学山野（Yamanoi）教授与北海道大学堀部（Horibe）教授所作的研究指出，人体在充满负离子的环境中比较容易放松身心；负离子具有提升心肺功能，增加新陈代谢；并增加身心复原的能力，帮助改善经常失眠，情绪起伏大，承受高压力者的情况。负离子还可以大幅加强人体的免疫系统和血液循环。

美国研究指出，被称为"空气的维生素"的负氧离子，对人体健康非常有利。医学专家将负离子引进病房，结果发现当室内空气的正负离子比例控制在1:9时，对烧伤与溃疡等外伤及气喘、过敏性鼻炎、关节痛等的治疗有显著的效果。而负离子尚具有能消除空气中的悬浮微粒，尘螨及电脑屏幕、电视、电冰箱等家用电器产品所产生的静电荷、微生物和粒子的灰尘。负离子能使人的精神更佳，创造出自然舒适的生活环境，产生如同沐浴森林浴般的效果。

负离子对人体的生理系统能产生各种不同的贡献。它可以有效调节自律神经系统，改善大脑皮质功能，使脑力活动效率提高；可降低压力，减缓心律、增强抵抗力，有效促进新陈代谢，并增强身体组织发育；调节中枢神经系统，使思考效率提高。

2. 森林芳香物 森林中许多植物散发出较强杀菌能力的方向性物质。它能杀灭空气中许多致病菌和微生物，如芬多精就是其中重要的一种。芬多精是森林植物的叶、干、花散发出的一种挥发性物质，具有杀死空气中细菌、微生物的作用，对治疗疾病也有着相当的效用。

3. 森林是净化器 当人们步入绿树成荫的森林之时，便有芳香的气味扑鼻而来，这种树木散发出来的芳香对人的生理功能及其有益，研究表明树脂中的芳香物不仅有较强的杀菌抗癌作用，还能促进人体生长激素的分泌，从而促进机体脂肪的分解，抑制麦芽糖的消耗，使机体能量来源由糖代谢提供转移向脂肪代谢提供，有利于细胞的生长和修复。

4. 森林绿色景观 森林中的绝大多数树木的叶片因富含叶绿素而呈现绿色，另外，许多树叶还可以散发出一种叫萜烯的物质，它可以使太阳光发生散射，让林中树木显得更加葱绿，而绿色被人类视为生命之色，不仅能给人以美的享受，而且有缓和紧张使人安静的效果。据研究，在绿地里人的脉搏要比在城市空地里跳动次数每分钟减少4~8次，国外有人据此提出"绿视论"的观点。认为绿色在人的视野中占25%时，就可使人的感觉达到非常舒适的效果，而人们处于植被覆盖率高达70%~98%的森林中，绿色在人视野中所占比例远远高于25%。

5. 森林浴的实施方法 森林浴最理想的时间是每年的5~10月，在这段时间，太阳辐射强，树木的光合作用好，而且森林中的气温、湿度也十分适宜人体的生理要求。每天的行浴时间，以阳光灿烂的白天最为理想，一般以上午8时至下午5时为宜。

森林浴可分为"步行浴"、"坐浴"、"睡浴"、"运动浴"。

"步行浴"即是按一定路线在林中漫步，浏览景色；"坐浴"指静坐树荫下，或于草地上席地而坐，尽性深呼吸运动；"睡浴"指卧在树林中的躺椅上，闭目养神；"运动浴"指在树林中进行各种体育运动或跳舞等娱乐活动。

（六）海边旅游与健康

到海边旅游，主要是进行海水浴。海水浴是大多人最喜爱的运动，它对老年人及肥胖者尤为适宜。人体体表温度波动在32~34℃之间。夏季海水的水温波动在20~25℃之间。每当人们进行海水浴时，开始人体的皮肤毛细血管收缩、皮肤汗腺及毛孔关闭，借以抵御外寒的刺激。这时血液流向内脏，皮肤呈现苍白，血压略有升高，并感到寒冷。随着运动的增加，皮肤血管又复舒张，血液流向皮肤，使皮肤呈红色，血压恢复正常，汗腺及毛孔以随之略有开放。人体经常受到这样的锻炼，从而增强了机体对寒冷的应激性能，提高机体预防感冒的能力，可减少呼吸道疾病的发生。人在海水中游泳时，受到海水的压力和波浪的冲击、拍打，对机体周围的静脉和淋巴系统发生轻度压缩作用，可改变回流体内血液的分布。

在南方，5~11月是进行海水浴的最佳时间。由于海水的浮力大于淡水，大海又是"无风三尺浪"，在海滨游泳，人体相当于被海水"按摩"。海水的"按摩"可促进人体的血液循环、消除疲劳、镇静安神。

海水浴还能增强人体心肺功能，减肥，提高四肢、关节和脊柱的灵活性，增加肌肉力量，改善四肢、关节和脊柱功能，延缓关节和脊柱的退变，从而预防当代白领职业病——颈椎病、腰椎退行性疾病（如腰椎间盘突出症、退行性腰椎管狭窄、腰椎不稳等）。海水中含有大量的氯化钠、氯化镁、溴化钾等无机盐和许许多多微量元素。这些矿物质和微量元素对皮肤病的防治也有一定的作用。坚持海水浴，许多皮肤病、慢性淋巴结炎和风湿性关节炎患者的症状在一定程度上可得到缓解。

海水浴也有不少讲究：有肾病、甲状腺功能亢进、活动性肺结核、冠心病、未控制的高血压等疾病不适宜进行海水浴；进行海水浴的最佳时间是上午9~11时或下午3~5时，持续30~60分钟；空腹或进食后不要立刻进行海水浴；入浴前，充分进行准备活动，以免在大海里发生抽搐等意外。

冷水会让心跳速率加快，激活体内的感官，让人有"活着的感觉"，甚至会刺激肾上腺素，能转移注意力，所以也是良好的止痛剂；若拿一周海水浴3次的人与完全不做海水浴的人做比较，前者白血球的数量明显较多，也因此增加免疫系统强度。

此外，冷水能刺激体内的荷尔蒙，让分泌量激增，提高性欲；而海水中含有大量的镁，这对肌肤保湿有极高的效用，还有盐分和氯化钾，对有干癣或湿疹等皮肤病患者好处多多，其他还有像是减轻花粉症症状、促进血液循环等健康功效。

二、养生旅游的开发模式

（一）养生旅游国内开发模式

我国的养生旅游始于2002年海南省三亚保健康复旅游和南宁中药养生旅游，随后在四川、山东、安徽、黑龙江等省市发展迅速，于2007年演绎成为全国时尚旅游热点。同时伴随着我国的休假制度改革，养生度假旅游具有了良好的发展前景。中国养生旅游，既能满足人们对健康的追求，又能开发成适合度假的旅游项目，而且这种旅游的民族性、文化性强，内涵丰富，国内国际旅游市场的开发潜力巨大。目前我国的养生度假游类型主要为：

1. 中医药保健养生旅游 旅游项目有针灸、按摩、推拿、刮痧、拔罐等传统中医疗法，还包括在中药材种植基地、中医院、治病中心、中医药博物馆、参观、游览、体验。

2. 饮食养生旅游 就是游客根据自己的体质偏性在饮食偏性所在地选择，获取适合自己的特色饮食或者药膳达到食疗养生的目的。食疗在养生文化中也有着非常重要的地位。

3. 导引和武术 气功、传统导引术、太极拳、少林拳等、养生旅游。通过在传统的导引和武术发源地办班吸引游客，学习传统导引术、武术的方式，指导游客学习养生术，练习养生术，我国古代医学家华佗创立的五禽戏就是以模仿动物的动作作为强身健体的手段，这既是古代人们进行养生的一种方法，也是当今武术，健身运动发展演变的雏形。

4. 环境养生旅游 人要和自然和谐相处，旅游本身就是一种亲近自然的活动，中国有众多的森林公园，海岸沙滩，无数的古村落，宗教圣地，数不清的温泉，疗养院，这些地方都环境优美适合旅游开发 而其中很多旅游资源本身就具有养生价值。例如：海滨旅游可以使人心旷神怡，排解忧愁，对神经衰弱，贫血，偏头痛等患者有助疗效果。高原地区光照丰富，气候干燥对风湿性关节炎，气喘病患者有治疗作用。高山地区空气污染小，负离子数量多，有利于糖尿病、过敏性鼻炎患者恢复健康。温泉对关节炎、支气管炎、胃病、皮肤病、神经衰弱等都具有良好疗效。另外，沙疗、泥疗等对于激发与恢复神经功能、调节机体平衡等非常有益。另一分类为：分时度假养生游、养生科普教育游、养生果蔬采摘游、养生主题节庆游。

（二）养生旅游国际开发模式

纵观国外所有的养生旅游开发，其所需要的条件都为专业的养生团队的支持和优美的自然环境及完善的硬件设施如度假村。

目前国外的养生旅游开发模式主要为：

1. **水疗（理疗）养生** 温泉度假村是最常见和最流行的养生旅游方式，也是国外养生旅游开发的热点趋势。国外温泉度假目的地可以提供全方位的服务，从按摩疗法的瑜伽到齐全的户外娱乐设施。这些旅游胜地的目标就是使他们的客人感到更快乐、更健康、更轻松。一切健康水疗胜地都专注于让客人放松、关注自我。专业水疗胜地经常具有一个特定的健康疗法。例如矿物沐浴，已流传了几千年，保加利亚和新西兰等国家利用这些天然地热性能进行泥巴浴和其他天然保健疗法并且通常伴随着完善的养生服务目录。度假村会提供全面的治疗方法如针灸、结肠清洁、催眠术疗法和冥想。例如保加利亚的中部旅游胜地，旧札哥拉矿物浴中心，其依托丰富的温泉和旁边风景优美的哥拉山，以古罗马浴池的尊贵享受为口号，提供温泉矿物浴和各种医疗养生，吸引大量的欧美游客。还有以色列的养生旅游，依托沙漠风光和矿物水体，提供例如印度瑜伽、中国太极、水中按摩、泰式按摩、反射疗法养生等多种养生手段。这种模式要求必须有独特的养生资源：温泉或矿物质丰富的水体。

2. **建立专业健康指导和治疗的健康中心，解决旅游者的健康问题** 例如减肥，强调减肥和改进的饮食习惯。游客通常需要遵循一个持续数天或者数星期的饮食运动计划。并且饭菜是专门为促进客人健康和参加类似于学习班的机构，就能学到更多关于保持健康、良好的饮食和保持体重的科学方法。另一个常见的专业健康养生是针对上瘾的人，常见的是酒精和药物成瘾。这些客户喜欢的度假中心往往建立了包罗万象的服务，除了加强监测旅游者的成瘾行为，还为他们制定严格科学的程序戒除成瘾，给游客树立一个健康的观念，打破他们的不良成瘾。第三种养生旅游为健康中心的建立，其以具有完善的医疗服务和先进的医疗技术的专业医疗机构为依托，为旅游者提供专业的医疗服务，甚至包括心脏手术在内的多种大中型手术。此外，还能提供全套的吃住行观光服务。例如土耳其的医疗养生旅游中心，具有符合欧美医疗标准的专业的医疗团队。提供的服务项目包括医疗保健、手术、具有土耳其特色的四星级度假酒店、休闲养生、医疗的住宿旅游出行专项服务，同时建立完善的旅游者个人病例，与旅游者的主治医院实现信息的传输共享，同时还有专门为国外旅游者提供的同声传译服务。其提出口号是：旅游医疗中心，您可信赖的健康助手。这种模式要求必须具有水平较高的医疗团队。

3. **依托山地、湖泊等风景名胜，提出运动养生度假的口号** 这是最广泛类别的健康旅游，建立诸如滑雪、山地自行车、高尔夫、水上项目等类别的专业的比赛场地，并提供专业的教练团队，对旅游者进行一对一的教授，使他们感兴趣的运动项目经过辅导后能够达到竞技水平，从而满足旅游者的成就感。同时建立具有特色的旅游度假村,为旅游者度假提供方便。具有特色健身项目和特色度假村的旅游目的地都成为十分受旅游者欢迎的户外旅游目的地。例如捷克的四星级旅游度假酒店,其实质上是以旅游度假村的形式出现,依托捷克的东欧山地景色资源,开展多种养生度假项目,例如滑雪、高尔夫、游泳、桑拿按摩等。这种模式对于旅游目的地的开发要求较少,标准较低,但是适合的目标旅游者最多,因而,是养生旅游发展的一大热点趋势。

综合国外养生旅游的热点,其发展表现出综合化和专业化的特点。综合的养生服务项目开发和专业的养生团队,是所有国外养生旅游发展的共通之处。

第十三章 四季养生

四季养生是研究人体顺应一年四季阴阳变化规律，区别不同季节进行养生的方法。《黄帝内经》明确告诫："从阴阳则生，逆之则死，从之则治，逆之则乱。"就是说，顺从一年四季阴阳变化的规律养生，生命就会旺盛，违逆一年四季阴阳变化的规律，生命就会受损甚至死亡，顺从阴阳变化的规律身体就会健康，违逆阴阳变化的规律，身体机能就会紊乱，反顺就是违逆。可见自然界一年四季的变化对人体健康的影响非常巨大，也非常重要。顺应四季进行养生体现了养生学"天人相应"的原则。

为了准确地反映各地的实际情况，气候学上采用候平均气温划分四季。规定候平均气温大于或等于22℃的时期为夏季，小于或等于10℃的时期为冬季，介于10℃~22℃之间的为春季或秋季。按此标准划分四季，中纬地区季节与气候相一致，低纬地区和极地附近春、夏、秋、冬的温度变化很不明显。同时，在中纬地区，各季的长度也不一样，称之气候四季。例如，北京春季有55天，夏季103天，秋季50天，冬季157天。这种方法，可以结合各地的具体气候，特别是农业上运用较多。

养生学沿用中国传统的24节气划分四季，在实际应用中与气候四季有一定的差距。所以，养生实践中要根据每年各地的实际情况，每个人身体的具体情况，更细致的因时、因地、因人辩证地应用。

第一节 春季养生

养生学上的春季共3个月，从立春到立夏前一天。春为一年四季之首，乃万象更新之始，是生发的季节，春回大地，阳气升发，天气由寒转暖，自然界各种生物萌发生育，一派欣欣向荣的景象。如《素问·四气调神大论》云："春三月，此谓发陈。大地俱生，万物以朵。"因此，春季养生在起居、情志、饮食、运动锻炼诸方面，都必须顺应春天阳气上升，万物萌发向上的特点，以保持内环境的相对平衡。

一、起居调摄

《素问·生气通天论》曰："春三月……夜卧早起，广步于庭，被发缓形，以使志生……此春气之应，养生之道也。"指出人们春季起居养生，应该晚睡早起。早晨起床，披散长发，舒缓形体，在庭院中信步漫行；晚睡，多沐浴春日暖暖的阳光，使身心感到舒畅，以顺应春季生发之气。

春季阳气始生，气候变化较大，极易出现乍寒乍暖现象，加之人体肌表腠理开始变得疏松，对于外邪的抵抗能力有所减弱，所以，此时不宜过早脱去棉衣，特别是年老体弱者，减脱冬装尤应审慎，不可骤减。对此，早在《千金要方》就有告诫，主张春天衣着宜"下厚上薄"，既养阳又收阴。《老老恒言》亦有类似的记载："春冻未泮，下体宁过于暖，上体无妨略减，所以养阳之生气。"我国民间历来有"春捂秋冻"之说，就是要"春不忙减衣。秋不忙加冠"，确为春季养生经验的积累和总结。"二月莫把棉衣脱，三月还下梨花雪"，过早脱去棉衣极易受寒，易患流感、上呼吸道感染、气管炎、肺炎等呼吸系统疾患。因此春季必须注意保暖御寒，做到随气温变化而增减衣服，"二八月乱穿衣"就是通过衣服的及时增减使身体适应春天气候多变的规律。

二、情志调节

春属木，与肝相应。肝主疏泄，在志为怒，恶抑郁而喜调达。故春季养生，在情志方面，切勿暴怒，更忌精神忧郁，要加强精神修养，用积极向上的态度对待任何事情，做到心胸开阔，乐观豁达，精神愉快。如《类修要诀》指出："戒怒暴以养其性，少思虑以养其神，省言语以养其气，绝私念以养其心。"对待自然界万物态度方面，如《素问·四气调神大论》中说："生而勿杀，予而勿夺，赏而勿罚。"即要培养热爱大自然的良好情怀和高尚品德，对自然万物多加关爱，注意保护。所以我国古代就有春季"禁伐木，覆巢杀胎夭"（《淮南子·时则训》）之诫。"春应肝而养生"就是要在在春光明媚，万木吐翠，风和日丽，鸟语花香的春天，踏青问柳，登山赏花，临溪戏水，行歌舞风，陶冶性情，使自己的精神情志与春季的大自然相适应，充满勃勃生气，以利春阳之生发。

三、饮食调养

《素问·藏气法时论》说："肝主春……肝苦急，急食甘以缓之……肝欲散，急食辛以散之，用辛补之，酸泻之。"肝旺于春，与春阳生发之气相应，喜条达疏泄；肝木太过则易克伐脾土，影响脾胃的消化功能。酸味入肝，具收敛之性，不利于阳气的生发和肝气的疏泄；而甘味补脾培中，故春季宜食辛甘发散之品，而不宜食酸收之味。《摄生消息论》曾说："当春之时，食味宜减酸增甘，以养脾气。"《金匮要略》亦有"春不食肝"之说。以防肝木太过而克伐脾土。

一般而言，为适应春天阳气升发和肝之疏泄的需要，春季在饮食上应遵循"春不食肝"的原则，适当食用辛温升散或辛甘发散类食物，如麦、枣、葱、花生、香菜等。但也不能矫枉过正，过用辛辣和发散，以免使腠理开泄过度，给病邪打开方便之门，民谚有"春忌麻黄夏忌苏"，"茼蒿、芥菜，吃了痒难忍"。许多医家对这种看法也是肯定的。如《食医心镜》说："是月（三月）节五辛，以避厉气，五辛，葱、蒜、韭、薤、姜是也。"金元名医李东垣对此作了明确的解释："蒜、韭、姜、醋、大料物之类，皆大力发散之品，都易耗伤，不宜多服，久服。"

春天气候开始由寒转暖，雨水增多，适宜万物生长，同时也适合细菌滋生，而这时人们经过一冬的蛰居斗室，体内有很多积热，人体抵抗力减弱，各种旧疾便易发作出来，邪气也易乘虚而入，所以人们说春天是多发病的季节，为适应这种气候所造成的体质状况，养生学还主张春天饮食"宜净膈去痰水，小泄皮肤微汗，以散玄冬蕴饮之气"。宜食散寒、驱风的屠苏酒、防风粥等食物，少食过于辛温燥辣的食物，特别是有肝病的人更应注意。《养余月令》记载得更详细："春日宜用芡实粥……益精气，强智力，灵耳目"；"地黄粥以补虚"；"怀山药粥补肺肾，固肠胃"；"防风粥去四肢风"；"茯苓粥健脾安神，治欲睡不得睡"；"白木耳粥补肺阴，肺虚、咯血、劳咳、潮热"。

四、运动锻炼

为了适应春天阳气升发的需要，可结合自己的身体条件，选择合适的运动方式，如球类运动、跑步、打拳、做操等，形式不拘，灵活掌握。运动锻炼最好到空气清新的地方，如在公园、广场、树林、河边、山坡等处进行。

放风筝是春日里一种非常有益和有趣的娱乐体育活动。放风筝有起步、小跑、带线等动做，急缓相间，对身体极为有益，其乐无穷。对此古人早有体会。宋代李石的《续博物志》记载："春日放鸢，引线向上，令小儿张口而视，可以泄内热。"清·富察敦崇著《燕京岁时记》云："儿童放之空中，最能清目。"在锻炼身体之时，也娱乐了心神，舒畅了情怀。

五、节气特点

春季包括立春、雨水、惊蛰、春分、清明、谷雨6个节气，各节气养生各具特色。

立春　是24节气中第一节气，标志着新年伊始，万象更新。寒冷气候即将结束，气温明显回升。立春正值春节前后，穿着上要注意保暖，避风防冻，以免感受风寒外邪，引发感冒、气管炎、肺炎等呼吸道疾病。尤其是老人、小孩，经常怕冷、易感冒者，更应多穿衣保暖。

冬末春始是胃肠疾病高发季节，饮食上须有所节制，减少"肥、甘、厚、腻"食物，尽量要做到合理膳食、均衡营养，切忌过量饮酒。应逐步从"早睡晚起"向"晚睡早起"过渡，不宜"宅"家睡懒觉、上网、看电视、打牌。居家既要注意保暖，又要注意通风；不要把家里门窗关得太严，保持空气对流，预防病菌孳生传播。

新春佳节作为中国人所独有的最盛大、最热闹、最重要的古老传统节日，汉族和大多数少数民族都会举行各种庆祝活动，以祭奠祖先、除旧布新、迎禧接福、祈求丰年为主要内容。贴门神、福字、窗花、年画等都具有祈福、装点居所的民俗功能，是我国古老的民间艺术，反映了人民大众的风俗和信仰，寄托着对未来的希望，是极好的心理养生。守岁"熬年"，燃放爆竹，创造喜庆热闹气氛，可以给人们带来欢愉的情绪，都是值得提倡的养生活动。

春节长假期间，起居养生忌过度"熬夜"。春节守岁，通宵达旦地看电视、搓麻将、唱卡拉OK、上网、饮酒，常常打乱人们的生活节律。上班族平时工作忙碌，趁春节长假"补觉"，蒙头大睡，晚上睡、白天睡，早餐、午餐时间也梦"周公"，这样对体能恢复没有帮助，生物钟被打乱，日后会加重睡眠障碍。节日期间，亲人团聚，家家都要痛痛快快地玩一玩，平日很少玩的人也围坐到麻将桌前比高低，适度地玩牌带来欢快的笑声，但切不可过。尤其是老年人及心脑血管不健康者，更不可纵情。玩的时间原则上不超过2小时，更不可挑灯夜战达通宵。节日期间电视节目好，也不要连续看得时间过久，每天不应超过4小时，应选择轻松的喜剧片、音乐片和戏曲片，少看情节紧张、场面惊险的武打片和侦破片。

春节习惯大吃大喝，几乎每家餐桌上都堆满了肉、蛋、鸡、鸭、鱼等食品，稍不注意就会吃得过多。要特别注意油腻荤菜不可多吃，每餐都应搭配一些蔬菜。春节期间连续吃高脂肪、高热量、低维生素、低纤维素饮食常引起心脏病发作、中风、胆囊炎和胰腺炎等；饮食不洁、不节常引起胃肠炎症。春节期间由于饮酒过多而出事的人相当多。其中有酗酒导致中风、胰腺炎发作及肝病加重的，也有引起酒精性胃炎等急症的。因此，节日期间切莫贪杯，烈性酒不宜多喝，啤酒、果酒和低度白酒也不可多饮。亲人朋友不要频频敬酒，切不可斗酒，酗酒。

过年时，男女老少都高兴，最高兴的是老人与孩子。这是因为老年人最盼全家人团聚。尤其是在外地工作的子女赶回家来过节，老年人乐得合不拢嘴。他们白天为儿女忙着做好吃的，晚上还要与久别的亲人促膝长谈，甚至直到深夜。这本来是最让老年人开心的事儿，然而，"过喜伤心"，情绪长时间的激动，会导致心率加快，血压升高，使不少患有心血管疾病的老年人诱发中风或心脏病。

最为重要的是在节日期间一定要坚持平时的生活节奏，坚持体育锻炼，有病者坚持规范治疗。打乱原有生活节奏、停止锻炼和擅自停用治疗药物，是老年人节日出事儿的重要原因。特别提醒"过年吃药不吉利"等思想很糊涂，擅自停用降压、降糖、抗癫痫等许多必须连续应用的药品，往往会造成严重后果。

雨水 标志气温回升、冰雪融化、降水增多。桃李含苞，樱桃花开让人们感到春回大地的气息激荡身心，雨水季节冷空气活动仍频繁，天气变化多端易出现"倒春寒"，雨水养生首先突出"春捂"。温度骤降对老人和小孩健康威胁较大，老人血压升高易诱发心脏病、心肌梗死等；小孩气温改变易引起呼吸系疾病，导致感冒、发烧，所以要注意保暖，不要过早过快脱着而减少衣物。

雨水后湿气渐升，早晨时有雾露冰霜。中医认为肝主生发，春季肝旺，肝木易克脾土，故春季养生不当容易损伤脾脏，导致脾胃功能的下降。雨水后寒湿最易困脾，湿邪留恋难除，故应着重养护脾脏。养脾重点在于调肝，保持肝气调和顺畅，饮食均衡，食物中六大营养物质要保持相应比例，五味不偏，少吃辛辣，多吃新鲜蔬菜等，减酸增甘以养脾气。春寒料峭，湿气夹寒，须注意保暖勿受凉，少食生冷，顾护脾阳，可多吃鲫鱼、胡萝卜、山药、小米等以健脾。

雨水后起居应晚睡早起。早晨披散长发，舒缓形体，在庭院中信步漫行；多沐浴春日阳光，使身心舒畅，以顺应春季生发之气。风和日丽，鸟语花香之日可踏青问柳，登山赏花，行歌舞风，使情志与春季自然相适应。在阳气渐生，阴寒未尽的雨水时节，人体皮肤腠理变得相对疏松，对风寒邪气的抵抗力会减弱而易感邪致病。变化无常的天气易引起人的情绪波动，乃至心神不安，对高血压、心脏病、哮喘患者更是不利。应积极调摄精神，锻炼身体，保持情绪稳定对身心健康有着十分重要的作用。

雨水后春风送暖，致病菌、病毒易随风传播，故传染病易暴发流行。养生应保护好自己，注意锻炼身体，增强抵抗力，预防疾病的发生。为适应雨水阳气升发，可根据各自身体条件，选择合适的球类、跑步、打拳、做操等运动，最好到空气清新的公园、广场、树林、河边、山坡等处进行锻炼。

惊蛰 春雷始鸣，惊醒昆虫，此时桃花红、梨花白、黄莺叫、燕飞来。养生根据惊蛰肝阳渐升，阴血相对不足特点，顺应阳气升发、万物始生之性，使情志、气血如春日舒展畅达。饮食起居顺肝之性，晚睡早起，散步缓行。多吃富含植物蛋白、维生素的清淡食物：春笋、菠菜、芦荟、萝卜、苦瓜、雍菜、芹菜、油菜、山药等，惊蛰时节乍暖还寒，气候干燥，易口干舌燥、外感咳嗽。梨性寒味甘、润肺止咳、滋阴清热，素有惊蛰吃梨习俗。也可食莲子、枇杷、罗汉果等预防缓解咳嗽。油腻食物最好不吃，辣椒、葱蒜、胡椒等刺激性食物应少吃。惊蛰不可伤肝，又恰是肝病的高发季节，养肝护肝尤显重要。惊蛰强冷空气活跃，当心冷暖变化。"桃花开，猪瘟来"，家禽、家畜的防疫很重要。也是人感染禽流感、甲流、非典、流脑、水痘、带状疱疹、流行性出血热之类疾病的高发季节，养生防病切莫疏忽。

春分 "春分者，阴阳相半也，昼夜均而寒暑平"。标志南北两半球昼夜均分，春天过去一半。由于春分平分了昼夜、寒暑，养生应保持人体阴阳平衡。在精神、饮食、起居等方面协调机体功能，达到机体内外的平衡状态。

饮食调养应根据个体的差异选择能够保持机体功能协调平衡的膳食，多吃清淡食物，禁忌偏热、偏寒、偏升、偏降的饮食。

情绪上要保持轻松愉快，乐观向上的精神状态。春季人体肝阳亢盛，情绪易急躁，心理疾患会增多，焦虑、躁狂容易出现。所以重视情志调节，防止躁动和肝郁。

起居上坚持按时睡眠、定量用餐，适当锻炼、有目的地进行调养。气温、日照、降水上升和增多，各种致病菌、病毒随之生长繁殖，为避免春季各种疾病的发生，一是消灭传染源；二是经常开窗，保持空气清新；三是增加户外运动，加强锻炼，提高机体的防御和抗病能力。

清明 春暖花开，万物复苏，天清地明。人体肝气旺盛，易影响脾胃，导致情志失调、气血运行不畅；养生应注意：脾胃虚寒者不宜"寒食"以免耗伤阳气。宜多进果蔬，食韭菜、地瓜、白菜、萝卜等温胃祛湿之品，可吃护肝养肺的荠菜、菠菜、山药等。

清明自古有禁火、祭祖、植树、荡秋千等风俗。踏青应量力而行；扫墓应注意健康；悲伤不宜过久。集中焚烧祭品、燃放鞭炮产生的PM2.5急剧升高，可达正常空气浓度的5～66倍。患有高血压、心肌梗死、中风和呼吸系统疾病的朋友更应细心调养。

谷雨 是春季最后一个节气，意味着气温回升，寒潮天气基本结束，有利于谷类农作物的生长。谷雨节气后降雨增多，雨生百谷。雨多，空气中湿度加大，养生应针对其特点注重祛湿调养。天气转温，室外活动增加，桃、杏花开；杨絮、柳絮飞扬，过敏体质者应注意防花粉症及过敏性鼻炎、过敏性哮喘等。春末夏临，也是时令性疫病高发季节，应重视"禽流感"之类传染病的防控。

在饮食上应减少高蛋白质、高热量食物的摄入。春季肝木旺盛脾衰弱，谷雨前后15天脾处于旺盛时期。脾旺盛会使胃强健，从而使消化功能处于旺盛的状态，消化功能旺盛有利于营养的吸收，因此这时正是春季补养好时机，但不能像冬季那样进补，应适当食用一些补血益气功效的食物。多食一些海鲜、蔬菜、水果等碱性食物有助于缓解人体的急躁情绪。

第二节　夏季养生

夏季的3个月，是从立夏到立秋的前一天。夏季烈日炎炎，雨水充足，万物茂盛，日新月异。阳极阴生，万物成实。正如《素问·四气调神大论》所说："夏三月，此谓蕃秀；天地气交，万物华实。"人在天地气交之中，故应顺应这种变化，所以，夏季养生要顺应夏季阳盛于外的特点，注意养护阳气，着眼于养"长"。

一、起居调摄

《素问·四气调神大论》说："夏三月，夜卧早起，无厌于日。"指出夏季作息，应晚些入睡，以顺应自然阴气的不足，早些起床，以顺应阳气充盛。因为夏天太阳升腾得早，清晨空气新鲜，早起后到室外参加一些活动，不要厌恶日长天热，仍要坚持参加劳动和体育锻炼，以适应夏日养长之气。

夏季气候的特点是气温高、湿度大。高温会影响中枢神经系统的稳定，使人的神经反射变得迟钝，胃纳不佳，精神萎靡不振，严重者可出现中暑昏迷。根据相关研究，中暑与高温日数和日最高温度有关。当日平均气温高于31℃时，中暑人数明显增多，如果日最高气温高于37℃，并持续6天以上，中暑人数将急剧增多。高温也可增加人的兴奋性，使人烦躁不安、头痛、头昏和失眠。温度高，湿度大，气压低，使汗液不易排出和散发，也会让人感到烦躁和疲倦。加上夏天昼长夜短，晚上闷热，睡眠不好，自然会影响人体健康。所以，民谚有"人到夏至边，走路要人牵"，生动地反映出人们这时的生理状态。因此，夏季起居要注意防暑降温。我国古代就创造了许多简便、有效的居室降温方法。如"执扇摇风"，冬季储冰，夏季室内防病降温和喷洒凉水降温等方法，还有的寻找阴凉通风处乘凉和用水洗澡冲凉等，以减轻闷热多汗对人造成的不适。

现在人们的防暑降温条件大大改善，有风扇、空调之类，但夏日高温汗出较多，腠理开泄，易致风寒湿邪侵袭。如若过分贪凉，也会给人带来危害。故睡眠时不宜长时间电扇送风，不宜夜晚露宿。有空调的房间，也不宜室内外温差过大。纳凉时不要在房檐下、过道里，应远离门窗之缝隙。可在树荫下、水亭中、凉台上纳凉，但不要时间过长，以防贼风入中得阴暑证，或易患"风痹不仁，手足不遂，言语謇涩"等疾。对此古人早有告诫，《养余月令》说："仲夏之月，万物以成，天地化生，勿极热，勿大汗，勿暴露星宿，皆成恶疾。忌冒西北风，邪气犯人。"民间夏季睡觉有五忌：一忌室外露宿；二忌袒胸露腹；三忌睡在地上；四忌穿堂风；五忌通夜不停扇。

夏季中午适当安排午休，对身体健康极为有益。一则可避暑热炎炎之势，二则可弥补夜间睡眠之不足，消除疲劳。研究表明，人的睡眠是"双相位"的，即一天中有2次睡眠峰，1次睡眠高峰在夜晚（称"大睡"），1个次峰在中午（称"小睡"）。据观察，凡有午睡习惯的人，夜晚深睡期和快波睡眠时间都延长，从而保证了次日精神饱满和精力充沛。由于夏季夜间睡眠时间较短，故午睡更具有重要的意义。

酷暑盛夏，每天洗1次温水澡，是一项值得提倡的防暑降温的健身措施。不仅能洗掉汗水、污垢，使皮肤清爽，消暑防病，而且能够锻炼身体。因为温水冲洗时水压及机械按摩作用，可使神经系统兴奋性降低，扩张体表血管，加快血液循环，改善肌肤和组织的营养，降低肌肉张力，消除疲劳，改善睡眠，增强抵抗力。没有条件洗温水澡时，可用温水毛巾擦身，也能起到以上作用。

在衣着方面，由于夏日天热多汗，衣衫要薄一些，要勤洗勤换，久穿湿衣或穿刚晒过的衣服都易使人生病。

二、情志调节

《素问·四气调神大论》指出："使志无怒，使华英成秀，使气得泄，此夏气之应，养长之道也。"就是说，夏季切忌急躁发怒，要保持神清气和，快乐欢畅，胸怀宽阔，精神饱满，如同含苞待放的花朵那样自然舒展，对外界事物要有浓厚的兴趣，培养乐观外向的性格，以利于气机的宣畅，这是适应夏季的养长之道。如果违背这种养长之道，就会损伤心气，削弱人体适应秋冬天气候变化的能力，到了秋冬时节，则易患咳嗽之类的病症。

夏属火，内应于心。夏季暑气当令，火热蒸迫汗液外泄，汗为心之液，心气最易耗伤。而心藏神，为君主之官。心神充沛则人体机能旺盛而协调，神气涣散则脏腑功能失调而易于患病。炎热夏日，尤其要重视心神的保养、精神的调摄，以保证人体全身机能的协调旺盛，脏腑功能的正常运行。嵇康在其《养生论》中指出，炎热夏季"更宜调息静心，常如冰雪在心，炎热亦于吾心少减，不可以热为热，更生热矣"。既强调夏季保养心神的重要性，更用生动形象地比喻教人调养心神的方法。这与民间常说"心静自然凉"的夏季养生法寓意相通。

三、饮食调养

夏季气候炎热，暑热当令，心火易于亢盛，一般情况下，饮食上宜用清心泻火、清暑之物，如西瓜、香瓜、绿豆、赤豆、苦瓜之类。暑热出汗较多，可适当用些冷饮，补充水分，帮助体内散发热量，清热解暑。但切忌贪凉而暴吃冷饮、冰水、凉菜、生冷瓜果等，否则会使脾胃功能受到影响，甚至酿生疾病。老年人、小儿体质较弱，对于过热过冷刺激反应都较大，所以更不可过贪冷饮之类。

夏季人体气血运行趋向体表，相对而言，消化道的气血供应减少，使脾胃的消化功能减弱，若暑热挟湿则更易伤及脾胃，致脾胃运化失司，升降失常，则会出现胸闷、纳呆、肢体困倦乏力、精神萎靡、大便稀薄等症状。因此夏季饮食又以清淡、少油腻、易消化为原则，也可适当选用具有酸味、辛辣香气的食物，以开胃助消化，增强脾胃的纳运功能。

夏季致病微生物极易繁殖，食物极易被污染而腐败、变质。这个季节是肠道疾病多发、高发季节，因此要讲究饮食卫生，谨防"病从口入"。对于剩饭剩菜要回锅加热，经常使用的炊具、饭具、茶具等要经常消毒，妥善保管。

四、运动锻炼

暑热使人体汗出较多，易伤阴耗气，若长时间在日光下活动可能引起中暑。所以夏季运动时要避开炙热烈日之时，注意加强防护。最好在清晨或傍晚天气较凉爽时，进行室外运动锻炼。宜选择运动量较小或适中的运动方式，如散步、慢跑、打太极拳、做广播操、练气功等。运动时所穿衣服宜松软、宽大、浅淡、穿脱方便。运动后出汗较多时，可适当饮些凉开水，切勿用冷水冲头洗澡，以免招致感冒，或引起风湿痹痛。

五、节气特点

夏季包括立夏、小满、芒种、夏至、小暑、大暑6个节气，各节气养生不尽相同。

立夏 春别夏始，炎暑将临，雷雨增多。起居应相对晚睡早起，适当午休，适应夏日养长之气。服饰上夏衣要薄，勤洗勤换多洗澡，久穿湿衣或穿刚晒过的衣服易生病。夏属火，内应于心，暑气当令，火热蒸迫汗液外泄，汗为心之液，心气最易耗伤。而心藏神，夏日尤其要重视心神调养，保持神清气和，快乐欢畅如含苞待放的花朵那样自然舒展，切忌急躁发怒，可开展绘画、书法、听音乐、下棋、种花、钓鱼等活动养神，以达"心静自然凉"。

饮食上宜清心泻火解暑之物，如西瓜、香瓜、绿豆、苦瓜之类。汗多时可适当用冷饮散发热量，清热解暑，切忌贪凉暴冷脾胃功能受损。夏季人体气血运行趋向体表，消化道气血供应减少，脾胃功能减弱，暑热挟湿更易伤脾胃，饮食以清淡、易消化为原则，适选酸、辣食物开胃助消化。夏季致病微生物极易繁殖，食物易腐败、变质。肠道疾病多发、高发，谨防"病从口入"。剩饭剩菜要回锅加热；常用炊具、饭具、茶具要经常消毒，妥善保管。

运动要避开烈日，选清晨或傍晚凉爽时段户外运动。宜运动量适中的散步、慢跑、太极拳、气功等。运动衣宜松软、宽大、穿脱方便。出汗多时，可饮凉白水，运动饮料，切勿冷水冲头洗澡，以免感冒或引风湿痹痛。民间立夏有称体重、吃蛋、饮茶等习俗。

小满 小麦等农作物已结果，籽粒渐饱满尚未成熟，天气更加炎热、潮湿，人们烦躁不安，易受疾病侵袭。饮食上多吃清热解毒、健脾祛湿食物，以清爽素食为主。如赤小豆、薏苡仁、绿豆、冬瓜、丝瓜、黄瓜、胡萝卜、西红柿、西瓜、山药、鲫鱼、草鱼、鸭肉等；忌食甘肥滋腻，生湿助湿的食物，如动物脂肪、海腥鱼类、酸涩辛辣。

起居上注意适时添加衣服，晚上睡觉注意保暖，避免着凉受风；顺应夏季阳消阴长的规律，晚睡早起加午休，保证睡眠时间，保持精力充沛。

情志上小满时节风火相煸，易感烦躁不安，要调适心情，保持胸怀宽广舒畅，防情绪剧烈波动引发高血压、脑血管意外等；可参与户外活动，如散步、慢跑、打太极拳、下棋、书法、钓鱼等怡养性情，不宜剧烈运动，避免大汗淋漓，伤阴、伤阳。

小满时节最重要的在于防病。一般小满后气温变化频繁，细菌、病毒较易传播，如不注意易生带状疱疹、小儿手足口病、化脓性扁桃体炎等；血压和血糖较易受波动；易因贪凉受寒而引发面瘫、颈椎病、腰腿关节痛等。贪凉睡卧易发风湿症、湿性皮肤病等，防病具有特别重要的意义。

芒种 大、小麦等有芒作物成熟，标志"三夏"大忙抢收急迫。芒种长江中、下游开始进入梅雨季节，持续阴雨，气温升高，空气潮湿而闷热，各种物品易发霉，蚊虫开始孳生，极易传染疾病。养生应：①勤换衣衫：芒种后着装应以丝、棉等透气吸湿性好的短装扮为主。应常洗澡，但大汗时不急用冷水冲澡；由于日光照射强烈，外出注意防晒，女士携带遮阳伞，涂抹防晒霜；②饮食清淡：多食蔬菜、豆类、水果，如菠萝、苦瓜、西瓜、荔枝、芒果、绿豆、赤豆等富含维生素、蛋白质类食物，提高机体的抗病能力，注意及时补充水分；③晚睡早起：顺应昼长夜短的季节特点，适当接受阳光照射但避开太阳直射，坚持午睡以解除疲劳；不因贪凉而迎风或露天睡卧，不大汗而光膀吹风扇、空调；④运动防晒：体育锻炼应在早晚凉爽时进行，控制出汗的量不宜太多，及时补充水、电解质或运动饮料；⑤调养精神：保持轻松愉快的心情，忌恼怒忧郁，使气机宣畅、通泄自如；⑥注意安全：古人云："芒种夏至天，走路要人牵"，燥热、懒散、烦闷、不清爽是多数人芒种节气的状态。芒种湿邪重浊伤人脾胃，易食欲不佳、精神困倦，司机及高空作业的人，要防止"夏打盹"以免发生危险。

夏至 阳气最旺，养生重在顾护阳气。夏至白昼最长，太阳最高。起居上顺应白天长、炎热、入夜难眠的阳盛阴衰变化，宜晚睡早起，合理午休。夏季炎热，室外工作和锻炼应避开烈日炽热，可多游泳、戏水、冲凉；"夏至一阴生"，炎热致毛孔开泄，易受风寒湿邪侵袭，睡眠不宜扇类送风，空调房室内外温差不宜过大，更不宜夜晚露宿。饮食上夏至后炎热导致消化功能较弱，宜清淡不宜肥甘，多食杂粮以寒其体，不可过食热性食物以免助热；冷食瓜果当适可而止，不可过分贪凉饮冷损伤脾胃；肥腻宜少勿多，以免化热生风。运动最好选清晨或傍晚凉爽时，宜河、湖水边，公园庭院等空气新鲜处，有条件可选森林、海滨疗养、度假。项目适宜散步、慢跑、太极拳等。剧烈运动会致大汗淋漓，伤阴损阳。出汗过多时适当喝运动饮料或补充淡盐水，不可仅饮大量凉开水，更不能立即用冷水冲头、淋浴引起寒湿痹证。

小暑 虽不是一年最热，但接近最热的大暑，"小暑大暑，上蒸下煮"。小暑炎热，出汗多，消耗大，炎热使人易感心烦不安，疲倦乏力。夏季为心所主，应顾护心阳，平心静气，确保心脏机能旺盛，以顺应"春夏养阳"原则。人的情志活动与内脏密切相关，夏季在任何情况下不可过激，喜为心之志，喜过伤心，心伤心跳神荡，精神涣散，思想不能集中。"心动则五脏六腑皆摇"，心神受损必涉及其他脏腑。故夏季养生重点突出"心静"，使心情舒畅气血和缓，心静自然凉。

暑季是消化道疾病多发季节，在饮食调养上要改变饮食不节、不洁、偏嗜的不良习惯。以适量、清淡且富有营养为宜。应多吃炒绿豆芽、素炒豆皮、西瓜番茄汁等清热生津止渴的食物。还可常吃丝瓜、苦瓜、黄瓜、冬瓜以及淡水鱼、海带等，对身体都有益处。为防暑降温，可用绿豆、酸梅、白糖等清凉解毒、生津止渴。

大暑 进入每年最热的节气，会出现36~40℃的高温，酷热难耐，防暑降温为养生要务。酷暑多雨，暑湿之气乘虚而入，心气亏耗易导致中暑。应合理安排工作，劳逸结合；避免烈日下暴晒；注意室内降温；睡眠要充足；讲究饮食卫生，可选用药粥滋补身体。如乏力、头昏、心悸、胸闷、注意力不集中、大量出汗、四肢麻木、口渴、恶心多为中暑先兆，应立即至通风处休息，喝淡盐开水或绿豆汤、西瓜汁、酸梅汤等。也可服用芳香化浊，清解湿热的仁丹、十滴水等。大暑是"冬病夏治"的好时机。

第三节　秋季养生

秋季3个月是从立秋开始到立冬前一天结束。《素问·四气调神大论》说："秋三月，此为容平，天气以急，地气以明。"秋令时分，自然界的阳气渐渐收敛，阴气逐渐增长，气候由热转寒，是由阳盛向阴盛转变的关键时期。万物成熟，果实累累，正是收获的季节，人体的生理活动也要适应自然环境的变化，与"夏长"到"秋收"自然阴阳的变化相应，体内阴阳双方也随之由"长"到"收"发生变化，阴阳的代谢也开始向阳消阴长过渡。因此，秋季养生的饮食、起居、情志、运动等诸方面，均要考虑到秋季的特点，以养收为原则。

一、起居调摄

秋季，自然界的阳气由疏泄趋向收敛，起居作息要相应调整。《素问·四气调神大论》说"秋三月，早卧早起，与鸡俱兴。"早卧以顺应阴精之收藏，早起以顺应阳气的舒展，使肺气得以宣肃，避免秋之肃杀之气对人体产生的不良影响。

"春捂秋冻"是秋季一种有益的养生方法。是指秋风时至，虽然天气逐渐转凉，但衣被要逐渐添加，不可一下加得过多，捂得太严；即便是晚秋，穿衣也要有所控制，有意识地让机体"冻一冻"。这样，避免了多穿衣服产生的身热汗出，汗液蒸发，阴津耗伤，阳气外泄，顺应了秋天阴精内蓄、阳气内收的养生需要，也为冬季藏精做好准备。现代研究表明，微寒的刺激，可提高大脑的兴奋性。增加皮肤血流量，使皮肤代谢加快，机体的耐寒能力增强。对于"秋冻"的理解，不应局限于未寒不忙添衣，应从广义上把它引申为秋季的一个养生法则。如睡觉不要盖得太多，尤其是小孩，多盖极易导致出汗伤阴耗津。各种运动锻炼如打球、爬山、冷水浴、散步等，无论何种活动都应注意一个"冻"字。尤其是冷水浴，是符合"秋冻"的有效方法，应整个秋天坚持，不要间断。

"秋冻"是秋季最佳的养生方法，但也应掌握好"度"。如衣服的添加与否，应根据天气的变化来决定，只不过不宜添得过多，裹得太紧，以自己感觉不过于寒冷为原则。民间常言"出门须防三九月"，初秋暑热未尽，凉风时至，天气变化无常，即使在同一地区也会出现"一年有四季，十里不同天"的情况。因而，应多备几件秋装，做到酌情增减。特别是老年人机体代谢功能下降，血液循环较慢，既怕冷，又怕热，对天气变化非常敏感，应及时增减衣被。在深秋时节，风已转凉，特别是北方的9月，凄风苦雨，冷空气势力日渐增强，有时气温会骤然下降，甚至出现雨雪天气，容易使人受凉感冒，不仅出门在外的人要注意防寒保暖，即便在家的人也应避免着凉，否则就有违"秋冻"的原意了。

耐寒锻炼的运动量，也当因人而异。即根据个人具体情况对待，以汗液将出未出为好，切勿因运动而大汗淋漓，从而保证阴精内敛，顺应秋养主收的特性。所以耐寒锻炼应循序渐进，体弱者少练，大风天不练，不能外出者在阳台或窗旁锻炼即可。

二、情志调节

秋天是宜人的季节，但气候渐转干燥，日照减少，气温渐降；草枯叶落，花木凋零，往往使人触景生情，在一些人心中引起凄凉、垂暮之感，产生忧郁、烦躁等情绪变化。特别是退休、离休在家的老年人，一生颇多坎坷，身心屡遭戕伐，对不良刺激的耐受性下降，面对此情此景，常常频忆旧事，更易生垂暮、忧愁之感，甚至引起忧郁症的发生或加重。为什么人在秋季容易产生"秋愁"呢？研究认为，人的大脑中有个叫松果体的腺体，能分泌"褪黑激素"，这种激素能使人意志消沉，抑郁不乐。充足的阳光照射能抑制褪黑激素的分泌，故夏季不易生悲愁感。但秋凉之后，光照时间减少，松果体分泌褪黑激素相对增多，人的情绪就低沉消极。此外，褪黑激素还有调节人体其他激素的作用，褪黑激素分泌增多时，甲状腺素、肾上腺素的活性便相对受到抑制，它们的相对减少，也会使人精神不振，令人顿生秋愁。

为有效防止秋愁，《素问·四气调神大论》指出：秋季应"使志安宁，以缓秋刑，收敛神气，使秋气平；无外其志，使肺气清，此秋气之应，养收之道也"。说明人们为了适应秋天的"容平"之气，减轻秋季对人心理上带来的不良反应，减少忧郁性精神病的发作，关键在于培养乐观情绪，保持神志安定。巴甫洛夫曾说过："愉快可以使你对生命的每一跳动。对于生活的每一印象易于感受，不论躯体上和精神上的愉快都是如此，可以使身体发展，身体强健。"又说"一切顽固沉重的忧悒和焦虑，足以给各种疾病大开方便之门"。

秋季调节情志的方法有很多，如增加户外活动，多接受日光照射；养花、垂钓；选择性听一些娱乐解郁的乐曲，如莫扎特的第十交响曲、格什文的《勃鲁调式狂想曲》、海顿的清唱剧《创世纪》、柴可夫斯基的第六交响曲《悲怆》、贝多芬的第五交响曲《命运》第一乐章等，均可排解心中的郁闷，使心情愉快。

我国古代民间有重阳节（阴历九月九日）登高赏景的习俗，也是养收之一法，登高远眺，可使人心旷神怡，一切忧郁、惆怅等不良情绪顿然消散，是调解精神的良剂。

三、饮食调养

《素问·藏气法时论》说："肺主秋……肺欲收，急食酸以收之，用酸补之，辛泻之。"酸味收敛补肺，辛味发散泻肺，秋天宜收不宜散。所以，饮食上尽可能少食葱、姜等辛味之品，适当多吃一些酸味果蔬。秋时肺金当令，肺金太旺则克肝木，故《金匮要略》又有"秋不食肺"之说。

每年自秋分到立冬，天气少雨，气压高，空气干燥，为燥气当令之时，外界的燥气容易耗伤人体的阴津，使人出现一派"燥"象。如感受秋燥，易患感冒；秋燥再多食辛辣之品，便会出现喉痒、呛咳等咽喉炎的表现。某些疾病在秋燥的影响下，也易复发或加重，如支气管扩张、肺结核等，此时咳嗽、咳痰、咯血等症状加重；还有平素胃热而阴津不足的人，容易发生大便干结，同时出现目赤、口舌生疮、烦躁不安等一系列症状。为防止秋燥对人体带来不良影响，在饮食上宜养阴润燥润肺为法。

《饮膳正要》说："秋气燥，宜食麻以润其燥。"《仙神隐书》主张入秋宜食生地粥，以滋阴润燥。皆说明"润其燥"是秋季饮食养生之大法。具体来说，首先要多喝开水、淡茶、果汁饮料、豆浆、牛奶等流质，以养阴润燥，弥补损失的阴津；其次多吃新鲜蔬菜和水果。秋燥最易伤人的津液，多数蔬菜、水果性质寒凉，有生津润燥、清热通便之功；蔬菜、水果含有大量的水分，能补充人体的津液。果蔬富含维生素C、B及无机盐、纤维素，可以改善燥气对人体造成的不良影响。另外，还可多吃些蜂蜜、百合、莲子、芝麻、木耳、银耳、冰糖等清补润燥之品，以顺应肺脏的清肃之性。少吃辛辣煎炸热性食物，韭菜、大蒜、葱、姜、八角、茴香等辛辣的食物和调味品，煎炸的食物如炸鸡腿、炸里脊、炸鹌鹑等，多食皆会助燥伤阴，加重秋燥。

秋季是大量瓜果上市的季节，但除龙眼、葡萄、荔枝外，大部分水果性偏寒凉，因此在食用时应有所节制，特别是老年人肠胃功能薄弱，多食会损害阳气，降低消化功能，引起腹泻、呕吐等病症，所以更应引起足够的重视。初秋"天时虽热，不可贪凉；瓜果虽美，不可多食"。而且每一种水果又都有它自身的特性，在选用时不要盲目。如平素内火较重，口舌易于生疮，大便秘结者宜多食梨、香蕉、柿子、猕猴桃等寒凉类水果，而素体阳虚，动辄腹泻者则宜食桃、荔枝、龙眼、葡萄等偏温燥的水果。

四、运动锻炼

秋季，天高气爽，是开展各种运动锻炼的好时期，可根据个人具体情况选择不同的锻炼项目，亦可采用《道藏·玉轴经》所载的秋季养生功法，即秋季吐纳健身法，对延年益寿有一定好处。

五、节气特点

秋季包括立秋、处暑、白露、秋分、寒露、霜降6个节气，润肺防燥尤为关键。

立秋 标志秋季来临，"秋者阴气始下，故万物收"。秋收冬藏，秋冬养阴以适应人体阳消阴长的过渡。尽管"立秋之日凉风至"，"早上立了秋，晚上凉飕飕"，但养生学和中医把从立秋至秋分这段时间称为"长夏"，此间暑气难消，"秋后一伏热死人"。"长夏应脾而变化"，湿为长夏主气，人体脾脏与之相应，"长夏防湿"，湿为阴邪，伤人阳气，尤其是脾阳。由于脾脏喜燥而恶湿，一旦受损导致脾气不能正常运化，而使气机不畅。表现为消化吸收功能低下，临床可见脘腹胀满、食欲不振、口淡无味、胸闷想吐、大便稀溏，甚至水肿。

精神调养要做到内心宁静，神志安宁，心情舒畅，切忌悲忧伤感，即使遇到伤感的事，也应主动予以排解，以避肃杀之气，同时还应收敛神气，以适应秋天容平之气。起居上，立秋后天高气爽，应"早卧早起，与鸡俱兴"，早卧以顺应阳气之收敛，早起为使肺气得以舒展，且防收敛之太过。着衣不宜太多，否则会影响机体对气候转冷的适应能力，易受凉感冒。饮食调养"秋不食肺"，酸味收敛肺气，辛味发散泻肺，秋天宜收不宜散，所以要尽量少吃葱、姜等辛味之品，适当多食酸味果蔬。

秋季燥气当令，易伤津液，故饮食应以滋阴润肺、养阴清热、清心安神的食品为主。可适当食用芝麻、糯米、粳米、蜂蜜、枇杷、菠萝、银耳、乳品等柔润食物，以益胃生津。秋季空气中湿度小，皮肤容易干燥。因此，在整个秋季都应重视机体水分和维生素的摄入。选用"防燥不腻"的平补之品，如南瓜、莲子、桂圆、黑芝麻、红枣、核桃等。患有脾胃虚弱、消化不良的人，可以服食具有健脾补胃的莲子、山药、扁豆等。秋季出现口干唇焦等"秋燥症"的气候，应选用滋养润燥、益中补气的食品，这类食品有银耳、百合等，可起到滋阴、润肺、养胃、生津的补益作用。进入秋季，是开展各种运动锻炼的大好时机，每人可根据自己的具体情况选择不同的锻炼项目。

处暑 处为躲藏、终止之意，处暑者出暑也，标志着炎热的暑天结束了。处暑养生在起居上，要通风透气，早晚添衣，暑热未尽，不宜过多过早添衣，以感觉不冷为准，以提高机体对低温环境的适应能力即"春捂秋冻"之意。夜寝应关好门窗，腹部覆盖薄被防止秋风流通，脾胃受凉。室内可养绿色植物调节室内空气，增加含氧量。饮食上，减辛增酸，理性进补。处暑早晚凉爽，白天依然很热，养阴、增酸、润燥、补肺是处暑饮食原则。动物性食物是补品良剂，不仅有较高营养而且味美可口，但不易消化吸收，久食多食对胃肠功能减退的人来说常不堪重负，肉类的代谢产物，如过多的脂类、糖类等往往是心脑血管病、癌症等常见病、多发病的病因，处暑进补的要旨是润肺去燥，新鲜水果和蔬菜含有多种维生素和微量元素。处暑宜食清热安神之品，如银耳、百合、莲子、蜂蜜、黄鱼、干贝、海带、海蜇、芹菜、菠菜、糯米、芝麻、豆类及奶类。在运动上量力而行，处暑后炎热天气仍会持续十多天，应避免过量运动。可根据自身体质，多做一些登山、慢跑、郊游等户外运动。处暑后秋意越来越浓，大自然逐渐出现肃杀景象，人们易产生悲伤的情绪，精神调养要收敛神气，使神志安宁，切忌情绪大起大落，平常可开展多听音乐、练习书法、钓鱼等安神定志的活动。

白露 白昼尚热，夜间空气中水汽遇冷凝结成细小水滴，密集附着花草树木的茎叶或花瓣上，呈白色，经晨太光照射，看上去晶莹剔透、洁白无瑕，惹人喜爱而得"白露"美名。

"白露身不露"白露过后穿衣再不能袒臂露胸了。"凉风至，白露降，寒蝉鸣"。气温下降要注意保护头部，尤其是婴幼儿最好戴上帽子，避免受风而头痛、发热等。下肢分布着 6 条重要经脉且脚远离心脏，血液循环最为不畅，传统养生非常重视"脚暖腿不凉，腿暖身不寒"。双脚受凉是引发感冒、支气管炎、消化不良、失眠等病症的元凶。白露后早晚温差大，易诱发感冒或致旧病复发。如贪凉饮冷易损伤脾胃。

秋燥伤人，耗人津液，常出现口咽干苦、大便干结、皮肤干裂的现象。饮食上看应注意滋阴养肺，对体虚者，食补以粥为主。白露气候宜人，锻炼身应因人而异，量力而行。可散步、慢跑、打太极拳、打球、跳舞、爬山、游泳自我按摩等。

肺对应于五志中的悲，秋天花草树木开始凋谢，人们易于悲伤。因此，白露过后，要保持愉快的心情，如多与朋友进行交流，以免心情抑郁。笑能宣发肺气，调节人体机能，消除疲劳，可以使肺吸入足量的清气，呼出浊气，加速血脉运行，能使心肺的气血调和。常笑健身，能使胸肌伸展，增大肺活量。

秋分 "秋分者，阴阳相半也，故昼夜均而寒暑平"。秋分一是日夜时间均等，由日长夜短逐步日短夜长，昼夜均分各 12 小时。二是气候由热转凉。"暑退秋澄转爽凉，日光夜色两均长"。养生也应本着阴阳平衡的规律，使机体保持"阴平阳秘"以平为期。保持机体的阴阳平衡，首先防外邪侵袭。秋季燥邪为主。秋分之前有暑热余气，多见温燥；秋分之后气温逐渐下降，寒凉渐重，多现凉燥。防止凉燥，要坚持锻炼身体，益肺润燥，如练吐纳功、叩齿咽津润燥功。

精神调养要培养乐观情绪，保持神志安宁。老人可多登高远眺，让忧郁、惆怅等不良情绪消散。秋分阳气由疏泄趋向收敛、闭藏，起居作息要早卧以顺应阴精的收藏，早起以顺应阳气的舒展。

秋属肺金，酸味收敛补肺，辛味发散泻肺，所以秋日宜收不宜散，要尽量少食辛味之品，适当多食酸味甘润的果蔬和食物，如芝麻、核桃、糯米、蜂蜜、乳品、梨等，可以起到滋阴润肺、养阴生津的作用。同时秋燥津液易伤，引起咽、鼻、唇干燥及干咳、声嘶、皮肤干裂、大便燥结等燥症，宜多选用甘寒滋润之品，如百合、银耳、淮山、秋梨、莲藕、柿子、鸭肉等，以润肺生津、养阴清燥。人们应保持神志安宁，减缓秋分肃杀之气对人体的影响，收敛神气，以适应秋天容平之气。

寒露 意味着露气寒冷，将凝结为霜，是热冷交替的开始。气温不断下降，感冒最易流行，心脑血管病、中风、老慢支、哮喘、肺炎易发，应积极预防。寒露后雨水渐少，"燥"邪当令，伤肺败胃，常现皮肤干燥，口干咽燥，干咳少痰，大便秘结等。养生重点是养阴防燥、润肺益胃。避免剧烈运动、过劳耗散阴液。室内保持一定湿度，注意合理饮水，涂擦护肤霜以防止皮肤干裂。

"秋之燥，宜食麻以润之"。多食芝麻、核桃、糯米、蜂蜜、乳制品等滋阴润燥、益胃生津。可增鸡、鸭、鱼、虾、牛肉、大枣、山药等以增强体质；水果可食梨、柿、香蕉、哈密瓜、苹果、提子等；蔬菜有胡萝卜、冬瓜、藕及豆类、菌类、海带、紫菜等。少吃辣椒、生姜、葱、蒜等辛辣刺激、香燥熏烤食品以免伤人阴精。年老体弱者可多吃红枣、莲子、山药等。气候渐冷，日照减少，风起叶落，常在人心中引起凄凉之感，出现情绪不稳，易于伤感的忧郁心情。精神调养应保持良好心态，宣泄积郁之气，培养乐观豁达之情。起居应早卧以顺应阴精收藏；早起以顺应阳气舒达，确保健康。

霜降 意寓天气渐冷开始降霜，是秋季最后一个节气。霜是气温降至零度以下空气中水在地面凝结成的白色结晶体。霜降时节黄河流域一般出现初霜，大部地区忙于播种三麦等，不耐寒植物将停止生长。

霜降前后是慢性胃炎和胃十二指肠溃疡复发的高峰。老年人易患"老寒腿"（膝关节骨性关节炎），慢性支气管炎也易复发加重。这时多吃些梨，苹果，白果，洋葱，芥菜（雪里红）。一些地方认为霜降吃红柿可以御寒，补筋骨。中医养生学的四季五补学说认为秋要平补，要注意健脾养胃，调补肝肾，可多吃玉米、萝卜、栗子、秋梨、百合、蜂蜜、淮山、奶白菜、牛肉、牛奶、鸡肉、鸡蛋、羊肉和豆类等。饮食进补当依据食物的性味、归经加以区别。

霜降后天气渐凉，秋燥明显，燥易伤津。养生要重保暖，防秋燥、防秋郁、运动量可适当加大。多吃芝麻、蜂蜜、银耳、青菜、苹果、香蕉等滋阴润燥食物。晚秋的肃杀景象容易引人忧思，使人消沉、抑郁。适当参加有益身心的歌舞、娱乐、登山活动，是欣赏枫（红）叶的好时机。对抵抗力差的老年人，应及时关注天气，按时增减衣服，以免湿邪、寒邪入侵，导致生病。

第四节 冬季养生

冬季3个月，从立冬开始到立春前一天。是一年中气候最寒冷的季节。自然界，天寒地冻，阴气盛极，阳气潜伏，草木凋零，蛰虫伏藏，用冬眠状态养精蓄锐，为来春生机勃勃做好准备。人体的阴阳消长代谢相对缓慢，故冬季养生，应避寒就暖，敛阳护阴，以收藏为本。

一、起居调摄

冬季起居调养，《素问·四气调神大论》曾有详细的论述："冬三月，此为闭藏，水冰地坼，无扰乎阳；早卧晚起，必待日光…去寒就温，无泄皮肤，使气亟夺，此冬气之应，养藏之道也。"指出冬季的起居养生，宜早睡晚起，最好等待日出以后活动，以免扰动阳气；还要注意防寒保暖，护阳固精。《千金要方·道林养性》也说，"冬时天地气闭，血气伏藏，人不可作劳汗出，发泄阳气，有损于人也"。在寒冷的冬季里，不应当扰动阳气，破坏阴成形大于阳化气的生理现象。因此，要早睡晚起，日出而作，以保证充足的睡眠时间，以利阳气的潜藏，阴精的积蓄。

实践证明，人体的许多疾病都与季节和天气变化有关。在严冬由于气温下降，冷空气刺激，使呼吸道抵抗力下降，易致一些慢性气管炎急性发作；若气温骤降或寒潮来临，还会使心血管病患者感到胸闷、气短、头晕、恶心和全身不适，可能会诱发心肌梗死和中风；流行性感冒的发生和流行与冷空气的袭击也有密切关系。所以在冬季，一定要适时增减衣物，注意防寒保温，防止各种疾病的发生。

在性生活方面，也应注意顺应自然界主收主藏的规律，节制房事，蓄养阴精，性生活应审慎安排，适中为度。若一味恣情纵欲，则会折年损寿。

二、情志调节

《素问·四气调神大论》说："冬三月，此为闭藏……使志若伏若匿。若有私意，若已有得。"意思是为了适应冬季阴精固藏、阳气内敛的生理变化，必须合理调节情志活动，做到如同对待他人隐私那样秘而不宣，如同获得了珍宝那样感到满足。如是，则"无扰乎阳"，使神气内收，养精蓄锐，有利于来春阳气萌生。如果违逆了这一规律，就会损伤肾气，到了来年春季，就会使人体适应春天升发之气的能力降低，发生痿厥一类的疾病。《素问·金匮真言论》云："夫精者，身之本也，故藏于精者，春不病温。"也说明养藏保精，对于预防春季温病，具有重要的意义。

三、饮食调养

冬季饮食调养，应当遵循"秋冬养阴"，"无扰乎阳"的原则，既不宜生冷，也不宜燥热，适宜用滋阴潜阳、热量较高的膳食。

冬月天寒地冻，人体的阴精秘藏，阳气不致妄泄，脾胃的机能每多健旺，是营养物质易于蓄积的大好时机。一般而言，在秋冬季节，尤其是寒冬，应防寒保暖，多吃温热之物及血肉有情之品，如羊肉、鸡肉、鹿肉等，以达温阳则阴不穷。而素体阴亏者，宜进食养阴滋液之品，如阿胶、龟肉、兔肉、鳖肉、鸭肉、猪肉、鳗鱼、木耳、银耳等，使阴阳协调平和，生化无穷。

某些慢性病患者，如虚劳、中风等，可根据节令进行调理。对阳虚者，在"冬至一阳生"之时，乘势给以养阳之药、食；对阴虚者则在"夏至一阴生"之时，给予养阴之药、食。这是养阳以配阴，滋阴以涵阳的方法，可收事半功倍之效。

从饮食五味与脏腑的关系而言，《素问·藏气法时论》记载："肾主冬……肾欲坚，急食苦以坚之，用苦补之，咸泻之。"因冬季是肾主令之时，肾主咸味，心主苦味，咸能胜苦。所以饮食之味宜减咸增苦以养心气，使肾气坚固。

四、运动锻炼

"冬季动一动，少闹一场病；冬天懒一懒，多喝药一碗"的民谚，足以说明冬季锻炼的重要性。实践证明，长期坚持冬季锻炼的人，很少患支气管炎、肺炎、扁桃体炎、肺炎、冻疮、感冒等疾病。我国自古有"冬练三九"之说，因此，冬季天气虽寒，但也要根据自身的情况，持之以恒地进行运动锻炼。

"闻鸡起舞"，是传统倡导的一种作息方式。但须指出，在冬天早晨，由于冷高压的影响，往往会发生逆温现象，即上层气温高，而地表气温低，大气停止上下对流活动，工厂、家庭炉灶等排出的废气，不能向大气层扩散，使得户外空气相当污浊，能见度大大降低。有逆温现象的早晨最好不到室外锻炼，可在室内进行。在太阳未出来前，地面空气氧含量很低，只在待日出半小时，绿色植物进行光合作用，地面空气中氧气才逐渐增加，可见冬季起早锻炼是不适宜的，古人提出的"早卧晚起，必待日光"还是有科学道理的。

此外冬季还要避免在大风、大寒、大雪、雾露中锻炼。还要注意预防感冒和冻伤。锻炼前应做好准备活动，开始锻炼时衣服要多穿些，待身暖和时再脱去厚衣服，运动后要及时更换衣服，不要穿湿衣。外出活动最好戴帽子和手套，以免发生冻疮。

五、节气特点

冬季包括立冬、小雪、大雪、冬至、小寒、大寒6个节气，养生重在"御寒保暖"。

立冬 标志冬季开始，万物收藏，归避寒冷。我国幅员辽阔，南北纵跨数十个纬度，立冬后南北温差更加拉大。北方风干物燥、寒气逼人；华南仍青山绿水、温暖宜人。

立冬草木凋零，蛰虫休眠，万物活动趋向休止。人类虽不冬眠，但有立冬进补的习俗。南方立冬人们吃鸡鸭鱼肉，炖麻油鸡、四物鸡来补充能量。北方，特别是北京、天津立冬吃饺子。中医认为"秋冬养阴"，"无扰乎阳"，"虚者补之，寒者温之"。少食生冷，不宜燥热，有的放矢地食用一些滋阴潜阳，热量较高的膳食为宜，如：牛羊肉、乌鸡、鲫鱼，多饮豆浆、牛奶，多吃萝卜、青菜、豆腐、木耳等；同时也要多吃新鲜蔬菜以避免维生素的缺乏。

冬季起居宜早睡晚起，日出而作，保证充足的睡眠以利阳气潜藏，阴精积蓄。还要注意防寒保暖，护阳固精。在严冬由于冷空气刺激，使呼吸道抵抗力下降，易致慢性气管炎急性发作；气温骤降或寒潮来临会使心血管病患者感到全身不适，可诱发心肌梗死和中风；流行性感冒的发生和流行与冷空气的袭击也有密切关系。所以在冬季，一定要适时增减衣物，注意防寒保温，防止各种疾病的发生。

在性生活方面应注意顺应自然界主收主藏的规律，节制房事，蓄养阴精，审慎安排，适中为度。若一味恣情纵欲，则会折年损寿。

情志活动应适应冬季阴精固藏、阳气内敛的生理变化合理调节，做到如同对待他人隐私那样秘而不宣，如同获得了珍宝那样感到满足。使神气内收，养精蓄锐，有利于来春阳气萌生。

立冬后早晨最好不到室外锻炼，待日出半小时，绿色植物开始进行光合作用，空气中氧气逐渐增加时才可锻炼。"闻鸡起舞"不适宜于冬季。

小雪黄河中下游开始下雪，一般雪量较小且夜冻昼化。养生应早睡晚起，尽量不熬夜。做好御寒保暖，防止感冒发生。白天注意开窗通风。晚上要最好子时休息，睡前热水泡脚，按摩足底以活血行气；饮食上以温性食物和益肾食品为主。如核桃、葡萄、栗子、鸡、虾、生姜、胡椒、山药、芡实、紫米粥、白果等，多吃黑色食品黑木耳、黑芝麻、黑米、黑豆等有益于益肾。

小雪 节气时常是阴冷晦暗，绿色植被和红色花卉减少，空气相对污浊，人们的心情也会受其影响，易引发抑郁，调整心态，保持乐观，经常参加户外活动增强体质十分重要。但有逆温现象的早晨最好不到室外锻炼；在太阳未出前，地面空气氧含量很低，锻炼"必待日光"。避免在大风、下雪、雾露中锻炼。

大雪 是雪盛的季节。养生应早睡晚起，尽量不熬夜。做好御寒保暖，防止感冒发生。饮食上是"进补"季节，进补有利提高人体免疫功能，调节体内物质代谢，使营养物质转化为能量并最大限度地储存体内，助体内阳气升发，使畏寒现象得到改善。"三九补一冬，来年无病痛"。此时宜温补助阳、补肾壮骨、养阴益精。补给富含蛋白质、维生素和易于消化的食物。大雪节气前后，柑橘类水果大量上市，常吃可以防鼻炎，消痰止咳；可常喝姜枣汤抗寒。

大雪节气大部分地区最低温度降到了0℃或以下，强冷空气前沿冷暖空气交锋的地区，会降大雪，甚至暴雪。我国南方依然草木葱茏，干燥的感觉还是很明显，与北方的气候相差很大。

这时华南气候多雾。

大雪阴冷晦暗，绿色植被减少，空气相对污浊，人们心情受其影响易抑郁，调整心态保持乐观，参加户外活动以强体质十分必要。但有逆温现象的早晨最好不到室外锻炼；在太阳未出前，地面空气氧含量很低，锻炼"必待日光"。避免在大风、下雪、雾露中锻炼。

冬至 进入数九寒天，阴极之至，阳气始生。是北半球全年中白天最短、夜晚最长的一天，是阴阳转化的关键节气，故"冬至一阳生"。冬至到小寒、大寒，是一年中最冷的季节，患心脏和高血压病的人往往病情加重，"中风"增多，易冻伤。养生要防寒保暖，北方气温降到0℃左右时，及时增衣。衣裤既要保暖性能好，又要柔软宽松，不宜穿得过紧，以利血液流畅；要合理调节饮食起居，不酗酒、不吸烟、不过度劳累；保持良好的心态，情绪要稳定愉快，切忌发怒、急躁和精神抑郁；进行适当的御寒锻炼，提高机体对寒冷的适应性。女性属阴，性寒凉，冬至后更应注意保暖，以防月经不调、痛经等。中医认为人体中的寒气是由大地经足部进入人体的，因此多泡脚可有效帮助保暖。但泡脚一定长期坚持，才能起到防寒保暖的功效。

冬至时节天气寒冷，人体需足够能量抵御寒冷，肉类含有丰富的蛋白质、碳水化合物、脂肪，有补气活血，温中暖下的功效。冬至吃肉类可中和寒气，加快内分泌，增强机体抵抗力应对严寒。冬季生命活动由盛转衰，由动转静，科学养生有助精力旺盛而防早衰，饮食宜多样，谷、果、肉、蔬合理搭配，适当选用高钙食品。冬至各地有不同饮食风俗，北方有宰羊、吃饺子、吃馄饨的习俗，南方则有吃冬至米团、长线面的习惯，苏北人则吃大葱炒豆腐。

小寒天渐变寒，尚未大冷。北京的平均气温一般在-5℃上下。小寒标志一年中最冷的季节来临，寒为阴邪易伤阳气，主收引凝滞。养生应顺自然界冬日万物敛藏之势，收藏阴精，以润五脏。

小寒 时节肾的机能强健可调节机体适应严冬，所以养生重点是"养肾防寒"。小寒时节人的耐寒力下降，易受疾病侵袭，要注意从衣食住行各方面进行保暖以抵御严寒侵袭。"头为诸阳之会"体内阳气最易从头部散发，应重视头部保暖以防感冒、头痛、鼻炎、三叉神经痛等；背部保暖不好，则风寒极易从背部诸多穴位侵入而损伤阳气，使阴阳平衡受破坏，诱发许多疾病或旧病复发。"寒从脚下起"，脚部受凉易引起上呼吸道黏膜的血管收缩，血流量减少以至隐藏在鼻咽部的病毒、细菌乘机大量繁殖，引发人体感冒或使气管炎、哮喘、关节炎、痛经、腰腿痛等旧病复发。要注意保持鞋袜温暖干燥，并经常洗晒。平时多走动以促进脚部血液循环。

饮食养生要注意多食用温热食物，防御寒冷气候对人体的侵袭。小寒时节是吃麻辣火锅、红焖羊肉的时节。古时南京人对小寒颇重视，一般会煮"南京菜饭"，可与腊八粥相媲美。广州传统小寒早上吃糯米饭，一般是六成糯米四成香米。

大寒 是二十四节气中最后一个节气，标志天气寒冷到了极点。冬季是生机潜伏、万物蛰藏的时令，此时人体的阴阳消长代谢也处于相当缓慢的时候，养生着眼于"藏"。所以此时应该早睡晚起，不要轻易扰动阳气，凡事不要过度操劳，要使神志深藏于内，避免急躁发怒。人们在此期间要控制自己的精神活动，保持精神安静，把神藏于内不要暴露于外。这样才有利于安度冬季。

大寒是进补的好时机。食物中属热性有辣椒、肉桂、花椒等；属于温性的有糯米、高粱、刀豆、韭菜、茴香、香菜、荠菜、芥菜、南瓜、生姜、葱、大蒜、杏、桃、大枣、桂圆、荔枝、木瓜、樱桃、石榴、乌梅、板栗、核桃、杏仁。大寒可以多吃血肉有情之品，羊肉、猪肝、猪肚、狗肉、鸡肉、羊乳、鹅蛋、鳝鱼、鲢鱼、虾等。要掌握自然界变化的规律，以其防御外邪的侵袭。古有"大寒大寒，防风御寒，早喝人参黄芪酒，晚服杞菊地黄丸"的民谣，说明了大寒要充分调养好身体，以迎接新春的到来。

第十四章 起居养生

起居养生，指对日常生活的衣食住行，运动休息各个方面进行科学安排及采取相应的养生措施，以达到祛病强身、益寿延年养生目的的养生方法。在这方面，远在春秋秦汉时期我国就已有了较多的论述。如《内经》中的《素问·宝命全形论》、《素问·四气调神大论》、《素问·生气通天论》等章节，在今天来看不仅内容丰富，而且具有一定的科学性，可谓开创了我国起居养生探讨的先河，是魏晋以下医家、学者展开这方面研究探讨的原动力。如唐代孙思邈就提出了系统的起居养生方法，提出"顺时气"、"依时摄养"、"须知一日之忌，暮无饱食，一月之忌，晦无大醉，一岁之忌，暮无远行……"、"暮常护气"。孙氏强调"日暮护气"的思想是建立在"阴阳消长"、"天人合一"和"顺天应时"的理论基础上的。孙氏在服食、调气、房中等方面的养生法，也颇能反映他的时空医学思想。这一思想也影响了后世医家，如清代养生家石天基在《养生镜》中就提出了每日调摄、每夜调摄、四时调摄、行旅调摄、酒后调摄等方面的保养要求。曹慈山的《老老恒言》，对作息之安寝、盥洗、散步、昼卧、夜坐、燕居、见客、出门，衣着之衣、帽、带、袜、鞋，卧室之房、床、帐、枕、席、被、褥、便器……分析宜忌、利弊，指导取舍。太仓沈子复曾病至羸瘠，经3年摄养，集己心得，著成《养病庸言》，介绍了不少病后起居调摄的经验，也都是对起居养生的不断丰富。

起居养生的指导思想是中国"天人相应"、"顺天因时"的哲学思想，强调要以自然界气候、节令、气象、时序的变化来决定人们的起居行止。

第一节 起居有常

起居有常，主要是指起卧作息和日常生活的各个方面有一定的规律，并合乎自然界和人体的生理常度，也就是"天人相应"。这是强身健体、延年益寿的重要原则。

古代养生学认为：一年四季起居作息应当与之相应，即"顺天因时"。

一日12个时辰（24小时）人体的变化就像一年四季的变化一样，有节律，有节奏，人们应该遵循。古代养生家强调，起居作息有规律以及保持良好的生活习惯，能提高人体对自然环境的适应能力，从而避免发生疾病，达到延缓衰老、健康长寿的目的。

《内经》中在这方面有大量的论述，若起居作息毫无规律，恣意妄行，逆于生乐，以酒为浆，以妄为常，就会引起早衰以致损伤寿命。生活规律被破坏，起居失调，则精神紊乱，脏腑功能损坏，身体各组织器官都可产生疾病。特别是年老体弱者，生活作息失常对身体的损害更为明显。据现代研究资料表明：在同等年龄组内，退休工人比在职工人发病率高达3倍之多，这是由于退休后不再遵守有规律的作息制度之故。下边重点介绍一下《内经》的"顺天因时"和"子午流注"等内容。

一、顺天应时

《内经》对顺天应时的养生方法及其理论讲述得较具体的篇章要算《素问·四气调神大论》。该篇实际上是关于四时养生的专篇，强调人的行为起居和情志活动应与四时天地万物的生、长、收、藏的规律相一致。如说："春三月，此谓发陈，天地俱生，万物以荣。夜卧早起，广步于庭，被发缓形，以使志生，生而勿杀，予而勿夺，赏而勿罚，此春气之应，养生之道也。逆之则伤肝，夏为寒变，奉长者少……冬三月，此谓闭藏，水冰地坼。无扰乎阳，早卧晚起，必待日光，使志若伏匿，若有私意，若已有得，去寒就温，无泄皮肤，使气极夺。"

人的行为起居和神志之所以要顺应四时，是为了"养生"、"养长"、"养收"、"养藏"，即调护维养人身之气，使之与天地四时的生、长、收、藏节律一致。如果人们的行为起居和情志与四时相逆，则导致肝、心、肺、肾内伤，破坏人身阴阳之气的生、长、收、藏。

《素问·四气调神大论》又从理论上对这种顺应四时而养生的思想进行了总结。如说："夫四时阴阳者，万物之根本也，所以圣人春夏养阳，秋冬养阴，以从其根，故与万物沉浮于生长之门。逆其根，则伐其本，坏其真矣。故阴阳四时者，万物之始终也，死生之本也，逆之则灾害生，从之则苛疾不起，是谓得道。"四时万物的生、长、收、藏是由阴阳的消长所决定的，因而顺四时万物之生、长、收、藏亦即顺应四时阴阳。

从古人的论述中可以明显地看出，四时养生的方法和理论是直接应用了（或依据）象数学的物变论和同类相从论。首先，它将人置于万物之列，认为天地万物四时呈生、长、收、藏的变化特点以及四时阴阳作为万物变化的根本，这都与象数学物变论的思想相一致。其次，它认为"从"四时阴阳，则"身无奇病"、"生气不竭"、"苛疾不起"、"生"、"治"等，即顺从四时阴阳则人体健而不病，长生久安；若"逆"四时阴阳则内伤五脏及人身阴阳之气，"灾害生"、"死"、"乱"；这与象数学同类相应论中的"同则相益，异则相损"的思想显然相符。顺天因时的起居养生观主要涉及了以下方面内容。

（一）顺应脏腑气血的生理特性

五脏各主其时，又各有其生理特性，气血随天时阴阳消长而浮沉，其生理特性也有一定规律。因时养生不仅要按时养脏养气血，更重要的是顺应脏腑气血各自的特性进行各种养生活动。如，肝旺于春为少阳生发之脏，主生发喜条达，春季养肝就要早起散步，活动筋脉，舒畅情志，以顺肝气生发之气，不宜懒卧抑情以逆其性。又如，气血冬季沉伏于内，冬养气血宜减少肢体剧烈运动，以助其内藏，尤忌烦劳大汗，以扰其阳。

（二）因时养生，贯穿于生活之中

祖国医学养生的具体措施是非常丰富的，除了服药、针灸以及某些特殊技术外，还涉及生活的各个方面，如饮食起居、情志活动、劳逸节度等。人们如能在这些方面遵循自然规律，按照人体生理节律调节生活方式，将大有益于身体健康，这是中医养生学中的一个特点。例如，每日饮食，早餐要好，以供应脏腑气血的需要，生发精气；晚饭宜少，且忌肥甘厚味，这是因为入夜后脏气趋于内，活动力减弱的缘故。实践证明，人体新陈代谢早晨比下午强，下午又比晚间强，早晨的饮食能充分利用，而晚间的饮食易堆积而使人肥胖。又如劳逸，昼则卫气盛于外，以上午最旺，精力充沛，劳作应在昼；入夜卫气入内衰于外，故夜间不宜劳作，最易耗伤精气。

（三）因时养生，男女老幼各有重点

男女老幼，发育阶段不同，生理特点各异，所以在因时养生实践中应各有重点。老年人肾中精气衰，生气弱，唯借饮食颐养，重点在饮食、起居。中年人处于衰老前期，生气始衰，工作责任重，应将重点放在因时调情欲和劳逸以及固护精气方面。妇女"以肝为先天"、以血为主，重点在于因时调情志，使气血畅达。年幼之人，已在生长发育时期，生气旺盛，重点当因时调饮食，使营养充分利于发育所需，而又不伤脾胃；因时避外邪，防止耗伤精气，影响发育。

二、保持节律

人的起卧在前边谈到了适应四时气候的变化较为宏观，下边则从昼夜12个时辰对经脉的影响进行论述，可以说是从微观的角度去讨论人体变化与时空医学的关系。古人并强调作息必须顺应这些变化，有节律、有节奏的生活和工作，是健康长寿的重要保证。而这种有节律、有节奏的生活和工作，在中国古老的子午流注学说中有较多的论述，下边谈谈"子午流注"的内容。

（一）子午流注

子午流注是指人体中的12条经脉对应着每日的12个时辰，由于时辰在变，因而不同经脉中的气血在不同的时辰也有盛有衰。人是大自然的组成部分，人的生活习惯应该符合自然规律。现代时间生物学证明，人体生命现象、生理活动都具有相对稳定的时间节律性，包括季节、昼夜等节律，被称为"生物钟"，反映出人与自然的密切联系。子午流注是把人的十二条经脉在12个时辰中的盛衰规律，有序地联系起来，又通过人体的五脏六腑与十二经脉相配的关系，预测出某脏腑经络的气血在某个时辰的盛或衰，环环相扣，按照气血的盛或衰来进行养生治病，以增强针对性，从而达到事半功倍的效果。

"子午流注"是由"子午"和"流注"组成的，"子午"言时间，《灵枢》："岁有十二月，日有十二辰，子午为经，卯酉为纬。"现在的子午是指时间而言，它是中国序数词系列地支中的第一和第七数。是时间的2个极点，它们分别表示2种相反相成、对立统一时间范畴或概念，是我国古代用来纪时、标位以及记述事物生、长、化、收、藏等运动变化过程或状态的符号。是阴阳对立的2个名词，是古代人们用来记述年、月、日、时的符号。子为阳之始，午为阴之始。如以一年为例，子是农历十一月（冬至在十一月），午为农历五月（夏至在五月）；以气候而言，子时寒，午时热；在一个昼夜中，子为夜半（23~1点），午时为日中（11~13点），可见子午含有阳极生阴，阴极生阳的意义，说明子午是阴阳转化的起点与界线。

"流注"是指气血。《灵枢》："经脉流行不止，与天同度，与地同纪。"《子午流注针经》也说："是故流者，行也，注者，住也。"因而说"流"、"注"两字，乃表示运动变化的概念。"流注"从狭义来说，是形容自然界水的流动转注。《诗经》："如川之流，丰水东注"，即为此意。顾名思义，"子午流注"就是时空和运动的统一，是中国古代天人合一理论在传统生命科学上的体现。子午流注是将机体的气血循行，周流出入，比拟水流，或从子到午，或从午到子，随着时间先后的不同，阴阳各经气血的盛衰，也有固定的时间，气血迎时而至为盛，气血过时而去为衰，泻则乘其盛，补则随其去，逢时为开，过时为阖，定时开穴，以调阴阳，纠正机体的偏盛偏衰来治疗疾病。可见子午流注是在"人与自然"的理论指导下，逐渐演变所创立起来的，具有独特意义的一种针刺取穴法。

子午流注遵循阴阳变化的规律。《针灸大成·论子午流注》说："子时一刻，乃一阳之生；

至午时一刻，乃一阴之生，故以子午分之而得乎中也。"所以说，子代表阳生，为阳气之首，流代表阳生的过程；午代表阴生，午为阴气之初，注代表阴藏的过程。《素问·生气通天论篇》说："平旦人气生，日中而阳气隆，日西而阳气已虚，气门乃闭。"意思是白天阳气盛，机体的生理功能以兴奋为主。黑夜阴气盛，机体的生理功能以抑制为主。机体通过阴阳消长的不断平衡，来维持正常的生命活动。人体的活动符合此规律时，身体处于自然的状态，有消耗也有补充。如果破坏此规律，则只有消耗，生命就会处于能量加速损失状态。

养生学的世界观强调天、地、人合一。人体的健康，受节气变化、地理环境、以致时间运转的影响。每日的12时辰与人体的12条经脉息息相关，而经脉又与人体的五脏六腑相配。

子午流注将人体气血运行比拟为水流，从子时到午时，随着时间先后不同，人体阴阳盛衰、营卫运行、经脉流注、时穴开阖，都与自然界同样具有节律变化。阴阳各经气血的盛衰也有固定的时间。气血盈时而至为盛，过时而去为衰，逢时为开；过时为阖，定时开穴，方可有效地调和阴阳、纠正机体偏盛偏衰。子午是阴阳对立的两个方面，也是阴阳转化的起点和界线。

一日12个时辰，人体气血1个时辰流经1条经脉。流行次序是：寅时肺经—卯时大肠经—辰时胃经—巳时脾经—午时心经—未时小肠经—申时膀胱经—酉时肾经—戌时心包经—亥时三焦经—子时胆经—丑时肝经，最后再流入肺经。首尾相接，如环无端。

地支与五脏六腑相配：子时为胆、丑时为肝、寅肺时为、卯时为大肠、辰时为胃、巳时为脾、午时为心、未时为小肠、申时为膀胱、酉时为肾、戌时为心包、亥时为三焦。

天干与五脏六腑相配：甲胆、乙肝、丙小肠、丁心、戊胃、己脾、庚大肠、辛肺、壬膀胱、癸肾。

（二）生物钟学说

20世纪以来，越来越多的生命节律现象被科学家们认识和重视。学者们发现，生物的生理和生活习性好像受着某种内在时计的控制，即所谓"生物钟"。1937年，在瑞典Ronnely召开国际生物节律研究会议，时间生物学（Chronobiology）作为一门独立的学科脱颖而出，并迅速跨进医学领域，为医学的发展开辟了新的途径和广阔的前景。

科学研究证实：每种生物的寿命，在遗传基因中，已经形成了出生、生长、发育、成熟、衰老、死亡等一系列过程的演化规律，即所谓的"生物钟"。如蝉的寿命只有几天；狗的寿命约20年；而乌龟的寿命有几百甚至上千年。人体按"生物钟"的规律演变，展现一系列的生命过程，决定着生物寿命的长短。虽然人体后天的周期性节律变化受生物钟的控制，但大脑皮层的控制调节作用也在时刻影响着机体的生命活动。大脑皮层的基本活动方式是条件反射，而条件反射是个体在生活中获得的，因此与生活作息规律有密切关系。有规律的作息制度可以在大脑神经中枢建立各种条件反射，并使其不断巩固，形成稳定而良好的生活习惯。一系列条件反射，又促进人体生理活动有规律地健康发展。可见，养成良好的生活作息规律，每日定时睡眠、定时起床、定时用餐、定时工作学习、定时锻炼身体、定时排便、定期洗澡等，是提高人体适应力，保证健康长寿的要诀之一。

现代时间生物学运用生物钟学说揭示了生物体的节律性生理变化。即现代时间医学、时间治疗学、时间药理学、时间毒理学等就是在生物钟基础上建立和发展起来的。生物种学说认为：人的生命活动都遵循着一定周期或节律而展开。如：人的体力周期为23天、情绪周期为28天、智力周期为33天，每个周期又分为旺盛和衰退2个阶段。人体昼夜24小时的生命体征变化具有严格的规律性，例如人的体温总是凌晨2～6时最低，下午2～8时最高；脉搏和呼吸是清晨最慢，白天较快；血压也是白天高，夜间低。人的促肾上腺皮质激素水平也是早晨迅速上升，达到峰值，上午4小时的分泌量占全天总量的40%，下午分泌减少，水平下降，深夜分泌活动完全停止，后半夜又逐步增加。这个生物节律时间表对我们的起居养生提供了参考的依据，能帮助我们按照时辰变化来调节起居而有规律的起居，就是在应该的时候做应该做的事，这是符合自然变化规律的行为方式，是天人相应规律在日常生活中的体现，养生者一定要顺应而不可违逆。

（三）起居的节律性

人体起居的节律性体现在12时辰与12经络及脏腑的对应关系，流注规律和生物种学说的规律性中，正确运用这种节律性，合理地安排工作、生活、学习，对于人体健康和养生意义非常重大。

子时（23~1时）：气血运行到肝胆，所以胆经旺，胆汁需要新陈代谢。人在子时入眠，胆方能完成代谢。"胆有多清，脑有多清"，凡在子时前入睡者，晨醒后头脑清新、气色红润。反之，日久子时不入睡者面色青白，易生肝炎、胆囊炎、胆结石一类病症。

子时是阳气发动，万物滋生之时，也就是一阳初起。中医的升降浮沉理论认为。人身体之气机，日日俱从子时生发。所以张介宾说："子后则气生，午后则气降。"所以，《黄帝内经》云："凡十一藏取决于胆。"就是说脏腑功能之气都取决于气的生发，如果胆气能生发起来，人体就会很气血流行正常而表现为健康。所以子时应安卧以养元气。经过一天的劳作，此时应放松心态，排除干扰，在安静的环境下进入睡眠。

现代生物钟理论的研究认为：23~0时：人体效率处于最低点，非常容易入睡；0~1时：大部分人已经进入梦乡，是由浅睡期向中深度睡眠期过渡的阶段，人很容易醒来。此时，人特别容易感到疾病的存在

丑时（1~3时）：气血运行到肝，肝经旺，应养血。"肝藏血"，人的思维和行动要靠气血的支持。废旧的血液需要淘汰，新鲜血液需要产生，这种代谢通常在肝经最旺的丑时完成。《素问·五脏生成篇》曰："故人卧血归于肝。"此时安静入眠，血液大量回肝，肝内血液充足，肝经旺盛，可维护肝的疏泄功能，使之冲和条达，充分发挥解毒滤过的作用。此时熟睡，胜过其他时间。如果丑时不入睡，肝还在输出能量支持人的思维和行动，就无法完成新陈代谢，所以丑时久不入睡者，面色青灰，情志倦怠而易躁怒，易生肝病。所以丑时要在睡眠状态下，让肝脏在人体休息是顺利完成新陈代谢，排出人体的代谢产物。

现代生物钟理论的研究认为：1~2时：大部分器官基本停止工作。肝脏的工作却异常紧张，忙于解毒和排除毒素，为人体进行清洗工作；2~3时：体力几乎完全丧失，血压、脉搏和呼吸都处于最弱状态。正常的生活作息对肝胆等器官的影响最大。如果经常熬夜，日积月累，常常造成肝胆功能紊乱、效率降低，最后引起负荷过重的现象，而产生各种病变。所以在正确的时间睡眠，调整生活作息，让身体在正确的时间节律、节奏下正常代谢非常重要。

寅时（3~5时）：气血运行到肺，肺经最旺，肺将肝贮藏解毒的新鲜血液输送到百脉。《素问·经脉别论》说："脉气流经，经气归于肺，肺朝百脉，输精于皮毛。"血的运行要依赖气的推动，肺主呼吸调解着全身的气机，此时肺经旺盛，有助于肺气调节和输布血液运行全身。所以人在清晨面色红润，精力充沛，迎接新的一天到来。依照中医筋脉循行理论，此时正是肺经运行时期，排毒活动正好开始。此即为何咳嗽的人在这段时间咳得最剧烈，因排毒动作已走到肺；不应用止咳药，以免抑制废积物的排除。肺的排毒要做心肺运动才能排出。起床的时间参

考当地当季太阳出来的时间,太阳出来后较有氧气,适合做运动,因此正常的人约5时就要起床。古代武术界的"闻鸡起舞",寅时听到鸡叫就开始练功的习惯非常符合人体气血运行的规律。

现代生物钟理论的研究认为:3~4时人体呼吸仍然很弱,大脑的供血量最少,机体血液循环也处于最微弱的状态。但此时听力很敏锐,极易被微小的动静所惊醒。早醒的人通常会在此时醒来。4~5时:人体的肾上腺皮质激素开始分泌,如果此时起床就能很快进入精神饱满状态。

卯时(5~7时):气血运行到大肠,大肠经旺,有利于排泄。"肺与大肠相表里",寅时肺经最旺,肺将充足的新鲜血液布满全身,紧接着促进大肠经进入兴奋状态,吸收食物中水分与营养,排出渣滓。此时起床,精力旺盛,起床后可多饮水使大肠充分吸收水分,促进排泄;排泄结束后,可做提肛运动,有利于治疗便秘、痔疮、脱肛等病。

现代生物钟理论的研究认为:5~6时:血压上升,心跳加快。即使仍在睡眠中,但机体已经苏醒。所以中国古时候,部队在这个时候点名出操,称作"点卯",是非常科学的。6~7时:人体免疫力特别强,是一天中精力特别旺盛的时间段。

辰时(7~9时):气血运行到胃,胃经旺,有利于消化。此时胃部吸收营养的能力增强,需要进食吸收充足的营养,也正是人们进食早餐的时间。所以说,早餐要吃好。善于养生者一般都会在6~7时多进食早餐,胃腑负责食物消化,提供一天人体的能量,若未吃早餐又未排便,此时小肠就会吸收大肠内的糟粕(粪便)和水分对身体极为不利。所以早餐进食,最好摄入人体所需营养能量的30%~50%,保证人体一天的精力旺盛。所以7~9时补益脾胃最佳,也是饮用补益脾胃的中药和食疗的好时间。

现代生物钟理论的研究认为:7~8时:身体完全结束休息状态,精神饱满。8~9时:大脑兴奋性升高,病痛感减弱,心脏效率处于高峰期。

巳时(9~11时):气血运行到脾,脾经旺,有利于吸收营养、生血。"脾主运化,脾统血",脾为气血生化之源,与胃统称为后天之本,是消化、吸收、排泄的总调度,又是人体血液的统领。脾经旺盛时可运化水谷,升清化浊,为身体提供气血营养。"脾开窍于口,其华在唇",脾的功能好,消化吸收好,气血充盈,唇色红润。巳时是一天中人体精力最旺盛的时间。所以,人们的重要活动,如商务谈判、开业剪彩仪式、党和国家的重要会议、外事活动等等,都会选择在这个时段进行。

现代生物钟理论的研究认为:9~10时:注意力和记忆力最好,工作效率最高,人的积极性上升,人体处于最佳状态。10~11时:神经系统和循环系统状态协调,生理、心理很容易协调,特别适合做最重要的和最困难的事情。

午时(11~13时):气血运行到心,心经旺,有利于周身血液循环。心火生胃土,有利于消化。《素问·痿论》曰:"心主身之血脉","心主神明,开窍于舌,其华在面",心经旺盛,推动血液运行,养神、养气、养筋。此时是气血运行的最佳时期,也是进午餐的时段,不宜剧烈运动。午餐要吃好,是指营养搭配要丰富合理。午时是人气阳气最盛之时,也是阴气始生之时,阴阳交接,容易耗伤气血,所以,午时小憩片刻,宜于养心,可使下午乃至晚上精力充沛。此时段或延长至下午15时都是补心的时机,小睡或闭目养神片刻,可以弥补夜里的睡眠不足,以及造血不足的问题。

现代生物钟理论的研究认为:11~12时:人的全部精力均旺盛。但是到了12~13时:肝脏处于休息期。全身第一阶段的兴奋期已过,会感觉疲劳,要适当休息。

未时(13~15时):气血运行到小肠,小肠经旺,有利于吸收营养。《素问·灵兰秘典论》

曰:"小肠者,受盛之官,化物出焉。"是说小肠接收经胃初步消化的食物,并进一步泌别清浊,把水液归于膀胱,糟粕送入大肠,将水谷化为精微。小肠对一天的营养进行消化吸收,过了这个时刻,肠胃功能减弱,故有"过午不食"的说法。上午和中午的饮食营养此时开始被充分的消化吸收。

现代生物钟理论的研究认为:13~14时人体的精力开始减退。是一天中的第二个低潮阶段,反应迟缓。14~15时:人体的状态重新改善。感觉器官此时尤其灵敏,特别是嗅觉和味觉。性格外向的青年人(百灵鸟型)创造力旺盛,性格内向者(猫头鹰型)则仍处于低潮时刻。

申时(15~17时):气血运行到膀胱,膀胱经旺,有利于人体排泄水液,泻火排毒。是运动的好时段,有助于排尿。膀胱经为足太阳经脉,主管气化,此时可多喝水或多吃水果,以助膀胱气化。

现代生物钟理论的研究认为:15~16时人体的血糖含量升高,有人把这一过程称为"饭后糖尿病"。这种现象虽然不是病态,但却标志着衰退即将开始;16~17时人体各器官的效率仍然比较高。但已经感觉到疲劳。

酉时(17~19时):气血运行到肾,肾经旺,有利于贮藏一日的脏腑之精华。《素问·上古天真论》说:"肾者主水,受五脏六腑之精而藏之。"肾所藏的精气包括"先天之精"和"后天之精",前者是禀受于父母的生殖之精,与生俱来。后者为水谷之精气,是由脾胃运化而来。肾中精气是机体生命活动之本,肾经的旺盛,对机体各方面的生理功能均起着极其重要的作用。酉时是肾脏排泄毒素的时间,此段时间也是运动的好时段,有助于肾脏排泄。15~19时膀胱经和肾经气血最旺,适合运动、按摩、刮痧等各种排毒工作,肾虚的人这个时间段特容易乏力、困倦。这个时段由于膀胱和肾经的排泄需要补充,也是中国人进晚餐的时段,晚餐宜早,宜少。

现代生物钟理论的研究认为:17~18时人体对肉体疼痛的感觉减弱,想多运动的愿望上升,心理兴奋感渐渐下降。18~19时时血压上升,心理稳定性降到最低点,很容易激动,常会为一些小事而争吵。

戌时(19~21时):气血运行到心包,心包经旺,增强心的力量。心包经是心之外围,有保护心脏的作用,心火生胃土而利于消化,此时最宜散步,可增强心功能。是血液循环旺盛的时间,此时血压会升高,应该要在家中休息。

现代生物钟理论的研究认为:19~20时是人体体重是全天最重的时候,反应非常敏捷,司机处于最佳状态,几乎不会出事故;20~21时:精神状态一般,但记忆力很好,可在此时记忆白天记不住的课文和大段台词。所以,文艺演出最适合在这个时段进行,最好的电视节目会在这个时段播出。

亥时(21~23时):气血运行到三焦,三焦经旺,通行气血。《中藏经》认为三焦"总领五脏六腑、营卫经络、内外左右上下之气;三焦通,则内外左右上下皆通也,其于周身灌体,和内调外,荣左养右,导上宣下,莫大于此者也"。所以说,此时进入睡眠,百脉得以休养生息,对身体十分有益。三焦免疫系统开始工作的时间。是人体免疫系统(淋巴)休息与滤毒的时间,也是女性内分泌系统最重要的时候,这时一定要休息,不要再为家家务、工作操心。此时以一个好的心态进入睡眠状态,睡眠时,做到先睡心,后睡眼,适合听音乐、洗澡、为来日作计划、回想今日做了那些美好的事情,将错误原谅与放下,切不可秉烛夜战——打牌、喝酒、加班、上网,熬夜!

现代生物钟理论的研究认为:21~22时人体的白细胞含量最高,数量增加1倍,体温开始下降。22~23时以后,人体的各种组织、器官效率降低,细胞的修复工作开始。

在每天的12个时辰中，从亥时开始（21时）到寅时结束（5时），是人处于地球旋转到背向太阳一面的时间，此时阴盛，阴主静，所以人体要在安静的状态中休息入眠。此时正是人体细胞休养生息、推陈出新的时间，要有充足的睡眠，才会有良好的身体状态。因太阳与地球位置的变化，其引力使人体的12条经脉在12个不同的时辰有兴有衰。人要顺其自然，就应跟着太阳走，即天醒我醒。人体经脉的兴衰与太阳和地球的变化有关，如太阳在人居住地天空正上方之时，人的心经最旺，这个时辰是午时，而这个时辰胆经处于封闭状态，若在此时调理肝胆，效果就不理想。万物生长靠太阳，随太阳的阴阳变化安排生活，吸收太阳的阴阳能量。正如睡觉多的婴儿长得胖，长得快；爱闹觉的孩子发育不好。工作应酬繁忙的人，经常半夜两三点才入睡，时间久了就会有头痛、目赤、失眠、脾胃不适、食欲差等症状。夜间子、丑（23时至凌晨3时）之时，经脉运行的是胆经及肝经。此段时间若不能静卧休息，回肝血量不足，不能制约肝之阳气升腾，肝阳上亢，肝火上升，以致头痛目赤、头晕不适。同时由于肝木旺盛，克伤脾土，影响脾胃功能，因而会有脾胃不适、食欲差等症状。所以，根据子午流注法，利用人体经脉随着时间的不同而盛衰开阖的变化，把握好养生的规律，对提高、改善人的身体素质，达到延年益寿的作用是不能忽视的。

中医所谓的"子午觉"：子时是晚间11时到凌晨1时，血循运行到胆经，午时是指上午11时到下午1时，此时血液运行到心经，这两段时间若处于睡眠状况，叫作"子午两觉"。许多人认为睡眠时间足够就好，但许多夜班工作者只能在白天睡觉，虽然睡眠时间不少，睡醒还是很累，显示睡眠的时机还是很重要。晚间11时到凌晨1时是胆经运行，凌晨1时到3时是肝经运行，肝、胆及其经络都扮演重要的造血角色，此时睡眠有益健康。

子午流注就是中国传统的时间医学。子午流注在中华民族传统医药宝库中，是具有特色的宝贵文化科学资源和重要组成部分。子午流注相对于"生物钟"来说历史更悠久，内容更丰富，外国学者称为"中国钟"。

三、适度劳逸

劳和逸之间具有一种相互对立、相互协调的辩证统一关系，二者都是人体的生理需要。人体必须有劳有逸，既不能过劳，也不能过逸。孙思邈《备急千金要方·道林养性》中说："养生之道，常欲小劳，但莫疲及强所不能堪耳。"即劳和逸的标准是人体能够承受的"中和"平衡程度，有常，有节，不偏，不过。只有动静结合，劳逸适度，才能活动筋骨，通畅气血，强健体魄，增强毅力，保持生命活力的旺盛。

劳、逸，均包括形体与精神两方面。调节劳逸的最终要求，是达到积精、养气、全神的目的。平时注意劳逸结合，可以促进精、气、神的相互资生，取得积精生气、养气化神、全神固精的效果，从而使精足、气盛、神旺，达到"形与神俱，而尽终其天年"（《素问·上古天真论》）的目的。因此，劳逸适度不仅能增强人的体质，使精力充沛，而且能锻炼人的意志，使精神振奋，对事业充满热烈进取的心情，积极工作，创造佳绩。

劳逸适度总的原则是需要把握一个"度"的概念。这里所说的"度"，主要是指劳动强度的强弱和劳动时间的长短。劳动强度过强，时间过长，其相对的一面——逸就会不及。反之，劳动强度太弱，时间太短，逸就会太过。过与不及，都是不适度的表现。

劳逸适度，要根据年龄和体质的不同而灵活掌握。一般来说，青壮年气血旺盛，筋骨健壮，正是发育成长阶段，能耐受较强和较长时间的劳动，休息后疲劳亦易消除；老年人气血渐衰，筋骨渐弱，过强和长时间的劳动，便难以胜任，劳动后也需要较长时间的休息才能恢复。

过度贪图安逸，气机郁滞，同样可以致病。《吕氏春秋》云："出则以车，入则以辇，务以自佚，命曰招蹷之机……富贵之所以致也。"佚者，逸也，过于安逸是富贵人得病之由。清代医家陆九芝说："世只知有劳病，不知有逸病，然而逸之为病，正不少也。逸乃逸豫、安逸之所生病，与劳相反。"《内经》中所提到的"久卧伤气"、"久坐伤肉"，即指过度安逸而言。张介宾说："久卧则阳气不伸，故伤气；久坐则血脉滞于四体，故伤肉。"缺乏劳动和体育锻炼的人，气机的升降出入就会呆滞不畅，使五脏六腑、表里内外、四肢九窍壅塞不通，继而产生种种病理变化。可见，贪图安逸，劳作不足也会损害人体健康，甚至危及生命。

劳和逸，不仅包括体力的消耗，还包括用脑适度。应提倡善于用脑，劳而不倦，保持大脑常用不衰。经常性地合理用脑，可以预防衰老，增加智力，尤其是预防老年性痴呆。

劳逸适度的标准因人而异，一般可借鉴以下做法：①体力劳动要轻重相宜。②脑力劳动要与体力活动相结合。③休息保养多样化，不仅采用睡眠形式的休息，也可选用听音乐、聊天、下棋、散步、观景、钓鱼、赋诗作画、打拳等休息方式。

第二节　合理睡眠

马王堆出土的医书《十问》中说："一日不卧，百日不复。"在人的一生中，睡眠占有极为重要的地位，人生约有1/3以上的时间是在睡眠中度过的。睡眠行为是一种主动的生理过程，它与觉醒规律性交替，并相互对立、相互转化。睡眠和觉醒都是生命活动所必需的。睡眠行为障碍时，会导致中枢神经，尤其是大脑皮层活动的失常，心理活动的障碍。要想健康长寿，就要采用合理的睡眠方法和措施，保证睡眠质量，消除机体疲劳，养蓄精神，从而达到防病治病、强身益寿的目的。

进入21世纪全新的科技时代，人们的健康意识空前提高，"拥有健康才能有一切"的新理念深入人心，因此有关睡眠问题引起了国际社会的关注。据世界卫生组织对14个国家15个地区的25916名在基层医疗就诊的病人进行调查，发现有27%的人有睡眠问题，据报道美国的失眠发生率高达32%～50%，英国10%～14%，日本20%，法国30%，我国也在30%以上，50%的学生存在睡眠不足。睡眠障碍对生活质量的负面影响很大，但相当多的病人没有得到合理的诊断和治疗。睡眠障碍现已成为威胁世界各国公众的一个突出问题。

为唤起全民对睡眠重要性的认识，2001年，国际精神卫生和神经科学基金会主办的全球睡眠和健康计划发起了一项全球性的活动，将每年初春的第一天，即3月21日定为"世界睡眠日"。此项活动的重点在于引起人们对睡眠重要性和睡眠质量的关注。"世界睡眠日"之所以定在每年初春第一天，是因为季节变换的周期性和睡眠的昼夜交替规律都与我们的日常生活息息相关。2003年中国睡眠研究会把"世界睡眠日"正式引入中国。

现代科学研究表明：按照睡眠的深度划分，可将睡眠分为4个时段：Ⅰ：入睡期；Ⅱ：浅睡期；Ⅲ：中等深度睡眠期；Ⅳ：深度睡眠期。Ⅰ、Ⅱ期易被唤醒，Ⅲ、Ⅳ期处于熟睡状态，较难唤醒。

按入睡后大脑脑电位活动状况来分，则可分为2种：慢波睡眠和快波睡眠，或称之为睡眠可表现为慢波时相和快波时相。成年人开始入睡是慢波睡眠，大约持续90分钟，然后转入快波睡眠，持续15～30分钟。睡眠过程是这2种状态交替进行的，二者交替1次，即称一个睡眠周期。一夜大约有四、五个周期。慢、快波睡眠期的正常比例是保证睡眠顺利进行的条件。

慢波睡眠时，脑垂体分泌生长素增多，促进身体生长和代谢，使体力得到恢复，故称之为

"身体的睡眠"。快波睡眠时，脑血流量增多，脑耗氧量增大，使脑力得到恢复，故称之为"脑的睡眠"。

一、睡眠的养生作用

中国历代养生家都非常重视睡眠。如清·李渔说："养生之诀，当以睡眠居先，睡能还精，睡能养气，睡能健脾益胃，睡能坚骨强筋。"并提出睡乃"治百病，救万民，无试不验之神药"。综合古今中外的认识，睡眠对健康长寿的作用表现在以下方面：

1. **消除疲劳，恢复体力** 睡眠是消除身体疲劳的主要形式。睡眠时，人体精、气、神皆内守于五脏，五体安舒，气血调和，体温、心率、血压下降，呼吸变慢，从而使代谢率降低，体力得以恢复。

2. **保护大脑，维护智力** 大脑在睡眠状态中耗氧量大大减少，利于脑细胞能量贮存记忆。快波睡眠还是淘汰过滤无用信息的过程，可见睡眠能提高大脑效率。睡眠不足者，表现为烦躁、激动或精神萎靡、注意力分散、记忆力减退等精神神经症状，长期缺乏睡眠则会导致幻觉。

3. **增强免疫，增加抵抗力** 睡眠时能产生大量的抗体，能增强机体抵抗力。睡眠还使各组织器官自我修复加快，因此也是疾病康复的重要手段。现代医学常常把睡眠作为一种治疗手段，用来医治顽固性疼痛及精神病等。

4. **促进发育，增长身高** 婴儿的睡眠有一半是快波睡眠，说明他们的大脑尚未成熟。儿童生长速度在睡眠状态下增快，因为在慢波睡眠期血浆中生长激素可持续数小时维持较高水平，故要使儿童身高增长，就应当保证睡眠的足够时间和质量。

5. **健美皮肤，排除废物** 睡眠对美容的作用原理，基于人体生物钟对性激素的作用。时间生理学研究发现，雌性激素的分泌依赖副交感神经的兴奋。而副交感神经活动的时间是在睡眠之中，尤其是晚上10时到凌晨2时之间。在这段时间里，人的皮肤也开始处于每天中最为敏感、最需要补充能量的时候。如果此时得不到充足的睡眠，副交感神经不能活动，我们的皮肤就得不到充足的营养和必需的雌性激素，如果夜间仍然持续着白天的工作，天长日久必然会枯萎憔悴。失眠或熬夜过度，人就会感到头昏乏力、面色灰暗、面部皱纹增多。睡眠不足，神经系统功能就会紊乱，皮肤的血液循环不良，引起皮肤起皱、失去光泽。相反，如果睡眠充足，大脑和机体得到充分休息，神经系统调节功能正常，皮肤就会滋润光滑，显示出自然健康的美。所以，民间有"美人是睡出来的"说法，是有一定的科学道理的。

6. **控制突变，预防癌症** 优质的睡眠还是防癌的重要措施。细胞分裂多半是在人睡眠中进行的。一旦睡眠规律发生紊乱，机体则很难控制住突变，以致在外部环境因素的作用下出现癌性突变。所以，积极治疗失眠，可以从源头上防止癌症发生。

如果睡眠异常，在上述6个方面就会出现不良改变，影响到人体健康和长寿。

二、正确的睡眠方法

睡眠要保证足够的时间。成人的实际睡眠时间要保证7~8小时，老年人在6小时即可。在睡眠时间上，要训练良好的睡眠规律。古人将睡眠的时间规律总结为："春夏宜早起，秋冬任晏眠，晏忌日出后，早忌鸡鸣前。"

中国养生家创造了不少有益的睡眠养生方法，简便易行，而且卓有成效。例如，"子午觉"就是睡眠养生法之一。其方法为：每天于子时（夜23~1时）、午时（午11~13时）2次入睡。原因为：子午之时，阴阳交接，极盛及衰，体内气血阴阳极不平衡，此时静卧，可避免气血受损。午睡在我国古已有之，还有专门论述"昼卧"、"昼寝"的书籍。实践证明，子、午 2 时睡眠的质量和效率都好，老年人还可以降低心、脑血管病的发病率，符合养生道理。

对于严重失眠的患者，应避免午睡。而失眠症状不是很严重的人，白天小睡或短暂午睡是需要的。

睡眠姿势，养生学讲究"卧如弓"。这是一种对人体有益的卧姿。古今医家都认为右侧卧是最佳卧姿。蔡季通的《睡诀》云："睡侧而屈，觉正而伸，早晚以时，先睡心，后睡眼。"孙思邈《备急千金要方》也说："屈膝侧卧，益人气力胜正卧。按孔子不尸卧，故曰睡不厌踧，觉不厌舒。"根据人体生理结构，右侧卧时心输出量较多，食物的消化和营养物质的代谢能得到加强。人自身感觉也比较舒适。

应该指出的是，右侧卧的姿势虽然有利于养生保健，但并不要求睡着后姿势永远不变，这是不现实、也无法做到的，所以有"睡侧而屈，觉正而伸"的说法。

不宜长时间的仰卧和俯卧，对于妇女尤其禁忌。因为俯卧会增加颜面皱纹，还会因为整个身体上半部的重量都压在胸部，以致不能自由呼吸，有时容易导致做噩梦。仰卧时手易放在心前区，压迫心脏而导致梦魇；仰卧时舌根部往后坠缩，容易引起呼吸不畅和"打鼾"，同时仰卧对盆腔血液循环不利，易致各种月经病。与正常人宜右侧卧不同，孕妇宜取左侧卧位。因为右侧卧会压迫腹部下腔静脉，影响血液回流，不利于胎儿发育和分娩。而左侧卧最利于胎儿生长，可以减少妊娠并发症的发生。

1. 睡眠的用具

（1）枕头：枕高以稍低于肩到同侧颈部距离为宜，过高影响肝脉疏泄，还会诱发脑缺氧、打鼾和落枕；过低则影响肺气宣降，还会使头部充血，易造成眼睑和颜面浮肿。枕头不宜过宽，以 0.15～0.2 米为好，但稍长不妨。枕芯应选质地松软之物，软硬适度，稍有弹性。最好能散发头部热量，符合凉头暖脚的睡眠原则。

中医有使用药枕养生的习惯。药枕是采用不同的药物加工制成枕芯做成的枕头。这种枕头既有治疗作用，又具保健作用。药枕对头面、五官、肩颈等部位的疾病疗效较好，而胸、腹及肢体疾患则不宜用。如患者对药物过敏，应停止使用。

（2）被、褥：被里宜柔软，可选细棉布、棉纱、细麻布等，不宜用腈纶、尼龙、的确良等带静电荷的化纤品。被胎宜选棉花、丝棉、羽绒。被宜轻不宜重，宜宽大。褥宜软而厚，一般以 10 厘米厚为佳，随天气冷暖变化加减。

（3）睡衣、睡帽等：睡衣宜宽大无领无扣，秋冬宜棉绒、毛巾布，春夏宜丝绸、薄纱。老人冬日睡卧宜带棉布睡帽，以能遮盖住整个头顶为宜。不论冬夏，睡卧时宜带肚兜，70 岁以上老人更应如此。

2. 睡眠的朝向　睡眠对于大多数人来说，都是一件平常且不被注意的事情。多数人在失眠的情况下却没有想到，也许睡眠的朝向也是提高睡眠质量因素之一。中医学从天人相应的观点上看，人的健康跟睡眠的朝向有着密不可分的内在联系，因为，一年四季的风向、日照、温度都在不断地变化，所以，人们应该顺应自然界的变化，随时调整睡眠方向，这才能使简单的睡眠达到中医所说的睡眠养生的境界。

（1）寝首向东方：清代养生学家曹庭栋在《老老恒言》中引《记玉藻》说："寝恒东首，谓顺生气而卧也。"他的主张就是一年四季都应头向东方而卧，不要随着四季的变化而改变方向。他认为东方主春，主生发，头为诸阳之会，四季睡眠都朝东方能够顺应生发之气，人体阳气才不会外泄。

（2）寝卧东西向：《黄帝内经》中提出："春夏养阳，秋冬养阴。"这种养生原则。尔后唐朝的孙思邈在《千金要方·道林养性》中说："凡人卧，春夏向东，秋冬向西。"意思是春夏季节时人们就寝应该头向东方，脚朝西方。秋冬季节时，应采取头向西方，脚朝东方的寝卧方式。在此后，宋朝的蒲处贯和清代的曹庭栋也都分别提出过这种观点。这种学说从中医藏象学的角度来看，春夏二季属阳，阳气旺盛，东方属阳、主升，头向东方是顺应时节，应生发之气而固阳；秋冬二季属阴，阴气上升、阳气潜藏，西方属阴，所以头向西方能够滋阴。

（3）寝卧方向按季节：一部分养生学家又提出，一年四季，寝卧方向应该有4种变化，在春季，春气旺于东方，所以头部应该向东；夏季，气旺于南方，所以头部应向南；秋季，气旺于西方，头部应向西；冬季，气旺于北方，头部应向北。这就是顺应自然之气，以调理人体之平衡的又一睡眠朝向养生说。

（4）禁忌寝卧北方：唐·孙思邈在《千金要方·道林养性》)中提出："头勿北卧，墙北亦勿安床。"清·曹庭栋在《老老恒言·安寝》中也提出："首勿北卧，谓避阴气。"他们认为，北方属阴，是阴中之阴，而头是诸阳之会，头部朝向北方，阳气就会被阴气所伤。

3. **睡眠的光线** 光线也称光波，照在物体上，能够令人清楚地看见物体的性质，它的种类很多，有我们肉眼能够看到的阳光、月光、灯光等称之可见光的，还有我们无法见到的红外线、紫外线等。人们平常的生活和工作都离不开光线照射，但是在睡眠状态下，过强的光线会令人们辗转反侧，彻夜不眠。清·曹庭栋在《老老恒言·安寝》中讲道："就寝即减灯，目不外眩，则神守其舍。"可见，古代人们就非常注重睡眠时的光线照射问题，提倡就寝减暗灯光。现代研究发现，强光对人的大脑会产生强烈的刺激，易引起兴奋，同时，强光还能够刺激人的视网膜，使其产生神经冲动，从而诱发大脑的异常活跃，无法入眠。如果一个人连续3天在强光的照射下睡眠，就会产生神经系统紊乱，长时间如此，会引起失眠甚至精神失常。就像现在生活在北极圈周围的人，当极昼现象出现时，人们就会出现神经系统的某些症状。所以，中医学认为：睡眠养生应"卧房门悬幕"。主张睡眠时悬挂深色，能够遮挡光线的门帘、窗帘，同时，应该熄灯睡觉。但是由于暗光能够促进睡眠，习惯暗光照射的人们可以采取在暗光下的睡眠的方式入睡。

4. **睡眠的温度** 温度是自然界一种固有的现象，人们生活在地球上，就被温度所笼罩，一年四季的温度都在变化，无论其升高还是降低，都会在不同程度上影响着我们的睡眠。温度包括分2个方面，一是人体自身的温度；二是环境的温度，两者都能够影响我们正常的睡眠。首先，正常人体的温度应该保持在36～37℃之间，如果出现发热的症状，就无法进行正常的睡眠。例如：发低烧的患者，会感到头晕目眩，昏昏沉沉的，并会产生嗜睡的现象，体温再升高，就会出现脱水，甚至痉挛和休克。所以保证正常的体温是良好睡眠的前提。除了体温，天气的温度也直接影响着人们的睡眠，夏季气温过高，机体表面潮热，会令人烦躁、失眠。冬季过于寒冷，就会令人神经兴奋而导致失眠。研究表明，人体处于21～24℃的环境中时，会感到舒适，更有利于睡眠。中医养生学指出："栖息之室，必常雅洁，夏则虚敞、冬则温密。"所以，在恒温的条件下休息，是睡眠养生的好方法。

三、睡眠宜忌

古人有"睡眠十忌"。一忌仰卧；二忌忧虑；三忌睡前恼怒；四忌睡前进食；五忌睡卧言语；六忌睡卧对灯光；七忌睡时张口；八忌夜卧覆首；九忌卧处当风；十忌睡卧对炉火。

睡前不抽烟，因为香烟中的尼古丁是兴奋性药物。睡前不饮酒，酒精开始虽有催眠作用，但是到后半夜反而抑制睡眠。睡前不饮用含咖啡因的饮料，咖啡因的作用可达10小时，有入睡困难者，中午以后不要喝咖啡、浓茶。

睡前忌热水浴和冷水浴，即沐浴时避免水温过高或过低，宜冲温水澡。若欲进行热水浴，应提前到睡前2~3小时。

夜餐宜适当服食一些有益睡眠的食物，如蜂蜜、桂圆、牛奶、香蕉、大枣、木耳等，还可配合药膳保健。夜餐不宜太荤和太晚，过荤则脂肪和碳水化合物过高，维生素和矿物质含量不足，而夜间人体吸收能力增强，容易发胖；夜餐时间过晚，持续时间过长则会破坏正常的生物钟，容易导致失眠。经常很晚才吃饭的人，平时应多食用蔬菜、水果、豆制品、海带及紫菜等食物。帮助睡眠还宜采用香味催眠，如，打开香水瓶的瓶盖，放在枕边，或将小支香水插在鼻孔边。

四、睡眠障碍

睡眠障碍是指长时间不能正常的睡眠，包括"失眠"和"多寐"2个方面。

（一）失眠（不寐）：

失眠是指经常不能获得正常睡眠为特征的病症。中医亦称之为："不寐"、"不得眠"、"不得卧"、"目不瞑"等。

1. 失眠的种类

（1）起始失眠　又称入睡困难型失眠。特点为夜晚精力充沛，思维奔逸，上床后辗转难眠，毫无睡意，直至后半夜才因极度疲劳而勉强入睡。这种类型人占失眠者大多数，通常是"猫头鹰型人"，以青壮年多见。

（2）间断失眠　又称熟睡困难型失眠。特点为睡眠程度不深，夜间常被惊醒，醒后久久无法再眠。这种类型人通常更为焦虑痛苦。常见于体弱有慢性病及个性特殊的人。

（3）终点失眠　又称早醒型失眠。特点是早早醒来，后半夜一醒即再难入睡。白天精神状态差，常常打盹，直至下午精神才好转，常见于动脉硬化病人及年迈的老人。

由于各人睡眠规律与类型的不同，因此诊断失眠还应参照睡眠质量标准。有的老年人素来醒得很早，醒后十分精神，白天不觉疲劳，尽管少眠，仍不属失眠范围。

2. 失眠的原因

中医认为失眠的基本病机是"脏腑不和，阴阳失交"。具体分析起来原因很多：

（1）起居失常　生活不规律，劳逸失度，工作任务紧时就长期开夜车，造成晨昏颠倒，破坏了睡眠——觉醒节律，使植物神经系统紊乱，是造成失眠最常见的原因。

（2）心理失衡　即中医所说的情志过激，白天过度紧张，或整日忧心忡忡，情致焦虑、恼怒、恐惧、抑郁，都能造成大脑皮层兴奋抑制失常，以致夜晚失眠。临睡前大怒大喜，或激动悲伤，亦可造成大脑局部兴奋灶，强烈而持久的兴奋，引起失眠。

心境障碍（情感性精神障碍）中，抑郁症是最多见有失眠症状的病症。如果人的情绪持续低落2周以上，并有下列4种症状者，即可诊断为"抑郁症"：①对日常生活丧失兴趣；②精力减退或持续疲乏；③动作迟滞或活动减少；④自我评价过低或自责、内疚；⑤联想困难或注意力不集中；⑥反复出现轻生的念头和行为；⑦失眠或早醒；⑧食欲下降或体重减轻；⑨性欲明显减退。抑郁症是一组疾病的总称，它包括抑郁症性神经症、精神病性抑郁症、更年期抑郁症、继发性抑郁症、隐匿性抑郁症等。患者应到心理门诊进一步咨询和治疗，切不可掉以轻心。

（3）身体因素　来自身体内部的生理、病理刺激，会影响正常的睡眠，如过饥、过饱、大渴大饮、脐实便秘、疼痛、瘙痒、呼吸障碍等。此外，亚健康状态的典型症状之一就是失眠。人体进入更年期后，往往会出现睡眠障碍现象。失眠是更年期综合征的典型症状之一。

（4）环境因素　不良的卧室环境，也能引起失眠，如噪音、空气污染、蚊蝇骚扰、强光刺激、大寒大暑以及地域时差的变化等。

性比例失调是一种特殊的环境，长期处于缺少异性的环境中，会出现整夜失眠，白天昏昏沉沉，情绪低落，一切药物均无济于事。有的人会出现严重的健忘。这是性比例严重失调，导致异性气味匮乏的结果。

（5）食物和药物　某些富含蛋白质酰胺的食物如牛肉、啤酒等摄入过多也会导致人精神抑郁、疲乏、烦躁不安、健忘、失眠等。滥用中药补益药，如长期服用人参后，常常出现失眠、易激动等现象，需要停药一段时间才能好转。

3. 助眠方法　音乐、冥想、自我催眠等，都是非常有效的助眠方法，不仅能帮助入睡，更能够提高睡眠质量，使睡眠达到深沉、酣甜的境界。清·曹慈山在《老老恒言》中提出的"操"、"纵"二法，其实就是冥想和自我催眠诱导入寐的方法："寐有操、纵二法：操者，如贯想头顶，默鼻息，返观丹田之类，使心有所着，乃不纷驰，庶可获寐；纵者，任其心游思于杳渺无朕之区，亦可渐入朦胧之境。最忌者，心欲求寐而愈难。盖醒与寐交界关头，断非意想所及，唯记忘乎寐，则心之或操或纵，皆通睡乡之路。"以通俗的语言归纳，"操"就是定点冥想，将意念集中在一个固定的部位；"纵"就是放纵思绪，让意念无限漂游。但是，无论是操还是纵，意念都不能涉及生活、工作中的具体事物，而是将心中所想之事，用漫渺身外的意念所替代。失眠在自我调节，助眠无效的情况下应及时就医，适当应配合药物治疗也是必要的。

（二）多寐

多寐是不分昼夜，时时欲睡，呼之即醒，醒后复睡的病症。也称之为"嗜睡"、"多卧"、"嗜眠"、"多眠"等。该病的病位在心、脾，与肾关系密切，多属于本虚标实。病因多为心、脾、肾阳气虚弱，心窍失荣；病机是湿、浊、痰、瘀血困阻阳气，心阳不振，阳气虚弱，心神失荣所致。现代医学称之为发作性嗜睡。出现多寐症状体征应及时就医。

第三节　定时排泄

人的正常起居直接影响人体的新陈代谢，所以人的饮食营养，代谢产物的排泄，也属于起居的范畴。饮食养生由于内容太多，将列专章另述，这里将人体排泄作一简述。大、小便是排除代谢废物的主要通道。二便正常与否，直接影响到人体的健康。养成良好的排泄大、小便的卫生习惯，对健康长寿具有重要意义。

一、大便须通畅

古代养生家对保持大便通畅极为重视。如果老人每天有规律地正常排便1次，被认为是长寿的征象。汉代王充在《论衡》中指出："欲得长生，肠中常清，欲得不死，肠中无滓。"元·朱丹溪也说："五味入口，即入于胃，留毒不散，积聚既久，致伤冲和，诸病生焉。"就是说，肠中的残渣、浊物（废产物）要及时地排出体外，才能保证机体的生理功能正常运转。如果大便经常秘结不畅，可导致浊气上扰、气血逆乱、脏腑功能失调，因此而产生毒素，逐渐使机体发生慢性中毒，进而导致衰老。大便中包含着大量毒素，久积体内，最易使机体产生慢性自身中毒。这与中医保持大便通畅可以延年益寿的观点是一致的。

1. **定时排便**　例如，晚上睡觉之前或早晨起床之后，可按时上厕所，久而久之，则可养成按时大便的习惯。

2. **顺其自然**　要做到有便不强忍，大便不强挣。"强忍"和"强挣"都易损伤人体正气。忍便不解，会使粪便中的毒素被肠组织黏膜吸收，危害机体。强挣努责，会过度增高腹内压，导致血压上升，对高血压、动脉硬化者不利，容易诱发中风病。另外，由于腹内压增高，痔静脉充血，还容易引起痔疮、肛瘘等病。

3. **肛门卫生和便后调理**　大便之后所用手纸应以薄而柔软、褶小而均匀为宜，不可用含油墨的旧报纸、废书纸，圆珠笔写过的纸，更不可用土块、石块、木块等代替手纸，以免污染肛门或损伤肛门，引起感染。每天晚上睡觉前，最好用温水清洗一下肛门，或经常热水坐浴，保持肛门清洁和良好的血液循环。内裤宜用薄而柔软的棉布制品制作，不宜用粗糙或化学纤维制品。如果肛门已有炎症，最好用水冲洗，不要纸擦拭，并要积极治疗，防止再引起其他疾病。尤其是老年人，更应注意肛门卫生。

每次排便后，稍加调理，对身体会有很多益处。若在饱食后大便，便后宜少喝一些汤或水，以助胃气，利消化。若在饥饿时大便，为了防止便后气泄，排便时宜取坐位，便后稍进食物，还可做提肛动作3～5次，以补固正气。

3. **运动和按摩运动**　按摩可以起到疏畅气血，增强肠胃功能和消化排泄功能，加强大小肠蠕动，促进新陈代谢，通畅大便的作用。平常可选用一些传统保健功法锻炼，如太极拳、气功导引养生功、腹部按摩保健法等。

提肛运动是一种积极有效、简便易行的方法，不仅能促进排便，维护和加强肛门的功能，而且是养生学重要的健身方法。在马王堆医书中，提肛运动称为"翕州"，是气功的基本动作。现代西方国家将其作为治疗阴道肛门括约肌群松弛的唯一疗法。

4. **综合养护**　应配合其他方面的综合保健。如调摄精神，保持情绪安定；饮食调理，饮食多样化，多素少荤，粗细结合。在食物中，燕麦粥通大便功效较好，尤其适宜老年人。燕麦不仅有通便作用，而且能降低胆固醇、甘油三酯，也有减肥效果；对有便秘者，辅以药物对症治疗。如果能做到上述各项，就能有效地保持大便通畅。

二、小便宜清利

小便虽然只是水液代谢后排出的糟粕，但它却是肾功能的重要标志。由于肾是人生命的根基，所以小便的状况也就是生命力是否旺盛的一个重要指标。小便通利，则肾气健旺，人体健康；反之，则说明人体有疾患。所以古代养生家十分重视小便卫生。苏东坡在《养生杂记》中说："要长生，小便清；要长活，小便洁。"保持小便清洁、通利，是保证身体健康的重要方面。其具体方法如下：

1. **合理饮食**　少食、素食，食后不要立即饮水，感到口渴才饮水等，是古人从实践中得出的保证小便清利的经验。如清·曹慈山在《老老恒言》中提出的4个要点："食少化速，则清浊易分，一也；薄滋味，无黏腻，则渗泄不滞，二也；食久然后饮，胃空虚则水不归脾。气达膀胱，三也；且饮必待渴，乘微燥以清化源，则水以济火，下输倍捷，四也。所谓通调水道，如是而已。如但犹不通调，则为病。然病能如是通调。亦以渐而愈。"

2. **导引按摩**　经常进行引导和按摩保健，对于小便通利很有好处，其主要方法有3种：

导引壮肾：晚上临睡时，或早晨起床后，调匀呼吸，舌抵上腭，眼睛视头上方，随呼吸缓慢做收缩肛门动作，呼气时放松，连续做 8~24 次，待口中津液较多时，可嗽津咽下。这种方法可护养督气，增强膀胱制约能力，可以防治尿频、尿失禁等症。

端坐摩腰：取端坐位，两手置于背后，上下推搓 30~50 次，上至背部，下至骶尾，直至背部发热为佳，可在晚上就寝时和早晨起床时进行练习。此法有强腰健肾之功。有助于通调水道。

仰卧摩腹：取仰卧位，调匀呼吸，将掌搓热，置于下腹部，先推摩下腹部两侧，再推下腹部中央，各做 30 次。动作要由轻渐重，力量要和缓均匀。做功时间亦可在早晚。此法有益气、增强膀胱功能的作用。对尿闭、排尿困难有一定防治作用。

3. **排尿宜忌** 排尿是肾与膀胱气化功能的表现，是一种生理反应，因此有尿时要及时排出，不要用意志控制不解，否则会损伤肾与膀胱之气，引起病变。《千金要方·道林养性》说："忍尿不便，膝冷成痹。"《老老恒言·便器》指出："欲溺便溺，不可忍，亦不可努力，愈努力则愈数而少，肾气窒塞，或致癃闭。"排尿要顺其自然，强忍不尿，努力强排，都会对身体健康造成损害。

男子排尿时的姿势也有宜忌。《千金要方·道林养性》说："凡人饥欲坐小便，若饱则立小便，慎之无病。"《老老恒言》解释其道理说："饱欲其通利，饥欲其收摄也。"现代医学中，有一种"排尿性晕厥症"，即在排尿时由于腹压突然降低，血管急速舒张，大脑一时供血不足而致的突然晕倒。

此外，情绪、房事、运动对小便的清利也有一定的影响，因此还要保持情绪乐观，节制房事，运动锻炼。

第十五章 胎养胎教

胎养胎教是通过调节孕妇母体，养护、刺激胎儿，从而达到影响胎儿生长发育的养生方法。所以，胎养胎教学说实质上是孕妇养生的学说。学术界有人认为"养生是从胎养胎教开始的"，由其生命起源就需要开始养生的积极意义，但是胎养胎教的主动性是由孕妇母体的主观能动性所决定的，因而，胎养胎教是"房事养生"，"子嗣优生"接续篇章。

胎养与胎教的目的都是优生。胎养指通过调节使母体处于物质的、精神的、身体的最佳状态，为胎儿身体的发育提供优越的环境。胎教是指有目的、有计划地创设和控制母体内外环境，依据胎儿身心特点，采用科学的方法，对胎儿实施各种有益刺激，如音乐、触摸、语言等，促进胎儿的发育的活动。胎教是通过孕母的精神品德修养，使胎儿外感而内应。所以，养胎、护胎与胎教是不可分离的。胎教能够为后代的发育，尤其为智力开发提供极为有利的帮助。

第一节 胎养胎教学说

我国古代胎养胎教学说的内容丰富，现代胎教就是在继承发展古代胎教理论、技术的基础上，结合现代医学、心理学、教育学研究成果，利用现代科学技术手段，通过大量科学实验以及推广实践活动而发展起来的。

一、胎养胎教学说的沿革

在3000多年前的殷商时期，就有了胎教的记载。春秋战国时期已经比较成熟，湖南长沙马王堆汉墓出土的帛书《胎儿产》中，要求孕妇要注意自己的视听言行和交往接触，远侏儒沐猴，见君公大夫。这是医学文献中胎养、胎教的最早记载，并成为后世胎教理论的渊源。

司马迁在《史记》中记载："太任（周文王之母）有娠，目不视恶色，耳不听淫声，口不出傲言。"汉代贾谊《新书·胎教》曰："周后妃妊成王于身，立而不跛，坐而不差，笑而不渲，独处不据，虽怒不詈，胎教之谓也。"

中国古代伟大的思想家孟子的母亲倪氏亦非常重视胎教，她在孕育孟子期间给自己订下了"四不戒律"："目不视恶色，耳不闻恶声，心不妄想，非礼勿视。"战国时期，齐稷下唯物派曾对胎儿的形成、发育过程作过精辟的论述：胎儿是男女精气相合之后，由于气化作用，形成五脏、九窍，经十月而生，生而能目视，耳听，心虑。

南北朝大教育家颜之推在其名著《颜氏家训·教子》中指出："古者圣王有胎教之法，怀子三月，出居别宫，目不斜视，耳不妄听，声音滋味，以礼节之。"唐·孙思邈认为，优生必须注意孕期房事的环境和时间，以及性交的生理心理卫生等，能避免胎儿先天"癫痴顽愚，瘖痖聋聩"。他提倡胎养胎教，继承并发展了北齐徐之才的《逐月胎教法》，在《千金要方·养胎》中提出了"弹琴瑟，调心神，和性情，节嗜欲，庶事清净"的胎教胎养原则。宋·朱熹在其《小学集注·立教》中指出，人受教育应从胎儿开始，"古者妇女妊子，寝不侧，坐不边，立不跸，不食邪味，割不正不食，席不正不坐，目不视邪色，耳不听淫声……如此则生子形容端正，才过人矣"。清末康有为也十分强调胎教的重要性，他在《大同书》中说："天下之人皆出于胎，胎生既误，施教无从。然者胎教之法，其为治者之第一要欤。"主张建立胎教院，以培养聪明后代，提高人口质量。可见，中国是胎教学术的策源地。

二、胎养胎教学说的特点

（一）外象内感

胎养胎教强调孕妇精神品德修养对胎儿的影响。隋·巢元方《诸病源候论》指出："妊娠三月，名始胎，当此之时，血不流行，形象始化，未有定仪，因感而变。欲子美好，宜佩白玉，欲子贤能，宜看诗书，是谓外象内感也。""外象内感"理论是中国古代胎教学说的核心思想，古代所有的胎教措施都是围绕着这个思想而产生的。如，"文王设胎教之法，使孕妇常观良金美玉……又听讲诵经史传集，而使秀气入胎，欲其生而知之"（《泰定养生主观·论孕育》）。又如《诸病源候论》中主张，孕妇"不欲令见伛偻侏儒丑恶形人及猿猴之类"。《寿世保元·妊娠》记载："欲令产美好端正者，数观白璧美玉，看孔雀，食鲤鱼；欲令子多智力者，则啖牛心，食大麦；欲令子贤良盛洁者，则端心正坐，清虚合一。……是治外象而变者也。"《钱氏儿科学》指出："欲子女之清秀者，居山明水秀之乡，欲子女之聪俊者，常资父学艺书。"而《妇人大全良方》则对"外象内感"理论作了阐释："夫至精才化，一气方凝，始受胞胎，渐成形质，子在腹中，随母听闻。自妊娠之后，则须行坐端严，性情和悦，常处静室，多听美言，令人讲读诗书，陈礼说乐，耳不闻非言，目不视恶事，如此则生男女福寿敦厚，忠孝贤明。不然则男女既生，则多鄙贱不寿而愚，此所谓因外象而内感也。"

近代胚胎学研究表明，受精后15~56天是胚胎器官、组织形成和高度分化时期，也是致畸的高度敏感期，故要慎重护胎，避免淫邪、行凶、哕臭、噪音、邪念、丑陋等恶性刺激的危害，怀孕4个月后，胎儿对外界音响刺激有一定反应。这是"外象内感"理论的科学基础。

（二）养胎护胎

养生学的胎养胎教学说要求重视孕期保健，将胎教与养胎、护胎有机地融为一体，强调孕期良好身心环境的综合性作用。包括合理营养，保持良好心理卫生。避免病毒、细菌感染，谨避寒暑，节制性欲，审慎用药，适度劳逸，以及避免接触放射线、有毒化学物质和噪音等。加上孕妇有意识地加强自身精神品德的修养和感化，多方位地"外象而内感"。

南北朝名医徐之才的"逐月养胎法"阐述了怀孕妇女在妊娠期间的注意事项，包括适应环境、增加营养、戒房事、稳定情绪、注意劳动、穿衣、洗浴、散步、晒太阳、睡眠以及为分娩做好必要的准备等：

孕1月，称胎胚，要"寝必安静，无令恐畏，饮食精熟"。

孕2月，称胎膏，要"居必静处，慎戒房事"。

孕3月，为始胎，要"居必静坐，清虚如一，坐无斜席，立无偏倚，行无斜径，无妄喜怒，无得思虑"。

孕4月，要"静体和志，饮食节调，洗浴远避寒暑"。

孕5月。要"卧必晏起，洗洗衣服，深其居处，厚其衣裳，朝吸天光，以避寒殃，无大饥大饱劳倦"。

孕6月，要"身欲微劳，无得静处，出游于野，调五味，食曰美，无大饱"。

孕7月，要"劳躬摇肢，无使定止，无言哭号，无薄衣、洗浴和寒饮，居处必燥"。

孕8月，要"无使气极，无食燥物，无辄失食，无忍大起，和心静息"。

孕9月，要"饮醴食甘，缓带自持，以待之"。

孕10月，要"五脏俱备，六腑齐通，关节精神皆备，候时而生"。

清代女医家曾懿也在其《女学篇》中指出，孕妇宜运动肢体，调和饮食。居室面东南，日光和煦，空气流通，时或散步园林，或遐眺山川，呼吸空气，以娱心目。曾氏所提出的运动肢体、调饮食、适居处侧重于养胎护胎；而娱心目、益神智，则侧重于胎教。

为了实现胎教目的，必须要有一套科学的胎教方法。由诸多古代胎教方法的论述中可以看出，中国古代胎教方法主要有：合理营养、调和情志、谨避寒暑、适度劳逸、审施药治、节制性欲。孕妇的身心健康，不但可养胎预防妊娠病，还能使后代优生、优形、聪慧。

那么，在现实中我们怎样才能做到胎教与养胎、护胎融为一体，使后代具有良好的体质及优良的遗传素质，真正做到优生、优育、优教呢？这就要求我们在胎教和养胎两方面加以重视。

第二节 胎 养

胎养指胎儿的养护，指妊娠期注意饮食起居养护胎儿的方法。胎养是古文中的主谓语倒装句，其实质是养胎，是指供养、营养胎儿生长发育，保护胎儿健康成长不受侵害。"养胎"一词，在汉代张仲景所著《金匮要略》中就已提到，到了北齐时期，前文中介绍名医徐之才总结出的"逐月养胎法"，为后世养胎护胎奠定了基础。

《诸病源候论》卷四十一："妊娠之人，有宿挟疢，因而有娠；或有娠之时，节适乖理，致生疾病，并令脏腑衰损，气血虚羸，令胎不长。故须服药去其疾病，益其气血，以扶养胎也。"《格致余论》指出："儿之在胎与母同体，得热则俱热，得寒则俱寒，病则俱病，安则俱安，母之饮食起居，尤当慎密。"慎密即"节饮食，适寒暑，戒嗔怒，寡嗜恚"（《幼幼集成》）以预防疾病。《千金要方》则明示"逐月养胎法"，注意营养，并避免某些对胎儿不利的食物和药物，从事一些较轻的体力劳动。凡此，对胎儿的发育和分娩均有助益。如《儒门事亲》曰：儿"在母腹中，其母作劳，气血动用，形得充实……多易生产。"《小儿病源方论》卷一："豪富之家，居于奥室，怀妊妇女，饥则辛酸咸辣，无不所食，饱则恣意坐卧，不劳力，不运动，所以腹中之日胎受软弱，儿生之后……少有坚实者也。"此外，妊妇饮食起居不慎，足以影响胎儿，还可造成初生小儿发生胎寒、胎热、胎毒等疾患，故有养胎之说。总结历代的胎养思想，主要把握以下几点：

一、心态平和

对于胎儿来说，母体是他在世间最初的生活环境，母体精神状态的好坏，决定了胎儿生活环境的优劣。明·万全《婴儿家秘》中说："受胎之后，喜怒哀乐莫敢不慎。盖过喜则伤心而气散，怒则伤肝而气上，思则伤脾而气郁，忧则伤肺而气结，恐则伤肾而气下，母气既伤，子气应之，未有不伤者也。其母伤则胎易堕，其子伤则脏气不和，病斯多矣。盲聋、音哑、痴呆、癫痫，皆禀受不正之故也。"母体情绪等变化造成生理状态的改变，通过神经内分泌的影响与作用，改变胎盘的生理功能，间接地影响胎儿生长发育，从而影响胎儿神经与心理的发育。母体情绪稳定安详，胎儿就能生长在稳定、良好的环境里；反之，孕妇情绪波动大，经常受到惊吓、痛苦、悲伤或恐惧的刺激时，血压不稳定或持续升高，血中激素和多种调节因子波动剧烈，必然影响胎盘的活动与功能，使胎儿被动地适应母体变化，表现出心跳加快、胎动增加、体重偏低，严重时可致胎儿发育不良，甚至发育畸形。因此，母体的精神状态，是养胎首先要注意的问题。

二、营养丰富

孕妇饮食当以新鲜清淡、富有营养、易于消化、饥饱适中为原则。明·万全《婴儿家秘》中说："妇人受胎之后，最宜调饮食，淡滋味，避寒暑，常得清纯和平之气，以养其胎，则胎元完固，产子无疾。今为妇者，喜啖辛酸、煎炒、肥甘、生冷之物，不知禁口，所以脾胃受伤，胎则易堕，寒热交杂，子亦多疾。况多食酸则伤肝，多食苦则伤心，多食甘则伤脾，多食辛则伤肺，多食咸则伤肾，随其食物，伤其脏气，血气筋骨失其所养，子病自此生矣。"

孕期每天膳食的基本构成是：粮食谷物类（最好有米、面、小米、玉米等多品种）400～500克；豆类及豆制品50～100克；肉、蛋、禽、鱼、虾等（经常有肝脏）100克左右；蔬菜（其中一半为绿叶菜，有时用些蘑菇、海带）500克；脂肪类40克；水果100克；牛奶200克左右。

由于孕妇不同时期身体变化以及胎儿发育对营养的要求不同，膳食安排也应有所不同。

1. **孕早期** （自受孕至妊娠3月），胎儿发育缓慢，加上妊娠反应，饮食宜少而精。可选择适合自己口味的食品及略带酸味的开胃之品，以新鲜蔬菜瓜果为佳，忌食腥辣刺激之品，以免加重恶阻。

2. **孕中期** （妊娠4～7月），胎儿增长加快。孕妇宜摄食富有蛋白质、钙、磷的食品。稻谷、豆类及肉鱼蛋类含有丰富的蛋白质。钙含于蛋黄、乳类、虾皮、动物骨骼及绿叶蔬菜中，磷存在于黄豆、鸡肉、羊肉中。食用这些食品，可以生肌壮骨、益髓补脑，有助于胎儿发育。

3. **孕晚期** （妊娠8～10月），胎儿生长发育特别迅速，又是大脑发育的关键时刻，要储存的营养也特别多，应多吃优质蛋白，注意动物蛋白与植物蛋白的搭配食用，少吃盐和碱性食物，防止水肿。

孕妇当忌食辣椒、胡椒等刺激性食物、螃蟹等易过敏之食物以及獐兔野味，戒烟酒，勿饮浓茶，以免出现流产、早产、死胎、畸胎和先天性疾病。

有关文献中记载的孕妇应禁食、慎食的食物包括：过于辛温燥热的羊、牛、鹿、兔、犬、雀、鳝鱼、姜、辣椒、葱、芥、韭等；过于寒凉滑利的龟、鳖、螃蟹、海藻、海蜇、荸荠、麦芽、梅、李及生冷瓜果等。

三、劳逸有度

孕妇应劳逸适度，"不可过逸，逸则气滞；不可过劳，劳则气衰"。适当运动能促进孕妇血液循环，有利于胎儿发育，减轻腰酸腿疼、下肢浮肿等症状，还可增强孕妇腹肌力量，在分娩之时还可避免难产。《万氏妇人科·胎前章》说："妇人受胎之后，常宜行动往来，使气血流通，百脉和畅，自无难产，若好逸恶劳，好静恶动，贪卧养娇，则气停血滞，临产多难。"

孕早期，由于妊娠反应较重，仅可做一般的家务劳动，切勿搬抬、举重。晚间工作、重体力劳动均不适宜。应常出户外散步，呼吸新鲜空气，接受阳光。

妊娠中期，不可过于安逸，应从事一定的体力劳动和适量的运动，如太极拳、旅游等，但应避免登高涉险、骑马、骑自行车、游泳、跑步等剧烈运动。避免仰卧运动，以防沉重的子宫压迫下腔静脉使回心血液流动受阻；起床或运动时应避免迅速改变体位，以防发生体位性低血压。

妊娠后期，应当以逸为主，但不宜久卧贪睡，可常散步，适当活动，俟时而生。

孕妇要有充足的睡眠，每晚应保证 8 小时的睡眠时间。妊娠后期，中午应卧床休息 1 小时。临产前数周，应再增加睡眠时间，睡姿宜取左侧卧位。

四、起居恰当

妇女怀孕以后，外邪容易乘袭致病，导致各种胎病，甚至流产。因此要谨慎起居，科学地安排作息时间，早起早睡，规律地工作、学习与生活。要顺应四时气候的变化，增减衣衫，以避寒暑。《大生要旨·胎前节养六条》说："慎寒温，胎前感冒外邪，或染伤寒时证郁热不解。往往小产坠胎。"孕妇不宜烈日暴晒或淋雨涉水，慎防外邪侵袭。

孕期衣着宜宽大适体，腰带不宜过紧，以免气血流通不畅，影响胎儿发育或难产。

孕妇动作不宜过大，《产孕集》提出：孕妇"毋登高，毋用力，毋疾行。毋侧坐，毋曲腰，毋跛倚，毋高处取物，毋向非常处大小便，毋久立久坐，毋久卧，毋犯寒热"。谨防碰撞腹部，避免接触铅、汞、笨、砷等有害物质和放射线辐射，不宜经常往来于公共场所，以防患传染病，导致伤胎或流产。

孕妇应保持二便通畅，若便秘不得缓解或排尿困难，应及时去医院治疗。

五、谨慎用药

孕妇无病，不可乱服药石，以免妄伐无辜；过服补药，可引起胎大难产。孕妇患病，应及早治疗，既不要为妊娠用药禁忌框框所缚，也须慎重从事。《育婴家秘·胎养》说："妊娠有疾，不可妄投药饵，必在医者审慎病势之轻重，药性之上下，处以中庸，不必多品，视其病势已衰，药宜便止，则病去于母，而子亦无殒矣。"西药中有些药物对胎儿影响更大，如安定、阿司匹林、四环素、抗癫痫药等，一般情况下不用这些药，必须使用时，可按医嘱服用。

妊娠期患病，针灸疗法也应慎重。《万氏妇人科·胎前章》说："孕妇有疾，又不可轻用针灸，以至堕胎。"更应避免腹部用针。

六、房事有节

妊娠头 3 个月里要避免性生活。因为此时胎盘还没有完全形成，胚胎组织在子宫壁上附着还不够牢固，性交可引起盆腔充血、机械性创伤或子宫收缩而诱发流产。中医认为，相火妄动，损伤肾气，耗劫真阴，使胎儿不能固养，导致流产、早产，还会造成胎毒。导致胎病。历代医家把节欲、绝欲当作养胎护胎的第一要务，主张孕妇清心寡欲，分房静养。

妊娠中期可有性生活，但要有节制，动作不可粗暴。因这段时间子宫内胎儿相对比较稳定，流产机会减少，但胎儿发育快，羊水量增多且张力加大，过多或粗暴的性交可使胎膜破裂，羊水流出而流产。

妊娠后3个月应避免性交。特别是最后1个月内应绝对禁止同房。因为越接近预产期，产道血液供应越丰富，阴道内原本寄生着多种细菌，性交时又会带进外来细菌，可能引起感染。近宫颈口处的胎膜首先受累，弹性减弱，出现胎膜早破。

有过流产、早产史或宫口松弛的孕妇，应在整个孕期内避免性交。

第三节 胎 教

胎教学说是建立在"形象始化，未有定仪，因感而变，外象而内感"理论基础之上的。中医认为，妇女怀胎，胎儿逐渐生长，与母亲共为一体，休戚相关，母体的一切变化均会直接影响胎儿。广义的胎教，即是在精神、饮食、寒温、劳倦等方面，对母亲和胎儿实行的养护措施，以促进胎儿的智力和体格的发育，包括养胎、护胎的全部内容。胎养是胎教的先决条件，是影响胎教效果的重要因素，是胎教的物质基础。狭义的胎教，是使孕妇加强精神品德的修养和教育，保持良好的精神状态，以期"外感而内应"，促进胎儿的智力发育。本节讨论属于狭义的胎教。

关于胎教的时间，国、内外许多专家学者所持的观点，不尽相同。有认为应从婚前开始，包括婚前优生优育的教育和指导，有的认为从妊娠第一天就开始进行；但多数都认为应从怀孕中期（5个月左右）开始，这是因为从胎儿发育过程看，5个月的胎儿，脑细胞已处于迅速发育的高峰，并且偶尔出现记忆痕迹，胎儿已有触觉功能，所以这个时候进行胎教是适宜的。本节以多数学者的论述为主要依据。

一、乐观豁达

胎教孕妇的要胸怀开阔，乐观豁达，无私心杂念，不患得患失。生活上要知足，待人宽厚，助人为乐，处事无妒忌之心。言行举止端庄大方。这样胎儿禀气纯正，有助于良好气质与性格特征的形成。

二、怡情养性

孕妇可适当地参加文体活动，培养多方面的兴趣和爱好，以丰富自己的生活，通过琴棋书画、诵读诗歌及旅游等途径陶冶情操。

孕期情绪过度紧张，会使上腺皮质激素分泌过多，引起胎儿发育畸形。情绪过于紧张或焦虑则胎动剧烈，胎儿出生后也往往多动，容易激怒，好哭闹。所以要采用各种措施调节孕妇情绪。

三、远避邪恶

中医认为，多接触美好的事物，可使秀气入胎，回避淫邪、行凶、丑陋等不良刺激，以免影响胎儿发育。

四、胎儿辅导

应在胎儿感觉系统机能发展的最佳期，及时对胎儿进行有计划、有步骤的感觉功能与动作辅导。有助于出生后婴儿智力与行为的发展。

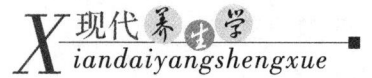

（一）动作刺激

每天临睡前，孕妇躺在床上，双手放在腹部，用手指轻轻地压抚或拍打胎儿，使胎儿出现蠕动。这样可激发胎儿运动的积极性，使站立行走早于未受过训练的婴儿。此法动作要轻柔，宜经常施行，怀孕末期更为重要。但有早期宫缩的孕妇忌用此法。

（二）听觉训练

包括音乐及语言。从妊娠的第十三周开始，坚持有计划地对胎儿说话、诵读诗歌，为其唱歌或放录音磁带，让胎儿听悠扬动听的乐曲或歌曲。此外，母亲与别人的谈笑声、林间鸟语、昆虫及潺潺的流水声，都是促进胎儿听觉和神经系统发育的良好信息。研究发现，孕妇多听轻快悦耳的音乐，胎儿躁动减少，生长发育良好；如果孕妇经常听嘈杂震耳的摇滚乐，会使胎儿躁动增加。

音乐是胎教不可缺少，又无法代替的重要内容。妇女对声音的感受比较敏感。怀孕后，机体不仅承受着养育胎儿的物质消耗与体力的负担，而且精神上也易受激素变化的影响，情绪易波动。此时，选择一些轻松愉快的音乐，对调节孕妇的情绪会产生积极效果。

音乐对胎儿是不可缺少的精神乳汁，在这个时期，胎儿在智力、情感、行为方面都处于发育的启蒙时期，胎儿的一切发育都离不开环境的刺激，而音乐无疑是对其最有益的刺激。当然，给胎儿听的音乐，必须有所选择，绝不能用噪音太强的音乐，否则会适得其反，这一点从胎儿对不同音乐的反应实验中，也得到证实。

胎教音乐分为孕妇音乐和胎儿音乐2类。前者为胎儿创造发育条件，避免各种损伤智力的因素对胎儿造成伤害；后者则直接用于促进胎儿的智力发育。

适合于孕妇听的音乐，要选择充满诗情画意、幽雅抒情、委婉柔和的乐曲。如中国古典乐曲《梅花三弄》、《平湖秋月》、《渔舟唱晚》；西方音乐则应选取古典音乐，如《A大调抒情小夜曲》、《仲夏夜之梦》。现代音乐，宜选用《啊！莫愁，莫愁》等。根据生活规律，随时听取，但不宜戴耳机，音量应控制在45～55分贝（db）之间。孕妇不宜听节奏强烈、音色单调的音乐，如迪斯科音乐等，也不宜听有庸俗色情成分的音乐。前者会造成烦躁和疲劳，对胎儿不利；后者往往会引发邪念，对胎儿的性格产生不良影响。

适宜于胎儿听的音乐，是让胎儿直接受益于音乐。方法是将收录机的耳机对准腹部胎头部位，每次20～30分钟。凡4个月以上的胎儿都可以听音乐。目前市场上有不少专门的录音磁带可供选用，如《胎教音乐》、《小神童》、《我将来到人间》等等。4～5个月以上的胎儿一般每次听15～20分钟左右，并可适当配合腹部抚摩。

在胎儿期对后代进行音乐教育，对胎儿大脑右半球的发育是有益的。因为：遗传因素很难改变，但环境因素却可以改变。对胎儿来说，母体便是他最初的生活环境，音乐胎教是利用人的能力改变环境的重要措施。由于胎儿"听"到的大都是母亲传入子宫的声音，所以年轻的母亲应该不厌其烦地早些对胎儿说话、唱歌，为了下一代而选择适宜的音乐，这些措施还会使婴儿出生后母子关系更加和谐融洽。

胎教音乐的内容，具体没有什么规定，只要符合以下要求就可以了：节奏清楚、旋律优美、低音明显、与母体的某些生理节律（如呼吸、心跳等）不冲突。其中要求低音要明显，这是因为：母体对声音来说，是一个声音的屏障体，对高音衰减的作用很大，胎儿很难听到2000赫兹以上的高音和泛音。

值得提出的是：胎教音乐不仅在母亲怀孕时使用，即使孩子出生后，还可以一直使用到 3～4 岁，让孩子不断重温这"天伦之音"。

（三）情感交流

胎儿时期，母子之间不但有血脉相连的关系，而且还有心灵情感相通的关系。母亲与胎儿分别通过不同的途径彼此传递情感信息。母亲的情感诸如怜爱、喜悦、悲伤，以及恐惧、不安等信息会通过有关途径传递给胎儿，进而发生潜移默化的影响。因此，孕妇要时时刻刻想着这个未曾谋面的"腹中密友"，与其进行情感的交流。

第十六章 儿童期养生

人类随年龄的不断生长变化，其生理功能也在不断地变化，所以，不同的年龄，养生的重点也随之不同。关于年龄的划分，不同时代、不同地区也不尽相同。世界卫生组织（WHO）最新的年龄划分为：胚胎形成到出生为胎儿；44岁以下为青年期；45~59岁为中年期；60~74岁老年前期；75~89岁为老年期；90岁以上为长寿老人。

青年期又详细划分为：新生儿期，指从脐带结扎，与母体断开起至出生后满28天；婴儿期，0~3周月；小儿期，4周月~2.5岁；幼儿期，2.5~6岁；少年期，7~17岁；青春期，18~28岁；成熟期，从29~44岁。医学上的儿童期一般指14岁以前，这一年龄阶段的疾病属儿科范畴。

本章的儿童期主要指青春期以前，即0~17岁这一阶段。重点论述童年的养生，即从0岁~6周岁，这一段时间是生理上的婴幼儿时期，基本上属于学龄前期，主要处于父母、监护人、幼儿教师的严密养护之下。儿童期养生保健的特点是养教并重，保养元真，教子成才。

第一节 儿童特点

儿童处于生长发育的初期，在生理上，既有生机蓬勃的一面，中医学称之"稚阴稚阳之体"，或称"纯阳之体"；又有形气未充的一面，抗病力低下，易于发病，病情发展迅速，但因为脏气清灵，患病容易康复。小儿的心理发育也未臻完善，易受惊吓致病，情志不稳，可塑性大，易于接受各方面的影响和教育。

儿童期，随着体格生长发育的进展，身体各部位逐渐长大，头、躯干、四肢比例发生改变，内脏的位置也随年龄增长而不同。如肝脏右下缘位置在3岁前可在右肋缘下2厘米，3岁后逐渐上移，6~7岁后在正常情况下右肋缘下不应触及。各系统器官的生理功能也随年龄增长逐渐发育成熟，因此不同年龄儿童的生理、生化正常值各自不同，如心率、呼吸频率、血压、血清和其他体液的生化检验数值也不尽相同。所以，某年龄阶段的功能不成熟，常是疾病发生的内在因素，如婴幼儿的代谢旺盛，营养的需求量相对较高，但是此时期的胃肠吸收功能尚不完善，易发生消化不良等等。

儿童期在病理方面：对同一致病因素，儿童与成人的病理反应和疾病过程会有相当大的差异。如肺炎球菌所致的肺内感染，婴儿常表现支气管肺炎，而成人和年长儿则可引起大叶性肺炎。

小年龄儿童的非特异性免疫、体液免疫和细胞免疫功能都不成熟，因此抗感染免疫能力比成人和年长儿低下。婴幼儿时期，免疫水平均较低，容易发生呼吸道和消化道感染。因此适当的预防措施对小年龄儿童特别重要。

儿童时期是心理、行为形成的基础阶段，可塑性非常强。及时发现小儿的天赋气质特点，并通过训练予以调适；根据不同年龄儿童的心理特点，提供合适的环境和条件，给予耐心的引导和正确的教养，可以培养儿童良好的个性和行为习惯。

有不少严重威胁人类健康的急性传染病，可以通过预防接种得以避免，此项工作基本上是在儿童时期进行，是儿童工作的重要方面，目前许多成人疾病或老年性疾病的儿童预防已经受到重视，如动脉粥样硬化引起的冠状动脉心脏病、高血压和糖尿病等都与儿童时期的饮食有关；成人的心理问题也与儿童时期的环境条件和心理卫生有关。

儿童时期是机体处于不断生长发育的阶段，表现出的基本特点有3个大的方面。一是个体差异、性别差异和年龄差异都非常大，无论是对健康状况的评价，还是对疾病的临床诊断不宜用单一标准衡量。二是对疾病造成损伤的恢复能力较强，常常在生长发育的过程中对比较严重的损伤实现自然改善或修复，因此，只有度过危重期，常可满意恢复，适宜的康复治疗有事半功倍的效果。三是自身防护能力较弱，易受各种不良因素影响而导致疾病发生和性格行为的偏离，而且一旦造成损伤，往往影响一生，因此，应该特别注意预防保健工作。

第二节　儿童养护

古代的养子十法首载于宋代陈文中的《小儿病源方论》中，千百年来皆相沿习，是中医学中有关小儿抚养保育的重要内容。内容为：要背暖；要肚暖；要足暖；要头凉；要心胸凉；勿令忽见非常之物；脾胃要温；儿啼未定，勿便饮乳；勿轻服轻粉、朱砂；宜少洗浴。这些内容至今仍有可借鉴之处。

一、饮食喂养

8个月以内的婴幼儿，提倡母乳喂养。母乳喂养有非常明显的优点，除容易消化吸收，蛋白质、脂肪、糖的比例适当外，还具有缓冲力小、对胃酸中和作用弱、有利于消化，在胃内停留时间较牛奶为短等优点。因此，母乳是最理想的天然食品。若无母乳者，可采用牛奶、羊奶、奶糕、豆浆等代乳品人工喂养，鲜牛奶可作首选。

儿童时期易于缺钙。正常人每天每人需要800毫克钙，而一般饮食中仅有500毫克左右的钙，如果每天饮用1袋牛奶，即可满足需要。第二次世界大战后，日本政府给中小学生每人每天免费供应1袋牛奶，多年来，使日本人的身高一代超过一代，现在超过了中国人。日本人称此为"一袋牛奶振兴一个民族"。英国专家连续15年观察，每天饮用1袋牛奶的儿童身高高出不饮用者2.8厘米，每天2袋者高出4.8厘米。

因为生长激素是在夜间分泌，因此儿童睡觉前饮用牛奶最好。

儿童不同阶段的食品应以营养充足，适应并促进发育为原则。

幼童的肾气未充，牙齿、骨骼、脑髓均处于发育中，因而不要忽视补肾食品的供给，如动物的肝、肾、脑髓及核桃仁、黑芝麻、黑桑葚、黑豆等事物的供给。少食或不食温补滋腻厚味的食品，羊肉、鸡肉、火腿、海参等。以下食物，较适宜少儿食用。

1. **鱼类**　各种鱼都对大脑发育有促进作用。鱼和贝类含有较多的不饱和脂肪酸，是制造神经细胞的原料。蛋白质、维生素、微量元素的含量也很高，可以促进智力活动。鱼鳞中所含的健脑成分高于鱼肉，尤其是无机元素如钙、磷的含量更高。鱼鳞含有较多的卵磷脂，可增强记忆力，并控制脑细胞的衰退。鱼鳞的吃法是：刮下鳞片，洗净，捣碎，用文火熬成胶状，切成块，食用时加醋、葱、姜等佐料拌和，味道很鲜美。

2. **金针菇** 又称金菇、朴菇。因为它的菌柄细长，呈鹅黄色，所以用"金针"来形容。其肉质脆嫩，营养丰富，高蛋白，低脂肪，多糖，富含钙、铁、磷等微量元素和维生素。氨基酸中的赖氨酸和精氨酸有加强记忆，开发智力的作用，所以被称为"增智菇"。金针菇可炒，可烧，可凉拌，滑嫩爽口，因此是儿童保健和开发智力的必需食品之一。

3. **木耳** 木耳有白木耳与黑木耳之分。《神农本草经》称其"益气不饥，轻身强智"。其中所含的营养成分主要有蛋白质、脂类、糖类、钙、磷、铁、胡萝卜素、维生素 B_1、维生素 B_2、烟酸、卵磷脂、脑磷脂、鞘磷脂和甾醇等。其中，卵磷脂等不饱和脂肪酸、维生素、无机元素是主要的健体、益智成分。儿童食用，以白木耳为佳。

4. **牡蛎** 药用时，用壳；作食物时，则用其肉。每100克干肉中含糖原63.5克，各种氨基酸1.3克，另含维生素 A、B_1、B_2、D 和亚麻酸、亚油酸、甾醇等。尤其是含有极为丰富的微量元素（铜、锌、锰、钡、磷、钙、碘等），含量高达17.6克/100克。此外，还含有1.3%的牛磺酸和极为丰富的谷胱甘肽。牡蛎肉的食用方法是：洗净，放滚开水中煮一滚后捞出，然后可用炒鸡蛋，或做汤，或加姜醋等凉拌。

5. **牛肉** 是能使人强壮的食品。每100克牛肉中含有蛋白质20.1克，脂肪10.2克，钙7毫克，磷170毫克，铁0.9毫克，维生素 B_1 0.07毫克，维生素 B_2 0.15毫克，烟酸6毫克。其中的蛋白质是牛肉的主要滋补成分，组成牛肉蛋白质的氨基酸种类多，结构合理，为完全性蛋白质食品，凡身体虚弱而智力发育较差的儿童，吃牛肉最为相宜。牛心是传统的益智食品，古代认为黄牛心作用最好。

6. **大豆** 具有益智、抗衰老、美容等功效。中医古籍记载，常食大豆可以"令人强壮，容貌红白，永不憔悴"。一般来说，平时食用以黄豆最普遍，黑豆较少食用，但黑豆入药较多，其强壮益智作用在某些方面超过黄豆。大豆中所含的蛋白质，不仅量多，而且质好，其中氨基酸的组成与人体的需要比较接近，组成比例类似于动物蛋白。所含氨基酸与谷物所含氨基酸有所不同，如谷类中较缺的赖氨酸，在大豆中的含量很高。因此，儿童应提倡米豆或面豆混合食用，起互补作用。大豆脂肪中，亚麻油酸和亚麻油烯酸最为丰富。还含有1.64%卵磷脂等，对少年儿童的大脑、神经系统发育具有重要意义。大豆的含铁量也较高，并且容易消化吸收，对贫血的儿童来说是较适宜的益智食品。制成豆腐后，因为加入了盐卤或石膏，增加了钙、镁等无机元素的含量，更适合于儿童食用。

豆类的食用方法非常多，豆制品就有水豆腐、老豆腐、豆腐干、腐乳、腐竹、油豆腐、豆芽、豆腐脑等等。无论哪种食用方法，都要求充分加热煮熟后食用，否则会造成腹泻。这是因为大豆中有一种抗胰蛋白酶因子，能抑制胰蛋白酶的消化作用，使大豆中的蛋白质难以分解而影响消化。煮熟后，这种因子就会被破坏，蛋白质就能被吸收。

7. **蜂蜜** 主要成分是果糖、葡萄糖、蔗糖、麦芽糖、蛋白质和氨基酸。还含有转化酶、还原酶、氧化酶、过氧化氢酶、淀粉酶等酶类。另含有机酸类，乙酰胆碱，维生素 A、B1、B2、B6、C、D、K，尼克酸，泛酸，叶酸，生物素及铜、铁、锰、镍等微量元素。从智力饮食的五大营养素来看，蜂蜜是一种天然的益智佳品。食用蜂蜜，可以兑开水冲饮，也可以做成各种饮料饮用。对于少年儿童，最好不要食用蜂乳、蜂王浆及其制剂。因为它们所含的激素类成分较多，其中的促性腺激素会导致儿童性早熟，因此不宜食用。

小儿脾胃发育未全，饮食又不能自节，喂养稍有不当，就会损伤脾胃，影响生长发育。因而，幼儿的喂养应着眼于保护脾胃。饮食以易于消化吸收为原则，应随时观察孩子的大便来了解消化吸收的情况。现代儿童要防止营养过剩，注意节食。即："忍三分饥，吃七分饱，频揉肚。"

二、起居养护

儿童的起居要顺应天时寒温变化增减衣衫，以小儿的手足暖儿不出汗为标准。保暖要点是头宜凉，背、腹、足宜暖。小儿衣被忌厚热，平时穿衣不宜过多。

睡觉时被子不宜过重、过厚、过暖。仰卧、侧卧均可，不宜俯卧。要帮助孩子经常调换睡眠姿势和侧卧的方向，以免颅骨畸形发育。枕头不宜过高。

经常梳头，有健脑作用。按中医的经络学说，头部为"诸阳所会，百脉相通"之处，头顶正中的穴位叫"百会"穴。经常梳理头发，会使人感到神志爽快、头脑清醒，还能消除疲劳。梳头的过程，实际上是在对头部各个穴位进行按摩，通过按摩的刺激，可以调节大脑皮层的兴奋和抑制过程，促进血液循环和皮下腺体的分泌，改进营养代谢。即中医所说的流通气血，散风明目，荣发固发。提神醒脑，改善睡眠。梳头宜早上、晚上各1次，由前到后，再由后到前，由左向右，再由右向左。如此循环往复，梳数十遍至百余遍，以头皮出现发热和紧缩之感为止。

头发宜多梳，但不宜多洗。古书上说："除夏以外，五日一沐。"尤其注意不能洗头后受风受凉，否则容易患头痛症。此外，女孩子不宜烫发，更不能戴着卷发筒或发夹睡觉，以免发根被压迫，影响血液循环。

三、安全防护

家长和监护人一定要注意儿童的安全防护。小儿胆小怯弱，易受惊吓，大惊卒恐可致疾病。对外界危险事物没有识别能力，容易发生意外事故，故必须谨慎看护，事事留意，正面引导，切勿以粗暴态度或恐吓手段对待。

四、体格锻炼

要充分利用大自然的日光、空气进行体格锻炼。10岁以内儿童，每天至少2~3小时的户外活动。以体操、游泳、游戏、短跑、武术、跳绳和球类运动为宜。儿童还应多做益智游戏，以促进智力的发育。如：

1. **屈指** 左右双手同时做屈指运动，左手屈拇指，右手同时屈小指；或左手屈食指，右手屈无名指。动作由慢到快。做一段时间后，左右手交替再做。

2. **指鼻子指眼** 家长握住孩子一只伸开的手掌，用另一只手拍打孩子手心，孩子的另一只手用食指按在鼻尖上，其余四指握拳。家长每打孩子手心1次，嘴里同时喊出"鼻子"、"眼"、"嘴巴"、"耳朵"等各种指令，除喊"鼻子"时手指不动外，其余所喊指令的瞬间，孩子要迅速地将食指指向所喊指令的部位。由于喊指令与手指移动几乎同时进行，所以孩子往往会乱指一气，逗得旁人哈哈大笑。这种游戏对训练孩子反应能力、判断能力、应变能力最有帮助。

3. **摩膝敲膝** 左手伸开，手心紧按在左膝头。右手握拳，拳头搁在右膝头。喊"开始"后，左手沿大腿上下摩擦，右手同时用拳头上下敲打右膝头。这个游戏开始做的时候，左手总是不自觉地变成与右手一样的敲膝动作，或右手变成与左手一样的搓膝动作。当逐渐习惯后，双手就会逐渐适应各自的动作，这时别人可以大喊一声"换"，要求左右手突然变换动作，变换之初,将又是一次手忙脚乱,引起旁观者哈哈大笑。

五、培养良好的生活习惯

儿童养生最主要的,就是从小养成良好的生活习惯,这种习惯经过固化,可以形成良好的生活方式,对人一生的健康都是有益的。

(一) 卫生习惯的培养

1. **睡眠习惯** 从小养成按时睡觉、按时起床的习惯。不可养成抱着睡觉的不良习惯,入睡前应积极引导入睡,切勿逗引玩笑,不讲恐怖故事,不做兴奋游戏。

2. **卫生习惯** 6个月左右,应该开始训练定时大、小便的习惯。周岁左右,要养成饭前、便后洗手的习惯,睡前洗脸、洗脚,女孩每晚洗外阴。定期洗头洗澡,衣服勤洗勤换,常剪指甲。饭后漱口刷牙,不可含着糖块入睡。到了4岁,要逐渐培养自理能力,注意培养正确的姿势,讲解卫生保健常识,预防龋齿、近视眼、沙眼、脊柱变形、扁平足和传染病的发生。

3. **生理认知** 要尽早让孩子认识自身器官组织的名称和功能。懂得人体由头、躯干和四肢组成,心、肺是人体的重要脏器;懂得五官的作用;学会保持正确的坐、立、行、走姿势等。

4. **饮食习惯** 要尽早养成用自己的餐具吃饭的习惯。进餐要定时、定量,不要过饱,不挑食,不偏食,不吃不洁的食物,不暴饮暴食,不要过多吃糖;养成饮水的习惯,不喝生水;饭前、饭后不做剧烈的活动等良好的饮食习惯。

5. **公共卫生** 教育和引导儿童从小养成不乱扔果皮纸屑,不随地吐痰,不随地大小便,保护环境清洁卫生,不在墙壁家具上乱涂乱画,爱护花草树木等良好习惯,教育和引导孩子遵守公共规则,爱护公物,培养公共道德。

(二) 安全教育

上节说的"安全防护"是指家长和监护人要保护儿童的安全。安全教育是让幼儿自己懂得意外事故可以损伤身体,甚至可以丧命。教导幼儿在生活中,在游戏、锻炼和活动时要注意水、电、火、锐器、药品等的安全。要懂得并遵守交通规则;不随意跟生人走等等。

(三) 疾病预防

要按照国家计划免疫的规定,定期定量做好预防接种,免疫防病。对婴幼儿要定期进行健康体检。要及时教给幼儿一些预防保健的知识,如身体测量和健康检查是为了发现疾病;预防注射可以增加身体的抵抗力等。逐步树立预防和自我保健的意识,乐于接受一些检查和注射。让他们懂得吸烟和被动吸烟的危害,以便长大后自觉选择不吸烟的生活方式。告诉他们经常锻炼身体的好处,从小养成爱运动的习惯。

(四) 心理卫生

学龄前儿童的心理健康教育应与德育教育相结合,培养幼儿是非、美丑、善恶的辨别能力。教导他们尊重父母和师长、热爱集体、关心别人、助人为乐,培养克服困难和独立生活的能力,使幼儿的心理健康地发展。

(五) 性教育

一般及时对儿童进行适宜的性教育。如知道自己的性别;认识动植物的雌雄;在游戏和生活中扮演正确的性角色;教导幼儿,尤其是女童不与生人接触,树立性保护意识等。这对于树立正确的性观念和为青春期性教育奠定基础十分重要。

（六）保护环境

要及早教育引导儿童树立保护自然生态环境的观念。懂得空气、土壤、水和噪声污染对人体有害。从小培养保护环境、节约资源的责任感和意识。

第三节　早期教育

早期教育是指对自出生至幼童期儿童进行的适时而恰当的教育与训练。包括道德教育与健康心理的培养、智力开发、健康教育和美学教育。

一、早期教育要点

1. **全面发展**　在孩子的成长过程中，应当注意德育、智育、体育、美育相互兼顾，相互促进，相互渗透，使孩子的身体与心理得以统一和谐地发展。特别强调追求儿童早期教育的全面发展，不能有知识空白和缺陷，这对于孩子长大后世界观、人生观、价值观的形成，对孩子的职业生涯、职业成长至关重要。

2. **适时恰当**　早期教育时间过早，内容过深有损孩子的健康。而早教过晚过浅，会推迟、耽误甚至阻碍幼童的成长。2～3岁是儿童口头语言及计数能力发展的关键期；出生到4岁是形状知觉发展的关键期；4～5岁是开始学习书面语言的关键期；5～6岁掌握词汇能力发展最快，又是数概念发展的关键年龄。教育与训练的内容与要求，应与幼童成熟的程度、速度相适应。5～6岁以前的孩子，一般不宜进行大量的识字与计算活动。这些时机的适时把握与恰当运用，才能收到如上佳效果。

3. **方法合理**　坚持正面教育，直观教育，对孩子不应冷漠无情，也不能溺爱、百般迁就，而应给以足够的爱抚，并给以始终如一的严格要求。

二、早期教育内容

（一）感知能力训练

感知训练主要以刺激小儿听觉和视觉为主。人体的活动通常需要多个感觉器官参与，身体多个部分的协调配合才能完成。比如捉迷藏，既要眼看、耳听，又要做手、脚等全身运动。只有通过综合训练，才能使小儿感觉器官的功能全面完善。6个月以后小儿活动能力已增强，应注重综合训练。游戏玩耍是综合训练小儿感官的极好方法，应尽量为小儿创造条件，在游戏玩耍中得到充分锻炼。

自然界是综合训练小儿感官的最好场所，让小儿多到大自然中去，看红日、白云、蓝天、绿树等五彩缤纷、变化无穷的自然景观，听虫鸣、鸟语、禽畜啼叫等充满生机的自然声音，嗅各种花草的芬芳，体验四季温度的变化，接受阳光的照射，让大自然成为训练小儿感官的最好场所。

（二）动手能力训练

中国自古有"心灵手巧"的说法，手的灵巧与大脑聪明与否有密切关系。儿童出生后3～4年内，大脑发育特别迅速，手的功能也迅速得到加强，此时对手进行恰当的运动训练，可促进大脑的发育，提高智力。

进行手的运动训练，必须遵循小儿手功能的自然发展规律，循序渐进，才能收到良好的效果。要注意让小儿早动手、勤用手，可以在游戏、折纸、"涂鸦"和吃饭中训练手，逐渐做到体勤脑灵。

（三）运动能力训练

不同年龄的儿童运动能力和特点并不一样，小儿的运动训练必须适合各个时期的能力，才能收到良好的强身健脑作用。6个月以内的婴儿，运动能力较弱，只能做不规则的运动和哭喊，应充分给予随意运动，略为提前帮助进行相应的运动训练，例如抬头、翻身、爬行等。6个月至1岁，逐渐训练坐、爬、站立、行走等等。1岁以后，已学会走、跳、跑等运动，此时游戏和玩耍是其运动形式，应尽量创造安全的游戏、玩耍场所和设备。随着年龄增大，体操和舞蹈也很适合进行能动训练。3～4岁时，做一些自我服务性的活动和简单劳动，如穿衣、洗脸、收拾碗筷、扫地等。

（四）语言能力训练

可以从食物开始，指物说物，在游戏玩耍中学习语言，并且正确发音。应为孩子创造丰富的学习语言的环境。小儿接触的事物越多，学到的词汇就越丰富。除了在家庭中创造各种训练语言的环境条件外，还应尽量让小儿走出家门，到社会、到大自然中学习语言。城里的父母应注意多带小儿到野外、郊区游玩，以弥补城市生活的不足。看图说话、念儿歌、讲故事等也是训练儿童口头表达能力的好方法。

（五）良好性格的培养

在我国长达30多年提倡一对夫妇只生一个孩子的政策指导下，独生子女的性格偏差越来越多，已经成了一种社会现象。不良性格会导致不良情绪，会阻碍儿童的智力成长，导致儿童人际关系的恶化。影响儿童良好自我意识的形成。

培养儿童良好性格，要从以下几方面入手：①营造和谐的家庭氛围，建立协调的亲子关系。②鼓励孩子充分表达情感。增加孩子表达情感的词汇和表达的方式；通过游戏、运动等方式疏泄不良情绪。③教会孩子控制情感。④净化生活和学习环境。环境会潜移默化地影响儿童个性的形成。应重视生活学习环境的净化，如选择适合的电视、电影节目及画册等，多接受和模仿正面人物的形象。

第十七章 青春期养生

青春期指以生殖器官发育成熟、第一性征发育为标志的初次有繁殖能力的时期。在人类及灵长类以雌性第一次月经初潮，雄性第一次遗（射）精为标志，本章泛指青春期年龄段。青春期是由儿童逐渐发育成为成年人的过渡时期，也是继婴儿期后，人生第二个生长发育的高峰期。

世界卫生组织（WHO）对年龄段的新划分，将44岁以前这段年龄划为青年期。对青春期的划分目前没有统一标准，部分学者将其分为青春期早期：即第二性征开始出现至女孩出现月经初潮，男孩出现首次遗精为止，表现是体格生长突增，年龄约为9～13岁；青春期中期：即以性器官及第二性征发育为主，以女孩出现月经初潮、男孩出现首次遗精为该时期的开始，以第二性征发育成熟为止，年龄约为13～16岁；青春期晚期：自第二性征发育成熟至生殖功能完全成熟、身高增长停止，女孩在这个阶段开始出现周期性月经，年龄约为16～18岁。也有观点认为，青春期即习惯上所说的青少年时期，具体可分为青春发育期（12～18岁）和青春期（18～28岁）。本章的论述以青春发育期为主。

第一节 青春期特点

青春发育期是人一生中生长发育的高峰期。其特点是体重迅速增加，第二性征迅速发育，生殖系统逐渐成熟，其他脏器亦逐渐成熟和健全。机体精气充实，气血调和。随着形体的迅速发育，心理行为也出现变化，如思想活跃、充满幻想、追求异性、逆反冲动、渴望独立等等，表现为半幼稚、半成熟以及独立性与依赖性相交错的复杂现象，具有较大的可塑性。

青春期，身体发育基本成熟（以智齿萌出，即骨成熟为标志），是人一生中发育最旺盛的阶段。但是，人生观和世界观尚未定型。青春期的生理、心理特点告诉我们，这一时期的养生保健，应按照身心发育的自然规律，注意体格的保健锻炼和思想品德的教育，为一生的身心健康打下良好基础。

一、突变特点

以性成熟为主要内容的生理成长，对青春期少年的心理及社会方面有着重大的影响，这个时期有几个重要特征。

（一）过渡期

青春期是个体由儿童向成年人过渡的时期。通常人们把青春期与儿童期加以明显区分，区分的界限是性的成熟。对于男性来说，性成熟的标志是遗精（通常在夜间睡眠时遗精）；女性是月经，即第一次来月经来潮。以性成熟为核心的生理方面的发展，使少年具有了与儿童明显不同的社会、心理特征。个体在儿童期依赖成人，成人约束并决定儿童生活和活动的主要内容和方面；儿童对自己的行为不承担责任。随着年龄的增长、生活范围和活动内容逐渐复杂化，使少年具有了与儿童不同的特点。青春期逐渐有了一定的特定意向和责任感并自己决定某些活动如何进行。对自己的行为，尤其是部分犯罪行为要负一定的刑事责任。但青少年也不同于成人。他们虽有一定的独立性，但还没有完全独立；在许多方面，尤其是在物质生活方面还要依赖父母；他们还没有成为完全责任能力人，并不是对自己的所有行为都要负刑事责任。由此可见，这种介于儿童和成人的过渡阶段的地位，使得少年成为社会学上所说的边缘人，他们地位的不确定性和社会向他们提出的要求的不确定性，使他们产生了许多特殊的心理卫生问题。

（二）发育快

青春期是人的身体发育完成的时期。研究表明，在人的一生中，身体生长迅速、身体各部分的比例产生显著变化的阶段有两个，一个是在产前期与出生后的最初半年，另一个则是青春期。青春期的快速生长发育，被称之为青春期急速成长现象。事实上，这种现象开始于性成熟之前或与性成熟同时开始，终止于性成熟后的半年到一年。中华民族男性的急速成长从10.5~14.5岁开始，在14.5~15.5岁左右达到顶峰期，以后逐渐减慢，到18岁左右时身高便达到充分发育水平，体重，肌肉力量，肩宽，骨盆宽等也都得到增加，与此同时性机能和第二性征也发育成熟。女性在月经及第二性特征这些外部变化的同时生殖器官也逐渐成熟，外阴开始出现了阴毛，阴道内分泌物开始增多，子宫发育变大，卵巢皮质中的卵泡开始有了不同阶段的发育变化。一切都表明已开始向性成熟期过渡。由于身体及性的发育，对少年的心理特征及社会生活产生了重大的影响，由此也产生了一系列的心理卫生问题。

（三）变化急

青春期是少年身心变化最为迅速而明显的时期，在这个时期，男性从儿童的身体、外貌、行为模式、自我意识、交往与情绪特点、人生观等，都脱离了儿童的特征而逐渐成熟起来，更为接近成人。这些迅速的变化，会使少年产生困扰，自卑，不安，焦虑等心理卫生问题，甚至产生不良行为。在这个时期中，从儿童向成人发展是可预测的，但是在发展过程中会出现什么情况或问题则不可预测。

（四）负担重

从青春期所要应付的各种问题来看，也是一个负担很重的时期。青春期少年要逐渐担负一部分由成人担负的工作，环境可能不断把一些由成人来办理的事项交给他们去办理，加重了他们的负担，但这些负担是他们成熟所不可缺少的，如果不增加负担，日后不可能成熟。青春期要应付由身高、体重、肌肉、力量等的发育成熟，特别是性的发育成熟所引起的各种变化及问题，心理压力相对增大过速。他们必须在抛弃各种孩子气、幼稚的思想观念和行为模式的同时逐步建立起较为成熟、更加符合社会规范的思想观念和行为模式。少年在应付自己的反抗倾向的同时，还要极力维持和保护与社会的正常关系。此外，异性兴趣、异性交往、繁重的学习任务等也给他们的身心造成极大负担，有时候还成为主要矛盾。

（五）善逆反

由于身心的逐渐发展和成熟，个人在这个时期往往对生活采取消极反抗的态度，否定以前发展起来的一些良好事物。这种善于逆反的心理现象，常常会引起青少年对父母、学校以及社会生活的其他要求、规范的抗拒态度和行为，从而会引起一些不利于青少年的社会适应的心理卫生问题。

二、生理特点

从儿童过渡到青少年的青春期，是"人生的第二次诞生"，心理学家称这一时期为"第二次危机"。如果说人生的第一次危机，"断乳危机"是在温暖的襁褓中度过的，幼儿的反抗充其量也不过是无力的挣扎、无望的哭闹。那么，人生的第二次危机，从精神上脱离父母的心理"断乳"，却来势迅猛，锐不可当。

1. **体态变化** 男孩身高突增，阴茎、睾丸开始增大，出现阴毛；出现喉结开始变声，出现腋毛，首次遗精，出现胡须，体毛接近成人水平，骨骼愈合，生长基本停止。

女孩：身高突增开始，乳房开始发育，出现阴毛，乳房继续增大，月经初潮出现，出现腋毛，脂肪积累增多，丰满，臀部变圆，月经规则，骨骼愈合，生长基本停止。

2. **生长发育** 正常女孩一般在9～11岁进入青春期，青春期的最早征兆是卵巢的增大（不做B超难以及时发现，因而常常以乳房出现发育为标志），之后是雌性激素的增加，出现第二性征和生长加速。女孩整个青春期时间平均约为4.7年，身高增长共约20～25厘米，其中青春期中期约1年多的快速生长期，年生长速率接近10厘米。月经初潮以后，生长速率锐减，继续生长共约4～8厘米。女孩月经初潮两年以上者一般再无长高可能。部分正常女孩没有明显的快速生长期。

正常男孩10～13岁进入青春期，青春期的最早征兆是睾丸的增大，之后是雄性激素的增多，出现第二性征和生长加速；男孩整个青春期时间平均为4.9年，身高增长共约25～30厘米，其中，青春期中期约1.5年的快速生长期，年生长速率可超过10厘米，之后生长速率锐减，直至完全停止生长。

3. **性成熟** 指心理或生理上已经具有成年人拥有的特征。性成熟的生理变化在青春期早期的表现形式主要是身高明显增长；继之是标志性事件，女孩的标志是月经来潮，传统中医认为女孩的月经初潮是"二七而天癸至，月事以时下"，即14岁左右月经初潮；男孩的标志是第一次遗精，中医认为"丈夫二八，而肾气盛"，即16岁左右发育成熟，出现遗精。正常女孩月经初潮在11～13岁之间，而男孩初次遗精一般13～15岁之间，但现在由于饮食结构不合理，营养过剩，脂肪、蛋白、激素类物质（如荷尔蒙）的过多摄入，孩子们的性成熟期不断前移，称之为"性早熟"。

一般男孩比女孩发育更迟，但发育的速度更快。青春期的生理发育影响到骨骼和肌肉的所有方面。

（一）男性特征

大约12岁，男性睾丸和阴囊开始增大，阴囊变红，皮肤质地改变。12～13岁时，阴茎变长，但是周径增大的速度较小，睾丸和阴囊仍在继续生长，出现阴毛，前列腺开始活动。14～15岁，阴囊和阴茎开始继续增大，阴茎头、根充分发育，阴囊颜色较深，睾丸发育成熟，出现梦遗。此时身体将发生一系列引人注目的生理变化，这个时期是男子成长发育的最佳时期。无论在形态上，还是生理上，都有较大的改变。除身高、体重猛增外，主要是第二性征发育，如声音变粗，胡须和腋毛开始长出，生殖器官也逐渐向成熟的方面发展，长出阴毛，睾丸和阴茎增大，性腺发育成熟，并开始有遗精现象。性格上也变得成熟、老练、稳重和自信起来，不再像小孩那样幼稚和无知了。

大量的生理学研究表明，青春期的启动是由人体内一种叫作促性腺激素的生理活性物质所调控的，它影响着发育，并使其分泌性激素，以维持第二性征的发育及生殖功能和性功能。男子青春期开始时，促性腺激素PSH水平升高，促使睾丸逐渐发育，曲细精管发育完善，生精细胞发育成熟，产出精子。与此同时，促性腺激素CH水平也升高，促使睾丸内的间质细胞发育，并产生男性激素——睾丸酮，促进男子生殖器官进一步发育和第二性征的发育。

青春期的到来，标志着男子发育至成年时期的开始，将是一个成熟的、具有繁殖后代延续种族生命的个体。这是男性一生中最重要的时期，它与社会、家庭教育、个人的生活成长及精神心理状态有极为密切的关系。男子到了青春期，由于性育成熟，在雄性激素作用下，会有性要求，对女方产生爱慕之情，这完全是青春发育过程中伴随着生理发育所产生的一种心理变化，属正常现象。但处理不好，缺乏应有的性知识，不讲究性道德，就容易犯错误。所以有人又把这一时期称为"青春危险期"。

青春期又是决定一生的体质、心理和智力发育的关键时期。虽然这时身体抵抗力比童年时期增强了，但一些传染病、常见病如结核、肝炎、肾炎、心肌炎等并不少见，而植物神经（管理各种器官的平滑肌、心肌以及腺体活动的神经）功能紊乱，散发性甲状腺肿，甲状腺亢进，神经官能症等明显比童年期增多。所以青春期卫生是不容忽视的，要注意营养、休息，还要努力学习，锻炼身体，为一生的健康和工作打下良好的基础。

在第二性征发育的同时，青少年在心理或生理上都有了改变。一般来说性情显得较为忧虑、暴躁，对看不惯的事较易发脾气，但对异性却充满了兴趣，对"性"产生了好奇。这种心理、情绪、行为等方面的变化受文化媒体及社会因素影响较大，称为第三性征。这方面并无明确的生理基础，而是由社会性别角色的获得而形成的。

（二）女性特征

女性青春发育期可进一步分为3个时期：①青春早期：从第二性征初现至月经初潮时止，现在年龄一般在9~12岁左右，以体格生长突增为主；②青春中期：以性器官和第二性征发育为主，月经初潮来临，年龄为13~16岁；③青春晚期：自出现周期性月经至生殖功能完全成熟，身高增长停止，年龄约为17~20岁。也有学者主张将青春期分为早、晚2个时期，青春早期为性征开始发育至月经初潮出现，青春晚期则自月经初潮开始至生殖功能完全或近成熟，身体发育停止。

由于卵巢比睾丸发育早，所以女孩的身体发育要比男孩早1~2年。相关统计资料表明，正常青春期各种性征开始出现的年龄有很大的个体差异，如乳房开始发育可早自8岁，晚至13岁；阴毛出现的年龄为8~14岁；月经初潮可自9~17岁不等；身高突增可开始于9~14.5岁。此外，不同个体间发育顺序也有差异，如一般乳房发育是青春发育的首现体征，但约20%女孩阴毛可出现在乳房发育前；单侧乳房可比对侧乳房提早发育数月；通常月经初潮出现在乳房发育后2~3年，但少数女孩月经初潮可发生在乳房发育后数月内，这些均属正常发育的变异。

女性青春期身高、体重迅速增长；身体各脏器功能趋向成熟，神经系统的结构已接近成年人，思维活跃，对事物的反应能力提高，分析问题能力和记忆力增强；内分泌系统发育成熟，肾上腺开始分泌雌性激素刺激毛发生长，出现阴毛、腋毛。生殖系统下丘脑—垂体—卵巢轴系统发育成熟，卵巢开始分泌雌激素、孕激素及少量雄激素，刺激机体内，阴道开始分泌液体、外生殖器官发育，出现第二性征如：乳房隆起、皮下脂肪丰满、骨盆宽大、嗓音细高等，月经来潮是青春期最显著的标志。女性青春期开始于全身发育，随青春期的到来，全身成长迅速，逐步向成熟过渡。接着进入生殖器官的发育期，随着卵巢发育与性激素分泌的逐步增加，生殖器各部也有明显的变化，称为第一性征。外生殖器从幼稚型变为成人型，阴阜隆起，大阴唇变肥厚，小阴唇变大且有色素沉着，阴道的长度及宽度增加，阴道黏膜变厚，出现皱襞；子宫增大，尤其子宫体明显增大，使子宫体占子宫全长的2/3；输卵管变粗，弯曲度减少；卵巢增大，皮质内有不同发育阶段的卵泡，使表面稍有不平。继之出现第二性征，即生殖器官以外，女性所特有的征象。此时女孩的音调变高，乳房丰满而隆起，出现腋毛及阴毛，骨盆横径的发育大于前后径的发育，胸、肩部的皮下脂肪更多，显现了女性特有的体态。月经初潮是青春期开始的一个重要标志。由于卵巢功能尚不健全，故初潮后月经周期也无一定规律，须经逐步调整才接近正常。青春期生理变化很大，思想情绪也常不稳定，家庭和学校应注意其身心健康。

三、心理特点

如上所述，青春期也是一个心理急剧发展变化的阶段，青春期的青少年出现了特有的心理需求和困惑。

(一) 青春期心理需求

青春期心理需求发生明显改变，表现为：

1. **合理的物质需求**　物质需求是生活永恒的主题，孩子进入青春期以后，表面上还是在服装、零食、玩具及文具等方面有所需求，实质的需求却在悄然变化。刚刚进入青春期，追求个性化的孩子较少，更多是要求自己从众。从众让自己有安全感，融入同学的圈子里，不显山显水。随着年龄的增长，熟悉了周围的环境，了解了同学、朋友的个性，孩子们开始彰显个性，暗暗地在群体里比高低。这种比较有积极的意义，孩子获得了经验，给自己在群体中定了位。

2. **扩张的交际需求**　进入青春期前后，又是初中生活的开始，孩子们像进入一个全新的世界，接触新的面孔、新的习惯、新的学习方式，是看得见的变化。有一个看不见的变化，就是进入青春期的孩子，思想和情感的转移。青春期之前，孩子心里依赖的是家长，进入青春期开始扩张和转移，扩张到朋友身上，到青春期后期，转移到异性朋友身上，最后，固定在异性身上。成家立业，生儿育女，进入一个新的循环，这是人类成长的必经之路，是我们没有办法抗拒的力量。孩子开始交朋友，为了朋友，他们可以在学校门口等，可以和同学一起去逛街、去网吧。为朋友可以留在学校打篮球，甚至是去打架，不在乎回家晚了家长的脸色，即使招来家长的打骂也依然如此。

3. **憧憬的异性需求**　进入青春期，与异性接触时有了微妙的变化。开始悄悄地关注异性，而且往往停留在外表上。比如女生关注帅气高大的男孩。女孩子们在一起会对所关注的男孩评头论足，有一些新鲜和刺激的感觉。男孩也会注意女孩，偶尔也会在一起用调侃的方式谈论某些女生，即使有一种淡淡的喜欢，他们也知道自己在想入非非。男孩和女孩，都会很拘谨，这只是孩子们走出家庭的圈子、步入社会认识异性的最初的学习阶段。而随着时间的推移，孩子们越来越明白自己喜欢什么样的异性，希望去接近他或者她。最开始的形式可以是打打闹闹、简单的问答，还可以是以班级活动为主题的工作式交流，很多孩子可以通过这样简单的交流，达到对异性的了解。很多孩子知道这不是什么爱情，只是同学交往。他们认为自己憧憬的美好爱情没有来临，所以，更多人选择了等待，等待自己长大。

(二) 青春期心理特点

1. 情绪特点 情绪容易波动，而且表现为两极性，即有时心花怒放，阳光灿烂，满脸春风；有时愁眉苦脸，阴云密布，痛不欲生，甚至暴跳如雷，可以用"六月天，孩子脸，忽而雷鸣电闪，忽而烟消云散"来形容，家长碰到这种情境时，千万要冷静，否则很容易发生冲突。

2. 交际特点 处在青春期的学生，渐渐地从家庭中游离，更多地与同伴一起交流、活动，结交志趣相投的同学为知心朋友，他们无话不谈，形影不离，视友谊至高无上，甚至为朋友两肋插刀在所不惜，这些举止往往令家长很难理解，而这恰恰是典型的心理断乳表现。只是发生得太快，家长没有心理准备，如果此时的家长愈加束缚，他们会离家长愈远，有的甚至逃离家庭去投奔同学。

3. 情感特点 在这段时期，青少年的情感由原来对亲人的挚爱之情，拓展到对同学、老师、明星、科学家和领袖人物的崇敬和追随；由自爱到爱集体、爱家乡、爱人民、爱祖国、爱整个全人类；也就是说，青少年的情感充分地体现了社会性；此时，他们的道德观也发生了变化，对成功人士、名人崇拜得五体投地，对坏人坏事疾恶如仇，他们追求公平公正，一旦发现某人有私心杂念，他们就会嗤之以鼻，就因为他们在现实生活中无法妥协和容纳不同意见的人与事，所以很容易受到伤害。

(三) 青春期心理困惑

1. 独立与依赖之间的困惑 青春期的少年在心理特点上最突出的表现是出现成人感，由此而增强了少年的独立意识。渐渐地在生活上不愿受父母过多的照顾或干预，否则心理便产生厌烦的情绪；对一些事物的是非曲直的判断，不愿意听从父母的意见，并有强烈地表现自己意见的愿望；对一些传统的、权威的结论持异议，往往会提出过激的批评之词。但由于其社会经验、生活经验的不足，经常碰壁，又不得不从父母那寻找方法、途径或帮助，再加上经济上不能独立，父母的权威作用又强迫他去依赖父母，从而产生困惑感。

2. 成熟与幼稚之间的困惑 青春期少年的心理特点突出表现是出现成人感，总认为自己已经成熟，长成大人了。因而在一些行为活动、思维认识、社会交往等方面，表现出成人的样式。在心理上，渴望别人把他看作大人，尊重他、理解他。但由于年龄不足，社会经验和生活经验及知识的局限性，在思想和行为上往往盲目性较大，易做傻事、蠢事，带有明显的小孩子气、幼稚性，使他们颇感困惑。

3. 开放与封闭之间的困惑 青春期的少年希望与同龄人，特别是与异性、与父母平等交流交往，他们渴望他人和自己一样彼此间敞开心灵来相待。但由于每个人的性格、想法不一，使他们的这种渴求找不到释放的对象，只好诉说在日记里。这些日记里写下的心里话，又出于自尊心，不愿被他人所知道，于是就形成既想让他人了解，又害怕被他人了解的矛盾心理状态。

4. 渴求与压抑之间的困惑 青春期的少年由于性的发育和成熟，出现了与异性交往的渴求。比如喜欢接近异性，想了解性知识，喜欢在异性面前表现自己，甚至出现朦胧的爱情念头等。但由于学校、家长和社会舆论的约束、限制，使青春期的少年在情感和性的认识上存在着既非常渴求又不好意思表现的压抑的困惑状态。

5. 自制和冲动之间的困惑 青春期的少年在心理独立性、成人感出现的同时，自觉性和自制性也得到了加强，在与他人的交往中，他们主观上希望自己能随时自觉地遵守规则，力尽义务，但客观上又往往难以较好地控制自己的情感，有时会鲁莽行事，使自己陷入既想自制，但又易冲动的困惑之中。

第二节 青春期养生指导

青春期养生的目的，第一，在于能够及时发现影响青春期青少年健康认知上的不足，引导其形成正确的认知，理解自身的体格生长发育状况、心理发育状况和性心理发育状况，形成健康的信念和生活方式。第二，能够通过各种检查发现身体、情感和行为上的问题，及时进行干预，杜绝危害健康的危险行为。第三，强化并鼓励健康的饮食起居和保健意识。第四，对免疫接种与传染性疾病的预防，以及性传播性疾病的预防有清楚的认识，积极参与健康评估，为维护自己的身心健康主动寻求养生服务。第五，保证青春期健康地过渡到成年期，为未来的家庭与事业打下良好基础，对国家和社会多作贡献。

一、心理指导

针对这些青春期的心理特征，培养其积极健康的心理素质极为重要，可从以下3个方面着手。面对青春期的孩子，家长都会有不同程度的惶恐，甚至有的家长如临大敌。家长的反应很正常，因为青春期孩子总是憧憬成熟又留恋童年，追求完美又总有缺憾，拒绝灌输又渴望帮助。这样矛盾的心理，使得他们的行为在大人眼里是如此荒唐和无聊，而对孩子来说，意义却十分重大。家长因不了解孩子而横加约束，使得与孩子的矛盾重重，冲突升级。

（一）营造环境多引导

转变青春期青少年在家庭、社会中的角色，把他们当大人看，当朋友看，注重不断地净化周围的环境，这是青春期的心理发育特点所需要的。灌输式、强迫式教育会适得其反。要用形象影响青少年，尊重青春期独立意向的发展和自尊，尊重他们的正确意见，逐渐给他们更多的独立权利，还要为他们创造愉快的、愿意讲话的环境，以便了解孩子的交友情况及周围环境的影响，探知他们的心理活动与情绪变化，从而对其进行有的放矢地引导和帮助。创造条件发挥其兴趣与爱好，引导慎重择友；对于错误或早恋等问题，不能采取粗暴、压制及命令的方式，要正确地循循善诱，启发其认识和觉悟。

1. **满足合理的物质需求** 青春期的青少年在家长面前出奇地不听话。今天要家长买一双名牌鞋，明天回来对家长说某某同学有了新手机，谁的生日要请大家去吃饭等等，书包上挂满了明星图片。很多男孩会在群体里学会抽烟、喝酒；女孩学会化妆、染发。其实他们是想通过这些仪式，向成年人看齐，在小群体里标榜自己、显示自己。而成年人却感觉他们是逞强。社会经济生活水平在提高，有些家长也有了攀比心理，在装饰家园的同时，也提高了自家孩子的生活水平，把他们打扮漂亮，给他们兜里揣钱。当孩子兜里装着钱时，上课总是在想如何花钱，势必影响学习。家长要正确判断孩子的需求是否正常。正常需求的标准主要从2个方面看：一是取同班同学物质需求的平均数或中下等。二是看家里的经济状况，如果家里的经济状况中等或比较好，应让孩子的生活水平低一点。如果家里的经济状况不太好，千万不要因为怕孩子受委屈而硬要让孩子去享受高消费，这种死撑面子的做法，不但不会培养孩子的自信，还容易使孩子不考虑家长的经济能力而变本加厉。

2. **满足必要的交往需求** 走出家庭，孩子的视野面宽了，接触社会的面广了，再不是家庭、学校两点连成一线的行为方式，他们会出现在自己从来没有去过的地方，会遇到从来没有遇到的问题。这时，朋友是最直接的帮助者，可以取代家长的支持和帮助。孩子们思想不再单纯，这连他们自己都感觉得到，他们有时浮想联翩，有时忧心忡忡，有时大喜大悲。这些感情，不适合和家长分享，因为家长马上会紧张和忧虑，批评教育必不可少，跟踪监视接踵而至，所以，家长不是孩子吐露心声的选择，而最好、最安全的是身边的朋友。在这个时期，很多时候孩子们选择老师做朋友，让老师分享自己的喜怒哀乐，因为在孩子心目中老师依然是神圣可信的。从心底里孩子们需要家长，而让他们望而却步的是家长的担忧和不信任。家长正确的支持与引导方法是：首先获得孩子的信任，愿意和你说出他遇到的所有问题。家长要学会倾听，不要急于批评和指正。听孩子诉说，也是给孩子宣泄的机会，减轻了心理的负担。家长听后，找机会给孩子提出建议，久而久之，家长和孩子成为最值得相互信赖的朋友。家长支持孩子交友，同时提出具体而简单的底线要求。比如，带你做坏事的人不能做朋友、很自私的人不能做朋友、自以为是的人不能做朋友等等。孩子们往往认为朋友是永恒的，要告诉孩子不一定是这样，朋友之间的关系时常会发生变化，也有可能会断交，要有心理准备。总之，家长首先要把角色转换成孩子需要的朋友。

3. 引导异性的关注需求　　在对异性的关注上，首先，家长不要促成孩子将错就错地从误会、误解开始"爱情"。家长捕风捉影的批评、不信任的盘查、偷偷地窥探孩子的隐私、忧心忡忡地唠叨提醒，让孩子烦躁，加重其逆反心理。有异性朋友接触的孩子，会很小心，为了避免暴露自己的感情，避免因为自己的一个小纸条、一次不期而遇的单独接触被家长发现，使得对方受到伤害，会加紧通风报信和联络，结果，两个人越走越近，越来越相互支持和信任，终于弄假成真。家长在这里起的是推波助澜的作用，而自己却并没有意识到。其次，学习上的压力、生活上的压力，孩子需要有人分担，而家长只会施压，不会减压，孩子就会对家长逆反。对孩子的不理解、不宽容，无休止的批评唠叨，使得孩子去寻求理解和同情，也是孩子谈恋爱的缘由。再有，亲情是孩子的避风港，如果家庭不能给予孩子亲情，孩子很容易到异性身上寻找亲情。夫妻常年不和、打架、闹离婚，孩子最不容易接受，心里缺乏安全感。家长常年奔波在外，无力管孩子，孩子看着别人，再看自己，倍感孤独，也会容易去找安慰。青春期的孩子，关注异性之初，会在家长面前提到某个异性。家长千万不要大惊小怪，责备孩子心思不放在学习上，也不能掉以轻心。而是要耐心地听孩子把话说完，然后询问一下情况，再想办法引导孩子，等想好了，有了办法再说不迟。这样做的好处是：一、孩子知道此类事是可以和家长讲的，家长不会批评，以后遇到这方面的困惑，他就会向家长寻求帮助，家长就对孩子有了了解和帮助的机会。二、孩子明白，从家长那里讨来的主意，总比向同学或者自己琢磨出来的办法要好一些，只要家长不把孩子吓跑，孩子还会来求助。在孩子成长过程中，家长可以当好参谋，是对孩子的健康成长有利的好事情。

（二）注重修养塑人格

青春期青少年的身体发育虽已接近成人，可是对环境、对生活的适应能力和对事物的综合处理能力仍然很差，应加强思想意识的教育和修养，力求塑造独立自觉、坚强稳定、直爽开朗、亲切活泼良好人格。引导青春期的孩子遇事冷静、言行适度、文明礼貌，切忌恃智好胜、恃强好斗。正确地对待各种社会不良现象，明确自己在不同场合所处的不同位置，善于角色变换，采用不同的处事方法，从而有利于社交活动，促进人事关系和谐，有益于身心健康。

帮助孩子应对各种心理困惑。青少年出现的各种变化是青春期生理、心理发展的必然结果，是青少年由不成熟向成熟转化过程中的正常表现。如果孩子有类似的"问题"，老师、家长、亲属都应该保持平和的心态，用积极的态度、科学的知识、正确的方法引导孩子。要理解、接纳孩子。孩子出现的一系列身心变化，孩子自己也是始料不及、难以控制的，此时特别需要父母的理解和接纳。千万不要看到孩子的某些变化，或者发现孩子的反常行为就大呼小叫、惊慌失措，更不要打骂训斥、横加指责。否则，只会加剧孩子的逆反心理，增加与父母的隔阂。要学会做孩子的朋友，青春期孩子的最大愿望就是渴望尊重、渴望独立，希望把他们当成大人，平等相待。这就要求家长要转变角色和教育观念，改变居高临下、命令式的单向教育为平等、探讨式的双向教育。从单纯关心孩子的生活起居转变到指导孩子的发展和成长，努力成为孩子的良师益友。

（三）两性知识早教育

青春期的最大特征是性器官的迅速发育。男女青年，肾气初盛，天癸始至，具有了生育能力。心理方面，性意识萌发，对异性充满好奇和探求欲望。由于青年人的情绪易于波动，自制力差，若受社会不良现象的影响，常可使某些青年滋长不健康的性心理，以致早恋早婚，荒废学业，有的甚至触犯法律。因此，要走出过去传统的性知识秘而不宣的误区，尽早、适时地进行青春期的性教育。

青春期性教育从狭义上说，要讲生命的孕育和诞生的基本知识，青春发育的生理规律，青春体貌的变化，性欲望、性吸引、性冲动和性宣泄的生理与心理现象，性的安全健康和身心保护的知识，教给预防意外怀孕、预防性病、艾滋病、反对滥用毒品等知识。从广义上说，青春期性教育作为人生教育，还应当传授性的价值观念、性的社会行为规范与道德责任，性的法律界限与防止性暴力等知识；教导人际交往特别是两性交往的知识与技能，帮助青少年学习关于两性之间的友情、爱情、择偶、婚姻等人生课程，懂得性别社会化、性别差异与性别角色、两性尊重与平等的基本概念。

青春期性教育的重要目的是为了增进性健康。1975年，世界卫生组织提出关于"性健康"的概念："性的身体层面、情感层面、智力层面和社会层面的完整结合，从而积极地丰富人格，促进沟通和增进爱。"如果当代男女的性健康达到这样的水平，那么两性交往、和谐、合作，两性建立某种长久的关系和婚姻，就会诸多的社会问题。所以说性健康是婚姻幸福的基础，也是人生美满的要素。

青春期性教育的内容应当包括：一是提供关于人的性潜能的科学而准确的信息，包括人生的性器官与生殖系统、人的性发育、性取向与性别、性病、艾滋病预防等。二是提供性价值观与性态度的教育。要不含糊地向青少年传播符合自己文化的、社会倡导与支持的主流价值观，阐明这种价值观的由来及意义；帮助青少年科学地认识什么是两性之间健康而文明的关系，培养自尊感和自信心，学习对自己、对他人和对社会负责任。三是通过参与式教育和训练实践，使青少年学会两性之间的尊重、平等，获得两性交往的技能，包括沟通、做选择、应对朋辈压力，评价媒体信息以及建立诚信的友情关系。帮助青少年科学地、创造性地理解和接受现代社会的性别角色，以便日后正确地履行自己的角色使命。四是教育青少年在性的表达与行动中对自己和对他人高度负责，包括洁身自爱、拒绝不成熟的性关系、反对性的强迫，预防杜绝手淫，维护自己与他人的性健康。五是避孕、计划生育以及做父母的责任，也应成为青春期性教育的内容，不能等到男女结婚和生育时再去讲解这方面的知识。由于青春期的年龄跨度较大，因此在实施青春期性教育过程中，一定要遵循"适时、适度、适当"的原则，针对青少年需知、已知和未知的实际情况，决定内容在什么年龄段讲到什么程度。树立正确的性价值观。要告诉青春期的青少年，每个人天生就具有性的潜能，性是一个人生命中自然而健康的组成部分；性具有肉体的、心理的、伦理的、社会的和精神的各个层面，把这些层面完整地结合起来表达的性才是健康的；每个人在性的取向和性表现方式上可能不尽相同，但人人均有自己的尊严和价值，一切形式的性歧视、性虐待、性暴力都是对人权的侵犯；家庭应成为孩子学习性知识的第一所学校，父母应成为孩子性教育的第一任和主要的老师。父母有义务帮助孩子接受社会的主流性价值观，并将价值观视为孩子健康成长过程的重要部分；任何性行为都是有后果的，因此每个人都有权利和义务在性行为上做出对自己和别人高度负责的选择；鼓励孩子与父母、老师或其他可信赖的成年人讨论性问题，这对个人、家庭、学校及社会都是非常有益的。要明确地告诉青少年，尚未成熟就涉足性关系是冒险之举；少女怀孕堕胎会殃害健康；感染艾滋病会毁及生命；洁身自爱，保证终生专一于一个性伴侣，是远离艾滋病的最有效办法。任何性行为都不应当带有强制性和剥削性。青少年应当得到家庭和学校的保护，他们有权获得预防怀孕和预防性疾病的科学而准确的信息，以便做到"知情选择"；还应当让青少年知道何处可以得到性健康咨询和遇到紧急情况应该到哪里求助。

性教育在心理交流和行为指导上具有隐私性和个体性，所以家长与孩子单独面对面进行交流最适宜；而且家庭环境具有自然性及亲和性，不紧张，安全保密；家庭更易于把握适时、适度的原则；家长平素要保持与孩子朋友式交谈的良好习惯，建立宽松和谐的家庭气氛，主动承担性教育的主角。学校以学习为主，性教育作为一门知识应列入教学计划认真传授。对于有特殊困难的家长和学生，学校有责任进行辅导；对于学生已发生的性问题，学校应与家长共同协商，采取一致的态度和积极的办法处理，避免出现意外。

随着社会人群健康与营养改善，生长发育出现全球性发展趋势，性成熟明显提前。由于受教育与就业机会增加，结婚年龄普遍推迟。且受不健康的"性解放"、"性自由"思想泛滥及一些传播媒介的误导，促使全球范围内青少年性行为增加。因而青少年性行为是个普遍存在的问题。美国的国家青年妇女调查（NSYW）资料显示：在1971年城市15~19岁女性28%非处女（白人23%，黑人52%），8年后非处女达46%，1982年略下降为42%（白人40%，黑人53%）。国家青年纵向调查（NLSY）资料显示1983年美国15岁青年非处女（男）的百分率，白人男性2%，女性4.7%；黑人男42%，女10%；拉丁美洲男19%，女4.3%。1983年NLSY公布首次性交年龄：男性白人为17.5岁，黑人15.5岁，拉美17.0岁；女性白人18.5岁，黑人17.5岁，拉美18.5岁。1991年美国社会生活与卫生调查（NHSLS）结果发现不论性别、种族，其首次性交年龄均显著提前。发达国家法、英、荷等情况与美相似，瑞典首次性交年龄比美国小1岁，加拿大则大1岁。性频率发达国家相似，但美国青少年妊娠率、分娩与流产率均高于其他国家。英国1980年每1000名13~15岁少女妊娠数为7.2，且逐年增加，1990年达10.1。大多数发展中国家早婚较普遍，厄瓜多尔、智利、洪都拉斯等法定婚龄为男14岁，女12岁。孟加拉国，女性平均婚龄为14.8岁，为世界女子婚龄最低国之一。我国改革开放以来，不可避免地受西方性解放思想的冲击，青少年也出现过早性行为与未婚先孕。上海1000多名未婚人工流产者中，最小年龄为10岁。初次性交年龄小于20岁者占67.7%。南京调查资料，青少年婚前性行为占45%，妊娠占3%，人工顺产达14%。上海性研究中心在1989年曾进行全国中学生抽样调查，发现中学生有过性行为的占9%。北京医科大儿童青少年卫生研究所1990年对2所中学952名学生调查，发现5%男生和1%女生有过性交行为，0.3%女生曾怀孕，人工流产。男生首次性行为小于15岁占0.8%，16岁为0.5%，17~20岁为2%。此外，我国某些地区还存在早婚问题，20世纪80年代女性早婚率达20%~30%。90年代已降至17.8%。青春期性行为的不良后果导致许多生殖健康问题，如生殖器炎症、不孕等，造成一系列社会消极影响。

青春期性教育，包括性知识和性道德教育2个方面。传授足够的性生理知识，以解除好奇、困惑、羞涩、焦虑、紧张的心理。对于手淫带来的困惑，要从科学原理上做出解释。女青年更要充分了解经期卫生保健知识。要注意隔离和消除可能引起他们性行为的语言、书籍、画报、电影等环境因素。安排好他们的课余时间，把他们引导到正当的活动中去，鼓励他们积极参加文体活动，把主要精力放在学习上。另外，帮助他们充分了解两性关系中的行为规范，破除性神秘感。正确区别友谊、恋爱的关系。提倡晚婚，力戒早恋，宣传优生、计划生育以及性病的预防知识。

二、饮食调摄

青少年时期人体新陈代谢旺盛，消耗的热量多，因此对饮食的需要量要求也高。营养素供给不足，就会影响生长发育，甚至营养不良，抵抗力下降。哈佛医学院的卡瑟琳·S·伯凯报告，小女孩如果饮食中富含动物蛋白和脂肪，那么她们容易过早成熟，而且年老后患慢性疾病的危险可能增加。相关的研究表明，体格上成熟较早的女孩日后患乳腺癌和卵巢癌的危险增加。伯凯等统计了生于20世纪三四十年代的67位白人女性的医疗和饮食记录资料，以探讨饮食、发育和成熟之间的关系。结果显示，在3~5岁期间食用动物蛋白最多的女孩比食用植物蛋白最多的女孩月经初潮时间提前。同样，1~2岁期间摄入脂肪较多以及6~8岁期间摄入动物蛋白较多者青春期发育较早。结果意味着成年后的患病危险与青春期发育和影响发育的因素相关。但是研究并没有建议父母改变孩子的食谱以减少她们的患病危险，因为小孩子需要足够的蛋白质和脂肪以供正常生长发育。公众健康指导力图引导儿童减少饱和脂肪酸、瘦肉和过多热量的摄入，增加水果、蔬菜的摄入，这可能降低乳腺癌的发病率，也会带来其他方面的健康。

（一）必需的营养素

1. **热量** 根据世界卫生组织推荐的热量标准，青少年每天所需热量为8368~12552千焦（2000~3000千卡，1卡=41868焦），轻体力劳动的成年人为10042~10878千焦（2400~2600千卡）。热量主要来自谷类食物，如热量摄入不足，则容易疲劳，影响体力。

2. **蛋白质** 必须保证充足的优质蛋白质，每天每千克体重供给蛋白质1.5~2克，应多吃瘦肉、鱼、蛋、奶、动物内脏和豆制品等。若摄入不足，可致发育迟缓，抵抗力下降。

3. **矿物质和微量元素** 特别要注意钙、铁、碘、锌和镁的补充。含钙丰富的食物有海带、芝麻酱、绿叶蔬菜、山楂、牛奶、虾皮和豆制品等，含铁丰富的有动物的肝、肾、瘦肉、血液及豆类、红枣和黑木耳等；含碘丰富的有海带、紫菜；含锌丰富的有瘦肉、牡蛎、豆类等。

4. **维生素** 维生素种类甚多，各有其特殊生理功能。维生素A、D存在于动物肝、蛋黄、牛奶、奶油中；维生素B_1、B_2存在于动物肝、牛奶、瘦肉、粗杂粮中；维生素C存在于新鲜蔬菜和酸性水果如酸枣、山楂和柑橘等食物中。

（二）形成膳食制度

养成良好的膳食习惯使孩子终生受益，合理的膳食制度应规定进餐的次数、时间及各餐的热量分配。这可使胃肠负担均衡，大脑皮层形成动力定型。将进食时间作为条件刺激，容易产生良好的食欲，促进食物消化、吸收。

含蛋白质和脂肪丰富的食物（肉、鱼、蛋、豆类和豆制品等）应安排在早餐和午餐。尤其是早餐对青少年的健康十分重要。理想的早餐应该是有粮食（主要含淀粉）、足量的蛋白质和脂肪，干稀搭配，荤素搭配，应有鸡蛋、牛奶、肉、豆浆之类营养丰富的食品。

三、习惯培养

青春期的青少年一定要地合理安排生活、工作和学习，形成规律的作息制度和规律。培养良好的卫生习惯，注意体格锻炼和适当的劳动。个人卫生包括口腔卫生、用眼卫生和写字、读书、站、坐等正确姿势，以防龋齿、近视眼和脊柱弯曲。按照不同年龄有计划地系统安排锻炼内容，顺序前进。要保证青春期充分的睡眠时间，每天不少于8~9小时，要养成良好睡眠习惯。注意保暖，避免寒冷刺激；避免过度劳累和剧烈的体育运动等等，在青春期就在衣食住行、运动休息、音乐舞蹈各个方面养成良好的养生习惯。养成良好的习惯一定要防范和杜绝不良习惯的形成。

1. 克服厌学 青春期青少年的学习障碍表现为注意力不集中，做事磨蹭，有头无尾，缺乏时间观念和任务感；慵懒、拖沓，学习迁移能力差，易形成习惯性惰性及自慰心理。社会适应技能缺陷，凡事都依赖别人。缺乏良好的独立学习习惯与学习方法。动作迟缓，身体协调不良，书写笨拙、幼稚，缺少笔画。学习障碍是缺乏学习兴趣，缺乏好奇心；或学习兴趣肤浅、范围狭窄、兴趣不能稳定，带有情绪性影响，久而久之，可致厌学。

厌学就是厌烦到学校上课。具体表现是学习效率低下，尽管有时候用功了，但效果不佳，并且感到学习非常枯燥，毫无兴趣。如果家长不督促，很少主动学习，不会主动地去涉及其他学习内容，一学习就觉得疲劳，要完成某一学习任务需要家长用物质激励，常常幻想自己有多么成功，有不明白的问题时，很少去弄明白到底是为什么，花在电视、电脑和娱乐上的时间比学习时间还多，没有明确的学习目的，不会提前做计划等等。有的甚至一提到学习就头疼。

2. 阻断网瘾 网络成瘾对青少年的危害特别大，网络上存在着一些暴力信息、色情小说和图片。对于那些缺乏鉴别能力和自控能力的青春期学生，很容易整天沉溺于网络中，接触有害信息，损害身心健康。若上网的孩子成天被那些内容低俗、刺激感官的内容诱惑，就像让他们吸毒或酗酒一样，有百害而无一利。长时间上网对孩子的心理健康是有危害的，使用电脑时间过长易使人产生孤独感、寂寞感，甚至产生抑郁情绪。另外，整天坐在电脑前会使人的思维模式单调化，在一定的条件下限制人的思维流畅。

3. 打破封闭 自我封闭是非先天产生性的一种神经系统失调导致的发育障碍，是后天形成的认知方面的心理障碍，是人类在社会化过程中造成的一种心理异常反应。一般人在儿时，成年后都会出现，也可发生在青少年成长的任何阶段。因为青春期处于从自我意识的萌芽状态向社会化发展的阶段，对于正常的孩子，他们愿意结交伙伴，喜欢分享，尝试在集体活动中感受乐趣。但是，由于生长环境的缺陷，如从小丧失亲子生活、被父母忽视或遗弃、被寄养在缺乏情感交流的家庭，以及患者自身的个性缺陷，如内向、胆小、自卑、压抑等等，使他们逐渐形成离群蜗居的生活习惯，并最终发展到把自己封闭起来，不愿接触社会，也越来越难以适应社会。

第三节 青春期健康教育

青春期的健康教育非常重要，是孩子一生健康成长的前提；其内容丰富多彩，要贯穿在整个家庭教育和学校教育的全过程之中。

一、人体解剖生理知识教育

对人体运动、循环、呼吸、消化、神经、泌尿、内分泌、免疫、生殖等九大系统的发育特点、结构与生理功能建立基本的认识，了解人体生长、发育的一般过程和规律，以及影响生长发育的各种因素。

二、青春期生理卫生知识教育

了解和掌握男、女少年在青春期的差异，青春期男、女生理发育特点，身高、体重、胸围、肩宽、皮下脂肪、肌肉等方面的变化及男女差异，生殖系统的发育特点。女性月经和男性遗精的形成及卫生措施，了解第二性征的出现的现象和特征。

三、个人卫生知识教育

传授青春期卫生知识，注意男、女外阴部清洁；学会正确对待第二性征（如不束胸、不穿紧身裤、不拔胡须、保护声带等）；注意睡眠卫生，生活要有规律；建立良好的生活习惯；了解吸烟、酗酒对健康的危害，并学习劝阻吸烟和拒绝吸烟的技巧；了解不良生活方式与疾病的关系以及疾病的预防措施。

四、合理营养与健康教育

了解蛋白质、脂肪、碳水化合物、无机盐、微量元素、维生素、纤维素和水等营养素对人体的主要作用，各类食物的营养价值，常见的营养缺乏症和营养过剩对人体的影响；了解合理膳食的构成，考试、运动、劳动等过程中的合理饮食与营养，学会选择有益于健康的饮食。

五、学校生活卫生教育

含教学卫生与环境卫生。了解学习过程中大脑的活动特点，注意用脑卫生，合理安排学习和休息的方法；了解睡眠的重要意义和中学生每日睡眠的需要量等等。

六、常见疾病的预防

了解健康的定义。了解与学习相关的疾病（如近视、脊柱弯曲异常、神经衰弱）及预防，了解青春期常见病，了解性病、艾滋病预防知识。

七、心理卫生教育

了解青春期的心理特点，如与性发育伴随的性意识产生；独立意向的发展与认识能力的不足；青春期常见的心理卫生问题。学会调节自己的情绪。进行正确的性道德教育；学会如何顺利地度过青春期。

心理健康的判定

青春期情绪容易波动，爱慕异性，兴趣易转移等，青少年的心理是否健康，主要从以下几个方面综合判定：

1. **与别人相似** 人与人之间都彼此相似。当听到月亮时，联想到太阳或星星，都是正常的反应。但联想到死亡，就让人难以理解。这种情况出现多了，就应注意处于青春期青少年的心理状态是否正常。如果一个人的想法、言语举止、嗜好、服饰等，与别人相差太大，则他的心理可能不够健康。

2. **与年龄相符** 人的行为是随着身心的发育而变化的。各种年龄的人，在想法、兴趣、行为上都有不同。青春期应是精力充沛、活跃好动的。而少年老成的学生，从心理卫生的角度来看，实际上是不够健康的。

3. **善于与人相处** 每个人都生活在社会中，都是社会的一个成员。一个人不可能脱离社会而单独存在。在青春期，社交范围扩大，在交往中，互相取长补短，培养互助合作精神，丰富群体生活经验，锻炼适应他人的能力。

4. **乐观进取** 情绪愉快表示心理健康。乐观的人，对任何事物都积极进取，无论遇到什么困难都不畏惧，即使遇到不幸的事情，也能很快地重新适应，而不会长期沉陷于忧愁苦闷之中。相反，多愁善感、情绪经常忧郁的人，心理上是不健康的。而且，情绪愈低，心理不健康的程度也愈重。

5. **适度反应** 每个人对事物的反应速度与程度都不相同。但差别不会太大。如反应偏于极端，则心理就不健康。如学生因考试失败而一时不悦，是正常的现象；但若为此而几天不吃饭，甚至有轻生的意念，就可能是心理不健康的。当然，对考试失败无动于衷的学生，心理也未必健康。

6. **面对现实** 心理健康的人，都能面对现实。遇到困难，他们总是勇于承认现实，找出问题所在，设法解决。相反，心理不健康的人，由于不能适应环境，往往采取逃避现实的方法。这些都不能解决实际问题，只能达到自我欺骗的效果，久而久之，还会发展成病态。

7. **合乎逻辑** 心理健康的人，无论做什么事都按部就班，有条不紊，专心致志，有克服困难的决心和毅力，而不是三心二意、虎头蛇尾。他们的思维合乎逻辑，说话条理分明，而不是东拉西扯、随说随忘。

八、体育锻炼与健康

了解体育锻炼对运动、循环、呼吸、神经等系统的作用；体育锻炼卫生与安全；体育锻炼基本原则；锻炼项目的安排应适合年龄、性别和健康状况。学会运动前后的准备活动和整理活动；预防常见的运动损伤如肌肉撕裂伤、扭伤、骨折等。

第十八章 中年期养生

按照世界卫生组织对年龄段的划分，中年是指从 45～59 岁这段时期，但传统的认识，是从 35～60 岁；中年处于承上启下的人生阶段，养生至关重要。如果调理得当，可以防止早衰，预防老年病，延缓老化的来临。中年以后，人的身体状况开始发生变化，往往不再像年轻时候那样能够胜任高强度的工作，也更容易"积劳成疾"。中年人只要在饮食习惯、生活方式和心理状态方面进行必要调整，依然能充满能量地适应新变化。

第一节 中年期的特点

中年时期是生命历程的高峰期，也是人生重要的转折点。

在生理上，中年开始由生命活动的巅峰状态转向稳定和衰退，逐步向老化发展。但是，这个进程是漫长而缓慢的。中年后期，脏腑生理功能衰减明显。

中年是心理成熟阶段，情绪多趋于稳定状态，社会经验、生存能力、经济收入也都处于一生的最佳状态。

中年后期随着脏腑生理功能衰减，心理会出现相应的变化，例如，对生理老化缺乏应有的认识和理解，常有不同程度的疑病倾向。同时，中年还是人生压力最重的时期，要承担来自社会、家庭等多方面的压力和重任，心理负担沉重。衰变、嗜欲、操劳、思虑过度，是促使早衰的重要原因，也是许多老年慢性病的起因。

第二节 中年期身体养护

中年期，工作忙、家务重，所以要分轻重缓急，合理利用时间，提高办事效率。千万不要因为加班加点，夜以继日，而让身体感到过度疲劳。

一、劳逸结合

中年人年富力强，工作任务重，又担负着赡养老人、抚养子女和家庭生活安排等多项任务，要避免长期过度劳累，积劳成疾。要善于科学合理地安排工作，认真安排好生活与工作的交替和搭配，有节律、有节奏、有规律而有效率地生活，一方面锻炼思维与应变能力；另一方面保护了身体，防患于未然。

中年人的居住环境以安静、清洁、空气流通、阳光充足、湿度适宜、生活方便为好。

睡眠是重要的休息方式，中年人必须保证睡眠时间和良好的睡眠效果，不可因为工作繁忙而经常开夜车，切忌通宵达旦地工作。中年后期会气虚喜睡，但不可嗜卧，熬夜、嗜卧均损伤神气，影响人体气血营卫的健运。宜早卧早起，以右侧屈卧为佳。注意避风防冻，但忌蒙头而睡。

保持良好的卫生习惯。面宜常洗，发宜常梳，早晚漱口。临睡前，宜用热水洗泡双足。要定时排便，经常保持大、小便通畅，及时排除导致二便障碍的因素，防止因二便失常而诱发疾病。

二、合理饮食

1. **食宜多样**　摄食多样饮食，做到营养丰富全面，以补益精气、延缓衰老。要适当补充肌体缺乏的营养物质。中年人容易缺钙，因此要在饮食中选用含钙高的食品。乳类及乳制品、大豆及大豆制品是理想的食物钙来源，芹菜、山楂、香菜等含钙量也较高。此外，可经常食用莲子、怀山药、藕粉、菱角、核桃、黑豆等补脾肾益康寿之食品。

2. **食宜清淡**　原则是"三多三少"，即蛋白质多、维生素多、纤维素多；碳水化合物（糖类）少、脂肪少、盐少。该原则的关键便是"清淡"。中年人消耗量大，要多吃米谷类、蛋类和动物蛋白食物。多吃鱼、瘦肉、豆类食品和新鲜蔬菜水果。中年人要注意限制动物脂肪的摄入，宜食植物油，如山茶油、香油、玉米油等。在清淡的基础上，中年人的食物要温热熟软，勿食或少食生冷，以免损伤脾胃，但亦不宜温热过甚，以"热不炙唇，冷不振齿"为宜。

3. **食宜节制**　中年人身体的基础代谢率呈下降趋势，饮食应力戒陋习，应注意控制饮食，少吃甜食，并适当参加运动，防止肥胖及体重超过标准。现代社会，人们已经不为衣食犯愁，但是由于饮食无节制而出现的"大胖子"明显增加。过度肥胖使人的身体承载过重的负担，甚至到最后不堪重负。于是，人从中年，甚至30岁左右起，就须注意防止肥胖，通过均衡的饮食供给，坚持日常运动进行控制体重。因为肥胖可导致高血压、高脂血症、冠心病、糖尿病、代谢综合征、恶性肿瘤等多种疾病。中年人消化系统也开始出现衰老变化，故平时应定时定量进餐，不暴饮暴食，不偏食，不吃零食，不吃过多的精制食品，多吃水果及新鲜蔬菜，吃盐不要过多，戒烟，限制饮酒，以免为老年健康种下隐患。

三、节制房事

和谐美满的性生活有益于人体的精神愉悦、健康长寿。因此，在日常生活中要不断密切夫妻感情，但同时应注意性生活的合理性和有节制性。性生活过程中切忌心不在焉；体力和精力不佳时，千万不要勉强自己过性生活；适当减少性生活的次数，使得性能量有一定的储存；对于存在性腺功能低下者，可小量、短期补充雄激素来增强性功能，但必须在专科医生的指导下进行。

人到中年体力下降，加之工作紧张，家务繁忙，故应节制房事。如果房事频繁，势必使身体过分消耗，损伤肾气。中年人应根据各人的实际情况，相应减少行房次数，以适应人体脏腑功能。《泰定养生主论》指出："三十者，八日一施泄；四十者，十六日一施泄，其人弱者，更宜慎之"，"人年五十者，二十日一施泄……能保持始终者，祛疾延年，老当益壮"，这是经验之谈，可以参考。

四、适度运动

中年人工作繁忙，要善于利用各种机会进行适当的运动，如做工间操、上楼下楼、骑车走路、室内踱步等等，做一些叩齿、咽津、提肛等锻炼。也可以采用脑力劳动与体力劳动交替的方法，或定时改变姿势，坐、站交替。体育锻炼、文娱活动同样是积极的休息方式，如太极拳、八段锦、五禽戏等中国传统健身功法以及游泳、登高、对弈、垂钓等，既可怡情养性，又可锻炼身体，如能持之以恒，必收益无疑。

锻炼要适度。人到中年，体力精力开始走下坡路，怕疲劳，易出现懒洋洋的状况。散步、慢跑、爬楼梯等体育锻炼可以增强体质和一般的抗病能力，并可消耗掉多余的能量，保持体重的稳定。但是，过于激烈的运动和某些骑跨运动、激烈的竞技运动、长时间骑自行车等对中年人是不适宜的，应该尽可能节制及回避。中年人的心、肺功能逐渐开始下降，因此，不要参加过重的体力劳动及剧烈的运动，避免高度的精神紧张，防止发生心律失常及心脏骤停而猝死；不宜突然改变体位，如久蹲后不宜突然站立，防止昏倒。多进行户外活动，呼吸新鲜空气等。

五、定期体检

中年人一定要每年定期进行健康体检。无数的处于中年时期的领导、社会精英、科学巨子、文艺大家常常英年早逝，让人们扼腕叹息。中年人由于承载了太多的社会、家庭责任，有的不堪重负，积劳成疾；有的忙于工作，疏于健康养护，导致许多悲剧发生。中年时期是疾病的高发期，一定要坚持定期进行健康体检，对疾病早发现、早治疗，许多英年早逝者，常常是疏于健康检查，错过了疾病初发的最佳治疗期，丧失了治疗抢救的机会。

中年人保健用药一定要慎重，有病要及时就医。用药要遵医嘱，药宜平和，药量适当；注重脾肾，兼顾五脏；辨体质论补，调整阴阳；多以丸散膏丹，药食并举，因势利导。如此才能收到补偏救弊，防病延年之效。

第三节 中年期心理保健

中年时期负担着社会、家庭的众多压力，面临激烈的竞争，容易出现抑郁、焦虑、紧张的状态，以致耗伤精气，损害心神，早衰多病。

一、控制情绪平稳

中年人家庭琐事多，工作任务重，情绪容易波动。人在发怒时，情绪急剧变化，交感神经极度兴奋、肾上腺素分泌增加、心跳加快、血压升高，体内血液循环不畅，各器官的正常生理功能受到干扰，容易诱发胃肠溃疡、高血压、冠心病等。所以，中年人要开始淡泊名利，不为金钱、名利、地位而太过辛劳、太过争强好胜，不良情绪不仅会招致各种疾病，还会影响家庭关系。

二、学会消除焦虑

面对工作和生活的双重压力和错综复杂的人际关系，难免会产生压力感，使人产生焦虑情绪。中年人应学会一些自我排解的方法来缓解与消除焦虑感。自我排解的方法有宣泄、转移、诉说等，学会自我排解。对于个人的心理健康，家庭环境也非常重要，中年人不但为家庭付出很多，同时也享受家庭带来的温暖。在温馨快乐的家中，人的压力会不知不觉被排解掉。

　　《养性延命录》强调"静神灭想"，要求中年人要畅达乐观，不要为琐事过分劳神，不要强求名利。应注意合理用脑，保持良好的性格，工作、学习之余，可以听音乐、看电视，与子女嬉笑谈心，共享天伦之乐。也可以浇花养鱼、作画习字、美化仪容仪表，以振奋精神，增添生活乐趣；或宁心静坐，使大脑得以充分休息。当情绪欠佳时，可对亲朋势友倾吐苦闷，或参加文体活动，使不良情绪释放出来，缓解心理上的压力。以良好的心境来调整神经系统功能，从心理上防止早衰。

第十九章 老年养生与长寿

世界卫生组织（WHO）将60~74岁划分为老年前期；75~89岁为老年期；90岁以上为长寿老人。本著将老年前期，老年期和长寿老人的养生统一划归为老年养生。所以，60岁以后就进入老年养护期，我们简称为养老。

《景岳全书》强调："人于中年左右，当大为修理一番，则再振根基，尚余强半。"而老年养生的关键，则在于保持健康的生命状态，减少疾病，延年益寿。

中国已经进入老龄化社会，养老已经成为沉重而热门的话题。本章主要论述老龄化、老年养生和长寿的相关研究，关于养老产业的话题，将在第三十章讨论。

第一节 老与衰老

一、老与衰老的概念

所谓"老人"是以年龄阶段来划分的，"衰老"则是年龄段结合生理功能衰退情况来评估的，"衰老"与年龄段不一定是平行关系。如有些人60多岁就弓腰曲背，须发尽白，口齿松动，甚至耳聋目暗，垂垂老矣；但有些人七十五六岁，却精神饱满，耳聪目明，甚至能结婚生子，差别之所以大，可能一方面与原先身体素质好，其次与平素加强身体锻炼，注意养生保健有关。但是人的生命规律，还是要衰老、死亡的，只是迟与早而已。了解人生理衰老的常态规律，设法去改变它，推迟衰老的到来是人们普遍美好的希望，也是医药科学家永远努力的课题。要搞好老年养生保健，首先应了解人们正常的衰老规律。

衰老的定义，不同学者有不同定义。如有人下的定义是："生命周期中随时间进展而表现出功能不断恶化，直到死亡的过程，这个过程称为衰老。"另有学者下的定义是："信息的丧失和自由能力的下降"，也有人指出衰老是机体"在大小、性状、功能已到成熟后的恶化变质过程"，或"生殖成熟后机体对正常环境适应能力逐渐下降的过程"等等，其实质内容表述的基调是一致的。

人类衰老的原因是个复杂问题，因为人类的生存不仅受到所属社会的重大影响，而且还受到自身的（生物学）、心理的（心理学）等方面的影响。所以衰老问题的研究涉及许多领域的学科。

有关衰老原因的理论很多，目前较为共识的有以下4种。①基因衰老理论：认为生命的衰老、寿命之长短由生物种类的遗传特性所决定，犹如固定了时间的钟，它注定了寿命的长短，又称老化生物钟。统计各国人群的生存寿限可以看出，由于社会环境和生存条件的改善，人类的平均寿命不断延长，但到了一定的时期，最终会进入衰老和死亡。人类的潜在寿命可达110～120岁，人最终会因细胞预定寿命的终止而死亡。②生化衰老理论：生化衰老理论包括的内容丰富，一是体细胞突变理论，认为小剂量放射线照射可导致细胞衰老加速，寿命缩短，其机制是引起细胞遗传物质发生突变，体细胞发生基因突变，突变积累到一定程度后，可改变酶的结构和活力，使细胞不能修复损伤。暴露于阳光下的皮肤亦可见类似的加速老化的改变；二是磨损理论，认为人体器官犹如机械，长期使用可致磨损，功能逐渐减退；三是剥夺理论，认为衰老是由于中风后基本营养物质、氧气不足引起局部的细胞死亡；四是交联理论，认为衰老过程是细胞内从核内的DNA至巨分子物质如蛋白质发生化学交联反应所致；五是累积理论，认为构筑人体的某些物质，如脂褐素、脂质，随着年龄的增长，不断在细胞和组织中积累，最后会导致细胞死亡；六是氧自由基理论，认为人依赖氧才能生存，而氧气在吸入人体经新陈代谢转变成水的过程中，会产生许多化学性质异常活泼的氧中间代谢产物，主要是自由基。人体内的其他物质转化过程中也能产生自由基，但量少，在大多情况下自由基对人体有损伤作用，其后果就是血管硬化，皮肤失去弹性，形成褐色素斑（老年斑）。氧自由基、其他毒性因子还能损伤控制细胞的DNA物质，使细胞发生突变。对氧的需求和利用越多，这些氧自由基之类中间代谢物的产生也愈多。虽然人体内也有一些消除和防止自由基对机体损伤的防御物质，如超氧化物歧化酶（又称SOD等），但总会有一些自由基损伤的积累；七是内分泌理论，认为大脑中存在着"衰老控制中心"，即下丘脑—垂体—内分泌系统。这一系统衰退，从属的各种内分泌腺功能也会衰退，随之而来的是由这些内分泌腺控制机体的许多基本功能也发生衰老性变化；八是差错灾难论，核酸与蛋白质合成中可能会发生种种差错，差错成灾就会导致机体的衰老。③生理衰老理论有3种。一是应激理论，认为长期生活过程中，由于多次的应激作用，而每次应激都遗留未能完全修复的损伤，最后使人体储备消失殆尽；二是适应理论，认为衰老是机体对内外环境的适应机制逐渐衰竭所致；三是免疫功能减退理论，认为随着年龄的增加，免疫器官退化，正常免疫功能减弱，使老年人容易受到各种感染；免疫系统对人体细胞监测功能减弱，使老年人发生各种炎症和肿瘤的机会相应的增多，并表现出衰老迹象。④社会 - 心理行为理论。认为社会环境、文化、自认能力等都会影响人的心理行为，同时也影响人的衰老速度。

二、老年人的生理变化

（一）皮肤

人通常在40岁以后皮肤开始出现老化特征，皮肤老化征象包括皱纹、色素斑、脱发、白发等。尤其是毛发变灰和皮肤起皱更为明显。

皱纹为皮肤松弛所引起的深的条纹。随年龄的增长皱纹在数量范围和程度上都会增加，面部皱纹出现最早，它是衰老变化的重要征象。其次是表皮与真皮的变化。表皮细胞数减少，整体变薄，尤其是颗粒层和触细胞层变薄，平均厚度随增龄而逐渐减小。表皮内色素颗粒在暴露部位即颜面、手背、前臂等处皮肤的基底层增多，称之老年斑。

老年人皮肤感觉迟钝主要表现在触觉、痛觉、温觉减弱，毛发也有变化。全身各部位的毛发随着年龄的增长而有所改变。可出现秃发与白发，眉毛变白且大量脱落。个别男性老人眉毛可过度生长，鼻毛逐渐变长或脱落，可变黄变白，嗅毛也随之脱落，净化空气和调节进入呼吸道空气温湿度的生理功能也可减退。腋毛在45岁以后从周围到中央区随增龄逐渐脱落，60岁以后大部分或全部脱落。阴毛大多在60岁以后明显减少。腋毛与阴毛的脱落现象与内分泌功能减退有关，但很少变白。其二是汗腺和皮脂腺的变化。老年人汗腺变小，数目和汗液分泌量减少，汗腺功能减退，使皮肤干燥易痒，加上皮脂腺萎缩，皮脂分泌减少，使皮肤和毛发失去光泽并易皲裂。

（二）感觉器官

感觉器官的衰老主要表现在视觉、听觉、嗅觉、味觉与本体感觉的老化。①视觉器官：老年人的眼球可缩小和内陷，测量眼压可降低；角膜的直径轻度变小或呈扁平化，使角膜屈光力减退引起远视及散光；角膜知觉随增龄而减退，角膜表面细胞数减少；60岁后有部分老年人在角膜边缘的基质层出现脂肪沉着而形成一个白色的"老年环"，70岁以上老年环的发生率达75%以上。在老年人的角膜下半部可见横行、长为数毫米的灰色或黄灰色的线条，称为老年角膜线，发生的原因是前弹性膜变性及在受眼睑缘压迫发生破裂的部位有黑色素或碱性血红蛋白沉着的缘故，在耳侧角膜缘附近可见老年疣。另外，随增龄角膜缘毛细血管硬化、闭塞，使角膜营养缺乏，同时鳞状细胞微绒毛减少，泪液和杯状细胞的黏液分泌均减少，故角膜透明度降低而使视力减退。老年人在视神经纤维束间的血管周围出现结缔组织增生，视神经乳头色泽稍变白，有时在其周围的脉络膜上出现老年性萎缩晕轮或出现浅的凹陷。晶状体随增龄可出现种种变化，晶状体的体积与重量逐渐增加；晶状体中非水溶性蛋白质逐渐增多，致使晶状体的透光度减弱，增加了老年人白内障的发病率。②听觉器官：老年人外耳道皮肤、皮脂腺及耵聍腺萎缩，分泌物减少，腔道变宽，鼓膜因脂肪和胆固醇代谢障碍可变得混浊、增厚，弹性丧失。通常在65岁以上的老人中约有1/3的老人有不同程度的听力障碍，而且听力障碍可影响语言的感觉，从而影响个人行为和社交能力。由于两耳衰老程度的不同，因此对声音的定位能力也因此而出现障碍，这种定位能力的下降，一般发生在40岁以后。老年人对各种音频声音的定位均可出现障碍，相对而言，对高音频声音的定位障碍比较明显。③嗅觉器官：老年人嗅黏膜可完全变性消失，嗅球神经元的数目随增龄而减少、萎缩和变性。人的嗅觉十分敏感，一般在20～50岁时最敏感。50岁以后，嗅觉的敏感性逐步减退，嗅觉开始迟钝，80岁以后，85%以上的老人嗅觉显著减退。同时，对气味的分辨能力也下降。④味觉器 味觉的刺激主要有酸、甜、苦和咸4种。老年人由于舌黏膜上的舌乳头逐渐消失，舌表面光滑，味带明显减少。自20岁开始到90岁每10年平均降低10%。故老人味阈升高，味觉障碍，对酸、甜、苦、辣的敏感性降低。

由于老年人感觉神经纤维变性、缺失，故振动觉的敏感性下降，阈值提高，尤以下肢表现明显。老年人因脊髓感觉神经根的有髓神经纤维减少30%，大脑的躯体感觉皮质变薄，外周和中枢感觉通路的突触呈衰老改变，故对躯体部分的认识能力下降，立体判断能力损害，引起位置觉的分辨力下降。

老年人因神经细胞缺失，神经传导速度减慢，故温觉的敏感性可下降。大多数老人对疼痛刺激敏感性减退，一旦被刺伤、扎伤、撞伤后缺乏感觉。有些老年人还可发生无痛性冠心病。

（三）呼吸系统

1. **鼻、咽、喉** 鼻、咽、喉是保护下呼吸道的防御器官。老年人鼻软骨失去弹性，鼻尖稍下垂，鼻腔黏膜萎缩变薄，颜色苍白或略带红色，鼻道变宽。高龄老人鼻前孔向下方而呈凸型，构成反向气流，易形成涡流而增加阻力，故老年人多用口呼吸，从而招致口渴和影响睡眠。鼻不能发挥瓣样效果，导致上呼吸道防御功能减低与肺通气量下降。

2. **气管与支气管** 老年人由于气管及支气管上皮和黏液腺的退行性变化，使纤毛上皮逐渐脱落减少，纤毛运动减弱，故老年人上呼吸道防御功能降低，易于感染。

3. 肺与胸廓 老年人肺的特征是肺泡弹性纤维丧失弹性，肺萎缩变小，肺内胶原纤维交联增多，肺变硬，弹性减弱，且无功能的肺泡扩大，造成老年性肺气肿。

随着增龄骨质脱钙疏松，椎体下陷，脊柱弯曲后凸，肋软骨钙化，活动度降低，肋间肌和辅助呼吸肌萎缩，收缩力降低，胸廓变形、僵硬，活动度受限。其结果是胸椎后凸，胸骨前突，胸廓前后径变大，横径变小而呈桶状胸。

老年人由于生理性老化，招致肺功能生理性下降，故易患上呼吸道感染、老年性慢性支气管炎与阻塞性肺气肿、老年性肺炎、老年性肺结核、老年人内源性哮喘、肺癌、肺纤维化，同时发生呼吸衰竭的机会也比中青年多。

（四）心血管系统

循环系统的老化分为心脏老化与血管老化，且老化的个体差异较大，其改变不一定与其他脏器的老化并行一致。①心脏：老年人的心脏大小可有3种情况，一是与中年时相同；二是由于心肌萎缩则心脏稍变小；三是随年龄的增长而增大，主要表现在左心室和心房的扩大。老年人心脏的重量逐步增加，20岁左右为250g，60～70岁时可达300g以上。老年人心输出量发生较大变化。老人的心肌收缩力减弱，心率减慢。随着逐渐衰老，心脏的神经调节能力也呈进行性下降，可能是由于儿茶酚胺含量降低引起心肌收缩力减弱，故老年人的交感神经反应降低，加上心肌细胞内脂褐素沉积，细胞外脂肪浸润以及传导组织细胞的减少，导致心功能降低和不稳定性增加，易出现心律失常。②血管：血管的老化除动脉外，静脉和毛细血管亦可发生。但在临床上主要影响人体健康的是动脉硬化。老年期由于动脉管壁发生退行性变化，管壁胶原纤维增多，内膜出现增厚的斑块、钙和脂类物质沉着，弹性蛋白随增龄而出现断裂，由于管壁增厚、硬化、弹性直线下降。有功能的毛细血管在衰老过程中在减少，毛细血管的基膜增厚，内皮细胞数减少，外膜的纤维胶原化，管壁弹性降低，毛细血管孔径缩小，血液流速减慢，通透性降低，静脉管壁弹性也降低，内径缩小，血流速度减慢。老人动脉结构和功能的改变使老年人易患动脉粥样硬化，其后果是招致冠心病、脑卒中的发生。关于老年人血流分布情况，一般情况下脑动脉、管状动脉血流轻度减少，但肝脏、肾脏血流却明显减少。

（五）消化系统

随着增龄消化道的结构、分泌功能、运动功能与吸收功能均发生相应变化，并可累及整个消化道。①口腔：老年人牙齿的老化特征为牙齿部分或全部脱落，牙齿咬合面的釉质和牙本质逐渐磨损，冠髓形态缩小，内部牙本质的沉积增加，牙骨质增加，牙本质内的神经末梢外露，对冷、热、酸、辣、苦、甜、咸等刺激产生过敏，易引起酸痛；牙髓的暴露可致疼痛，并易发生感染；牙本质缓慢地向髓腔内形成，使牙髓腔逐渐缩小，细胞数减少，胶原成分增加，根尖孔变窄，牙髓组织钙化或牙石形成。老年人牙周膜变薄，牙龈退缩，使牙根暴露，牙间隙增宽，易造成食物残渣集聚和塞牙，故老年人易患牙周病。老年人唾液腺萎缩，唾液腺间质发生纤维化，腺细胞质中有明显的散在性的嗜酸性细胞群出现，唾液分泌降低，使黏膜角化加重，产生口干和说话不畅。老年人舌黏膜上的舌乳头逐渐消失，舌面光滑，味觉减退，影响食欲。②食管：老年人食管黏膜随着增龄逐渐发生萎缩，黏膜固有层的弹性纤维比成年人增加，在食管腺腺体终端乃至导管部的周围出现成人所没有的弹性纤维，失去有效的吞咽活动，从而发生不同程度的咽下困难。③老年人因血管硬化，胃黏膜供血不足，黏膜内的腺细胞减少或退化，易发生慢性胃炎，出现老年性消化不良。④老年人小肠结构老化，肠蠕动减弱，小肠吸收功能减退，易导致小肠功能紊乱。大肠多黏膜萎缩,大肠黏液分泌减少,肠蠕动减慢,故老年人容易产生便秘⑤肝脏:老年人肝实质细胞减少、变性,肝脏萎缩,体积变小,功能发生减退,易引起肝纤维化、肝硬化以及药物中毒。⑥胆系黏膜萎缩,肌层肥厚,弹性退化,易引起胆结石、胆囊炎等病。

(六) 泌尿系统

1. 肾脏和输尿管 老年人肾血管的衰老特征主要是肾血管硬化,表现为肾动脉发生粥样硬化。肾小动脉呈螺旋状弯曲、缩短、管壁内膜增厚,中层弹性纤维增生,直径<100微米的小血管有透明变性,肾血流量减少。

老年人输尿管肌层变薄,支配肌肉活动的神经细胞减少,输尿管的张力减弱,使尿入膀胱的流速减慢,易产生反流而引起肾盂肾炎。

2. 膀胱和尿道 老年人膀胱肌肉萎缩,肌层变薄,纤维组织增生,使膀胱括约肌收缩无力,膀胱缩小,膀胱容量减少。

3. 前列腺 老年人因睾丸萎缩导致性激素分泌紊乱,出现前列腺良性增生肿大,使尿流阻力增大引起尿路梗阻。前列腺肥大的最终结果是引起尿路进行性梗阻,使输尿管、肾盂产生积水,并伴发肾盂肾炎,严重时可产生肾功能衰竭。

(七) 血液与造血系统

1. 血细胞 老年人红细胞直径及平均容积可轻度增加,渗透脆性也增加。但老年人的红细胞计数经调查在正常范围的低值,而且与生活条件、经济情况有密切关系,一般生活条件优越者变化较少。

血红蛋白的降低主要在65岁以上的男性中,可能与雄激素减少有关,而女性出现降低者不多或完全不减少。

老年人白细胞总数可无改变或略有减少,但淋巴细胞数目明显减少,以T淋巴细胞为主,淋巴细胞的免疫功能亦降低。全身淋巴结中的淋巴细胞和淋巴滤泡均减少,仅为成人的1/2,使免疫监视作用减退,导致老年人恶性肿瘤的发生率增加。

2. 血浆 老年人由于肌肉组织减少,代谢功能降低,血浆中水分进行性减少,血容量下降。随衰老血浆中维生素成分可逐年降低,这与老人膳食摄入减少有关,主要是维生素A、B、C和D的减少。维生素A的不足可引起轻微的中性粒细胞缺乏;维生素B_6的不足往往伴随有铁粒幼细胞性贫血;维生素C的不足会损害胶原的代谢活动;维生素D的不足易引起骨软化与骨折。

老年人血浆黏稠度高于青年人和中年人。

3. 骨髓 骨髓是成年人主要的造血器官,成年后骨髓减少,造血组织逐渐被脂肪和结缔组织所替代,60岁以后骨髓造血细胞可减少至青年人的50%。这种退化最早发生在长骨,其次是扁骨,最后为脊椎骨。

随增龄产生血细胞的红骨髓逐年减少,黄骨髓增多。老年人造血系统功能的老化主要表现为骨髓的衰老。

(八) 内分泌系统

老年人垂体总量减少,有弥漫性纤维化的表现,分泌促性腺激素的细胞萎缩、缺失。老年人生长激素水平的降低主要表现在老年妇女上,由于生长激素的分泌不足使低血糖加重,组织蛋白合成能力下降。

随着年龄的增长,松果体的特殊产物活性均可下降,所产生的胺类和肽类激素皆减少,使松果体许多调节功能减退，使老年人适应外界环境节律性改变的能力降低。

（九）运动系统

人的运动系统通常在20岁以后随增龄而骨骼、关节、肌肉逐渐老化，同时功能也逐渐减弱。明显的退行性改变常在更年期以后。

人到了中老年骨的大小和外形不变，但重量可减轻，从50～80岁每增加10岁骨重量男性减轻5%，女性减轻7%，随增龄骨质逐渐开始萎缩，长骨和扁骨的内面骨质逐步吸收变疏松，骨小梁减少并变细，使骨密度减小。70～80岁其密度可从正常的0.22下降其1/2。且长骨外面有缓慢的新骨生成，使骨外表粗糙，骨皮质变薄，骨髓质增宽，骨胶质减少或消失。由于老年人骨质逐渐减少，使骨质疏松，骨脆性增加，故容易发生骨质疏松症、骨软化与骨折，其发生率女性高于男性。同时，由于老年人退行性椎间盘病变致其厚度减少，以及脊椎骨骨质疏松与塌陷，使脊柱后凸与侧弯，致使老年人身高缩短。

肌肉的生化改变通常是在40岁以后，酶系统有50%以上活性降低，尤以肌浆球蛋白，ATP酶活力也下降为著，从事体力劳动者表现尤为突出。其表现为肌肉变硬，失去弹性，肌力减退。肌肉组织间有脂肪和纤维组织生长时，可使肌纤维的伸展性、弹性、兴奋性和传导性均降低。

由于肌肉的老化使肌肉收缩力减弱，肌肉和韧带萎缩，肌力减退，肌肉疲劳，影响活动。加上老年人脊髓和大脑功能衰退，使活动更减少，最终导致肌肉动作反应迟钝、笨拙，行动迟缓。

（十）神经系统

组织结构的老化 老年人脑的体积随增龄而逐渐缩小，60岁以后减少更为明显，尤其是老年性痴呆症患者的脑重量减轻更明显。脑回缩小，以额叶、颞叶、顶叶为主。脑沟增宽，脑膜增厚，脑体积缩小，侧脑室扩大，脑脊液增多，脑灰质变硬和萎缩，脑的水分减少20%左右。

（十一）生殖系统

男性生殖系统 首先是内生殖器的变化。睾丸的大小与重量在20～29岁时最大，平均为20～25克，30岁以后开始缩小，至60岁以后缩小明显，重量变轻，到70岁仅为青春期的一半。

睾丸中分泌雄性激素的间质细胞在中年以后特别是50～60岁后可逐渐减少。一般在50～60岁后生精能力逐渐下降，精液中精子数减少，活力下降。睾酮分泌减少，肾上腺分泌雄激素随增龄直线下降。

老年人输精管管壁增厚，管腔变小，射精管变细，使精子流动速度缓慢。60岁以后精囊腺萎缩，液体分泌减少，致使精囊中液体量自20岁时的约5毫升下降为60岁时的2～2.5毫升，精液量组成也减少。

其次是外生殖器的变化。青年人与成年人的阴囊皮肤薄而柔软，有少量阴毛，色素沉着明显。老年人阴囊的平滑肌纤维化，阴囊松弛，阴毛变得稀疏。青年人与成年人的阴茎的皮肤薄而柔软，富有伸展性，老年人阴茎皮肤松弛，伸展性下降。老年人阴茎勃起所需时间延长，坚硬度降低，有时会出现阳痿，即不能勃起。

老年女性外生殖器的变化，主要表现是外阴萎缩，皮肤出现皱褶和皱纹，界限明显丧失，毛囊代谢降低而阴毛稀疏呈灰白色，皮脂腺与汗腺分泌减少。皮下脂肪减少，外阴和阴唇萎缩，阴蒂缩小，神经末梢减少，局部神经有退行性变。老年妇女因外生殖器的衰老萎缩性变化与体内雌激素水平的下降，使小阴唇与阴蒂的敏感性降低，前庭大腺的分泌活动下降。

(十二) 免疫系统

随着年龄的增长,人体免疫功能逐步下降,从而对外来微生物侵入的抵抗力也逐渐降低。加上老年人体内有较多的自身免疫抗体,故老年人不仅易受感染,而且肿瘤的发病率也增高。

第二节 老龄化社会

按照联合国的传统标准,一个地区60岁以上老人达到总人口的10%,新标准65岁老人占总人口的7%,该地区即被视为进入老龄化社会。

一、中国老龄化社会

第六次人口普查的资料表明,中国已经全面进入老龄化社会,并呈现出明显的中国特点。

(一) 老龄化速度快于全国总人口增长速度

我国以2010年11月1日零时为标准时点,进行了第六次全国人口普查。根据国家统计局2011年4月28日公布的第六次全国人口普查资料:60岁及以上人口为177648705人,占13.26%;其中65岁及以上人口为118831709人,占8.87%。与2000年第五次全国人口普查相比,0~14岁人口的比重下降6.29个百分点,15~59岁人口的比重上升3.36个百分点,60岁及以上人口的比重上升2.93个百分点,65岁及以上人口的比重上升1.91个百分点。国务院2013年9月6日印发《关于加快发展养老服务业的若干意见》(国发〔2013〕35号)中指出:"我国已经进入人口老龄化快速发展阶段,2012年底我国60周岁以上老年人口已达1.94亿,2020年将达到2.43亿,2025年将突破3亿。积极应对人口老龄化,加快发展养老服务业,不断满足老年人持续增长的服务需求,是全面建成小康社会的一项紧迫任务。"各项权威数字都说明:按联合国的新、老标准衡量,我国均已进入了老年型社会。老龄化已成为21世纪不可逆转的世界性趋势,也是社会进步的表现。与1953年第一次人口普查65岁以上老年人口为2620万人相比较,57年中增长了6.78倍,年均递增2.9%,快于全国人口递增1.6%的1个百分点,占总人口的比重由4.4%提高到8.87%,提高了4.47个百分点,翻了一番还多。未来十余年老龄化速度还会加快,老龄人口的增长量和增长速度很惊人,80岁以上高龄人口将以平均每年百万人的速度增长。

(二) 我国老龄化速度快于世界老龄化速度

联合国预测,1990~2020年世界老龄人口平均年增速为2.5%,同期中国老龄人口的递增速度为3.3%,世界老龄人口占总人口比重从1995年的6.6%上升至2020年9.3%,同期中国由6.1%上升至11.5%,无论从增长速度和比重都超过了世界老龄化的速度和比重,到2020年我国65岁以上老龄人口预计将达1.67亿人,约占全世界老龄人口6.98亿人的24%,全世界4个老年人中就有1个是中国老年人。

发达国家老龄化进程长达几十年至100多年,如法国用了115年,瑞士用了85年,英国用了80年,美国用了60年,而我国只用了18年(1981~1999年)就进入了老龄化社会,而且老龄化的速度还在加快。

(三) 我国老龄化速度快于经济发展的速度

由于老龄化的加速,老年抚养比由1964年的6.4%上升到2012年的11.6%,城镇离退休人员由1978年的314万人增加至2012年的4223万人，34年间增长了12.4倍，与在岗职工的比例由1978年的31人降为2.5人，离退休金由1978年17.3亿元增至3646亿元，增长了210倍，年均递增25%，按可比价格计算，实际递增18.9%，快于同期国内生产总值递增9.4%的速度，占国内生产总值的比例由0.5%上升至3.6%，上述数字均反映了城镇离退休金的增速快于经济的增速。

瑞典、日本、英国、德国、法国等发达国家在进入老龄化时，人均GNP已达1～3万美元，在全球72个人口老龄化国家中，人均GNP达1万美元的占36%，1万至3000美元的占28%，而我国在1999年只有900多美元时，就提前进入了老龄化。说明我国经济发展水平尚处于世界中下水平时，老龄化程度却已进入了发达国家的行列，呈现了"未富先老"的特征。老龄化的加速对经济社会都将产生巨大的压力。

二、中国老龄化的问题

（一）老龄化速度过快、社会养老压力加大

据2012年抽样调查，劳动年龄人口负担老年人口的系数为11.6%，比1982年8.0%上升了3.6个百分点。随着生活水平的提高，传统的几代同堂已逐步解体，老少分住、家庭小型化已成为必然趋势。

城镇离退休人员增长过速，企业负担过重，养老金入不敷出，离退休人员从1978年的314万人增至2012年的4223万人，34年间增长12.4倍，平均年递增12.1%，同期离退休金从17.3亿元增至3646.2亿元，增长210倍，每年递增25.8%，扣除价格上涨因素实际年均递增6.4%，慢于同期GDP年均递增9.4%的速度，离退休金占GDP的比重，由1978年的0.5%提高到3.6%，1978年31个职工中有1退休人员，2012年2.5个在岗职工中就有1个离退休人员，反映了离退休人员增长过速，给国家和企业增加了沉重的负担。由于养老保险金在"文革"后没有按规定预留，中断了养老保险金的提取和积累，养老保险的隐含负债的补偿问题并没有得到解决，据有关专家的估算缺口高达5万亿元左右；一些效益差的企业欠交保险费的现象很普遍，累计欠交达数千亿元，致使社保基金不足，个人账户空账运行，给养老保险造成很大困难。

（二）城乡老人收入水平较低，增长慢

首先是城镇人均离退休金的增幅低于在岗职工工资的增幅，1979～2012年的34年平均，人均离退休金按可比价格计算，递增5.2%，慢于同期职工平均工资年均递增6.2%、城镇居民可支配收入年均递增6.7%的增幅。近年来政府虽采取措施补发了大量被拖欠的退休金，但至2012年还有少部分的离退休人员不能足额领取，由于退休人员退休金增长慢、部分退休金被拖欠，使部分老人生活拮据。城市老年户家庭财产的平均水平大大低于青壮年户。

农村养老金制度受农民收入增长慢的制约进展缓慢，老年人主要靠家庭养老，由于青壮年大都外出打工，加大了老年人的劳动负担，七八十岁还需以劳动谋生，只有部分富裕地区建立了养老金制度。此外，农村敬老院覆盖率和五保户覆盖率分别为13.6%和63.8%，有21.9%的老人依靠低保救助。

（三）空巢老人、高龄老人增长较快，老人服务和养老方式面临挑战

目前全国约有2340多万65岁以上的空巢老人，据一些大城市调查，目前空巢家庭已占30%，京、沪、津大城市已达30%以上。此外，患慢性病和老年痴呆症的就有1000多万人，以上几类老人共有几千万人，他们急需社会养老和社区服务。

随着独生子女家庭增多、家庭小型化和市场经济的发展，传统家庭养老已面临挑战，代际之间的孝道、赡养、照料老人的观念日益淡化，家庭对老人提供最基本生活保障的传统不断削弱，获得子女经济支持的老人比例下降，据老龄科研中心调查，城市老人经济支持率为30%，农村为60%左右。在精神慰藉方面更为缺乏，还有一些虐待老人和侵权、占据房产、财产的现象时有发生，对老人身心健康带来较大冲击，一些孤独老人因无人照料导致早亡等现象应引起社会关注，传统的养老方式和观念应向社会养老转变，而当前社会养老和社区服务都还较为薄弱。

（四）医疗保险覆盖率低，农村缺医少药

老年人是疾病的高发人群，据卫生部调查，老年人发病率比青壮年要高3～4倍，住院率高2倍，老人因病和高龄老人生活不能自理的有1000多万人。

城镇医疗保险覆盖率较低，因医疗费过高，有许多老年人有病不敢看，就诊率有相当比例的下降。农村老年人由于医疗资源分配不合理，缺医少药、看不起病的现象更普遍，据卫生部调查，在贫困地区患病未就诊的达72%，应住院而未住院的高达89%，因病致贫和返贫的达50%。由于广大农村缺乏基本的养老和医疗保障，致使全社会的养老、医疗保障的覆盖面均较低，基本保障的覆盖面还达不到国际最低标准。

三、中国老龄化的对策

（一）老年人应分享社会发展成果，同步进入小康社会

目前已步入老龄阶段的人群，都是在20世纪60年代及以前参加工作的，他们在解放战争和新中国建设事业中均做出了巨大贡献，而且长期以来在收入低、劳动报酬没有全部到位，生活质量差的情况下，过度透支，早退休的退休人员，退休金很低，有相当一部分退休人员生活窘迫；农村老人基本社会保障无法满足需求，主要靠自己劳动和子女赡养，由于农民整体收入水平低下，中西部贫困户还占较大比例，就决定了农村老人生活质量更低于城镇老人，因此，无论从收入水平、生活质量和健康状况，1亿9000多万老年人是社会的弱势群体。全社会都应关注老年人的贫困问题，努力解决他们的生活困难。

老年人过去的社会劳动，为国家积累了丰富的经验和财富，当前社会发展成果和财富积累中包括了老一代的成果在内，老年人应分享社会发展成果，做到老有所养、老有所医，过去没有提取的养老保险，应从现有的国有固定资产中提取一部分，补偿给退休人员，这是他们应得的份额，不能再拖欠养老金和医疗费，对于目前生活无着、处于贫困状态的老年人应采取积极的扶持、救助，作为重要的社会问题认真对待。据预测，未来10年将是老龄化高峰到来的时期，80岁以上的高龄老人将以平均每年百万人以上的速度增长，如何安置好老年人的生活，使他们同步进入小康社会，是值得全社会关注的社会问题。

（二）老有所医，是提高老年人生活质量的关键

老年人是疾病的高发人群，医疗费是退休人员的"活命钱"，近几年来城镇离退休人员的医疗费有逐年下降，个人医疗费呈逐年的上升趋势，个人交纳的费用越来越多，使相当部分的退休人员不敢看病。今后首先要解决医疗费的报销问题，应扭转退休人员医疗费下降的问题；其次要加快医疗保险制度、医疗卫生体制、药品生产流通体制改革，核心是整顿药品市场秩序，要切实整顿药品流通中的"回扣"问题，把虚高的医疗费和药价降下来；要打破垄断，鼓励医药卫生领域的竞争机制，提高医疗服务水平。

要从全社会改善医疗条件，实现政府提出的"人人享有初级卫生保健的目标"，应增加公共卫生经费投入比例，纳入社会发展规划；调整和优化卫生资源的配置，加强农村卫生工作，使基本卫生服务均等化，在全社会扩大医疗覆盖面，在城镇加快医疗保险制度的改革，在农村应建立由农民自愿参加，个人、集体和政府多方筹资，以大病统筹为主的农民医疗互助共济的新型农村合作医疗制度。总的目标是，用比较低廉的价格提供较优质的医疗服务，以满足老年人的基本医疗需求。

（三）建立以社区为中心的老年福利服务体系

根据当前家庭小型化、空巢家庭和独居老人的增加趋势及家庭赡养功能弱化的特点，最贴近老年人生活需求、医疗保健的是社区福利服务机构中最迫切的需求，而且需求不断增加，各地应采取有力措施，落实资金、加快实施。据调查老年人中约1100万人生活不能自理，急需社区和福利机构提供服务，而福利机构只有100多万张床位，因此，应建设一批老年福利服务设施，健全社区老年福利服务网络，如社区健康服务中心、托老所、养老院、护理院、照料中心、文化活动中心等，要把老年社区福利服务网络建设纳入社区建设中，并列为重点，以满足不同层次老年人的各种需求，有条件的大中城市，应建立空巢、孤寡老人的社会照料系统，对行动不便的老人提供上门服务，组织志愿者为老人看护和日常服务。发展以社区为中心的老年服务体系，逐步走社会化、产业化的道路，不仅可以解决老年人及其家属的实际困难，而且还可以提供上千万人的就业岗位。

在农村，仍要坚持以家庭养老为主，近年来，农村家庭养老功能呈弱化趋势，需加强社会养老功能，应把有条件的敬老院建成综合性、多功能、面向农村老人的社会福利服务中心，并完善社会救济和五保户的供养制度，倡导村民互助。教育年轻人要孝敬老人，加强法制观念。对农村弧、寡老人都能过上有吃有穿有住有医有葬的五保生活，对于贫困老人应通过最低生活保障线获得救助。

（四）开发老年消费产业，改善老年人生活质量

目前全国有1亿9000多万的老年人，是一个很大的消费群体，但长期以来，老年人需要的商品奇缺，精神文化生活单调贫乏，据调查，有90%左右的老人对现在的老年消费品不满意，老年人的消费额占的比例很小，主要原因是消费市场对老年人消费的特点、潜力还未引起社会的足够重视。据估算，城市老年人每年人均消费额约为6000多元，消费总额就有2700亿元，占城市消费额10%左右。如城镇离退休人员1年的离退休金就有3440亿元之多（不包括医疗费及其他），按80%消费就是2750亿元，社会上还有不拿退休金的老人和农村老人约有6200多万人，按居民最低消费额2000元计算，就有约1240亿元，城乡共计约4000亿元，占居民消费总额只有8.2%，这还是低水平的消费，亟待进一步开发。发达国家老龄产业已成功地走向市场，老年人的公共支出是年轻人的3倍，已成为占第三产业比重很大的产业。相比而言，我国养老产业尚处于创建阶段，发展的空间和潜力是很大的，为提高老年人的生活质量，面对日益庞大的老年消费群体，有关部门应对发展老龄产业高度重视，把它作为扩大内需的一个重要方面，制定发展老龄产业的优惠政策，鼓励和扶持老龄产业，要根据老年人的特点和需要提供专用商品及精神文化用品、保健用品、老年服务业、咨询业及旅游业等，都是大有发展潜力的老年消费产业。预测在10之后，现在50多岁的人进入老龄社会以后，随着他们的收入水平提高，老年市场的巨大购买力将会充分显示出来。

(五) 充分利用老年人才，让老年人才参与发展做贡献

据调查，我国现有离退休人员中科技人员约有 600 多万人，占全部科技人才的 1/5，其中 70 岁以下具有高、中级职称，身体健康，有能力继续发挥作用的约有 200 多万人，随着离退休人员的迅速增长，老年人才的队伍将不断扩大。这是一笔宝贵的人才资源，他们几十年知识的积累，有扎实的知识功底，有丰富的实践经验。目前我国中高级人才缺口很大，有关专家指出，到 2010 年，我国对人才的需求将达到 1 亿人，在人才竞争激烈、严重不足的情况下，应充分利用老年人才资源，不仅可为现代化建设作贡献，也可为老年人增加收入、提高生活质量。应建议对老年人才举办各种招聘会吸纳外，还应根据行业特点，适当对某些行业延长退休年龄或进行返聘等多种办法吸纳老年专业人才。

第三节 健康老龄化

"健康老龄化"这一词是在 1987 年 5 月召开的世界卫生大会上首先提出的。大会决定将对老龄化的研究项目纳入世界卫生组织的《全球保健纲要》，并将"健康老龄化的决定性因素"列为主要研究课题，开展跨国对比研究。认为健康概念包括躯体、社会、经济、心理和智力 5 种功能状态良好。1990 年 9 月第 40 届世界卫生组织欧洲地区委员会会议正式提出"健康老龄化"问题，要求欧洲学术界探索人到老年仍能维持健康体质和继续参与社会活动的方法和途径，并出版了《健康老龄化在欧洲》的通讯刊物。1991 年在日本召开的第四届亚太地区老年学大会上，美国洛韦教授作了题为"成功的老龄化"的学术报告。1992 年联合国第四十七届大会通过的《2001 年全球解决老龄化问题的奋斗目标》强调要"开展健康老龄化运动"。1993 年 7 月在匈牙利召开的第十五届国际老年学大会将"科学为健康老龄化服务"定为大会主题，大会组委会指出"在新世纪到来之际，人口老化越来越为人们所关注。全世界人口的预期寿命在延长，但是长寿并不等于健康。老年学家、老年医学家和有关学者，都有必要把研究的重点集中到延长老年人的健康岁月上来"。此后这方面的国际会议召开颇多，中国在这方面的努力也受到了世界卫生组织的重视。2012 年 4 月 7 日是世界卫生日，这年的主题是"老龄化与健康"。为响应世界卫生组织的倡导，当天上午，中国卫生部、全国老龄办主办，世界卫生组织、联合国人口基金支持开展的健康老龄化研讨会在北京召开。在会上全国老龄办相关领导人表示，应该完善老年健康支持体系，大力发展服务老年健康产业，构建完善的老年看护服务体系，塑造爱老敬老助老的社会环境。世界卫生组织驻华代表相关专家表示："全球的人口趋势正在发生前所未有的变化，但我们可以未雨绸缪，通过强调健康而积极的老龄化，促进整个生命历程的健康。"

一、健康老龄化的涵义

健康老龄化是当今国际社会关注的热点。我国相关学者指出，健康老龄化有 2 个方面的涵义：一是指个体的老化，体现为老年期健康时期延长，伤残或功能丧失，只出现于生命的晚期，且持续时间很短，老年人生存质量提高，晚年生活更加有意义；二是指群体老龄化，老年人群中健康者的比例越来越大，老年人口的健康预期寿命延长。健康预期寿命与一般的预期寿命不同，前者以日常生活自理能力的丧失为终点，后者以死亡为终点。老年人口并不是社会上孤立的群体，是与其他年龄人口互相依赖、互相作用的。因此健康老龄化的对策也不能仅以老年人口为对象，而应包括儿童、青壮年和老年人全部人口在内，要将它作为社会整体的一部分，进

行综合、全面的考虑。还有学者认为，健康老龄化社会的内涵和外延是深远的，至少包括：①社会成员中为数众多的老年人中大多数健康长寿，过着有尊严、有保障的物质和精神生活；②人口的年龄结构是合理的，不过分畸形；③经济发展仍充满活力，能保持快速、健康的增长；④社会和家庭代际关系和谐，各年龄人群生活质量不断改善，社会良性运作，健康发展。虽然健康老龄化同健康长寿很接近，但不是同义词。前面已提到健康是个多维概念，而健康老龄化不仅着眼于寿命的延长，而且着眼于寿命的质量。健康老龄化的目标是老年人口群体中大多数达到健康长寿，按正常衰老发展，以求在活着时身体是健康的，功能是正常的，生活是能自理的。而对于个体来说，即使不能完全做到无疾而终，也要把功能受损、生活不能自理的时间压缩到生命最后一个很短暂的时间内。

健康老龄化的进一步深化研究就是关于健康老年人的研究。近年来，各种国际性或区域性老年学学术会议面向本世纪，提出了一系列明确而又具有远见的会议主题，诸如"第三世界的老年人"、"长寿时代的来临——迈向成熟的社会"、"本世纪老龄化的前景"、"全面关心老年人——多学科的研究"，以及"建立不分年龄人人共享的社会"等等，都强调要实现"健康老龄化"，做到"科学为健康老龄化服务"。

二、健康老人的标准

讨论老年人的健康标准，首先让我们重复一下"健康"的概念。一个人只有在躯体健康、心理健康、社会适应和道德健康4个方面都健全，才算是完全健康的人，这是世界卫生组织最近发布的健康定义。躯体健康，一般指人的生理上的健康。心理健康，标志有3个方面。第一，具备健康心理的人，人格是完整的，自我感觉是良好的，情绪是稳定的，积极情绪多于消极情绪，有较好的自控能力，且能保持心理上的平衡；能自尊、自爱、自信而且有自知之明。第二，一个人在自己所处的环境中，有充分的安全感，且能保持正常的人际关系，能受到别人的欢迎和信任。第三，健康的人对未来有明确的生活目标，能切合实际地、不断进取地实现理想和事业上的追求。社会适应良好，指一个人的心理活动和各种行为能适应当时复杂的环境变化，为他人所理解，为大家所接受。道德健康，最主要的是不以损害他人利益来满足自己的需要，有辨别真伪、善恶、荣辱、美丑等是非观念，能按社会认为规范的准则约束支配自己的言行，能为人们的幸福作贡献。

老年人外在衰老和多病的年龄阶段，是脆弱的群体。有的老年人虽然患有多种慢性疾病，但食欲好、睡眠好、心情舒畅，能适应各种复杂的社会和家庭生活环境。有的老年人身体看起来健康，但某些器官却有明显的退行性改变和生理功能减退。如何判定是否属于健康老人，难度很大。为有一个衡量尺度，有关部门和学术界提出了一些标准，现介绍如下，以供参考。

（一）中华医学会提出的标准

1982年中华医学会老年医学会提出健康老年人的标准，强调健康老年人是指主要脏器没有明显器质性病变，同时提出35项具体内容。

1994年中华医学会老年医学会对这些标准又进行了修改补充，并于1996年在《中华老年医学杂志》上发表了如下修改意见：

1. 躯体无明显畸形，无明显驼背等。
2. 无偏瘫、老年性痴呆及其他神经系统疾病，神经系统检查基本正常。
3. 心脏基本正常，无高血压、冠心病（心绞痛、冠状动脉供血不足、陈旧性心肌梗死）及其他器质性心脏病。

4. 无慢性肺部疾病，无明显肺功能不全。

5. 无肝肾疾病、内分泌代谢疾病、恶性肿瘤及影响生活功能的严重器质性疾病。

6. 有一定的视听功能。

7. 无精神障碍，性格健全，情绪稳定。

8. 能恰当地对待家庭和社会人际关系。

9. 能适应环境，具有一定的社会交往能力。

10. 具有一定的学习、记忆能力。

（二）社会医学家的多维评价

对健康进行多维评价，对老年人更有实际意义。关于健康老人，社会医学家的多维评价标准如下：

1. **日常生活功能方面**　有独立的生活能力，即生活上有自理的能力，如起居、穿衣、洗澡、饮食，不依靠别人而是自我料理。能操持一定的家务劳动，并能自理经济，购买生活用品，打电话、取报等。

2. **精神、心理健康**　自我意识良好，能自尊、自信、自制，能自我心理平衡，不固执、多疑，能克服自私和偏执等不良心理状态，遇事能自我排解，不焦虑、不抑郁，能保持良好的心理状态。

3. **躯体健康**　从老年人健康自我评价、医学症状、慢性病患病情况，以及因健康不济、活动受限和卧床休息、医疗服务的利用等方面得到反映。躯体健康不佳，可表现为多种器质性疾病和症状，如高血压、冠心病、气管炎、糖尿病、肿瘤等，也易引起人们的关注。

4. **社会健康**　主要指个体人际关系的数量与质量及社会参与的程度。能建立良好的人际关系，以促进身心健康；能适应社会环境和家庭环境的变化；注重礼仪，重视仪表和着装使自己跟上时代的变化；不守旧，勇于参与社会各种活动，能有所为，有所乐；能与不同年龄、不同职业的人群相处，能学想学，注重道德修养。

5. **经济状况**　国外学者将经济状况也作为老人健康状况的多维评价内容。他们认为，老年人的经济状况对其物质生活和精神生活有着密切而广泛的影响，这就要是通过老年人个人收入能否满足自己的需要，或者能否得到另外的支持来衡量。因此，老年人新的健康概念还包括子女赡养、敬老、爱老等社会美德，否则，老人不可能有全面的健康。

总之，从不同层面提出的健康老人的标准，都为我们指出了健康长寿的方向，即努力提高自我养生保健能力，了解和掌握科学的养生保健知识，注意保持良好的心理状态，提高适应社会环境的能力和素养，以及坚持力所能及的劳动和体育锻炼，科学、合理的膳食，这些无疑是实现健康长寿的有力措施。

第四节　老年期养护

整个老年期的养生和护理对于老年人的生命质量、生活质量、生存质量非常重要。

本节简要论述老年期生活能够自理的正常老人的养生和护理问题。对于有病老人、失智老人、临终关怀老人的养护等专业性很强的医学问题，不予讨论。

一、老年心理特点

人到老年,生理和社会的原因带来老年人心理上的变化,如失落感、忧郁感、遗弃感、孤独垂暮、多疑、烦躁易怒等心理状态为常见现象。甚至产生性格变异,自我封闭意识增强,表现为固执、刻板、保守和易猜疑等。若遇不良环境和刺激因素,易于诱发多种疾病,患病后较难恢复。

进入老年期后,性格会出现分化,表现为多种多样,总体上有4种情况。一是成熟型性格。这种老年人有充实感,以积极的态度面对人生,兴趣广泛,与他人关系良好,积极参加社会活动,表现出充分的正能量。二是安乐型性格。对自己的老年处境十分适应,在精神和物质上期待别人的帮助,但以自己的养老条件随遇而安,不祈求,不抱怨,安享晚年。三是装甲型性格的老年人。这种人自我封闭意识较强,不承认、回避年老体衰的现实,对恐怖、苦恼都用很强的防御机制来对付,对工作有过分义务感,因而嫉妒年轻人,热衷于插手、干涉老部下,甚至儿女们的事情,热衷于不分任何对象和需求,滔滔不绝地讲述自己的人生"辉煌",是一种灾害性的,不健康的心理状态和性格分化。四是自我谴责型性格。这种人认为自己的一生是失败的一生,责备自己,情绪悲观,把死亡看成是自己悲惨现实的一种解脱,是相当危险,需要着重关照和心理疏导的人群。

二、老年人的心理调节

老年的心理调节目标是积极乐观。就是尽量培养和形成成熟型性格和安乐性性格。要尽量避免形成装甲型性格,特别是要克服自我谴责型性格的形成。

老年人的心理调节首先是要更加热爱生活,要认识到自己能够全身而退,从工作岗位上过渡到养老生活,本身就是值得庆祝的,比起那些英年早逝,罹患疾病者,已相当幸运和不易。要保持自信,勤于用脑,多做好事、善事,处世宜豁达宽宏、谦让和善,则更有益于身心健康。中医认为,"内无思想之患"、"以恬愉为务"是延年益寿的重要途径。

老年人的心理调节应回避各种不良环境、精神因素的刺激。尽量避免丧葬凶祸、悲哀忧愁的环境和场面,狂欢妖艳、轻薄淫秽的场所更不相宜。老年人应根据性格和情趣怡情悦志,如澄心静坐、益友清谈、临池观鱼、披林听鸟等,使生活自得其乐,有利康寿。应树立乐观主义精神和战胜疾病的信心,参加一些有意义的活动和锻炼,积极主动地配合治疗,定期进行体检,及早发现一些不良征兆,及时进行预防或治疗。

三、老年人的日常养护

(一)劳逸适宜

对于老年人而言,重点则是防止社会角色转换后出现的过度安逸,要学会用体育、娱乐等方式代替在职时的工作。当然,过度疲劳也是不利于健康的,因为老年人机体功能逐渐减退,容易疲劳,只能做些力所能及的体力劳动或脑力劳动,切勿过度疲倦,以免"劳伤"致病,尽量做到"行不疾步、耳不极听、目不极视、坐不至久、卧不极疲","量力而行,勿令气之喘,量力谈笑,才得欢通,不可过度"(《寿亲养老新书》)。《保生要录》指出:"养生者,形要小劳,无至大疲。……欲血脉常行,如水之流……频行不已,然宜稍缓,即是小劳之术也。"这些论述都说明了劳逸适度对老年养生的重要性。

（二）饮食恰当

1. 食宜多样 老年人的摄食应丰富多样。饮食做到营养丰富全面，以补益精气，延缓衰老为原则。要适当补充肌体缺乏的营养物质。老年人容易缺钙，因此要在饮食中选用含钙高的食品。乳类及乳制品、大豆及大豆制品是理想的食物钙来源，芹菜、山楂、香菜等含钙量也较高，根据个人实际情况，在医生的指导下，适当补充钙剂。此外，可经常食用莲子、怀山药、藕粉、菱角、核桃、黑豆等补脾肾益康寿之食品。

2. 食宜清淡 老年人的饮食原则是"清淡"，即蛋白质多、维生素多、纤维素多；糖类少、脂肪少、盐少。老年人脾胃虚衰，运化力弱，要多吃鱼、瘦肉、豆类食品和新鲜蔬菜水果。老年人要适度限制动物脂肪的摄入，宜食植物油，如山茶油、菜籽油、花生油、玉米油等。

食宜少缓 中老年人进食均不宜过饱，中年应做到八分饱，老年人尽可能少食多餐。进食不可过急过快，宜细嚼慢咽，这不仅有助于饮食的消化吸收，还可避免"吞、呛、噎、咳"的发生。

（三）节制房事

老年人的肾气逐渐衰退，房室之事应随增龄而递减。年高体弱者要断欲独卧，避忌房事。体质强壮有性要求者，不要强忍，但应适可而止。

（四）谨慎起居

中老年人的居住环境以安静、清洁、空气流通、阳光充足、湿度适宜、生活方便为好。老年人气血不足，护持肌表的卫气常虚，易致外感，当谨慎调摄生活起居。《寿亲养老新书》指出："凡行住坐卧，宴处起居，皆须巧立制度。"老年人的生活，既不要安排得十分紧张，又不要毫无规律，要科学合理，符合老年人的生理特点，这是老年养生之大要。

慎衣着，适寒暖。要根据季节气候的变化而随时增减衣衫。要注意胸、背、腿、腰及双脚的保暖。

保持良好的卫生习惯。面宜常洗，发宜常梳，早晚漱口。临睡前，宜用热水洗泡双足。要定时排便，经常保持大、小便通畅，及时排除导致二便障碍的因素，防止因二便失常而诱发疾病。

（五）娱乐运动

对于老年人来说，积极的体育锻炼可以促进气血运行，延缓衰老，并可产生一种良性心理刺激，使人精神焕发，对消除孤独垂暮、忧郁多疑、烦躁易怒等情绪有积极作用。要遵循因人制宜、适时适量、循序渐进、持之以恒的原则。参加锻炼前，要进行全面体检，了解身体健康状况及有无重要疾病。在医生的指导下，选择恰当的运动项目，掌握好活动强度、速度和时间。运动量宜小不宜大，动作宜缓慢而有节律。适合的项目有太极拳、五禽戏、八段锦、慢跑、散步、游泳、乒乓球、羽毛球、老年体操等。每天 1~2 次，不能在恶劣气候环境中锻炼，更不能在饥饿时锻炼。

（六）谨慎用药

中老年人保健用药宜多进补少用泻；药宜平和，药量宜小；注重脾肾，兼顾五脏；辨体质论补，调整阴阳；多以丸散膏丹，少用汤剂；药食并举，因势利导。如此才能收到补偏救弊，防病延年之效。

第五节 长寿要旨

　　长寿是人类永恒的向往，是养生学最高的境界。秦始皇为江山延续，派徐福到东海去寻找长生不老之药；古代方士为延年益寿，不惜隐居山林炼丹服食；从彭祖不老的传说到晋人王质烂柯的神话；从家喻户晓吃唐僧肉能够长寿的故事之中，我们完全可以看出：上到帝王将相，下至贩夫走卒，芸芸众生都以不同的方式，探求着长寿的秘诀，然而科学研究证明：要长生不老那是终究圆不了的梦想！但是百岁老人的经验，却为我们展示了长寿的秘诀！

　　长寿要旨是探讨和揭示人类长寿规律的学科。本节内容是本著主编及其团队汇集释、道、儒、医、武术各派养生思想之精华，汲取从宫廷到民间的养生学经验，研究历朝历代经史子集中500多名百岁老人的人物传记；考证世界五大长寿地区百岁寿星的养生经验；收集我国六大长寿之乡百岁老人的长寿方法，这些都是经过多年的研究总结出来的。

　　古人将寿命称为天年，是指先天授予人的寿数，现在存活着的百岁老人都出生在上个世纪的初年，他们在上百年来历经了饥荒、战争、灾难等等难以想象的苦难，一个一个顽强地活下来，他们没有谁去刻意追求长寿，却人人寿登人瑞，这必然有其社会的、自然的和自身的规律。我们把这种规律概括为十大要旨。

一、禀赋优良

　　人能不能长寿，首先是由人的先天因素，即遗传基因所决定的。

　　1. 长寿与先天遗传密切相关　据史料记载宋代琼州，有一个叫杨避举的先生，一家八、九代都寿过百岁。当时琼州一位姓李的太守专门上门去拜访他，到他家以后，发现他的祖父当时已经160岁了，仍然健在；他的几位叔父、伯父和父亲都在120岁以上！杨避举本人也已是百岁高龄，但仍然谈笑风生！

　　湖北省曾对88名百岁老人进行调查：得出的结论之一是百岁老人有长寿家族史的达到65.91%。

　　在新疆英吉沙县，有一位叫吐地沙拉依的老人，他活了136岁，是中国现代史上寿命之最。吐地沙拉依一家3代6人都是百岁寿星！他的妈妈活到110岁；他的哥哥活到135岁；他的大弟弟活到103岁；他的二弟弟活到101岁，他自己的长女110岁的时候仍然健在。吐地沙拉依老人76岁以前，在新疆以放牧为生，后来他被一个商队所雇佣，曾沿着古丝绸之路经过巴基斯坦、印度、克什米尔地区、阿富汗直到沙特阿拉伯，直到1948年返回新疆，已经100岁。

　　广西巴马东山乡的陈氏家族的族谱记载：100年来，这个家族有186人，有6位寿至百岁。广西巴马东山乡巴不屯有一个龙氏家族，近50年来有7位百岁老人，都说明百岁老人的长寿，与家族有一定的关系，是由他们的遗传基因决定的。

　　2. 长寿禀赋与长幼有关　就是说兄弟姐妹之中，长子长女，长寿的可能性比较大。江苏省如皋市对119位百岁寿星，做过一个问卷调查：结果显示：兄弟姐妹之中，老大老二最容易长寿！头胎长寿的占40.5%；二胎生30.4%；三胎生占13.9%；四胎生7.6%；五胎生7.6%。这个调查结果，有非常重大的现实意义：独生子女长寿的基础好！独生就是老大！这也是非常符合中医学的理论：第一胎的时，父母的肾气比较盛，肾气盛则先天禀赋一定良好，所以，禀赋优良是长寿一个重要的因素，甚至是决定性因素。但是禀赋绝对不是长寿的唯一因素，因为先天虽是重要因素，但后天的养护对长寿至关重要。

二、居处适养

指人类居住的环境适合人类养生，能够使人长寿。

居处适养是研究居住环境对人类健康影响的科学。是指导人们选择、创造适宜的环境，从而使人们身体保持健康达到长寿的学科。

长寿具有一定的地域性，是聚集出现的。国际上把长寿聚集性的区域特征叫作长寿地区。长寿地区就是集中连片的适合人类居住的地区。世界卫生组织的标准是：某一地区百岁以上的老人占到人口万分之 0.75 以上时，就把这个地区叫作长寿地区。按照世界卫生组织的标准来衡量，全世界有五大长寿地区：第一是前苏联的高加索、第二是巴基斯坦的罕萨、第三是厄瓜多尔的比尔卡班巴、第四是中国新疆的南疆、第五是中国广西壮族自治区的巴马瑶族自治县。对于长寿区的划分世界标准要求非常高，一般达不到。中国标准是：10 万人口百岁以上老人达到 3 位以上就叫长寿之乡。按照标准中国有 6 大长寿之乡，分别是广西的巴马县、新疆的克拉玛依地区、江苏省的如皋市、四川省的乐山市、辽宁省的兴隆村、湖北省的钟祥村。人均期望寿命超过 70 岁的国家叫长寿国家，目前有 11 个长寿国家分别是瑞典、挪威、荷兰、日本、冰岛、丹麦、法国、美国、佛多黎哥、加拿大、瑞士。新中国成立 60 周年时卫生部已经向外宣布：中国人的人均期望寿命达到 73.5 岁，但还没有被列入长寿国家。

居处适养之所以使人长寿，是因为居住环境能够改善人的健康，改变人的体质甚至改变人的气质。居住环境对人的影响太大了，人的一生有 70% 以上的时间在房子里边度过，人类疾病的 70%~90% 与居住环境有密切关系。所以维护人类居住环境生态的平衡，保护环境、防止污染，才能够使环境适合人类养生！

如何做到居处适养？首先要保护自然环境。地球上的空气、水、土壤、岩石和生物等因素的总和构成了我们的生存环境。人类活动所形成的环境要素包括了物质的、能量的、精神的产品等等，与每一个人的关系都非常的密切，为集居建立城乡环境政策、经济等提供了非常重要的人文因素。我国广西壮族自治区的巴马瑶族自治县仅有 22 万人口，百岁以上老人就有 74 人，达到了 3.36‰ 超过了联合国标准的 4 倍多，世界第一！巴马县位于北纬 24 度，东经 107 度，属亚热带的季风气候，在亚热带、热带交界，海洋气候与南下气候交汇的情况下，非常适合人类的居住。巴马县盘阳河长 145 千米，4 进 4 出溶洞，33 千米为地下河，年均的平均气温 20.5℃，平均最高气温 25.9℃，最低平均气温 16.9℃，可以说它是春秋相连，几乎没有炎热的夏天。它每年的相对湿度平均数在 79% 左右，而且雷暴天气每年有 85~96 天，雷雨产生很多的负氧离子净化空气，使人精神振奋。在巴马每立方厘米里面的负离子数达到 2000~4000 个，而在它的河谷里可以达到 20000 个，而北京、上海、广州、深圳等一线城市每立方厘米里只有负离子 1000~2000 个，所以巴马县自然封闭的天然环境简直就是一个天然的氧吧！

如皋市是我国长寿之乡中唯一的一个拥有 145 万人口的县级城市，是我们国家的盆景之乡，气候温和，舒适宜人，属北亚带湿润气候，在北纬 32 度到 32 度 30 分之间，年平均气温在 14.7℃，40 年低于 -10℃ 的只有 7 天，高于 35℃ 的平均只有 5.4 天。雨水充沛、湿度适中，年降水量在 1056.8 毫米，日照在 2016.4 小时，空气相对湿度在 80% 左右，空气清新，森林茂盛，绿色覆盖，水质优良，水网密集，河汊纵横与长相所贯通。水源达标率 98.5%，都是利于长寿的因素。

三、起居有常

起居有常就是要有规律、有节奏、合乎自然界和人体的生理常度，安排日常的工作、生活、学习等等，是正常作息的学问。起居有常要天人相应，以气候、季节、时令、气象的变化决定人们的起、居、行、止。

起居有常、生活有规律是长寿之乡巴马寿星比较多的一个重要的内在因素（参见插图1、插图2）。巴马人常常是早睡早起，日出而作、日落而息、生活规律。虽然他们居住在比较封闭的山弄之中，生活非常的艰苦，但他们以苦为乐。巴马甲篆乡百马村破那屯的寿星黄布铁，104岁了每天仍然能够正常劳动，她每天不是去打猪草，就是下地去干活，自己来做家务。老人每天早起、早睡，生活非常规律，耳不聋、眼不花、一头的黑发，她每天吃两顿饭。说她每天如果不出去干活，吃饭就不香，晚上就睡不着。

城市里起居有常而寿登人瑞的也不乏其人。上海退休工程师范鹤亭，102岁还能够读书、看报、写文章。他根据自己做工程师的经验，将人比作机器，认为起居有常就是像机器按照一定的规律每天运作，机器的寿命延长，人起居有常就长寿。他每天是6点钟起床，7点钟早餐，9点钟的时候要喝一次奶，到11点钟的时候吃午餐，午睡一般睡到13点左右，15点起来他会喝一些有营养的饮料，18点吃晚餐，21点上床休息，作息有常，坚持不断。

广州有一位108岁的寿星寥富春，有自己一份非常科学详尽的作息时间表，他习惯每天早上4点钟就起床，经过一天的劳作，晚上9点左右就上床休息，寥富春早年经商，经常往来于香港、新加坡、马来西亚，新中国成立以后定居在广州，几十年来他遵循自己的生活习惯，100岁的时候仍然双目炯炯有神，说话声音洪亮，走路步履稳健，上下楼不喘气、不歇脚，可以行走数里路，一直活到108岁。

《黄帝内经》告诉我们：起居作息一定要有规律，如果不规律，恣意妄行，逆于生乐，以酒为浆，以妄为常就会早衰而折寿。年老体弱，作息失常对身体的损害更为明显。据统计资料表明：同年龄组的退休工人，比在职的人发病率要高3倍，就是因为退休了以后生活不规律。规律的作息在大脑中枢建立各种条件反射，形成定时睡眠、定时起床、定时用餐、定时工作、定时运动、定时排泄的习惯等等，这是天人相应原则在日常工作中的体现，是符合自然规律的。

起居有常应适应生活活动的规律，人的生命活动遵循一定的周期或节律而展开：人的体力周期是23天、人的情绪周期是28天、人的智力周期是33天为1个周期，每个周期都会分为旺盛期和衰退期2个阶段。人的体温一定是凌晨2~6时最低，而在14~20时最高；人的脉搏、呼吸、血流清晨最慢白天快，而血压是白天高、晚上低。科学实验证明每种生物的寿命，在遗传基因之中已经形成了生、长、壮、老、已等系列的演化规律，即所谓的生物钟。比如蝉的生命只有几天，狗的寿命约20年，乌龟可以活到几百年甚至上千年。

四、饮食恰当

指饮食的结构、数量、习惯等，符合人体正常的生理需要。只有饮食恰当才能够长命百岁。

长寿老人的饮食不是锦衣玉食，而是粗茶淡饭，主要以素食为主。著名的长寿之乡如皋市，盛产麦类、玉米、豆类、薯类、花生等等，还盛产他们称为的捏颈白萝卜、芋头、荞麦、山芋，像瘦肉型的东串猪、山羊肉质非常鲜美，还有三黄鸡，长江的珍稀刀鱼、回鱼、蟹虾等，造就了那一带人们合理的饮食结构，因此出现的长寿老人非常之多。如皋有一个民谣："鱼生火，肉生痰，豆腐白菜保平安"，说明饮食一定要清淡。

巴马的寿星们也都吃天然的绿色食品,他们饮食中常常吃玉米、南瓜、竹笋、白薯等等,含有丰富的微量元素,巴马人经常吃火麻油、山茶油,含有大量的不饱和脂肪酸,长寿之乡粗茶淡饭,具有"两高五低"的特点,即:纤维素高、维生素高;而且是低热量、低脂肪、低动物蛋白、低盐、低碳水化合物。巴马的寿星基本上吃粗粮,可能有时候吃的较饱,但能量非常低,维持生命的延续而没有过多的能量积累。

世界自然科学研究会会长森下敬一,是一位日本学者,他反复研究世界长寿的秘籍后,进行了认真的反思,最后总结说:对人体生理真正能带来健康长寿的绝对不是现代的西洋医学,也不是现代的营养学。作为现代西医和营养学指导思想的高热量、高蛋白质的营养论不适合人类长寿,真正使人类长寿的是中国的谷菜食品营养学说。所以,养生学提倡杂食益养,吃得越杂越好,每日若能够吃15~30种食品,是非常好的。

饮食恰当该吃多少,应该按照每个人的实际代谢需要来确定。根据个人的实际情况做到饮食不过饥,也不过饱,古人叫作"饮食有节",就是说饮食的摄入量应该有一定的节制。现代食物能量过剩,已成了长寿老人的一种灾难,它常常使肠胃失调。对于长寿老人来说"腹八分"、少食多餐是最佳的摄食养生之法。每日的摄入量根据人的身高体、重来进行计算,每天主食的摄入量应该是多少?副食蔬菜的摄入量应该是多少?一定要经过计算,中国人饮食指导的宝塔,可供大家参考。

饮食恰当是要明确何时吃,对中国人来说,应该是一日三餐。如皋市的寿星饮食方式:一般一日三餐,两稀一干,两餐吃的是稀的,一餐以主食干食为主。巴马老人有一日三餐的、也有一日两餐的。特征是吃得很饱,但热量很低,而且不吸烟、不喝酒、不挑食。

饮食多样化,生活规律,是我国新疆南疆长寿老人的一条非常重要的养生学的经验。对于中华民族来说,饮食习惯是一日三餐,辰、午、酉时进餐最好,每餐之间的间隔时间应该是4~6小时。

饮食恰当是要研究如何吃,就是研究烹调方法。烹调方法是我们的国粹,非常博大精深。我们主张8个搭配:第一是粗粮和细粮要进行认真的搭配;第二是浓淡搭配,能量高的我们一般把它叫浓厚,能量低的叫清淡。能量高的和能量低的要进行搭配;第三是荤素搭配,以素为主,控制油脂的摄入量;第四是生熟搭配,饮食中尽量吃熟食,因为熟食的发明使饮食发生了革命性的变化,但是有些菜能生吃的尽量生吃;第五个寒热搭配就是寒热食性相配,热、凉菜肴要进行搭配;第六是"五色相宜"就是青、赤、黄、白、黑5种食物的功效营养是互补的,要进行搭配;第七是"五味调和"就是酸、苦、甘、辛、咸,对人体脏腑有一定的亲和力和排斥作用,一定要把它搭配得当;最后还有科学烹调,比如一些脂溶性维生素,它只有通过油进行爆炒或者炮制,才能够被吸收。

五、劳作恒长

就是长期的、不懈地坚持劳动和运动。古代长寿老人都强调"服劳自动手",就是说自己的日常生活自己来料理。

巴马县的寿星都是非常勤劳的。巴马长寿老人居住山区,因为交通不便,不管他们是下地劳作,还是行路赶集,都是出门就爬坡,天天翻山越岭,长期的辛勤劳作,爬山下坡,肩挑背驮,培育了巴马人坚强的性格,健康的体质。

如皋人瑞李王岸佛女士,1898年出生于如皋市,享年106岁。她一生命运多舛,意志坚强。她丈夫在中年时,在一次海难中不幸去世。李王岸佛女士茹苦含辛,把她13个孩子一个个拉扯成人，全部培养成为有博士学位的人杰。她非常有名的一个儿子叫李昌钰，在美国留学获得博士学位，被称为当代的福尔摩斯。

据四川省对330多位百岁老人的调查显示：330名百岁老人中，只有一位家庭条件比较富裕，其余的都是穷苦人，其中有36人（占12%），从小被迫做童养媳，长期勤劳不断。巴蜀有一位寿星叫唐述华。9岁时开始给别人做童养媳，从9岁开始割草、砍柴，一直到124岁还能喂猪、煮饭、拄着棍，还能上山采野、拾柴火。

四川纳溪县有一位叫李光珍的人瑞，7岁开始做童养媳，到105岁了仍然能干家务。

湖南有一位寿星叫舒均和，从小给人扛长工，做过石匠、木匠、泥瓦匠。年轻的时候，他能够挑300斤（1斤=500克）的石磨，健步如飞。到112岁时还能挑起来50斤的重担。

广西宜山县有一位老人是全国第五届人大的代表，叫冉大姑，109岁还能下地干农活，长年累月的劳动，使她自己感到：如果不干活全身就不舒服。所以劳动是长寿的一个秘诀要诀。

劳作恒长的第二个含义：劳逸一定要适度。劳逸适度包括人体的体力劳动和脑力消耗的劳动。所以大养生学家孙思邈说："养生之道，常欲小劳，但莫疲及强所不能堪耳。"人一生一定是要劳动的，但是劳动不能疲劳到人不能承受。劳逸的标准是人体能够承受，达到不偏、不倚、不过的平衡状态。动静结合可以使人体的精足、气盛、神旺，从而尽终其天年。所以劳逸适度可以增强人的体质，使人精力充沛。而在精神上，能锻炼人的意志，使人精神振奋、充满进取精神。

新人口理论学者马寅初老先生，一生坚持劳逸结合，体力劳动和脑力劳动的结合，80岁他还能够在北京登香山，90岁还在不断的锻炼，当时他的两个下肢几乎要瘫痪了，他仍然坚持锻炼双腿，使它不残，1972年的时候因为直肠癌手术以后，他仍然坚持锻炼。我们都知道马寅初一生是非常坎坷的，他的新人口理论，认为一定要计划生育，不计划生育，人口爆炸会影响一个国家的经济发展，毛泽东主席曾批评他说：人是世间是最可贵的东西，只要有了人，一切人间奇迹都可以创造出来。被毛主席批评的人压力有多大啊！但他老人家一生历尽坎坷，年逾百岁。为我们树立了光辉的榜样。

应该说气功、武术是集释、道、儒、医养生经验结晶的国学精粹。古人提倡"太极朝朝走"，天天练，是因为它能够形、神、息并调，精、气、神并练。上海有一位104岁的河洗清先生，主张动静结合，长期练功，他从小在天津学武术，拳法非常好，17岁的时候又入佛门练静气功，练就了一身的钢筋铁骨。百岁的时候仍健步如飞。

上海文史馆有位苏局仙先生，是全国著名的书法家，享年109岁。他酷爱书法潜心书法，就像练气功一样入静，他认为养生只有动、静二字。

在我们共和国的1000多名开国将领中，有10多位百岁将军。他们都热爱运动，都喜欢活动，特别是爱运动的吕正操将军，享年106岁，是最后一个逝世的开国上将。抗日战争时期，吕正操曾经担任冀中军区的第一司令员，他用9个字概括他自己的一生，"打日本、管铁路、打网球"。他的网球一直打到90多岁，桥牌打到97岁，游泳游到98岁，自称是"最喜夕阳无限好，人生难得老来忙"。他还说："人一生不在于活多久，而在于能做多少事。"他的夫人刘沙女士概括吕正操晚年的养生经验说：读书、桥牌、网球是吕正操将军保持体力、保持脑力的3个绝招。

大量的经验说明：长寿之星中有个高寿星、个低寿星、胖寿星、瘦寿星，但是绝对没有懒寿星，所以劳作恒长是健康长寿的秘诀！

六、保养有方

保养有方是说每一位长寿老人，他都有自己独特的养生方法。每一位寿星之所以能够长寿，与其良好的生活习惯密切相关，百岁寿星的生活习惯多种多样很难一概而论地体现出每一个人养生的个性化。

广西巴马长寿研究所，对69位百岁老人进行调查显示：69人之中有62人不吸烟，占调查人数的89.86%；有7人是吸烟的，但他主要吸的是他们当地自己种的生烟。21人常年喝山区特有的葫芦茶、苦丁茶等等，占30.43%。有24人有饮酒的习惯，占总调查人数的34.78%，但是酒量都很小，从不饮过量饮酒、更不酗酒。所以长寿地区的寿星们大多数都不饮酒、不吸烟、不赌博。所以长寿一定有特殊的方法，这个特殊的方法我们总结为3个方面：

第一叫丰富多样，就是养生的方法是根据每一个人的特长而订的，且多种多样的。巴马有这样一个非常奇特的现象：就是在盘阳河裸泳。黄昏时分在盘阳河畔，呈现出美丽的一幕：盘阳河畔的男女老少成群结队，脱光衣服都跳到河里面去裸泳。男的在上游，女的在下游，水花四溅，欢声笑语，盘阳河畔裸泳的风俗开始于什么时候，已经没有办法去考证了，但这种淳朴的崇尚自然、享受自然的古老的民风民俗，让长寿河畔的居民们保持着非常良好的卫生习惯。一个让中国人心理负重了几千年的性的概念，在巴马人眼里不丑恶、不神秘、不是洪水猛兽，而是很正常的事，但是裸泳尽管相距很近，但绝不允许男女之间去杂泳，这是个非常好的民俗习惯。

多种多样还体现在每一个人的养生过程之中，长寿老人的个人养生方法肯定不是单一的。大家都知道著名的宋美龄女士，有她独特的养生方法。宋美龄当年因为其流利的英语、超群的智慧、细腻的女性特点而在国际外交界久负盛名。她活了106岁，她的养生确实是多种多样的典范，首先她喜欢少吃多餐，喜欢比较硬的食物。宋美龄每餐吃得很少，都是两荤两素，她不贪食，一天吃五餐，但每餐只吃五成饱，她每天都要称体重，而且是多吃青菜和西方人喜欢吃的沙拉子；宋美龄每天都非常注重排泄对人体的健康影响，她几十年如一日，都坚持在睡前去灌肠。她认为灌肠可以把身体的毒素排出去，所以几十年都坚持灌肠。同时宋美龄每天都坚持睡觉以前去按摩，让护士为她做全身的按摩，使她以至是百岁老人的时候，还依然能保持冰体玉肌。宋美龄晚年的时候，常常用闲聊来排除忧虑，她的自控能力非常强，遇到不愉快的事，就找熟人来聊天，来释放心中的郁闷。宋美龄过去有一个吸烟的嗜好，蒋介石活着的时候多次劝她戒烟，她都没有戒掉，蒋介石去世后，她戒掉了她吸了60多年的烟瘾。不吸烟了，她每天都要进行阅读和书画的练习，每天都要阅读大量的中、英文书报，她每天坚持研习国画，写毛笔字2个小时，同时还要弹一会儿钢琴。由于宋美龄丰富多彩的养生方法和规律的作息时间，使她能够颐养天年。她每天晚上11点左右休息，早上9点钟起床雷打不动，像宋美龄这样丰富多彩去养生的人终究是少数。

但是许许多多的百岁老人，他们心中都有一个信仰，并坚持自己的信仰不变。开国将军之中有一个文武双全的萧克将军，他身经百战活了102岁，是非常儒雅的一个将军。他是当时唯一一位红军时期在3个方面军都担任过领导的开国上将。1985年退休之后，他拿出了战争年代写的已经放了40年的书稿，接着写，他写的长篇小说最后修改完了以后定名为《浴血罗霄》，后来还获得了文学奖，拍成了电影。他的坚强的信仰，就是一定要把自己的事业干完。

有一位非常兴趣广泛的吴西将军，他是我们开国将军中唯一一个少数民族——壮族将军，参加过百色起义，他心胸豁达，一直活到105岁，为新中国海军的组建发展，做出了重要贡献。

他自己概括说自己是四迷：读书迷、钓鱼迷、台球迷、跳舞迷。人生一切烦恼都在他的舞墨娱诗的生活中完全化解了。

方法多样还表现在专心的修养，如音乐舞蹈、琴棋书画皆可养生。广州有一位百岁的画家叫冯百钢，他酷爱油画，与画笔结良缘。美术陶冶了他的性情，寄托了他的精神，成就了他的精神支柱，帮他度过重重难关，信心百倍地活到100岁的时候仍然能够作画。

全国象棋协会副主席谢侠逊，吟诗下棋度百岁，他从小从父学棋，1918年就获得了上海中国象棋大赛的冠军；1934年应华侨的邀请访问南洋挫败了英国的国际象棋大师。他驰骋棋坛90余年，著述29部，达百万字。一生恬淡，像音乐、舞蹈大师等专注事业而长寿者，亦不乏其人。所以坚持信仰、专心修养、丰富多样是长寿的良方。

七、巧合阴阳

性生活是人类最基本的需求，性活动有三大功能：生育、娱乐、健康。由于医学的调节使生育功能所占的比重越来越小，健康和娱乐的功能与人生终生相伴，不可或缺。如何通过男欢女爱的性生活来达到长寿的目标，是长寿的重要方法之一。

首先，纵欲不利于长寿：原始社会人均寿命只有22岁，上古时期人们崇拜生殖，一直到魏晋隋唐时期，人们对性都没有任何的约束。当时人是唯一的生产力。当时表现出来就是高生育率、高死亡率，那个时候人们对性抱的是一种自然直率、鼓励崇拜的态度，没有任何的伦理、道德、行政、法律的限制，所以人们纵欲无度，后来百姓有了约束，而皇帝可以三宫六院，后宫粉黛三千。我们做了一个统计：从公元前21世纪的夏朝到1911年辛亥革命之前，我们中国4000多年间446位皇帝，平均寿命只有42岁，说明了纵欲是不能长寿的。

第二，禁欲也不利于长寿：大量的史料和实践说明，已婚者比独身者长寿，健康的性生活可以使人身心愉悦，可以使人与人之间情感进行交流，使人的压力得到减轻和舒缓。禁欲损伤人体和生命，压抑情感交流而容易使人折寿。生育过儿女的和因为禁欲而无法生养的相比，生育过儿女的人要长寿。所以，性生活是不可缺少的。

2002年如皋市对119位百岁寿星作的一个问卷调查显示：在女寿星中生育子女比较多的人常常比较长寿，平均每个人生孩子是5.56个；而未曾生养的百岁寿星非常少见，只占7.3%，所以巧合阴阳才长寿。

巧合阴阳就是两性交合，节宣为度。节宣就是有节制，适当地宣发人体内的瘀滞，使气血通畅，过度的性交会使大脑、生殖器以及生殖器官生殖腺造成过量的消耗，使人的精微物质耗散，不仅危害男士，对女性的危害也是非常大。精液的生成与人体的冲动不成比例，通过性行为延年益寿，最主要的问题是掌握量的问题。其次要通过健康的性生活，使双方身心愉悦。性压抑是极其不可取的，但是不释放也是不行的，精满以后是一定要泄出来的，泄出来以后一定要进行认真的补充。所以性交的间隔度，应多动少泄，并进行情感交流减轻压力是非常重要的性活动的方法和理念。禁欲损伤人的生命，放纵情欲会过耗生命物质，人体的元气有限，然而人欲无涯，正确地把握性生活的质量是非常重要的。

长寿之乡巴马的婚俗非常特殊，巴马严禁在婚前有性生活的接触，也严禁近亲同姓之间配对结婚。虽然盘阳河给年轻人的恋爱提供了宽松浪漫的环境，巴马独特的爱情婚育生活，使男女青年能够自由恋爱，但是新婚之夜夫妻不能同房，这样的风俗避免了新婚之时过度的劳累。新婚以后妻子是不住在夫家的，婚后不落夫家，而是让妻子自己觉得玩够了，想要小孩的时候，才住到夫家去。所以，巴马当地政府结婚以后夫家和娘家两边都可以预留口粮和户口，婚后不落夫家自然形成了晚育，有节制的夫妻生活，符合长寿养生、欲不可绝、欲不可纵的理论，晚婚晚育正是长寿老人得以长寿的重要原因。当地称此"凉水泡茶慢慢浓"，这是一种长久的情爱。

巴马的甲篆乡松鸡屯村被人们称为"百岁鸳鸯村"，百岁鸳鸯村男的叫黄卜吉，女的叫黄乜吉，他们都活了101岁，夫妻二人互敬互爱，真正活到了白头偕老。巴马对69位老寿星作了一个调查：7位男性60岁以后重新组织了家庭，其中有2位男寿星，膝下还有婚后的亲生儿女，有10位女寿星晚年再婚，再婚后生活都很幸福。

在湖北省的钟祥市客店镇官湾村，103岁的唐德才和101岁的吴关琴，夫妇二人一生勤劳，在房前屋后耕种3亩（1亩等于667平方米）多山坡地，夫妻恩爱，自食其力，朴实生活，过得有滋有味，一直活到百岁以上，充分证明巧合阴阳是长寿的秘诀之一。

八、心情舒畅

心情舒畅是长寿老人的共同特点之一。长寿老人一般都性格开朗、心态平和，是老寿星们一个共同的特征。

在第六次人口普查中，海南省有一个澄迈县人的预期寿命已经达到77.79岁，全县百岁以上的老人215人，比例已经达到38.39/10万。在澄迈县不管是县城，还是它的农村都可以见到白发老人，绽放出非常灿烂的笑容，其乐融融的景象随处可见。

乐观也是长寿之乡巴马长寿老人的一个显著的特点，他们祖祖辈辈居住在封闭的山弄之中，生活非常艰苦，但他们以苦为乐，知足常乐，每一个村寨、每一个家族、每一个家庭都和睦相处，在与大自然的和谐中生活、修身养性。精神生活状态非常的富足，像平安村的平寒屯106岁的黄妈能，她106岁了，还能背着自己的小孙子，到处地游转和玩耍。而且耳聪目明，一边走路一边说话，放出爽朗的笑声，让大家觉得老人是非常平和、非常乐观的。

长寿老人的心态都非常平和。在如皋市调查的119位百岁老人之中，绝大多数的老人对生活、对周围的环境、对周围的人与事、对自己的评价，总是体现出与人为善的豁达胸怀，他们与世无争，除了个别老人耳朵相对比较笨、反应迟钝等因素外，很少见到他们表现出情绪低落的情况。

调查显示：百岁老人的性格非常的开朗，性情非常的温和，对待人间的是是非非都能够想得开、拿得起、放得下，无论在家庭里，还是在邻里关系中都是比较融洽的。这体现了淡泊人生、与世无争、心不老则人难老的美好而高超的境界，确实是百岁寿星们赢得健康长寿的经验之谈。

首先，他们的长寿境界是有颗平常心。巴马百岁老人的长寿境界，不是刻意追求的。过去巴马县没有历史文化的记载，他们是用黄豆或者用石子来计算他们的寿命，拿一节竹子开一个小洞，每年往里面丢上一块黄豆或者丢上一个小石子，岁月悠悠，到竹筒盛不下的时候，把竹筒劈开一数，都100多岁了。所以108岁的陈妈乱说：村里的好多人都死了，我的老伴也死了，他们这些人命短，而我命长，我要继续活下去，要活的好好的。所以不少的百岁老人都是心情舒畅，能歌善舞，是闻名的山歌手。104岁的黄美根和102岁的黄美念姐妹俩，收了许许多多唱山歌的徒弟，他们人生百年，有多少感慨、多少体验、多少可歌可泣的故事啊！

第二，长寿老人是逆境顺境都乐观。人生在世，不可能事事都顺心，在开国将军里，有一个乐天派的将军叫童陆生，活了103岁。他曾经担任朱德的战略高参，解放战争时期曾经与周恩来总理一起在空中遇险。"文革"中也曾经受到冲击，被下放到北大荒去劳动改造。但是无论他身处逆境,还是身处顺境都表现得宠辱不惊、随遇而安。他还大器晚成自学成才,自学中医,100岁的时候声音洪亮,还能为人治病。自称是乐天派,他总结自己的人生养生经历叫作三乐:心宽为乐,读书为乐,助人为乐,是真正的乐天派。

还有一个开国将军叫陈瑞清,专门自寻乐趣。陈将军曾经做过炮兵参谋长、副司令。享年105岁,因其传奇的经历、辉煌的业绩,张震将军为他百岁祝寿题诗。他养生的经验叫作自寻乐趣,不找烦恼,坚持锻炼,能动抗老。他写的遗言是:对党无愧,检点怀抱,死后献尸,医学解剖。

长寿老人有的身残志坚仍然乐观。我们有一个开国将军叫陈波,他享年102岁,是一位独臂的开国将军。陈波将军一生身经百战,波澜壮阔,经历的磨难实在非常的传奇,但他再经历磨难,仍然保持一种乐观的态度。抗日战争时期,他为我们抗日的官兵讲滚雷的使用方法,就是滚的那种地雷,在亲自示范的过程中不幸被那个滚雷炸断了他的左臂,炸残了他的双腿,但他仍然很乐观地说:我可以没有左臂,也可以没有双腿,但我不能没有自己的精神。我一定要有乐观的、勇敢的、勇往直前不怕磨难的这种精神。他说在困难面前,畏缩只能是死路一条。

所以百岁寿星们都感觉到:他们是越老越光荣,如果能活到百岁,能够乐观,是非常值得人们羡慕的事,所以乐观是人长寿的重要秘诀;心情舒畅是寿星们总结出来的非常有用的养生秘诀。

九、家和自康

家和自康是长寿老人能够活到100岁以上的一个重要的秘诀。每一个寿星他都生活在温暖和睦的家庭之中,四代、五代同堂,儿孙绕膝,精神有所寄托,生活不寂寞,越活越想活。表现在3个方面。

第一,自身贤惠与人为善。所有的老寿星,基本上都表现出具有能够与长辈、与平辈、与晚辈、与邻里和睦相处的性格品质。山东105岁的赵永华女士,抗日战争之前,她5个儿子都去了日本,只有1个儿子和3个媳妇和她在一起和睦相处,老人家88岁以前都经常下地和做家务劳动,为儿孙们分忧。88岁以后因为骨折而躺在床上,她的3个儿媳轮流照顾,老人家也非常疼爱儿孙们,病在床上仍然为重孙们缝衣补衣,到102岁的时候她去了日本。老人一生贤惠,与家人和睦相处,体恤儿孙成为了一个典范的例证。如皋市104岁的张郑惠,自己没有生过孩子,收养了1个儿子,但是她对这个养子亲过亲生儿子,与养子儿媳之间相处十分融洽。

第二,长寿老人一般都是夫妻和睦恩爱。百岁寿星中,夫妻双双活到百岁的不乏其人。江苏洪泽湖畔百岁夫妻薛廷佐活了107岁,他的夫人薛刘氏活到105岁,两个老人在旧社会的时候颠沛流离,失去了他们唯一的儿子,生活一生清苦,但是他们夫妻恩爱,相敬如宾,共同生活了80年,被人们称为"老祖宗"。新疆和田县的于田拉依苏村,有一位老人叫作买托乎提依明,活了整整100岁,他的老伴比他大1岁已101岁,他们相伴走过大半个世纪,在拉依苏村像他们这样的长寿夫妻还有3对。

第三,家和自康表现在子孝孙贤,家庭温馨。如皋市做了一个统计,94.1%的长寿老人与子孙、重子孙一起生活。有的老人没有儿子,女儿女婿就承担起了养老的责任,有的孙子外孙甚至侄子侄女外甥们负担赡养的义务。老寿星的后代对老人的这种保障、照料、精神慰藉是老人能够长寿的重要的原因。如皋尊老爱幼的传统美德是寿星们长寿的一个重要因素。如皋城镇103岁的汤连英有晚辈38人,她60多岁的儿子、儿媳退休以后专门护理老人,其他的晚辈也经常来看望她,给她带来精神上的愉悦,每到逢年过节,这些晚辈们都来送一些礼品、送一些问候，常常使老人笑得合不拢嘴巴。

如皋民风纯朴，敬老爱老已经成风，在这里畏法耻罪、读书循理、讼狱稀简、生活俭约是古代如皋纯朴民风的一个真实的写照，敬老爱老的风尚在如皋历史上代代相传。他们认为：家有一老，如有一宝，子女不把老人当累赘，而是和睦家庭幸福多，幸福家庭长寿多。

新疆和田地区是一个歌舞之乡，经常举办麦西来甫，就是我们现在说的歌舞演唱会。这些长寿老人们从来不服输，他们跳得十分欢快，有的还引吭高歌。他们平时开朗、温和，邻里家庭成员之间关系融洽，面对人生的各种坎坷，他们都能处之泰然。

巴马有一个著名的长寿之家，是西山乡卡才村的瑶家三姐妹：三姐妹里面大的叫卢的花，活了116岁；老二叫卢的小，小的叫卢的妹。在卢的妹出生6个月和4岁的时候，她的父母先后去世，大姐卢的花挑起当家的担子，带领妹妹在山旮旯里面种玉米、南瓜、火麻等维持生活，把妹妹拉扯大。卢的花现已去世，卢的小、卢的妹身体还很结实，记忆尚好，她们早起早睡、谈古论今，逗小孩，尽享天伦。

巴马最长寿的东山乡卡桥村的兰乜坤老人，活了131岁；所略乡上勤村的罗妈政活了128岁，这两位老人都是五世同堂。

本著主编张民生先生一家也是五世同堂，其乐融融。（参见书后附图）

十、德高寿长

德高寿长是指只有道德高尚、心地善良的人才长寿。德高寿长表现在3个方面。一是之志存高远。所谓的志存高远就是有一个远大的理想和要求。在当今仍然健在的国家和党的重要领导人中，如张震、张劲夫、郑天翔、邓力群等均已年过百岁，他们长寿的要旨秘诀，可能有很多因素值得我们今后去研究，但是他们心中有共产主义的远大理想，有为人民服务的道德情操是绝对的长寿因素。

在广西巴马的寿星中有许许多多是红军当年的老战士，他们为共和国而浴血奋战，但今天他们不居功自傲，也不给政府增添负担，乐于过平民的生活。105岁的壮族老红军罗卜汉，老人家非常的健谈，他经常靠在自己的藤椅上，架着二郎腿，说起当年跟拔哥（韦拔群）闹革命、打白匪的事的时候，总是是目光炯炯、滔滔不绝！他对当年当红军打天下的那段经历，感到非常的骄傲！104岁的老红军黄天赐，住在西山乡和乐村的拉吾屯，当年曾经是盘阳苏维埃政府的钱粮委员，在战斗中部队被敌人打散了，他们不断地进行转移和逃亡，在逃亡的路上，他的妻子被敌人残忍的杀害了。但这个打击仍然没有改变他为新中国而战的坚强的信念。在巴马的红军战士中有两姐妹，姐姐叫黄美根生于光绪二十三年就是1897年，当过红军的女排长；妹妹叫黄美念，生于光绪二十五年就是1899年，当过红军的女班长，住在甲篆乡平安屯村的拉亨屯，两位老人背稍微有一点驼，耳朵稍微有点背，但神志清醒、声音洪亮，说起话来滔滔不绝，最爱讲的就是当年跟拔哥闹革命的那段故事，激动时手舞足蹈。她们曾经参加东兰武篆农民运动讲习所，培训时讲到悬崖飞石击溃敌军、讲到躲开敌人的追杀艰苦卓绝，神采飞扬、兴高采烈！新中国成立后上夜校学文化，姐妹情深！黄美根笑着说：活这么老，还觉得没有什么大病，现在每顿还能吃两碗干饭，起码能活到120多岁。这些老红军表现出他们的高风亮节！

二是长寿老人都乐善好施。我们的开国将军中有一位魏天陆将军，他是从洪湖走出来的老红军，享年103岁。他一生生活俭朴，热爱慈善，拿自己的薪水积蓄为学校建立图书馆；向新四军纪念馆捐款；向保护母亲河和希望工程去捐款。他认为自己人生有了精神追求，思想不空虚，事业有恒动力。他把自己微薄的收入都捐出去了，而自己的生活要求的标准很低，经常是粗茶淡饭。他说养生：穿衣戴帽干净就行，粗茶淡饭吃饱就行，奢侈换不来长寿。所以将军一生非常乐善好施。

四川有一位著名中医叫罗明山，他用世代家传的百草丹为人治病，求医者甚多。他对穷苦的病人，不但不收诊断治疗费，还经常为病人资助食宿，管吃的、管住的，而自己一生却是粗茶淡饭，布衣蓝衫。当地人都把罗明山老先生称为罗善人。他114岁时，仍然是鹤发童颜，还能著书立说，诊治疾病，一直活到116岁。所以，长寿老人乐善好施，也成就了自己的长寿。

三是淡泊名利。开国将军中有一位叫曹广化的老将军，享年100岁。他是一位阅历非常丰富而又神秘的老将军。神秘因为一是他曾经担任过中国人民解放军军衔奖励部的部长，负责评审了千名的开国将领，就是说所有开国将领的军衔，都是经他手授予的。第二个神秘是他参与了对林彪反革命集团的起诉案件。所以，他一生的传奇经历让人们觉得很神秘。但是他一生淡泊明志，宁静致远，追求寒不减色、暖不增华。他认为养生：青菜萝卜糙米饭，瓦壶天水菊花茶就行了，他一生盈亏不表。

百岁的开国将军孙毅享，一生喜欢竹和莲，总结了一个16字的养生诀：基本吃素、坚持走路、精神宽舒、劳逸适度，所以，吃亏对自己有好处，孙老将军说："腰包无钱、睡觉香甜、不戴乌纱帽，精神更活跃。"健康快乐是互生的，"健康生快乐、快乐生健康"。

中共中央文史馆的大书法家孙墨佛，参加过辛亥革命，担任中国老年书画研究会的副会长。1985年102岁时的他参加北京的迎春会，还挥毫写下了非常大的"新春乐"3个巨字，他说："写字能养心、养气、养神"，他一生十分重视道德的修养，他还说："人首先要立德，德高寿长"。

有高尚道德的人心里踏实，心安体泰，寿命自然就会长寿，表现了中华民族从长寿的历史中沉淀出来的福寿文化。福寿文化就是让更多的人长寿，让长寿的人感到更多的幸福！

第二十章 体质养生

体质是指人群及人群中的个体由于先天禀赋、后天生活方式、生存环境等多种因素的影响，在其生长、发育和衰老的过程中形成的人类个体在形态结构、功能活动、物质代谢、心理活动等方面固有的、相对稳定的特征。

养生学认为：在不同的先天禀赋基础上，人的五脏六腑、阴阳气血、经络输转、水谷代谢、七情活动等方面存在着生理性差异。体质由"形"与"神"两方面组成，"形"指形态结构；"神"指功能活动、物质代谢过程、心理活动等。体质的"形神合一"，缺一不可。

体质决定了机体对于某些疾病的易感性、表现形式、预后转归和治疗反应等，是产生不同疾病的决定因素之一，也是辨证施治、辨体施养的前提之一。体质是"证"的形成基础。对于体质的充分把握，是养生保健、疾病治疗康复的关键。

第一节 体质差异的形成

人与人之间的体质是有差异的，有的甚至差异很明显。养生重视的是个体体质的差异，非常强调个体化的养生和治疗。因此体质养生必须"因人而异"，即如何根据个体体质决定养生策略。而地域、种族所决定的人群体质差异，则作为辅助的参考因素。

个体体质的差异由先天禀赋和后天因素诸如生存环境、饮食习惯及生活方式等所决定。

一、先天禀赋

人体的体质很大程度上是由先天遗传基因所决定的，就是说很大程度上取决于父母。在《黄帝内经》的《灵枢·寿夭刚柔篇》中记载："人之生也，有刚有柔，有弱有强，有短有长，有阴有阳。"父母素体强盛，其禀赋多强，反之则多弱；父母素有痰湿，其子女因先天禀受而痰湿与之俱生，常表现为痰湿体质。《泰定养生主论》曰："父母俱有痰疾，我禀此（进），与生俱来也。"又如父母一方为阳盛体质，子代中也极有可能表现为阳热体质。朱丹溪在《致格余论》中记载："余之次女，形瘦性急，体本有热。怀孕三月，适当夏暑，口渴思水，时发小热，遂教以四物汤加黄芩、陈皮、生甘草、木通。因懒于煎煮，数帖而止。其后此子二岁，（阳盛发病）疮痍满身。"

此外，母体妊娠时的状况也影响着子代的体质，如过食辛辣燥热，烦躁不宁，则可能使胎儿形成阳盛体质；营养不足，思虑过度，气血亏虚，则可能使胎儿形成气虚或血虚体质；过食肥甘厚腻，则胎儿可能形成痰湿体质。先天禀赋是体质差异的基础，是决定与影响体质形成和发展的内在基础，也是体质保持相对稳定的重要条件。先天获得的体质，如果后天的各种因素没有特殊的变化，则这种体质特征往往伴随终生。

二、后天因素

先天因素是人体体质形成的重要因素，甚至是决定性因素，但绝不是唯一因素。后天因素对体质的形成也有一定的作用，特别是居住环境、社会要素、饮食结构、生活习惯等对人体体质影响很大。

（一）生存环境

人们的生存环境对于人的体质形成有极大的影响，我们在第二章"居室养生"中已做过系统论述。现代环境污染对体质的影响越来越引起人们的关注。环境中的物理、化学、生物等污染物相当于中医和民间所说的"毒"。"毒环境"长期作用于人体，会对人体产生恶劣的影响。如空气中二氧化硫、总悬浮微粒和降尘长期偏高的污染环境中，"阴霾"导致阴虚燥热的体质较为常见；长期接触噪音，会呈现出阴虚体质特征，尤以肝阴亏损为明显；全球变暖、温室效应、臭氧洞扩大等等，使气候的变化以"天以常火"为特点，人体常处于阳热的环境，易于形成阳热体质。

（二）社会要素

人类社会、人文环境等要素对体质的形成也有一定的影响。如果在战乱频繁，人们颠沛流离，饮食失节，劳役过度，情志内伤之时，易导致脾胃虚弱，元气内伤，以虚性体质为常见；而太平盛世，生活稳定，肥甘少动，则以湿热体质、阳热体质、痰湿体质、瘀血体质或痰瘀互结体质较为常见。

（三）饮食结构

正如第五章"摄食养生"所述，饮食结构和习惯是体质构成的重要因素。现在，中国传统的素淡饮食习惯已经被打破，大量摄食肥甘厚腻、强食过饮成为普遍现象。由于中华民族千百年来形成的"节约型基因"，过食肥腻则生热，过饮甘甜则生湿，湿热积久必然导数体质的变异。"三高饮食（高脂肪、高糖、高热量）"是导致湿热、痰湿体质的重要原因，提高了高脂血症、糖尿病、高血压、肥胖症的发病率。嗜酒者，酒为熟谷之液，"气热而质湿"，过饮则"生痰动火"，长期饮酒会出现湿热体质的典型特征。嗜烟者，"烟为辛热之魁"，极易损伤肺阴，形成内热。同时肺为"水之上源"，肺失宣肃，痰湿内生。因此长期嗜酒吸烟往往形成燥热、痰湿互见，虚实并现的较为复杂的体质类型。随着生活水平的提高，人们崇尚进补，但是存在不少补益误区。保健补益产品多为温热或滋腻之品，如不辨季节、体质而妄补、蛮补，也是引起现代人实性体质或本虚标实体质常见的原因之一。

三、生活习惯

现代人的生活方式的改变，如长期的紧张竞争、思虑过度、起居不规律、缺少活动等，都不可避免地影响到脏腑功能、形神协调、气血运行、阴阳平衡，使体质发生变化。

所以，体质出现明显变异，往往是可变因素即后天因素出现变异而致，养生就是针对后天因素加以调控，使体质保持在最佳状态，因此体质养生重在后天。虽然说，体质具有相对的稳定性，一种体质的形成往往会伴随机体内部形态功能的改变，但体质是可以改变的。居住环境、社会要素、饮食结构、生活习惯的改变，药物调理，各种医学、养生学手段的运用都会是病态体质、亚健康状态改善或转变为健康的体质状态，只是需要恒心和时间而已。

第二节 体质的分类

关于人体体质类型的学说非常多，都是根据人体的结构、形态、神经系统和内分泌等体质特性来划分人格（个性）类型的学说。这种学说认为：一个人的体质特性决定着他的气质和人格特征。如果人们掌握了人格体质类型的理论，就能够比较科学地了解别人和自己的体质特点，以及与之相应的气质和个性特性。

一、体质分类的历史沿革

这一学说的思想渊源可以追溯到古代医学。中国古代医学家曾按人的阴阳动静把人分为5种类型，即好动的太阳型、少阳型，喜静的太阴型、少阴型，以及动静适中的阴阳和平型。《黄帝内经》则仔细地将人的体质划分为阴阳25种人。古希腊医生希波克拉底认为，人体内有4种基本的体液或液汁，即血液、黏液、黑胆汁和黄胆汁。几个世纪以后，古罗马医生盖伦把希波克拉底的思想加以修改、精练和推广。他们二人都认为，这些体液混合的比例决定着一个人的身体状况和气质特点。体液混合中以血液占优势的称为多血质，表现为性情活跃、动作灵敏；以黏液占优势的称为黏液质，表现为性情沉静、动作迟缓；以黑胆汁占优势的称为抑郁质，表现为性情脆弱、动作迟钝；以黄胆汁占优势的称为胆汁质，表现为性情急躁、动作迅猛。这种体液学说在古代医学中曾发生较大的影响，但是把体液作为气质的生理依据，科学上不能证明。至于把人划分为4种气质类型，在现代心理学中则仍有一定的影响。

俄国生理学家巴甫洛夫，经过多年的实验观察和用条件反射法研究了许多狗以后，发现动物的高级神经活动的兴奋过程与抑制过程在强度、均衡性和灵活性等方面，具有不同的特点，这些特点的不同组合，形成了4种不同的高级神经活动类型。他认为，在动物实验中确定的高级神经活动类型，也可以应用到人身上；人的气质就是高级神经活动类型在人的行为和活动中的表现。巴甫洛夫关于高级神经活动类型学说为气质提供了自然科学的基础。但是，人的气质特点不仅取决于神经系统的先天特性，而且就连神经系统本身也在周围条件的影响下改变着。因此巴甫洛夫一再告诫，这些精确的自然科学性的资料，转用于研究人类最高活动的时候，就必须具有极大的保留限度。

德国精神病学家E·克雷奇默尔根据对精神分裂症患者和躁郁性精神病患者的临床观察，认为按人的身体结构和形态可以分为3种基本的体质类型，即虚弱型、健壮型和矮胖型。虚弱型的人，体格脆弱，身躯、两肩和臀部窄小，臂部细长，面狭，通常是瘦个子。健壮型的人，体格结实，身躯、两肩宽阔，臀部窄小，四肢匀称，肌肉丰满，通常是中等个子。矮胖型的人，体格肥硕，身躯宽阔，四肢相对地短些，脸部和颚宽厚，颈粗腹肥。克雷奇默尔认为，人格特征与体质类型有关。虚弱型的人的性格内倾、腼腆、孤独和敏感；矮胖型的人情绪起伏涨落，把握不定，有时振奋、活跃和开朗，有时又极度忧郁和沉闷；健壮型的人的性格特点则介于前两者类型之间，表现为精力旺盛、乐观、自信和放肆。他的学说曾引起人们的注意，把人格类型学说建立在现代生物学的形态学的基础上，这是一个重要的进步。但是，这一理论是根据对精神病患者的观察得来的，应用于正常的人就未必可靠。

20世纪50年代，美国心理学家W.H.谢尔登搜集了大学男生的裸体照片4000多张，按身体特征分为胖、中、瘦3类，进行了细致的人体测量学的测定。然后根据个体胚胎期的内、中、外 3 个胚胎层把这 3 类身体特征分为内胚叶型、中胚叶型和外胚叶型。谢尔登认为内胚叶层发达的人，其消化道和内脏器官比较发达，成为肥胖型。中胚叶层发达的人，骨骼、肌肉和结缔组织较发达，成为强壮型。外胚叶层发达的人，皮肤和中枢神经组织较发达，骨骼长而细，成为瘦长型。谢尔登进一步从 4000 余人中选取 33 人，对他们的行为特征和体型进行相关分析，概括出如下 3 种气质特征：①内脏优势型。这种类型的人好逸恶劳、好美食、好社交、钟情，体型肥胖。气质与体型的相关系数为 0.79。②躯体优势型。这种类型的人精力充沛、肌肉活动占优势，体型健壮。气质与体型的相关系数为 0.82。③大脑优势型。这种类型的人谨慎、克制、倾向于内心生活，体型瘦长。气质与体型的相关系数为 0.83。谢尔登的研究虽有他的依据，并在人格研究中应用了心理计量学，但是，体质与气质间的相关并不一定能说明两者的因果关系，因而应用这一学说应持慎重态度。

二、养生学的体质分类

养生学的体质学说是建立在传统中医的证候基础上的，历代医家和现代中医学者的分类也不尽相同。但都是根据人体脏腑、阴阳、气血、津液的盛衰偏颇和气化代谢的强弱进行分类。2009 年，中华中医药学会发布了《中医体质分类与判定标准》，从中医角度将中国人的体质大体可分为平和质、阴虚质、阳虚质、气虚质、瘀血质、痰湿质、湿热质、阳热质、气郁质等 9 种基本类型，基本统一了学术界的意见。

三、体质的辨识

尽管中华中医药学会统一了中医体质分类与判定的标准，但在实际生活中，很少人是单纯的体质类型。同时，在 9 种体质的分型中，除阴阳平和质以外的其他 8 种类型均为阴阳失衡的状态，说明真正处于健康状态的人很少，多数处于亚健康和不健康的状态中。特别是在中医临床过程中，更为常见的是兼挟体质，即同时具有 2 种或 2 种以上体质特征的体质状态。常见的兼挟体质有：痰湿兼瘀血、痰湿兼气虚阳虚、阳盛兼阴虚、气虚阳虚兼瘀血痰热、阴虚兼瘀血、气郁血瘀兼痰湿等等类型。但是有轻重、标本的差异。

所以，我们不主张读者和一般人凭借自己有限的知识和本章的内容，对自己或他人进行"体质的辨识"。我们提倡由具有中医执业资格的中医师来进行专业的体质类型判定。在专业中医师"体质的辨识"的基础上，可以参照第三节的内容进行保养。

第三节 不同体质的养生方法

本著依据中华中医药学会发布的《中医体质分类与判定标准》，对 9 种体质的养生方法介绍如下：

一、平和质的养生方法

（一）体质特征

肥瘦匀称、健壮有力、毛发润泽、目光有神、精力充沛；既耐寒又耐热，对环境的适应性强；胃纳佳，没有特殊的饮食嗜好；二便正常规律；淡红舌、薄白苔，脉率匀整；性格平和、情绪稳定、睡眠良好、生活规律。

（二）形成原因

往往有良好的遗传背景，有长寿家族史；自幼成长环境宽松、稳定；有良好的生活起居习惯，饮食结构合理。

（三）养生原则

协调阴阳，畅通气血，促进代谢。

（四）饮食宜忌

没有品种上的禁忌，但不能自持体格健壮而烟酒无度，暴饮暴食，可以根据不同的季节进行适当的饮食调养。

（五）生活起居

保持原有的良好生活习惯。如工作、学习等原因，长期不能规律地生活起居，可能引起体质的变化。

（六）四季调养

以进食应时应节、新鲜食物为宜。生活起居遵循"春夏养阳"、"秋冬养阴"、"不伤不扰，顺其自然"的原则。

春季宜食用荠菜、鲜韭菜、竹笋、芫荽、新茶等有助于阳气升发的食物。增加户外活动，庭院散步，郊游踏青，使情绪心态舒展畅快。

夏季谨记饮食卫生，防止病从口入。不可过食冰凉冷冻的饮食。适当食用绿豆、西瓜、冬瓜、苦瓜、丝瓜、黄瓜、番茄、菊花等清解暑热的食物，同时也可以视具体情况选食西洋参、太子参、鸭肉、马蹄、白扁豆、莲子等益气养阴去湿之物。避免在烈日酷暑环境下剧烈活动，以及过度贪凉。

秋季适当进食红萝卜、桂花、秋梨、红枣、银耳、百合、葡萄、龙眼、花生等应时食物。"春捂秋冻"，锻炼耐寒。可登高远望，旅游远足，调整心态。

冬令是进补的好时机，可适当地进食核桃、阿胶、人参、鸡肉、龙眼肉、羊肉、狗肉、海参、牡蛎等滋阴壮阳的食物。同时要适当运动，振奋阳气。衣服、居室均不宜过暖。

二、阴虚质的养生方法

（一）体质特征

易感温热之邪，病症多化热化火，常见瘦小或瘦长体形，怕热，手足心热；皮肤偏干或偏油，肤色苍或赤，面部偏红或颧红，常有烘热感；眼睛巩膜红丝较多，浑浊，目干涩，视物昏花，唇红微干，咽喉干燥，口臭口疮；不耐夏热；大便偏干或秘结，小便短黄；容易早衰；舌体瘦小，色红少苔，脉细数；性格急躁易怒，情绪波动或敏感压抑；睡眠质量差或经常睡眠时间短。

（二）形成原因

先天禀赋；经常熬夜，性格内向压抑，五志化火；房劳过度；长期服用利尿药、清热利湿药；过食辛辣燥热食物，吸烟，妄投温补；环境污染等。

相关脏腑：肝肾阴虚、肺肾阴虚、肺胃阴虚。容易阴虚火旺。

常见兼挟体质：气阴两虚、阴虚兼瘀血、阴虚兼痰湿。

易感疾病：不寐、便秘、眩晕、咳嗽、喉痹、消渴、目疾、温病、肺痨，患病易于化热。

(三) 养生原则

养阴降火，镇静安神。以饮食调理、心神调养为主。

(四) 饮食宜忌

不宜温燥、辛辣、香浓的食物，如辣椒、花椒、胡椒、八角、茴香、韭菜、香菜、葱、生姜、蒜、鲫鱼、扁豆、酒、咖啡、红茶、鹌鹑肉、雀肉、狗肉、羊肉、虾等。不宜经常用炸、煎、炒、烘、烤等烹调方式。宜食寒凉清润的食物，如葡萄、西瓜、梨、香蕉、枇杷、罗汉果、绿茶、菊花、西红柿、甘蔗、芹菜、菠菜、苋菜、丝瓜、苦瓜、黄瓜、山药、莲藕、马蹄、绿豆、百合、黑芝麻、豆腐、鸭肉、螃蟹、田螺、淡菜、牡蛎、海参、桂鱼、银鱼、鲍鱼、墨鱼、龟肉、鳖肉等。可常食用百合粥、桑葚粥、山药粥等。

(五) 生活起居

熬夜、工作紧张、剧烈运动、酷热环境均会加重阴虚体质，应尽量避免。适宜太极拳、气功、八段锦等传统静神动形的健身术。不宜温泉或桑拿泡浴。起居规律，情绪平和，工作有条不紊，对阴虚体质的养生保健非常重要。应保证充分的睡眠。

常用中药：西洋参、沙参、麦冬、天冬、黄精、百合、白芍、玉竹、石斛、山药、地黄、枸杞子、旱莲草、女贞子、五味子、冬虫夏草、龟板等。

常用方剂：六味地黄丸、杞菊地黄丸、知柏地黄丸、天王补心丹、首乌延寿丹。

(六) 四季调养

冬寒易过，夏热难熬，易感温热之邪。

春季容易阴虚火旺，肝阳上亢，引起失眠、痤疮、口臭等。宜进食清凉滋润的食物，如百合、鲜莲藕、新鲜水果蔬菜、菊花茶、绿茶等，多饮水；不宜海鲜、虾、香菜、鲫鱼、春笋等"发物"，以及温补之品。高血压病患者当心血压上升，减少食盐，平稳情绪，确保睡眠。可练习养肝功：大嘘30遍，细嘘30遍，一切热者，数数嘘之，绵绵不绝为妙。亦可用太极拳、气功、八段锦等传统健身术，不宜剧烈运动。

夏季不宜食热性食物，否则内热难耐，或引起痔疮出血，甚至中风。食用鸭肉与冬瓜、芡实、薏苡仁、绿豆，有清暑滋阴、健脾化湿之功。乌梅汤或以甘蔗汁、西瓜汁、萝卜汁配以少量菊花煮水饮用。尽量避免日晒，有条件者可去避暑胜地过夏。

秋季多食新鲜水果、黑芝麻、百合、杏仁、芦笋、山药等，切忌辛辣燥热、煎炸动火之物。研习咽津功：全身放松，心平气和，自然呼吸，口唇微微闭合，用舌在口腔牙齿间内外上下搅动，津液满口时，分3次慢慢吞咽。

冬季可进食厚味滋补肝肾之品，如熟地、黑芝麻、沙参、麦冬、石斛、黄精、龟板、鳖甲、山药、枸杞子、牡蛎、海参、鲍鱼等。一般冬令进补的膏方中多有人参、黄芪、肉桂、鹿茸等温热之品，此为阴虚体质的大忌，不宜食火锅，如吃火锅也应以清汤、豆腐、菠菜、芹菜、海带、番茄等锅料为主，不用姜葱提味，仅用麻油即可。冬令应避免伤精之举：过于温补、房事过多、运动剧烈，否则"冬不藏精，春必病温"。

三、阳虚质的养生方法

(一) 体质特征

胖瘦之人均可见，中年常有发胖；乳房发育不佳；毛发易于脱落，面白不华，目光清澈，口唇色淡，肢体不温，经常感到背部和膝关节以下怕冷；耐夏不耐冬，喜温热食物，大便偏溏，夜尿多，小便清长，容易水肿，舌体淡而胖嫩，苔白水滑，脉沉细。性格多沉静，容易神疲倦怠，消沉，悲观；不喜运动；缺乏性欲。

（二）形成原因

先天禀赋；色欲劳伤；大病之后或慢性病；常服苦寒清热之药；过食生冷寒凉之品；老年人。

相关脏腑：脾胃虚寒，脾肾阳虚。

常见兼挟体质：阳虚瘀血、阳虚痰湿、阳虚痰瘀互结。

易感疾病：肥胖、阳痿、不孕、痹证、感冒、胃痛、腰痛、腹痛、腹泻、痰饮、水肿、胸痹等。

（三）养生原则

温补脾肾，温化水湿。以饮食调养、运动健身为主。

（四）饮食宜忌

不宜多食生冷，苦寒、黏腻的食物，比如梨、李、西瓜、香蕉、枇杷、马蹄、甘蔗、柿子、冬瓜、黄瓜、丝瓜、苦瓜、芹菜、茄子、蚕豆、绿豆、百合、甲鱼、鸭肉、田螺、蟹肉、绿茶、冷冻饮料等。尤其不宜多饮清热泻火的凉茶。低盐饮食。

宜食温热、甘缓的食物，比如荔枝、龙眼、樱桃、杏、胡桃仁、栗子、韭菜、芥菜、香菜、胡萝卜、洋葱、香菇、黄豆芽、黑豆、山药、雀肉、牛肉、羊肉、狗肉、鹿肉、鸡肉、鹌鹑肉、黄鳝、草鱼、海虾、饴糖、酒、咖啡、红糖、生姜、辣椒、胡椒、糯米等。进补之品适合蒸、焖、煮、炖等烹调方法。

（五）生活起居

常年坚持体育锻炼，如跑步、跳舞、爬山、体操等。多晒太阳，进行日光浴。不可久居阴暗潮湿之处。可经常泡浴温泉、洗热水澡。

常用中药：威灵仙、仙茅、肉苁蓉、巴戟天、杜仲、鹿茸、补骨脂、益智仁、胡桃肉、菟丝子、沙苑子、人参、黄芪等。

常用方剂：参茸丸、金匮肾气丸、济生肾气丸、龟鹿二仙膏等。

（六）四季调养

耐春夏之热，不耐秋冬之寒，易感寒邪，得病容易寒化而成寒证。重在"春夏养阳"。

春季适当进食升阳之品：陈皮、谷芽、韭菜、花生、葱、姜等。慎脱衣减装，要适当"春捂"，先减上衣后减下衣。

夏季避免长时间在空调环境中生活、工作。不可在室外、树荫、过道等风口之处露宿。尽量少食菊花、绿豆等清热降火的药食。阳虚明显者可以在"三伏天"进补温热之品，如羊肉、狗肉、童子鸡等，或艾灸足三里、气海、关元、肾俞、命门等穴位。春夏季宜多晒太阳。

秋季不可"秋冻"。注意保温，尤其腰部和下肢脚部，先穿棉裤。宜食偏温的水果，不宜食生冷瓜果。

冬季宜进食温补的羊肉、狗肉、鹿肉、童子鸡、虾、鹿茸、蛤蚧、紫河车、菟丝子、核桃肉、栗子、胡萝卜等。谨避寒邪，有条件者可以到温暖的南方过冬。秋冬季要保证积极的运动锻炼，振奋阳气。

四、气虚质的养生方法

(一) 体质特征

肥瘦之人均可见。四肢倦怠,肌肉松软,不喜运动;面色白,口唇淡;稍活动既汗出,头晕眼花,腹部下坠,寒热耐受力较差,冬怕寒,夏怕热,易于感冒;食少不化或喜食甜食,大便正常或不爽;舌淡嫩,边有齿痕,脉虚缓;性情多柔和,喜静懒言,目光少神。

(二) 形成原因

先天禀赋;少时脾胃受伤,气血不足;长期患有慢性消耗性疾病,大病久病之后;长期过度劳累或思虑过度,营养不良;月经过多;房劳过度;过度减肥。

相关脏腑:脾胃气虚、肺脾气虚、肾气虚。

兼挟体质:气虚阳虚、气虚痰湿、气虚血瘀、气虚血虚。

易感疾病:感冒、腹泻、营养不良、中暑、汗证、惊悸、胃下垂、脱肛、子宫下垂、肾下垂等。

(三) 养生原则

补益脾肺,升举清阳。以饮食调养,慎避风邪为主。

(四) 饮食宜忌

不宜多食生冷苦寒、辛辣燥热等寒热偏性比较明显的食物;少食油腻,不易消化的食物;平时应注重饮食调理,适当进补,宜缓补而忌滥补、呆补。

宜食性质平和而偏温的食物,比如:山药、龙眼肉、莲子、藕粉、大枣、鹌鹑肉、母鸡肉、羊肉、栗子、粳米、糯米、胡萝卜、南瓜、黄鱼、苹果、葡萄干、红茶、香菇、蜂蜜、饴糖、蜂王浆、黄鳝等。

(五) 生活起居

注意季节转换、气候变化,谨防呼吸道疾病和过敏性疾病。平时坚持轻度运动锻炼,如散步、慢跑、太极拳等。避免疲劳。气虚体质多与血虚并见,过度思虑、过久看书、看电视,均会劳伤心脾,耗气伤血。平时经常按摩,艾灸大椎、风池、气海、关元、脾俞、肺俞、肾俞等。

常用中药:人参、白术、茯苓、黄精、党参、山药、黄芪、鸡内金、当归、大枣、扁豆等。

常用方剂:薯蓣丸、补中益气丸、八珍丸、玉屏风散、香砂六君丸、归脾丸、生脉饮等。

(六) 四季调养

气虚体质既不耐寒又不耐热,稍不注意即易感冒,以致终年难清。

春季少用辛温之品,"减酸增甘以养脾气",以防肝木横克脾土,如山药、大枣、莲藕、饴糖、糯米等。阳气升发不足,低血压、低血糖、头晕、倦怠、内脏下垂等可以用补中益气丸等。适当增加运动。

夏季不宜大运动量及曝晒,要保证睡眠,避免伤暑。倦怠少气多汗者可以适当进补,如党参、西洋参、麦冬、百合、葡萄干等。

秋冬季适合温补,如大枣、龙眼肉、人参、党参、黄芪、山药、牛肉、羊肉、母鸡、胎盘等,但是不可过于温燥,可以稍加白芍、麦冬、熟地等。

五、痰湿质的养生方法

（一）体质特征

肥胖者较多见，腰腹部肥满。肢体沉重倦怠；肤色白滑；口干而不喜饮水，口中经常黏腻，喜食肥甘厚味香浓，经常胸闷或腹部胀满；大便溏烂，或后重黏滞；白带多；舌体胖大，舌苔白腻，脉濡或滑。经常神昏、头重，反应较慢，嗜睡、打鼾。

（二）形成原因

先天禀赋；慢性消化道炎症；长期多食肥甘厚腻及寒凉生冷之品，饮食过咸，常饮凉茶；暴饮暴食，进食速度过快，嗜酒；用药不当，过用滋补；过度安逸，缺乏运动；夏季长期在空调环境中生活、工作；久居潮湿之地。

相关脏腑：脾虚生痰、肝脾不和、脾肾阳虚、肝胆郁滞。

兼挟体质：中老年多偏于气虚阳虚；年少者多偏于阳热。痰瘀互结、气虚痰湿、阴虚痰湿、阳虚水泛。

易感疾病：肥胖、失眠、痰饮、胸痹、眩晕、中风、消渴、癫、狂、痫、带下症、不孕症。

（三）养生原则

健脾化痰，疏理气机。以饮食清淡、运动锻炼为主。

（四）饮食宜忌

控制饮食量，不可多食多饮，最忌暴饮暴食和进食速度过快。限制食盐摄入量。

不宜多食水果及油腻、肥甘、滋补、酸性、收涩以及寒凉、苦寒的食物，如醋、芝麻、核桃、百合、银耳、燕窝、西瓜、李、梨、板栗、桃、杏、橘、香蕉、枇杷、马蹄、甘蔗、猪肉、桂鱼、鳖肉等。

宜食清淡、稍偏温燥或有去湿作用的食物，如山药、薏苡仁、扁豆、赤小豆、白果、锅巴、黄豆芽、陈皮、辣椒、咖喱、白萝卜、葫芦、豆角、冬瓜、鲫鱼、鲤鱼、鲈鱼、羊肉等。

（五）生活起居

中年人定期检查血脂、血糖、血压。多户外活动，晒太阳和日光浴。坚持运动，每次运动需全身汗出、面色发红为宜，运动后不宜马上洗澡，可先用干毛巾擦干全身，待汗出明显减少之后洗澡。平时坚持洗热水澡，经常热水泡浴至全身微微发红。嗜睡者应减少睡眠时间。衣着宽松，并用棉、丝、麻等透气散湿的天然纤维制作。避免久居潮湿之处。

常用中药：陈皮、半夏、薏苡仁、山药、茯苓、赤小豆、冬瓜皮、威灵仙、白术、鸡内金等。

常用方剂：绞股蓝总苷片、通泰胶囊、陈夏六君丸、排毒养颜胶囊、金匮肾气丸。

（六）四季调养

痰湿体质由于体内多湿，易感内外湿邪为患，得病多缠绵难愈。春夏最易生湿生痰，春因肝木克脾土，夏因暑湿困脾胃，脾胃受伤则痰湿内盛。要注意春季防肝旺，夏季防暑湿。

春季不宜进食发物，以免扰动伏痰宿饮。不宜进食生冷黏腻等助湿生痰，妨碍阳气升发的食物，如动物脂肪、糯米甜点心、水分多性寒凉的水果蔬菜。南方梅雨季节湿气重，应多运动。

夏季饮食要温暖，不可冷冻寒凉；生冷瓜果不可多食。尤其是清凉饮料及西瓜、甜瓜等。不可长时间直吹风扇，空调温度不可过低等；宜洗热水澡。夏季保持正常通畅的汗出非常重要。

秋季空气干爽，虽然利于痰湿体质，但是水果仍不宜多食，尤其是李、柿、石榴等。冬季可食温热麻辣的火锅消散痰湿，不宜大枣、阿胶、蜂蜜为主的冬令蜜膏。

六、湿热质的养生方法

（一）体质特征

肤色偏黄，有"浊"而不清爽之感；经常胸脘痞闷，口苦口臭，唇红，龈齿发黄；不耐热；喜食肥甘油腻之品；大便燥结或黏滞不爽，臭秽难闻，小便黄赤，带下经常色黄有味；舌质红，舌苔黄腻；脉滑数；性情多急躁易怒，烦闷懈怠。

（二）形成原因

先天禀赋；嗜烟嗜酒，恣食肥甘厚味，滋补不当；情志抑郁。

相关脏腑：脾胃湿热、胃肠湿热、肝胆湿热。

兼挟体质：湿热体质多属过渡性体质。由于湿热体质往往感到多种不适，经常会服用清热利湿的中药或抗菌消炎的西药，随着时间的推移常向阴虚或痰湿、气虚转化。

易感疾病：肥胖、湿温、暑湿、腹泻、痢疾、淋证、疮疡、带下症、带状疱疹、黄疸、肝炎、感染性疾病。

（三）养生原则

健脾去湿、疏肝利胆、通腑泄热。

（四）饮食宜忌

少食性热生湿、肥甘厚腻的食物，如烟酒、奶油、动物内脏、辣椒、菠萝、橘子、芒果、山楂、柿子、石榴、猪肉、羊肉、狗肉、燕窝、银耳、甲鱼、海参等。

宜食清淡去湿的食物，如冬瓜、苦瓜、丝瓜、黄瓜、西瓜、绿豆、赤小豆、芹菜、莴笋、荠菜、鲜藕、扁豆、薏苡仁、豆角、绿豆芽、豆腐、萝卜、田螺、鲫鱼、鲤鱼、海带、蚬肉、泥鳅、葫芦、大麦、蚕豆。

（五）生活起居

不宜熬夜及过度疲劳；注意个人卫生；加强锻炼，增强体质。

常用中药：薏苡仁、赤小豆、陈皮、杏仁、茵陈、滑石、车前草、淡竹叶等。

常用方剂：清开灵口服液、君泰口服液、清热去湿冲剂、溪黄草冲剂。

（六）四季调养

春季气温回升，注意清热，谨防温病；夏天谨防暑湿为患，注意清热祛湿。多饮水，保证大便畅通、小便清利，保持皮肤清洁。秋冬不可妄进温补、滋补之品。

七、瘀血质的养生方法

（一）体质特征

面色晦暗，易生色斑及生黑眼圈，口唇色暗，皮肤干燥，瘙痒；口干，但欲漱口不欲咽；时有疼痛（如头痛、胸痛、胃脘痛、腹痛、痛经等）；月经不调；舌质瘀暗或暗淡，有瘀点或瘀斑，舌下静脉曲张，脉涩。七情长期压抑不得舒展，较少运动，表情抑郁或呆板。

（二）形成原因

先天禀赋；长期七情不调，生活不规律；慢性疾病；久服寒凉的药物或食物；长期生活在寒冷的环境中（包括夏季过于贪凉）；小儿少见，中老年增多。

相关脏腑：肝郁气滞血瘀。

兼挟体质：阳虚血瘀、气虚血瘀、痰瘀互结、瘀热内结。

易感疾病：肥胖、黄褐斑、痤疮、胸痹、肝硬化、消化道溃疡、痛经、脱发、肿瘤、郁证。

（三）养生原则

疏肝理气，活血化瘀。以情绪调节、运动锻炼、避免寒冷为重点。

（四）饮食宜忌

不宜多食寒凉、温燥、油腻、收涩的食物。

宜食具有健胃、行气、活血作用的食物，如：鸡内金、陈皮、玫瑰花、茉莉花、山楂、黑木耳、黑豆、薤白、韭菜、酒、醋、红糖、红花油、桂皮、茴香、椒盐桃仁、糖醋大蒜、柠檬、洋葱、韭菜、蘑菇、香菇、刀豆、茄子、藕、螃蟹等。可适当饮酒。如属瘀久化热、瘀热在内，则要避免温热燥火。

（五）生活起居

多做户外活动，坚持运动，运动量可以适当加大，跑步、登山、游泳、打球等较为合适。

常用中药：山楂、桃仁、红花、穿山甲、当归、田七、川芎、丹参、益母草等。

常用方剂：逍遥丸、血府逐瘀口服液、生化汤、复方丹参片等。

（六）四季调养

重点在春季和冬季。春季从情绪、饮食、运动等方面疏发肝气，促进气血畅达；夏季不可贪凉饮冷；冬季谨避寒邪，注意保暖，加强运动，鼓动血脉，减少抑郁。

八、阳热质的养生方法

（一）体质特征

体格壮实，面色红润，声高气粗，喜凉怕热，大便干结熏臭，小便黄赤，易生口气、体气，易生疮疡，舌质红，舌体老，苔薄白。性情急躁或情绪活跃，外向。

（二）形成原因

先天禀赋；母亲妊娠时过食辛辣燥热，肥甘煎炒，或情志不宁；气候变暖，温室效应，气候变化以"阳热"为主；饮食辛辣燥热，肥甘厚味，热量过高；七情抑郁，五志化火；过于温补，多食参、芪等。以小儿、青少年多见，中老年减少。

相关脏腑：脾胃积热、心肝火旺、肺胃热盛、肝火旺盛。

兼挟体质：痰热、湿热、平和质兼内热、阴虚内热。

易感疾病：急性喉痹、热病、肺痈、便秘、淋证、失眠、癫狂、肥胖、疮疡、痤疮、感染性疾病。

（三）养生原则

清热泻火，生津养阴。饮食调理为主。

（四）饮食宜忌

不宜辛热之品，如生姜、辣椒、茴香、胡椒、韭菜、奶酪、烟酒、羊肉、狗肉、鹿肉及油煎、烧烤、厚味甜腻食品等。

宜多食水果、蔬菜，尤其是黄瓜、冬瓜、苦瓜、丝瓜、西瓜、绿豆芽、绿豆、绿茶、菊花、藕粉、芹菜、梨、苹果、橙子、杨桃、马蹄、冰糖等。

（五）生活起居

生活规律，坚持运动锻炼，不使阳气内郁化热，以较大运动量为宜。

常用中药：火炭母、木棉花、苦丁茶、鸡蛋花、鸡骨草、芦根、菊花、夏枯草、决明子、淡竹叶、金银花、连翘。

常用方剂：导赤散、五花茶、龙胆泻肝汤、清胃散等。

（六）四季调养

春季和冬季是养生的重点。因春季阳气回升，容易感受热邪；冬季伏热在里，容易热自内生。阳热体质四季均易上火，饮食要偏于清凉甘寒，不宜随意进补，尤其不宜温补。

春季阳气升发，带动伏热，衣装不宜"捂"，饮食宜清凉；夏季重在清解暑热，宜绿豆、海带、西瓜、菊花茶、五花茶等；秋季易出现肺与大肠燥热不通，宜梨、香蕉、猕猴桃、麻子仁、杏仁、蜂蜜等以宣泄燥热；冬季寒冷，毛孔闭塞，食欲旺盛，伏阳在里，不宜过于保暖。

九、气郁质的养生方法

（一）体质特征

形体瘦弱者为多，性格内向，少语寡言，胸胁胀满，或走串疼痛，嗳气呃逆善太息，或咽部有异物感，或乳房胀痛，睡眠较差，食欲减退，惊悸、健忘、痰多、大便多干；舌淡嫩，边有齿痕，脉虚缓；性情多柔和，喜静懒言，目光少神。

（二）形成原因

先天禀赋，如母亲为气郁体质，孕期郁郁不乐；或是发育不成熟，家庭遭遇不幸或在学校、社会受到歧视，长期情志不畅，气机郁滞而形成的，以性格内向不稳定、忧郁脆弱、敏感多疑为特征。除先天因素之外，压力过大、思虑过度、突发的情志刺激，如亲人去世、饱受惊恐等也会形成气郁。

相关脏腑：肝郁。

兼挟体质：气郁痰湿、气郁血瘀、气虚血虚。

易感疾病：郁证、脏燥、百合病、不寐、惊悸、健忘、忧郁症、癫痫、狂证、乳腺增生、慢性肝炎、胃炎、胆囊炎、梅核气、消化性溃疡等。

（三）养生原则

疏肝解郁、以情志调节为主。

（四）饮食宜忌

不宜多食生冷苦寒、辛辣燥热等寒热偏性比较明显的食物；少食油腻，不易消化的食物；平时应注重饮食调理，忌滥补、呆补。

宜食行气、解郁、醒神，调和脾胃的食物，比如：大麦、荞麦、高粱等杂粮类食物。蔬菜可以多吃扁豆、刀豆、茴香、香菜、香菇、萝卜、海藻、海带、苦瓜、丝瓜、南瓜等。水果可吃核桃、葡萄、龙眼、山楂、柑橘类等。

（五）生活起居

注意季节转换、气候变化，平时坚持轻度运动锻炼，如散步、慢跑、太极拳等。气虚体质多与血虚并见，过度思虑，过久看书、看电视，均会劳伤心脾，耗气伤血。平时经常按摩，艾灸大椎、气海、关元、中极、脾俞、肺俞、肾俞、足三里、涌泉等。

常用中药：柴胡、川楝子。

常用方剂：柴胡疏肝散、逍遥丸、香枳舒肝胶囊等。

(六) 四季调养

保持良好的心态，心平气和，知足常乐。学会对不良情绪的宣泄。多参加各种社会活动，文艺体育活动；多听能让人心情舒畅的音乐；多看富有乐趣、展现美好生活前景的书籍、影视作品，培养开朗、豁达的性格；多交朋友，不计较利益得失；多旅游。

春季一定要注意疏肝解郁，调节情绪。少用辛温之品，"减酸增甘以养脾气"，以防肝木横克脾土，如山药、大枣、莲藕、饴糖、糯米等。适当增加运动。

夏季不宜大运动量及暴晒，要保证睡眠，避免伤暑。倦怠少气多汗者可以适当进补，如党参、西洋参、麦冬、百合、葡萄干等。

秋冬季适合温补，如大枣、龙眼肉、人参、党参、黄芪、山药、牛肉、羊肉、母鸡、胎盘等，但是不可过于温燥，可以稍加白芍、麦冬、熟地等。

第二十一章 妇女养生

女性养生的特点是因为性别造成的生理功能差异而决定的。维护健康的妇女性功能和由此而产生的生殖功能是妇女养生的重点。中医对女性生殖功能的认识及其传统的妇女养生保健方法，在确保妇女生殖健康方面具有重要意义。

妇女生殖基于其经、孕、产、乳等特殊的生理功能，冲、任、督、带四脉及脾、肝、肾三脏与女性生殖功能关系最为密切，养生就要围绕着四脉、三脏着手。刘完素在《气宜保命集》中说："妇人童幼天癸未行之间，皆属少阴；天癸既行，皆属厥阴；天癸已绝，乃属太阴。"所以，生殖功能尚未成熟之前，养生重在肾；生殖功能成熟之后，养生重在肝；绝经之后，养生重在脾。

女子一生以阴血为本。阴血充盈畅顺是经、孕、产、乳的基本条件，如果由于各种原因导致脏腑、经脉失调，阴血或虚或瘀，均会严重影响妇女的生殖功能。与男性相比较，妇女素体阳气偏虚，七情不展，易被情志所伤。阳虚气血运行缺乏动力，抑郁，则伤及肝脾，郁则气滞血瘀，脾虚则气血不足，因此女性容易血瘀、血虚。调理肝脾肾与冲任督带失调，促进阴血的充盈畅顺是妇女养生的重点。

妇女养生是相当复杂的过程，如"健康女人会睡眠"，"睡美人"等，都说明美女是睡出来的，充足、高质量的睡眠是女性养生不可缺少的重要环节，我们在第三章里已作了介绍；"精致女人重装扮"，关于女性的服饰和化妆在第四章里作了简要介绍；"靓丽女人巧饮膳"在第五、第六章关于摄食、饮水养生的章节中已有介绍；"男欢女爱美如仙"，关于性生活的内容在第七章论述过；"品味女人在修炼"，如何通过琴棋书画、文化科技知识的学习，使美女们"腹有诗书气自华"，我们在第九章，修身养生中也有论述，关于养颜美容，后列专章论述。本章主要围绕女性经、孕、产、乳的生理心理特点进行论述。

第一节 月经期养护

正常而有规律的月经不仅是妇女具有孕、产能力的重要标志之一，也是妇女全身脏腑、经络、气血功能正常的反映，对于防止妇女体内瘀血形成及阴血亏虚具有重要意义。但是，在日常生活中，有许多因素可以使气血发生盈虚畅滞的变化，从而引起月经异常。不畅通或量过少则瘀血内存，过多则阴血暗耗，对妇女的生殖健康产生较大的影响。防寒、防热、防虚、调神、卫生是月经期养生的 5 个重要方面。

一般月经期无特殊症状。但是由于月经期盆腔瘀血及子宫的血流量增多，有些妇女可以表现为少腹或腰骶部及外阴下坠，轻度的神经系统不稳定症状（头痛、忧郁、易激动），胃肠功能紊乱（食欲不振、口苦口臭、便秘、腹泻等）以及鼻衄、皮肤痤疮等，但是一般并不影响生活工作。

少女对首次阴道渗血往往会感到惊恐不安，当了解到是正常的月经初潮后，又可能对如何处理月经束手无策。因此，在少女初潮前有必要学习月经期的卫生知识。

一、调适寒温

月经期间应避免过寒或过热，过寒则血脉拘急不畅，过热血热妄行或煎熬阴血而成瘀。《女科经纶》云："寒温乖适，经脉则虚，如有冷风，虚则乘之。邪搏于血，或寒或温，寒则血结，温则血消，故月经乍多乍少，为不调也。"相对而言，月经期应保暖避寒，尤其是素体阳虚、血瘀、痰湿、气虚之人，不可涉水、淋雨、游泳、冷水浴、水中作业、坐卧湿地、空调温度过低，直吹风扇等，夏天不要喝过多的冷饮，以免受寒、着凉，刺激盆腔血管收缩，导致月经减少或突然停经，引发其他疾病。秋冬谨防下身受寒。但必须避免过热，应注意不要在高温、烈日环境下劳作运动，尤其是素体阳盛、湿热等热性体质之人。

二、饮食适当

月经期间避免辛辣燥热、动血耗血之品，尤其是阳热体质、阴虚体质。避免冰冻、生冷、寒凉的食物，尤其是阳虚体质、气虚体质。吸烟及被动吸烟是引起月经周期异常或痛经的不可忽视的因素，香烟中的尼古丁、镉和多环芳烃类可使女性卵巢受到毒害，使成熟的卵细胞减少，性激素分泌异常，进而导致月经周期异常等功能失调，因此均应避免。不可过量饮酒，以免刺激胞宫，扰动气血。多吃绿叶蔬菜、豆制品对于正常的月经周期具有一定保护作用。用药不宜大热大寒或活血破血之品。

月经期间可吃些容易消化吸收的食品如蛋类、瘦肉、豆制品、蔬菜、水果，同时还要多喝开水，增加排尿次数，冲洗尿道，以预防炎症。不吃生冷及辛辣带刺激性食物，保持大便通畅，减少盆腔充血。戴思恭曰："年十四而经行，至四十九而经断，可见阴血难成易亏如此。"素体气虚、血虚、阳虚之人，在月经过后可适当进食以熟地、当归、阿胶、红枣、葡萄干、龙眼肉、红糖、枸杞子等为主的药膳。

三、起居运动

月经期间气血相对虚弱，抵抗力低下，不可剧烈运动、过度疲劳。月经期要注意休息，保持充足的睡眠，以增强机体抵抗力。避免剧烈的体育运动和重体力劳动。女学生若遇到月经期间上体育课，可以向老师说明情况，参加一些轻松的运动，如体操、散步、打羽毛球或乒乓球等。

做好月经周期的记录。要养成月经期认真记录的良好习惯，通过记录可观察自己月经是否规律，也便于做好经前的准备。如果月经没按日期来潮，应当去找医师就诊，以便及时发现原因。

四、调和情志

妇女月经期，在机体生理变化的同时，也关联性地产生了心理感应上的不适和疾病状态。这主要是由于"下丘脑—垂体—卵巢"调节轴周期性地影响着体内各种性激素的分泌，由于缺乏相关的生殖生理知识，不能正确地解释和应对体内性激素变化带来的心理上的兴奋和冲动，不是压抑就是过于冲动的对待经期的身体变化，故而产生了副作用，影响了正常的心理健康状态。

女性七情活动不同于男性，《千金要方》说："女人嗜欲多于丈夫，感病倍于男子，加以慈恋爱憎嫉妒忧恚……所以为病根深，疗之难瘥。故养生之家，特须叫子女学习此三卷妇人方，令其精晓。"月经期间，经血下泄，阴血偏虚，肝失于濡养，容易肝气横逆或肝阳上亢，易出现烦躁易怒，紧张的情绪变化以及乳房胀痛、少腹坠胀、口苦纳差等肝强脾弱之象。尤其平素性格忧郁、焦虑、偏执、人际关系敏感的女性更易出现情绪波动。女子以肝为先天，肝之为病则经、带诸患蜂起。因此，月经期间重在调理肝脏。其方法是：饮食方药养肝柔肝，避免七情过度，保持心情舒畅，尤其要避免恼怒、抑郁、忧伤、紧张的情绪。选用合适的娱乐活动，如音乐、弈棋等。

女性在月经期往往感到不适，如乳胀、腰酸、小腹坠胀、头痛而情绪烦躁，易怒或抑郁，情绪波动，这些不适反过来又会影响月经的周期和顺畅。所以，要保持乐观和稳定的情绪，保持心情舒畅，通过自我调节，就可以减轻月经的不适感，也能防止月经失调。

五、卫生保护

月经期血室空虚，邪气容易乘虚而入，必须保持外阴、内裤、卫生巾的清洁卫生。禁止性交、盆浴、游泳、阴道检查。不穿紧身内衣内裤，保持外阴清洁非常重要。要经常用干净的温水冲洗外阴，避免经血滞留结痂。清洗外阴时，下身不要泡在水中，以免脏水渗进阴道。更不能用洗脚巾和洗脚水洗外阴，洗外阴的盆也要和洗脚盆分开。大小便后用手纸时要由前向后擦，这样可避免把肛门周围的细菌带到外阴处。

青春期少女处于代谢旺盛阶段，汗腺和皮脂腺分泌多，以湿润周围皮肤。大小阴唇皱襞部位容易积存污垢，较胖的少女更是如此。青春期卵巢功能活跃，阴道分泌液增多，加之外阴阴道离肛门或尿道很近，易受尿液和粪便污染。这些原因，都会造成少女外阴瘙痒，也可引发起继发性感染和毛囊炎。长期的瘙痒刺激可能造成失眠、憔悴、焦虑和高度神经质。所以，会阴部的卫生十分重要。

第二节 产褥期养护

产妇分娩后到全身器官（除乳房外）恢复至未孕状态的一段时间，称产褥期，时长约6~8周。产褥期妇女体质与产前相比有很大变化。由于在分娩过程中体力消耗很大，出汗多，失血多，再加上忧、惊、劳、倦，致使气血暴虚。在"虚"的基础上，气血不畅而生"瘀"。因此产后多虚多瘀。"产前一盆火，产后一块冰"，很形象地说明了妇女生产前后的体质变化。

《千金要方·求子》云："妇人产讫，五脏虚羸。""所以妇人产后百日以来，极需殷勤、忧畏，勿纵心犯触，及即便行房，若有所犯，必身反强直，犹如角弓反张，名曰蓐风。"产后调摄对于产妇身体的恢复、婴儿的哺乳具有积极意义。严用和说："产后则扶虚、消瘀，此其要也。"补虚和去瘀是产后调养的两大原则。

一、劳逸适度

妇女产后家人要给予关心体贴，令其情怀舒畅，抑郁、忧思、恼怒会影响恶露的排出，引起腹痛，不利于乳汁分泌。产后必须保证充足的睡眠。只有这样产妇才能保证良好的食欲以补虚，条达的肝气以利于去瘀。

产妇体力消耗大，正气不足，卫表不固，百节空虚，抵抗力下降，因此居室要通风良好、空气清新、清洁安静、温度适宜。注意避风辟邪，既不可受寒又要避免伤暑，伤寒则遍身疼痛，过热可致中暑。

产后24小时以内必须卧床休息，以恢复分娩时的疲劳及盆底肌肉的张力。不宜过早操劳，尤其负重、努责，避免发生血崩、子宫脱垂等。不宜长时间仰卧，要经常变换体位，以免子宫后倾。除难产和剖宫产外，一般顺产可以在产后24小时后起床活动，并逐渐增加活动范围，比如在室内随意走动，产后健身操，这样有助于体力、体形恢复，排尿、排便以及避免静脉血栓的发生，而且能使骨盆底以及腹肌张力恢复，避免腹壁过度松弛。产后健身操应包括能恢复腹肌张力的抬腿、仰卧起坐和能锻炼骨盆底肌及筋膜的提肛运动。产后适当的活动还可以促进恶露排出、子宫恢复以及肠蠕动，令二便通畅。

二、营养丰富

产后不宜食肥甘油腻或生冷寒凉之物，以防止损伤脾胃和恶露不下；也不宜辛辣燥热，以预防便秘以及恶露过多。饮食以大补气血为先，宜清淡可口，温热熟软，营养丰富，易于消化吸收，可多进汤水；要少吃多餐，不要过饥过饱。脾胃虚弱可服食山药扁豆粳米粥，肾虚腰痛可食用猪腰菜末粥，恶露不畅可服当归生姜羊肉汤或益母草红糖水、醪糟米酒。

蜂蜜芝麻粥：蜂蜜40克，芝麻20克，粳米60克。将芝麻碾碎与粳米同煮粥，待粳米将熟时调蜂蜜，煮沸即成。健脾补中，润肠通便，用于产后肠燥便秘。

黄芪生姜羊肉汤：羊肉500克，黄芪30克，党参15克，当归10克，生姜6克。将羊肉洗净切大块，过滚水去血沫，清水煮汤去肉，以羊肉汤煮黄芪、党参、当归、生姜，能补益气血、温通血脉。用于产后自汗、身体疼痛。

三、清洁卫生

产后恶露排出，汗出较多，且血室开放，胞脉空虚，易感邪毒，故要注意外阴卫生，常用水清洗外阴，并确保会阴垫、底裤的清洁消毒。产后百日之内严禁性交。产后4周不能盆浴。会阴部产后创伤可以用温开水擦洗，使用消毒敷料，或用药液熏洗。

产褥期是妇女体质调养的好时机。产褥期的精心调养，非常有利于虚弱体质的改善及某些原有慢性疾病的康复。其中最重要的原因就是根据产后多虚多瘀的特点，改变了原有的体质，而产后养生得当，又纠正了虚和瘀的现状，从而使体质得到比较彻底的改善。

第三节 哺乳期养护

哺乳期是指产妇用乳汁喂养婴儿的时期，通常为10个月。

哺乳期是妇女处于产后身体康复的时期，又要承担哺育婴儿的重任，因此，该期的养生保健对于促进身体恢复，确保乳汁喂养十分重要。

健康妇女分娩后，开始分泌乳汁，产后睡眠规律，营养充足，情绪平稳，以及婴儿的吸吮和哭声等刺激，可促进乳汁分泌；反之则使乳汁分泌减少。

一、饮食营养

《类证治裁》云:"乳汁为气血所化,而源出于胃,实水谷之精华也。"食用高营养又清淡的饮食,易于消化吸收而化生乳汁。乳汁不足可多进汤水,如鱼汤、鸡汤、猪蹄汤等。忌食辛辣燥热刺激性食物。不可滥用补品以及肥甘厚腻,尤其是痰湿体质,常引起形体肥胖,反而减少乳汁分泌。

涌泉猪蹄:王不留行15克,母丁香6克,漏芦15克,天花粉15克,僵蚕10克,穿山甲15克,猪蹄1对。水煎前六味药3次,每次去渣留汁。将药液煮猪蹄到烂,食肉饮汤。功能:理气活血,通络下乳。用于血气盛实,经脉阻塞,乳房胀满,乳汁不下。

归芪鲤鱼汤:大鲤鱼1尾,当归15克,黄芪50克。将鲤鱼洗净去内脏和鱼鳞,与当归、黄芪同煮。用于气血虚弱,乳汁不足。

二、哺乳卫生

产前就应该做好乳头的清洁工作,产后及时将乳头用清水洗干净,如乳头有积垢或痂皮,可先涂抹植物油,使之软化。产后8~12小时即可开奶。每次哺乳前,乳母要洗手,用温开水清洗乳头,避免奶头污染,婴儿吸入不洁之物。不要让婴儿含着乳头入睡。每次哺乳应让婴儿吸吮,完全吸空,后用吸奶器吸空,以防乳汁瘀积发生乳痈。刚开始哺乳时,有时发生蒸乳反应,乳房胀硬疼痛,可做局部热敷,使乳汁畅通,也可以用中药通乳。若出现乳头皲裂或乳痈,应及时就医。哺乳要定时,这样可以预防婴儿消化不良,有利于母亲休息。一般3~4小时哺乳1次,哺乳时间为20分钟左右。哺乳至10个月左右即可考虑断奶。

三、情绪睡眠

疲劳、失眠、起居不规律、焦虑烦躁等,均严重影响乳汁的分泌。乳母必须保持心情舒畅,起居有时,劳逸适度。还要注意避孕,用延长哺乳期的方法来避孕是不可靠的,亦不宜服用避孕药,以免抑制乳汁分泌,最好用避孕工具。

乳汁分泌不足,除运用食疗、药物外,还可以采用音乐疗法。人们注意到经常给奶牛、母鸡播放优美抒情的音乐,其出奶量、产蛋量有很大提高。日本科学家对音乐催乳的效果进行测试,有120位喂奶的母亲参加实验,一组收听古典音乐,一组收听爵士音乐。测试结果,收听古典音乐的妇女,奶量比平时增加了20%,而且乳汁质量有所提高;而收听爵士音乐的妇女,奶量比平常减少20%~50%。结果表明缓慢悠扬、使人心旷神怡的乐曲可使泌乳增加,而节奏感强、使人兴奋激动的音乐则使泌乳减少。

四、慎服药物

许多药物可以经过血循环进入乳汁,例如乳母服用大黄可使婴儿腹泻,阿托品、四环素、红霉素、苯巴比妥以及磺胺类,都可以从乳汁排出,对婴儿产生影响。因此哺乳期应谨慎用药。

第四节 更年期养护

绝经是女性生命过程中必然发生的生理过程,提示卵巢功能衰退,生殖功能终止。卵巢功能衰退是渐进的,逐渐消退到完全停止,其内分泌功能的变更时期叫作围绝经期,又叫更年期,是指从接近绝经有关的内分泌、生物学和临床特征起,至绝经一年内的期间。包括绝经前期、绝经期和绝经后期。我国城市妇女的平均绝经年龄为49.5岁,农村妇女为47.5岁。围绝经期女性生殖机能逐渐衰退乃至丧失,可表现为不同程度的内分泌、躯体和心理方面的变化,对于女性的身心健康影响很大。部分妇女能够通过神经内分泌的自我调节,达到新的平衡而无自觉症状,大部分妇女则可出现一系列性激素减少所引起的症状,比如:月经改变、潮热、汗出、面部烘热、泌尿生殖器萎缩、阴道干涩、情绪不稳定、抑郁、烦躁、失眠、头痛、血压波动等等,称为围绝经期综合征。其发生常和性格、敏感度、心理承受力、体质特点有关,有一定的家族遗传倾向。中医认为,围绝经期妇女变化主要是因于肾气渐衰、天癸将竭、冲任虚损、阴阳失衡、寒热不调。围绝经期反应的轻重因人而异,如果调摄适当,善于养生,则可以减轻、避免反应或缩短反应时间。

更年期可分为绝经前期及绝经后期,而以绝经为分界。其临床表现为月经的变化、血管运动神经障碍、神经精神障碍、感觉障碍、皮肤黏膜分泌障碍、骨髓及关节症状、心血管症状、泌尿系统症状、消化系统症状、五官及其他症状,严重者影响生活和工作,增加精神上的痛苦,需要适当治疗,以便顺利度过此阶段。

一、更年期不同表现和原因

1. **生理因素** 妇女更年期是由生育期过渡到老年期的一个生理阶段。由于卵巢功能衰退,内分泌失调,导致下丘脑、垂体、卵巢轴的反馈系统失常和植物神经系统的功能紊乱,出现潮热汗出、头疼、头晕、耳鸣、血压不稳、失眠等临床症状,其轻重程度一般认为与雌激素减少的速度和程度有关。经手术和放射将卵巢去势后雌激素突然消失时则症状明显;反之,如雌激素缓慢下降内分泌得到相对平衡则症状较轻。影响雌激素下降速度的原因尚不明了。

2. **心理行为因素** 人具有非常丰富和复杂的心理活动。人的大脑功能就是对主体和客观一切事物的认知,然后经过大脑皮层对各种信息加以综合、分析,通过各种神经内分泌的反馈形式作用于皮层下中枢,如丘脑、脑垂体等,以主宰和协调全身各器官的活动,保持机体内外环境的完整统一和平衡,促进内环境的稳定性。更年期妇女对自身产生的生理变化,必然有主观的体验和认识评价,并产生相应的情绪反应。在正常情况下,机体的生理状况和心理素质良好,自身对内分泌功能起落的调节功能正常,对调节和适应过程中出现的某些症状和不适,有较明确而恰当的认识评价;在纷繁的社会心理因素影响面前,能化解心理冲突、应付挫折,使更年期生理反应轻微。这样,过了60岁,就基本完成了更年期的平稳过渡。但是,更年期的生理变化和症状,又可分为心身疾病和社会适应不良,会引起不同的心理行为反应。

有的妇女对更年期的生理变化认识不清,没有心理准备。起初对月经稀疏进而绝经的现象,有的可能感到宽慰,认为解除了月月来月经的麻烦和害怕怀孕的不安心态,子女也已长大,可以好好过过日子,但接踵而来的是更年期的各种症状和不适。由于对更年期的认识不清楚,总认为自己多病或重病在身,以致今天医"头",明天治"脚",反复求医,甚至乱投医、乱吃药者不在少数。在诊疗过程中,如果病人遭遇到错误的医源性暗示,则对更年期脆弱的心态更会造成不良影响,加重更年期症状,甚至久治不愈。有的投身气功,甚至求神拜佛,这种心理效应确也给部分更年期妇女偶然带来"福音";然而也有的由于气功偏差,导致精神障碍而不得不住进精神病院。

另一种心理反应,认为月经停止和性生理退变是生命结束的预兆,故而不安,情绪低落,恐惧紧张,疑心重重。对更年期轻微的症状过分关注和敏感的不良情绪,将会增加更年期反应,影响疗效；一旦出现睡眠障碍或失眠，往往使更年期的症状加重，甚至成为主要痛楚，唯求能睡上一觉。如果再遇到事业上的挫折、失去亲人、离退休后的孤独、人际关系不和、生活过度紧张和安全受到威胁等，都将加重更年期症状和社会心理压力。

有的人可出现更年期忧郁症。出现更年期综合征的同时，若伴随有不同程度的心理障碍，如表现为情绪波动、喜怒无常、注意力不集中、焦虑、敏感、多疑、易激惹、好借故生事、争吵、因小事而冲动等；以情感忧郁色彩为主，表现情绪低落、精神萎靡、兴趣索然、决断能力差、好回忆往事、自责自罪、悲观失望、消极厌世，甚至有轻生的念头等，这些说明，可能患了更年期忧郁症。

3. 社会因素 更年期有较严重精神症状的人多与社会因素有关。亲子关系紧张者，其原因多为儿女恋爱不合母意，便从中干涉，但子女可能不听，因而母子、母女关系紧张，经常吵闹不休至双方交手挥拳相向，母子因此寻死觅活。对于更年期妇女极易诱发和加重疾病使夫妻关系不睦，其原因有性格不投、兴趣各异、包办婚姻双方缺乏感情基础、夫妻分居互相猜疑、丈夫提职晋级或有外遇、性生活不满意、经济纠纷、家务劳动负担过重，或婆媳、妯娌、姑嫂关系不合、公公优厚儿媳、打架吵闹造成心理压力等。

在上述原因中丈夫有外遇者为最主要原因，也属多见，对更年期妇女的危害也最严重。离婚，亲子死亡，夫妻和睦、感情融洽而对方突然死亡，对妇女精神刺激最大，使她感到生活与精神上失去支柱而陷入生命危机，因此对生活丧失信心，感到凄凉、忧郁、焦虑、沮丧。离婚前后由于经济、孩子、房子等问题，社会舆论问题，今后前途问题等造成精神压力，遗留下难以解脱的精神枷锁以致抑郁焦虑。或者由于自己宠爱的孩子因落水、车祸等意外死亡，给病人精神打击最大。病人对亲子感情无法割断，但因年龄较大不能再生育，随着时间的推移思子之心愈加严重，时而啼哭，时而忧郁。

在更年期阶段更易回顾旧时的心灵创伤，又加上新的精神刺激的作用，就会出现严重的精神症状。工作不顺心，包括与领导关系不融洽，如工作上得不到支持、生活上得不到关心、退职退休、分配工作不当等而致病。更年期妇女由于大脑皮层功能下降，脑力劳动工作方面如果不考虑更年期妇女这一特点，就会给许多人造成较大的心理压力。工作顺心有利于其发挥聪明才智，为社会创造财富；工作不顺心则会意志消沉，精神萎靡不振，尤其对更年期妇女可以导致发病而影响工作，甚则对生活、前途丧失信心。调资晋级与人的切身利益密切相关。调资晋级不成者，自己感到丢了面子，前途暗淡，经济受损失，生活受影响；勉强调资者因遭受冷嘲热讽，有活都推给她干，委屈冤枉。所以调资晋级问题处理不当会给妇女造成精神和心理压力。封建迷信思想也会对一些人带来不同程度的影响，此多见于一些边远山区或农村，文化程度较低的人群中。妇女在更年期阶段常常会出现潮热汗出、失眠多梦、心慌气短等症状，迷信的妇女由于缺乏科学知识，不理解这是更年期正常的生理变化，而认为是鬼神附体，因果报应，所以自责自罪，多方烧香求医，祈求饶恕。有的甚至导致更年期精神病。

二、养护措施

妇女生命的 1/3 时间将在绝经（更年期最突出的表现）后渡过。因此，必须重视和做好更年期不同时期的预防和保健措施。

（一）起居养生

合理安排好日常生活及工作，做到生活有规律，劳逸适度，经常进行适当的体育锻炼，尤其是活动少、工作时间多坐者，更要注意适当户外活动，防止发胖，要有充分的休息和睡眠，居住环境做到整洁、安静、舒适，保持空气流通。注意个人卫生，经常沐浴，注意清洗外阴，尤其在大便后肛门周围要用温水清洗，避免尿路感染和阴道炎的发生。

(二) 饮食调养

根据食欲情况和消化功能，一般不作严格限制。但要保证充分营养，尤其是蛋白质如鱼、瘦肉、豆制品、禽类等。须避免油腻、高脂肪、高糖食物，如肥肉、猪油、甜点心、糖果等。高胆固醇食物宜控制，如蛋黄、动物内脏、鳗鱼、肉皮、猪爪等。宜多食新鲜蔬菜及含糖较少的水果，以及多食香菇、蘑菇、黑木耳、海带等。忌服烈性酒及刺激性调味品。

补充钙质、补充雌激素、饮食营养而清淡，是妇女围绝经期膳食的原则。经常食用豆类食（含植物雌激素较高）的人，血管舒缩症状和生殖器萎缩症状的发生率低于不经常食用者，心血管疾病、骨质疏松症的患病率下降。而经常食用肉类食物的人，血管舒缩症状的发生率高于不经常食用者。奶制品则是较好的天然钙源。由于肾气渐衰，月经量或多或少，经期或短或长，往往容易出现贫血，可选食鸡蛋、动物内脏、瘦肉、牛奶等高蛋白食物以及菠菜、油菜、西红柿、桃、橘等绿叶蔬菜和水果纠正贫血。患有阴虚阳亢型的高血压患者，可摄食粗粮（小米、玉米渣、麦片等）、蕈类（蘑菇、香菇等）、芹菜、苹果、山楂、酸枣、桑葚、绿叶茶等。少吃盐，不要摄食酒、咖啡、浓茶、胡椒等刺激性食品。

清蒸杞甲鱼：甲鱼1只，枸杞子15克。先将甲鱼去内脏洗干净，再将枸杞子放入甲鱼腹内，加少许葱、姜、盐、糖，放锅上清蒸，待熟后食肉饮汤。滋补肝肾，清退虚热。用于阴虚内热。

鲜百合汤：鲜百合50克，枣仁15克。先将百合用清水浸一昼夜，枣仁水煎去渣取汁，将百合煮熟，连枣仁汤一起服用。清心养阴安神。用于心烦失眠。

(三) 心理调节

由于卵巢性激素的减少，往往使围绝经期妇女情绪波动、焦虑不安，睡眠及记忆力也受到影响；她们在社会家庭的地位决定了该年龄段的妇女承受着一生中最大的心理压力；对于围绝经期生理卫生知识的缺乏，使许多妇女对于围绝经期的变化过于紧张、敏感，造成反应加重或主观放大。因此围绝经期的妇女心理有较大的变化，承受着较大的心理压力。针对形神失调，可采取以下方法：一是加强围绝经期生理、卫生知识的宣传教育工作，使妇女对之有正确、客观、科学的认识，消除不必要的思想负担、恐惧心理。二是药物干预，比如在医生指导下，适当补充雌激素，对症治疗；用中药、推拿、针灸等方法辨证调神。三是增加社会交往，培养兴趣爱好，转移注意力，避免过大的精神压力和激烈的竞争，节制房事。四是家庭、社会对于围绝经期妇女要予以关心和理解。

一般女性在进入更年期后，都会引发一些生理上的变化，而这些症状对女性的心理影响也是比较大的，如果没有调节好情绪时，很容易产生更年期抑郁症，进而影响女性的健康。那么，更年期女性有哪些心理保健方法呢？

更年期的症状一般对一些生活条件比较优越、社会地位较高的女性反应比较严重，下面讨论一下女性更年期的保健方法：①养成乐天性格：女人更年期要学会培养自己成为一个乐观、风趣、诙谐、幽默、性格开朗的人；处世待人要心胸开阔，宽厚为怀，不事事斤斤计较，患得患失；任何事情都能拿得起、放得下。②学会转移矛盾：当女人更年期伤心、焦虑、生气时，应设法消除和缓和，变不利为有利，如出去看戏剧、听音乐、赏画、走亲访友、结伴郊游等，有利于保持精神愉快。③主动与人来往：在人际交往中，人们可以相互交换观点与想法，尤其是当女人更年期有不愉快之事时，讲出来既解除了内心的憋闷，又能得到朋友的帮助、安慰和理解，心情会好很多。④培养广泛兴趣：女人更年期培养广泛兴趣，可从自己取得的成绩中看到自己的价值，引以为乐。当一种你所感兴趣的东西暂时得不到时，就可由其他的方面得到补偿，使更年期生活时时处处充满着乐趣，得到满足。

更年期时保持良好的心理和愉悦的情绪对缓解更年期症状有很好的辅助作用，但是在生活中还是会不由自主的克制不住自己的情绪，这时候可以通过一些朋友、医生的开导来调节情绪，或者服用一些中药来调节更年期症状。

（四）注意卫生

要注意阴道和外生殖器的卫生。更年期阴道黏膜缺乏雌激素的刺激和支持，变得菲薄，上皮细胞内糖原量减少，阴道酸性降低，局部抵抗力削弱，易受致病菌感染，故需特别注意阴部清洁卫生。虽然月经失常是更年期间的必然现象，也要注意其他妇女病，特别是妇科肿瘤的可能，因此，为防万一，应每隔3~6个月做1次妇科检查。倘若月经周期紊乱之外，经量增多或经期延长，及时就诊，以免失血过多，导致贫血。

（五）定期检查

妇女围绝经期由于性激素水平的变化，对于内分泌、代谢、心脑血管系统等都会有较大的影响。因绝经后妇女激素水平低下，常出现血胆固醇水平、甘油三酯、低密度脂蛋白升高，高密度脂蛋白下降等血脂代谢紊乱的改变，容易发生动脉粥样硬化、心肌缺血、心肌梗死，高血压和脑卒中。围绝经期也是妇科肿瘤的好发年龄，应注意少腹部、乳房的肿物包块以及绝经阴道出血。因此定期体检对于及早发现上述病变非常重要。

（六）适当运动

健身运动具有改善身体功能，提高免疫水平，协调内分泌激素水平，防治各种心脑血管疾病、骨质疏松症，延缓衰老的作用。

妇女45岁以后体脂明显增加，非常容易发胖。肥胖容易引起糖、脂代谢紊乱，是引起心脑血管疾病的重要因素。体重控制主要是针对脂肪，长时间、低强度的有氧运动，如步行、慢跑、跳舞、骑车、游泳等最利于脂肪的消耗。有氧运动在运动中平均心率应在120次/分左右，运动时间全身约30分钟，局部肌力练习约25分钟，以配合音乐的有氧健身操为好。

在低强度有氧运动的同时，还要适当加强肌肉的力量练习，这对于促进体内的糖、脂代谢具有重要意义。肌力增强，提高身体密度，对于预防骨质疏松症具有积极意义。通过锻炼对于骨骼施加机械作用，可以长久地保持骨密度。

中老年妇女在顺利度过更年期后，应保持自信和开朗。为保证继续做力所能及的工作和参加社会活动，应适当进行体力劳动和锻炼，如散步、慢跑、做保健操、打太极拳、舞剑、跳老年迪斯科舞等，以促进周身血液循环和各个脏器的功能，防止肥胖、延缓衰老，有益于身心健康，延年益寿。

第五节 乳房保健

青春期以后，乳房的发育标志着少女开始成熟。隆起的乳房也体现了女性成熟体形所特有的曲线美和健康美。并为日后哺乳婴儿准备了条件。因此，乳房的保护是女性青春期卫生的主要方面。乳房发育过程中出现的一些现象可能引起少女的困惑和不安，例如是否配戴胸罩、乳房发育不良、乳房过小或过大、两侧乳房不匀称、乳房畸形以及乳房肿块等问题。

一、不宜束胸

处于青春期发育阶段的少女千万不要穿紧身内衣。束胸对少女的发育和健康有很多害处。第一是束胸时心脏、肺脏和大血管受到压迫，从而影响身体内脏器官的正常发育。第二，束胸会影响呼吸功能。束胸会影响肋骨、胸骨和膈肌的运动，影响正常呼吸和胸部的正常发育，使胸廓狭小，肺活量低，还会影响乳房发育和婚后的哺乳，严重者会引起乳房良性浅表血栓和静脉炎等疾病。正常情况下，胸式呼吸和腹式呼吸是动作协调配合进行，才能保证人体正常的气体交换；而束胸影响胸式呼吸，使胸部不能充分扩张，肺组织不能充分舒展，吸入空气量减少，以致影响了全身氧气的供应。第三，束胸压迫乳房，使血液循环不畅，从而产生乳房下部血液瘀滞而引起疼痛、乳房胀而不适，甚至造成乳头内陷，乳房发育不良，影响健美，也造成将来哺乳困难。因此，要鼓励女孩子把乳房发育的情况告诉妈妈，以便及时得到必要的保健指导。乳房发育基本定型后，要指导少女及时选戴合适的胸罩。少女大约在15岁乳房发育基本定型，但个体差异性较大，一般情况下，可用软尺从乳房上缘经乳头量至下缘，上下距离大于16厘米时即可配戴胸罩。

二、常戴胸罩

戴胸罩的有益之处在于：第一，显示女性的体形美；第二，支托乳房，防止下垂；第三，可预防乳房下部血液瘀滞而引起乳房疾患；第四，减轻心脏的局部压力，促进血流循环畅通，有利乳育发育；第五，减轻由于体育运动或体力劳动造成乳房振动，还可免于乳房受伤；第六，保护乳头不受擦伤或碰痛；在秋冬季，胸罩还有保暖作用。总之，胸罩不仅仅是一种装饰品而且是妇女必备的一种保健用品。由于少女体型不同，乳房大小也各不相同，必须选择尺寸合适的胸罩、配戴后要感到舒适而又无紧束感。还要根据身体发育成长中的胖瘦变化，随时更换胸罩。千万不要片面追求体形美而勉强戴不适合的胸罩。胸罩的质地要柔软吸水。要勤洗勤换，保持清洁。晚上睡觉时把胸罩取下。戴胸罩要养成习惯，无论春夏秋冬，持之以恒，坚持到老年。有的少女乳房已经发育很大仍不戴乳罩，时间长了，乳房就容易松弛下垂，妨碍乳腺内正常的血液循环，造成部分的血液瘀滞，引起乳房疾病；剧烈运动也易使乳房受到创伤而引起乳腺炎。

三、忌用激素

不宜用激素促使乳房发育。有的少女嫌乳房小，而服用雌激素促使乳房发育，虽有暂时作用，但时间一长，会使乳腺、阴道、宫颈、子宫体、卵巢患癌症的可能性增加。滥用雌激素不仅容易引起恶心、呕吐、厌食，还会导致子宫出血、子宫肥大、月经紊乱和肝、肾功能损害。

不宜长期使用健美丰乳膏。个别少女嫌乳房发育差，涂抹健美丰乳膏使乳房丰满、增大，长期使用可引起月经不调、色素沉着、皮肤萎缩变薄，还可使肝脏的酶系统紊乱，胆汁酸合成减少，容易形成胆固醇结石。

第二十二章 脑力和体力劳动者养生

脑力劳动者是指较长时间使用大脑进行精神思维活动的人。体力劳动者是指较长时间通过体力工作肢体活动为主的人。

第一节 脑力劳动者的养生

脑力劳动者的特点是经常昼夜伏案工作，缺少肢体运动；姿势单一，部分肌肉处于持续紧张状态，气血容易瘀滞，产生四肢关节病。因此，脑力劳动者养生的重点是养心健脑、运动肢节、心身兼顾。

人的大脑控制神经系统的活动，主要是用于思维。所以，合理用脑非常重要，过度使用大脑，脑部缺血缺氧，会产生头晕、头痛、心悸、失眠等症状，严重者会导致记忆力下降，精神不集中，思维混乱等。所以脑力劳动者要合理用脑，养心健脑，补脑养脑。

一、健脑补脑

（一）科学用脑

用脑要适度，大脑不宜过用，过用就会耗气损血。因此，每次伏案工作不应超过2小时，最好是每小时休息1次，每次休息10～15分钟。休息的方式，可以运动肢体，也可以连续进行深呼吸，或者闭目冥想。长时间进行脑力劳动时，应注意交替变换工作内容，如阅读、朗读、听录音、看图像等活动交替进行，还可以选用轻柔舒缓的音乐作背景，以平衡左右脑的活动，减轻思维中枢的压力。

（二）食物补脑

脂肪、糖蛋白、钙、磷等物质是大脑活动时必不可少的，补充这些物质最简单的途径，是从食物中摄取。核桃是传统的健脑食品。中医认为核桃性温，味甘，无毒，有补血养神、延年益寿功效。核桃中的磷脂，对脑神经有良好保健作用。核桃油含有不饱和脂肪酸，是脑组织的重要组成成分，且能防止脑动脉硬化。核桃仁中还含有锌、锰、铬等大脑活动不可缺少的微量元素。

鱼和贝类含有较多的不饱和脂肪酸，而不饱和脂肪酸是制造和维护脑细胞的重要原料，应该多食。红萝卜含有丰富的维生素B_1，而缺乏维生素B_1的人，会发生思维迟缓和忧郁症状。菠菜富含维生素 A、C，尤为重要的是它含有对大脑记忆功能有益的维生素 B_6 和 B_{12}。缺乏维生素 B_6 和 B_{12} 会导致神经炎、神经传导受阻，出现健忘和不安症状。此外，菠菜中还含有叶绿素和钙、铁、磷等矿物质，也具有健脑益智作用。

海带含有丰富的人体必需的矿物质营养，如磷、镁、钠、钾、钙、碘、铁、硅、锰、锌、钴、钼等，有些是陆生蔬菜所没有的物质，而且它还含有丰富的牛磺酸，对保护视力和维护大脑功能有重要的作用。

茼蒿营养成分丰富，茎与叶均可食，含丰富的胡萝卜素，每 100 克含 2.54 毫克，是黄瓜、茄子含量的 15~30 倍。

坚果仁、牛奶、蛋类、鲜鱼、动物内脏及海产品中，含有神经活动不可缺少的钙、磷、镁，缺少时将发生神经过敏、失眠、记忆力减退、焦躁和痉挛症。鲜奶、鲜蘑、鲜肝、味精及其他鲜味食品中含有大脑思维活动所必需的谷氨酸（智慧酸）。叶菜、粗粮、麦胚、豆类、酸奶、啤酒中富含对大脑物质能量代谢有催化作用的维生素 B1、B6、B12，可增加脑力。

（三）中药健脑

脑力劳动者宜常服健脑药物，经常头晕、健忘、失眠者尤其必要。以下方药可纠正用脑过度而产生的低血压、低血糖、心肌营养不良、心绞痛等病症，对于老年人可防治反应迟钝、记忆力减退的老年痴呆症。

1. 养神汤　天冬、麦冬、当归各 3 克，丹参 1.5 克，贝母 3 克，黄连 1.5 克，白术 3 克，知母（酒炒）、陈皮各 3 克，菖蒲 1.5 克，五味子 9 粒，加生姜 3 片，水煎，半空腹时服。该方养心阴，兼清虚热。其功用，原书谓之"勤读诵劳苦者，服之清爽精神"。可作为脑力保健药物长期服用，一般不会有副作用。但脾胃气虚、大便溏泻者，不宜久服。

2. 大益智散　熟地黄、人参、白茯苓、肉苁蓉各 60 克，菟丝子、远志各 25 克，蛇床子 7.5 克。上为细末。每服 3 克，饭后用米汤调下，每日 2 次。亦可按比例减量，煎汤服用。该方有补肾气、益肾之效。对头晕耳鸣、反应迟钝、健忘愚钝等症状尤为适宜。对兼有遗精、头晕乏力、浑身疲软、精神恍惚者也有较好疗效。据原书载，服本方期间应忌兔肉和猪肉，供参考。

3. 开聪明方　荷花梗、何首乌各适量。将荷花梗晒干为末，与何首乌一道用滚水冲泡，当茶频饮。此方以荷梗为主，有升清气之效。清气 1 升，痰饮自化，心窍遂开。故"久服则令人聪明，虽至愚者亦心灵生慧也"。

市售成药中，天王补心丹、孔圣枕中丹、归脾丸、六味地黄丸等，均有脑力保健作用，可在中医师的指导下，对证选用。

二、合理用眼

脑力劳动者的显著特点是读书、学习，用脑用眼比较多，合理用眼也很重要。

（一）保护视力

脑力劳动者在用脑的同时，也会长时间使用眼睛。中医认为，长时间用眼会耗损肝血。应在眼睛感到疲乏时停下来闭目养神，或"运睛"，运睛结束后眺望远景。

（二）护眼食物

过度使用眼睛易产生视力疲劳。表现为眼睛干涩，视物稍久则模糊，有的甚至无法写作或阅读，头昏头痛，严重时可出现恶心、呕吐。保护眼睛可以常食富含维生素 A 的食物，如蛋黄、牛奶、羊奶、动物肝脏、绿叶蔬菜、玉米等，这类食物可防止角膜干燥退化；含胡萝卜素较多的食物，如胡萝卜、玉米、南瓜、红薯、绿叶蔬菜、青豆、西红柿等；含维生素 B_2 较丰富的食物，如面粉、花生、鸡蛋、瘦肉、牛奶、绿叶蔬菜等。

（三）护眼药物

1. 黑豆 15 克，炒熟后磨成粉，核桃仁 15 克炒微焦，去衣，待凉后捣如泥。牛奶 250 毫升，蜂蜜 19 毫升。以上 2 种食品冲入煮沸过的牛奶中，加入蜂蜜，早晨服用。

2. 枸杞子 10 克，桑葚子 10 克，山药 10 克，红枣 10 枚。水煎 2 次，药汁混合后分两次服。

三、生活规律

对于脑力劳动者，规律地生活是养生要务。

（一）居处适宜

大脑的耗氧量十分巨大，因此居处环境需要空气流通，保证充足的氧气供应。其次，工作环境最好具备明暗适中的自然光线，光线过强或过弱会对视力产生损害。工作场所要保持安静，杜绝噪音。当噪音超过 60 分贝时，大脑就会受到伤害。16℃左右的室温最利于大脑保持清醒状态。

（二）体育运动

跑步是最常选用的锻炼项目，有助于改善血液循环状态和内脏功能，从而保证大脑充足的氧气供应。乒乓球、网球等球类运动可以提高大脑信息传导、反馈的速度，从而增强大脑反应的敏捷性。可根据兴趣和特长选择。

倒立倒行运动。倒立可以有效地增加脑血流量，消除耳鸣、眼花及脑缺氧状态，倒行活动背部肌肉韧带，调节脊神经功能，可以防治脑力劳动者的颈椎病、腰腿关节病、肩周炎等常见病。

（三）脑部按摩

头顶按摩：以两手搓头皮，从前发际到后发际作梳头动作。头侧按摩：用两手拇指按住太阳穴，其余四指从头两侧由上至下做直线按摩。再按揉太阳穴，顺时针与逆时针方向各数次。浴面摩眼：两手搓热后，从上至下，从内至外摩面数次，然后做眼部保健操，此法用于工作后大脑疲劳。

第二节 体力劳动者的养生

体力劳动者以筋骨肌肉活动为主，其特征是消耗能量多，体内物质代谢旺盛。不同工种的劳动者往往采取某个固定姿势或重复单一的动作，局部筋骨肌肉长时间处于紧张状态，可能引起劳损。《内经》有"久视伤血，久卧伤气，久坐伤肉，久立伤骨，久行伤筋"之说。此外，某些体力劳动者长期接触噪声、放射性物质、高温以及铅、汞、苯、甲醇、乙醇、有机磷、粉尘等危害因素，常导致职业病的发生。

一、平衡肢体

长时间处于站立姿势，腰腿肌肉紧张疲劳，常感精疲力竭，腰腿酸痛，还容易发生驼背、腰肌劳损。又因重力作用，血液循环回流不畅，容易发生下肢静脉曲张。因此，平时可多做些散步、慢跑、打拳、摆腿、体操等活动。长时间坐姿工作，可选择全身性活动，如球类运动，可增强手指、手腕的灵巧、敏感度，并可健脑益智，改善微循环。

从事高温作业者，体力消耗大，可多散步、慢跑、击剑，多做保健体操等，以提高机体对高温的适应与耐受力。

从事技术性强，既耗体力又费脑力的工作者，如司机、纺织挡车工、缝纫工人及连续流水作业工人，此类人员大脑高度紧张，易患失眠、头痛、神经性高血压等病，宜选择运动量小、动作柔和的运动，如太极拳、八段锦等中国传统健身运动，能起到静息、安神、动形作用，既可放松精神，又可行气舒筋活血。也可参加一些球类及器械体操运动，以提高身体快速灵巧的反应能力。

二、调节膳食

体力劳动者的膳食，首先要保证足够热量的供给。其次要根据不同工种，选择能抵消或解除有害因素的食物。从事高温作业者，要补给含盐饮料及维生素 B、C 等，以补充因出汗损失的无机盐和水分。在冷冻环境下工作的劳动者，应增加脂肪的比重。在矿井、地道、水下等缺少阳光环境下作业的人员，要注意补充维生素 A、D。长期接触苯的劳动者，膳食中应提高蛋白质、碳水化合物和维生素 C 的摄入量，限制脂肪的摄入量。

（一）壮骨药膳

1. **归参山药猪腰**　当归 10 克，党参 10 克，怀山药 10 克，猪肾 2 只（剔去筋膜、杂质），适量调料（酱油、姜、葱、蒜、醋、香油等）。将当归、党参、山药装于纱布袋内，加适量水先煮 30 分钟，捞出药袋。再以少量醋、葱与腰子同入锅内，以文火煮熟，冷后切薄片，放入归参山药汤内，再煮片刻。食法：将腰片捞出，放在盘中，拌入调料食用，喝归参山药汤。或将猪腰片存于汤内，加调料于汤中服用。

2. **杜仲炒腰花**　杜仲 12 克，猪肾 2 只（剔除筋膜，切片），调料（酒、姜、葱等）适量。先将杜仲加清水煮 30 分钟，约至 50 毫升，然后加料酒适量，芡粉 15 克，盐适量，调和后再拌入腰花，放锅内拌炒，将熟时，入调料即成。

3. **骨髓牛膝汤**　猪骨（腿骨中带骨髓者最好）500～1000 克，怀牛膝 20 克，清水 1000 毫升。将骨头与牛膝同时入水，煮沸后加黄酒 50 毫升，再用小火煮 30 分钟，入姜、葱、精盐少许。本方可代饮料，既可解渴，又能强壮筋骨。

（二）壮肌药膳

1. **小麦米粥**　小麦 150 克，糯米 60 克，龙眼肉 15 克，红枣 10 枚，白糖 60 克，清水 1000 毫升，共煮成稀粥，温服。

2. **参药红枣粥**　党参 20 克，怀山药 30 克（研粉），红枣 30 克，糯米 50 克，水 1000 毫升。先将党参入水煮 30 分钟，捞出，再入红枣、糯米同煮，沸后小火再煮 15 分钟左右，调入山药粉，再煮片刻即可。食时加适量白糖。

（三）强筋药膳

1. **蹄筋膏**　猪筋或牛筋 500 克，温水泡 1 昼夜，小火煮至糜烂，加适量盐，待冷如胶状。每次服 2～3 匙，开水冲服。

2. **杜仲酒**　杜仲 50 克，切片，浸泡于 500 克红葡萄酒内，密封，每日振摇 1 次，7～15 天即可服用。每服 20～30 毫升，每日 1～2 次。

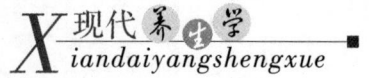

三、合理用脑

体力劳动者也要勤用脑，做到体、脑运动的平衡。要培养自己的学习兴趣，结合职业特点选修不同的课程。如学习园艺、烹调、缝纫、绘画等，并有意识地锻炼记忆力，下班后多读书看报，也可以参加一些动脑筋的游艺活动，如弈棋、猜谜语等。

第二十三章 残障人群的养生

残障人群是指因为心理、生理或人体结构上某个组织器官功能丧失或失常,从而部分或全部失去个人生活能力或社会生活能力的人。

第一节 视力残障人群的养生

视力残障是指因先天因素或后天原因导致的一侧或双侧眼睛功能受损,失明或弱视。

一、情志调节

视觉障碍者容易出现紧张、急躁、抑郁、悲观等消极情绪,可采用说理开导、情志相胜、暗示等方法,消除其不良情志反应。也可采用音乐、歌咏、戏剧等娱乐方式,怡心悦志,以安定情绪,改善生活质量。

二、形体锻炼

导引:闭眼,双手手掌依次轮流对准眼睛,即先右掌张开,掌心对准右眼,默想光明由掌心透入眼球,再用左手做同样动作。交替导引,做7~8分钟,一般不超过10分钟。然后"运睛"。如果眼睛有轻微酸、麻、胀、痒等感觉,都属正常反应。

每天练习八段锦或太极拳。一般可选简化太极拳。若体力较好者,可练四十八式太极拳或杨氏太极拳。

三、饮食康复

视力残障者一般多选用具有明目作用的食物,如百合、菊花、动物肝脏等。

1. **枸杞菜** 又名枸杞头、枸杞苗、枸杞叶。为枸杞之嫩叶,炒菜、泡茶、煮粥、做羹均可。味苦、甘,性凉,入肝、肾经。有清热补虚、养肝明目之效。对于视力减退、夜盲等,可用枸杞菜60克,决明子30克,夜明砂9克,猪肝120克,水煎,服食猪肝。

2. **鲍鱼** 又名九孔鲍、鳆鱼。味咸,性温,入肝经。功效有养血柔肝、滋阴清热、益精明目。含蛋白质及20余种氨基酸等营养成分,另含鲍灵素Ⅰ、Ⅱ等,能抑制癌细胞、链球菌、葡萄球菌、流感病毒、单纯疱疹病毒、角膜炎病毒、腺病毒等。鲜肉可制成鲍鱼干供食用,为名贵珍肴,亦为眼科及高血压病患者的适宜食品。

3. **胡萝卜** 性味甘平。有益气生血、健胃消食、明目养肝功能。视力不佳者可常食。

4. **枸杞子酒** 家中自酿米酒时，在糯米中兑入适量干枸杞子（约为米的1/10）。酒酿成后，每天晚餐或睡觉前饮用20毫升左右。适用于肝血不足所致的视力减退，视物模糊。

5. **枸杞叶煲猪腰** 取枸杞叶100～150克。猪腰1对（去筋膜，洗净，切成小块），加水适量煲汤，调味食之。有补肾益精、聪耳明目之效。适用于老年肾精亏虚之视力残障。

6. **枸杞炖牛肉** 牛腿肉250克，怀山药10克，枸杞子20克，桂圆肉6克，料酒、精盐、味精、葱段、姜片、生油各适量。将山药、枸杞子、桂圆肉洗净，放入盅内。将牛肉放入沸水锅中氽约3分钟捞起，洗净后切成直径约4厘米的肉片，铁锅烧热，下花生油，倒入牛肉片爆炒，烹料酒，炒匀后放进盅内，姜、葱放在上面。白开水、盐、料酒共倒入盅内，隔水蒸2小时，至牛肉软烂取出，去掉姜、葱，加入味精即成。有补肾益精、益气养血、补肝明目之效。适宜于肝肾不足，气血虚弱所致的视物模糊。健康人食用能抗衰、强筋、明目。

7. **首乌肝片** 猪肝250克，何首乌10克，水发木耳75克，青菜50克，酱油25克，料酒10克，味精1克，水淀粉15克，葱5克，姜5克，清汤适量。将首乌切片，按水煮提取法，提取何首乌浓缩液100毫升。将猪肝切成柳叶片，葱切丝，姜切片，水发木耳摘干净，青菜洗净切成片，用开水焯一下。用木耳、青菜、葱丝、姜片、酱油、料酒、味精、盐、醋、水淀粉、何首乌提取汁和适量的汤，兑成芡汁。锅内放植物油，旺火上烧至七八成熟，先把猪肝在热水中焯一下，控净水分，下油锅内一过，熟透后倒漏勺里，锅底留油，用旺火把猪肝倒回炒锅，随即把芡汁烹入，搅拌均匀，淋入少许明油即成。本方养肝明目。适用于肝肾亏虚所致的早衰、夜盲症、视物昏花等。

四、药物保健

1. **明目地黄丸** 熟地黄150克，山萸肉60克，泽泻30克，丹皮45克，茯苓60克（去木），山药90克，当归60克，川芎30克，麦冬90克（去心），石斛90克。以上研为末，炼蜜为丸。每次9克，用温开水送服。本方能滋阴补血、养肝明目。可用于肝肾阴亏所致的羞明畏光、迎风流泪、视物昏花等症。球后视神经炎、视神经萎缩、中心性视网膜炎、慢性青光眼等眼底病所致视力缺失者可常服。

2. **胡麻延寿丹** 胡麻120克，秋石120克，何首乌120克，白茯苓120克，甘草30克。以上研为细末，用炼蜜500克在为丸，如梧桐子大。每服5克，每日3次，米酒送下。本方有乌须黑发、聪耳明目、保生延年之效。可作为视力残障者的夏日保健药物。

第二节 听力残障人群的养生

听力残障是指先天因素或后天原因导致耳朵的功能受损，一侧或双侧耳聋或失聪。

一、调摄情志

耳聋影响正常的生活和工作，病人容易产生心理障碍，表现为急躁易怒和消极悲观，使病情加重。有些患者发病本身就与情志因素有关。因此，养生应重视调摄情志。

对病人及其家属做好解释工作，使他们了解耳聋的发病和预后。对急躁易怒患者，当告之本病病程及康复医疗的长期性，嘱其涵养精神、戒躁戒怒，耐心坚持医疗。对消极悲观者，应给予积极鼓励、唤起信心、振作精神，消除不必要的思想负担。欣赏音乐、书法绘画、观鱼养花等娱乐活动，能舒畅病人心情，消除不良情绪。

二、运动导引

1. **耳聋导引法** 《诸病源候论》记载,让患者坐在地上,交叉两脚,用两手从脚弯中伸入,低头把手交叉放在项上,每日2次,每次5~10分钟。

2. **太极拳和八段锦** 可分别安排在每天早、晚进行,运动量逐渐增加,旨在增强体质,怡养精神。

3. **自控疗法** 早起后,晚睡前,站立于空气新鲜之地,闭目凝神,舌尖抵上腭,意念集中耳内。腹式呼吸,静默2分钟,然后搓两手使热,用手掌按住外耳道顺时针方向旋转100次。又用两手中指各按耳郭贴盖耳道,用食指从中指上弹滑下来敲打耳根乳突部100次,能听见"咚、咚"的声音透达耳鼓膜。最后将口中唾液徐徐咽下,用意念引至丹田。

三、自我推拿

采用鸣天鼓、按摩耳郭等。另可揉按听宫,即两手食指在听宫处揉按,并以中指叠加其上,以感到耳内有隆隆声为宜。吸气时向后向上揉按,呼气时向下揉按,连做8次。

对鼓膜内陷者可施窝耳拔气法。即两手掌心分按两耳,掌根向前,手指贴后发际,两手掌先向耳内慢压用力,随即迅速向外拔起,计5~10次。然后,可加用自身鼓气法。即让病人捏鼻闭口,用力鼓气,每日1次,以促使内陷鼓膜向正常位变化(患感冒及鼻炎者忌用)。

四、饮食保健

耳聋患者,宜多食乌骨鸡肉、动物肾脏、黑豆等补肾食物。

1. **验方** 猪肾1对(去膜,切),粳米200克,葱白2根,薤白7根,人参5克,防风3克为末,同煮粥食。尤适合虚证耳聋。

2. **鹿肾粥** 鹿肾1具,肉苁蓉30克,粳米100克,葱白、胡椒粉、食盐各适量。将鹿肾去除筋膜,冲洗干净切碎。肉苁蓉用黄酒浸泡一宿,刮去皱皮,切碎。粳米淘洗干净,放入锅中,煮至半熟,加鹿肾、肉苁蓉、葱白、胡椒粉、食盐,再煮至粥成。本品有补肾壮阳、益精填髓功效。适用于虚弱劳损,耳聋耳鸣。

耳聋患者应做到饮食有节,忌暴饮暴食。饮食宜清淡,多食瓜果蔬菜,少饮酒,宜戒烟。

五、药物保健

常服以下验方,对听力有较好的养护作用。

黄芪30克,白蒺藜15克,羌活15克,附子10克,羊肾1对。诸药焙干,研为末,蜜丸如梧子大,每服3克,食前服,煨葱盐汤下。适用于肾虚耳聋。

蚯蚓、川芎各45克,为末。每服6克,麦冬汤下。服后低头伏睡,一夜一服。用于兼有瘀血征象的耳聋。

六、起居护理

保持环境适宜,作息有常,充分睡眠。注意锻炼,增强体质。老年性耳聋,更要避免疲劳。噪音性耳聋,则应尽量减少或限制噪音,以免加重病情。禁止挖耳,保持耳道清洁。对药物中毒性耳聋,应尽可能避免再次使用耳毒性药物。

第三节 语言残障人群的养生

语言功能残障包括失语（如中风后的语言功能丧失）和聋哑两大类。聋哑多系先天因素或婴幼儿时期多种原因使双耳发生重度耳聋，致无法学习言语，造成既聋又哑状态。两者关系是以聋为主，因聋而哑。又可分为先天性聋哑和后天性聋哑。先天者有遗传、孕期和产期3类因素。后天者，则是由于传染病、药物中毒，或某些意外而失去听觉功能，变成聋哑。

一、调摄情志

失语患者由于语言交流功能的丧失，容易产生急躁易怒或消极悲观的不良情志反应。聋哑患者容易出现自卑心理。因此，应采用手势和其他形象化手段来实施开导。平时的生活学习要多用奖励、表扬等鼓励方法，以消除抑郁悲观等不良情绪。组织患者经常参加游戏、舞蹈、放风筝活动及观赏书画等，使其心情愉快，增强生活乐趣。

二、运动导引

中国古籍中的"咽唾法"对失语者有较好的保健效果，每天早晚各练1次。其方法是：①身体直立，两脚与肩同宽，膝稍曲，项直，沉肩，含胸拔背。左手里，右手外，相叠置于脐下1寸半（气海穴）处，闭口，舌抵上腭，微闭眼，自然呼吸，入静，排除一切杂念，意守丹田。②将舌在口中不停搅动，此谓"赤龙搅海"，使口中唾液不断增生。待唾液满分3口随气徐徐咽下，用意送到丹田。连做6次。③双手合十置于面前，以两手大拇指扣住下巴，微张嘴，放松下颌，意念从丹田移守涌泉穴，然后双手向前上方不停颤动，使放松的下颌随手的颤动一松一合，带动下齿叩击上齿，发出"叩叩"声响，一般以每分钟120次左右为宜。待唾液满口，则分3口随气徐徐咽下，用意送到丹田。连做3次。④用双手搓面、摩头各36下后结束。

太极拳和八段锦 可分别安排在每天早、晚进行，运动量逐步增加，一者调畅情志，二者以增强体质。聋哑患者的运动保健，可使用本节"听力残障"介绍的"自控疗法"。

三、饮食养生

失语患者的饮食以清淡为宜，应避免油腻厚味、肥甘助湿生火之品。宜多食山楂、苹果、香蕉等水果，多食芹菜、萝卜、冬瓜、西红柿等蔬菜。戒烟酒。

1. **二母元鱼** 元鱼（鳖）1只（约重500克），贝母、知母、前胡、柴胡、杏仁各5克，黄酒适量，食盐少许。宰杀元鱼，去头、内脏，洗净切块，加入以上各药，加水没过肉块，置蒸锅中蒸1小时，于蒸熟后趁热食用。适用于肝肾阴虚型失语患者。

2. **桃仁粥** 黄芪15克，桃仁10~15克，粳米100克，先把桃仁捣烂如泥，加水研汁去渣，同粳米煮为稀粥。适用于气虚血瘀型失语患者。

聋哑患者宜多食补养肝肾之品，如动物肾脏、海参、鳝鱼之类。食疗方参见本节"听力残障"。

四、药物保健

日常保养宜常服六味地黄丸、解语丹之类补养肝肾、活血开窍成药。

五、起居护理

参加适合的体育活动，增强体质，并注意劳逸结合，避免过分疲劳。饮食宜选易消化，富有营养之品。生活中注意其心理动向，以保障安全。

第四节　肢体残障人群的养生

肢体残障指肢体因伤、因病导致功能障碍或丧失，如偏瘫、截瘫、骨折、截肢等。此外，重症多发性神经炎、脊髓炎、进行性肌萎缩、肌营养不良症、癔病性瘫痪等，中医称为"痿证"者，也属于肢体残障。肢体残障可发生于身体诸多部位，如四肢、脊椎、躯干等，应根据病理部位的不同，灵活处理，采用合适的养生方法。

一、调摄情志

由于肢体残障而功能缺失，患者易产生悲观、忧郁、急躁等不良情绪，应根据病人精神状态，选择适当的心理养生法，如书法、绘画、弹琴等有利于平静心情，同时可促进上肢功能的恢复。各种玩具是少年儿童肢体残障者适应的娱乐方式，也有利于手足功能的康复。此外，室内色彩、景物、气味、光线、声音的合理搭配，也能起到潜移默化的心理养生作用。

二、运动保健

根据残障部位的不同，适当采用拍打健身的方法。如：拍打上肢，可由患者或医者，用右掌或握拳拍打左上肢的四面，从上而下，前后左右，每面拍打25下（分5次，1次5下）。然后用左掌或握拳拍打右上肢，方法同前。拍打下肢，亦可由患者或医者进行。用左手掌或握拳拍打左侧大腿和小腿，从上往下拍打，一次5下，拍打上、下、内、外四面，每面打5~10次；然后右手拍打右侧大腿小腿与前同。

除截肢者外，若上肢活动障碍者，采用写字、投掷、接球、拨算盘、弹琴、编织等；下肢活动受限，采用踏三轮车、缝纫机等方法运动。

可结合病人具体情况，如病情、兴趣及个人条件等，采取其他传统体育养生法。锻炼时要注意循序渐进，量力而行。

三、沐浴养生

泉水浴较适宜肢体残障者，可采取泉饮与泉浴双管齐下的方法。泉饮以甘泉水为宜，泉浴则以低温度水浸浴为宜，并结合浴中按摩，以流通气血，促进肢体功能。一般而言，食盐泉或碳酸泉，水温宜39~42℃，浸浴20~30分钟；硫化氢泉或氡泉，水温38~40℃，浸浴15~20分钟，每日可烫浴3~4次。浴摩法多由医者在浴中施行按摩。患者可利用水的浮力活动病肢。无泉水的地方，可用热水代替。

此外，尚可酌情选用热砂疗法、日光疗法、空气疗法等。

药浴也是肢体残障者常用的养生康复措施。用苍术、黄柏、牛膝、首乌、黑小豆、桃仁、红花、当归煎水，局部熏蒸、洗浴，亦可全身洗浴。每日1~2次，每次15~20分钟。

四、药膳食疗

烤干牛骨髓粉300克，黑芝麻300克，略炒香，研末，加白糖适量合拌，每服9克，每日2次。或取新鲜猪骨髓200克，黄豆30克，粳米100克，煮食。也可取猪或牛脊髓，烤干研粉，拌入炒米粉中，加白糖调服。并可用紫河车粉，每服3克，每日2次。

气血虚弱证，可食用当归炖母鸡、黄芪大枣粥等。瘀血阻滞证，可食用桃仁粥、山楂粥等。

五、药物保健

鹿角片300克，酒浸一夜，熟地120克，附片45克，蒸熟，焙干为末，大麦粥和为丸，每日3次，每次7克，米汤送服。适用于肝肾亏损证。

六、起居护理

卧床患者可采用卧位被动形体训练，随时变换姿势，防止畸形发生。继则采用主动训练，如坐、立和步行练功。

卧床者要注意保暖，避免冷风外邪侵袭。经常翻身，改变体位，以防并发肺炎及褥疮。

第五节　智力残障人群的养生

智力残障指患者的智力（包括观察力、记忆力、注意力、理解力、判断力、定向力、计算力、想象力等）衰退，甚至完全丧失，难以胜任工作、家务，生活自理困难。同时伴有人格改变，表现为抑郁寡欢，生活刻板怪异，或情绪急躁，易因小事与人冲突，或善疑多虑，语言增多、啰唆而重复。最典型的症状为弱智、痴呆。

智力残障除少部分是先天导致外，大部分是因为脑外伤、脑卒中、缺氧性脑损害、中毒性脑病、老年变性脑病等所致。

一、调摄娱乐

家人和医师对待智力残障患者应采取体贴、关心的态度。生活中多采用安慰、鼓励的方式，诱导患者产生康复的积极愿望，在此基础上进行智力的康复。应尽量发现患者尚存智力的因素，采用行为疗法，反复予以强化，以延缓或纠正智力的继续衰退。音乐等艺术形式是改善患者情志的好方式，某些智力残障者往往具有艺术方面的超常才能，应注意发现并加以培养。

1. **音乐养生**　音乐对促进智力有较好的效果，可在日常生活中经常使用。对以抑郁为主的病人，可选用舒解心情、激昂情绪的乐曲；对急躁易怒的病人，则选用镇静安神、轻松悠扬的乐曲。对老年人，应采用患者幼时与年轻时熟悉和喜欢的歌曲，可以减缓记忆力的衰退，推迟智力老化，有助于失智老人（老年性痴呆）的康复。对儿童，则应选择符合儿童心理特点，浅显易懂、轻松活泼的儿歌类乐曲。

2. **观赏或表演戏剧**　戏剧有音乐舞蹈，还有情节、角色，能感人肺腑，引人思考，因而能调节患者情绪，减缓大脑功能的衰退，中老年人应经常观赏戏剧，有条件者还应当组织患者排练、表演戏剧。

3. **书画弹琴弈棋**　从事书画弹琴弈棋等活动，务必全神贯注。集中发挥大脑的思维创造能力，追求美的意境，因此能促进智力发展，还能锻炼手的精细动作，是较好的智力养生手段。

部分智力残障儿童在艺术方面有超常的才能，也可以通过日常训练而发现。

二、冥想健身

1. **冥想** 对促进智力活动有肯定的效果。其原理，是通过心理学上的自我暗示，以达到改善生理功能的目的。做法为：排除头脑中的一切杂念，暗示自己的头顶有一轮红日照耀，头顶渐渐发热，热流进入大脑，进入大脑的每一个部位，再进入四肢，乃至全身。

脑血流图的检测表明。经常练习冥想的智力残障者，大脑皮层的供血量有较大幅度的增加，表明大脑的血液循环得到了改善。

2. **健身球** 适用于伤残、病残导致的智力残障。锻炼的方法，可由单球正反旋转等运动逐步向双球双手旋转、里外跳跃旋转、多球互绕旋转、三带一旋转等高难动作发展，使玩球的花样不断翻新，以达到得心应手的境界，这样便会有效地延缓大脑的衰退。左右手锻炼健身球要注意平衡，交替使用，尤其不要忽视左手玩球，以保证大脑两个半球的功能水平得到均衡发展。

还可选练简化太极拳、八段锦及五禽戏等。游戏也是智力残障者的适宜锻炼项目。

三、食疗养生

1. **健脑茶** 荷梗、何首乌、淡豆豉、花椒、枸杞子、大枣、冰糖，平时作为饮料服用。该茶有独特的口味，可作为日常饮品常用。

2. **补脑粥** 核桃仁、莲子、枸杞子、杏仁、桃仁、柏子仁、枣仁、菖蒲等研碎，与麦片一起熬成粥，作为早晚主食服用。

3. **心髓汤** 用猪心、猪脊骨熬汤，加适量生地黄，也可以加少量西洋参。佐餐用。

以上食疗可以补充体内微量元素，有助大脑的乙酰胆碱代谢，使乙酰胆碱在大脑内浓度增高。按中医"肾主骨，生髓，通于脑"和"齿为骨之余"理论，加强牙齿咀嚼运动，提高口腔咀嚼能力，是改善大脑供血，促进大脑功能的辅助措施，应鼓励多吃、常吃粗硬食物。

四、药物保健

1. **灵芝片或灵芝糖浆** 每次4片或5毫升，每日3次。

2. **益肾宁心方** 党参、黄芪、生地、熟地、山萸肉、茯苓、怀山药、远志、枣仁、龙骨、龟板、泽泻、五味子、菖蒲，服用2~3个月。适用于正虚挟痰者。

五、养生护理

平时护理人员应多与患者交流，鼓励患者多说、多听、多动。讲故事，背诵短文，读书看报，并复述所读内容，逐步增加其识别、记忆、判断的能力。浓郁的花香有醒脑作用，因此居处环境中可陈设玫瑰、茉莉、水仙等花草。

第六节 精神残障人群的养生

精神残障主要是指精神分裂症、躁狂性或抑郁性精神病、更年期精神病等精神疾病，中医称为"癫狂"。是一类精神错乱、神志失常的疾病。"癫"表现为抑郁状态，"狂"表现为兴奋状态。

一、调摄娱乐

应根据患者情绪状态的不同,抑郁者予以兴奋,亢奋者予以镇静。原则是使其精神轻快、开朗、恬愉、平静,以保持其情绪稳定,切忌大怒、大喜、大惊。可采用多种方法,如居处环境的色彩以淡蓝色、青色、粉红色为宜。室内外花草,以淡雅悠远的兰草、菊花、梅花等为宜。有条件的可经常更换环境,前往山区、森林,取其幽静宁神。也可以根据病人的情况,适当安排学习、工作和劳动,以转移情志,从中获得乐趣。

针对致病的精神因素,心理疏导也是经常性的养生措施,尽量解除心头死结,使其心情舒畅,精神愉快。其家属及周围人员对病人切不可歧视、冷漠、嘲笑、嫌弃。

心理养生主要注重其娱乐功能,如听音乐、歌咏、看电影、看电视、跳舞、做游戏、下棋、阅读书报杂志等。在保证安全的情况下,还可以游览公园和名胜古迹。以提高病人对现实生活的爱好和兴趣,增强其对生活的信心和勇气。

二、体育健身

癫证患者以八段锦、五禽戏为宜,旨在流畅气血,增进胆识。狂证则以轻慢活动为宜,先练单式太极拳,以后再练半套或全套太极拳。

各种球类运动、田径运动等活动也可酌情安排。

三、食疗养生

中医认为精神残障的病位在心,故平时宜多食入心经的食物,如莲藕、绿豆、赤小豆、瓠瓜、小麦、荷叶、百合、桃仁、西瓜、甜瓜、龙眼肉、酸枣仁、莲子、猪皮、海参等。

驴肉与豆豉合煮,加入调味品常食,有宁静安神、益气定惊的作用,可常食之。

在药膳方中,甘麦大枣汤、人参粥、苡米粥、百合粥、桃仁粥、山楂粥等粥类,也是精神残障者适合的养生食品。

精神病人的饮食,要求松软可口,无刺激性。在分配食物的时候,要防止偷食、饱食、藏食、漏食。宜多食新鲜蔬菜、水果,禁食辛辣、肥甘、炙热食品,以免生痰。

四、养生护理

单人单间住宿,室内光线宜暗,陈设宜简单、实用,尽量避免存放一切可以打伤人的物品,并要注意保持病室内外环境的安静和清洁。同时要避免各种精神刺激,以免加重病情。

第二十四章 人体特定部位的养生

人体特定部位的养生是指人体颜面、四肢、躯干表面的养护。人体脏腑、经络的养护，属于中医学的内科学、针灸学内容，所以，本章主要讨论颜面、五官、四肢、躯干部位的一般养护。

第一节 颜面部养护

颜面不养护就是延缓颜面的衰老过程。中医认为，头为诸阳之会，五脏六腑、十二经脉之气血皆上注于头面，脏腑经脉发生病变，可以导致颜面的异常。《素问·上古天真论》记载，女性五七后"阳明脉衰，面始焦，发始堕"；六七以后"三阳脉衰于上，面皆焦，发始白"；男性在六八以后则"阳气衰于上，面焦，发鬓斑白"。提示人们根据不同年龄，有针对性地选用不同的防治措施。

一、按摩

面部自我按摩是颜面保健美容的重要方法，可增强皮肤和皮下组织中的血液循环，改善皮肤、肌肉的营养状态，增强皮肤和肌肉的弹性，优化皮肤结构，促进皮脂排泄，清除面部衰老细胞，使皮肤润泽、细腻，肌肉强健，皱纹舒展，有预防、延缓颜面皮肤老化的作用。颜面按摩的原则，是中间下方向外侧上方用力，手指动作与皮肤皱纹成垂直方向，按摩施力要轻柔。如面部有炎症、外伤、化脓和其他一些病变时，不要轻易按摩，防止感染扩散和加重病情。

1. **推摩面额** 以一指禅推法推额部，从印堂→头维→太阳→鱼腰→攒竹→印堂的路线，往返推2~3遍。可减少额部皱纹。

2. **拿头** 五指分开，指端着力，自前向后拿头顶部，如能沿督脉、膀胱经和胆经头部循行路线施术效果更佳。具有通经活络、防发白、美容防衰的作用。

3. **栉头** 双手十指微屈分开，以十指端用力紧贴头皮并向深部用力，从头前向脑后梳理，反复数次。具有通经活络、祛瘀止痛、祛风明目、美容的作用。

4. **击头** 双手十指分开微屈，以指端连续广泛地叩击头部，或沿头部督脉、膀胱经、胆经循行路线叩击，约1~2分钟。具有通经活络、健脑醒神、清除疲劳的作用。

5. **摩面** 搓手掌令热，用双手从下向上、从内向外轻轻摩拭面部，以面部觉微热为度。具有活血养颜、润泽皮肤、减少皱纹、防衰的作用。

推眼眶 以双手拇指指侧用一指禅推法从攒竹向眉尾方向推摩，反复30次。具有明目的作用。

6. **点按穴位**　用大指或中指指腹按揉攒竹、阳白、太阳、四白、迎香、地仓、上星、百会、风池、率谷、头维等穴，每穴半分钟。具有祛风清热、清利头目、通络止痛、减少皱纹、美容防衰的作用。同时指压足三里穴和三阴交穴以配合调节全身气血。

7. **摩丹田**　以气海和关元为范围，将掌心贴于两穴之间，按先顺时针，后逆时针的方向用柔和的手法作环形摩法，约30次，以局部觉热为度。有培补元气、养颜美容的作用。

8. **擦涌泉**　用手掌在涌泉穴摩擦，约3分钟，以发热为佳。具有补肾养颜的作用。

9. **面部扩张运动**

10. **抬眉运动**　将眉毛缓慢抬起，然后再落下，重复10~20次。双眼逐渐闭合，再睁大。重复50次。连续四周，每天早晚各1次。有助于眼睑的健美。

11. **鼓腮运动**　口唇呈吹气球状鼓腮。此动作应保持6秒钟，以保持面颊肌肉坚实，使口唇周围的肌肉保持弹性。重复3~5次。

12. **摇头运动**　每天做轻微而缓慢摇头、低头、再抬头，再慢慢由左侧转向右侧，以同样方法由右侧转向左侧，重复做3~5次。此运动可增加头面部、颈项部的血液循环，能保持头部、颈项肌肉的柔韧性和皮肤的弹性，有助于控制"双下巴"的出现。

二、针灸

针灸在颜面美容方面有调理经络气血、补益气血、濡养肌肤、强健肌腱、减少皱纹、养颜防衰的作用。《灵枢·邪气脏腑病形》说："十二经脉，三百六十五络，其血气皆上于面而走空窍。"因此用针灸可通过调理经气，起到延缓颜面衰老和美容作用。面部施术一般多用针刺法，多浅刺或平刺，艾灸多用艾炷无瘢痕灸或艾条温和灸。其他部位的针灸方法依具体辨证而定。预防颜面衰老的针灸方法如下：

鱼尾纹：针刺瞳子髎、太阳。

额纹：针刺阳白、印堂、上星、头临泣、头维。

眼袋：针刺承泣、四白、瞳子髎、睛明、脾俞、足三里。

上睑下垂：针刺攒竹、鱼腰、丝竹空、脾俞、足三里。

口角下垂：针刺颧髎、太阳、地仓、巨髎、合谷。

面部肌肉松弛：针刺印堂、太阳、头维、颊车、地仓、颧髎，针灸脾俞、肾俞、足三里、公孙、三阴交、关元等。

面色黧黑：针灸颧髎、印堂、地仓、下关、肝俞、膈俞、肾俞、风池、太冲、侠溪等。

面无光泽：针灸关元、膈俞、脾俞、足三里、少海、内关及面部腧穴。

面色发黄：针灸气海、脾俞、中脘、阴陵泉、足三里及面部腧穴。

灸神阙法：在神阙穴用温和灸30分钟，或隔盐灸3~5壮。可培补元气，使颜面润泽，起到保健防衰的作用。

灸涌泉穴法：在涌泉穴用艾条温和灸30分钟，有保健养颜的作用。

灸足三里法：在足三里用艾条温和灸30分钟，有健脾、润泽颜面皮肤的作用。

颜面保健耳穴压丸法：在内分泌、面颊、肺、肝、脾、肾、神门等穴压王不留行子。

三、饮食

营养的平衡是养颜的保证。俗云："吃在脸上，穿在身上。"说明食物与养颜的密切关系。

皮肤要保持正常的生理功能，必须有适当充足的营养供给。食物中的蛋白质、脂肪、糖类、无机盐、微量元素、水、纤维素等，是人体健康和颜面美所必需的营养素。古人在饮食养颜方面积累了丰富的经验。如汉代张仲景指出，猪蹄上的皮肤有"和血脉，润肌肤"的作用。《神农本草经》记载：冬瓜"令人悦泽好颜色"，莲子"久服轻身耐老"，有细嫩皮肤的作用等等。中医饮食保健养颜要辨别体质的寒热虚实，选择与之相应的饮食，才能收到效果。常用保健养颜方法如下：

（一）补充水分

补充足够的水分可改变皮肤干燥、皮脂腺分泌减少的状况，减少皱纹，使皮肤润泽。每日总饮水量应不少于1200毫升，加上食物中的水分，每天最低生理需要量不少于2500毫升，不要用饮料代替，白开水是比较理想的水分补充来源。

（二）新鲜蔬菜和水果

新鲜蔬菜含有丰富的维生素、微量元素等，能防止皮肤衰老，保持皮肤细腻滋润。皮肤的粗糙往往是因血液中酸性物质偏高造成的，鱼、肉、禽、蛋、粮食类等均为酸性，能使体内乳酸、尿酸含量增高，供皮肤失去细腻和弹性。而新鲜蔬菜和水果中的碱性无机盐，如钙、钠、镁、钾等含量较高，能使体内碱性物质充足，中和酸性物质，使血液维持在比较理想的弱酸性状态，从而保持皮肤的光滑滋润。因此新鲜蔬菜和水果有天然化妆品之称。

常用的美容蔬菜：冬瓜、白萝卜、大白菜、竹笋、黄豆、黄豆制品、西红柿、胡萝卜、莲藕、菠菜、香菇、黑木耳、猴头、蘑菇等。

常用的美容水果：苹果、梨、荔枝、龙眼、猕猴桃、西瓜、桃、柠檬等。

（三）含胶原蛋白和弹性蛋白食物

此类食物能使皮肤细胞变得丰满，弹性增强，肌肤充盈，皱纹减少，皮肤细腻而富有光泽，光滑而富有弹性。此类食物有猪蹄、动物筋腱和猪皮等。

（四）含铁、锌丰富的食物

皮肤的光泽红润，需要供给充足的血液。铁是构成血液中血红蛋白的主要成分。锌在皮肤中的含量最高，约占20%以上，决定着皮肤的光滑和弹性程度。应适量多吃富含铁、锌的食物，如动物肝、蛋黄、海带、芝麻酱、瘦肉、牡蛎及海产品。

平时要少吃精制食品、盐和糖，多吃粗粮和含纤维多的食物。此外，还要根据皮肤的性质选择不同的食物。

1. **中性皮肤**　又称普通皮肤，只要注意饮食平衡，不挑食，平时多食新鲜蔬菜及水果即可。

2. **油性皮肤**　宜清淡饮食，食用热量低的肉类（如瘦猪肉、鸡肉、鸭肉、兔肉、鱼肉），豆类及豆制品，新鲜蔬菜及水果、干果（如柠檬、柚子、葡萄、橙子、芹菜、萝卜、青菜、苦瓜、丝瓜等具有清热作用）。可减少皮脂腺的分泌，促使大便通畅。不宜食油腻食物，如肥肉、各种动物油、各种油炸食品、酒、辣椒、胡椒、桂皮、生姜等；不宜食红枣、龙眼、荔枝、石榴、樱桃、橘子等热性水果。

3. **干性皮肤**　宜食富含油脂、胶质较多和滋润的食物，如各种动物油、奶油、蛋黄，各种动物皮，花生、杏仁、核桃、瓜子、松子、蜜枣等干果，清热养阴的食品，如绿豆、藕、银耳、黄花、蜂蜜等；富含维生素A、E的食物，如牛奶、动物肝脏、大豆、花生、麦胚、谷胚、麦芽、胡萝卜、南瓜、西红柿、菠菜、大白菜、黄花菜、生菜、芥菜、香蕉、橙子等。还可多食富含胶原蛋白的动物皮。

4. 过敏性皮肤 宜清淡饮食，含维生素丰富的新鲜蔬菜和水果，植物脂肪、蛋白，如松子、核桃、芝麻、腰果、花生、瓜子、豆制品、萝卜、白菜、莴苣、西红柿、竹笋、银耳、大枣、莲米、苹果、梨、葡萄等。尽量避免食用容易引起过敏的食物，如虾、蟹、蛋、奶、野菜、酒、蒜苗、韭菜、芹菜、香菜等。在皮肤过敏期间，不食刺激性大的食物。

5. 粗黑皮肤 宜食新鲜水果和蔬菜，以及富含维生素A、B、C、E的食品，如豆腐、黄瓜、莲藕、银耳、卷心菜、白萝卜、竹笋、茭白、苹果、香瓜、蘑菇、柠檬等。

6. 苍白萎黄皮肤 一般多见于患慢性病和脾胃虚弱的人。宜食含蛋白质、铁、铜、维生素B_1、维生素B_{12}、叶酸高的食物，如黑豆、赤小豆、黑芝麻、黑米、黑木耳、红枣、桑葚、苹果、葡萄、香蕉、乌梅、西红柿、樱桃、桂圆、荔枝、动物瘦肉、肝脏等。不宜食寒凉性的食物，如青菜、芹菜、萝卜、苦瓜、冬瓜、鸭肉等。

7. 美容膳食举例

(1) 九仙薯蓣煎 干山药500克，杏仁200克，生牛奶500克。先将杏仁捣烂，加入牛奶，搅拌均匀后，用纱布绞取汁，再将杏仁渣加入牛奶搅均匀，再绞取汁，直至杏仁无法再溶解为度。然后将山药粉碎后与杏仁奶混合，装入大口玻璃瓶，密封瓶口，隔水用小火蒸24小时即成。每服1匙，早晨空腹时服下。服用时用少许黄酒调和，效果更好；不能饮酒者则不用。功效：悦泽容颜，身体轻健，有减肥功效。

(2) 玫瑰五花糕 干玫瑰花25克，红花、鸡冠花、凌霄花、野菊花各15克，大米粉、糯米粉各250克，白糖100克。将玫瑰、红花、鸡冠、凌霄、野菊诸干花揉碎备用；大米粉与糯米粉拌匀，糖用水溶开。再拌入诸花，迅速搅拌，徐徐加糖开水，使粉均匀受潮，并泛出半透明色，成糕粉。糕粉湿度为手捏一把成团，放开一揉则散开。糕粉筛后放入糕模内，用武火蒸12~15分钟。当点心吃，每次30~50克，每日1次。用于血热雀斑、黄褐斑，尤其适用于肝气郁结，情志不舒所致的胸中郁闷，面上雀斑、黄褐斑等。

(3) 小龙团圆汤 活甲鱼1只（约250克），活泥鳅5~6条。将泥鳅放入清水中，滴入少量菜油，使泥鳅吐出肚内泥沙，水浑即换；再滴油，至水清为止。甲鱼去硬壳，取肉。原料准备好之后，将砂锅内加足水，滴入适量植物油，放入活泥鳅和鳖肉，加盖，用小火慢煮。待泥鳅死后加入少许生姜片、龙眼肉，煮至半熟时滴入少量米酒及少许醋、盐，再慢火煮熬3小时以上，至色白似乳汁时撤火。趁热连汤服食。一日之内连汤带肉分2次趁热食完。每日1次，连用10天。用于美容保养。

(4) 红颜酒 核桃仁、小红枣各60克，甜杏仁、酥油各30克，白蜜80克，米酒1500克。先将核桃仁、红枣捣碎；杏仁去皮尖，煮4~5沸，晒干并捣碎，后以蜜、酥油溶开入酒中；随后将3味药入酒内，浸7天后开取。每日早晚空腹饮用，每服10~20毫升。用于皮肤粗糙。

(5) 沙苑甲鱼 活甲鱼1只（约750克），沙苑蒺藜15克，熟地10克，生姜15克，葱10克，料酒30克，精盐少许；酱油10克，胡椒1克，肉汤500毫升，味精1克。将活甲鱼斩头，沥净血水，在沸水中烫约3分钟，取出用刀刮去背部及裙边黑膜，再刮去脚上白衣，剁去爪和尾，剖开腹腔，取出内脏，洗净甲鱼肉备用；生姜切片，葱切成小段；沙苑蒺藜、熟地用纱布包好。锅内放清水，放入甲鱼，煮沸后，再用文火炖约半小时，捞出放温水内，剔去背壳和腹甲，洗净，切成3厘米见方的肉块。再将甲鱼块装入蒸钵内，注入肉汤，再加生姜片、葱段、料酒、精盐、酱油、胡椒粉和药包，用湿棉纸封严钵口，上蒸笼，置旺火上蒸2小时取出。拣去药包、生姜片、葱，放入味精调味即成。作佐餐食用。用于中老年美容抗衰。

(6) 珍珠拌平菇 珍珠粉4克，红花2克，平菇200克，豆腐200克，芝麻、白糖、酱油、精盐、绍酒各适量。将红花置细漏勺内，用清水冲洗干净，沥干水；平菇去柄，洗净，撕成条丝，放入容器内加酱油、白糖、绍酒浸拌入味；豆腐用洁净纱布包好，压上重物，挤压干水分，备用。豆腐放容器内拌碎，加入芝麻粉、白糖、酱油拌和，再将已备好之平菇加入，充分拌匀，装于盘内，撒上珍珠粉和红花即成。进食时再调拌均匀，作佐餐食用。用于皮肤色素病。

(7) 苡仁茯苓粥 薏苡仁200克，茯苓10克，粳米200克，鸡胸脯肉100克，干香菇4个。将薏苡仁用热水浸泡一夜，次日捞出沥干水；香菇泡发，去除木质部分，洗净，切成丁；鸡胸脯肉去皮洗净，入锅煮30~40分钟后，捞出切为肉丁；粳米洗淘干净，茯苓研粉，备用。将薏苡仁用7倍清水在武火上煮沸后，移于文火慢煮，至能用手捏烂苡米为度。粳米用5倍的清水煮1小时。然后将两粥合在一起，加入香菇、鸡肉丁、茯苓粉再煮，至煮稠为止。服食时可酌加调料。用于脾虚皮肤水肿，面色暗淡，皮肤褐斑，面部扁平疣。

(8) 清蒸哈什蟆 干哈什蟆油15克，火腿10克，鸡汤1500克，白糖50克，精盐、味精、料酒各适量。将哈什蟆油用温水泡发3小时，使其涨发，挑出黑筋，洗净；将火腿蒸熟，切成1~2厘米长的薄片；将涨发好哈什蟆油放入钵里，加满鸡汤，下料酒、盐，上笼蒸1.5小时；最后放入味精、白糖，把火腿片撒在上面，即可食用。单食或佐餐。本方集药用、滋补和美容于一体，是理想的滋补强壮剂。用于体虚者养颜。

(9) 燕窝粥 燕窝10克，糯米100克，冰糖10克。先将燕窝放入开水中闷泡，水冷后换入清水，摘取绒毛和污物，洗净，盛入碗中，加清水100毫升，上笼蒸30分钟，致燕窝完全胀发。再将糯米浸泡24小时，洗净入锅，煮沸，待米粒煮开时加入燕窝、冰糖，文火煮熬至熟烂，即可食用。每日1次，连服7~10天。能大补元气，使容颜芳泽细腻，形神俱足。

四、中药

中药养颜是外治和内调并重，应根据体质选取不同性味的药物，以外治与内治相结合施用。

1. **外用药** 桃仁、杏仁、防风、白芷、玉竹、当归、白附子、白术、白芍、赤芍、冬瓜仁、珍珠、茯苓、猪蹄、白僵蚕、羊髓、猪脂、白蔹、甘松等。多制成面膏、面脂、粉剂，用于洗面和敷面。古时还常用密陀僧、朱砂来美容，因其有毒，现已不使用。

2. **内服药** 枸杞子、玉竹、白芍、丹参、当归、黄芪、地黄、首乌、苁蓉、菟丝子、胡桃仁、牛膝、破故纸、鹿茸、鹿角胶、白及、白术、防风、猪胰、桃花、辛夷等。

（一）内服美容方药

1. **隋炀帝后宫面白散** 橘皮30克，冬瓜仁50克，桃花40克，捣细为末即可，每次服用2克，每日3次。有燥湿化痰、活血益颜的功效。

2. **珍珠散** 天然珍珠粉2克，研成极细粉末，干燥后用。每次服用0.5克，每日3次。有清热痰、润面容，治疗面部黑斑之作用。

3. **枸杞子酒** 枸杞子50克，浸于500毫升黄酒中，酌量饮用。可补益肝胃，驻颜美容。

4. **桃花美容酒** 干桃花30克，浸黄酒500毫升，饮用。可润泽颜面，使人面如桃花。

（二）外用美容品

1. **玉容西施散** 绿豆粉60克，白芷、白及、白蔹、白僵蚕、白附子、天花粉各30克，甘松、山柰、茅香各15克，零陵香、防风、藁本各6克，肥皂荚2锭。诸药研为细末，每次洗面用之。其作用是，祛风润肤、通络香肌，令面色如玉。

2. 三花除皱液 桃花、荷花、芙蓉花各适量，冬以雪水煎汤频洗面部。可活血散瘀、润肤除皱。

第二节 头发养护

头发是生长在头皮外层的细长的、线状的角蛋白纤维。因人种不同其颜色也有区别，黄种人多拥有黑色的直发。头发可以保护头皮、大脑，可调节体温，人体在被衣的情况下，头部散热量是全身散热量的5/6。头发还是人体健美的标志。颜色正常、柔软光滑、富有弹性的头发是健康的表现；反之，发枯色败、脱发、脆而失去光泽则是不健康的表现。"肾主骨，其华在发"，"发为血之余"，肾精充足，就会有健康而具生命力的头发；反之，肾虚则毛发易白、易脱落，失去光泽。因此，对头发的保养，更重要的是对脏腑气血的调理。因此，保持精神愉快，避免七情过度刺激，积极参加运动锻炼，防治全身性疾病，戒除吸烟、酗酒、暴饮暴食等不良习惯等，都是头发保养时需要注意的问题。常用方法如下：

一、梳理洗发

梳头不仅是整理仪表容颜的手段，同时也是对头发保养和健脑的方法之一。《素问·脉要精微论》指出："头者，精明之府"，是气血汇集之处，"五脏六腑之精气皆上注于头面"。脑为奇恒之腑，与心、肝、肾关系紧密。古代养生十六宜中有"发宜常梳"之说。《摄生消息论》曰："每日梳头一二百下……自然去风明目。"梳头有流通气血、祛风明目、荣发固发的作用。

当疲劳、烦闷时，洗头或理发后，会感到神清目爽、全身轻松。这是由于梳头刺激了头部诸多穴位使头部毛孔开泄，宣通气血，振奋阳气的结果，改善了头皮的血液循环，能起到促进头发生长、防止脱发白发、健脑提神、降低血压、预防感冒等作用。

梳头时使用的梳具应由天然材料制作，如木梳、牛角梳，不宜使用带静电的塑料、金属梳具。梳头时，应从前发际的边缘向后颈部梳理，最好达到风府、风池穴的部位。从前向后、从中间依次向前后梳理，直到耳上部为止，反复梳理3~5分钟，早晚各1次。

洗头可保持清洁卫生，还可改善头部血液循环，提高大脑皮层的活动能力，消除疲劳。洗前宜先轻轻梳理头发，并稍加搓揉按摩头皮片刻。水温以温水为适。

头发不宜多洗，更不能当风而洗。《泰定养生主论》认为："除夏日以外，五日一沐。"这是为了保护皮脂的润泽、抑菌作用。洗头间隔应根据头发情况而定。干性、枯燥无光泽者，7天洗1次，一般的头发5天洗1次，油性头发3~4天洗1次。

二、按摩护发

按摩也是保养头发的重要手段。按摩的机械刺激可直接作用于头部的经络及穴位，起到祛风行气、通经活络、开窍醒神、活血健脑的作用，能促进头皮组织的新陈代谢，有利于头发的稳固和再生，防止脱发、白发和头发焦枯。其方法简便易行。

第一步 栉头：双手5指分开并微屈，将手指分开插入发内，指尖紧贴头皮稍用力，从前发际开始向后发际反复推摩10~20次。

第二步 推头部经脉：用食指或中指，从督脉开始，向两边从前向后，依次推督脉、膀胱经和胆经。

第三步 揉按头部腧穴：头维、神庭、头临泣、前顶、百会、后顶、络却、风府、风池、率谷等穴，每穴约半分钟。

三、饮食养发

脱发、白发，头发过细、过干，都与机体缺乏某种营养成分有密切关系。如，体内铜含量不足，可使头发生长停滞、褪色和发生白发。动物肝脏、瘦肉、蛋类、大豆、柿子以及硬果类、根茎类食品富含铜元素，可经常食用。铁元素缺乏可导致秃发，应多吃动物肝脏、蛋黄、木耳、豆类、油菜、芝麻、海带等。同时还应多吃富含维生素C的新鲜蔬菜和水果，以利于铁的吸收。甲状腺素可使头发乌黑秀美，富含碘的食物有海带、紫菜、海参、蛤等，可经常食用。膏粱厚味嗜好者容易秃顶，是因为食物中缺少胱氨酸，富含胱氨酸的食物有玉米、黑豆、南瓜和南瓜子等，可经常食用。此外，富含优质蛋白质、维生素C、维生素E、维生素B_2的食品，都有营养头发之功效。海藻类、芝麻等含有丰富的碘、维生素E和不饱和脂肪酸；豆芽菜、麦芽、海带、豆腐、豆制品、牛肉、鱼肉、乳类、蛋类等是优质蛋白质和B族维生素的良好来源。

防止头发变黄需适当增加含碘、钙、蛋白质多的食物，如海带、虾、鸡肉、花生米等；防治白发，多进食豆类、杂粮等，亦可结合食用药膳，如首乌、莲子、薏苡仁、大米等做粥；防治头发脱落，要有足够的睡眠，并增加玉米、黑豆、黑芝麻之类的进食量；头发干燥则可适当增加脂肪、蛋白质类食品的进食量；头发油性太大，应少食脂肪类食物，多食蔬菜、水果。

1. 养发美发药膳举例

（1）仙人粥　何首乌、白米适量，用砂锅煮粥，常服。有补肝肾、益气血、乌发驻颜之效。

（2）芝麻核桃糖蘸　赤砂糖500克，黑芝麻、核桃仁各250克，加工制作成糖蘸。日服数小块，可健脑补肾，乌须黑发。经常服用，又可防治神经衰弱、健忘、头发早白、脱发等症。

四、中药养发

（一）外用药

有润发、洁发、香发、茂发、乌发及防治脱发等作用。

1. 猪胆汁洗法　猪胆1枚，取胆汁倾水中，或将猪胆置于乳香油中浸7日以上。用水洗头，待发干后适量抹猪胆汁及乳香油。本法有清热祛风、润发生辉之效。

2. 香发散　零陵香30克，辛夷15克，玫瑰花15克，檀香18克，大黄12克。甘草12克，丹皮12克，山柰9克，丁香9克，细辛9克，苏合香油9克，白芷9克。研药为细末，用苏合香油搅匀，晾干。药面掺发上。本方有洁发香发作用，久用发落重生，至老不白。

3. 令发不落方　榧子3个，胡桃2个，侧柏叶30g，共捣烂，浸泡雪水内。用浸液洗发。本方有止发落、令发黑润之效，尤其对血热发落有良效。

（二）内服药

通过促进气血运行起到健发作用。常用的中药很多，例如：胡麻、油菜子、石榴花、核桃、椰子浆、猕猴桃、槐实、桑葚子、黑大豆等。方剂如：

瓜子散　瓜子、白芷、当归、川芎、炙甘草各60克煎药为散，饭后服1克左右，每日3次，甜米酒调服，经常服用有活血补血、养发荣肤作用，可防衰抗老，预防头发早白。

七宝美髯丹、首乌延寿丹等中成药，有壮筋骨、固精气、乌须发之功，亦可选择运用。

第三节 眼睛养护

《素问》云："肝开窍于目"，"肝受血而能视"，"肝气通于目，肝和则目能辨五色矣"；《灵枢》云："五脏六腑之精气皆上注于目"。眼睛明亮有神，是五脏精华上注于目的体现，与肝有特别密切的关系。常用眼睛保健法有以下几种。

一、运目

是使眼球顺逆时针方向旋转运动，起到锻炼动眼肌群，改善动眼、滑车、外展神经功能，促进眼周围血液循环，消除视疲劳，调节内眼晶状体功能的作用，对预防近视散光，推迟老花有一定功效。

1. 运目法之一 闭目凝神，全身气血均注于目；开合眼睛，调节瞳孔、前房角，使巩膜静脉窦开放、关闭，加强房水循环，促进代谢产物排出；左右上下运目，使眼睛运转灵活，眼外肌得到更进一步的锻炼。具体方法：端坐凝神，头正，腰直，两眼球同时左旋转5~6次，再向左后视数次。然后向前注视片刻，再向右旋转5~6次，并右后视数次，再前视片刻。"后视"：是两眼球同时用力，向一侧外耳方向偏视。向左后视时，左眼瞳孔偏向外眦，右眼瞳孔偏向内眦；向右后视则反之。这是锻炼动眼肌群的方法。

2. 运目之法二 早晨醒后，先闭目，眼球从右向左，从左向右，各旋转10次；然后睁目坐定，用眼睛依次看左右，左上角、右上角、左下角、右下角，反复四五次；晚上睡觉前，先睁目运睛，后闭目运睛各10次左右。能增强眼珠光泽和灵敏性，祛除内障外翳，纠正近视和远视。

3. 远眺运目 可在清晨、休息或夜间，有选择地望远山、树木、草原、蓝天、白云、明月、星空等。能调节眼球功能，避免眼球变形而导致视力减退。但又不宜长时间专注一处，否则反而有害。

二、摩目

又称为"浴眼"。包括熨目和按摩，可使眼部气血流通，减轻视疲劳。

1. 熨目 双掌相搓使热，乘热敷熨双目。该法通过按揉眼部，使局部气血流畅，减轻视神经疲劳，同时眼肌也得到锻炼，增强灵活性。

2. 捏眦 闭气后，用手捏按两目之四角，直至微感闷气时，即可换气结束。连续做3~5遍，每日可做多次，有提高视力作用。

3. 点穴 用食指指肚或大拇指背第一关节的曲骨，点按百会、气海、命门、大椎、光明、太冲、太溪、风池、攒竹、四白、瞳子髎、太阳、睛明、上明等穴位。能疏通经络、调和营卫、运血养目、防治近视、清心明目，使肌肉弹性正常，防止眼睑下垂。目前普及于中小学生的眼保健操，就是根据中医学眼部保健推拿法，结合医疗体育编创而成。

三、闭目养神

中医养生学有目不久视、目勿妄视、目宜常冥、目宜常运的论述。"常冥"，即指经常闭目养神。当眼睛出现疲劳时，可排除杂念，全身自然放松，闭目静坐3~5分钟；或每天定时做几次闭目静养，有消除视力疲劳、调节情志的作用，也是医治目疾有效的辅助方法。

四、饮食养目

多吃蔬菜、水果、动物的肝脏,或适当用些鱼肝油,对视力有一定保护作用,切忌贪食膏粱厚味及辛辣大热之品。

维生素对眼睛的健康具有重要意义。缺乏维生素 A,会影响视紫红质的合成速度,容易导致夜盲症;使泪腺上皮细胞组织受损,分泌减少,引起干眼病。动物内脏、蛋黄、黄油、牛奶中含有丰富的维生素 A;黄绿色蔬菜、红黄色水果中都含有胡萝卜素,被人体吸收后可转化为维生素 A。维生素 A 为脂溶性维生素,应采用煎、炸、油炒的烹调方法加工后食用。缺乏维生素 B,会导致球后视神经炎。维生素 C 摄入不足,可溶性蛋白谷胱甘肽的活性降低,引起晶体透明度下降,是老年白内障的主要致病原因之一,而新鲜水果和蔬菜中含有丰富的维生素 C。

眼睛对微量元素也很敏感,青少年如果缺钙,眼球巩膜的弹性会降低,眼球伸长,有可能为轴性近视,应多摄入含钙较多的食品,如虾米皮、海带、黄豆、芝麻酱、牛奶等;同时吃含维生素 D 较多的食物,如鱼肝油、奶油等。人体铬的含量下降时,血浆渗透压上升,导致晶体和房水渗透压改变,使晶状体变凸,屈光度增加而造成近视。含铬较多的食物有粗面粉、粗加工糖、植物油、葡萄等。

人到老年,视力逐渐下降,表现为老年性花眼和白内障,都是由于晶体老化造成的,应经常吃些富含维生素 B_1 的食物,如各种粗粮、花生、黄豆、豌豆、瘦猪肉、蛋黄及动物心、肝、肾等;维生素 B_2 能维持视网膜和角膜的正常代谢,如缺乏、易出现流泪、眼发红、发痒、眼睛痉挛等症状,应多摄入维生素 B_2 丰富的牛羊奶、瘦肉、蛋类、扁豆、动物肝脏、绿叶蔬菜等。

1. **眼睛保健药膳举例**

(1) 草决明兔肝汤 兔肝 1~2 副,草决明 10~12 克。加工煲汤,食盐调味,饮汤食肝。可补肝养血,清肝明目。

(2) 菊花粥 菊花 10~15 克,粳米 30~60 克。先用粳米煮粥,粥成调入菊花末,再煮一二沸即可。有养肝明目之效。

五、中药养目

分外用和内服两类。

1. **清目养阴洗眼方** 甘菊 9 克,霜桑叶 9 克,薄荷 3 克,羚羊角 0.5 克,生地黄 9 克,夏枯草 9 克。水煎后,先熏后洗,有疏风清肝、养阴明目之作用。

2. **明目枕** 荞麦皮、绿豆皮、黑豆皮、决明子、菊花,有疏风散热、明目退翳之功,经常使用,至老目明。

3. **蔓菁子散** 蔓菁子 500 克,黄精 1000 克,两药 9 蒸 9 暴干,研成细末,每日饭后调服 6 克,久服,补肝明目,延年益寿。

明目中成药,如六味地黄丸、杞菊地黄丸、石斛夜光丸等,可在中医师指导下选择应用。

除了以上几个方面,对眼睛的保健还应注意以下 8 忌。一忌在光线不足之处看书写字;二忌强光刺激,若夏季烈日下或冬季在雪中行走时,宜戴深色眼镜;三忌乘车或卧床时看书;四忌风沙入目用手摩擦,而应闭目片刻,使异物随泪流出;五忌贪食肥甘及辛辣之品;六忌经常忧虑不安;七忌房事太过伤精;八忌身体怠惰。

第四节 耳部养护

耳为肾之外窍，通于脑，是人的听觉器官。由于耳与脏腑、经络的关系非常密切，又是整个人体的投影，是人体与外界信息传递交换的窗口，因此，既可根据耳郭的变化对全身疾病进行诊断，又可通过刺激耳穴防治全身疾病。现代社会中环境污染和药物的副作用等，对听力的损害十分严重。因此，耳功能养护应予重视，这不仅是促进耳本身的健康，而且还能调节机体的各项功能。

一、耳勿妄听

声音过响，用耳时间过长，或长期生活在噪声环境中，超过了耳膜负荷能力，易损伤精气，使心神外动不宁。《老子》说："五音令人耳聋"；《淮南子·精神训》说："五声哗耳，使耳不聪"，"耳目淫于声色之乐，则五脏摇动而不定矣"；《千金翼方》说："养老之要，耳无妄听。"妄听损害听力，且耗伤精气。必须做好防护性措施，如控制噪声、个人防护、卫生，监护等，避免在强噪音的环境中长期工作，燃放鞭炮等声响巨大时，须采取阻隔措施，避免巨大的声源压力对鼓膜的冲击性损伤。

切忌挖耳。民俗云："耳不掏不聋"。挖耳是很坏的习惯，容易伤及鼓膜，引起耳膜穿孔；还会将脏东西带进耳内，引起化脓性感染，轻则出现耳道疖肿，重则引起化脓性中耳炎等。

二、按摩保健

1. **按摩耳郭** 将双手掌心对称地按于两耳屏部，慢慢地向下、向后至耳根，再向上至乳突，至颞部，再向前、向下回到两侧耳屏。如此轻轻按摩，不计次数，按摩到两耳郭潮红发热为度。可防治耳鸣、耳聋。《养生方》曰："以手摩耳轮，不拘遍数，所谓修其城郭以补肾气，以防聋聩也。"

2. **咽鼓管吹张** 捏鼻，闭口鼓气入鼻咽，迫使空气窜入咽鼓管，在听见"轰"的一声之后觉得耳内发胀即可。有上呼吸道急性感染者忌用本法。鼻腔有涕液应先清除后再吹张。可治疗耳胀、耳闭，能通畅咽鼓管，活动鼓膜。

3. **按摩鼓膜** 用中指或食指插入外耳道口，轻轻摇动数次后，使外耳道的空气排出，即突然拔出。可重复3~5次。或用两手中指，分别反复按压耳屏，掩住外耳道口，一压一放，重复数十次；或用两手大鱼际稍用力按压于外耳道口后，突然移开，反复多次。可治疗耳胀、耳闭、鼓膜内陷、耳鸣耳聋。

4. **鸣天鼓** 又称为"击探天鼓"和"抱耳弹枕"。《内功图说》记述其法为：两手心紧贴两耳，两手食指、中指、无名指、小指对称横按在枕部，两中指尖相触，再将食指翘起叠在中指上面，然后把食指从中指上用力滑下，重重地叩击枕部。此时耳内可闻洪亮清晰之声如击鼓。先左手24次，再右手24次，最后两手同时叩击48次。可防治耳鸣耳聋。在鸣天鼓时，要自始至终闭目养神，手法由轻至重。长期坚持，可收到强壮元气、醒脑强志、聪耳明目、防治耳病等作用。

5. **摩穴** 实证取涌泉、大椎、囟会等穴，掐与擦各100次；虚证取百会穴，掐与擦各100次。

6. **单指按压** 用食指指腹按压耳穴，按压耳甲腔，可防治心、肺疾病；按压耳甲腔底部，可防治内分泌失调；按压耳甲艇，可防治尿路感染，肾虚阳痿；按压耳轮脚，可防治溃疡病、消化不良等疾病；按压三角窝，可防治妇科病、男科病及高血压等；按压耳舟，可防治类风湿、过敏症；按压耳屏内外侧。可防治感冒。上述部位每日压 4 次，每次 100 下。

7. **双指对捏** 用拇指和食指的指腹对捏耳穴，以加强作用。捏耳轮、对耳轮，可防治感冒及颈、腰、腿病；捏对耳屏，可防治头痛、头晕；捏耳垂可防治眼病、口疮等。上述部位每日捏 4 次，每次 100 下。

三、防止药物中毒

对内耳听神经损伤最严重是药物使用不当。现在发现的耳毒性药物已达百余种，包括氨基苷类抗生素、治疟疾药、止痛剂、利尿剂、麻醉剂、抗惊厥药、抗炎药物、抗癌药物、抗结核药物、心血管药物、避孕药及砷、汞等制品。特别是氨基苷类抗生素（俗称耳毒性抗生素），如链霉素、庆大霉素、新霉素、卡那霉素、妥布霉素、万古霉素、多黏菌素等，这些药物使用不当，会损伤内耳听器，产生听力下降、耳鸣、眩晕、口唇发麻等症状，最后导致耳聋。因此一定要严格控制耳毒性药物的应用，严格遵守用药宜忌：

1. 严格掌握适应证。尽量不用、少用、慎用。

2. 非用不可时，宜取最少有效剂量，同时配以大量维生素 A、B、D 及泛酸、葡萄糖醛酸、磷骨素等药物，对内耳有一定的保护作用。此外，西药 ATP、硫酸软骨素，中药苍术、生地、枸杞子、女贞子、黄精等，亦有一定的保护内耳的效果。

3. 婴儿、老人、孕妇、感音性耳聋及肝肾功能不良者忌用，家族药物易感者更应忌用。

4. 用药期间不宜与利尿酸、速尿和抗癌药物联合使用。

5. 耳毒性抗生素滴耳剂浓度不宜太高，不宜长期使用，使用期应定期复查听力，如听力高频下降应考虑为中毒现象，需密切观察，可疑时应及早停用。忌用耳毒性抗生素粉剂喷撒中耳，或用浸有药物的明胶海绵填塞中耳腔。

6. 非氨基糖苷类抗生素、氯霉素和红霉素等，亦可有耳中毒现象，注射、口服均可发生，故在用药期间如突然发生耳鸣、耳聋，应考虑为药物反应，予以及时检查及处理。

7. 警惕早期中毒现象。如耳胀、耳鸣、耳聋、眩晕、面舌麻木及走路不稳等，一旦发现应立即停药。有条件者，用药期间每 1~2 周查肾功能 1 次，2~3 日查听力及前庭功能 1 次，如有肾功能减退或听力减退，便是停药指征。

第五节 鼻部养护

鼻为呼吸道门户，司嗅觉，助发音，为肺系之所属。古代医家还认识到鼻为五脏六腑缩影，能反映五脏六腑的生理状态和病理变化。

鼻腔是呼吸道的出入口，是防止细菌侵入的第一道防线；同时又是很多细菌聚居的地方。故也是扩散细菌的源泉。因此，应做好鼻部的防护工作。

一、浴鼻

用冷水浴鼻和冷空气浴鼻。多呼吸新鲜空气，一年四季用冷水洗鼻，可有效地改善鼻黏膜的血液循环，增强鼻对天气变化的适应能力，预防感冒和呼吸道其他疾患。浴鼻可与按摩结合，效果更好。

二、按摩

（一）鼻外按摩

分拉鼻、擦鼻、刮鼻、摩鼻尖4个动作，可增强局部气血流通，使鼻部皮肤津润光泽，能润肺，预防感冒，防治各种鼻炎。

1. **拉鼻** 用拇指与食指夹住鼻根两侧，并用力向下拉，由上至下连拉12次。
2. **擦鼻** 用两手大指的指背中间一节，相互擦热后，摩擦鼻梁两侧24次；
3. **刮鼻** 用手指刮鼻梁，从上向下10次；或将双手鱼际互相摩擦至发热后，即按鼻两侧，沿鼻根至迎香，上下往返摩擦至局部有热感为止，此后再由攒竹向太阳穴推，至局部有热感。每天2~3次。
4. **摩鼻尖** 分别用两手手指摩擦鼻尖各12次。

（二）鼻内按摩

将拇指和食指分别伸入左右鼻腔内。夹住鼻中隔软骨轻轻向下拉若干次。此法既可增加鼻黏膜的抗病能力，预防感冒和鼻炎，又能使鼻腔湿润，保持黏膜正常。在冬春季，能有效地减轻冷空气对肺部的刺激，增加耐寒能力，还有防治萎缩性鼻炎之效。

三、导引

（一）鼻衄导引法

《陈希夷二十四次导引坐功图势》云："每日丑寅时，正坐，两手按膝、转头、推引各三五度。叩齿，吐纳咽液。"方法是盘膝跌坐（即双足交叠而坐），身体笔直而不倾斜，左右两掌心覆盖于左右膝盖上，将头向左转，头面的正中线恰在肩上，约2次呼吸的时间。头位慢慢复位。然再转向右侧，动作如上，头向左右各转15次。最后叩齿，鼓漱。

（二）健鼻功

《内功图说》有三步锻炼健鼻功法：两手拇指擦热。摩擦鼻关36次；然后静心意守，排除杂念，二目注视鼻端，默数呼吸次数3~5分钟。晚上睡觉前，俯卧于床上，暂去枕头，两膝部弯曲，两足心向上，用鼻深吸清气4次，呼气4次，最后恢复正常呼吸。

四、鼻疗

属于中医外治法范畴。指采用鼻腔给药的途径，以各种不同的方法将中草药（包括各种制剂）纳入鼻中，从而发挥特定的效用，达到防治全身各种疾病目的的疗法。中医鼻疗法的种类繁多，内容丰富，作用广泛，并具有使用方便、作用迅捷、用药量小、疗效卓著等特点。其种类有搐鼻、吹鼻、塞鼻、涂鼻、灌鼻、滴鼻、探鼻、嗅鼻、熏鼻、闻香等10余种，不仅可以防治鼻腔及邻近组织器官的局部性病症，而且对内、外、妇、儿、骨伤、五官等各科病症均有疗效，对老幼虚弱之体和各种原因引起的服药不便者较为适宜。常用的鼻疗方法有滴鼻、嗅鼻、香佩、搐鼻法等。

（一）滴鼻法

是将药物制成水剂或油剂，滴入鼻腔内治疗疾病的方法。可使药液直接作用于鼻部，迅速有效地发挥清热解毒、祛邪通窍、收敛祛湿、活血化瘀、辟邪止痛等作用，除治疗鼻部疾病外，还可使药液从鼻黏膜充分吸收，产生全身药理效应，以治疗内、妇、儿各科疾病。临床常用于防治支气管炎、哮喘、胃脘痛、黄疸性肝炎，头痛、癫痫、中暑、产后血晕、小儿外感发热、肺炎、麻疹、百日咳、流行性脑脊髓膜炎、咽炎、扁桃体炎、失语、喉阻塞、骨鲠、牙痛等病症。

（二）嗅鼻法

是将中药制成粉末，煎取药汁，或鲜品捣烂，以鼻闻其气味的一种疗法，搐鼻和嗅鼻均为患者随呼吸主动吸入药物。所不同的是，嗅法仅限于吸入药物的气味，搐法在吸入药物气味同时又吸入少量药末，导致嚏喷反应。其机理，《医学启源》认为是"药气从鼻孔中直达肺，通经贯络，透彻周身，卒病沉疴，从症用之，以助服药之所不及"。近年来，嗅鼻法以及根据该法原理发展起来的药枕、药物口罩、鲜花嗅鼻法等都得到了很广泛的应用。主要适应证有：支气管炎、呃逆、心绞痛、头痛、失眠、嗜睡、抑郁证、中暑、晕动症、小儿肺炎、牙痛等，还可用于戒烟。

（三）香佩法

又称闻香法，是将芳香药末装在特制囊状布袋或绸袋中，佩戴在胸前、腰际等处，或装入贴身衣袋内，以防治疾病的方法，主要用于预防用药。其机理与嗅鼻法相同，只是方法上稍异：嗅鼻法是用鼻深吸，香佩法则是在自然呼吸中摄入药物气味中的成分。

香佩法的历史十分悠久。在长沙马王堆汉墓出土文物中就有香袋。古人用香囊，一是作为饰物，以助美观；二是保健防病。清代吴尚先的《理瀹骈文》收载多首香佩方，如辟瘟囊、绛囊（盛有七宝如意丹）、抗痨丸佩囊等。现代有用当归、菖蒲、薤白、玄参、花椒、肉桂、三七、冰片等药装袋，放置胸前，防治冠心病者；用山柰、苍术、藁本、菖蒲、甘松、冰片等药作香囊，预防小儿上呼吸道感染等。

（四）搐鼻法

是将药物制成粉末，搐入鼻内治疗疾病的方法。所谓搐，指由病人自行吸入药粉而言。由于本法所用的药物多为芳香辛窜之品，吸入鼻腔中，对黏膜产生强烈的刺激作用，因而多伴有喷嚏反应。所以，也称为"喷嚏法"。是一种古老的疗法。

人为制造喷嚏有调动肾气，布达阳气，抵御外邪的作用。多用于外感病和精神困顿等。

鼻疗在选药配方上多选用辛香走窜，刺激性较强的药物。这类药物能开结行滞，直达病所，从而发挥独特的疗效。常用药有冰片、麝香、樟脑、花椒、丁香、肉桂、乳香、没药、薄荷、胡椒、檀香、沉香、苏合香、藿香等；其他对鼻黏膜有较强刺激作用的药物有葱、蒜、韭、醋、皂角、艾叶、巴豆、蟾酥、明矾、生姜、荜拨、威灵仙、全蝎、苍耳子、硫黄、雄黄、藜芦、鱼腥草、细辛等。

五、中药

1. **润鼻汤** 天冬9克，黑芝麻15克，沙参9克，麦冬9克，黄精9克，玉竹9克，生地黄9克，川贝母9克。本方润肺养脾，可收滋润护鼻之功。

2. **健鼻汤** 苍耳子27克，蝉蜕6克，防风9克，白蒺藜9克，玉竹9克，炙甘草4.5克，薏苡仁12克，百合9克。本方以御风健鼻为主，润肺健脾，使肺气和，脾气充。对容易伤风流涕之人，有保健预防作用。

此外，要养成正确擤鼻涕的习惯，即用拇指和食指捏住鼻子，用力排出鼻涕。不可压住一侧擤鼻涕，这样会使另一侧鼻腔内鼻涕吸入体内。

第六节 口腔养护

口腔是人类进食、发音和呼吸的器官，也是身体健康的一道重要防线。古云："百病养生，莫先口齿。"重视口腔卫生，75%的口腔和牙疾患能有效控制。世界卫生组织与国际牙科联盟提出："到2000年人人享有卫生保健的同时，也享有口腔卫生保健。"中医学在口腔养护方面积累了丰富的经验，值得我们继承和发扬。

中医认为，口腔与脏腑关系密切，主要生理功能是进水气、辨五味、泌津液、磨谷食、出语音。如《灵枢·忧恚无言》说："口舌者，音声之扇也；舌者，声音之机也。"又如《世医得效方》云："口为身之门，舌为心之官，主尝五味，以布五脏焉。"脏腑的生理及病理变化，常反映于口腔的不同部位。反之，口腔的养护也能作用于脏腑，促进脏腑功能的强健。

一、固齿

肾主骨，齿为骨之余。肾气衰，发堕齿槁；肾气强盛，骨髓坚固，则齿牙莹白璀璨。牙齿松动、脱落、齿枯、齿槁、龈肉退缩等症多为肾气虚损所致。所以，保护牙齿不仅能预防和治疗牙病，也是强肾补肾的措施之一。

（一）叩齿

叩齿法最早见于晋代葛洪《抱朴子》，云："牢齿之法，晨起叩齿三百下为良。"北齐颜之推在《颜氏家训·养生篇》中说："吾尝患齿摇动欲落，饮食热冷皆苦疼痛，见抱朴子牢齿之法，早朝叩齿三百下为良，行之数日即便平愈，今恒持之。"《养生四要·慎动》也说："齿者，骨之标也，齿宜数叩，叩则不龋。"

叩齿可以促进牙体、牙龈和牙周组织的血液循环和组织代谢，锻炼肌肉，促进唾液腺的分泌和清洁口腔，达到增强牙体稳固性和牙周功能的目的。

叩齿的方法：口微闭，然后上、下牙齿有节律地互相轻叩作响，用力不能太大，所有牙齿都要叩，每日晨起叩齿1次或早、晚各叩齿1次。每次叩36下，或每日叩5分钟。

叩齿搅舌法：先叩上、下门牙及犬齿，再叩击上、下边牙（犬齿、磨牙）。叩击边牙时，可先叩一边，再叩另一边。每边叩击约20次。最后将舌头上下左右搅动并舐齿。本法具有固牙坚齿，防龋齿，助消化，防止牙齿松落之功效。

（二）咀嚼

咀嚼是另一种形式的叩齿方法。咀嚼具有促进唾液分泌、健脾益胃、促进消化、强肾固齿、清口防龋的作用，还有益智健脑、抗老防衰、减肥美容、润肤明目等作用。

咀嚼有有物咀嚼和无物模拟咀嚼之分，两者均能对牙齿及口腔起到保健作用。

有物咀嚼：是指日常的进食咀嚼。有物咀嚼应细嚼慢咽，让食物在口腔中嚼细，充分刺激唾液的分泌，并与唾液充分拌匀后再下咽。除三餐进食时咀嚼外，平时还可适当咀嚼一些干果，以促进对牙齿的锻炼和唾液的分泌。

无物咀嚼：是一种模拟咀嚼，是在口中无食的情况下所进行的类似嚼食过程的运动，这是古代一种独特的传统养生方法，在我国流传甚久。无物咀嚼时要注意所有牙齿的参与。

咀嚼胶姆糖法：包括咀嚼泡泡糖和口香糖。此法除了可起到咀嚼叩齿，刺激唾液分泌，增强局部血液循环，促进牙齿正常发育，延缓面部衰老作用外，还可清洁口腔、强筋健脑、增强记忆。

（三）按摩

每天早起用食指按摩牙龈10分钟。配合早晚按摩颊车、手三里、合谷穴各1分钟，可预防牙齿松动。或晨起端坐，用食指、中指、无名指三指逐齿叩3下，循环3次。入睡前、端坐，同法叩齿。

二、洁齿

漱口能除去口中的浊气，清洁牙齿，我国在公元前1100年西周时期的《礼记》中记载："鸡初鸣，咸盥漱。"说明当时已有早起漱口的卫生习惯。唐代孙思邈在《千金要方·道林养性》中指出："食毕当漱口数过，令人牙齿不败口香。"《金丹全书》云："今人漱齿每以早晨，是倒置也。凡一日饮食之毒，积于齿缝，当以夜晚漱刷，则垢秽尽去，齿白不坏。故云晨漱不如夜漱，此善于养齿者。今观以齿者，每以饭后必漱，则齿至老坚白不坏，斯存美之功可见矣。"意识到早晚2遍洁齿，尤其晚上更为重要，同时强调了饭后必须漱口。《琐碎录》说："热汤不可漱口，损牙。提出漱口水的温度要适宜，以免损伤牙齿。苏东坡提倡用茶水漱口："唯饮食后，浓茶漱口，既去烦腻，脾胃自清，且能坚齿消蠹。"《永类钤方》则曰："盐汤漱涤，叩啄，永卫生之道也。"提出用盐洁口。

刷牙同样是保持口腔卫生的重要措施。成人一般每日应刷牙2次，早晚各1次，有条件的午饭后也要刷牙，无条件的饭后要漱口。婴儿可用棉花棒蘸冷开水清洁口腔，儿童刷牙要选用儿童牙刷。牙膏的选择：一般用日用牙膏，有病可选择药用牙膏，儿童宜用儿童牙膏。

三、咽津

咽津，即吞咽唾液。中医又称唾液为金津玉泉、琼浆甘露、华池神水等。孙思邈在《千金要方》中写道："玉泉者，口中之唾也。朝且未起，早漱津令满口乃吞之。"又道："人当朝朝服食玉泉。"并告诫："不欲多唾"，应该"数数叩齿饮玉浆"，以保身体健康。陶弘景在《养性延命录》中指出："勿咳唾，失肥液。"肥液即唾液，因其有营养机体的作用，故称肥液。明代李时珍在《本草纲目》中记载："故修养家咽津纳气，谓之清水灌灵根。"人能终日不唾，则精气常留，颜色不槁；若久唾，则损精气，成肺病，皮肤枯涸。故曰远唾不如近唾，近唾不如不唾。可见古代医家早已认识到唾液对人体健康的重要性。

唾液中含有许多血浆中存在的物质，如黏蛋白、球蛋白、氨基酸、尿素、尿酸等。唾液中的无机物包括钠、钾、钙、毓氰酸、盐、氯、氨等；还含有多种酶，其中主要为唾液淀粉酶，另有少量的麦芽糖酶、磷酸酯酶，还含有延缓衰老的腮腺素、微量元素等；此外还有水分和一定量的氧、氮和二氧化碳气体。消化是唾液的主要功能，还具有溶媒、润滑、帮助食物下咽、清洁杀菌、中和缓冲、免疫、解毒敛疮、修复损伤、保健防衰作用，所以不能随意吐唾。人们可以用细嚼、鼓漱来剌激耳下腺，使唾液分泌增多。咽津包含适当增加唾液分泌和如何下咽两个环节。常用方法有：

梁代陶弘景咽津法："清旦未起，先啄齿二七，闭目握固，漱满唾三咽……百病皆除。"

明代冷谦咽津法："平明睡起时，即起端坐，凝神息虑，舌抵上腭，闭口调息，津液自生，渐至满口，分作三次，以意送下。"

明代瞿仙咽津法:"每日鸡鸣时,便可起坐床上,拥衾调息,叩齿,聚神良久……华池水生,神气满谷,便当大漱咽下,纳入丹田,以补元阳。"

搅水津:即舌搅口腔,闭唇鼓腮漱唾36下,分3口咽下,意送丹田。常行之能增液补肾强身,防治口咽和胃肠疾病。

搅海咽津:用舌在口腔中,牙齿内外轻轻搅动,以增加唾液,称"赤龙搅海",也称"翻江倒海"。然后将唾液吞下。

四、防口腔外伤和毒伤

防止口腔外伤和毒伤,如口齿唇舌遭碰撞、打击,鱼刺骨梗损伤,跌扑损伤,沙石硬物伤等;接触化学有毒物品,如碱、酸、苯、铅等,经呼吸或误入口腔造成损伤。还要防止药毒,如久服某些中西药物可导致牙齿、牙龈变色,如年幼久服四环素,造成牙齿枯黄、发育不良;久服中药黑锡丹可造成齿龈发黑等。

五、防治口腔病变

口腔病变也会给口腔造成损害。常见口腔病变有牙周炎、龋齿、口腔溃疡、口腔霉菌感染等。首先要预防这些病变的发生,当病变发生后要及时治疗,以免造成进一步的损害。

第七节 四肢养护

四肢是人体的重要部分,机体生命力的强盛与衰弱,在很大程度上取决于手、足功能的强盛与否。一般来说,手脚灵活、四肢发达,则生命力旺盛;手脚羸弱,行动迟缓、不利,说明机能状态衰弱或衰老。故历代养生家都很重视四肢手足的卫生保健。

一、上肢保健

上肢是人们从事生产劳动、学习与日常生活的重要器官。上肢部保健按摩,有疏通经络,促进气血运行,消除疲劳,预防上肢筋骨、关节慢性劳损的作用,上肢部保健按摩还有调节脏腑功能的作用。

(一)手卫生

在日常生活中,手被污染的机会最多。寄居在手和指甲缝里的病原体有细菌、病毒、寄生虫卵等。每只手上约带有细菌4万~40万,1克指甲污垢里藏有38亿个细菌。不注意手的卫生保健,就可能导致很多疾病。

1. **经常洗手** 洗手既可清洁双手,又可促进血液循环,因而能预防疾病。

2. **勤剪爪甲** 爪甲包括指甲和趾甲。经常剪除可消除夹带的细菌和虫卵,还有利于筋膜功能的加强。"爪为筋之余",经常修剪爪甲,可加强新陈代谢,促使筋气更新,有利于爪甲的荣泽,筋膜的强健。

(二)自我保健按摩

是用自己的双手在身体某些部位或穴位上揉、搓、提拿、按压、拍打,以促进血液循环,改善消化功能,强壮筋骨,消除疲劳,安神健体,提高抗病能力。不仅可以消除上肢的疲劳,而且还可以治疗身体一些疾病或症状,如颈椎病。还有一定的调节脏腑功能的作用,如点揉内关穴可以调节心率，改善心肌供血。

1. **揉拿上肢** 以拇指与其余四指分别揉拿上肢的内侧、前侧和外侧，力量应深沉且柔和。方向应从上向下，做5~10遍。

2. **点揉诸穴** 以拇指或食中二指指端依次点揉肩髃、极泉、曲池、手三里、内关、外关、合谷、劳宫、后溪等穴。

3. **揉捻手指** 以拇指的指腹与食指远节的桡侧揉捻手指，揉捻手指时以揉捻两侧的效果最好，揉捻的速度宜快，移动的速度宜慢。可治疗手指麻木和肿胀，还可以改善末梢血液循环。

4. **摇肩关节** 先立正站好，右腿向前跨出一步，右手叉腰，摇动左侧肩关节；然后立正还原，再出左腿，摇动右侧肩关节。摇动的幅度宜大，速度适中，每侧摇动20~30圈。

5. **握拳增力** 两手握拳，力量由小到大，握紧后稍停片刻，然后环旋摇动数圈，两手伸直，轻轻抖动数次。如此反复操作数次。

6. **中指扣按劳宫法** 中指弯曲，按摩劳宫穴。劳宫位于掌中央，屈中指时，指端所着之处。具体做法为：双手做抓握动作，手指一握一松，注意中指扣住劳宫穴。站、坐、卧、行均可以做，时间不限随地均可进行。能刺激心包经，起到强心、健脑益智的作用，亦可防治胸胁不适、心烦、心痛、臂肘疼痛及口腔疾患。

（三）推拿手法

上肢保健推拿的功用为：①缓解上肢疲劳；②治疗上肢疾病，如神经根型颈椎病引起的上肢麻木疼痛，肩关节周围炎等；③改善上肢的运动功能；④改善末梢血液循环。上肢推拿手法的基本类型：

1. **放松上肢肌肉** 术者以拿法从肩到手放松整个上肢。放松时可先放松上肢的内侧，然后再分别放松前、外、后，重点是外侧。也可用单手掌沿经络循行（手三阳经脉由下向上，手三阴经脉由上向下）路线揉数遍。亦可用双手多指轻快柔和地由上而下捏拿上肢部数遍用双手掌相对，轻力挤压上肢数遍。能疏经通络，改善肢体气血运行以祛瘀滞、利关节。对肩臂痛、手臂麻木有一定的治疗效果。

2. **运动上肢** 术者分别运动上肢的肩关节和肘关节，使肩关节充分外展、内收、上举以及内、外旋，然后做肘关节的屈伸、摇动。可活动牵拉上肢部，术者用双手分别握拿上肢适宜位置，按照其关节生理上的活动方向及活动幅度，分别活动肩关节、肘关节、腕关节和手部小关节各数次，而后，用双手握其腕部，在轻力牵引下小幅度地快速抖动数次。双手多指捏拿肩部数次。

3. **拨滚上肢** 术者用一手固定上肢适宜部位，另手中指轻拨腋下大筋、拇指拨上臂大筋、中指拨肘下大筋各3次，以麻感传至手指为佳；而后再用双手多指由上而下柔和地拨肩至手部筋肉数遍，用一手握其上肢适宜部位，另手小鱼际或掌指关节滚上肢部数遍。

4. **搓摩上肢** 术者用双手轻快适宜地由上而下或由下而上往返搓上肢部数遍，要求快搓慢移，以肩、肘、腕三关节为重点部位。继之，用双手多指及掌部着力，轻快地摩肩至腕部数遍。

5. **叩击上肢** 术者用上手指侧、虚掌或空拳由轻到重、再由重到轻地快速叩击上肢部数遍，以肩、肘、腕三关节为重点。

6. **按摩腧穴** 有祛风解表、镇痛通络、宁心安神、调理肠胃、调和营血、清利关节等作用。

术者用一手固定上肢适宜部位，另手拇指轻缓柔和地按摩上肢的合谷、内关、外关、神门、手三里、足三里、曲池、天井、极泉、肩髃、肩贞、天宗、肩内俞、缺盆等穴各15秒，双手拇、食指缓缓捏拿肩井3次。按摩腧穴时，以有得气感为佳。

7. **分推掌心** 术者以两手拇指桡侧分推患者掌心，分推的方向是从掌根向手指方向，分推的力量要大，分推3~5遍。

8. **揉捻手指** 术者以拇指的螺纹面和食指末节桡侧，依次揉捻患者的拇指、食指、中指、无名指及小指。揉捻3遍。应注意揉捻手指的两侧，揉捻的方向为从指根到指尖。

9. **摇动腕关节** 术者五指与患者五指交叉握住，做环旋摇动。

10. **拔伸手指** 术者以一手拿住患者的腕部，另一手半握拳，拇指盖住拳眼。食、中指轻轻挟住患者手指，然后迅速拔伸，使患者手指从医生手指中滑出，并从医生手中发出一声清脆的响声。如此依次拔伸拇、食、中、无名指和小指。

11. **扣脉门** 右手食指、中指、无名指三指轻轻叩击左手腕桡动脉处，即中医诊脉所在，叩击100次。接着在右手腕进行相同操作。

（四）中药保健

1. **护手膏1** 桃仁20克，杏仁10克（去皮尖），橘核20克，赤芍药20克，辛夷仁、川芎、当归各30克，大枣60克，牛脑、羊脑、狗脑各60克。诸药加工制成膏，洗手后，涂在手上擦匀。忌用火烘烤。本品有光润皮肤、护手防皱之效。

2. **护手膏2** 瓜蒌瓤60克，杏仁30克，蜂蜜适量。制作成膏，每夜睡前涂手。本品能防止手部皲裂，使皮肤白净柔嫩。富有弹性。

二、下肢保健

下肢是行走、运动与负重的重要器官，也是容易疲劳的部位，下肢静脉回流较其他部位困难，易造成下肢静脉曲张、静脉血液回流受阻。下肢保健不仅关系到人体局部的健康，而且还关系到整个人体的健康。

（一）日常保健

人体各个器官在脚掌都有相应的部位，所以把下肢保健作为促进健康长寿的方法。

1. **脚宜勤泡洗** 洗足可以促进血液循环，有助于消除疲劳，对心脏、肾脏及睡眠都有好处。用中药煎汤洗脚，防病效果更好。如：用甘草、芫花煎汤泡洗双脚，可防治冻疮；用茄子枝叶熬水洗脚，可控制冻疮发展；用鸡毛熬水泡脚可治顽固性膝踝关节麻木痉挛；用白果树叶熬水洗脚，可防治小儿腹泻；经常用芹菜叶煎汤泡脚，对冠心病和高血压患者有益处。

反复用热、冷水浸泡可消除头痛、睡眠失调、神经性心脏病、便秘等。方法是：先把双脚浸泡在至少38℃的热水中，3~8分钟后再浸泡在26~28℃的冷水中，然后摆动双脚10~30秒之后，立即将脚再次侵入热水中，如此反复3次。

2. **脚心常按摩** 主要是搓肾经的涌泉穴，有固真气、暖肾心、滋肾水、降虚火、交通心肾、镇静安神、疏肝明目的作用。研究认为，刺激脚掌能使末梢神经敏感度增强，使植物让神经和内分泌系统得到调节。故可防治高血压、眩晕、耳鸣、失眠、咽痛、足部痿弱酸疼、麻木水肿及下肢牵急疼痛等。类似方法还有踏青竹健身法（赤足踏在青竹上，有节奏地跳跃以刺激脚掌）、足踏健身垫子、足踏脚掌按摩机等。

3. **足踝宜保暖** "寒从脚下起"，足下为阴经所聚，阴气常胜，又远离心脏，血液供应少，表面脂肪薄，保温力差；足与上呼吸道有密切的神经关联。所以脚部受寒，可以反射性地引起上呼吸道局部温度下降，抵抗力降低，因此在冬春要特别注意保暖，耐寒力差的人或老年人更要注意。鞋袜应宽大柔软舒适,鞋底应稍宽阔,鞋头圆,鞋跟高不得超过 5 厘米,并且使脚经常保持通气。

3. **健腿运动** 可增强下肢功能,使关节运动灵活,从而防治下肢乏力、关节疼痛、小腿抽筋、半身不遂等。

4. **站立甩腿** 一手扶墙或扶树,一脚站立,一脚甩动,先向前甩动右腿,脚尖向上翘起,然后向后甩,脚面绷直,腿亦伸直,如此前后甩动。左右腿各甩动 20 次。

5. **平坐蹬腿** 平坐,上身保持正直,先提起左脚做前上方缓伸,脚尖向上,当要伸直时,脚跟稍用力向前下方蹬出,再换右脚做,双腿各做 20 次。

6. **扭膝运动** 两脚平行靠拢,屈膝微向下蹲,双手掌置于膝上。膝部向前后左右做圆周运动,先左转,后右转,各做 20 次。

(二) 自我按肤

可消除下肢疲劳,改善下肢血液循环,促使静脉血液回流,调节内脏功能。

1. **揉拿下肢** 用揉法按揉大腿前侧,用拿法拿小腿的后侧。刺激要柔和,时间约 3~5 分钟。

2. **推擦涌泉** 以两掌或两手拇指推擦涌泉穴,使有温热感。每侧 5 分钟。可与洗脚同时进行。

3. **点揉诸穴** 以拇指或食中二指点揉血海、梁丘、内外膝眼、阳陵泉、足三里、三阴交、太溪、昆仑。每穴大约 30 秒钟。

4. **击打小腿** 以两手掌根有弹性地击打小腿后方,左右各击打 20~30 次。

5. **摩揉膝盖** 双手食、中二指拿住同侧下肢的内、外膝眼,余指挟持髌骨,掌心按于髌骨正中,沿顺时针和逆时针方向各用力摩揉 24 次。

(三) 推拿手法

下肢保健推拿的功用为:①缓解下肢疲劳;②加快下肢静脉血液回流速度;③改善肢端血液循环;④缓解下肢疾病症状。下肢推拿分下肢后侧保健手法和前侧保健手法:

1. **下肢后侧拿法** 术者用拇指与其余四指在下肢的后侧做拿法。在施用拿法时,可分别拿下肢的外侧、后侧、内侧,这样可使下肢后侧肌肉充分放松。

2. **下肢后侧击法** 术者两手五指分开,以手的尺侧有节律、有弹性地击打两下肢的后侧。击的顺序应自上而下,击打 3~5 遍。

3. **滚扣搓摩下肢** 术者用一手小鱼际由上而下或自下而上滚股部及小腿前外侧数遍,用双手掌侧及空拳交替叩击上述部位数遍,用双手掌相对用力先搓后摩整个下肢部数遍。

4. **下肢后侧推法** 术者用掌推法作用于下肢的后侧。注意推的方向应该是自下而上推动,这样有助于下肢静脉的血液回流。

5. **按摩下肢后侧腧穴** 可疏经通络、凉血泄热、祛风利湿、壮利腰膝、调理脏腑。术者用双手拇指重叠缓稳的按揉环跳、委中、承筋、承山等穴各 15 秒,或以有胀、麻感为度。

6. **屈膝屈踝法和屈髋伸踝法** 前者是使受术者极度屈膝屈踝,以牵拉下肢前侧肌肉并使其放松。后者是将患者的下肢伸直抬起,并尽量屈髋伸踝以牵拉下肢后侧肌肉并使其放松。

7. **搓涌泉** 术者以大鱼际着力,往返快速搓涌泉穴,至局部温热舒适。

8. **下肢前侧拿法** 术者用拇指与其余四指推揉拿按下肢前侧。用双手掌由股部向下同时或交替推至足部,重复多次;用双手掌或多指上下往返揉股部数遍,双手拇指自上而下揉股外侧胆经路线及胆经在小腿经过路线数遍，用双手多指同时及交替自上而下捏拿下肢前侧数遍，双手掌重叠缓稳地由上而下按压股部前方及小腿前外侧数遍，双手拇指按揉大腿外侧胆经路线、小腿前外侧胃经路线数遍。

9. **按摩下肢前侧腧穴** 可祛风通络、舒筋健腰、健脾化湿、疏肝益气、调理气血。用拇指按揉髀关、梁丘、足三里、阳陵泉、绝骨、昆仑、解溪、照海、三阴交、阴陵泉、血海、公孙。每穴15～20秒。

10. **掌擦足背** 以掌置于足背上，往返快速擦动，至足背温热舒适。

揉捻足趾 用拇指和其余四指依次揉捻足趾，揉捻至热为度。

11. **按压诸跖骨缝、活动下肢** 用双手拇指由前向后缓稳地按压诸跖骨缝数遍，拇、食指捏诸跖趾关节数次并牵拉1次。然后根据下肢各关节的生理活动方向及活动范围，屈伸回旋髋、膝、踝及足部关节，用双手分别托握足跟及足掌，在轻力牵引下抖动下肢数次，最后轻轻地牵拉1次。

（四）外用药物保健

1. **初虞世方** 生姜汁、酒精、白盐、腊月猪膏。研烂炒热，擦于脚部。有散寒温经、润肤治裂之功效。

2. **冬月润手足防裂方** 猪脂油12克，黄蜡60克，白芷、升麻、猪牙皂荚各3克，丁香1.5克，麝香0.6克，制备成膏，洗脚后涂上。本方功能祛邪通络，祛风消肿，防裂防冻。

第八节 胸背腰腹养护

胸腹腰背部乃人身之重要部位，五脏六腑皆藏居于中，保持胸背腰腹气血流通，脏腑功能才能协调。

一、胸部养护

胸部保健按摩有宽胸利气，宁心安神，增强心、肺功能的作用，能加强心肌供血，扩张冠状动脉，增强心脏功能；还可保持肺组织弹性，增加肺活量。对预防冠心病、心肌缺血、心肌劳损与呼吸系统疾病有良好作用。

（一）推摩胸部

仰卧位，用双手掌面由上而下交替轻推胸部中线及两侧数遍，再用双手掌或多指从胸部正中任脉路线向两侧分推数遍，继之用双用掌或多指由上而下或由中线向两侧抚摩数遍。通过手法达到宽胸理气的作用，可用来预防和治疗胸闷、气喘、心悸、咳嗽等症。

（二）压颤胸部

用双手掌分3条线自上而下轻缓地按压胸部数遍，然后，双手掌心着力，随呼吸缓慢地压颤或捧颤胸部数次。呼气时压颤，吸气时抬起。

（三）捏拿胸部

用双手多指捏拿胸部中线两侧筋肉数遍，而后，用双手掌及多指由胸前部两侧向中线挤按胸部数遍。

（四）推擦季肋

以两掌沿胸壁往返推擦以达舒肝理气的作用，治疗季肋部疼痛。以局部有温热感为度。时间大约 3 分钟。

（五）揉擦胸部

用双手掌或多指分 3 条线自上而下揉胸部数遍。继之，用双手掌或多指自上而下由中线向两侧轻快地擦胸部数 10 次。

擦胸解郁闷法：右手食指按住左侧腋窝中点下 2 寸处的渊液穴，余下三指依次往下各按住一个肋间隙，手掌按住胸大肌，来回揉按各 36 次，再将指尖下移，顺序按住 5、6、7、8 肋间隙，来回旋按各 36 次，有轻微的酸、胀等得气效应后，再用左手在右侧进行。

（六）按摩胸部腧穴

有宣肺调气、宽胸利膈、降逆化痰、疏风活血、清肺止咳等作用。用拇指或中指揉压天突、膻中、灵墟、中府、云门、屋翳、天池，每穴 30 秒至 1 分钟。

二、背部养护

背部为督脉和足太阳膀胱经循行之处，背腰骶部的腧穴，多是所属脏腑的重要腧穴，通过对背腧穴的刺激，可以促进气血运行，调和五脏六腑。按摩直接作用于背部的皮肉、筋骨及脊柱小关节等，又有强壮筋骨、预防背部慢性劳损的功效。

（一）捶背

分自己捶打及他人捶打 2 类。

1. 自己捶打 正坐，双手握拳至背后，自下而上沿脊背轻轻捶打，捶打时，身体可稍微前倾，至可能达到的最高部位时，再自上而下至腰骶部，如此为 1 次，可连续捶打 5~10 次。亦可取站立的姿势，两腿开立，全身放松，双手半握拳，自然下垂，活动时，先转腰，两拳随腰部的转动前后交替叩击腰背及小腹，左右转腰为 1 次，可连续做 30~50 次。此法，可以舒筋通络，行气活血，有益于腰部四肢，也可增强脾胃消化机能，益肾强腰。

2. 他人捶打 坐、卧均可，坐时，身体稍前倾，卧时，取俯卧位。两手前平举，枕于头下。捶打方法与自己捶打相同，力度以震而不痛为度，可用手掌面拍打，也可用拳轻轻捶打。

（二）搓背

自搓可在洗浴时进行。裸背，以湿毛巾搭于背后，双手扯紧毛巾两端，用力搓背，直到背部发热为止。若需用他人搓背，则宜俯卧，以手掌（或毛巾）沿脊背上下按搓，至发热为止。注意不宜用力过猛，以免搓伤皮肤。此法可预防感冒，亦可治腰背疼痛，胸腹闷胀，兼有健脾和胃之功效。

（三）捏脊

俯卧位，裸背，术者用双手（拇指与食指合作）将脊柱中间的皮肤捏拿起来，自骶部开始，向上捏拿皮肤，左右两手交替进行捏拿，直至大椎。可连续捏拿 3 次。此法可调和脏腑，疏通气血，健脾和胃，对调整血压也有一定作用。注意不宜用力太大，速度不宜过快，两手配合要协调。

（四）推七线法

术者用掌根推法分别推背部督脉，两侧夹脊线，足太阳膀胱经第一侧线和第二侧线，两侧共计 7 条线。每条线推 3~5 遍。推时应以掌根着力，手指在前掌根在后，做到轻而不浮，重而不滞，自上而下推动。

三、腰部养护

腰部是保持人体直立功能的部位。人在日常生活和工作中，腰部肌肉绝大部分时间处于紧张状态，导致腰部的肌肉容易劳损。中医认为腰为肾之府，腰部的好坏，反应肾的虚实。通过腰骶部的养生保健，可以达到强腰壮肾的功效。

（一）腰部运动

1. **转胯运腰** 取站立姿势，双手叉腰，拇指在前，其余四指在后，中指按在肾腧穴上，吸气时，将胯由左向右摆动，呼气时，由右向左摆动，一呼一吸为1次，可连续做8~32次。

2. **俯仰健腰** 取站立姿势，吸气时，两手从体前上举，手心向下，一直举到头上方，随手指尖朝上，呼气时，弯腰两手触地或脚。如此连续做8~32次。

3. **旋腰转脊** 取站立姿势，两手上举至头两侧与肩同宽，拇指尖与眉同高，手心相对，吸气时，上体由左向右扭转，头也随着向右后方扭动，呼气时，由右向左扭动，一呼一吸为1次，可连续做8~32次。

（二）自我按摩

以下手法有温肾补肾、强壮腰膝、润肠通便的作用。

1. **腰部按摩** 两手背互相搓热后，成半握拳状，掌指骨节抵于脊柱正中，手背紧靠两侧腰肌，上下擦揉，直至腰部发热。不拘次数和时间，随时均可。

此法主要按摩督脉之命门、腰阳关穴，膀胱经的肾俞、气海、大肠、关元等穴，有温补命门、培元益肾、固精止带、舒筋活血之功用。对腰痛、阳痿、遗精、带下、头晕目眩等均有良好治疗效果。痔疮患者，可用两手食、中二指互相搓热后，在骶椎两旁进行擦揉，至肛门部有发热感，亦有良效。

2. **轻扣命门** 两手半握拳，以拳眼处轻叩两则肾腧穴及命门穴。叩打时力量要轻，并交替进行。

3. **推搓尾闾** 先将两掌擦热，然后置于腰骶部，上下快速地推搓腰骶部，使得推搓产生的热透达到深层组织。推搓时速度宜快，往返距离尽量拉长，时间3~5分钟。

（三）腰部推拿手法

1. **泛揉腰背** 医生用掌揉法，广泛、深透地按揉脊柱两侧的腰前肌，时间为5分钟。

2. **弹拨腰背肌** 两手手指置于背部，或以一手拇指横放于脊柱两侧的腰背肌上，另一手按压于拇指上，并着力左右拨动腰背肌，时间为5分钟。拨动时应从上向下依次弹拨，以中等刺激量为宜。此法具有松解粘连、解除肌肉痉挛等作用。

3. **按揉髂腰角** 以两手拇指重叠按揉或弹拨髂腰角。髂腰角即髂骨与腰骶椎所形成的夹角，即通称为"腰眼"的地方。此处最容易疲劳、劳损、损伤。每侧点揉12分钟，弹拨的方向宜从外上到内下，按揉、弹拨的力量应大。

4. **掌揉臀部** 两掌置于臀部，做环旋揉动。时间为1分钟，刺激量中等为宜。

5. **轻拍腰骶** 两掌轻拍腰骶，拍时应虚掌拍打，拍打的力量可大，拍10次左右。在腰骶部施用拍法时，应注意有弹性地拍打，切忌实掌而又无弹性拍打。

7. **横擦腰骶** 两掌重叠于腰骶部，左右往返横擦腰骶，时间为3分钟。压力要适中，速度应快。

四、腹部养护

腹部是六腑的所在部位,其共同生理功能是饮食的受纳、消化、吸收与排泄。下腹部还有生殖器官,担负着延续人类生命的重任。做好腹部保健,可以加强消化系统功能,防治食少、纳呆、消化不良;温暖下元,增强泌尿生殖系统功能。可防治妇女月经病,腹腔、盆腔疾患,以及肥胖、高血压等。

(一)腹部保健

1. **保暖** 除日常注意腹部保暖外,年老和体弱者可用"兜肚"或"肚束"保健。

(1)兜肚:将蕲艾捶软铺匀,盖上丝绵(或棉花),装入双层肚兜内。将兜系于腹部即可。

(2)肚束:用宽约七八寸的布带系于腰腹部。

兜肚和肚束均可配以有温暖作用的药末装入其中,以加强温暖腹部的作用。

2. **摩腹** 先搓热双手,然后双手相重叠,置于腹部,用掌心绕脐按顺时针方向由小到大转摩36周,再逆时针方向由大到小绕脐摩36周。有增加胃肠蠕动、理气消滞、增强消化功能和防治胃肠疾病等作用。

3. **点穴** 在摩腹的基础上,重点对腹部穴位加以刺激,以增强保健功效。方法是:以拇指或食中二指依次点揉中脘、梁门、天枢、大横、关元等穴,以调理胃肠功能,温肾补肾。每穴20~30秒。亦可以掌摩法作用于神阙和关元两穴,每穴2分钟,使穴位及穴位的深层有较强的温热感。

(二)腹部推拿手法

1. **推摩脘腹** 仰卧位,术者立其右侧。用双手拇指或手掌由胸骨剑突部沿肋骨边缘,做轻缓的"八"字形分推数次,双手掌自上而下分3条线交替推数遍,双手掌沿结肠方向顺时针交替推数次,然后用双手掌由上而下摩上腹、中腹及小腹部10多次,再沿结肠走向顺时针抚摩数次。

2. **揉压腹部** 用双手拇指或手掌着力,分3条线由上而下轻缓地揉至小腹数遍,而后,用双手掌重叠或双手多指重叠,由上而下及沿结肠走向,随呼吸缓稳地按压腹部数遍。

3. **推荡胃腑** 用双手掌面着力,按置于中脘穴上,由上而下缓稳、柔和地左右推荡胃腑,往返共做10次。

4. **调畅中焦** 以拇指或食中二指依次点揉中脘、梁门、天枢、大横、关元等穴,以调理胃肠功能,温肾补肾。每穴点揉20~30秒。

5. **捏拿腹部** 用双手多指由上而下缓稳柔和地捏拿腹部数次。捏拿不起腹部者,可用双掌从两侧向中线拢挤数次。

第二十五章 情志养生与心理治疗

心理精神因素,无论中医和西医都认为它既可以"致病"也可以"治病",具有双向的多元化作用。因而良好的心理因素在养生学中具有重要的意义。

所谓情志活动,也即心理活动。古今中外医学家情志活动进行了大量研究,祖国医学还把它作为一个主要的致病因素,即"内伤七情",而在养生学上,也是我们研究的重点。西方"心理学"在19九世纪已形成大的学科,上世纪作为"心理学"的分支学科"医学心理学"也基本形成,而且日趋完善。该学科的形成对中医的养生学在理论方面给予了升华和提高的作用。

情志养生和心理治疗在概念上有相通之处,也有一定的差异,两者的概念,都是为了调节情绪,建立良好的心态,促进人体的健康。但不同的是心理治疗针对的多是功能性或器质性疾病的心理障碍,其调治方法和针对的治疗目标更多具体化,现代医学在这方面已形成了独立的学科。

第一节 概 述

一、心理因素与健康概念

首先让我们再次重复以下健康的概念,以及心理因素在健康中所占的位置。

1948年,在世界卫生组织的宪章中,首先提出了健康的定义,认为"健康不仅是免于疾病和衰弱,而且是保持体格方面、精神方面和社会方面的完美状态"。世界卫生组织在1978年9月召开的国际初级卫生保健大会上通过的《阿拉木图宣言》中重申了健康的含义,指出"健康不仅仅是没病和痛苦,而且包括在身体、心理和社会各方面的完好状态"。

因此,健康概念大大超出了没有疾病的范畴,把人体的健康与生物的、心理和社会的关系紧密地联系了起来。一个人只有在躯体健康、心理健康、社会适应良好和道德健康4个方面都健全,才算是完全健康的人,这是世界卫生组织本世纪初发布的健康定义。完整的健康定义中,4个方面与心理有关的就占了3个,社会适应良好、道德健康其实都与心理问题相关,可见精神心理因素在健康概念中占着极其重要的分量。

二、精神心理因素与疾病

影响人类的健康,以至疾病的发生、发展与转归,不仅有自然因素和社会因素,而且还和个体的心理因素有密切关系,也就是情志致病与治病问题。现代研究证明,人的情绪与健康长寿有着密切的关系。积极的情绪和良好的心理状态是健康长寿的一个重要因素，而消极的情绪往往会导致机体内环境失调、免疫功能下降、各器官功能失调而发生疾病，疾病又会导致不良情绪，形成恶性循环。正如《灵枢·口问篇》所说："心者，五脏六腑之主也……故悲哀愁忧则心动，心动则五脏六腑皆摇。"临床实践表明，经常处于不良心理状态的人，如忧虑、愤怒及敌对情绪的人容易患高血压病。社会生活中受到精神打击、心理应激等，常是冠心病、心绞痛发作及心肌梗死，甚至是心源性猝死的诱因。心理冲突不仅对肿瘤的发生起一定的作用，而且对肿瘤的发展也起很大的作用。据统计，不少肿瘤病人患病前，有过悲伤的家庭变故，或工作事业中受到较大的挫折，从而导致心理状态低沉、忧虑、烦闷、抑郁。因此在防治肿瘤时积极进行心理疏导是一个重要方面。

世界卫生组织根据流行病学的研究以及现代医学、行为医学、医学心理学、健康学的研究进展，提出影响人类健康的主要因素是心理行为因素。可见情志养生在预防疾病、促进健康方面的位置是非常重要的。

三、情志养生与相关概念

人的情志活动，是一个复杂的过程，它的变化受各方面的影响，有几个概念和情志的变化极为密切，可以说是情志变化的不同反映，但意义又不同，如"情感"、"情绪"、"心境"，其次还有"应激"等概念。探讨情志养生时应对这些概念的内涵和区别有较清晰的了解。

情感是人对客观事物和现实环境所采取的各种不同的态度和产生的不同内心体验，如喜悦、悲伤、恐惧、愤怒、满意与失望等。情感的产生取决于事物本身的特点，事物与人之间存在的密切关系，以及个人对这种关系的认识程度。对同一事物、同一关系的认识不同，产生的情感可有很大的差异。因此，情感是与社会心理活动相联系的高级内心体验。

情绪是与机体心理活动密切相联系的内心体验，情感是与社会活动相联系的内心体验。如花香可以引起愉快的体验为情绪，对现实环境的态度为情感。情绪比较简单，情感比较高级。

心境是影响个体内心体验和行为的一种较弱而持续的情绪状态。情感、情绪和心境是密切联系的统一体，情感障碍必定涉及情绪和心境。在精神科的临床中，患者的情绪障碍和情感障碍常同时出现，在精神科临床上情感和情绪无严格的区别，因此，情感和情绪经常通用。情志养生就是通过许多心理诱导技术促使人们把悲伤或失望、抑郁、痛苦等情感或情绪，心境转化到喜悦、满意的情感方面来。

在正常情况下，人的外部情感和内心体验是一致的，人的情感体验与客观现实也是一致的。情感活动不是一个独立的过程，而是伴随各种心理活动过程而产生的，如感知、记忆、思维、意志过程与实践活动之间都有情感产生，它们都受到情感的积极性或消极性的影响。反过来情感也可影响一个人的感知、记忆、思维、意志与实践活动。

应激也是心理活动中一个重要课题。国外有学者指出："现代人必须应付时刻表、交通、噪声、拥挤、竞争以及其他人为的紧张环境。现代人社会的相互交往和社会需求比原始人复杂得多，因此现代社会生活也要紧张得多。驱车在路上发生交通拥塞、承担的工作遭受挫折、看到孩子在病中痛苦挣扎、同自己的配偶争吵不休……生活中的应激反应形形色色，数不胜数。这些反应像细菌、病毒、营养不良和理化因素一样，成为对人类健康的一种挑战。"由此可见应激反应对人类健康的重要性。

心理学家对"应激"的定义是：机体对向它提出的各种要求做出的非特异性反应，即内、外环境中各种因素作用于机体时所产生的非特异性反应。它表现为一种特殊症状群。所谓非特

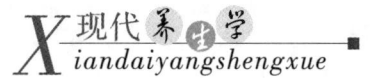

异性反应是说各种各样的不同因素都可以引起这种反应。后边讨论到情志致病和情志养生,"应激"都是不可回避的内容。

第二节　中医对情志养生的论述

一、对心理气质的研究

祖国医学远在2000多年前就注意到了情志与健康和疾病的关系。《内经》就涉及了许多心理学的内容,如关于"五态人"的论述,可以说是世界上最早对人类"气质"的探讨。从现代科学观点去看,也都还是很有价值的内容。

气质这一概念源于心理学,是个体心理活动和行为活动的动力特征的综合,包括速度、强度、持久性、灵活性和外部表现,是稳定性较强的个性心理特征。气质受遗传因素制约,后天对气质也有影响。一个人的行为方式,可以反映出他的全部心理特征,包括气质和个性特征。《内经》有关气质学说的内容是很丰富的。它从多方面对人的气质、个性特点进行探索和分类。世界各国有关气质分类的理论有数十种之多,其中有的是依据体型来分的,有的则是依据心理和道德。《内经》的气质分类,对这些方面的内容,不同程度都有涉及了。如《灵枢·通天》篇的气质分类,就是在阴阳理论的指导下,从心理的、行为的、道德的观点,根据人的阴阳多少偏胜,将人分成太阴、少阴、太阳、少阳和阴阳和平5种类型,其云"凡五人者,其态不同",提示人的气质和外显行为表现的关系。①太阳之人:"太阳之人,居处于于,好言大事,无能而虚说,志发于四野,举措不顾是非,为事如常自用,事虽败,而常无悔","其状轩轩储储,反身折腘","其神易动,其气易往也","言语善疾,举足善高"。提示太阳之人的行为特点为兴奋亢盛型,好表现自己,做事草率,意气用事,高傲自满,行走仰胸挺腹,妄自尊大。《内经》对太阳之人行为特点的描述和西方心理学冯特界定的多血质型人颇相似,其行为特点为:反应速度快,但意志力薄弱,见异思迁,活泼好动,善于交际,能适应各种情况,可是常做出妥协。②少阳之人:"谍谛好自贵,有小小官则高自宜,好为外交,而不内附。""多阳者多喜,多阴者多怒,数怒者易解,故曰颇有阴。共阴阳之离合难,故其神不能先行也。""其状立则好仰,行则好摇,其两臂两肘,则常出于背。"提示少阳之人的行为特点为兴奋优势,抑制不足型,表现出:做事精审,好交际而难于埋头工作,爱慕虚荣,站立时仰头,行走时摇摆身体,喜反挽双臂于身后。③太阴之人:"贪而不仁,下齐湛湛,好内而恶出,心和而不发,不务于时,动而后之。""多阴而少阳,其气沉而气往难,故数刺乃知也。""其状黯然黑色,念然意下,临临然长大,䐃然未偻"提示太阴之人的行为特点为极度抑制型,表现出:只知利己,表面谦虚,内心阴暗,喜怒不形于色,面色阴沉,卑躬屈膝,故作姿态。④少阴之人:"小贪而贼心,见人有亡,常若有得,好伤好害,见人有荣,乃反愠怒,心疾而无恩。""阴气多而阳气少,阴气沉而阳气浮者内藏,故针已出,气乃随其后,故独行也。""其状清然窃然,固以阴贼,立而躁崄,行而似伏。"提示少阴之人的行为特点为抑制占优势而兴奋不足型,表现出对人没有感情,暗藏祸心,见人有损失则幸灾乐祸,对别人的荣誉则气愤嫉妒,貌似清高而行动鬼祟,站立时躁动不安,行走时似伏身向前。⑤阴阳和平之人:"居处安静,无为惧惧,无为欣欣,婉然从物,或与不争,与时变化,尊则谦谦,谭而不治,是谓至治。""其状委委然,随随然,颙颙然,愉愉然,暶暶然,豆豆然,众人皆曰君子。"即兴奋与抑制协调型,其行为特点是:从容稳重,举止大方,为人和顺,适应变化,态度严肃,品行端正,胸怀坦荡,乐天达观,处事理智。虽然这些行为的描论偏重于个体待人处世方面，但从中也可领悟出体质、气质差异与行为模式的关系，揭示这一点的意义十分重要。人们从中可以寻绎出：个体的行为差异有其一定的生理基础，带有某些遗传的特征；行为差异本身又影响（包括强化或改变）个体的体质、气质，亦即可反作用于生理或心理特性。因此，研讨行为与健康和疾病的问题时，不可轻视体质、气质与行为之间的联系。

中国中医研究院资深研究员薛崇成教授自1956年开始对中医的气质学说进行研究，根据《内经》中阴阳学说的"五态人"，建立了《五态性格测验表》，认为中医对人的气质的分型，不仅较系统，且早于一些著名的、至今为人乐道的相关学说，如古希腊盖伦（Gale-nus）的四液说，巴甫洛夫（Pavlov）的神经类型学说等，分型与描述都近似：

盖伦的四液学说分型，多血质相似于中医之少阳型；胆汁质相似于太阳型；黑胆质相似于太阴型；黏液质相似于少阴型。

巴甫洛夫的4种类型中，兴奋型相似于中医之太阳型；灵活型相似于少阳型；惰性型相似于少阴型；抑制型相似于太阴型。

盖氏的分型晚于中医300多年，克氏与巴氏则都晚2000余年，足见中医建立体质与性格学说之早，而且至今仍有实用价值，应该继承发扬。

了解一个人的个性、气质有重要的作用，对指导情志养生也有重要的意义。制定情志养生的具体方法和内容，必须根据一个人不同的气质个性去制定，才能有的放矢，收到事半功倍的作用。

二、情志的致病中作用

中医学关于医学心理学的问题，集中在关于"神志"、"五志"、"七情"等论述方面。肯定了心理与生理有着密切的关系，如《素问·天元纪大证》说："人有五脏化五气，以生喜怒悲忧愁。"认为"心藏神、肝藏魂、肺藏魄、肾藏志。""心志为喜、肝志为怒、脾志为思、肺志为忧、肾志为恐"。五志过极，就会致病，损伤脏腑功能。如过"喜伤心、怒伤肝、思伤脾、忧悲伤肺、惊恐伤肾"。情志过极在伤及脏腑的过程中，首先对气血运行产生不利影响，《素问·举痛论》指出："怒则气上、思则气结、喜则气缓、恐则气下"，"忧恐愤怒伤气，气伤脏，乃病脏。"提出了以气血为中介的心理与病理生理相关的假说。根据这一假说，脏腑有病时，同时会出现心理方面的反应。如"肝病者，两胁下痛引少腹，令人善怒"。

在临床诊断方面，中医重视"望神"，认为"形与神俱"。"神"是一类躯体和心理反应的综合指标。"得神者生、失神者死"，"神"在判断疾病的予后方面有重要价值。在病史采集时，中医学认为必须注意病人所处的社会和心理环境的变化。医生接诊时"必问饮食居住，暴苦暴乐，始乐后苦，皆伤精气，精气竭绝，形体毁沮"，"当问所处顺否，所处顺，则性情和而气血易调，所处逆，则气血怫郁"。

前边我们谈到健康定义的4个方法，3个方面都与心理因素有关，即"心理健康"、"适应社会良好"、"道德健康"。这3个方面的不及则成为致病之源，中医对这3个方面也都有涉及。如在现实社会中，种种境遇刺激都可激起人们的情志反应。其中，很大一部分属于社会中劣性刺激信息，这就是心身疾病在人类整个疾病谱中占有很大比重的客观背景。然而，同样的境遇刺激却常可导致完全不同的病理结局，其中原因，关键的一点就在于当事者对社会的适应能力，即是否善于调节和控制自己的情感活动。如清代名医费伯雄指出："夫喜、怒、忧、思、悲、恐、惊，人人共有之境。若当喜而喜，当怒而怒，当忧则忧，是即喜怒哀乐发而皆中节也。此天下之至和，尚何伤之有？惟未事而先意将迎，既去而尚多留恋，则无时不在喜怒忧思之境中，而此心无复有坦荡之日，虽欲不伤，庸可得乎？"强调了要敢于正视社会，并去适应它，自然也就不会伤及身体。

下边我们从处世处人的关系角度，谈谈"适应社会能力"的问题。

人际关系，属于古人所谓的"人事"范畴。它可通过干扰人的精神情志状态而影响生理过程，以致波及健康，这是中医理论的一个基本观点。正是因为认识到这一点，《素问》多次提及业医者当"中傍人事"、"中知人事"，即需了解患者的人际交往情况。王冰在注释《阴阳应象大论》时曰："人事更易，五藏递迁"，即明确地把人事（包括人际交往）变化与五脏机能递迁联系起来。李中梓和张景岳又分别强调了诊治时须"不失人情"问题，同样涉及人际关系。因此，人际交往属于个体的社会行为，与心理需求相维系，亦关乎个体的心身健康与疾病。

通过对在孤儿院中生活成长的儿童的追踪调研，也充分肯定人际交往是维持人的精神健康的基本需要。交往被剥夺，有可能成为心身疾病的主要起因之一。然而人际心理学研究表明，人不仅需要交往，而且还需讲究交往的数量与质量。人际交往涉及甚广，当事者与他所接触的或有着某些利害关系的人之间都可建立交往关系。人际间交往渠道过少，不利于健康。而交往过程中，既有和谐的、也有不够和谐甚或是尖锐对峙的。

人际关系中，最为重要的莫过于夫妻或家庭主要成员之间的交往。这不仅仅是因为相互间利害关系纠葛成一体，更由于家庭是社会的"细胞"，家庭成员是每个人交往频率最高的对象。故有人戏称良好的夫妻关系及和睦的家庭是"避风港"，它常可有效地减缓个体所承受的种种社会心理应激或身心负荷。而夫妇反目、姑嫂不和、妯娌相争等又每每是致病之源。个体如不善于协调与家人的关系，往往潜伏着心身隐患。朱丹溪在《格致余论》中谈及"乳硬"一症时，便指出女子"不得于夫，不得于舅姑，忧怒郁闷，昕夕积累，脾气消阻，肝气横逆，遂成隐核，如大棋子，不痛不痒，数十年后，方为疮陷，名曰奶岩（乳腺癌）"。揭示了不善于协调与家人的关系，是癌症等危害病的病因之一。纵观历代医案，因家庭关系紧张而使男女罹疾者，不知几何？绮石论及虚痨时，更突出强调了患者家庭关系中父母慈爱、兄弟友善、夫妇诚挚、晚辈敬勤等的重要性，把它们视作虚痨等症发生、发展及诊治能否获效的关键因素之一。

其次，还可以从"应激学说"来阐述"适应社会能力"的心理问题。

在人的生活过程中，总会发生各种各样的意外事件。这类事件对于个体来说，都属于应激源，而个体是否具备有效的应对机制，能否及时采取一定的应答行为，往往决定着他抗御社会心理致病因素的能力大小，以及对某些病症的易罹概率和倾向。应激学说的创始人塞里便曾这样说过"紧张状态本身是中性的。一切取决于你如何对待外界刺激"，也就是你适应社会能力的问题。社会生活中，意外事件层出不穷，几乎无法穷尽，就其大类而言，如爆发战乱、突降灾荒等都可危及生命；"因事有所大惊，或闻虚响，或见异象，登高涉险"之类则威胁安全；而配偶亡故、父逝子夭、好友猝死等又使个体交往与爱的需求严重受挫；另如科举失策、竞选败北、经商破产、事业倾覆等等，更阻碍了高层次需求的实现。这些，都是潜在的，有可能引起疾病的应激事件。面对这些事件，作为一个成熟了的社会成员，应尽快采取一系列应对措施，做出必要的调整，以使自己从不良的应激状态中解脱出来。若甘愿受这些事件折磨，久久地沉沦于情景状态之中，那么，剧烈的心理应激发展导致躯体损伤，将是很难避免的。严用和便把"因事有所大惊，或闻虚响"等视作是惊悸怔忡、癫狂等症的一个方面的原因。张子和治卫德新之妻的著名案例，更是直接起源于夜间意外受惊。有人随访了国外一次特大洪水的受难者，发现受灾后1年内死亡率明显增高。据分析，死亡者大多为念念不忘洪水肆虐时的可怕情景及其带来的巨大心理损伤,而健在者中,不少人仅把这次灾难视作"破了点财"的一般情况。对待灾难事件的态度和行为的截然不同,导致了结局的大相径庭。关于新近死亡近亲者的调查,也表明居丧之期死亡率和罹患率都明显上升。究其所以然,和他们沉湎于对故人的悲切怀念及严重的孤独感、失落感中有关。至于科举失第、事业倾覆等可导致心身疾患,不仅古代医案中颇多记载,现实生活中也屡见不鲜。

三、中医心理治疗的应用

(一)节制与宣泄

节制又称作遏止。就是节制情感,遏止过极的情志,达到心理平衡。这是运用于日常生活中的自我心理调节方法,是情志养生的基本方法。《吕氏春秋》说:"欲有情,情有节,圣人修节以止欲,故不过行其情也。"节制自己的感情才能维护心理的协调平衡。

"怒"是历代养生家最忌讳的一种情绪,它不仅伤肝脏,还可伤心、伤胃、伤脑等,导致各种疾病。因此怒是养生最应节制的不良情绪。制怒,就是要以理性克服感情上的冲动,平时遇到可怒之事,要想到不良后果,以理智驾驭并控制粗暴情绪反应。如古今明理之人常在案头悬挂"制怒"、"息怒"之类警句,提醒自己戒怒。

其他情绪也同样需要用遏止的方法来防止其过激。

宣泄又称作发泄。是排除不良情绪,恢复正常情志的方法。在遭遇挫折,或蒙受冤屈,或遇见烦闷、悲愤之事时,采取适当的方式发泄不良情绪。如:遇到不幸事件,悲痛万分时,在无人处大哭一场;遭逢挫折,心情压抑时,去空旷处大声喊叫,将郁结情绪发泄出来。发泄,主要依靠自身的力量,也可以在他人的帮助下进行。

需要发泄的一般都是恶劣的情绪,需要防止采用过激的发泄方式,如骂人、殴打、毁伤器物等,这些方式虽然也可以发泄,但任何情志调节都要以遵守法律。不违反社会公德,不损害他人利益为底线,凡能引起不良后果者,均应禁止。

(二)疏导与顺情

疏导调节是指通过交谈,用浅显明白的道理,分析病因,解释病情,诱导患者发泄心中委屈或怨愤,以此来缓解或解除不良心理状态的一种疗法。《灵枢·师传》所谓的"告之以其败,语之以其善,导之以其所便,开之以其所苦",提出了此法的基本原则。此法多适用于较为通情达理的心身病患者,而对昏蒙多疑者,则反而会徒增忧怨。

进行劝说开导时,应掌握语言的技巧,取得被劝者的信任,以便针对不同性格、不同病症,采取不同的疏导方法,争取获得最佳的治疗效果。例如:《晋书·乐广传》中记载:河南尹乐广有亲客,久阔不复来。广问其故,答曰:"前在坐,蒙赐酒,方欲饮,见杯中有蛇,意甚恶之,既饮而疾。"于时河南听事壁上有角弓,漆画作蛇。广意杯中蛇即角影也,复置酒于前处,谓客曰,"酒中复有所见不?"答曰"所见如初"。广乃告其所以,客豁然意解,沉疴顿愈。这就是著名的"杯弓蛇影"故事,解释清楚了,疾病就治愈了。这是疏导法的另一种形式:释疑解惑。因为疑虑、困惑常可导致心身病变。只要采用针对性措施,解除其疑惑,就可以消除精神负担。对于那些疑虑较重、多犹豫的患者宜采用此法。

顺情,又称作"顺情从欲"。是指顺从病人的某些意愿,满足其一定的心身需求,以改善其不良情感状态,纠正心身异常的一类疗法。此疗法有较普遍的适用性。《儒门事亲》中记载的一则案例有典型意义:"一男子病泄十余年,遍服诸药无效,针灸已使皮肉皱槁,患者神昏足肿,泄如泔水，日夜无度。张子和诊之。曰，生也。患者欲食羊肝，张氏许之。病人悦，食一小盏许，以浆粥送之几半升。续又食羊肝一盏许。次日泄减七分。如此月余而安。"该案按者曰："胃为水谷之海，不可虚怯，虚怯则百邪皆入矣。或思荤蔬，虽与病相反，亦令少食，图引浆粥。此权变之道也。若专以淡粥责之，则病人不悦而食减，久则病增损命。"

运用此疗法，要求医生具有敏锐的判断力，能察言观色地洞悉患者的各种意愿，正确地分析其合理与否？利弊怎样？客观条件允许与否？对于患者某些不合理或者客观条件尚不允许的意愿要求等，则又要配合疏导说服工作。

(三) 移情

移情，即通过一定的方法和措施改变人的思想焦点，改变情绪的指向性，或改变其周围环境，使其与不良刺激因素脱离接触，从情感纠葛中解放出来，或转移到另外的事物上去。多用于排除内心杂念和抑郁，改变不良情绪或不良习惯。《素问·移精变气论》言："古之治病，惟其移精变气，可祝由而已。"古代的祝由疗法，其本质是转移患者的注意力，以达到调整气机，精神内守的作用。升华、超脱、易性都是移情疗法的不同侧面。

升华，就是用意志去排除不良刺激的干扰，用理智战胜情感方面的失败，将精神和身体的焦点转移到情感以外的事上去，如工作、事业等等。以工作和事业的成绩来冲淡感情上的痛苦，寄托自己的情思。这是排除不良情绪，保持稳定心理状态的最佳方法。

超脱，即超然，思想上把事情看得淡一些，行动上脱离导致不良情绪的环境。中国古代有无数这方面的养生格言，如"人到无求品自高，事能知足心常乐"等等。现代健康教育流行"一个中心：以健康长寿为中心；两个基本点：潇洒一点，宽容一点；三大作风：知足常乐以养心，自得其乐以养性，助人为乐以养德；四项原则：合理饮食、适当运动、忌烟少酒、心理健康"，其中大部分内容都涉及超脱的人生观。落实到具体事件，就是当心情不快、痛苦不解时，可以到环境优美的公园或视野开阔的海滨漫步散心，可驱除烦恼，产生豁达明朗的心境。如果条件许可，还可以作短期旅游，把自己置身于绮丽多彩的自然美景之中，可使精神愉快，气机舒畅、忘却忧烦、寄托情怀、美化心灵。

转移注意调节，是暗示疗法的另一种形式。心身疾病病理过程中，一些导致或影响疾病的境遇或情感因素成为患者心身机能的相对稳定的刺激灶，它反复地作用于心身机能，使之日趋紊乱，而这种紊乱又强化着这类刺激作用，以致形成恶性循环，使病症迁延难愈。对此，可借助转移注意疗法，有意识地转移患者的病理性注意中心，以消除或减弱它的劣性刺激作用。如《仪真县志》中记载的明代著名眼科医生李瞻的治例："李瞻治一肝火上炎之红眼患者，其性素急暴，愈病心切，服药已久却红眼日见加甚，知李医名而求治。"李诊毕作曰："君目疾克日可愈，然火毒已流窜至股，旬日内必发脓疮，甚为棘手。患者自此日忧其股，数剂药后眼疾便愈，亦未见脓疮发作。"若患者过分注重躯体的某些部位，从而成为强化了的病态条件反射，亦可试用。

(四) 古人对催眠术的应用

中国"祝由科"有着悠久的历史，催眠疗法就是祝由师们常用的治疗方法之一。据2000年前的汉代史学家刘向记载，上古时代的苗黎（中国南方少数民族的统称）人"苗父"是最早的催眠师，他的技艺非常之高，"苗父之为医也，北面而祝，发十言耳，诸扶而来者、舆而来者、皆平复如故"。扶着来的、抬着来的，都能治好。此外，汉代的《五十二病方》、《杂禁方》，隋代的《诸病源候论》，唐代的《千金要方》、《千金翼方》、《外台秘要》，直至宋、元、明、清的大量医书中都有祝由术的运用。只是到了清代，由于政府发布禁令，逐步废除祝由、针灸、按摩三科，祝由科才从医书中消失，但在民间仍然一直流行。

从中国祝由术的治疗方法来看，其原理主要是出于患者对催眠师的信任，出于对超常规治疗方法的依赖，催眠师利用设定的语言、行为、器物、环境来暗示患者，使患者产生特殊的意识状态，病人在这种状态下，根据催眠师的指令调整身体功能状态。从而实现治愈疾病或增进健康的诉求。这与现代心理学所阐明的催眠疗法机理是完全一致的。

催眠疗法的功效是非常显著的，古人把催眠状态当作是"人神合一"、"天人合一"的境界，因为催眠疗法能使人忍受巨大的肉体痛苦（如火灼、创伤、饥饿等），能使疾病霍然而愈。佛教徒感受到的"轮回"、"前世"现象，也只有在催眠状态下才能实现。

催眠术不仅可以治病，对于正常人来说，则有着防病健体的作用。许多僧人、道士日常进行坐禅、练气、胎息的，还有中医的气功疗法等等，都包含有大量的催眠疗法成分，都能在自我催眠状态下达到怡心养性，健体强身，益寿延年的效果。

（五）以情制情

以情制情是2000多年前《素问·阴阳应象大论》提出的方法。内容是"怒伤肝，悲胜怒"；"喜伤心，恐胜喜"；"思伤脾，怒胜思"；"忧伤肺，喜胜忧"；"恐伤肾，思胜恐"。这种"以情制情"的方法，基于"以偏救偏"的原理。金元医家张子和作了具体的介绍："以悲制怒，以怆恻苦楚之言感之；以喜制悲，以谑浪戏狎之言娱之；以恐治喜，以恐惧死亡之言怖之；以怒制思，以污辱欺罔之言触之；以思治恐，以虑彼忘此之言夺之。凡此五者，必诡诈谲怪，无所不至，然后可以动人耳目，易人听视。"

中医理论认为，情志活动与其他事物和现象一样，亦有着五行和阴阳属性。某些属性不同的情志活动之间，存在着相互抑制的关系。因此，治疗情志异常引起的心身病变，可以采取激起一种情志以针对性地抑制某种致病性的异常情志，从而改善或克服这种异常情志所导致或将导致的心身障碍，此即以情胜情疗法。从现代心理学认识来看，情绪反应属于神经系统的暂时性联系，它可以被新的暂时性联系所取代。因此，治疗心身疾病时，以情制情疗法是具有积极治疗学意义的。

1. **恐胜喜** 是通过恐惧因素来收敛耗散的心神，克制大喜伤心、恢复心神功能的方法。本法常用于喜笑不休，心气涣散的病症以及因过喜而致的情志失调。

2. **怒胜思** 是通过忿怒因素来克制思虑太多，恢复心脾功能的方法。本法常用于思虑太多，伤脾耗神所致的郁证、失眠、癫痫等病症。

3. **喜胜悲** 是通过喜乐因素来消除悲哀太过的方法。本法常利用轻松浪漫、妙趣横生的语言和滑稽可笑的表演、说笑话、听相声、观喜剧，乃至医者有意的荒唐诊断来满足患者急切的愿望，以解救患者的困境，从而收到以喜制悲的效果。临床多用于悲哭证、脏躁证以及由悲哀过度所致的病症。

4. **悲胜怒** 是通过悲哀因素来克制忿怒太过的方法。本法常用于其他病症兼有情绪亢奋者，如眩晕、狂证、痫证等。

5. **思胜恐** 是通过思虑因素来克制惊恐太过的方法。本法常用于惊恐证的康复医疗，以消除患者的恐惧情绪。

以情制情的心理疗法，古代报告议案颇多，下引一、二例以见一斑。

南通张謇，清末民初名人也。考中状元后，欢喜过度，遂得心痛之疾，请假归里。路过兴化，闻赵海仁医名，求治于赵。赵诊毕曰："所患为不治乏症，决无生还之理，今据脉症，死期当不远，以我之见，不若备置棺衾，随身伴行，以防中途不测。"未处汤药。张闻言怅然而退，赵乃另以一书交张之随从，嘱抵南通后，若张怨我誓言，即以此书示之。张回舟中，忧心忡忡，恐惧万分，寝食俱废，不数日抵南通，心痛若失，不觉哑然笑曰："赵某名医，胡乃荒唐如此。"随从示以赵书，大意谓阁下高中后，因喜致疾，即喜伤心也。吾以危言耸听，使阁下凭添无限忧愁恐惧，如此自可胜喜愈病而勿药也。此乃《内经》"恐胜喜"之谓也。张氏阅毕，不觉由衷敬佩之。

又如，"一女新嫁后，其夫经商。二年不归，因此不食。困因卧如痴，无他病，多向里床坐，朱丹溪诊之，曰：此思男子不得，气结于脾，药难独治，得喜可解。不然令其怒。思属脾志，怒属肝志，怒能克思。其父因此掌其面，呵责之。妇号泣大怒，至三时许。令慰解之，与药一服，即索粥食矣。朱曰：思气虽解，小得喜，庶不再结。乃诈以夫有书，旦夕且归。妇喜，后夫果归，病痊愈"。(《古今医案按》)

从以上内容可以看出祖国医学对心理治疗的运用历史是悠久的，方法也是非常丰富的，这方面的案例很多，上边仅引用其一二而已。祖国医学有许多心理治疗方法和思想与现代国际上通用的心理疗法是一脉相通的。它体现了祖国医学从长期实践中所获得的经验是宝贵的，也反映了中国古代医家超凡的聪明和才智。

第三节　宗教与情志养生

对宗教的道义，不能简单地去理解，认为它是宣扬迷信和唯心的东西。其实对一些宗教经典著作认真研究，会发现它有许多唯物的哲理思想，尤其在帮助人们去除烦恼、促进情志养生方面是有许多积极内容的。它和"现代心理学"、"行为医学"、"社会医学"有着密切的关系。本章仅备涉及佛教、道教在情志养生方面的一些内容，以丰富我们的著作。

一、佛学与情志养生

近代有著名学者指出："佛教徒处在理性思维的高级阶段，人类到释迦牟尼佛时代辩证思维才成熟，辩证法最初来源于佛教。"还有学者说："释迦牟尼真是大哲，我平常对人生有许多难以解答的问题，他居然早已明白的启示了。"马克思也说过："辩证法在佛教中已达到很精细的程度。"可见佛学是结合社会、结合人类的思想讨论和衍释了许多人生现实的哲学思想问题。其中唯心的不少，但唯物的也不少，有许多内容到今天仍然有积极的社会意义。现代，由于工业化、电子化的高度发展，人们的生活节奏加快，人际关系变得复杂，金钱、享受成为人们的主要追求，由此人们的烦恼也日趋增多。佛学在这方面的阐述就很多，值得现代养生学家们讨论和汲取以丰富现代养生学的内容。

有学者认为："在古今的一切学问之中，再没有比佛教对人类烦恼的研究更细密和透彻的了。"

佛教将烦恼分为根本烦恼和随烦恼两大类。随烦恼，就是"随"根本烦恼而产生的烦恼。随烦恼又可分成小随烦恼、中随烦恼、大随烦恼。

根本烦恼包括贪、嗔、痴、慢、疑、不正见等。

大随烦恼包括不信、懈怠、放逸、昏沉、掉举、散乱、失正念、不正知等。

中随烦恼包若无惭、无愧等。

小随烦恼包括忿、恨、覆、恼、诳、谄、憍、害、嫉、悭等。

佛教对烦恼的概括和分类，涵盖了现代人的众多不良心理和负面情绪，佛经和佛法就是对治这些烦恼的。现代人的一切烦恼，在古老的佛教智慧中都可以寻找到很好的解脱方法。

释迦牟尼佛认为，众生之所以有无量烦恼，皆源于对生、老、病、死的认识。众生有"老、死"，是因为有"生"；有"生"就不可避免有烦恼。

佛经中有时把烦恼称为"惑"、"漏"、"垢"、"缠"、"缚"、"结"、"杂染"、"尘劳"等。佛陀说，众生有"八万四千烦恼"，可见烦恼数量之多，这自然是一个量词，形容多罢了。烦恼都可以归根于"贪、嗔、痴"，也可以归根于一个"痴"字。贪，就是贪欲，包括对食物的贪求，对异性的贪占，对生活用品、玩物器具的贪爱、嗜好，到贪财、贪名、贪权位等。嗔，就是仇恨、愤怒、毒害等不良心理。痴，就是无明、邪见，不明善恶因果、生灭缘起，缺乏智慧。由贪、嗔、痴的心理，人就会通过身、口、意造作种种的业，由业招感种种的苦果；然后生起更重的贪、嗔、痴之心，在生死的苦海无法超脱。

佛学说："心存无明和愚痴的众生，如同在黑暗中生活，虽有眼睛，却目光短浅；虽有心灵，却心量狭小。左碰右撞，苦不堪言。"并认为："只有佛法的明灯，可以驱散心灵的暗钝。"

佛学开导众生，要彻底灭除烦恼和痛苦，就应该从源头上灭尽无明。无明灭，则行灭；行灭，则识灭；识灭，则名色灭；名色灭，则六入灭；六入灭，则触灭；触灭，则受灭；受灭，则爱灭；爱灭，则取灭；取灭，则有灭；有灭，则生灭；生灭，则老死忧悲苦恼灭。这符合辩证法。

以佛法的大智慧观照，其实烦恼是菩提之因，烦恼即是菩提。

所谓"菩提"也就是觉悟的意思。佛教修行的目的有2个：一是解脱；二是菩提。菩提包括了觉悟和智慧。指人忽已睡醒，豁然开悟，突入彻悟途径，顿悟真理，达到超凡脱俗的境界。

在《仁王护国般若波罗蜜经》中，释迦牟尼佛说"菩萨未成佛时，以菩提为烦恼；菩萨成佛时，以烦恼为菩提。何以故？以第一义不二故"。中国禅宗认为"烦恼与菩提，皆是一心，本无自生，能转烦恼为菩提，即是转识成智义"。禅宗六祖惠能说"前念着境即烦恼，后念离境即菩提"。悟了是菩提，迷中是烦恼。烦恼和菩提并没有什么不同，都是自心的作用。如果自心中有分别、执著、计较的念头，就是烦恼；反之，虽然心仍然照常活动，照样起作用，但是没有自私自利的分别、执著与计较的念头，就是智慧，就是菩提。

俗话说"山不转水转，水不转人转，人不转心转"。若会用，烦恼就是菩提；若是不会用，菩提变成烦恼。菩提如水，烦恼如冰；水就是冰，冰就是水，水冰同体，没有什么两样。寒时，水结成冰；热时，冰化为水。换言之，有烦恼时，水结为冰；无烦恼时，冰化为水。正如《维摩诘所说经》所言"一切烦恼，为如来种。譬如不下巨海，不能得无价宝珠；如是不入烦恼大海，则不能得一切智宝"。

要灭尽心中的无明，转识成智，转烦恼为菩提，必须通过坚持佛法的修行。

凡众的心，体性上，本来是清净无染的，好比一面镜子，心起了无明烦恼，就像飞扬的灰尘落在镜面上一样，覆盖了镜子的光明。修行，就是把障蔽性灵的客尘烦恼灭除掉。

有学者指出：佛教本身蕴藏着极深的智慧，它对宇宙人生的洞察有着独到和深刻的发现。佛学中的"菩提"顿悟，解除烦恼的办法和现代医学心理学所推崇的"认知疗法"颇有相通之处。"认知疗法"就是通过改变人的认知过程以及在这一过程中所产生的人生观来改变不良的情绪和行为，并达到对心理障碍的治疗作用。（在后边我们将作较详细的阐述）

有人通俗地说：佛法就是快乐法，学佛就是学快乐。这个世界令人烦恼的事太多了，凡是能帮助人们脱离苦恼的学问，人们都会去关注它。佛学之所以受到众多人的关注就是这个原因。《六祖坛经》有几句偈语："佛法在世间，不离世间觉，离世觅菩提，恰如求兔角。"颇能反映佛学唯物的一面，所以现代养生学，在情志养生方面，佛学中有着丰富的内容，因受着篇幅的限制，在这里仅提出少量内容阐述，可谓冰山一角而已。有兴趣者，可以作进一步研究，促进应用佛学唯物的部分，为现代养生学服务。

二、道家与情志养生

在我国历史发展的长河中，作为一种土生土长的宗教——道教，对社会各个方面，无论是政治、经济、文化、科学技术都产生着深刻的影响。它与道家、儒家及佛教一起，构成了我国传统文化的基本格局。道教的养生思想对我国传统养生术的形成和发展起着举足轻重的作用。本着取其精华、去其糟粕的原则，为发扬我国传统文化和丰富传统养生术作以下讨论。

（一）道家的养生基本理论是关于情志养生思想。

归纳起来，道家的养生基本理论主要有3个显著特点。

1. **形神合一** 所谓形神合一，也叫作"形神相因"，就是指形体与精神的结合，也可以说是形态与机能的统一。形是人体的一切组织器官，神即人的精神意识活动。道教养生家历来认为，形与神是有机统一的，神不能脱离形体而存在，它与人有生俱来，亦与死俱灭。例如，道教的主要经典之一的《太平经》就指出："人有一身，与精神常合并也。常合则吉，去则凶。"认为形神"常合即为一，可以长存也"。晋代著名道教养生家葛洪明确指出："形须神而立焉"，"形者神之宅也"，"形劳则神散，气竭则命终"。他认为生命是形神的统一体，形体与精神是相互依存，不可分离的。

因道教重视形神合一的生命观，他们在修炼过程中，既重视精神的修养，也重视形体的锻炼，并竭力将精神修养与形体锻炼密切的结合起来。

2. **乐生恶死** 多数宗教认为，人生是充满痛苦的，人活在世上是没有什么可以留恋的，因而都把美好的愿望寄托于来世或天国。然而道教的人生观恰恰相反，他们认为人能生活在世上是最大的幸福，死亡才是最痛苦的。因此，道教的教义以生为乐，乐生恶死，鼓励人们积极修炼，至少要争取享其天年，最高理想是"长生不死"。在道教产生的初期，就十分强调乐生、重生、贵生。在《老子想尔注》中还把老子《道德经》中的"天大、地大、王亦大"改为"天大、地大、生大"。

《太平经》在这方面则予以反复的阐明。指出："人居天地之间，人人得壹生，不得重生也"，告诫人们必须十分珍惜自己的生命，同时强调指出："人最善者，莫若常欲乐生"，"是曹之事，要当重生，生为第一"，认为人能活在世上比什么都重要。由于道教始终坚持乐生恶死，以生为乐的人生观，因此把长寿长生作为自己的教义，非常重视养生之道。

3. **宇宙论和整体观** 被尊誉为道教教主的老子，他在《道德经》中就率先提出了宇宙论，即"道生一，一生二，二生三，三生万物"。认为由最初无形无质的"道"生出真元一气，真元一气分生为阴阳两个对立体，阴阳交合成一物，此物又化生芸芸万物，此为造化之道。同时，老子在《道德经》中还提出"夫物芸芸，各复归其根，归根曰静，静曰复命"的观点。老子这个观点，后来被道教内丹炼养家解释为，顺则为造化之道，逆则为长生之道。所谓逆就是逆造化之道，力图使万物合而为三（精、气、神），三复合为二（气、神），二复归于一（神），一乃归于道，这就叫作"归根"、"复命"。返朴归真，可得永生。

道教还朴素地将人的身体比作一个小宇宙,并且与自然界的大宇宙联系起来,贯穿于养生的过程中去。道教认为,人们在养生过程中,不仅要调谐人体"小宇宙"的运行,而且还要调谐"小宇宙"与"大宇宙"的运转。根据这种养生观点,道教又派生了许多顺应自然的养生方法。他们在注重整体养生的同时,还提出日、月、星为天之"三宝",精、气、神为人之"三宝"的观点,强调精、气、神在人体生命活动中的作用,以及精、气、神在养生中的重要意义,主张在养生过程中要时时顾护人体的精、气、神"三宝",只有这样才能达到健身强体、延年益寿的目的。根据这种观点,祖国医学也把人体看成是一个以脏腑为核心,以经络为纽带的相互关系的整体。同时,祖国医学还提出"天人相应"的养生学说,认为人与自然界有着密切的关系。例如《黄帝内经·素问》中就指出:"人以天地之气生,四时之法成。"认为自然界春夏秋冬四季的变化,寒暑燥湿的气候,直接影响着人的生长发育与健康。同时,《黄帝内经·灵枢》中还说:"人与天地相参也,与日月相应也。"明确地指出自然界是生命的源泉,人体的生理、病理、生长、发育、衰老、死亡都与自然界的变化休戚相关。自然界存在着春生夏长,秋收冬藏的变化。由于人类长期生活在这种自然环境中,已经能够适应四季的变化,形成了自身的生理规律。春夏阳气升发,秋冬阳气潜藏,如果人们在养生过程中,能够顺应自然界的变化,调节脏腑的机能,注意养精安神,益气补血,保持阴阳的平衡,身体就会健康,就能够尽其天年。反之,如果人体不能顺应自然规律,就会损伤五脏六腑,而导致各种疾病,甚至还会使人早夭。

道家思想中,"清静无为"、"返朴归真"、"顺应自然"、"贵柔"等主张,对中医养生保健有很大影响和促进。

(1) 清静无为　清静,在这里主要指的是心神宁静;无为,指的是不轻举妄动。具体地说,就是《道德经》所说的"少私寡欲"。这种清静无为以养神长寿的思想,一直为历代养生家所重视,浸透到养生学中养精神、调情志、气功导引、健身功法等各方面。

(2) 贵柔与返朴归真　老子在实际生活中观察到,新生的东西是柔弱的,但却富有生命力;事物强大了,就会引起衰老。他在《道德经》中指出:"坚强者,死之徒;柔弱者,生之徒。"如果经常处在柔弱的地位,就可以避免过早地衰老。所以,老子主张无欲、无知、无为,恢复到人生最初的单纯状态,即所谓"返朴归真"。

(3) 形神兼养　庄子养生倡导去物欲致虚静以养神,但也不否认有一定的养形作用。《庄子·刻意》说:"吐故纳新,熊经鸟申,为寿而已。此道引之士、养形之人,彭祖寿考者所好也。"由此可见,我国古代的导引术是道家所倡导的,从其产生开始就是用于健身、治病、防病的。

道家的自然养生思想对后世影响极大,历代都有众多的崇拜者与继承者。他们一方面身体力行,体验效果,同时还阐述发挥补充老庄养生思想,撰述著作,指导后人。

(二) 道家养生历史

中国道家养生历史悠久,博大精深,其核心是中国道家内丹养生之道,其理论基础主要为中国传统的生命科学理论,其主旨是让人们的生活方式"道法自然"规律生活,进而因而制之自然规律达到"乐天知命,掌握人类自身生命密码,同时掌握宇宙天地人大自然万物生命变化的规律",最终让全人类达到健康长寿、平生事业获得成功。用黄帝《阴符经》中讲:"宇宙在乎手,万化生乎身"为中国道家养生学及其核心,中国道家内丹养生之道的主要经典有:《黄帝内经》(含有道家养生思想)、《黄帝外经》、《黄帝阴符经》、《黄帝归藏易》、《老子道德经》、《太上老君内丹经》、《老子常清静经》等。中国道家内丹养生之道的科学机制为"天人合一",

通过修炼中国道家内丹养生之道达到"返朴归婴",其主要经典有:老子亲传弟子尹喜真人《尹真人东华正脉皇极阖辟证道仙经》、鬼谷子《黄帝阴符经注》、魏伯阳《周易参同契》、葛洪《抱朴子》、孙思邈《养生铭》、《四言内丹诗》、《千金要方》(含有一部分道家养生思想)、汉钟离、吕洞宾《钟、吕传道集》、《吕祖百字碑》、张伯端《悟真篇》、张三丰《太极拳》和《丹经秘诀》等道家养生著作。中国道家内丹养生之道,修炼方法为"内炼生命本源精、气、神,返还精、气、神于人体之内"。从而确保修学者能常保自身生命本源精、气、神圆满。经现代生命科学家用现代高科技仪器实验表明:中国道家养生学核心是中国道家内丹养生之道所讲的"精",即现代生命科学中所讲的脱氧核糖核酸;"气",即臆肽;"神",即丘脑。此三者是人类生命赖以生存的本源,同时是人类健康长寿,开智回春、天人合一的根本保障和法宝。

静观记载中华5000年文明史的中国《二十四史》一目了然:大凡在中国历史上大有作为的各界泰斗人物,大多首选了中国道家养生学的核心,中国道家内丹养生之道,作为平生养生与改善命运规律的法宝。并因平生修学中国道家内丹养生之道,而获得身心康寿、开启大智,建成造福人类的万世事业,成为各界泰斗。诸如:中华民族神圣祖先、中华文明始祖黄帝;"东方圣经"《道德经》的作者、中国道家祖师老子;中国儒家圣人、中国教育界祖师孔子;中国兵家祖师《孙子兵法》的作者孙子;中国商业祖师范蠡;中国智慧圣人鬼谷子;中国道学高师黄石公(即黄大仙);中国帝王之师张;中国道教创始人张道陵;中国"万古丹经王"《周易参同契》的作者魏伯阳;中国大科学家张衡;中国大书法家、书圣王羲之;中国晋代道家养生名家葛洪;中国药王孙思邈;中国诗仙李白;中国唐、宋时代,道家养生名家汉钟离、吕洞宾、张果老、陈抟、张伯端。中国明、清之际,主要有中国太极拳与中国武当派武术创始人张三丰;中国清代道学名家黄元吉;中国近代道学名家陈撄宁;当代世界著名老寿星吴云青;中国了人华山道功名家边智中道长;中国终南山百岁道医李理祥;中国安阳三教寺李岚峰高师;中国武当山百岁高道唐道成;中国四川青城山百岁高道赵百川……

(三)现代心理学家对道家养生思想的研究

中南大学湘雅医学院精神卫生研究所杨德森教授与他的研究小组在道教养生方面有较多的系统研究,并提出道家处世养生原则8项32个字,即"利而不害,为而不争;少私寡欲、知足知止;知和处下,以柔胜刚;返璞归真,顺其自然",把它认定为开展道家心理治疗的原则。

道家的情志养生包含有丰富的心理疗法,目前已被许多学者公认为是一种符合中国人社会文化背景的心理治疗方法,这是因为:①道家思想是几千年来一直影响着中国人的哲学思想,是形成中华文化和中华民族性格的一个重要组成部分;②道家认知疗法(心理疗法的一种方法)的理论创建者、操作者和治疗对象都是中国人;③与其他心理治疗方法相比,道家认知疗法疗程较短,方法易行,有利于在我国推广心理治疗的培训和临床实践。因此,道家认知疗法是一种应用道家处世养生法改变认知和行为,改变价值观,来达到治疗目的的认知行为心理治疗。道家认知疗法关注的是当下,而不是追溯童年创伤;短程,通常持续1~3个月;有操作手册作为指导,是一种指导性的心理治疗;关注患者的认知方面,尤其是作为核心认知的人生价值观。

1. 道家处世养生原则 道家处世养生原则数千年来经久不衰,至今仍具有保持心理健康和人际关系和谐的积极意义。这些原则的现代含义如下:

(1)利而不害,为而不争 只做利己、利人、利社会、利天下的事,不做害己、害人、害社会的事。一方面不幸灾乐祸,不嫉妒别人的成功;另一方面,不过分要求与责备自己,不跟自己过不去。为而不争是指办事尽力而为,量力而为,不与人争。在鼓励竞争、提倡个人成功的今天，如何给社会上的失败者、受挫折者一个可以接受的心灵归宿呢？每个人都有气盛气衰的时候，强者与弱者在同一个人身上，在不同条件下是可以互相转化的。所以在引入竞争机制的同时，提倡互助合作，在主张刚健有为的同时，提倡谦虚礼让，在"进一步山穷水尽"时，深切理解"退一步天地皆宽"的道理。在名利权位面前，生活待遇面前，不强求，不攀比，不争强好胜，"不敢为天下先"，"唯其不争则天下莫能与之争"。

（2）少私寡欲，知足知止　私心与欲望与生俱来，是自然人性的表现。人的欲望与需求一方面可以催人奋进，改造物质世界，创造条件满足自己的欲求，从而推动社会的发展与生活质量的不断提高；而另一方面极私多欲又给本人造成很大的精神压力与躯体劳累，精神被奴役，肉体被驱使，终生"当局者迷"而至死不悟，落得个"身名俱灭"者，根本得不到人性的自由和精神的超脱。极私多欲必将为社会所不容，为群体所抵制，到处碰壁，带来无穷无尽的精神痛苦和行为受挫。因此对待欲望要知道满足，知道及时停止。"知足常乐"，"知止不辱"，"知止不殆"，都是中国传统文化中养生处世原则的精华。换句话说，祸莫大于不知足，辱莫大于不知止。极私多欲，争名夺利，穷奢极侈，穷凶极恶，都是没有好下场的。

（3）知和处下，以柔胜刚　道家主张"和光同尘"，"知和曰常"，与儒家的"以和为贵"是异曲同工的。中国人美谦虚，爱和平，取中庸，讲尊卑，是几千年积淀的为人处世哲学，它虽有种种缺点，但对于保持社会稳定和群体人际关系和谐，自有其价值。道家更教导世人"处下"，因为峣峣者易折；主张"守墨"，因为佼佼者易污。在中国社会要获得良好的适应，为群体所接纳，就要防止高高在上，盛气凌人；不可自作聪明，自以为是；不可指手画脚，操纵别人。道家认为海纳百川，水容万物，均以处下和至柔而取胜。人生在世，少不了坎坷经历，要受得起冤枉委屈，经得起失败挫折。刚强者即时玉碎，柔弱者终得瓦全。道家并不提倡卑躬苟活，也没采用过精神胜利法，而是主张坚持真理走自己的路，不自怜，不自卑，独自舔干伤口，继续前进，去追求超然物外的逍遥人生。道家处世能以退为进，以守为攻；能知雄守雌，知白守黑；能攻心为上，攻城为下；能后发制人，不战而胜。

（4）返璞归真，顺其自然　返璞归真就是回归自我本来真实的面目，去伪存真。处世为人不做作，不装腔作势，不自作多情；不捕风捉影，不飞短流长，也不在乎别人的注意与议论；不卑不亢，功过自有公平论断。一生做老实人，说老实话，做老实事，坚持实事求是，以诚信为本。按客观规律办事，按保健原则养生，生老病死是不可抗拒的自然规律，在灾难、严重伤病与死亡威胁面前，做好最坏的打算，争取最好的结局。当不可抗拒的灾祸降临到自己头上时，做到不惊慌失措，不怨天尤人，对将来不心存侥幸，对过去不悔恨无穷，不作徒劳挣扎，也不作无谓牺牲。对于强迫症状带来的痛苦，顺其自然，忍受痛苦，不作无用的对抗。

（四）道家心理疗法的理论基础

杨德森教授及他的弟子认为道家的养生思想，在情志心理疗法方面和现代的心理疗法中的认知疗法更为接近，其理论假设和现代心理学的认知疗法理论相同，即认知影响行为与情感反应，扭曲的认知导致适应不良的行为和情感，导致相关疾病，纠正扭曲的认知及相应的情感与行为反应，就可以治疗这些疾病。

认知的偏差可以分为两种，即价值观与认知方式的偏差。认知方式的偏差（如以偏概全、灾难化思维等）在 A. Beck 创建的用于治疗抑郁症的认知疗法已经有详尽的阐述，而道家认知疗法关注的价值观，主要是投入与超脱的程度。投入超脱是一种对待人生的态度，一种价值观。它可以定义为与个体身心健康有关的，对待生活积极与消极程度的认知。投入与超脱的程度可以大致分为四个等级，即过度投入、投入、超脱与过度超脱。大多数年轻人的价值观通常是投入的，也就是说对人生采取积极向上和进取的态度，希望获得他人和社会的承认，获得应有的成功。而大多数中老年人的价值观则常常是超脱的，在他们的人生到达顶峰并开始走下坡路的时候，采取消极退让的方式。由于年龄的限制，体力和精力上的衰退，社会地位的变化（典型的例子是退休以后）等原因，只有降低对自己的要求，才能获得心理上的平衡。然而也有少数人由于种种原因，对自己提出不切实际的要求，希望自己做得比其他人都好，并在日常生活中争强好胜，这就是过度投入的行为方式。还有少数个体可能由于遭受种种挫折，万念俱灰，放弃社会的主流价值观，转而追求精神上的超脱，持有过度超脱的态度。

许多人由于生物遗传的、心理的或社会的原因，对生活持积极的态度，对自己和他人有较高的期望值。在正常情况下，这种认知让人们努力工作，积极上进，为社会做出更大的贡献。但当个体有过高的愿望，现实环境无法满足时，或客观环境向个体提出了困难作业，造成个体适应困难时，就可形成认知扭曲与心理应激。如果个体不能改变其认知和行为方式，必将导致精神痛苦，严重与持续的应激状态则可以导致神经症、应激相关障碍和冠心病、消化性溃疡等心身疾病的出现。

过度投入的行为方式和现实环境之间的矛盾是焦虑和应激的重要来源，是焦虑性障碍和相关心身疾病患者的认知基础，也因此成为道家认知疗法的治疗作用位点。道家认知疗法应用我国传统文化中的老庄哲学的精华部分，即道家处世养生原则，通过对患者讲解理论及讨论其在生活实践中的具体应用，可以降低患者的投入程度，降低内心欲望和要求，使其价值观更接近客观现实，更好地适应社会，减少精神应激。

我们的研究证明，在焦虑性神经症患者中存在投入程度过高和投入的不均衡性过高的认知基础，并且这种认知歪曲的程度与其临床症状呈正相关。因此针对过高投入程度的道家认知疗法具有较好的经过实验证实的理论基础。

（五）道家认知心理疗法的操作

杨德森教授及他的研究组把道家认知疗法的具体操作分为三个阶段进行，每个阶段和每个步骤均有其特定的目标，并且是下一个阶段和步骤的基础。为了使治疗发挥其最大的作用，治疗者需要在每一个阶段和步骤以后仔细评估目标是否达成。

首先是治疗开始阶段，包括从患者与治疗师的初次见面后互相了解的过程和病因分析会。这里的互相了解包括治疗师对患者情况的了解，患者对治疗师的了解，也包括患者对整个治疗的设置、方法和过程的了解。像所有的心理治疗一样，第一次治疗是否能建立起良好的治疗性关系是以后治疗能否成功的关键。而病因分析会帮助患者把自己的疾病和病前的性格基础联系起来，并产生按照治疗师的要求改变自己的性格的动力。

在这个阶段，治疗师需要像进行其他心理治疗一样，取得患者的知情同意。治疗师需要了解患者的人格特点、他们特有的情感、行为模式、由于他们的个性特点所引起的应对生活事件认知偏差。和患者一起确认其性格基础和应对方式是引起心理问题的最主要原因，帮助患者产生积极改变性格的动力。

在本阶段内，治疗师也开始进行松静术和柔动术的练习。松静术是放松技术和冥想技术的结合，即放松和入静。松静术是一种容易被患者所掌握，并可以自行用于焦虑的减轻的有效方法，通常每次持续15分钟。柔动术则更适合老年人和缺乏体力活动的人，目的是提供一种轻柔的运动与健身方式。要求患者每日配合32字处世养生口诀，做4套（每套4拍，配合默想一句四字口诀）柔动体操，调整呼吸，运动全身肢体与躯干关节，耗时 15 分钟。在练习柔动术的过程中，患者可以体会到宁静平和的心境，和松静术一样可以帮助患者减轻焦虑。这些训练应该一直持续到患者使用这些技巧时可以减轻他们的内心压力和日常生活中的焦虑症状。

其次是治疗中期阶段，主要包括道家处世养生法的导入和认知行为矫正。这两个步骤能否取得成功决定了整个治疗能否成功。前面的病因分析会让患者认识到改变自己的性格和改变自己对生活事件的应付方式的重要性，激起患者改变的愿望。本章的道家处世养生法将为患者提供这种改变的理论目标，而认知行为矫正则进一步为这种改变提供了具体而可行的方法。①道家处世养生原则需要注意的是由于不可能每一条原则都适用于每一个患者，治疗师应该根据从前一次治疗和患者自己填写的精神超脱量表得到的有关信息，进行有针对性的讲解。患者对道家处世养生原则的理解和认同是后面进行认知行为矫正的基础。如果在此阶段患者不能理解或不愿认同这些原则，基于道家思想的认知行为矫正就不可能进行。②认知行为矫正是经常用于认知疗法的一种技术。治疗者应用这项技术，帮助患者纠正其过去引起适应不良的人格特点，包括认知、情感和行为。目标是把患者已经认同的道家处世养生原则理论用于实际事例，从一时一事做起，发展到时时事事。通常用患者生活中引起情绪反应的事情作为例子，在道家处世养生原则中找出一条或几条适用于这一特定事例的原则，基于这一指导性原则，找出新的认知方式，改变原有的情绪和行为。重复这一过程，直到患者充分学会认知行为矫正的技术，并能够在日常生活中自如地运用，自己治疗自己。

再次是治疗结束阶段，此阶段治疗者需要和患者一起总结治疗的进程。当治疗者确认患者真正学到了应对焦虑的新方法，并且能够成功地使用这些方法应对，治疗就可以结束了。通过复习患者自行应对焦虑事件的例子，可以帮助患者树立信心，认识到自己有足够的能力和方法来应对应激事件。必要时可以考虑维持治疗。

道家认知疗法主要的适应证是：①焦虑性神经症，包括广泛性焦虑症、惊恐障碍、强迫症和恐惧症；②治疗和预防与应激有关的心身疾病，目前已经应用于有 A 型行为的冠心病患者的临床治疗，以后将会继续发展为用于预防高危人群中冠心病的发生。

我们的研究发现以下的几种情况将可能不利于治疗的进行，而导致患者提前终止治疗。这些因素包括患者的文化程度、经济收入和社会阶层偏低，原价值观中投入程度较低和临床症状较轻。为了避免这些因素对治疗的不利影响，首先在治疗对象的选择上要注意选择投入程度较高的患者，其次在治疗的过程中，要注意通过各种方法发现患者是否有关治疗的负性认知，如果有，就要针对这些负性认知进行矫正，以避免治疗效果受到影响，甚至于出现提前终止治疗的极端情况。

目前的初步研究发现，道家认知疗法合并药物治疗对焦虑性神经症等病症都有较好的辅助治疗作用。

第四节 情志养生与心理治疗

一、情志养生的方法

情志养生主要是愉悦情绪，调整心态，建立良好的心境，有利于身心健康，达到预防疾病和治疗疾病的作用。情志养生方法涉及的面很宽泛，广义地讲，凡是能将人的抑郁、痛苦等情感或情绪的心境转化为喜悦、满意的情感方面来的方法都应属情志养生的方法。有许多方法在前边一些章节已经作过阐述，如书画、音乐欣赏等等，现再归纳几点情志养生方面的方法阐述于下。

（一）平衡心理

心理不平衡是许多人产生痛苦的主要原因。为什么心理不平衡，如嫉妒别人的财富比自己多；别人的孩子比自己的孩子聪明；别人的房子比自己的房子好……这种攀比心理会使人心理永远不平衡，所以痛苦永远就如影随形。英国著名哲学家罗素（1872～1970年），他以哲学著作获得了诺贝尔奖。他曾在著作中说："人类幸福的本质是很简单的，只要消除嫉妒。"因为"比较性思维习惯是一个人致命的弱点"，只要消除虚荣，就会获得心理的平衡，因为"如果一个人对这世界唯一所关心的只是这个世界应该对他表示崇敬，那么他往往不大可能达到这个目标"。这种自我困扰的心境是不利于健康和长寿的，因而人们遇到生活和环境较大变化时，要尽力来调节，以便保持心理平衡。

一个人要保持心理的平衡，首先，要有精神和情感的寄托。精神有寄托是平衡心理的重要因素之一。如有些人在退休之后，一般都希望自己的晚年生活充实而富有意义，这是关系退休人智力资源的合理利用，以及使退休人员自身保持心理平衡的问题。应尽可能地发挥退休人员原有的专长，根据实际需要，从事个人感兴趣的社会公益活动；体贴子女，如承担力所能及的家务，支持儿女的事业等。为满足求知愿望，延缓智力衰退，宜积极参加多种形式的学习活动。

对老年人来说情志养生尤为重要，因为人到了老年，精神不能垮掉，志向不能减退，气节不可丧失。对过去的功劳不可居功自傲，或牢骚满腹，怨天尤人。这样，不仅有损自己的形象，更有害于心身健康。另外，老年人应对疾病、对死亡持有正确的态度，老年人患病率高，患病可引起不良的情绪反应，而消极的精神状态，无疑将加速疾病的恶化，因而有病须及时诊治，但不要过分忧虑。随着身体衰老或疾病的恶化，死亡确实越来越现实地摆在每个人的面前，这是对每个老年人个性修养的最深刻的考验。所以说老年人更要注意情志养生。

（二）保持乐观情绪

一个人要兴趣广泛，日常生活丰富多彩，在融融乐趣中不断地得到美的享受，在动静结合的良好气氛中不断地获得愉快的情绪体验，是健康长寿的要素。如各种艺术欣赏，书画、音乐、戏剧等爱好，不但情趣洋溢，还能发展创作和表现能力；集邮收藏，既是娱乐又是休息，开阔眼界，获得美感；花鸟虫鱼一类的庭院消遣和户外活动，有助于一个人的社会交往和心身健康；打牌下棋是深受休闲养生者喜爱的竞技性娱乐活动。

（三）学会适应孤独的生活方式

对孤独的适应过程，事实也是一种生活方式的改变，这种改变涉及情志养生的内容。恩格斯曾经说过：思维的精神是地球上最美的花朵。只有作为"万物之灵"的人，才有"思维着的精神"，才有精神生活方式，这是人的独特优势。精神生活方式，包括政治生活方式、文化生活方式、感情生活方式、娱乐生活方式等。一个人，仅仅有物质享受是不够的，还必须有精神享受，物质生活方式和精神生活方式不可缺少任何一个方面。孤独也是生活方式的一个方面，尤其对空巢家庭或老年人来说，已成为必然的生活方式，但应从积极的角度去理解，才能变消极为积极，所以他也是情志养生的一个重要方面。宋代诗人苏东坡在诗中说："长恨此身非我有，何时忘却营营。"其意也就是"人在江湖，身不由己"。在这被瓜分得支离破碎的生命中，一些人感到有需要为自己、为心灵辟一片境地，这就是孤独。孤独是一种状态，一人独处的时候，你可以随心所欲，而不必顾虑他人的眼色。这份自在，足以令身心彻底放松，而享受这份自在，已是孤独的一大乐趣。

对独生子女的家庭来说，孤独几乎成了一种不可避免的必然趋势。因而对待孤独应该有2种态度。一是变消极为积极，利用孤独创造新的精神财富；二是冲破孤独的阴影，走进人群，结交新友，与周围的环境和谐起来。这些都是改变精神生活方式的方法。

古今中外，有许多大学问家都是甘于寂寞孤独，坐冷板凳，而在学术上有了较大贡献。如西汉时的司马迁受李陵案牵连下狱，遭宫刑，出狱后旧日官场的朋友，都不敢和他来往了，连他身边的几个亲密学生也离他而去，他在孤寂中继续投入《史记》的著述，在他鬓须皆白的时候《史记》终于完成。鲁迅称《史记》为"史家之绝唱，无韵之离骚"，《史记》成为我国2000年来传统史学中最杰出的典范。

宋代的沈括在宋神宗时也曾在朝为官，且参与了王安石变法的新政，王安石被贬官后，沈括也退处林下，隐于乡野，断绝了与一切友人的往来。起初他感到很寂寞、孤独，便想起昔日与人谈论的事情，便时不时写下一两条，好像与别人见面谈天一样，借此潇然度日。其实和他谈心的，只有笔砚，但兴趣日浓也就不觉寂寞了，写的东西也越来越多，便成了一本书，自称为"笔谈"，并把自己所处的地方称为梦溪园，后来这本书便命名为《梦溪笔谈》。英国著名的科学史家李约瑟认为该著是一本内容丰富的学术著作，其中涉及自然科学资料207条，有一定的科学价值。有些老人可能会说，我们都是些平庸之辈，怎敢和先贤相比？其实每个人都有他一定的生活亮点和生存价值。20世纪70年代的西安代有一位搞光学仪器的工程师，退了休，离开了实验室和车间，在家中闲居无所事事，觉得无聊得很，后听朋友的劝告，便开始写点豆腐块大的小文章，在一些报纸副刊上发表，同时又练起国画来。退休后他又活了20多年，在他去世时，不仅出版了几本散文集，还出版了一本颇受人们欢迎的画册，这种聊借文字、画笔度晚年的生活，乐趣无疑是无穷的，不仅使人长寿，还能闲身养性，丰富了他的生活，激活了他衰老的脑细胞。

（四）丰富生活，培养兴趣

对于中老年人或在家无事闲赋的人，常感寂寞，尤其退休人员，平素忙惯了，一下无事干，情绪就易波动，有失落感，为此就应找出别的方面的兴趣来丰富自己的生活，如网上聊天，或拆修一些机械性的东西。有些人喜欢种花种草或饲养宠物，这也是很好的陶冶性情、颐养天年的方法。

1. 养花　花是大自然的精华，是美好事物的象征。可借悠闲时利用住宅的空余之处，如庭院、阳台、室内等，种植一些自己喜爱的花草。当看到色彩绚丽、姿态万千的花朵，闻到那些或浓或淡、沁人肺腑的花香时，一定会心旷神怡、精神愉悦。人们之所以爱花，是因为花能美化环境，使人赏心悦目、陶情冶性。如能在温馨的居室中培育几盆形态各异的花卉，将会使生活环境变得生机盎然，情趣倍增。养花是一种愉快的劳动，花卉美丽而富有魅力，使人感到蓬勃生机。尤其是自己亲手栽培的花卉，看到它吐出新芽，展开嫩叶，抽出新枝，直到孕育了花蕾，继而绽蕾而出成为盛开的花朵，能使人充分领略到劳动成果带来的幸福感和自豪感。此外，在观赏花卉的过程中还能使人产生许多美好的联想。这既增添了生活情趣，也提高了文化精神素养，同时起到了调节情绪的作用。

2. 饲鸟　饲鸟对调适一个人的情绪和心境也是有意义的。鸟类不仅是宝贵的自然资源，而且能丰富人们的精神生活。养鸟是一门技术，赏鸟也是一种艺术享受。当人们看到鸟儿艳丽的羽毛，听到其清亮的叫声，既可怡悦性情，又能遣散忧烦情绪，有利于身心健康。近年来，饲养笼鸟已成为许多人较为喜爱的一项活动。清晨，闲赋的人们三五成群，手提鸟笼，在公园林间、山石溪旁切磋养鸟技术，无疑对丰富人们的生活是积极的。对中老年人来说饲养笼鸟还能唤起童心，给生活带来乐趣。故只要条件许可，生活中有一定时间的人可从事饲鸟之类的养宠物活动，这对他们的健康长寿是十分有益的。

3. **钓鱼**　钓鱼也是许多人感兴趣的事。钓鱼不仅在于获鱼，更在于陶冶性情，增益身心健康。钓鱼可以领略大自然美景，静享得鱼之乐趣。钓鱼能接触大自然阳光和清新空气，对促进新陈代谢，提高人体抗病能力十分有益。钓鱼一般精神或紧张或轻松，具有调神养身的意义。钓鱼时甩漂提竿、下蹲起立等适量活动，能使人体的筋骨得到锻炼。由于每个人都是独立地进行垂钓，既可以跑动变换钓位，也可以在同一地连续不断地垂钓。这项活动对老年人是非常适宜的。钓鱼能促进身心健康，对慢性病的恢复具有辅助治疗作用。如因思虑过度导致失眠、健忘等症，可在钓鱼活动中调整神经的生理功能而逐步恢复。又如肝炎患者，在垂钓过程中，得以遣情移志，从而加快疾病的痊愈。

4. **养猫**　养狗养猫、狗之类的宠物对那些感到生活寂寞的人是有益的，而且近年国外医药科学家研究，养宠物对改善一些患有慢性病的人还是有帮助的。如20世纪末，美国纽约州立大学科学家Allen领导的一项研究显示，猫和狗在控制人的紧张反应中可能起作用。这是关于宠物帮助病人减轻紧张反应的首次报告。该研究纳入48位独居并患高血压的男、女证券经纪人，这些人正在服用降压药物控制高血压。研究结果，上述经纪人中有猫或狗作伴者，在紧张情况下的血压升高程度为无宠物者之半。Allen说："我研究宠物在人对紧张的反应中的作用已达10年，我通过观察心率和血压来测量人们对身心紧张的反应，我们多次发现人在紧张情况下与宠物在一起是有益的。"美国心理学学会家庭心理分会前任主席恩廷博士说，他对以上研究结果感到"有点儿惊奇"。他说："我们知道像抚摸动物这样的动作能降低血压。因此，如果你感到紧张，只要抚摸动物，血压就会降低。但该研究更进了一步显示，即使宠物不在身边而仅拥有宠物也能对你的生活产生显著的影响。"他认为，除了控制血压外，猫和狗对其主人的健康还有其他正面作用。宠物提供很多社会支持，特别是狗，会给人们无条件的爱和感情，使你感觉病情好转。当你感觉病情好转时，你的血压也会降低。他指出，宠物如何缓解人的紧张情绪是一个需要进行更多研究的问题。肯定不会有人将宠物作为一种降压措施。纽约州立大学斯塔屯岛学院的心理学教授戴奇对这一研究结果并不感到惊奇。他说，这项研究证实了以前的研究结果。当你到牙科诊所就医时，只要看到鱼箱和鱼，你就会镇定下来。从心理学角度看，猫和狗能起到抗抑郁的作用。最近有研究显示，与海豚一起游泳以及骑马疗法能帮助孤独症和智力迟钝的患者。他说："一般说来，动物具有使人情绪稳定的作用。"

（五）多交朋友

对常常感到生活单调、情绪抑郁的人或者过去是领导，或教师或主持某种工作，现在退休了，成了一个"一身无牵挂"的人，这是一种角色的变换，在新的人群中交往的对象也就会发生变化，以往主要是工作关系的交往，现在却变成了平等的朋友交往了，如结交有相同爱好的朋友，增进家庭成员之间的沟通，参加适合自己的社会活动等等。一个人在忘掉自己曾经拥有并十分看重的职业角色之后，完全有条件开辟出一片人际交往的新天地。交往是一门科学，也是一门艺术，在交往过程中，有许多规律性的东西值得总结与借鉴。善于交往的人，都是深悟交往之道的人。

交往中的第一印象很重要，一个人要尽量给别人留下一个好的印象。两个素不相识的人第一次见面所形成的印象，就是人们常说的第一印象，它的作用主要表现在影响双方决定下一步是否交往以及继续交往时的态度。一个人与他人交往时，也要注意自己的仪表，言谈举止，争取能够给别人留下美好的第一印象，交往就能够顺利发展下去。交往的目的是为了促进人际关系和谐，使自己与他人都从中受益。因此，在选择交往对象时，要处理好类似与互补的关系。类似的人易相处，如年龄相仿，性别相同，职业、经历、气质、性格、文化修养和生活境遇相似的人，交流起来容易，互相理解也容易，很快就能结为群体；而各方面情况不同的人则具有互补性，年龄不同的可以互换过去与未来，性别不同可以互相吸引，人生阅历不同可以使自己从别人身上看到另一种活法，增添新的人生感受。

交往的深入必须以多参加共同活动为条件，这就要求人们对各种活动要保持足够的兴趣。生活中常见到，那些志趣相投的人喜欢聚在一起聊天、喝茶、打牌、下棋、练功、排演，在条件许可下，也可以礼尚往来，互相请客，聚在一起饮上几杯，这些共同活动都能加深感情。其实，交往之道与生活之道本不可分，会生活的人大多会交往。你若看了一本好书，觉得有趣，不妨借给朋友也看看，共同分享书中的乐趣，朋友看完后也可以在一起共同讨论自己的一些看法和观点，这都是增加情感交流的手段。我们周围的大多数人，都有着善良的品质，懂得互相尊重。一个人在与人交往时，应学会理解别人的心理，避免因误解对方而出现难堪局面。通过交友谈天，有了事互相疏导、宣泄、安慰，这些都是有利于情志养生的。

与其他生活内容相比较，交往活动可谓最具生活本色，涉及面最广，最该受重视。交往之道亦即生活之道，因而我们要学会掌握人际交往的艺术之外，还应努力互相促进创造交友的环境，如举办周日沙龙，聚会娱乐中心等等为生活增添亮丽的色彩！这对改善人们的情绪和心态是大有好处的！

二、心理治疗的方法

（一）心理治疗的概念

心理治疗、行为治疗是情志养生方面的重要内容，它对心理障碍或身心疾病的预防治疗，体现的方法更具体，治疗的目标更明确，这又似乎超出了单纯以情志养生为主的范畴。不过"现代养生学"的研究也在不断扩大，传统的养生方法也在不断地与现代科学相结合，提高和丰富它的内容，这也应该是现代养生学努力发展的方向。

心理治疗在"行为医学"中，多把它直接归纳入"行为治疗"中，所以行为治疗和心理治疗在概念上是没有严格界限的，它的质量过程事实上是心理与行为的结合，我们可以看出心理治疗的许多版本定义，如有学者给心理治疗下定义为："心理治疗是处理精神或行为障碍的技巧。"也有人认为："心理治疗是由经特殊训练者运用他们的专业知识和技巧，消除或改变就诊者的症状或异常行为，以促进性格的健康发展。"更具体的心理治疗的概念是："应用心理学的原则和技巧，通过医护人员的言语或行为以及人际关系的交往，改善病人的情绪、提高病人的认识，解除其顾虑、增强其战胜疾病的信心和能力，以达到改善病人的心理状态和行为方式，从而减轻病痛和提高治疗效果的目的。"这些概念都涉及心理治疗对行为的影响，以及其在治疗与行为有关疾病中可能发挥的作用。根据学习心理学理论和心理学实验确立的原则，对个体反复训练，达到矫正适应不良性行为的行为治疗，事实上也是一类心理治疗，但它更着眼于矫正适应不良性行为。从"行为医学"角度去谈心理治疗，以行为学习理论为基础的心理治疗，似乎更适应行为医学中的治疗问题。

心理治疗的历史源远流长。自古以来，人们就已自觉或不自觉地利用心理效应来治疗各种疾病了。如采用符咒、降神、驱邪等方法治疗某些疾病，由于施术者的权威性，使患者坚信治疗有效，因而起到一定的心理治疗作用。在祖国医学中，致病因素的七情学说很早就受到重视，已成为传统医学的重要内容。当时虽无心理治疗方面的专门论述，但散见在历代医学著作中的论述却很多。远在2000年前产生的医学巨著就已认识到心理治疗的重要性："精神不进，志意不治，病乃不愈"，强调"治神入手"、"治神为本"。在西方，古埃及和古希腊时代就对心理治疗相当重视，如强调要把"言语"作为一种治疗疾病的工具；也有的使用惊吓作为治疗某些疾病的手段，如让精神病人走过在河中搭起的特制的桥，当病人行至桥中央活动亭子时，突然掉入桥下冷水中，受惊后使疾病好转（因之，这种桥称为"疯人之桥"）。

进入中世纪后，由于神学和宗教的无上权威，阻碍了科学与医学的进步，把精神病人当作魔鬼附体而采用锁绑、吊打、烧灼等摧残肉体的方法来驱魔，阻碍了心理治疗方法的应用。直到1792年在法国精神病学家比奈的倡导下，去掉疯人院中精神病人的铁链与枷锁，用人道主义的方法对待精神病人，心理治疗又重新得到发展。

19世纪，布雷德、沙可、让内和弗洛伊德等对18世纪末开始流行的催眠术作了研究，并把它当作治疗精神病的主要手段之一。弗洛伊德在此基础上创立了心理分析疗法，推动了心理治疗的发展。他所建立的一整套心理治疗的理论和方法成为心理治疗发展史上的一个里程碑。心理分析疗法成为20世纪前半叶占主导地位的心理疗法，为精神科的医生们所广泛使用，心理治疗遂成为主要应用于精神科的一种专门技艺。

20世纪初，以华生等为代表的心理学家，接受巴甫洛夫条件反射理论，认为潜意识的矛盾冲突不适合科学研究，他们主张用客观的、严格的科学方法，以行为作观察指标，强调行为的决定因素来自外部刺激，而不是来自内部，即认为行为是学习的结果。其后，斯金纳又阐发了操作条件反射。近30年来，行为学派的心理治疗理论得到迅速发展，尤其是20世纪60～70年代在美国产生的认知治疗，治疗以改变认知为目标，使心理治疗的病种更为广泛，并因具有较理想的效果而成为广为采用的治疗方法。

以马斯洛、罗杰斯为代表的人本主义学派认为，人有自我实现的潜能，反对把人看成被动的实体。主张人的行为既非本能控制，也不是由外部刺激决定。只有理解人的需要和自我实现的巨大潜能，才能理解人的行为。因此，他们主张人们要互相倾听、互相支持和帮助。以患者为中心的治疗方法就是这种思想的表现。

越来越多的研究支持这样一种观点：任何一种单一的理论（情绪的、认知的、生理的或行为的）都不足以解释心理障碍的原因和心理治疗生效的机制。因此，现在的心理治疗非常强调多种理论的整合。在治疗技术方面，新的治疗技术不断问世，据不完全统计，目前的心理治疗方法已达400多种。新的治疗技术具有更强理论基础和实验研究支持，这些新的治疗方法多数是短程、整合的治疗，如认知行为治疗和认知分析治疗。在应用方面，心理治疗应用领域越来越广，从最初限于精神科病人，现已扩展到心身疾病和各种心理障碍以及人际关系问题、婚姻家庭等一般性心理卫生问题。在疗效研究方面，不再单纯考查心理治疗是否有效，而且更深入地研究改变的过程，治疗生效的因素和机制、治疗方法对疾病和症状特异性问题。在方法学方面，随机对照组研究已被广泛接受，量效关系研究已被引入心理治疗领域，治疗效果评价更趋客观化和数量化。近年心理治疗实践中演化为4个主要发展趋势：治疗短程化、理论和技术整合化、方法标准化和疗效评价客观化。

（二）心理治疗的目标

1. **解除症状** 求助者的精神与躯体不适症状或心理问题妨碍了其实现社会功能，造成了心理上的痛苦，心理治疗和咨询的主要目的是解除求助者的精神痛苦，或帮助他们解决心理冲突的问题。

2. **提供支持** 在负性应激情况下，求助有耐受不了或应付不了危机的环境。心理治疗可以帮助他们增加对环境的耐受性，增加应付环境和适应环境的能力，使之保持正常的社会功能。

3. **重建人格系统** 内省性心理治疗（如认加治疗、精神分析等）认为只有重建人格系统，才能从根本上改变患者的行为方式。

（三）治疗过程与分类

开始阶段

1. **收集信息** 从病史、体检或化验，心理测验和量表3个方面收集患者生理功能、心理活动和社会背景诸方面情况。在此阶段，医师认真倾听来访者的讲述，适当可做诱导启发。

2. **初步诊断** 首先排除精神病、神经病（脑和神经系统有器质性疾病），然后根据收集的各种资料，与病人共同找出关键问题，诊断有无心理障碍及其障碍的性质和程度，分阶段进行治疗。

3. **设计治疗方案** 以综合的心理疗法为主。

治疗阶段

分为2期：与患者分析认识其心理障碍性质及因果和改变；重组其心理以达到治疗目的。

巩固结束阶段

达到与患者商定的治疗目的后即可结束，并鼓励患者在日常生活工作中巩固疗效，防止来访者对治疗者产生依赖。

心理治疗可从不同的角度分为不同类别：根据治疗对象多少可分为个别心理治疗和集体心理治疗；按治疗方法分为言语心理治疗、非言语心理疗法和行为疗法；按照治疗场所可分为门诊治疗、家庭治疗和社会治疗；按照理论深度和技巧的复杂程度可分为一般性心理治疗和专业性心理治疗等。

1. **行为主义方法** 基于学习理论及巴甫洛夫、华生（John B. Watson）、桑代克（Edward Thorndike）、斯金纳（Skinner, B. F.）和班杜拉（Albert Bandura）等人的实验结果，强调环境决定人的行为，认为绝大部分的行为都是习得的。行为主义虽承认人有心灵，但认为内心活动纯属主观，不可能对之进行科学研究。而且情感、思维和幻想与实际行为相比，只能是次要的，因为任何行为发生都可以追溯出某种具体刺激，都符合可以发现的规律。既然病态的行为也是习得的，那么行为治疗学家着重使维持病态行为的条件反射消退或建立新的条件反射与之抗衡，以此矫正病态行为，行为治疗的种类很多，常用的有系统脱敏、冲击疗法、厌恶疗法、自信训练、代币强化法等。

2. **认知重建方法** 强调认知过程对情绪、行为的影响，认为情绪障碍和适应不良行为的原因是异常的思维方式，通过挖掘病人的异常思维方式进行分析，找出不合理、不现实的一面，代之以合理的思维方式，即可达到改变情绪与行为的目的。

3. **精神分析方法** 来源于弗洛伊德的精神分析理论，认为疾病的原因往往来自童年经历、潜意识内的冲突，通过自由联想、释梦移情、解释、疏远等分析技术使潜意识里的冲突上升至意识，一旦病人领悟这些冲突，疾病就失去存在之源，即可消退。新弗洛伊德学派，强调人际关系以及人与社会的关系，治疗采用更自由的分析方法，着眼于目前的问题，寻找当前生活中不自觉的动机和态度，实现"领悟"。

4. **人本主义方法** 重视人性，强调人的自我实现的能力，认为人类有能力自意识到自己的问题，解决自己的问题。治疗方法以罗杰斯（Carl Ranson. Rogers）的以当事人为中心的治疗方法为代表。治疗者以关心和赞赏的态度对待来访者，创造一个加速求助者自我认识的环境，使就诊者能在这种理想气氛下，修复其被歪曲与受损伤的自我实现潜力，改变自我概念，恢复来访者自我实现的潜力。

（四）一般性心理治疗的技术

1. **倾听** 在心理治疗过程中，医师认真倾听，这种情感上的关怀是心理治疗的基础，也是医师与来访者建立良好关系的开端。

2. **释放情感** 在治疗初期，来访者有机会谈及自己的内心体验，从而把压抑在内心的烦恼、痛苦彻底地向一位值得信赖的医师述说，宣泄了压抑的情感。释放情感可以减轻来访者心灵的负担，增进内心的平衡。但必须注意，反复的宣泄容易助长不良的行为模式，不利于康复，妨碍建立良好的人际关系。

3. **解释** 人们患病后，由于对自己所患疾病的性质缺乏认识和了解，容易产生焦虑不安和紧张情绪。因此，医务人员可向病人解释病因、预后等，解除病人对疾病的顾虑，使其树立信心，加强配合，为继续治疗创造良好的条件。为了做好解释工作，必须详细收集材料，根据科学的原理，运用通俗易懂的语言，把疾病的性质、规律讲清楚。不要强迫病人接受医师的意见，要允许病人的思想上有反复，解释还可动员亲友共同参与，以增强效果。

4. **安慰、鼓励、保证** 病人往往有不安全感，常出现多疑、焦虑情绪。因而需要医师的安慰、鼓励和保证。安慰和鼓励必须是真诚的。保证的目的在于增强病人的信心和勇气。但保证必须有事实和科学依据，不能言过其实，保证应体现在医师为病人服务的热忱和战胜疾病的决心上，体现在医师的态度和行为上。

5. **暗示** 暗示就是通过语言使病人不经逻辑判断，直接地接受医师灌输的观念来消除症状的方法。医师的权威性，是进行暗示的重要条件。

（五）常用的心理行为疗法

主要用于治疗心理障碍所引起的一些神经精神性疾病，如焦虑症、强迫症、酒精依赖症、药瘾等，常用方法简介于下。

1. **系统脱敏疗法** 系统脱敏疗法（Systematic Desensitization），就是将致病因素逐渐、缓慢、系统、反复地暴露给病人，使其逐渐适应，最后达到治愈的目的。具体做法是将致病因素由弱到强，由远及近，由短暂到长时间，系统、反复地与病人接触，最后消除病态反应。系统脱敏疗法是行为治疗中研究和应用最多的方法之一，对某些恐怖症、强迫症等特别有效。

2. **满灌疗法** 满灌疗法，又称冲击疗法，是鼓励病人接触引起他平常恐惧或焦虑的情境，一直坚持到紧张感消失。该疗法与系统脱敏疗法正好相反。系统脱敏疗法是采用对抗条件作用，对同一可引起恐惧的刺激用新的反应（放松）替代旧的反应（焦虑紧张），恐惧刺激逐步升级，直至最后给予最强的恐惧刺激时病人仍然做出放松反应，从而达到治疗目的。这一缓慢的逐步消退过程需要经过一定时间按部就班的训练，使病人逐渐适应引起恐惧的情境。满灌法不需要经过任何放松训练，一开始就让病人进入最使他恐惧的情境中。此法因见效快，故为临床广泛采用，适用于各型恐怖症及有特定情景的惊恐发作和强迫性动作。

3. **厌恶疗法**　厌恶疗法,是将引起躯体痛苦反应的非条件刺激与形成不良行为的条件刺激相结合,使病人发生不良行为的同时感到躯体的痛苦反应,从而对不良行为产生厌恶而使其逐渐消退。适用于酒精依赖、药瘾和性变态,也能用于消除某些获得性不良行为。

厌恶疗法通常有3种方法,即经典条件反射法、惩罚法和回避法。

经典条件反射法是将引起不良行为的条件刺激与厌恶刺激配对,如对酗酒病人,可将酒类颜色、气味与电击配对,反复训练后产生厌恶之感,从而达到戒酒的目的。

惩罚法是在不良行为之后紧跟着施加惩罚。如酗酒的病人,当病人向杯中倒酒准备饮用时,便使其小指产生一个强烈的电抽搐,并且一直延续到他将酒倒掉为止。

回避法是指如果病人回避不良行为时,他也就可以避免有害刺激,如戒酒硫服用后,只要体内还有它存在,即使饮少量的酒也会产生严重的恶心呕吐,从而使病人主动地回避酗酒行为。

4. **代币调节法**　代币调节法,又称标记奖励法。此疗法根据操作性条件反射原理,用奖励的方法强化所期望的行为,常应用于智残儿童、行为障碍儿童和呈现严重行为衰退的慢性精神分裂症病人,塑造他们新的行为。

(六) 认知疗法

认知疗法,是一类心理治疗方法的总称,指通过改变人的认知过程以及在这一过程中所产生的人生观念来改变不良的情绪和行为。

认知疗法是20世纪60~70年代在美国心理治疗领域中发展起来的一种理论与技术。认知疗法的主要有贝克(Beck)的认知疗法、艾利斯(Ellis)的合理情绪疗法、迈切鲍姆(Meichenbaum)的认知行为矫正和拉扎勒斯(Lazarus)的情绪想象、多样式疗法等。认知治疗已成为当代盛行的心理治疗体系之一。由于它们都强调认知因素在各种情绪和行为障碍中的关键作用,可以合并称为认知疗法。

认知疗法的理论依据是,人在各种生活情景中的认知、情绪、生理及行为反应是统一的整体,是对内外环境各种信息输入、处理和输出的连续过程。人们用以解释、预测情景是否不可克服的危机和挑战的认知评价,是决定能不能有效应对现实情景,会不会触发消极情绪、生理和行为反应,导致适应不良后果的关键。因此,治疗的目标是从改变患者的认知歪曲、错误,促进认知重建入手,消除各种情绪、行为和生理功能的障碍。

认知疗法适应证包括:抑郁症(尤其是单相抑郁症)、焦虑症,社交恐怖症、偏头痛、慢性疼痛、神经性厌食、性功能障碍、酒瘾以及某些特殊场合(如考试)的紧张状态。本章第三节,我们曾提到现代著名行为医学专家杨德森及他的研究室人员对道家思想通过整理和升华作为一种认知疗法而应用于临床,治疗焦虑性神经症和其他心身疾病,经过实证研究,证明了它确切的疗效和临床价值,这可谓古为今用的一个范例。

艾利斯和贝克是公认的认知疗法的创始者。

艾利斯认为,人既是理性的,同时又是非理性的。人的情绪或心理的困扰,大部分来自不合逻辑或不合理性的思考。如果一个人学会并扩大利用理性思考,减少非理性思考,大部分的情绪或心理困扰就可以解除。

1. **艾利斯的认知疗法**　艾利斯的认知疗法被称为理性情绪疗法。

(1) 理论基础:激发性事件A并不直接引起情绪或行为的后果C,而是对于这些事件的信念B,尤其是非理性信念,才是情感和行动的最重要原因,才导致功能不良外显行为和情绪反应。只要在个人环境中不能发现经验支持,只要不促进生存和愉快,这样的信念就是非理性的。

非理性信念有3种基本形式：①自我完美信念，"我必须干得非常好并赢得赞同，否则我就是个糟糕的人"。②公平世界信念，"别人必须按我希望的方式很体贴很和气地对待我，否则这个世界就应该为这些不好的对待受到谴责、诅咒和惩罚"。③自我中心信念，"我的生活环境必需安排得如我所愿的舒服、快捷和方便，毫无烦心之处"。常见非理性思维有3种：①恐怖化，即少见的情境是可怕的、无法处理的；②自慰化，即相信那些不幸的情境不该或不必存在，希望的情境必须存在；③自我评价过严，即过分的自我批评，用自尊取代自我接纳。

（2）治疗技术

理性情绪疗法的基本治疗目标是：①说服患者对问题做理性分析是有益的；②识别藏在目前痛苦背后最重要的非理性信念；③向患者揭示如何质疑这些非理性的信念；④把这种质疑的学习推广到未来的自我治疗，自己质疑有关新问题的非理性信念。

理性情绪疗法一般可分为4个阶段：

1）心理诊断阶段：确认问题所属性质以及患者的情绪反应，制定治疗所要达到的情绪及行为目标。

2）领悟阶段：让患者认识自己不适当的或症状性的情绪和行为表现，认识这些症状是由自己造成的，寻找并认识这些症状的渊源，找出造成这些症状的不合理信念。

3）疏通阶段：这是理性情绪疗法的主要阶段，主要是通过与患者争辩，使其放弃导致症状的不合理信念，调整认知结构。

4）再教育阶段：探查是否存在其他的不合理信念，强化合理的思维方式，使合理的思维方式成为习惯。

理性情绪疗法的治疗技术有：①认知的方法（与不合理信念辩论、认知作业）；②情绪的方法（合理情绪想象练习、瓦解羞愧的练习、学会对自己无条件的接纳、角色扮演）；③行为的方法（布置行为家庭作业的方式完成）

由于直接对质的方式会引起许多患者的阻抗，并可能中断治疗，有人提出了类似系统脱敏疗法的适当减低对质的系统理性重建（Systematic Rational Restructuring）法。此法首先建立一个令人痛苦情境的等级表，然后，从容易的情境开始，逐步推进到最困难的情境，教导患者运用理性的自我对话，鼓励考虑各种替代解释，改变对于情境的非理性信念。

2. 贝克认知疗法

（1）理论基础

本疗法强调心理问题与情绪相联系的异常认知因素。这些因素包括异常认知的活动、过程和结构3个水平：①消极的自我意识　这是一种似乎不随意、不容易消除的思维和想象。例如，抑郁者的自我意识，是集中在自我、环境和未来的3个丧失主题上，把自己视为缺乏获得满足的必要品质的丧失者，把环境视为阻止自己获得满足的不可克服的障碍，把未来视为自己的处境毫无改进的希望。焦虑者的自动思想，是集中在对危险刺激的选择性注意，并把危险和相关的感受视为难以克服的紧迫灾难。②认知偏见　又称认知歪曲，是一种以系统和恒定的方式，做出与通常接受的客观现实尺度相违的判断和结论。常见的认知偏见有：选择性概括，即忽略其他证据，而以事件的某个孤立细节形成结论。如某人本来举行了一次公认成功的聚会，可是见到有一位客人显示不快，就断定聚会失败了；过度引申，即以特殊事件为基础所有的极端思想，并把这些想法运用到不同的背景。如某学生因为数学有了困难，就认定自己所有的课程都会学不好；两极思维，即以全或无而缺乏中间过渡的方式，把人和体验归类为两种极端性质之一，如某人遇到一件顺心事就认为自己很可爱，遇到一件不顺心的事就认为自己完全不可爱，摇摆于两个极端之间。③异常认知结构 这是控制事物解释的普遍和稳定的消极认知图式,类似理性情绪疗法的非理性信念。因为其常见表达方式是"如果……那么……",并常有"必须"的非理性指令,所以,又叫功能不良假设。例如,"如果我要幸福,那么就必须什么事情都是成功的。""如果我要安全,那么就必须预测和准备所有可能的危险"。这些信念和假设,往往是人生早期学会的,并成为理解自己环境的深层思想原则。

(2) 治疗技术

对这些常见的认知歪曲的矫正,贝克认为有5种基本的技术和方法:①识别自动性思维。②识别认知错误。③真实性检验。④去中心化。⑤监测紧张和焦虑水平。

现以识别不合理的自动性思维为例。所谓自动性思维就是介于外部事件与个体对事件的不良情绪反应之间的那些思维。这种思维已构成固定型的自动化的思维方式,大多数患者并不能意识到在不愉快情绪之前会存在这些不合理的思维。例如一个学生考试不及格,他就可能认为是自己笨,老师总跟他过不去,于是变到灰心丧气。这种情绪与他的对自己的行为归因有关。所以治疗过程首先要使来访者学会识别这些不合理的自动性思维。一般通过指导来访者完成自动性思维记录表(日记),以及在医师的提问、指导来访者想象或角色扮演等过程中,帮助其学会识别这些自动性思维。

贝克在1970年提出的"认知疗法",跟艾利斯的理论有很多相同之处。艾利斯和贝克都是接受过正统训练的精神分析师,但他们觉得弗洛伊德的精神分析治疗进展太缓慢,治疗过程都要靠患者主导,治疗师很少机会去扮演一个比较积极主动的角色。

1979年,贝克在《抑郁症的认知疗法》一书中阐述他的思想,提出了抑郁病患者的思维充满了消极的内容,对将来感到无望。认知疗法所关注的,就是患者的非理性思维和认知,再用心理治疗方法让这些信念产生变化,渐渐变成积极和理性,最后达到治疗的目的。认知疗法是最积极的、由治疗师主导的、有系统的、直接的和有时间限制的。要治疗"情绪障碍"就先要治疗"认知障碍"。

贝克的理论十分有系统。他认为,患上抑郁症的患者都有一个相同的特征,他称为"负性认知三联征"。这种对生命和事物的看法,包括:①他们不值得爱,也不值得成功。②他们的处境没有人可以支持。③他们的未来是毫无希望的。

贝克理论的最中心点,可以追溯到抑郁症患者本身的"负性图式"。"图式"是一个人的中心思维。这个思维的模式往往会影响那个人的行为和情绪。近代有学者提倡医治"边缘人格障碍"的"图式治疗",也是从这个理论出发的。

经过多年的科学研究,我们知道,认知疗法是有效的。我们也知道,如果可以把抑郁症患者的负性思维改变,他们的抑郁情绪也相应得到舒缓。剩下来还有一个鸡生蛋还是蛋生鸡的问题:究竟是患者本身独有的"负性图式"令他变成一个抑郁症患者,还是抑郁症本身使患者本来乐观的思维改变,使他出现了负性认知三联征?这一问题尚无结论。

(七) 其他心理行为疗法

1. **改变生活方式疗法** 生活方式与行为之间的关系越来越受到医学的重视。人们都在同一空间下生活,但生活方式差异很大。生活方式的情境,可根据它们的时间和空间特征、日常和问题性质进行分析。也可用生活条件、活动、行为目的以及它们的相互作用来评定。若按时间特征,可以分为长期起作用的(已形成的)情境、中期情境以及个人活动的短期情境等层次进行分析。

个体的生活方式和家庭活动结构是结合在一起的，因而分析一个人的生活方式也可从家庭中活动的分布内容着手。如：①个人时间的安排；②活动的一般结构和活动分类；③劳动分布（劳动的分类，时间的利用）；④与家人共同度过的时间（积极地度过，消极地度过）；⑤饮食习惯（三餐的时间，饭菜的内容，进餐的速度）；⑥父母参加孩子的各种活动。

不健康的生活方式，经常影响一个家庭成员的身心健康，要改变不良的生活方式，必须开展家庭疗法。家庭疗法是集体心理行为治疗中的一种形式，在运用时医生首先应和这个家庭的主要成员进行分析讨论，找出这个家庭不健康的生活方式表现，然后针对这些表现制定纠正的方案以及在实施中各自承担的责任和互相监督的方法。治疗者若能按时到当事人家中了解纠正情况，与家人来往，随时指导，并成为他们家庭中的一位朋友，往往在推进建立健康的生活方式上收到更好的效果。

2. 体育运动与心理疗法 人的身体和心理有密切的关系，健康的心理寓于健康的身体，心理不健康则会导致身体异常甚至患病。体育锻炼不仅可以增强人们的体质，同时对促进人们心理健康，有着积极的作用。体育运动能改善情绪，心里郁闷时去运动一下，能有效宣泄坏心情，尤其遭受挫折后产生的冲动能被升华或转移。具体体现在如下几个方面：

（1）体育锻炼为心理健康发展提供坚实的物质基础。人的心理是人脑的活动，心理健康发展，必须以正常健康的身体，尤其是以正常健康发展的神经系统和大脑为物质基础。体育锻炼能促使人们身体正常、健康的发展，为心理发展提供坚实的物质基础。这是心理发展的重要条件。

（2）体育锻炼是心理发展的一种动力。体育运动与日常自然的身体运动相比，无论内容和形式都不尽相同。所以，原有的心理水平往往不能满足所学习的运动项目的需要。例如，短跑要求较短的反应潜伏期、良好的运动距离知觉和运动速度知觉。又如，篮球比赛中的带球上篮，由于要了解队员位置，要求有较大的注意范围，既要带球前进，又要防止对方拦劫，需要善于分配注意。几乎任何运动项目，都要求运动员有勇敢、坚持、自制、不怕困难等良好的意志品质和乐观、友爱、愉快、同情等多样的感情。上述心理活动和心理特征，就一个人的自然发展水平来说，当然不能满足运动学习和运动竞赛的需要。但是，在人们为了不断提高自己的运动水平或战胜对手而进行的运动活动中，原有心理水平便慢慢获得提高。也就是说，体育运动的新需要与原有心理水平的矛盾，推动了心理的发展。

（3）体育锻炼能推动自我意识的发展。体育运动有助于人们认识自我。体育运动大多是集体性、竞争性的活动，自己能力的高低、修养的好坏、魅力的大小，都会明显地表现出来，使自己对自我有一个比较符合实际的认识。体育运动还有助于自我教育。在比较正确地认识自我的基础上，便会自觉或不自觉地修正自己的认识和行为，培养和提高社会所需要的心理品质和各种能力，使自己成为更符合社会需要，更能适应社会的人。

（4）体育锻炼能培养良好的意志品质。体育一般都具有艰苦、疲劳、激烈、紧张、对抗以及竞争性强的特点。人们在参加体育锻炼时，总是伴随着强烈的情绪体验和明显的意志努力。因此，通过体育运动，有助于培养人们勇敢顽强、吃苦耐劳、坚持不懈、克服困难的思想作风，有助于培养团结友爱、集体主义和爱国主义精神，有助于培养机智灵活、沉着果断、谦虚谨慎等意志品质。使人们保持积极健康向上的心理状态。积极参加体育课各种课外文娱活动，有利于人们的身体健康，为健康的心理提供稳固的物质基础，对人们的身心发展能起到积极作用。体育运动能促进身体形态的发育，改善人体机能，提高运动能力，并对提高人们的认识水平，培养良好的情绪和意志品质，形成优良的性格特征起到积极作用。

由于体育锻炼是通过人们自己的身体运动而实现的,所以,不仅增强了人们的体质,同时对促进人们的心理健康起到积极的作用。

其次,体育运动还可以预防或治疗许多心身疾病。据相关资料报道:每日按时活动可以减轻焦虑及抑郁感,有助于控制体重,使骨骼、肌肉及关节保持健康,可使老年人更有活力,并可以防止再跌跤。据有关调查显示,尽管运动如此重要有60%的美国人的运动量依旧不够,25%的人根本不运动。日本近年"关于运动的调查"发现,关心体育活动的人只占23%,其中50岁以上的人还不到20%。美国国立卫生研究院(NIH)专家组建议:①医务人员应询问病人的运动量,并建议他们经常进行锻炼,使机体代谢率至少维持30分钟升高。②与配偶或朋友搭伴,或和想多运动的人一起锻炼。③工作地点要有室内锻炼场所;鼓励员工步行上下楼梯而不乘电梯;凡是从较远处停车场步行来上班的员工,公司少收其停车费。④学校每天应提供多种锻炼方法,而且要使男女生均感兴趣。专家们强调,包括心脏病病人也可以从体质锻炼、调整饮食及其他可减少心脏病发病危险的方法中获益。患有心脏病者,以及有多种心脏病危险因素的40岁左右男子和50岁以上妇女,在开始计划锻炼前应进行体检,对无心脏病或无心脏病高危因素的人,则不必查体。美国NIH专家组Breslow教授指出,虽然体育活动对心脏病者有一定危险,但运动之利远大于弊。人像机器一样,由许多部件组成,其中最重要的部件就是心脏和血管。随着人类在征服传染病方面取得进展后,循环系统的疾病已成为致病的主要因素。著名的心脏病学家兰格·米亚斯科夫从行为医学角度指出:缺少体力活动,是心血管病人增多的重要原因。现代运动生理学研究证明,增强心肺功能最有效的运动是促进机体大量吸收氧气的运动,颇多,如步行、慢跑、游泳、各种球类活动、举重、体操、太极拳等。其中步行、慢跑、太极拳等最适宜于中老年人和患有慢性病的病人,或一些处于康复阶段的病人。

3. 气功疗法 气功疗法是一种运动疗法与心理疗法的结合,也是我国特有的一种古老的心理行为疗法。它通过呼吸运动、意念同时配合一定的肢体活动,使躯体内部自我调整,达到祛病、强身、延年益寿的目的。

气功的功法种类很多,按练功时肢体是否运动可分为静功、动功和动静功3种。肢体不运动的功法称静功,如松静功、内养功、强壮功等。肢体运动的功法称动功,如太极拳、五禽戏、八段锦、峨嵋桩、鹤翔桩等。动静功是将静功和动功有机地结合起来,或先静后动,或先动后静。按练功时的身体姿势来分,可分为卧功、坐功、站功和活步功4种。不论何种功法,练功时要进行3调:即调意、调身和调息。

在各种不同的功法中,虽然三调各有侧重,但调身、调息都离不开调意的指导,所以调意是主要的。在练功中,为了迅速获得效果,人们常从较易掌握的调身入手,训练自己身体的姿势或动作。这一训练虽然需要用意念来指导,但当身体各部分放松或动作自如时,意念的指导作用也随之减少。在调身的同时也可进行调息,也就是以意领气,将自然呼吸逐步转变为均匀的、缓慢的腹式呼吸。练到一定程度以意领气的作用也逐步减少,此时即可有目的地进行调意,从意守某一部位到万念俱寂,进入深度的入静状态。当气功练到意念、姿势(有时是动作)和呼吸三者高度密切协调,自我与外界浑然一体,就能取得较好的治疗效果。

气功疗法的应用范围很广,对高血压、冠心病、溃疡病、支气管哮喘、糖尿病、偏头痛等各种心身疾病和各种焦虑症、恐怖症、强迫症等都有较好的疗效。

第二十六章 艺术与修身养性

艺术修身养性是指以艺术怡情、养性、来促进精神和心理的健康。艺术修身养性对于越来越多的身心疾病具有良好效果。又因其实施方式贴近生活，基本无痛、无创伤，属于享受型的养生疗法，因此普遍受到欢迎。

修身养性与现代医学的娱乐疗法有异曲同工之妙。娱乐疗法的兴起是随着医学模式的改变发生的。随着现代工业化社会的发展，人们的心理、情绪、精神因素对生理状态的影响越来越明显，社会因素、心理因素导致了越来越多的疾病发生，例如心脑血管病、癌症、溃疡等。因此医学界的观念也由单纯的"生物医学模式"转向"生物—心理—社会医学模式"。在这种形势下，各种娱乐疗法以其能动的、情绪的、原始的、精神的综合能量，对人类身心健康的促进作用，逐渐得到医学界的重视。所以，修身养生更趋于心理健康，道德健康的高层次养生。

第一节 音乐养生

用音乐来养生，古已有之。"礼者，天下之中经；乐者，天下之中和；礼乐者，先王所以养人之神，正人气而归正性也"（王安石《临川先生文集·礼乐论》）。古人把"乐"看得和"礼"同等重要。音乐能调节人的情绪，改变人的行为，促进疾病康复，从而延年益寿。其养生、保健和医疗作用已被无数的事例所证实。

一、音乐养生常识

（一）音乐要素

音乐是一种满足听觉享受的艺术形式，是以有组织的乐音为主，有机地伴以有组织的噪音，通过节奏、节拍、速度、力度、音色、音质、旋律、和声、调性、调式等要素的不断变换、对比和不同组合，用以描写客观事物，使演奏者、欣赏者产生联想或想象，进而内心引起共鸣，从这种共鸣中产生各种情绪变化的艺术形式。

"音乐"的概念可以用形象化的语言表述。无论是二胡演奏的中国的《二泉映月》，还是小提琴演奏西方的《仲夏夜之梦》，我们都可以从中听到高低起伏的旋律，听到抑扬顿挫的节奏变化，听到轻重缓急的层次安排，听到或简或繁的和声配置。不同的声音传到人们的耳中，能引起不同的感受。从《二泉映月》中，人们仿佛看到泉水的月影水波，抒发内心凝重郁结的悲思；从《仲夏夜之梦》中，人们仿佛置身于静谧的森林，听到树叶的瑟瑟响声，从而体验到和平安宁生活的可贵。天地间无数自然声音，其实是最好的音乐，称作"自然音乐"，人们常形容为"天籁"。

1. **音高** 声音的高低，是由声波振动的频率所决定的，频率越高，音高也越高，频率越低，音高也越低。正常人的耳朵一般能听到频率为20～2000赫兹的声音，超出或低于这个振动范围的振动波就听不到了。音高也受声音强度的影响。在听域范围内，内耳对于不同频率的声音感受度不一样，尤其对于较低或较高的频率不甚敏感。人类在漫长的音乐实践中，淘汰广阔的音高区域，选择频率较单纯、清晰度较高、音高感明确、感觉较悦耳的一部分音频，在音乐中使用，就是通常所说的"乐音"。在乐音中：低音浊重，高音轻巧，中音圆润。

2. **音阶** 乐音按一定关系，依从低到高顺序排列，就像楼梯一样一级级升高，故称为音阶。常见的有五声音阶（1、2、3、5、6），七声音阶（1、2、3、4、5、6、7），半音阶等。其中五声音阶、七声音阶是人们在长期的音乐实践中总结出的，是最能体现音高和谐关系的乐音序列。我国春秋时代就使用了"五度相生律（即五声音阶）"，它接近人类要求音高和谐的自然倾向。

3. **响度** 响度是由声音强度所决定的。声音强度指单位时间内垂直通过单位面积量。人耳感受到声音响度的大小，可以用声压级的概念表述，声压级的单位是分贝（dB）。当纯音的声压级超过100分贝时，听起来就感到不舒服；超过130分贝时，耳朵就有痛感。安静的房间内，声压级在25～30分贝之间，一般说话声音的声压级约为60分贝，地铁声为100分贝，一般管弦乐队演奏时声响变化在40～100分贝之间。音乐的响度比较小，会产生平静温柔的感觉；如果音量逐渐增加，人的呼吸、血压、心跳都会产生变化，使精神兴奋。

4. **音长** 是音乐的时值，即一个音符所持续的时间，它取决于声波振动的时间。在音乐语言中，音长常用来表现事物的特征，如短时间内完成出的动作，一般用较短的音符完成，较慢的动作以及广渺的情景则利用较长的音符表现。

5. **节奏** 节奏是音乐中音符运动的时间单位形式，表现出音乐的节律性。它与声音的强弱有直接关系。节奏可以模拟人类在各种活动中表现出的动作特征，也可以对自然界的风、雨、云、月以及动植物的各种状态进行模拟。如二胡曲《二泉映月》，开头采用缓慢的节奏，使人感受到宁静的夜晚、清悠的泉水，发人遐思。近代学者发现，节奏实际上是音乐进行速度与人机体的生理现象（如心跳和呼吸）之间的客观关系。所谓标准节奏，大约和人的心跳速度相等，即每分钟60～75次。快节奏能引起歇斯底里的行为，慢节奏则能催人入眠。

6. **旋律** 是乐音按照一定的高低、长短、强弱关系而组成的起伏的线条，它是决定音乐"好听"或"不好听"的主要因素。音乐的内容、风格、体裁、民族特征都首先从旋律中表现出来。旋律与人的情感运动状态相对应，柔美的旋律令人感到温和恬静，刚劲的旋律令人感到力量和坚定。不同的旋律能引起人的情感发生不同变化，其生理、心理状态也会随着旋律的变化而变化。所以，音乐能否引起人的情感、生理、心理状态的变化，给人以深刻的印象和心灵的震撼，取决于音乐的旋律。

7. **和声** 和声是音乐中垂直的音高结构，它表现出音乐的立体结构。简单而言，和声就是在一个乐队或一个合唱队中，不同的乐器或不同声调的演唱者，分别演奏或演唱不同的音符，而这些不同的音符同时奏出或唱出，组合起来就会产生更好的音乐效果。例如合唱队中的第一声部、第二声部……复调音乐比单声音乐更能反映出我们生活的大千世界呈现的千姿百态。和声以其协和与否影响着人的情绪变化，和声可以反映晦暗、明亮、可浓、可淡、可清、可浊的情绪变化与人的情感相联系，也可通过调性使人的心理、生理产生变化。

8. **音色** 色彩是无声的音乐，音乐是无形的色彩。音乐家把音乐与颜色相比拟，称之为音色。音色使人产生丰富的联想，主要是五光十色的色彩与光亮度的感觉。色彩音乐形成了音乐艺术的一个流派，在我们民族音乐中，明暗、冷暖、浓淡、虚实的基调也是十分清晰的，例如箫的音色比较清冷，有一种朦胧感，能引起人产生银白、淡紫的色彩感，可用于描绘月光如水，流云薄雾的景致；竹笛、唢呐音色火热，引发红、橙色感；二胡有黄、绿色彩，最富人情味；板胡则幽默、滑稽，以表现异乎寻常的色彩和情感。历史上，中国民族音乐长期以单音音乐为主，强调个性化，多样化，所以色彩更加鲜艳夺目。

（1）暖色音乐

红色音乐 活泼轻松，节奏跳跃的音乐，表现出红色。红色音乐表现的是热情和洒脱，有兴奋中枢神经、振奋精神、提高效率的作用，可以改善精神萎靡、情绪低沉的精神状态。器乐独奏中，小提琴演奏的粗犷热情风格乐曲，萨克斯管吹奏的感性十足的民谣，吉他充满弹性和活力的音色，都能给人以热情温暖的感觉。长笛、双簧管对红色的主题也能有很好的发挥，显现出奔放洒脱的性格特征，而用口琴、圆号的表演，更显得雍容大度。

粉红色音乐 优美、甜蜜旋律的乐曲，表现出一种粉红色的甜美意境，表现出对爱情生活的向往和赞美，对人的神经系统有一种抚慰作用，可使交感神经兴奋度下降，副交感神经兴奋性升高可纠正性感下降，烦躁不宁，失眠多梦等。双簧管、长笛等乐器演奏宛如耳语对话般的乐句，犹如述说恋人间的亲密情感，充满魅力的男声、女声演唱如梦如幻的音乐，能给人以无限遐思，粉红色的意境得到凸现。

橙色音乐 橙色可以营造温馨和祥和的气氛，在生理上则能改善脾胃功能。对食欲不振，营养不良造成的容貌憔悴等有改善作用。二胡、吉他等乐器演奏，能使人感受到一种温馨、祥和的气氛，营造出家庭间亲情，可使人感到温馨感。

黄色音乐 明快、活泼节奏的音乐最能表现黄色的特质。黄色有高雅温馨、悦志赏情的作用，能使性格变得活泼大方。因此，气量狭小，忧愁郁闷时不妨选用黄色音乐。钢琴、吉他、小提琴是演奏以断音、轻松、快乐的旋律为主的乐曲，能体现出开朗的性格特征，表现出黄色代表的快乐和喜悦。

（2）冷色音乐

蓝色音乐 用小调式和弦乐的低音区奏出较柔美主题旋律的乐曲，具有蓝色的特点。蓝色能熏陶纯真和高雅的气质，在生理上有安神益智的作用，对于神浮气躁的人有镇静作用。吉他、矢琴、长笛、箫等的演奏，可以表现出纯真、高雅的情怀。男声的低吟慢歌，则具有蓝色的纯真浪漫情调。

紫色音乐 紫色擅长表现深沉而神秘的气质，因此，深沉而神秘的音乐旋律可以营造出紫色的氛围，有镇静安神的心理功效。对于性格急躁、肝火旺盛以及在高温下工作的人比较适用。萨克斯管演奏妖感迷人、极有魅力的旋律，是紫色音乐的典范。

绿色音乐 非洲、拉美的民间音乐是最接近绿色的音乐。他们常用康加鼓等具有拉丁民族音乐节奏的打击乐器，加上马林巴琴的伴奏，配以管乐奏出平和、自信、充满生机的音乐，使人联想到大自然的勃勃生机，眼前出现无垠的绿色原野，能给人以自信与平和的感觉，在生理上有舒缓情绪、愉悦心理的效用。工作劳累、心身疲惫、心情不悦、急躁烦闷时，最适宜使用绿色音乐。钢琴、口琴，以及大提琴和小提琴，则能与节奏型演奏交相辉映，此起彼伏，使人有心旷神怡之感。

咖啡色音乐 凡是音乐表现出稳重和内向的神态，体现出成熟、凝重的风格，这样的音乐就具有咖啡色的特质。在心理素质上，能使人变得沉稳而大度，抑制轻佻的思维，因此，对于人的气质具有提升作用。大提琴、男声等声部为主的乐曲，能突出稳重内向的性格特点，是典型的咖啡色音乐的表现形式。

(二) 五音六律

中国古人把音乐按声的高低分为5等，即"宫、商、角、徵、羽"。声音按照高低排列，由低到高，形成五声音阶，相当于现代的首调唱名：1、2、3、5、6。与五行相配，称之为"五音"。后来加上变徵、变宫（4和7），就形成了和现代完全相同的七声音阶。明末之前，五音一直是中国音乐的基本音。

五音声高不是固定不变的，它们随着调子的不同而转移，但是，每个音之间的距离却保持不变，如宫音与商音、商音与角音相距一个整音。当第一级音高确定了，其他各级的音高也就确定了。

1. **五音** 由宫开始，以宫音作为音阶的起点，并在乐曲中反复出现，是宫调式；以商为音阶起点，并反复在乐曲中出现商音的是商式调，以此类推。这样，五声音阶可以有5种不同主音的调式，即宫调式、商调式、角调式、徵调式、羽绸式。中国古典音乐家们认为，不同调式的音乐具有不同的感染力，可以产生不同的音乐效果。《史记》中记载了荆轲刺杀秦王的故事，临行之前，高渐离击筑，荆轲和而歌，为变徵之声，士皆垂泪涕泣。又前为歌曰：风萧萧兮易水寒，壮士一去兮不复还。复为羽声慷慨。这里"变徵"即为变徵调式，"羽声"为羽调式，它们的感染效果差异很大。

2. **六律** "律"是测量声音高低所用的方法，是用来调节、规范声音高低的。古代用竹管作为标准声音，后来竹管的数目和长度也有了一定的比例，于是形成了十二律。十二律中，奇数的六律为阳律，称"六律"；偶数的六律则为阴律，称为"六吕"。阳律有黄钟、太蔟、承洗、蕤宾、夷则、无射；阴律有大吕、夹钟、仲吕、林钟、南昌、应钟。

十二律的声高相当于定音器的作用，音高用律来确定。例如，宫调式音乐，就可以分别用十二律来确定高低。用黄钟来确定宫音，称为黄钟宫；用大吕确定宫音，称为大吕宫。以此类推。于是由此产生了12种不同音高的宫调式，5种音阶的5个调式，用十二律来定音，共得60调。如果是7声音阶的7种调式，则可得84调。当然，这些调式被使用的只是少数。

由于律是根据律管一定长短来定音高的，所以古人常把律和历算、度、量、衡并称，这是因为它们都是测事物的度量单位。古人还喜欢把十二律与十二月相配，以至于后世作家常用十二律代表不同的月份。

(三) 五脏相音

中医理论认为：音乐之声、自然之声都与人的心灵感受相融合，五音分别与五脏相通，宫动脾，商动肺，角动肝，徵动心，羽动肾。这就将千变万化的五音，按照五行的分类方法，分别和心、肝、脾、肺、肾五脏发生了有机的联系。

人与自然万物同处于世界的五行结构之中。"天有五音，人有五脏，天有六律，人有六腑……此人与天地相应也。"因此提出"五脏相音"学说。这种相音的关系不是单一的，而是自然、音乐和人结合在一起的动态系统，体现着"同声相应，同气相求"的自然规律。因此五音能按其特性分别作用于相应的脏腑，产生共鸣，对生理或病理发生影响。

1. **宫声入脾** 宫音为五音之首，古人认为宫声在五音之中最重要。土为大地，万物之母，土为后天之本，生命活动的持续和气血津液的生化都依赖于脾胃运化水谷精微，而同为"土"的宫音，因为性质的相似，同气相求，可以与脾发生联系。

2. **商音入肺** 金在音为商，在声为哭，金在方位上属西。音乐家们发现西北地区的商调式民歌的确多于其他地区。肺属金，与商音共有清肃的特性。古人认为肺在志为悲，故有慷壮哀郁之声，同时，宣发肃降之中，又融健捷于内。

3. **角声入肝** 肝属木，肝木的升发特性决定了它具有主疏泄的功能。疏泄功能正常则气机调畅，气血调和，经络通利，脏腑器官功能正常。角音与肝同属木。角音为春之声，像春天新生的植物一样破土而出，朝气蓬勃，蒸蒸日上。这些解释都说明角象征阳气触动而生发，与肝的特性相统一。

4. **徵声入心** 心属火，在人体中如同阳光一样。《内经》中说，火表现为徵音，在五声中属笑，心在五声中也为笑，欢快喜悦是心的特性，所以，喜，血液才能通利，血液充盈，神思敏捷。徵为火性，古人认为徵调有欢快、跳跃的特点，故入心。

5. **羽声入肾** 肾属水，为先天之本。又是一身阴阳的根本，主生长发育，主藏精生殖。万物都要有水的滋润，人们将水比作生命之源。水性寒冷凛冽，同时水为冬令，闭藏生气，储备营养。所以以肾为水脏，即从生理病理上说明肾与水联系紧密，又说明了肾在人体中的重要地位。羽音悠扬澄净，柔和透彻，同有水的特性，故羽声入肾。

古人把五音各调所发出的精神效应进行归类："宫音和平雄厚，庄重宽宏，商音慷壮哀郁，惨怆健捷；角音圆长通澈，廉直温恭，徵音婉愉流利，雅而柔顺；羽音高洁澄净，淡荡清邈"。音乐的内蕴是以人的情感为轴心的，即使是原始的音乐信号，也带着激情的因素。音乐给予人们欢乐、悲哀、宁静、急躁、爱恋、高尚、愤怒、宁静各种丰富多彩的感觉，改变着人的情绪，调节着心灵和身体的状态。

五音分别入五脏，在音乐治疗中具有极大的意义，就拿角声入肝来说，肝系疾病可以运用具有"木"特点（舒畅、柔和，例如歌曲《啊，莫愁，莫愁》）的音乐来康复治疗，同时还可以根据五行生克的规律，用于治疗他脏之病。例如肝气郁滞、慢性肝胆疾病、神经官能症以及月经病等，典型症状是胁肋胀痛，抑郁不乐。舒畅的音乐，能使肝气得到升发，促进肝胆系统功能恢复协调，使心情变得愉快，朝气蓬勃，从而使疾病缓解康复。

《素问·阴阳应象大论》中说："人有五脏化五气，以生喜怒悲忧恐。"音乐通过意识情感的作用，对五脏的生理病理产生影响。如属"土"的音乐，中和温厚，可助脾健运，安神宁心，对食欲不振、情志异常有改善的作用。"金"乐鲜明肃劲，能振奋人心，所以善治急躁，能发泄悲观情绪。"木"乐升发舒展，既能发散抑郁，又能平抑怒狂，因此对情志所致的各种脏腑失调作用明显。"火"乐欢快活泼，畅快情怀，尤能通调血脉，抖擞精神。"水"乐悠扬开朗，发人遐想，启迪心灵，能促进生长发育。

二、养生音乐特征

中国有博大精深的传统文化——卓越的传统医学、典雅丰富的音乐，这些资源，是开展具有中国特色音乐养生得天独厚的条件。如果通过精心的设计、编排、深化，加上具有现代意识的编创手法，赋予世界性的表现形式，会成为独树一帜的新学科。

1. **深厚的民族基础** 中国的养生音乐具有深厚的民族基础，但又不是简单的民乐演奏，而是融民族之魂于作品之中，音乐疗法作品既有民族风味，又能达到保健康复作用。

2. **植根于中医文化** 中国的养生音乐扎根于深厚的中医文化，诸如"阴阳学说"、"五行学说"以及中医的"脏腑经络学说"、"七情情志学说"，是音乐的创作依据和使用的指导纲要。要将"中和"、"平衡"、"天人相应"、"运动变化"等要义，采用音乐的语言做出艺术的诠释，在世界音乐养生和疾病治疗中不同凡响。

3. 强调形神统一观 中国的养生音乐强调形神一体，身心双修。在音乐对心理的调节方面，中医的七情理论认为：情志的失调可以通过"相生、相克"来获得平衡，例如，过度压抑的病态，可以用"怒"来平衡，因此，对于音乐治疗作品来说，通常采用激昂、悲愤的旋律，强大而带震撼性的音量，来帮助患者宣泄郁闷的心志。然后再用轻松、流畅的音乐来放松患者精神。这在中医理论中分别称为"木（怒）克土（思）"、"火（喜）生土（思）"。而在生理调节方面，中国传统文化中的"天人相应"理论认为，自然界与人是"同构异质"的，音乐也一样具有世间万物所共有的属性，"五音"也有着和"五脏"相应的各种属性。因此，以五音调式编配的各种乐曲，就可以通过这种共同的属性而直接作用于人体的五脏系统。例如："宫调式"。作用于"脾"、"商调式"作用于"肺"、"徵调式"作用于"心"、"角调式"作用于"肝"、"羽调式"作用于"肾"。

4. 静养忘机重内调 中国的养生音乐强调静养忘机。在作用方式上，中国音乐疗法注重"内在的调节"，与西方的音乐治疗相比，偏于"静态"，用通俗的语言来说，中国的音疗喜欢"安安静静"地"听"音乐。实际上，这种"静"只是表面现象，机体内却在进行着情志的调适，音乐的声能正在对相关的"脏腑"产生共振。更重要的一点，是近年来中国的一批医学家、音乐家，主动地"为治疗而创作音乐"，这在世界范围内是处于领先地位的。即使在非常发达的国家，也没有多少这方面的人才和作品。

5. 治疗音乐的特征 无论西方国家还是东方国家，在使用音乐治疗方案时，都是大费周折的，因为"现成的"音乐都是"欣赏性音乐"，它们是音乐家为了反映自己的，或民族的，或地域的思想、风貌、故事而注入了一定的倾向性，人们欣赏它，是为了体会音乐家"需要表现的"内容，是让自己的思想在音乐家、演奏家、指挥家所限定的"主题"内发挥作用。所以对于"治疗"来说，就有了很大的局限性。而所谓音乐治疗作品、健康音乐作品，改换了创作角度，是为了"疾病"而创作，音乐家、演奏家、指挥家是围绕着"健康"而尽力，因此，这样的作品，无论在指导思想，还是创作手法、音乐风格等各个方面，都是别具一格的。当然，既然是音乐，就必须有很高的欣赏价值，要有美的旋律作为治疗信息的载体，不仅病人，一般人用作闲暇时的音乐欣赏，也能达到美的享受。有一部分研究音乐疗法的学者单纯走生理学研究的路子，将单调的节奏、无休止重复的旋律、固定的音高等物理要素作为音乐治疗作品的主体，忽视了音乐对人更重要的心理作用，这样的音乐使用不到五分钟，患者就会烦躁不已，不但起不到治疗作用，甚至会产生副作用。

音乐要达到治疗效果的关键是在于音乐结构的"平稳性"方面。即作品不能有较大的起伏和波动，情绪的变化必须在一定的范围之内，旋律、节奏必须相对平稳，让一定刺激量的音乐持续足够的时间，就像服用药物一样，使药效维持足够的时间和均匀的作用。这与其他音乐强调情节、追求效果、讲究故事性的创作目的，有着很大的不同。讲究平稳和保证可听性存在一定的矛盾性，它给作曲家带来了很大的难度。

音乐治疗是以音乐作品为主体，有计划、有目标的治疗过程。治疗性音乐活动和艺术性音乐活动在活动类型上是大体相同的，但是在活动的目的和要求上则明显不同。艺术性音乐活动的对象是正常人，他们从兴趣、才能等自身条件出发，选择表演、欣赏，以达到享受或鉴赏的目的，也就是说艺术要求是首要的。而对于治疗性音乐活动的对象是病人（也包含出于保健需要的正常人），往往由音乐治疗师根据病情需要，适当考虑病人的性格、文化程度等特征，指定表演、欣赏的内容，以达到治疗或康复的目的，因此，治疗上的要求是首要的。

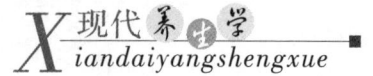

三、音乐养生原理

音乐的养生原理主要体现在生理和心理调节两个方面。

(一) 音乐的生理作用

音乐对所有有生命的物质都有影响。首先，音乐传入体内，会引起人体组织细胞发生和谐地同步共振，就像一颗石子激起一泓湖水的涟漪，从而调节人的生物节律。适当的声波能使各系统组织的生理功能处于一种和谐的状态，如脉搏起伏，心率快慢，呼吸节奏，胃肠蠕动，甚至肌肉的收缩舒张，都能得到良好的调节。音乐声波也是一种能量，可以激发人体潜在能量的发挥，使机体更加焕发生气。其次，音乐声波对中枢和内分泌系统也是一种良性刺激，能促进神经内分泌系统分泌出有益于健康的激素、酶、神经介质等生命活性物质，从而促进人体的新陈代谢。

音乐节奏与人体节奏和谐，是音乐能促人奋发，令人健康的奥秘所在。根据医学家观察，机体的反应状态与音乐确实密切相关。以心电图和血压的改变为例，节奏快而有力的音乐与节奏慢的音乐比较，前者明显使心率、脉搏加快，而平缓、抒情的音乐则可以使高血压患者血压下降；对呼吸道反应进行观察，还可见到音乐能使呼吸道平滑肌松弛，减小呼吸的阻力，改善气喘症状。

养生学认为音乐可以平衡阴阳。中国传统音乐的风格大多平和、典雅、含蓄，讲究中和平衡，恰到好处，这些对于维持生命运动过程的阴阳平衡，以及保持精气神的统一，促进人的身心健康，都能起到积极的作用。

朝气蓬勃，充满生命力的音乐，能使人的心灵充满活力和正能量，如同吸收了新的力量，注入了新的活力。音乐对身心具有极大的抚慰和鼓舞作用，这些作用都能使机体向更健康的方向发展。特别是情志不畅的人，每每由于不良情绪对内分泌造成不良影响，使体内阴阳失衡，从而诱发各类疾病，能通过音乐陶冶情操，纠正内环境，使身体和精神同时获得营养。此外，音乐在疾病后期能促进康复，更是显而易见的。

(二) 音乐的心理作用

音乐的心理作用是多方面的，它通过对人的情感、智力结构和行为等因素发生影响而表现为心理作用。

1. **调整情绪**　20世纪20年代就有人研究音乐对人情绪的影响，研究者以播放200余种名曲测试20000余人，结果表明，每一首乐曲都能引起听者的情绪变化。也发现情绪变化的大小与欣赏能力有一定的关系。同时还发现，音乐只能引起抽象的情绪，如平静、激昂、欣喜、凄凉、眷恋等，而不能引起愤怒、嫉妒等特殊情绪。音乐对人情绪活动的作用，与内分泌、植物神经系统、丘脑下部、边缘系统有着密切关系，正因为生理、心理两方面共同作用，才能表现出控制和增进人体内脏系统正常活动的作用。

养生学认为音乐对不良情绪的调摄作用表现在节制、疏泄、移情以及以情制情等方面。

(1) 节制作用：音乐对情感的节制作用，主要是它可以将人内心深处的喜怒哀乐流露于声音，使心灵的负担减轻，缓和情感的自然烈性，清除其中的粗野和放荡不羁，促使人们在优美的旋律中向"安和"的态度转化。《论音》中说："虽怨以怒，而不忘忠厚，虽哀于思，而不忘于扶持"。说明了音乐保持心理平衡的作用。心理学家研究发现，合适的音乐伴奏，可以缓和各种项目的运动员在比赛时过分的激动和紧张情绪，使失误减少，不易发生事故。

(2) 疏泄作用：疏泄作用是把积聚、抑郁在心中的不良情绪发泄出去，以尽快恢复心理平衡。哭是一种无意识的心理保护措施，能减轻心中巨大的痛苦和忧郁。医学家认为，强忍悲哀，特别是强忍眼泪，是不符合生理卫生的。好的音乐作品可以使消极的情感宣泄出去。心情悲哀抑郁时，听一首忧伤的乐曲，看起来好像在悲哀的心情上又加上一层忧伤，而实际上在整个听音乐的欣赏过程中，心中的不快随着乐曲得到宣泄，音乐成为情绪疏泄的一个出口，心情渐趋平静，随之融入音乐美好的意境中，从现实的忧伤之中解脱出来。

(3) 移情作用：音乐的感染力很大，激昂乐观的音乐能使颓废消沉的情绪自然消除。表现大自然富丽宽广的音乐，更能让人舒畅情怀，人们在音乐中寄托情思，怡养心神，超脱人世间的烦扰，思想境界变得更为高尚。古典名曲《高山流水》，"巍巍乎，志在高山；漾漾乎，志在流水"。借景抒情，托物言志，乐曲描述了人的品格光明磊落，犹如高山一样坚毅挺拔，犹如流水一样纯洁正直，不断向前。在这样的音乐熏陶中，心灵得到美化，也就排除了不良情绪的干扰。

(4) 以情制情：《素问》中说："怒伤肝，悲制怒；喜伤心，恐胜喜；思伤脾，怒胜思；忧伤肺，喜胜忧；恐伤肾，思胜恐。"中医学家按不同的情绪将音乐归类，以情制情，对证施乐，收效颇佳。

(5) 悲制怒：怒为肝木，悲属肺金，悲制怒，即"金克木"。选择凄切苍凉的乐曲如《走西口》（属金），来制约因大怒而致的肝气上逆诸证。待情绪缓解后，再用属"水"、"木"的音乐来滋补本脏。

(6) 喜制悲：喜属心火，悲属肺金，喜制悲，即"火克金"。以欢快明亮的音乐（属火）来解除患者悲愁、抑郁的心情，如《百鸟朝凤》一类乐曲，对因悲愁而致的焦虑、紧张、苦闷、恐惧、消沉、绝望的情绪作用较好。

(7) 思胜恐：思属脾土，恐属肾水，思胜恐，即"土克水"。庄重宽宏，中和温厚，如《友谊地久天长》之类的乐曲（属土），特别具有安神的作用。

(8) 怒制思：怒属肝木，思属脾土，怒制思，即"木克土"。"木"乐可以疏通肝气，肝气疏达，则脾复健运，可以解除脾郁思积。凡具有轻松、升发特征，如《啊，莫愁，莫愁》之类的音乐（属木），对思虑不解、忧悒抑郁而引起的消化道疾病及头痛、心血管疾病者具有治疗作用。

(9) 恐胜喜　恐属肾水，喜属心火，恐胜喜。即"水克火"。不过音乐治疗并不是追求恐惧效果，不是要用恐怖的音调来吓唬病人，而是根据五行相克的原理，用符合水性润下、悠长特性的乐曲如《江河水》（属水）来进行施治，对因情志不节而致的神经衰弱、心血管疾患、大喜伤心的癫狂等症，效果均佳。

2. 改善行为　音乐能使人全身心投入。从头至尾注意乐曲的内涵，体会乐曲的意境，这实际上是训练人们专心致志，集中注意力的过程。这对癫、痫、狂证（精神类疾病）患者尤具帮助，恰当的音乐可以使他们的大脑处于有序状态，在音乐中不自觉地约束自己。在疾病状态下，音乐可以使患者增加生活乐趣，增强自信心和生活能力，有利于身心康复。例如，孤僻症患儿欣赏音乐后，促进了对周围环境的认识，消除了对周围环境的认知障碍，从而改善孤僻行为。

3. 开发智力　音乐对人类智力的作用，首先表现在增强记忆力上。进行音乐欣赏，或从事音乐演奏时，强化了精神神经系统的功能，使视听觉记忆得到锻炼，情绪体验记忆得到加强。事实表明，长期进行音乐实践的人不仅有较强的记忆力，而且记忆的敏捷性、持久性、准确性都比正常人突出。意大利著名指挥家托斯卡尼尼能在24小时内背熟一部交响乐的几十页总谱，不仅掌握该总谱的全部音符，而且连所有表情记号及作曲家的一切指示都能烂熟于心。从生理机制看，大脑边缘系统与记忆过程关系最为密切，音乐刺激可以使这些部位的乙酰胆碱类神经递质分泌增多，进而对中枢神经系统的功能产生广泛的影响，促进人的记忆能力。

4. **培养创造力** 音乐具有提高想象和联想的能力。科学与艺术创造过程中极需想象力、直觉与灵感，这些能力的培养，触发"音乐脑"——大脑右半球的开发有密切关系。音乐欣赏或音乐演奏可以调节左、右脑半球的活动节奏，诱导其有规律、有节奏地交替运动，协调工作，提高大脑的工作效率。音乐的实践活动，特别是乐器的演奏，左手的作用很突出，而左手的灵敏可以促进大脑右半球的发展。美国科学家对爱因斯坦的大脑进行观察，发现他的大脑神经突触远多于普通人，认为这是因为爱因斯坦经常演奏小提琴，左手频繁的活动使脑的神经元受到刺激，于是脑的神经元数目增多，功能增强，反过来进一步提高了大脑的储存和传递信息的能力。

四、音乐养生方法

与一般的音乐欣赏略有不同，音乐养生必须在特定的环境气氛中和特定的乐曲旋律里进行，参与者必须全心投入音乐活动，使音乐在生理、心理上产生共鸣，从而达到养护心身的目的。

音乐养生可以是集体活动，也可以是个人行为。集体后的就是有养生意愿的志同道合者集中在一起进行音乐的养生活动；个人行为是爱好者自己个人进行音乐活动以怡神爽身。

从音乐活动的基本内容来分，音乐养生可以划分：

（一）欣赏音乐作品

采用音乐作品，伴随音乐的声音进入自身体验的精神活动之中，以达到心理疏导、安定情志的目的。音乐欣赏又有两种形式，即被动享受和主动鉴赏。前者的目的很简单，只要感到"很好听"、"听后觉得舒服"就可以了；而后者则是为了理解音乐的内容，需要较高的音乐素养才能达到。不过，在一般的音乐养生实践中，一般不必刻意区分，只要具有一定的音乐修养，人们便会自然而然地进行他所能实现的欣赏方式。音乐养生时，常常配合冥想。如果选用的音乐作品得当，欣赏时能够排除杂念，用心体验音乐作品所表现的意境，大多人能感受到类似气功状态的舒适感，使全身功能趋于平静，生理系统进入有序状态，对促进健康有极大的裨益。

（二）演奏音乐作品

演奏需要乐器，对于养生来说，有的学习过乐器演奏，有的毫无音乐演奏经验。为了训练人们的整体配合功能，无论有无乐器演奏技术，一般都不采用正规的，需要较高演奏技术的乐器，而使用比较简单的乐器，而且以打击乐器为主，例如：锣、鼓、木鱼、梆子、镲、铃鼓、沙球、木琴、铝板琴等。这些乐器不需要较高的演奏技巧，容易掌握节奏，对提高参与者兴趣非常有效。

可以根据有无乐器演奏经验来选定乐器，曲目可由浅入深，循序渐进。比较好的方式是个人和集体相结合，即选定有较好演奏技术者，为其他演奏者选定曲目；或由其他参与者用简单乐器为其伴奏。这样对于演奏者和欣赏者都能起到鼓励作用，有助于取得预期治疗效果。演奏音乐作品，在音乐养生中属于主动参与项目，能起到自我表现、自我完善、情感宣泄等心理作用，同时，对培养人的整体协调性、配合性也有一定作用。

（三）表演音乐作品

表演音乐作品，最常见的方法就是唱歌，其次是舞蹈（音乐与运动疗法的结合），延伸开来，表演戏剧以及运用音乐作品的其他方式，如太极拳、气功、体操等等，都可以算作表演音乐作品一类。

(四) 音乐冥想

音乐冥想是现代音乐心理治疗形式之一，它是在聆听音乐和自然音响的同时进行联想、回忆、幻想等心理活动，使人进入一个优美、奇妙的境地。在音响的诱导下，人们仿佛看到曾使自己留恋难忘的景色，听到悦耳动听的天籁，在闭目养神的状态中使身心与大自然融为一体，进入一种似睡非睡、似梦非梦的状态，精神放松，呼吸平稳，身体舒适，这就是冥想阶段。据国外报道，经常进行冥想活动，可以使人保持良好的心理状态，提高身体免疫力。

音乐冥想分导入、冥想、唤醒3个阶段。导入阶段包括调整姿势，放松身体，闭目静听，调整呼吸，使注意力集中在音乐上，通过注意音乐的发展变化而寻找美好的回忆和想象，逐渐进入冥想阶段。在冥想阶段中，身心处于十分宁静之中，在轻轻的音乐声和自然音响环境中，任意展开想象的翅膀：或许是往日的良辰美景，或许是迷幻神奇的神话境界。如果一时引不出这些联想，也不必去勉强追求，只要是进入宁静安详的状态，身心处于高度放松，即可以取得很好的效果。但是要避免引起不愉快的回忆和想象，一旦出现这种情况，要立即唤醒自己，暂停联想活动。

冥想音乐一般以自然音响为背景，配合乐器演奏出富于幻想性的旋律。音乐以能引起听者充分联想为目的。音乐风格主要是描写性、色彩性或幻想性的。

(五) 音乐气功

在气功和太极拳的运动中配用音乐，可以帮助"入静"，有助于协调周身之气上下贯通。做保健功时辅以音乐效果极好，特别是有目的地选配音乐，使气的升提或沉降随着意念和音乐上下流通，精神和机体均感到受益较大。另一方面，气功与音乐治疗相结合，对各种疾病的治疗效果亦好，目前国内推广的医疗保健气功，不少都配有音乐带。有些气功还根据五音入五脏的原理，选配不同的音乐，可以说这是一种新兴起的音乐疗法。

与五音相结合的气功功法，具有代表性的是五音内视五脏法，根据五音与五脏匹配的原理，通过声波与相应的脏腑经络产生共振，消除气滞血瘀，疏通周身经络，改善脏腑功能。具体做法如下：

宫：宫音有健脾胃的作用。吸气时默念"吸"字，内气经足太阴脾经自足大趾将内气提至上腹；呼气时默念"宫"字，沿脾经逆行或由足阳明胃经。将气从上腹正中行至足大趾、二趾、三趾。

徵（读成"指"音）：徵音可降心火，通血脉。吸气时默念"吸"字，内气沿手少阴心经和手厥阴心包经至心脏；呼气时默念"徵"，内气沿手少阳小肠经自心脏至手及小肠。

角（读成"郭"音）：角音舒肝利胆。吸气时默念"吸"字，内气沿足厥阴肝经至肝脏；呼气时默念"角"字，内气沿足少阳胆经至足或沿足厥阴肝经逆行至足。

羽：羽音有滋肾之功。吸气时默念"吸"字，内气沿足少阴肾经，由足心的涌泉至肾脏，呼气时默念"羽"字，沿足少阴肾经逆行至涌泉，或自膀胱沿足太阳膀胱经至足。

商（读成"沙"音）：商音可润肺。吸气时默念"吸"字，内气沿手阳明大肠经自食指至肺，呼气时默念"商"字，内气沿手太阴肺经至手拇指。

五、音乐疗法

所谓音乐疗法，其实就是一种心理疗法。目前，有几本"医学心理学"和"行为医学"的学术专著,在其"心理治疗"章节都涉及了音乐疗法。认为音乐可以影响人的心理活动,调节人的情绪,达到治疗疾病、增进身心健康的目的。

音乐对人的身心调节作用,自古就为人类所关注。我国2000多年前的《乐记》明确指出,"乐者音之所由生也,其本在心之感于物也","其乐心感者其声啴以缓,其喜心感者其声发以散"。古希腊亚里士多德是第一个指出音乐具有治疗效果的科学家。18世纪以来,心理学家和医学家开始把音乐与人体健康的关系,作为科学课题来研究。但把音乐当作具体医疗手段应用,则是本世纪40年代以后的事。临床实践已证明,音乐疗法确有独特的功效。例如悲壮的乐曲催人泪下,雄伟的军乐激励斗志,靡靡之音使人意志颓废。临床试验证明,高血压患者在听一首小提琴协奏曲后,血压可以下降,临产的产妇听了轻松的音乐,能消除紧张不安情绪,有利于分娩。音乐还可以减低或消除对疼痛的感受性。在治疗精神病方面,音乐疗法对于某些孤独症、忧郁症和躁狂症等都取得了较好疗效。有人认为音乐疗法可能与细胞的节奏有关,测试人体皮肤表面的细胞,可以发现细胞在做小小振动(微振),人体以细胞微振为基础,全身无不在做着振动,大脑、胃肠、心脏等各内脏的振动都有一定的节奏,使人舒畅的音乐,是一种与人们生理上节奏完全合拍的。也有人认为音乐可以使病人易于疏泄自己意识不到的心理内容。还有人认为音乐可解除因各种心理－社会因素所引起的心理反应,降低兴奋水平,恢复正常机能。归结起来,音乐对人体的作用,不外乎心理作用和物理作用2个途径。在心理作用方面,音乐能影响人的情绪和行为。物理作用方面音乐可以通过音响来影响人的生理功能。现就其作用,具体分析于下。

(一) 现代音乐疗法

现代音乐治疗的发源地是美国。1944年美国在密歇根州成立了第一个音乐治疗学会,1946年又在堪萨斯州国立大学开设了音乐治疗专业,1950年成立了全美音乐疗法协会。由于音乐疗法对一些疾病的疗效十分显著,世界上许多国家相继成立了音乐治疗组织,成就较大的有英国、法国、丹麦、芬兰、挪威、澳大利亚、西班牙、德国等。现在仅美国就有100多所大学设有音乐治疗专业,最高学位为博士,在很多大医院里都设有音乐治疗部门。

西方国家的音乐治疗概念和实践,包括3个不同的方式,即:临床、娱乐、教育。

1. 临床方式 对象是各种疾病的患者,主要是对生理、心理及情绪障碍性疾病使用音乐来进行医学的或心理的治疗,这种方式效果显著。具体做法是让患者欣赏经过挑选的音乐作品,或让患者自己演奏各种乐器,或让患者在音乐的伴奏下进行舞蹈或其他动作。这种方式是医学的一种操作,需要医务人员从治疗的有效性上做出设计,再加以充分指导。

2. 娱乐方式 这是为了改善住院病人的生活环境而进行的消遣性娱乐活动,不需要做医学方面的设计和指导,主要是一种背景的过程,使病人的生活充满欢乐,有利于病情的康复。

3. 教育方式 指的是对儿童的音乐教育,包括健康儿童和特殊儿童(尤其是智力发育障碍儿童)。音乐教育对健康儿童来说,是为了促进他们的心身发育;而对特殊儿童,音乐作为一种非语言的联系手段,甚至可以取代语言而碰撞出儿童的智力火花,用特殊的音乐技巧来帮助儿童掌握抽象思维的概念,帮助他们发掘自己的抽象力和说话能力,因此也是智力残障儿童的最好治疗方法。

第一次国际性的音乐疗法会议是30多年前在阿根廷布宜诺斯艾利斯召开的美洲各国音乐治疗大会,会上成立了世界性的音乐疗法组织——世界音乐治疗联合会,这个组织集中了全世界从事音乐治疗的精英人物,数千名声名卓著的生理学家、音乐家、精神病学家、社会活动家、医学家、教育家成为该联合会的成员。现在，几乎每年都要举行国际性的音乐治疗会议。1993年，有62个国家参加的世界音乐治疗联盟大会在西班牙的维多利亚市开幕。中国正式出席类似会议是1996年在德国汉堡举行的第七届大会。

目前，世界上音乐治疗的发展很不平衡，亚洲地区相对落后。中国大陆于1992年成立了音乐治疗学会。随着我国经济的高速发展，人们对音乐养生的要求也将愈来愈高，音疗养生也将成为艺术与医学紧密结合的一门学科而出现在各种养生、保健场所，成为一项造福人类的独立学科。

音乐疗法可以单独使用，也可以与其他疗法，如药物治疗、行为治疗、心理护理、舞蹈治疗等同时应用，会有更好的治疗效果。

进行音乐治疗时，一是集体治疗，一是个人治疗。集体治疗就是一些患者在治疗师的指导下，集中在一起进行音乐活动，以达到治疗目的；个人治疗是个别患者在治疗师的指导下，个别进行音乐活动来达到治疗目的。采用集体治疗方式效果会更好，因为病人之间可以互相交流对音乐的体验，这样会产生事半功倍的疗效。例如：神经症患者在进行齐唱时，一方面发泄自己的情绪，另一方面要注意音准和节拍，以及与其他人的歌声和谐，这样，他们在自我表现的同时，自我也得到控制。

按参与者的主动性来分，可以分为主动治疗和被动治疗2类。其中，主动音乐治疗活动偏重于创造性活动，其形式有音乐表演，如演唱、演奏、舞蹈等等。被动音乐治疗主要是接受性活动，例如欣赏音乐作品等等。在临床具体应用时，依据患者的病情、音乐素养、表现能力、治疗设施等情况，适当选用主动或被动性音乐治疗活动。按照中医的理论，一般病情属"阴"的患者，要采用主动性音乐治疗，例如精神发育迟滞、儿童孤独症、妄想症、神经性厌食症等；病情属"阳"者则采用被动性音乐治疗，如原发性高血压、冠心病、失眠症、孕妇、产妇等，但也不能一概而论。据经验，抑郁型患者比较乐于接受被动性音乐治疗活动，狂躁型的患者则乐于接受主动性音乐治疗活动。在一般情况下，上述2类音乐活动可以综合采用。

（二）选择治疗乐曲

音乐的形式多种多样，对脏器系统的影响也各不相同，有的有兴奋作用，有的则起抑制效果。人体疾病的千变万化，人体素质的各不相同，性格特点的明显差异，文化素养的高下悬殊，这些都要求在进行乐疗时，必须对乐曲进行严格的选择。

中医乐疗的选曲原则是以五脏与五音相应的理论为基础，根据本脏的发病特点和治疗原则的需要，选配"木"、"火"、"土"、"金"、"水"不同系列的乐曲，以五行为特征，根据五音的表现特点，分别对应相应的脏腑，或相应的人格特征、疾病特征，以及各种不同的情绪特征，可根据五脏病变的表现选用相应的音乐，也可利用五行"相生"、"相克"的规律，应用于其他脏腑疾病的治疗。

以"土"为特征的音乐为例，这类音乐的主要功能是涵养德性、旺盛食欲，具有稳定情绪、促进消化系统功能的作用，对消化道疾病有很好的康复作用。在五脏生理联系上，肝的"疏泄"功能和脾的"运化"功能可以相互影响，肝气疏泄太过，不仅烦闷、暴躁、血压升高、头痛，而且也直接影响脾的消化吸收功能。运用"土"乐即可对本脏的机能进行调整，而且对肝的一系列症状也具缓解作用。脾胃与肺的关系也很密切，在五行中，脾土与肺金为母子关系，所以"土乐"对肺气虚弱、卫外功能降低、不足以抗御外界致病因素，或情绪悲哀、无以自拔者均有调整作用。可见对五行音乐的应用也必须根据辨证施治的原则来进行。

经实验观察，和缓平静、节奏徐缓、优美动听的乐曲可以调节植物神经，使精神松弛。节奏徐缓，但在应用时还必须注意选择与患者生理、病理状态及性格趋于一致的乐曲来加以引导，当病人陷入极度悲哀的时候，对欢快的节奏会表现出抵触情绪，所以应先以哀婉的音乐疏泄之，待情绪中压抑的成分被宣泄之后，再助以明朗、欢快的音乐，就能达到较好的效果。

除了根据情绪特点、疾病状态选择乐曲外，乐疗处方还应根据患者的民族、文化爱好、情趣、音乐素养、性格特点而选择不同的乐曲。我们的祖国是有5000年文化传统的文明古国。我们的民族音乐是传统文化凝结而成的乐章，对我们炎黄子孙教化极深，五行音乐根据五行五音编制创作，中和典雅，极富哲理，人们很容易被它的美所感动，并能在情感与理智的共鸣中使心理和生理共同获取"营养"。

值得注意的是，并非所有的音乐都对人体有益，2000年前，古人就说过：淫声不可入耳。一般来说，靡靡之音会使人情绪低落，消极颓废。不和谐音可使呼吸、心跳加快，血压升高；节奏过快，声音嘈杂的乐曲会使神经系统受到影响；节奏疯狂，音调、旋律怪诞的音乐，或过分吵闹，过分起伏、跳跃的乐曲，会使神经系统受到刺激，耳神经受损以致耳聋，影响到五脏，则会破坏心脏、血管的正常功能，使心律失常，有的人还会出现恶心、呕吐；强大的音响更会造成大脑机能的严重损伤，甚至造成头痛、昏迷。这些音乐，就是中医所说的"虎狼之剂"，一般不予选用。

（三）疗程及环境色彩

乐疗一般每日1次，也可根据病情需要进行2~3次。每次30分钟至1小时。有条件的可辅以集体心理保健、音乐赏析等文艺讲座，也可个别进行心理治疗。

乐疗有被动式或主动式2种参与方式。被动式以欣赏音乐为主，集体治疗多采用多功能音疗机，通过密闭式双声道线路传递音响，用立体声耳机收听，家庭或个人，则可购置治疗音带，用收录机在室内或湖畔、绿林等安静、优雅的环境中治疗。音量一般应小于音乐会的音，量控制在60分贝以下，以不超过70分贝为宜，当然也可根据病情来定。需要催眠的乐曲，音量可稍小一点，而调解抑郁的乐曲，音量可稍大一些，但必须以患者感觉舒适为宜。被动式乐疗的优点之一，是可以结合音乐，与体疗同时进行，尤其是进行气功、太极拳锻炼时。配合音乐，则具有与其他疗法相互促进的作用，从而能有效地提高治疗效果。

主动式乐疗是患者积极参与演奏乐器、歌唱、舞蹈等活动，这些能更直接地影响人的思想态度，提高患者的生活兴趣，促进视听等运动协调，培养积极参与的进取精神，提高自信心，有利于病情的好转。可以在条件较好的医院、疗养院设立乐器操作室，病人可以自发组成"乐队"来进行。

乐疗还要选择环境。环境对人的感官有刺激作用，会引起相应的心理活动。色彩雅致的环境，给人舒适、宽慰的感觉，鸟语花香让人精神松弛，心情舒畅；合理的空间使人不致产生压抑感，心胸变得宽容。所以乐疗场地必须整洁、美观、雅静、宽敞，符合这些要求的治疗环境，可使病人情绪稳定，精神愉悦，必然能加强乐疗效果。无论是在医院还是在家中，治疗环境都应注意避免受到噪音干扰，最好在树荫花前。在室内进行，必须保持空气清新，装饰一些字画和少量盆景花卉，以增添诗情画意之感；窗帘也以美丽、淡雅为宜。

色彩与患者的心理有关，对疾病也有康复作用。一般来说，橙色、黄色让人温和欢畅，蓝色、绿色使人产生安全镇定感，蓝色、白色有纯洁的意境。可以根据疾病的分类、阴阳的辨证来适当调节治疗时的色彩环境。如抑郁症、气虚乏力等以红、黄色等兴奋色为主，焦虑、急躁、失眠，则以蓝、绿等光线柔淡的镇静色光为主，造成一种适应病情的"乐境"，促使患者能注意力集中，随曲人静。"听不以耳而以心，心意即得，形骸忘。"，专心听曲，忘却其病在身，身心由此舒泰，久之则愈。

对参与乐疗的病人应该辅以良好的护理，首先全面了解病情，特别是一些身心疾病的患者。多有不同程度的心理障碍，需要注意心理上的护理，要求护士或家人以真挚的同情心、道德感，良好的态度，周到的照顾来帮助患者进行乐疗，提高患者对乐疗的信心与兴趣，使病人保持良好的情绪状态，促进疾病早日康复。

（四）音乐电疗法

是近几年发展起来的一种新疗法，目前在国内尤其受到欢迎。这种疗法，是音乐与电流治疗的综合应用，即在患者听音乐的同时，将音乐与电流输出机连接，使输出的电流随音乐的旋律、节奏、音高等变化而变化，再将这些音乐信息经滤波处理和功率放大后输出，经电极导入人体，使电和声2种物理因子同时作用于人体，达到治疗目的。

音乐电针疗法也是近年发展起来的新型综合疗法。其方法是采用毫针刺入穴位（或一定部位）后，通以音乐电流，同时兼听音乐。其作用机理是音乐、音乐电流、经络穴位等作用机制的综合，其疗效更为明显。

音乐电流导入人体，从某种意义上讲，是用身体来听音乐，再加上听觉器官听音乐，中枢和局部同时大量接受声音、电波的信息，机体得到充分的音乐营养，从而调节人体的生理功能。音乐旋律转换为电流作用于感觉神经和运动神经，不仅内部出现麻颤、紧迫感，而且使肌肉产生有节奏的收缩和肢体运动，有协调作用和舒适的神经传导作用。

镇痛——作用迅速而明显，以中频音乐电流更为明显，特别是旋律热情，节奏激烈，速度较快，力度较强的音乐，作用更加显著。这是因为音乐电流以其强烈的振动感，兴奋了感觉神经末梢，从而关闭了传导疼痛感觉的"闸门"，或者是对中枢发生了干扰，使疼痛兴奋点转移，从而达到镇痛目的。

降压——音乐电流有调整脑血管和血压作用。旋律舒展优美、调性明朗的音乐转换为电流作用于人体，具有良好的调整脑血管功能作用，能改善脑血液循环，消除血管神经性头痛、头昏、失眠等症状。选择适当音乐，将电极置于额枕部，然后通电，可以见到十分明显的调整血压作用。

消炎——音乐电对非特异性炎症和肿胀有良好的消炎止痛作用。软组织在音乐电流作用下，发生振动舒缩作用，能促进淋巴、血液循环，增强局部物质代谢，加速炎症的吸收，从而使受损组织加速恢复。在对颈椎病的治疗中，由于音乐电具有止痛作用，能扩张血管、改善循环、加速血流、促进代谢物排泄，从而使炎症吸收、肿胀消退、压迫减轻、症状改善。治疗时随着音乐节律变化，可以机械地逐步松懈组织黏连。改善受压组织和压迫物之间的结构关系，调整颈椎生物力学结构，平衡效果令人满意，与氦－氖激光和二氧化碳激光照射相比效，结果有明显差异。

由于音乐电对肌肉与神经组织有良好的康复作用，所以在促进麻痹肢体恢复功能上，也能取得一定的效果，如治疗脑血栓形成所致的偏瘫，能使肢体功能得到一定程度的恢复。

目前一些临床医学家已将音乐电疗法用于各种神经痛，如单纯坐骨神经痛、血管神经性头痛、神经衰弱、失眠、原发性高血压初期、末梢神经痛、周围性面神经麻痹、脑血栓形成恢复期、关节炎、肩关节周围炎（早期）、外伤后遗症、软组织扭挫伤、颈椎病、肌纤维组织炎等等。

以上介绍了音乐疗法的一般情况。中医的经典著作《黄帝内经》说过："圣人杂合以治，各得其所宜。"指综合治疗所采取的各种方法，每种都能起到不同的作用。娱乐疗法的种类很多，如果能合理运用，综合运用，会取得更好的效果。宋代陈直《养老奉亲书》中列举了不少非药物娱乐疗法，如"读义理学，学法帖字，澄心静坐，益友交谈，小酌半醺，栽花种竹，听琴玩鹤，焚香煎茶，登城观山，寓意弈棋"。在日常生活中有许多日常的娱乐性活动都是非常有益的，我们每个人都可以参与。

第二节 歌咏养生

唱歌和吟咏，是中国古老的娱乐方法，也是非常好的养生方式。

唱是音乐与文学的综合，即将诗歌配上音乐，通过吟唱表达和激发人们感情的娱乐形式，它是音乐和文学的综合体，具有很强的解郁和调节情绪的作用，古今中外，歌唱这种娱乐都深受人们喜爱。《乐论·乐象》篇说："歌，咏其声也……本乎心，然后乐气从之。"吟咏，专指念诵诗歌，它其实也是唱歌的一种，因为读诗是有音调、有旋律、有节奏的，朗诵诗歌即是"唱诗"。而优美的散文，或散文诗，语言形式上也含有类似诗歌的韵律，因而也可以通过朗诵获得美感和快乐。

原始人时期，人们交流的信息，开始是单音节的叫喊，渐而形成原始的歌唱，歌比语言的形成还要早。歌唱不仅是交流的工具，也是原始人抒发感情和内心体验的主要方式。两千多年前中国的文学名著《诗经》就是孔子搜集了公元前11～前6世纪流传于中国民间的大量民歌汇编而成的，共305篇，它实际上是周代的一部歌曲集，集中反映了先秦时代中国人歌咏的历史。《诗经》之后，还有楚国民歌体《楚辞》，它是经诗人屈原进一步发展而流传至今的。中国文学史上的汉代乐府诗实际上也是歌曲，是供当时人们歌唱之用的。自后，唐诗、宋词、元曲几乎都能用于歌唱，可见，中国的诗歌在很大程度上与中国音乐的高度发展有密切关系。外国同样盛行歌咏娱乐，几乎所有民族都有自己流传久远的民歌。宗教系统内也盛行歌唱，如基督教歌唱赞美诗，佛教诵经采用唱颂的方式等等。目前，国际上风行的演唱方式——卡拉OK，则是人们自娱自乐、愉悦精神、陶冶性情、疏解压力的娱乐行为。

演讲、曲艺在一定程度上也属于延伸的歌咏类说唱艺术。

歌唱和吟咏对健康的促进作用，是通过以下两方面的机制来实现养生功能的。

一、调节情志

歌唱或吟咏，首先要求进入作品的意境之中，忘记自身的一切悲欢荣辱。从心理学原理来看，人的精神只要陶醉于作品的境界，就进入了一种精神上的自我诱导过程，会导致一种类似于催眠状态的结果。因此，对作品的选取是非常重要的。一首格调高雅，意境悠远，思想性、艺术性俱佳的诗歌，给人以青春、活力、和谐与激情，吟咏之余，回味无穷，不但给人以美的享受，还会唤起人们对生活的热爱、对美的追求，学会用理性的、艺术的眼光看待世界，忘记一切世俗杂念，还能调动起积极向上的健康情趣，并借此抒发情感、排遣烦恼，释放内心的压抑。自古诗坛便有杜甫诗能除病的传说。南宋胡仔的《苕溪渔隐》中说："盖其辞意典雅，读之者悦然，不觉沉疴去体也。"这是说明艺术作品的意境改变了歌唱者、吟诵者的精神面貌，使人进入了一个有利于健康的和谐环境。

对于患有疾病的人来说，疾病过程中的恐惧与沮丧情绪，会导致体内免疫系统功能下降，加速病情恶化。而精神的振作则能增强机体抗病能力，为此，歌咏的调节情志功效是一剂对症的良药。

二、调息聚气

歌咏通过调气而发出声音。古人认为要唱好一首歌、朗诵好一首诗词，首先要求精神安定，调整气息，使体内的气流运行通顺畅达，才能够随着思想的引导自然前进，即"先静而后动"。其次，要求具备特定的感情，激情畅达，气息就会运转自如，情畅而息通。这与气功的入静以致动在机理上是一致的。

歌咏时的呼吸吐纳、气息的掌握、音量高低的调节、感情的投入、呼吸肌以及其他肌肉的运动，是一种全身心的运动，是对内脏器官的全方位按摩。这与气功的原理也是相通的。

经常歌咏的人，就会自觉地运用腹式呼吸，腹式呼吸锻炼的是丹田之气，真气藏于丹田，歌咏锻炼了真气，真气又能使歌咏发声产生最佳共鸣效果，两者相辅相成，形成良性循环。声情并茂地演唱和抑扬顿挫地吟诵，锻炼了呼吸功能，这对呼吸道疾病患者尤为有助，如以痰涎壅盛、呼吸气流不畅为主要症状的慢性支气管炎、支气管哮喘等慢性病人，通过唱歌或吟诵，锻炼腹式呼吸，对缓解症状有较好的帮助。歌咏的调息作用，加上调节情志的功效，产生舒肝理气、调节情志的健康效应。如宋代文豪欧阳修所说的吟诵之乐："至哉天下乐，终日在书案"。

此外，古人指出，歌咏还有一个重要的作用机制：发散。对于积聚日久不得宣泄的忧思愤怒情绪，歌咏能使之舒散，使人心胸坦荡清宁，排除心理障碍。

第三节　舞蹈养生

舞蹈是人类最早的娱乐形式，它是通过有节奏的、经过提炼和组织的人体动作和造型来表达思想感情的行为和艺术，也是最早的养生、治疗和康复措施。

中华先祖大禹，应该是最早的舞蹈传播者和推广者。相传为大禹所创造的"阴康氏舞"，是先秦前普遍盛行的民间康复治疗舞蹈。《路史·前记》卷九记载："阴康氏时，水渎不疏，江不行其原，阴凝而易闷，人既郁于内，腠理滞着而重坠，得所以利关节者，乃制以舞，教人引舞而利导之，是谓大舞。"记述了远古的阴康时代，洪水泛滥，人们受阴冷潮湿，筋骨酸痛，活动不利，于是大禹创造了一种舞蹈，藉以伸展筋骨关节，起到祛病健身的作用。可见，最早的舞蹈竟是为治疗关节病而出现的。

马王堆出土的帛书祝由方中多次提及的"禹步"，是一种按程式运动身体的步法。《御玉秘典》解释"禹步"的动作为："闭气，先前左足，次前右足，以左足并右足，为三步也。"《抱朴子·登涉》则曰："正立，右足在前，左足在后，次复前右足，次前左足，以右足从左足并，是二步也；次复前右足，以左足从右足并，是三步也。如此，禹步之道毕矣。"这些动作与现代华尔兹舞步非常接近。所谓"禹步"，是上古酋长大禹所走的步子，故名"禹步"。《法言·重黎》李轨注："禹治水土，涉山川，病足，故行跛矣。而俗巫多效禹步。"《尸子·席泽》亦说："禹于是疏河决江，十年不窥其家。足无爪，胫无毛，偏枯之病，步不能过，名曰禹步。"祝由师带领病人一起走动舞蹈，有活动筋骨、疏通经络之效，加上心理疗法的作用，对疾病肯定会产生良性影响。世界各民族都经常举行一些打鬼仪式（如蒙古的"布扎克"），都有各种按照特定动作进行的舞蹈活动。

汉代名医华佗所创的"五禽戏",是集舞蹈、武术、体操、气功等多种形式为一体的养生方法。应该说,我国历史上的各种气功、武术、群众性舞蹈,少数民族特色舞蹈,甚至新中国成立后发展起来的的广播体操,都是具有养生功能的广义舞蹈形式。

国外舞蹈疗法的历史也非常久远,华尔兹、探戈、迪斯科等舞蹈形式被广泛地用于治疗和康复。美国在第一次世界大战之后流行"舞蹈医疗",被誉为舞蹈疗法之母;20世纪40年代,开设的舞蹈治疗班,专门培养舞蹈治疗人员,为精神病院、弱智学校、养老院培养了大批舞蹈治疗人员。近年来,"舞蹈疗病年会"成为国际舞蹈疗法的学术峰会,各国医学专家公认跳舞是治疗精神忧郁症、自闭症、精神分裂症的有效疗法。

一、舞蹈的养生价值

舞蹈不仅仅具有供人们欣赏,让人们心旷神怡的美学艺术价值,而且它是集音乐、运动、形体展示、艺术表演与一体的养生方法,其养生价值体现在以下方面。

(一) 陶冶性情

舞蹈以美的动作,美的视觉和听觉形象,陶冶人们的艺术情趣,激发人们对生活的热爱,对于舞蹈者来说,轻松的舞蹈,会使神经系统很快沉浸在和谐、愉快的气氛中,使大脑处于最佳的休息状态。同时也使消沉、颓丧的情绪得到化解。对于欣赏者来说,美丽养眼的舞蹈可以使人赏心悦目,躯体和精神愉悦而放松,消除疲劳,振奋精神。对于脑力工作者而言,跳舞更是"有张有弛"的"文武之道"。所以《舞赋》中说舞蹈是"娱神遣志,永年之本"。例如,中国的剑舞,除了能给人以美的感受外,更重要的是寄寓壮怀,培养人的勇敢精神和高尚情操。

(二) 调节情绪

现代生活常常使人因工作节奏过快,脑力劳动负荷过高,社会交往过于繁杂而感到"压力山大",精神极易感到疲劳,对于打拼在职场的年轻人、劳倦半生的中年人来说,生理、心理更易受到困扰。而舞蹈时无拘无束的感觉,轻松喜悦的气氛,能使烦恼和心理压力消散,达到舒解压力、陶冶性情的养生效果。舞蹈疗法对情志病症的康复,以情绪忧郁、悲伤、烦恼者为佳,可作为弱智、痴呆、神经衰弱患者的主要康复措施。

(三) 健美形体

舞蹈可以使人获得均衡的全身性的锻炼,特别是心、肺功能得到增强,有助于心肌收缩,促进血液循环,增加肺活量。舞蹈运动时肌肉需要大量的氧气,人的吸加深加快,肺活量比平时增加1倍以上才能满足氧气的供应,同时人体的新陈代谢率也增加60%~80%,这些生理功能的加强,对各内脏系统都能产生很大影响。舞蹈时要求挺胸昂首,使胸廓得以扩张,促进胸背肌肉发达。我国的民间舞蹈"太平鼓",以骨盆活动为主,带动腰关节、髋关节和整个脊柱运动,能锻炼腰、腹和股部肌肉,坚固骨盆韧带,增进髋关柔韧性,所以,是防治腰脊劳损、腰椎骨质增生等疾病的有效方法。

舞蹈活动有助于保持形体健美。能量的消耗,可以消除过多的脂肪,有减肥的功效。肌肉组织得以增强,则可防止体质消瘦。舞蹈能调节内脏平滑肌的运动节律,所以对消化不良、胃纳不佳的人,能增加食欲,促进食物排空,加强吸收功能。一般来说,舞蹈对心血管疾病、呼吸道疾病及胃肠、泌尿系统疾病都具有一定的防治作用。

(四) 活动关节

舞蹈最基本的动作是由肌肉关节完成的,所以舞蹈对四肢关节柔韧性的锻炼尤为明显。对于骨关节退化的老年人来说,舞蹈可以活动关节,促进运动,延缓衰老。对防治四肢关节疾病的治疗康复功能显而易见,同时,对偏瘫、痿证、痹证、五软、伤筋的康复期以及废用综合征,采用舞蹈疗法有一定的效果。

总而言之,舞蹈也具有心理治疗和行为治疗的作用,并为相关医学教材而收入,且有较多的理论探讨和实践内容。可以说是音乐疗法和运动疗法完美的结合。

二、舞蹈养生的形式

可分为欣赏和自娱 2 种类型。

(一) 欣赏

大部分舞蹈是供人们欣赏的。中国古代的《霓裳羽衣舞》、《七盘舞》,现今的各种民族舞蹈,如汉族的灯舞、花舞、鼓舞、狮子舞、扇舞,维吾尔族的刀朗舞,藏族的弦子舞,苗族的芦笙舞,土家族的摆手舞,傣族的孔雀舞等等,都是动作优美、赏心悦目的优秀舞蹈,能给人带来美的联想,获得美的享受,得到艺术熏陶。人们的精神面貌、情绪反应因舞蹈的美而得到调节。

(二) 自娱

即根据自己的兴趣爱好而跳舞,自娱自乐,达到强身健体目的的娱乐行为。用于自舞娱乐的舞种很多,常见的有:

华尔兹舞:是一种三拍子节律的舞蹈。跳舞时两人成对旋转。《蓝色的多瑙河》、《溜冰圆舞曲》、《晚会圆舞曲》等都是华尔兹舞曲。舞曲节奏可分快、中、慢 3 种,适合于各种年龄、不同体质的人们自娱。

探戈舞:舞姿柔婉、庄重、彬彬有礼,节律特点是"慢、慢、快、快、慢",很适合老年人和虚证患者,也能调节情志、放松精神,特别适合于长期从事脑力工作者养生保健。

迪斯科舞:乐曲节奏明快,热情奔放,富有感染力。优美轻快的舞姿能使人获得精神欢乐,幅度较大的运动可使肢体产生激动兴奋的快感,导致神经中枢产生强烈的兴奋,有助于人们的情绪活动。迪斯科舞有节奏的抖动,还会使身体产生一种低频、适度的振动,如同自身按摩,可使血管平滑肌得到锻炼,从而提高血管的张力,可以预防动脉硬化和心血管疾患。但是这种舞蹈的音乐往往音量过高,动作幅度过分夸张,不适宜中老年患者、虚证患者自舞,可采用针对中国中老年人的特点改良的"老年迪斯科"舞蹈。

三、注意事项

自舞娱乐不可过量,尤其是快节奏的舞蹈,消耗能量可达安静时的 7~8 倍,若消耗超过了人体的正常负荷,反而会影响健康。此外,要合理选择舞种,应根据年龄和身体状况选择相应的舞蹈,年龄较大者可选择节奏较慢的舞蹈,儿童则宜跳动作柔和的舞蹈。

第四节 戏剧影视与养生

戏剧和影视作品是综合的艺术表现形式,兼有音乐、舞蹈、运动、表演、气功等多种功能,对人类养生具有非常良好的作用,特别是对于情志类疾病有明显的康复作用。由于戏剧具有很强的情节性,很容易使观众进入剧情,从而产生或喜、或悲、或愁、或乐的情感,对调节情志病变十分有效。

传统的戏曲和曲艺，是说唱（唱腔和道白）、表演结合形成的艺术形式。唱腔具有诗歌美和音乐美，表演则具有舞蹈美和形体美，道白则具有吟咏叙事作品的效果，都给人以优美的视觉和听觉感受。我国是戏曲大国，戏曲和曲艺的种类繁多。越剧、昆剧、粤剧、黄梅戏的唱腔和表演柔和，剧情缠绵；京剧、秦腔的唱腔和表演刚劲，剧情雄壮，有阳刚之美。就剧情而言，喜剧，宜情绪悲忧者观赏；悲剧，易于引起悲伤情绪，对性格急躁易怒者有较好作用。

传统的戏曲和曲艺是演员通过舞台表演来获得娱乐效果的，受时空条件的限制。现代的录音和电影、录像等现代视频技术，为戏曲和影视艺术在养生方面的应用提供了极大的便利。今天，影像艺术已成为当代最有影响的一门综合艺术，它集文学、戏剧、音乐、美术、摄影、舞蹈等艺术形式为一体，凭借动作、语言、音乐、旋律来抒发人们的各种感情，加上线条、光影、色彩、造型等的空间显现，给人一种身临其境的真实感受，通过电视、智能手机、多媒体等各种传播渠道，然人们在任何时间、任何地点，都可以欣赏自己喜欢的戏曲、影视作品。也常常令人忘记自己的客观环境，产生愤怒、欢乐、思念、悲哀、惊恐等多种情感活动，给人以充分的娱乐，起到调节情绪的作用。

由于戏剧、影视作品是综合艺术表现形式，兼有音乐、舞蹈、歌咏、运动、气功等多种功能，其养生功能自然是综合性的，由于音乐、舞蹈、歌咏的养生价值在前文中已经做过论述，这里不再赘述。由于戏剧、影视艺术的综合养生功能，使戏剧、影视演艺人员的健康状况有一定的提升，相关研究和报道说明，表演艺术家，特别是乐队指挥家的期望寿命高于普通人群。

戏剧、曲艺、影视艺术虽然有很强烈的艺术感染力和很好的调节情绪的效果，但是，人们在欣赏之际，切勿忘记"适度"原则，否则将会走向反面。当代生活方式所导致的"电视综合征"、"手机依赖症"、"网络成瘾"、"颈肩腰腿痛"就是"过度"迷恋戏剧影视，手机电视，网络游戏的"低头一族"们需要面对的现实而急迫的健康挑战！

第五节　琴棋书画与养生

琴棋书画是中华民族特有的高雅艺术，是我们为之珍惜的文化娱乐瑰宝。同时，琴棋书画也是中国特有的修身养生方式。

一、弹琴

"弹琴"可以引申为所有乐器的演奏。是通过演奏乐器而达到养护生命，延年益寿目的的修身养生方法。

历史上有许多弹琴疗疾的例子，宋代大文学家欧阳修在《琴枕》中说："昨因患两手中指拘挛，医者言法，数运动以导其气之滞者，谓之弹琴可为。"欧阳修还说："予尝有出夏之疾，退而闭居不能治也。既而学琴于友人……久而乐之，不知疾之在其体也。去疾之生于夏昔，药而毒者，能攻其疾之聚，而不能若声之至者，能和其心而平，不和者和，则疾之忘也宜哉"（《永乐大典》）。可见弹琴对于忧郁、手指关节不利等病均有裨益。西汉窦公，年幼双目失明，便开始学琴，并长年坚持做导引，结果活到180岁。嵇康在《养生论》中认为，窦公并没有服什么长寿药物，却能活到180岁，这完全是靠长年鼓琴的结果，并认为鼓琴是长寿的有效措施之一。

弹琴养生的原理，古人用二个极简的词作了概括，即"调神"和"练指"。通过安定情志和手指运动来发挥大脑的功能。

(一) 调气养神

演奏乐器要求平心静气，进入一种淡泊的境界。在生理学上，宁静能使大脑处于一种最安静、最有序的状态，进而使生理、心理节奏与大自然的节律互相融汇。长期处于这种良好的环境中，大脑就会变得聪明，对全身的协调作用也会加强。其次，"调神"即使人体的内环境保持稳定和平衡，能加强抵御致病因素侵害的能力。调神时的心身运动，能对身体的组织器官起到自我按摩、疏通气血的保健作用。

古代对弹琴时入静和调神的要求非常严格。明末虞山派的著名琴家徐上瀛在《山琴况》中指出：弹琴功夫，一在调气，一在练指；只有涵养较深，心胸开阔，情操高尚，处世淡泊，心志安静，没有丝毫杂念的人，三指才有灵感与力量。道家有"大音希声"之说，所谓"希声"，就是指内心于静至极，完全化入自然，犹如进入了虚无缥缈的茫茫宇宙，此时精神状态宛若超尘出世，只有在这样的情况下才能弹出绝佳的音乐之声。他还说，琴曲讲究清、静、远，使听之者游思缥缈，娱乐之心，不知何去。

古代演奏家对弹琴的心境、环境、仪表有明确的要求：必择净室高堂，或升层楼之上，或于山石之间，或道观庙宇之中，值清风明月之夜，焚香静室，坐定，心不外驰，气血平和，方与神合，灵与道合。须衣冠整齐，或鹤氅，或琛衣；然后洗手焚香，静坐屏息，创造出一种幽静奥虚的境界，使人心神感天地之和，合神明之德。

古人讲究弹琴时入静，也就是强调将生理和心理节奏融进大自然的节律之中，从而达到"声意雅正，用指分明，运动亲和，取舍无迹，气格高峻，才思丰逸，美而不艳，哀而不丧，质而能文，辨而不诈，温润条畅，清回幽奇，参韵曲折，立声孤秀"的境界。入静越深，才能"遇物发声，想象成曲，江山隐映，衔落月于弦中，贯清风于指下，始激节以畅鬼神，练德而和雅颂。使千载之后，同声见知。此乃琴道深矣"。

古代琴家这一整套调神和心的理论不仅理奥、趣浓，而且对维护人的健康是有很大作用的。调神的目的在于促进人的生理节律与音乐以及大自然同步，使机体的内环境保持稳定，对各组织器官和经络可以起到自我按摩和疏通气血的作用，对心血管、呼吸系统、胃肠系统都具有良好的保健作用。可以防止动脉硬化，抵抗早衰，使人更健康与长寿。

(二) 练指运脑

弹琴时手指的活动对大脑的训练是综合性的。由于历史的局限，古人只认识到演奏乐器可以利手指，实际上音乐演奏对人们的视、听、触、运动觉的能力训练是综合性的，也就是说在练琴过程中，手指的触觉、运动觉的反应要与视觉对乐谱各种符号及强弱等的把握相一致，而听觉则马上检验这三者的准确程度，这是一种多种感觉器官同时产生反应，相互配合，协调运动的过程，这个过程极为复杂、快速，其结果是对大脑的一种有效锻炼，因而专家们把弹琴形象地比喻为"大脑在长跑"。

此外，无论是民族乐器中的拉弦乐或弹拨乐、打击乐，还是西洋的各种乐器，左手的经常运用都非常突出。左手的经常运用和灵敏可以大大促进大脑右半球的发展，提高脑的储存与传递信息的能力，提高思维通路的运动速度和容量。而双手的运动对提高整个大脑皮质的兴奋性，都极有益处，能促使两个半球的能力都得到发展，使工作的效率大大提高。同时由于音乐演奏是诸多感知器官有规律、有节奏的协调工作，可以促进各个组织器官的均衡发展，尤其利于开发智力。这种影响是长期的，潜移默化的，效果极为显著。

广州星海音乐学院附中对学生的调查研究表明，在学习音乐、演奏乐器后，智力大有提高，其中注意力得到增强的有77.1%，记忆力增强的占91.9%，感知能力提高的有85.1%，情感体验能力提高的占87.5%，想象力增强的占95.9%，理解力提高的占97.3%。

德国波恩市脑科学研究所的专家们证实，老人弹琴有明显的延缓大脑衰老之效。钢琴家、电子琴手、六弦琴手上了年纪后罹患老年痴呆症者几乎绝无仅有。科学家发现，弹琴动作本身能促使60%以上的大脑皮层在积极活动，脑部的血液循环量比不弹琴时增加5%~15%。事实上，老年人坚持弹琴大多记忆力较强，神经类疾病较少，大脑延缓了衰老，长寿者也较多。

二、弈棋

棋的种类很多，常见的有中国象棋、国际象棋、围棋、跳棋、军棋等等。跳棋、军棋等棋类，需要复杂的心神活动，游戏作用大于思维活动，对儿童和青少年比较适宜；围棋、中国象棋及国际象棋等棋类，都需要很复杂和强烈的心神活动，思维活动大于游戏作用，是成年人喜欢的棋类。

中国象棋历史悠久，传说象棋的发明人是公元前2200多年的神农氏。围棋的发展距今也已有数千年历史，早在《孟子》中就记载着"弈秋"的故事。千百年来，弈棋与琴、书、画并列，同称为中国四大娱乐瑰宝。

弈棋的养生功能表现在3个方面：

（一）启智

棋类的作用首先在于开启智力。棋局的变化犹如战场，盘面的严谨构思及奥妙变化，必须大脑经过周密的思索才能应对。因此，弈棋可作为先天智力迟钝和后天智力减退者的康复措施，尤其适用于小儿和老人。由于棋局变幻无常，需要极强的应变能力；棋子的组合精妙，需要优秀的记忆和计算能力；棋坛的胜负，往往取决于一着之差，因此又需要果敢的判断能力和独力思考能力。这些都是智力锻炼预期的目的。

（二）安神

棋类作为病中疗养时的运动和养生长寿的手，历来为医家所推崇。养生学认为下棋可使人"至老嗜欲不衰"，"善弈者长寿"。其机理则在于：下棋时的精神集中，摒除杂念，心平气和，深思熟虑，以致身心处于和谐的有益状态之中，对疾病患者来说，是天然的"镇静剂"；对正常人而言，则是怡情养性，修身治心的养生之法。

（三）养性

弈棋除了能启智、安神外，还能加强人的道德修养，即所谓的养性功能。弈棋者在棋盘上的修养称为"棋品"，棋品、人品，总是相互辉映的。棋品低下者，无人与之对阵；人品卑劣者，无人与之交友。因此，棋艺高者，人品一般都好。这也是中国特有的"道德养生"理论的具体体现。

综上所述，弈棋不仅通过竞赛的方式给人带来欢乐，对人的情绪具有良好的调节作用，还有益智健脑的功效，是一种高雅的养生方式，所以棋坛谚语称：弈棋养性，延年益寿。

三、书画

在传统娱乐养生康复法中，书画专指中国国画与毛笔书法。

中国国画和毛笔书法，是我国特有的艺术形式，与中医、烹饪、京剧一起，被称为"四大国粹"。作为修身的养生方法，是将书画的过程作为修身养性、调摄情志、运动形体的手段，而不是以该书画艺术本身的造诣作为首要目的,也就是说,不是以成为书画家为第一目的。这也是所有修身养生方法必须遵循的准则。

中国传统书画艺术在养生领域的运用有 2 种方式,一是观赏书画过程,一是亲手挥毫参与书画。其养生功能在于:

(一) 运动肢体

书画的过程是锻炼肢体的过程。挥毫书画时,要求执笔时提肘悬腕,臂开足稳,不但要用指力与腕力,而且要用到臂力和腰力,集诸多部之力于笔端,刚柔共济、蜿蜒盘旋、跃然纸上,这就使骨骼肌肉与关节得到良好的锻炼。同时需要平心静气、聚精会神、意气并用、排除杂念,这与气功、太极拳颇有相似之处,有调理脏腑、舒筋活血之功。正如周星莲《临池管见》载:"作书能养气,亦能助气。静望作楷数十字或数百字,便觉矜躁俱平;若行草,任意挥洒至痛快淋漓之处,又觉灵心焕发。"

利用书画活动有利于肢体功能障碍性的疾病康复,挥毫时的运指、转腕、悬肘、牵臂等动作,对肢体功能障碍有很好的治疗作用和康复作用,凡手腕、肘、臂等关节肌肉拘挛麻木,屈伸不利等,可使气血流通,筋脉和畅,有助痊愈。

(二) 怡情移性

挥毫书画可产生积极的心理效应,适用于情志养生和心理疾病的康复。

因为书画艺术有其独出高雅的情趣和艺术魅力,创作时的构思、设计,经由想象到笔墨,形成形象,产生韵味,这个过程,可使人达到"忘我"的境界,摆脱不良心理状态的影响,转移"兴奋灶",有效地调节大脑的兴奋与抑制过程,进而消除疲劳,忘却烦恼,以至减轻病痛。故不仅有益于健身,且对某些病人的康复亦颇有帮助,有的医院还把病人挥毫书画作为重要的辅助治疗手段而收到显著效果。运笔创作时,人的心理处于最佳状态,无任何杂念干扰,这对人的健康状态是最好的保健。康熙皇帝曰"宽怀只有数行字",即是谓此。

明代何乔远在其《名山藏》中记载了一例有趣的医案:当时宋某久疟,一年未愈。一天,名画家霞居子高穀先为他画了几株菊花,倒垂悬崖,香姿隐隐,若有飘拂流动之态。宋某观后身感冷热疏爽,接着高又援笔挥写,只见奇石亭立,双竹凌空,萧萧数叶,风韵若有闻,宋某跃起视立,毛发俱竦。久治不愈的疟疾居然痊愈了。

(三) 调节脏腑

练书法时的形体运动和精神状态,与气功十分形似。《艺舟双楫》曰:"每习一帖,必使笔法、章法透入肝膈",这是一种精神高度集中,全神贯注于创作过程的状态,也是对养生极为有益的身心状态。而心理效应能进一步影响生理功能,对机体的物质代谢和内分泌机能产生直接的影响。书画状态时的身心愉悦,能使各器官、系统的机能得到有益的改善和协调,代谢活动加强,体内一些活性物质的分泌量增加。这些活性物质包括酶、激素和乙酰胆碱等等,具有调节血流量及神经传导等作用,对身体健康有益。书画活动可使植物神经功能增强,胃肠蠕动增加、消化液分泌增多,从而促进食物的消化吸收。对老年人是一种非常有益的养生活动。《博物志》中有这样的记载:隋炀帝杨广身体虚弱,喉干舌燥,太医绘制二幅面,一曰"梅熟时节满园春",一曰"京都无处不染雪"。隋炀帝观后,感到酸甜满口,津液大生,且意境清凉,喉舌不燥,日渐康复。

书画可通过调节呼吸而加强心血管功能。书画时经常要屏息凝神,形成深而长的呼吸运动,特别是笔画长短与呼吸的协调配合,能加强血液循环。深沉舒徐的呼吸使胸廓的容积增大,内部的负压增高,静脉回流加速,从而改善了血液循环。此外,横膈肌的运动又可以给肝脏以有规律性的按摩效果,改善肝脏的功能。所以练书画还是预防心脏疾病及动脉硬化的有效方法。

科学家对书画艺术的养生康复功效进行过长期的研究,借助电脑、生理反应记录器、调频磁带记录器等科学仪器,观察其对心理和生理的影响,证实能降低心率、血压,减缓呼吸及脉搏,具有缓和精神压力及焦虑的效果。其效果超过生物反馈、冥想、打坐等方法。

四、书画家与长寿

纵观中国历史,书法家多是健康长寿之人,这是为什么呢?世界上没有哪个国家的语言文字像中国的汉字一样,既是交流工具,又可以书写下来成为艺术作品;世界上也没有哪个国家像中国一样拥有如此之多的书法家。纵观历史,书法家除了留给后人传世的艺术珍品之外,还不期然留下了保健养生的诸多诀窍。中国历代书法家中多是长寿之人。如唐代:画家欧阳询享年85岁,书法家柳公权享年88岁,虞世南享年80岁,颜真卿享年75岁;元代:画家黄公望享年86岁,曹知白享年84岁,龚开享年82岁;黄缙81岁;明代:书画家文徵明享年90岁,董其昌享年82岁,沈周享年83岁,画家丁云鹏、陈继儒享年81岁,书画、篆刻家文彭享年80岁;清代:书法家梁同书享年92岁,画家王时敏享年88岁,篆刻家、画家程邃享年86岁,画家蓝英享年85岁,查士标享年83岁,吴昌硕享年83岁,书法家、书学理论家包士臣享年80岁;近现代著名书法家、画家中更多高寿者,如朱屺瞻(1892~1996年)享年105岁;晏济元(1901~2011年)享年110岁;书法家苏局仙(1882~1991年)享年109岁;孙墨佛(1883~1987年)享年104岁;黄苗子(1913~2013年)享年100岁;冯刚百(1884~1984年)享年100岁;刘海粟(1896~1994年)享年98岁;颜文樑(1893~1988年)享年95岁;画家何香凝(1878~1972年)享年95岁;陈半丁(1876~1970年)享年94岁;书画、篆刻家齐白石(1864~1958年)享年94岁,林风眠(1900~1991年)享年91岁;钱君匋(1906~1998年)享年92岁;沙孟海(1900~1992年)享年92岁;林散之(1898~1989年)享年91岁;书画家黄宾虹(1865~1955年)享年90岁,李苦禅(1899~1983年)享年86岁,画家、书法家、美术教育家高希舜(1895~1982年)享年87岁。以上仅是历代部分名见经传的著名书画家长寿的例子,至于名不见经传的书画家中的长寿者,更是多不胜举了。再列下去还能列出一大串享年在85~100岁之间的书画家。

书法何以对人体有如此大的功用呢?首先它是借助于汉字的书写,以表达作者精神美的艺术。汉代的蔡邕在《笔论》中讲:"书者,散也。欲书,先散怀抱,任情恣性,然后书之。"唐代张怀瓘在其《文字论》中说:"文则数言见其意,书则一字见其心。"书法的练习不仅能改变一个人的气质,陶冶心灵,还有延年益寿的重要作用。比如唐朝有个和尚皎然曾作诗:"浊酒不饮嫌昏沉,欲玩草书开我襟。"道出了书法有排解郁闷、忧愁,使人昂扬向上的作用。北宋古文运动领袖、文学家、政治家欧阳修主张"学书为乐""学书消日"。他单日练草书,双日练楷书,以习书法来充实自己的生活,陶冶心情。他在谋古勘中写道:"秋暑郁然,览之可以忘倦。"将欣赏书法作品作为消暑祛疲倦的良方。同时代的大诗人陆游也是酷爱书法者,他曾说:"方病,不药而愈;方饥,不食而饱。"以书法作为治疗疾病的药物和充养脾胃的食粮,足以证明书法对人身心健康之功用。

专家们认为,当人们在练习书写之前,首先要排除杂念,凝神静气,物我皆忘,这对心神的调养是十分有利的。正如王羲之在《题卫夫人笔阵图》中说:"夫欲书者,先干研墨,凝神静思,预想字形大小偃仰,平直振动,令筋脉相连,意在笔前,然后作字。"唐太宗李世民则在

《笔法谢中说:"夫欲书之时,当收视返听,绝虑凝神,心正气和,则契于玄妙,心神不正,则字欹斜,志气不和,书必颠扑"。又如元代李衍在《息斋竹谱》中说:"握笔时,澄心静虑,意在笔先,神思专一,不杂不乱,然后作笔。"此外,运笔书写时通过科学、合理、巧妙的指法,臂法,腕法,身法有机地将点、横、竖、撇等笔画安排到每个字的结构中去,再现字的俯仰、向背、欹正、宾主、疏密、揖让等。这个过程正是古人所讲的"下笔点画波撇屈曲,皆须尽一身之力而送之"。古人在这里所说的"尽一身之力"的力不是蛮力,而是书写者通过长期的习练所产生的巧力。清代朱履贞在《书学捷要》中说:"先运其心,次运其身,运一身之力,尽归臂腕,坚如屈铁,注全力于指尖。运之即久,俾指尖劲捷,运笔如飞⋯⋯"或问:"周身之力如何可到?"曰:"臂肘一悬则周身之力自至矣。"由此可见作者在全身心进入书写状态时,不仅周身各部的肌肉得到有效的锻炼,脊柱和关节达到了最佳的平衡状态,还能激活大脑高级神经细胞,全身血气通融,使书写者心神高度统一,机体内外和谐,最终达到身强体健,延年益寿的良好效果。

绘画也是一门高尚的艺术,它与书法一样,有凝练神志,陶冶心情,排除杂念的作用。当绘画者进入创作之时,笔下画出的日月星辰,山川湖海,花草树木,鱼虫鸟兽,人物形态,喜怒哀乐,跃然纸上,惟妙惟肖,使绘画者的心灵得到升华,大有成仙脱俗之感。这对调节情绪,缓解焦虑,激发活力,提高人体免疫功能是十分有利的。

古代画家有"外师造化勤动脑"的说法,这就要求绘画者要深入生活,深入社会,走进大自然中去呼吸新鲜空气,以静观景,走走看看,收集素材,采风临摹,进行创作。将画家的主观情思熔铸到客观景物中去,画其所见、所感、所想,以期达到"迁想妙得,外师造化,中得心源"的境地。这与画家石涛所讲的"搜尽奇峰打草稿"的说法是完全一致的。只有这样,画家才能阅历广泛,底蕴厚实,经验丰富,加之所学到的书画基本技巧,就可将自己丰富的生活体验和多彩的内心世界辉映纸上。这种博取广学,与时俱进,走万里路,观万般景,立身书画之外,存心书画之中,泼墨挥毫皆成天趣之能,潜移默化地达到了修身养性,锻炼体魄的目的。

近年也有些学者提出,写字画画的过程是一种"艺术气功"或曰"心灵体操"。有些书画家,笔耕颇勤,终生"笔不离手,手不离笔""气"与"神"结合,精神饱满,所以也才会有"气韵生动"的作品,书画创作与人体健康产生了互动的作用。

第二十七章 药石养生

药石养生包括中药养生和服石养生。

中药养生是指在养生保健、防治疾病或疾病康复过程中，采用制成各种剂型的中药进行内服、外用的一种养生、医疗技术。是中医养生中最常用、内容最丰富的技术方法之一。

服石这里主要是指炼丹和服食丹药。

第一节 炼丹服石

服石指炼丹和服食丹药，是道教古老的养生方法。道教的辟谷、炼气、导引之术及多神崇拜，对佛教也有影响。道教的内丹炼化精气、男女双修及服食丹药、辟谷服石、以符箓驱役鬼神之术，还曾传入印度，影响于印度教及佛教密乘。佛家密法中，诸如服药成仙、崇祀北斗等诸天鬼神、修气脉明点、辟谷服气、男女双运等，实多与道教之术相近者，盖为两家交流、互相摄取而成。中国道教虽多融摄佛教，越来越近似于佛法，但尚保留道家传统特点，在哲学，尤其是对自心的认识上，始终较佛学为粗浅。佛门中正统人士，对道教历来持批判态度，以《楞严经》十仙之说为据，批评道教执著于肉体或虚无，落于有、无二边见，虽精勤苦修，而不得真出生死，仅可成仙升天，终不出三界，斥为"守尸鬼"、"落空亡的外道。"道教中人，自晚唐以来多出入于佛、道间，融会道、禅，由道归佛，成为普遍的趋势。

魏晋时期服石之风盛行，最出名的是"五石散"，也叫"寒石散"，从魏晋到隋唐，服者相寻，是著名毒药。服后全身燥热，可以饮冰卧雪，面色红润，双目有神，魏晋时期是"美男子井喷"的时代和服石有密切关系，其实是微量砷中毒的初期反应，胃口好，进食多，精神爽，能使人产生一种不可言喻的快感。"人进食多是一候；气下颜色和悦，是二候；头面身痒搔，是三候；策策恶风，是四候；厌厌欲寐，是五候也"。长期服用则会出现"舌缩入喉，痈疮陷背，脊肉烂溃，头痛欲裂，腰痛欲折，腹胀欲决，甚者断衣带，心痛如刺，百节酸疼，咽中痛，鼻塞清涕出，膈上大满欲吐，温温欲吐"等严重中毒现象，甚至死亡。

现代医学史著作一般都认为五石散是由石钟乳、硫黄、白石英、紫石英及赤石脂组成。但这5种药都没有明显的毒性，服之亦不会产生古籍中所记载那样大的毒害作用。据赵匡华主编《中国古代化学史研究》以及其他一些医学家的考证："其毒性在于《侯氏黑散方》中的"矾石"是"礜石"之误。二者形近易混，古书多混用之例；礜石含砷，所谓服散乃慢性砷中毒；孙氏痛其杀人，把礜石换成石硫黄，始以无毒之方传世。"

一、炼丹

道教徒用朱砂炼制使人长生不死的丹药。春秋战国时期，是奴隶社会的盛世，诸子百家争鸣，生产也达到鼎盛时期。"鼎"是古代的烹饪器，也是记载功勋的礼器，传说黄帝造九鼎，鼎就成了传国之宝。考古发掘的文物，如有名的司母戊大方鼎，说明在当时冶炼青铜和铸造技术都已达极高水平。《周礼考工记》中就已经记载了合金成分不同而性质不同的"六齐"规则。鼎本是煮肉汤和食品的器具。但这时人们就希望在鼎中也能炼出一些别的东西。传说秦穆公的女婿萧史就在宫中炼丹，他曾经炼成"飞雪丹"给秦穆公的女儿擦在脸上（实际上是炼成的铅粉）。

由于各种金属矿物都是由土中开采出来的，所以在五行生克学说中就有"土生金"的说法。当时就有一种设想，认为矿物在土中会随时间而变的。例如认为雌黄千年后化为雄黄，雄黄千年后化为黄金。朱砂200年后变成青，再300年后变成铅，再200年成为银，最后再过200年化成金。能不能加速这种变化呢？这时就产生了夺天地造化之功的思想，企图在鼎中能作到"千年之气，一日而足，山泽之宝，七日而成"。于是就在鼎中放入各种药物，封闭后进行加热烧炼，以为可以炼出贵重的金银来，这样炼金术在战国末期就萌芽了。到了秦皇汉武时期，由于最高统治者的支持，炼金术很快发展起来，不仅要由低贱的金属如铜、铁等制造出贵重的金、银来，还要为统治者修炼出吃了能长生不老的仙丹。所以在中国发起的这场探索活动叫做"金丹术"。道教徒把人与物相类比，认为黄金和玉都是不朽不坏的，所以最好能由金和玉中提出精华来给人吃，于是就有"服金者寿如金，服玉者寿如玉"的理论。炼丹家希望能炼出"金液"神秘物质，人吃了可以长生不老，与普通物质配合就能变成黄金。

最早热衷于炼丹术的是西汉淮南王刘安，他在宫中招致了方士千余人修炼金丹和表演特异功能，又编写了《淮南子》《淮南万毕术》等著作，淮南王后因谋反而被杀，刘向抄淮南王家时得到1部炼黄金的秘书，就自己也去试炼，但一直不成功。汉武帝刘彻是刘安的侄子，也热衷于方士的奇怪表演和炼丹术，他招致了不少特异功能的人进宫，表演成功了就封为将军，甚至把宫主下嫁，但骗局一旦被揭露又立刻拉出去砍头。

二、兴衰

在汉代是炼丹兴起的时期，虽然真金没有炼出来，却制成了多种貌似黄银和白银的假金。更发现了许多种化学反应，最主要是铅、汞、硫、砷等之间的反应，还创造了各种炼丹仪器和提炼药品的方法。

到了东汉时期，魏伯阳编著了一部炼丹术的著作《参同契》，是世界公认现存最古老的炼丹书。实际上《参同契》是魏伯阳钻研总结了前人大量的炼丹书"火记六百篇"后总结的理论著作，他把物质分为阴阳两大类，提出要产生新物质必须阴阳配合，同类物质在一起是不会化合的。他指出如果是"药物非种、分剂参差、失其纪纲"时，那就会"飞龟舞蛇，愈见乖张"，这实际是炼丹过程中发生爆炸的情况，正是炼丹家发明火药的前奏。魏伯阳在书中记载了铅、汞、硫等的化合和分解知识。但魏伯阳一大缺点，就是书中使用了各种隐语，例如："河上姹女，灵而最神，得火则飞，不见埃尘，鬼隐龙匿，莫知所存，将欲制之，黄芽为根"。实际上，河上姹女是水银，水银加热就会蒸发（飞）不见了。要想固定水银，就要加入黄芽，黄芽就是硫黄，这时加热后就会生成红色的硫化汞，"望之类白，造之则朱"。现在能见到的最早的炼丹著作是西汉时期的《三十六水法》和《黄帝九鼎神丹经》都无隐语，操作方法，药品名称和用量都十分清楚。

晋代葛洪编著的《抱朴子》也是有名的炼丹书，葛洪指出这些隐语严重阻碍了炼丹成果的正确传播。之后注释药物隐名的著作成为炼丹的指导书。到了唐代，几乎各代皇帝都喜欢炼丹术，在这时中国的炼丹术发展到全盛时期，许多炼丹著作有了更实际的内容，并且也很少用隐语了。这时中国炼丹术也传往阿拉伯国家，促进了阿拉伯炼金术的发展。而阿拉伯炼金术后来又传入欧洲，几经演化发展，终于形成了现代科学的重要门类——化学。

三、骗局

中国古代炼丹术的主要目的，一是修炼长生不老的丹药，二是想把贱金属转化为金银等贵金属。这两个命题实际上都是不可能做到的。关于长生不老丹，由于中国炼丹主要用五金、八石、三黄为原料。炼成的多为砷、汞和铅的制剂，吃下去以后就会中毒甚至死亡。但是在炼丹术发展初期就有人服食丹药，首先是三国时期何晏大将军（曹操的义子）带头服用"五石散"，说是可以强身健体，于是在社会上"服石"之风盛行。由于"五石散"中主要成分为砷制剂，服后浑身发热，甚至要泡在冷水中才能解脱，所以社会上就又流行起宽肥的服装，甚至有人索性躲在竹林中，脱光了衣服混日子，还被誉为高士。后来炼丹家们进一步又炼出了升华的砒霜（三氧化二砷），只要服用一刀圭就可得到同样的"药效"，就这样，服用起来就更方便了，结果不是中毒就是发病死亡，这可以说是古代的吸毒潮，所造成严重的社会危害，可以与今日的吸毒热相比。所以在当时的古诗中就有"服石求神仙，多为药所误"批评了此事。但尽管如此也未能因此而停止对长生不老的追求。

唐代是炼丹术的全盛时期，几乎历代皇帝都热衷于炼丹，而这些皇帝们也大都死于"长生不老丹"。在唐代，服丹身亡的皇帝就有唐太宗、宪宗、穆宗、敬宗和晚唐的武宗、宣宗等六位，中毒的皇帝还不算。上有所好，下有甚焉。由于皇帝们几乎个个都崇信炼丹术，因而王公贵族也都纷纷效仿去炼丹服药，许多名士文人也都去炼丹。例如，李白、白居易等也不例外，这成为上层社会的时髦风气，而热衷于炼丹的白居易晚年也因此而感到茫然若失。

炼丹家们在冶炼合金和制造药物方面确实取得很大的成绩，他们曾经成批生产过黄色的合金和白色的合金。其中就有黄铜（锌铜合金）、白铜（镍铜合金）、砷白铜（砷铜合金）、白锡银（砷锡合金）等等，当然，还有各种各样的汞合金。这本是炼丹家的成果。但是到了唐代以后，特别是元明时期，竟被一些江湖骗子所利用来作为诈骗钱财的手段。这类骗局在旧小说和笔记中有不少的记载。例如在《儒林外史》第十四回"马秀才山洞遇神仙"中就讲了这样的一个故事：社会名士马二先生在杭州路过丁仙洞，碰见一位白须过脐、飘然有神仙之表的老者，自称姓洪名憨仙。洪憨仙对马二先生说："若要发财，何不问我！"于是马二先生接受了洪憨仙给的几块"黑煤"回去烧炼，竟然真的炼成银子。于是马二先生认为这次遇到了活神仙，就一口答应与洪憨仙认作表兄弟，与洪憨仙一起到胡尚书的三公子家中去为他作证，请胡三公子出本钱来"烧银"。谁知洪憨仙在这时突然得急病死了，他的家属告诉马二先生说洪憨仙不是仙人，而是个骗子，那"黑煤"本来就是涂黑了的银子，给马二先生点好处，使他信以为真，从而去帮洪憨仙去作伪证，来诓骗胡三公子的钱财。马二先生了解了真情之后觉得大丢脸面。

在欧洲也有同类的炼金术骗局。文艺复兴时期英国文学家乔叟在他的《坎特伯雷故事集》中就讲述了一个炼金术的骗局：英国有一个教士，遇到一个僧侣，僧侣让教士准备好二三两水银，取一两放在罐子里用炭火烧炼，并把火炭一直堆到罐子口上面。趁教士不注意，僧侣从自己身上摸出一块炭放在罐子口上，这块炭是事先在中心挖了一个洞，洞中提前装上了一两银粉，并且用蜡把口封闭。当这块炭在罐口上烧着后，银粉就很快落入罐内，与水银熔炼在一起，倾倒在模具中就凝成为一块银锭。接着僧侣又再次表演，让教士再放一两水银在罐中烧炼，这次僧侣拿出一根棍子在罐子口上拨弄炭火，原来棍子头上也是中空的，里面装有银粉并用蜡封闭。在用棍子拨弄炭火时蜡融化了，银粉就又掉到罐子里去了，这样就又炼出来一块银子。僧侣让教士把炼出来的银子拿到市场上请银匠鉴定，证明这确实是真银子。这时教士就更加信以为真了，于是就花了极大的价钱向僧士买下了秘方。僧士把钱财骗到手后就溜掉了，可是倒霉的教士尝试用那秘方做银子却什么也做不出来，落得倾家荡产。

这些骗局都是在中世纪发生的，当时现代科学没有建立，人们也不知道一般的情况下元素是不能转化的，所以很容易被花言巧语和神奇表演所迷惑。而时至今日如果还有人相信点金术就难以理解了，可就在20世纪30年代，科学发达的德国就出现过两起这类的骗案。一个骗子名叫弗兰茨·陶森，本来是个补锅匠，1925年，他宣称将铅和锡在一起熔炼就可以造出黄金来，他又通过关系找到第一次世界大战期间的名将恩利希·鲁道夫将军去兜售他的发明，鲁道夫派遣义子调查后，居然信以为真，甚至把解决德国战争赔款的希望都寄托在陶森的发明上。鲁道夫就动员他在军界的老相识和贵族们筹集资金，在1927年成立了一个以陶森为经理的炼金公司。

魏晋南北朝时期，在玄学思想影响下，服石之风大盛，并使炼丹术迅速发展，由此既引起许多新的疾病的产生，也推动了药物学的发展，这是本时期医药学另一个显著特点。

第二节　中药养生

中药养生，就是运用具有强身健体、延缓衰老功效的中药，以达到养生防病、延年益寿的目的。我国最早的药物学专著《神农本草经》将药物分为上、中、下三品，其中具有养生保健功能的滋补药品被归属为上品。中药在养生保健、延缓衰老，以及防治心脑血管疾病、肿瘤、各种老年病、自身免疫性疾病方面的独特疗效日益引起人们的重视。

一、中药养生原则

（一）预防为先治未病

生、长、壮、老、死是一切生物的自然规律。注重养生调养可以促进生长发育，增强体质，延缓衰老，避免夭亡。《内经》指出："圣人不治已病治未病，不治已乱治未乱。"善于养生者，在未发病之前必须先清除发病的隐患，才能确保健康。

"治未病"，包含"未病先防"、"已病防变"、"瘥后防复"3层意思。未病先防，就是在疾病未发生之前，采取各种有效措施，消除致病因素，做好预防工作。一旦发现已病，争取早期诊断，早期治疗，以防疾病加重与恶化，促使其好转。疾病好了以后，仍要细心养护，以防复发。运用中药养生必须遵循预防为先治未病的原则。

（二）补虚泻实重扶正

人体的生理状态不外虚实2大类，应以"虚者补之，实者泻之"的原则予以辨证施治。虚者表现为气血阴阳的不足，当以药物补虚扶正。实者表现为气血痰食的壅滞，当以药物去邪泻实，气滞者理气，血瘀者活血，湿盛者化湿，痰聚者化痰，以达到行气活血、疏通经络、协调脏腑功能的目的。中药养生，应特别重视中药对人体正气的扶正作用，由于发病的根本原因在于正气的虚弱，所以运用中药扶助正气，可调动机体的一切积极因素，增强抗病能力，以防止病邪的侵袭或及早驱邪外出。因此，扶助正气，是中药养生法的主要内容。

无论扶正补虚还是祛邪泻实，皆是运用中药补偏救弊的功效，来调整机体阴阳气血的偏胜偏衰。

（三）调整阴阳求平衡

"阴平阳秘，精神乃治。"中药养生的基本原则也在于调整阴阳的偏盛偏衰，使其复归于"阴平阳秘"的动态平衡状态，如《内经》所说的"谨察阴阳之所在而调之，以平为期"。对于阴或阳的某一方过盛有余的状态，可用"损其有余"的方法调治，如阳热亢盛的实热证，可用清热药调治。对阴和阳某一方的虚损不足的情况，可采用"补其不足"的方法调治，如阴虚所致的虚热证，就应选用滋阴药物以达到克制阳的相对偏亢。

（四）三因制宜讲个性

三因制宜，既是临床治疗用药的原则，也是养生用药的原则。

1. 因时制宜 《内经》云："春生、夏长、秋收、冬藏，是气之常也，人亦应之。"中药养生必须注意四时寒温，季节气候的特点，合理选择四时适用药物。《千金要方》说："凡人春服小续命汤五剂，及诸补散各一剂；夏大热则服肾沥汤三剂；秋服黄芪等丸一两剂；冬服药酒两三剂，立春日则止。此法终身常尔，则百病不生矣。"此即应四时之春生、夏长、秋收、冬藏的自然变化规律而进行的药物养生法。

（1）春季：春季阳气渐升，阴气渐消，万物生机盎然。人体与之相应，处于舒展放松状态，各组织器官功能活跃，新陈代谢日趋旺盛，故在服用养生药物时，可适当运用甘温升提之品，以助升发阳气。特别是在早春时节，春寒料峭，阳气动而未发，药食更应偏温。从药物性味而言，应"省酸增甘"。《素问·至真要大论》说"辛甘发散为阳"，辛甘之物有助于春季人体阳气升发的生理趋势。

春季药物养生需要注意：①不宜过用"补药"扶正。②需注意抑肝气，养脾气，以防肝气过旺，反伤脾土。③春季患温热病津伤液亏者，已不属养生范围，不能套用甘温原则，而是需要凉补以滋阴生津。

（2）夏季：夏季阳气蒸腾，自然界万物生长最为茂盛。人体新陈代谢亢盛，出汗尤多，多表现为气阴、气津两伤之证。中药养生当用甘平、甘凉性味的药物，以补气养阴、生津止渴。又因为心气通于夏，夏热易煽心火。故多在养生方药中加用清心火之药。

对于某些慢性久病患者，或沉寒痼冷盘踞多年的顽症，如慢性支气管炎、支气管哮喘等病，正可借天时之助，使用热药、补药，配合暑热之气，内外夹攻，祛除寒邪。此即所谓的"冬病夏治"。此外，夏季服用平补肾气之品，还能防治慢性病的复发或减缓病情，延缓衰老，改善虚弱状态。

夏季药物养生要注意：①夏日炎热，常恣食寒凉解暑之物。过寒则伤阳，故夏日不仅气阴易伤，也多见脾肾阳虚之病，尤以老人多见。此时则应服用《养老奉亲书》所说的"平补肾气暖药，如苁蓉丸、八味丸之类，以助元气"。②暑必兼湿，脾胃易受其害，导致食欲不振，故夏日中药养生须防止滋腻困脾，宜用清灵轻补之品，并可辅以运脾化湿之品。

（3）秋季：秋季阳气渐收，阴气渐长。因秋燥肆虐，易伤体津，人体常见脏燥津伤之证。故秋季中药养生注重滋润养阴。又因夏季耗气伤津尚未得到恢复，故又需兼顾补气。

秋季中药养生需要注意：①忌用耗气伤津之品。②秋季应"慎药"，不到万不得已之时，尽量不用攻邪伤正的药物，如《摄生消息论》所说："秋间不宜吐并发汗，令人消烁，以致脏腑不安"。

（4）冬季：冬季阳气潜伏，阴气盛极，万物生机闭藏，人体新陈代谢缓慢，精气闭藏，是进补扶正药物，蓄养收藏精气的最好季节。冬季服用补药有两大原则：助阳、填精。辨证选用性温壮阳，味厚填精的药物。这样，既可鼓舞阳气，增强抗寒能力，又可藏精于肾，增强体质，为下一年机体功能奠定物质基础。

冬季中药养生需要注意的问题是：冬季是阳气内蕴的季节，助阳抗寒虽然必须，但不可过服温热之品，以防伤阴。

2. 因地制宜 不同的地理环境、气候条件、生活习惯各不相同，人的生理和病理特点也有较大差异，中药养生必须考虑这些因素，因地制宜。如我国西北地区，地高而少雨，故多阳虚畏寒之证，用药宜温补；东南地区，地低而温热，人多阴虚有热之证，用药宜清补；北方人体质刚强，用药宜峻重；南方人体质薄弱，用药宜轻巧。有些地区，因缺少某些物质而易患某种地方病，可用含有相应物质的药物补充之，如山区缺碘，易患地方性甲状腺肿大，宜多用含碘药物。

3. 因人制宜 根据人的年龄、性别、体质等不同特点，分别给予不同的养生方药。

人有少、壮、老、耄的年龄差别，少年儿童，纯阳之体，生机旺盛，但气血未充，脏腑娇嫩，若非先天不足，生长发育迟缓者，不可用补药，否则会有拔苗助长之患。青壮年时期，机体脏腑组织功能已臻成熟，精力饱满，血气旺盛，大多无须进补扶正药物；即使用补，亦以平缓少量为宜。人至老年，形气不充，筋骨懈惰，精血亏耗，阴阳失调，脏腑功能日渐衰退，应经常服用养生药物，但需要辨证施药，少量频用，持之以恒，切忌重剂骤补。

人的体质有强弱之分。素质强壮者可不用扶正药物，而虚弱者最需中药养生。人的体质又有气血阴阳、五脏六腑偏盛偏衰之异，均需明辨而分别处置，给予合理方药。

人的性别有男女之不同，药物养生要注意妇女的经、带、胎、产生理。中医认为"女子以血为本"、"肝为先天"，故妇女的药物养生以滋阴补血、养肝疏肝为主。妇女更年期，则阴血常不足，不能濡养脏腑而出现脏躁之症。则以滋阴养血、补心宁神为主。男性则要注意肾精易虚的特点，尤其是纵欲过度及年老体弱者，往往更为不足，须注意补肾填精。

其他如人的职业、工作环境、生活习惯等，均是需要注意的地方。

（五）药养进补重脾胃

药物养生，以补为主。脾胃为后天之本，为仓廪之官。胃为水谷之海，脾则输布精微，灌溉经络，长养百骸、肌肉、皮毛，荣养五脏六腑。所以，人体功能衰弱总与脾胃相关。再者，虚则补之，但任何补药都必须由脾胃吸收利用，一旦脾胃衰竭，即使起死回生之品，亦无发挥作用的途径。因此，药物养生最重脾胃功能。

1. 五脏皆虚，补脾为主 大病久病之后或年老体弱的虚衰，多见五脏皆虚，气血阴阳俱不足。此时用药，当遵孙思邈"五脏不足，调于胃"之旨。张景岳指出："脾为土脏，灌溉四旁。"通过补脾胃，使脾气先旺，则气血阴阳化生有源，五脏六腑皆得其养，常用的扶土生金，培土荣木，"假后天而济先天"诸法，都是五脏虚弱，补脾为主的例证。

2. 虚不受补，运脾为先 体质虚弱较甚或阴阳气血俱虚，若脾胃不健，用补药反而可致气机壅滞，加重脾胃之虚，甚至饮食难进，药力难行，体虚愈甚，此即虚不受补。此时用药，当以运脾为先，选用平补不滞之品，如资生丸、香砂养胃汤等补而不滞，运中有补，使脾胃旺盛，再施其他扶正药物补虚。

3. 补药防滞，调脾为佐 扶正药物多腻滞，尤以滋补阴血之品为甚，往往滞胃呆脾，故在运用扶正药物养生补虚时，常须佐以调理脾胃之品。如理气健脾的陈皮、木香，化湿醒脾的藿香、佩兰，燥湿运脾的苍术、厚朴等。这些不仅能调理脾胃，使脾胃功能健旺，而且还能防补药腻滞之弊，寓通于补。

（六）慎用补药忌偏滥

中药养生，重点在于补虚，无虚无病者不提倡使用药物，而是以非药物养生为主。但即便体质虚损，必须服用中药调理体内阴阳气血，也不能偏执一端，盲目滥补，唯补是务，而应该中和平稳，忌偏忌滥。

用药的目的在于协调阴阳，凡药必有偏性，太偏就容易出现过犹不及的后果。例如，气虚者理当补气，但完全采用补气药组方服用，则涉之太偏。气多则壅，反而阻碍脏腑功能；虽为阴伤，但若一味大剂养阴，阴药滋腻难化，反而遏伤阳气。因此，药物养生疗虚，一方面要辨明虚损病位，熟悉药物偏性，另一方面则要防范可能出现的副作用。中医补益名方中，在补药之外，一定会合理运用少量"泻药"，如六味地黄丸中用茯苓、泽泻，补中益气丸中用陈皮、柴胡等，都有预防补药过偏的作用。

养生须防滥补。世人心理总是喜补不喜泻，认为凡补药一定都是对人有好处无害处的，因而滥补现象非常普遍。形神俱旺的青壮年，生机蓬勃，毫无虚象，却将人参、胎盘、黄芪、枸杞子等当作常规保健品服用。亦有医务人员唯利是图，投患者所好，滥用补品。如此非但无益，反而有害，常致气机闭滞，脏腑生克制化失常，而变生诸症。如补阴药甘寒滋腻，多服易伤阳气；补阳药性偏温燥，常用则助火劫阴；补血药性多黏腻，过服会损伤脾胃；补气药壅滞者多，多用则使腹胀纳呆，痞闷不适。临床常见的"滥用人参综合征"，就是滥用药补的后果。

二、补虚益寿中药

具有强壮体质、延年益寿作用的中药，历代本草及医家著述均有记载。20世纪70年代初开始，对这类药物的现代研究日益重视，取得了很多研究成果。以下按补气、养血、滋阴、补阳四类，予以举例介绍。

（一）补气类

1. 人参 味甘微苦，性温。《本经》谓："主补五脏，安精神"，"开心益智，久服轻身延年"。可大补元气、安神益智、生津固脱、延缓衰老。对年老气虚，久病虚脱者，尤为适宜。研究证明，人参能提高细胞寿命，人参皂苷可通过调节细胞代谢而延缓衰老；还可以促进人体血液淋巴细胞的有丝分裂，延长人类细胞的生存期。动物实验提示，能提高动物的整体寿命。早期给予雌性小鼠参提取物，可使其寿命延长。人参能改善衰老动物模型的机体状态。人参总皂苷能增加衰老模型小鼠的胸腺、肾上腺、睾丸及卵巢等脏器系数，减少肝脏脾脏系数，还能明显提高海马和血清中的超氧化物歧化酶（SOD）含量，降低过氧化脂质的代谢产物丙二醛（MDA）含量，说明人参能减少自由基对细胞的损伤，改善免疫及内分泌等多种功能。

2. 黄芪 味甘，性微温。古人称为"补药之长"。可补气升阳，益卫固表，利水消肿，补益五脏。久服可壮骨强身，治诸气虚。研究表明黄芪可延长人胎肾细胞、肺二倍细胞的生长寿命，使肺二倍细胞从自然衰老的61代延长到88~89代。黄芪既能增强T细胞功能，又能延长T细胞的寿命，具有抗衰延寿作用。对造血系统粒系祖细胞生长有促进作用，使家蚕生存时限比对照组长，身长体重增加缓慢，食桑量减少。黄芪液对老年小鼠心脏有保护作用。能使衰老小鼠紊乱的肠道菌群得以调整，使其双歧杆菌和肠球菌水平上升，恢复正常水平。

3. **刺五加** 味辛，性温。《名医别录》谓："久服轻身耐老。"能补气益肾，祛风祛湿，强健筋骨，安神益智，延缓衰老。用于风寒湿痹，四肢拘挛及肝肾不足，腰膝酸软。对老年人的疲乏困倦，惊悸健忘，头晕失眠，小便余沥，腰痛脚弱，阳痿早泄等症状有治疗作用。临床和实验研究证明，它有增强适应能力，抗疲劳，增强免疫功能，调节中枢神经系统、心血管系统和内分泌代谢系统的作用，能抗辐射、抗氧化，防肿瘤，促进骨髓造血系统功能。临床上对老年慢性气管炎、高血压、低血压、冠心病、性机能减退等均有较好疗效。

4. **茯苓** 味甘淡，性平。《本经》谓："久服安魂养神。不饥，延年。"有健脾和胃，宁心安神，渗湿利水之功用。古籍有茯苓久服令人长生之说。因其药性平和，既能健脾渗湿，又能宁心安神，补而不峻，利而不猛，既可扶正，又可去邪。故为养生佳品。近代研究证明，茯苓含有茯苓多糖、茯苓酸、三萜类化合物等有效成分，能增强人的免疫功能，提高抗病能力，而且具有明显的抗肿瘤作用，还有保肝及调节胃肠的功能，是养生延年的药食两用佳品。

5. **灵芝** 味甘，性平。有益气补血、养心安神、止咳平喘、健脑益智等作用。灵芝有赤、青、黑、白、黄、紫之分，分别补益五脏之气。《本经》认为不同颜色的灵芝，功能主治有所不同，但均可"轻身不老，延年"。临床实践证明，灵芝制剂具有明显的强心保肝作用，服用后多数患者体质得到增强，睡眠改善，食欲和抗寒能力增强。灵芝制剂还可用于治疗糖尿病、冠心病、风湿性关节炎等多种老年病及慢性病。实验研究还证实，灵芝能延长果蝇的平均寿命，增强机体非特异性免疫力。灵芝多糖对免疫功能的调节和促进作用，是灵芝延缓机体衰老的主要机制之一。

具有延缓衰老作用的补气类养生中药还有：党参、太子参、西洋参、白术、大枣、甘草、山药、人乳、蜂蜜等。

（二）补血类

1. **当归** 味甘、辛，性温。功善补血，又能活血调经，祛痰止咳，润燥通便。《景岳全书·本草正》认为本品"补中有动，行中有补，诚血中之气药，亦血中之圣药也。""养营补血，补气生精，安五脏，强形体，益神态，凡有虚损之病，无所不宜。"实验证实：当归能使老年大鼠全血黏度（比）明显降低，使之不易聚集，有利于抗衰老。临床也证明，当归具有扩张冠状动脉，增加血流，营养心肌，扩张周围血管，降低动脉血压等作用。它对老年人心血管疾病的防治作用及在延缓衰老方面的其他作用，如当归中阿魏酸钠抗红细胞膜脂质过氧化作用等，备受注目。

2. **熟地** 味甘，性微温。《本经》谓其"久服轻身不老"。《本草纲目》称其"添骨髓，长肌肉，生精血，补五脏内伤不足，通血脉，利耳目，黑须发"。有补血滋阴之功。对年老血虚，肾精不足者，可起到养血滋阴，益肾填精的作用。研究表明，本品有很好的强心，利尿、降血糖作用，在抗氧化、调节免疫功能、神经内分泌和内脏功能方面有明显作用。有抑制脂质过氧化作用，使 SOD 活性增加，LPO 含量减少。并能增强细胞免疫功能和恢复老龄动物 IL—2 基因表达能力，故具有抗衰老作用。与牛膝、山药、菊花组成的四大怀药合剂，可使家蚕体重增长缓慢，食桑量减少，生长发育期延长。

3. **何首乌** 味苦、甘、涩，性微温。《开宝本草》谓其"久服长筋骨，益精髓，延年不老。"本品制后具有补益精血，涩精止遗，补益肝肾的作用。自唐朝以后，诸家本草都称其有延年益寿之功。近代研究认为，何首乌含有的卵磷脂是脑髓的主要成分，也是血红细胞原料之一，对心脏也可起到强心作用。另据报道，何首乌能降低血脂，缓解动脉粥样硬化的形成，有提高机体免疫能力，增强造血功能，增加冠脉流量，营养毛发等诸多作用。在临床上对老年人的冠心病、高血脂等多发病有效。由此可见，何首乌的益寿延年作用是通过益脑，增强心脏机能，降低血脂，缓解动脉硬化，提高免疫功能等综合作用而奏效的。

4. **阿胶** 味甘，性平。《本经》谓其"久服轻身益气"。有补血止血、滋阴润肺、润燥通便之功效。为血虚阴亏之人的补血佳品。实验证明，阿胶对骨髓造血功能有一定作用，能迅速恢复失血性贫血之血红蛋白和红细胞，能够促进机体免疫功能，使肿瘤生长减慢、症状改善、延长寿命；阿胶能够降低氧耗，耐疲劳；对抗出血性休克，使其血压逐渐恢复至正常水平，因而能延长存活时间。因此，阿胶对老年人脏器功能衰退、免疫功能低下、骨髓造血功能障碍或各种原因出血引起的贫血、休克以及对环境的适应能力减退等都有一定的保护作用，有助于养生保健和延缓衰老。

5. **龙眼肉** 味甘，性温。《本经》谓其"久服强魂，聪明，轻身不老，通神明。"《本草纲目》认为能"补虚长智"。有补心脾、益气血之功。可用于老年人心脾两虚，气短心悸，失眠健忘，神疲乏力等症。实验证明，龙眼肉提取液使机体 GSH—PX（谷胱甘肽过氧化物酶）活性升高，使体外肝匀浆 LPO（过氧化脂质）的生成受到抑制；并可使胸腺、淋巴结组织 T 细胞检出率增加。提示龙眼肉有一定的抗自由基作用及提高细胞免疫功能的作用。

其他延缓衰老的补血类中药还有黑木耳、五味子等。

（三）助阳类

1. **鹿茸** 味甘、咸、温性。《本经》认为有"益气强志，生齿不老"的作用；《名医别录》称其"久服耐劳"；《本草纲目》谓其"生精补髓，养血益阳，强筋健骨"。能补肾阳，益精血，强筋骨。适用于老年人阳气衰微，精血不足，形寒肢冷，腰脊疼痛，小便频数者。研究证实，鹿茸能提高机体的工作能力，改善睡眠和食欲状态，消除肌肉疲劳，为良好的全身性强壮药；并使红细胞，血红素及网状红细胞增加。此外，鹿茸有促进细胞转化的功能，可促进创伤、骨折和溃疡的愈合。临床观察，鹿茸制剂对早衰有对抗作用，适用于衰老、衰弱及久病之后的养生康复。

2. **淫羊藿** 味甘、辛，性温。《日华子本草》称其治"丈夫绝阳不起，女子绝阴无子，筋骨挛急，四肢不任，老人昏耄，中年健忘"。能补肾壮阳，祛风除湿，对于肾虚阳痿，宫冷不育以及风寒湿痹有明显疗效。实验证明，该药能促进精液分泌，兴奋性神经，具有雄性激素样作用。还有扩张冠状动脉，降低血脂及血压等多种作用，对老年人可产生良好的影响。淫羊藿黄酮能显著恢复造型小鼠 T 和 B 淋巴细胞增殖反应的功能，明显提高小鼠肝脏总 SOD 活性，减少肝组织过氧化脂质的形成，减少心、肝等组织的脂褐素形成。复方制剂"二仙胶囊"混悬液可延长家蚕幼虫期、蛹期、成虫期及总寿龄，可降低小鼠脑、心、肝中的脂褐素含量，增加血中的 IgG、总补体水平，增强中性粒细胞及腹腔巨噬细胞吞噬功能。

3. **肉苁蓉** 味甘、咸，性温。《本经》谓其"主五劳七伤，养五脏，益精气，久服轻身"。能补肾阳、益精血，温而不热，补而不峻，故有"从容"之名。用于男子肾虚阳痿，女子冲任失调以及老人、产后、病后肾虚津亏、肠燥便秘等证。药理研究证实，肉苁蓉能显著延长家蚕的寿命；不同量的肉苁蓉对小鼠红细胞内 SOD 活性均有明显的增强作用，对小鼠心肌脂褐质含量有明显降低，且剂量越大越好。肉苁蓉还能促进皮质激素的分泌，增强免疫功能，其延缓衰老作用可能与之有关。

4. **菟丝子** 味甘、辛，性平。《本经》谓其："补不足，益气力，久服明目，轻身延年。"能补肝肾阴阳，偏于补阳，固精缩尿。又能明目止泻。适用于精神困倦，肾虚腰痛，腰膝酸软，尿频，阳痿，目暗耳鸣。现代研究证明，本药对心肌缺血有明显的预防和治疗作用，可提高机体免疫机能，并认为有延寿的作用。应用浸泡菟丝子药液的桑叶喂蚕，可延长家蚕的幼虫期及生存寿命。

5. **紫河车** 原名人胞，即胎盘。味甘、咸，性温。为益阳气、补精血之上品。能双补阴阳，大补气血，延缓衰老。尤适用于禀赋不足，气血亏损，虚损劳极，喘嗽虚劳，精力不足，头晕眼花，记忆衰退等症。研究证实，紫河车含多种免疫因子，能提高人体的免疫机能；含多种激素，可以促进胸腺、脾脏、子宫、阴道、乳腺、甲状腺、睾丸等器官的发育。近年来，国外专家发现其还含有许多重要的抗病因子，如"抗肝硬化因子"、"抗白血病因子"、"止血因子"以及"抗衰老因子"。其中的"抗衰老因子"、"免疫因子"以及所含的多种激素与酶，可能是其抗老化的物质基础。前苏联专家对130例45岁以上有衰老表现的病人，采用胎盘提取液治疗10年，认为有助于提高早衰病人的各种生理机能，对于改善早衰病人的血压和耗氧量，提高卵磷脂与胆固醇的比值，改善性机能，治疗老人视力和记忆力减退，改善衰老外貌和步态等，都有一定效果。因此，可以肯定紫河车具有延缓衰老的作用。

其他具有强壮体质、延缓衰老作用的助阳类中药还有杜仲、冬虫夏草、胡桃仁、补骨脂、巴戟天、益智仁、蛇床子、蛤蚧、仙茅等。

（四）滋阴类

1. **枸杞子** 味甘，性平。《本经》谓其："久服坚筋骨，轻身不老。"《本草经疏》曰："枸杞子为肝肾真阴不足，劳乏内热补益之要药。老人阴虚者十之七八，故服食家为益精明目之上品。"有滋阴润肺、平肝明目之功效。对肝肾虚损者是有效的滋补强壮并延缓衰老的中药。研究证实，枸杞子具有抑制脂肪在肝细胞内沉积，防止脂肪肝，促进细胞新生的作用；对糖尿病、高血脂均有一定的改善作用；能调节免疫功能，防治肿瘤。枸杞对维护细胞的正常发育、提高DNA的修复能力和促进衰老细胞向年轻化方向逆转都有一定的功效。枸杞多糖能有效地对抗自由基过氧化，使受损膜电学功能发生逆转；老年人口服枸杞后血中SOD和Hb含量升高，LPO则降低。枸杞及其某些复方不仅对性腺轴功能衰退，甚至对全身功能衰老的调节，都具有不可低估的功效。

2. **黄精** 味甘，性平。《本经》载："轻身延年。"《名医别录》曰："补中益气，除风湿，按五脏，久服轻身延年不饥。"能滋阴润肺，补脾益气，有延年益寿之功。对老年人心脑血管病、高血压、高脂血症、消化系统病症都有一定效果；产后、病后体虚，五劳七伤，精髓不足以及未老先衰，须发早白，皆可选用。研究证实，黄精可防止实验动物的动脉粥样硬化及肝脂肪浸润，控制肾上腺素引起的血糖过高，降低血脂；黄精还能延长家蚕的寿命（平均延长寿命39.3%±10%），显著减少实验家蚕的摄食量，延缓其身长和体重的增长。黄精抑制脂质过氧化、增强免疫功能、改善心血管系统和消化系统、降血糖、降血脂以及抗病原微生物、抗癌、抗辐射等作用，对防治老年病和延缓衰老是十分有益的。

3. **石斛** 味甘，性微寒。《本经》载："久服厚肠胃，轻身延年。"能滋阴除热，养胃生津，明目强腰。昔人用以代茶茗，老弱皆宜。清·赵学敏谓其"清胃除虚热，生津已劳损，以之代茶，开胃健脾，功同参芪"。研究证明，石斛能消除自由基所引起的过氧化反应，使由此产生的脂质过氧化物（LPO）下降，其机理是提高体内的SOD水平所致。同时还能降低血清单氨氧化酶（MAO）含量，从而调节神经单氨水平，其作用类似单氨氧化酶抑制剂起到的作用。石斛还可以升高羟脯氨酸（HYP）的水平，也有利于延缓衰老。

4. **麦冬** 味甘、微苦，性微寒。《本经》云："久服轻身，不老不饥。"能养阴润肺，益胃生津，清心除烦，兼能润肠通便。多用于心气不足，惊悸怔忡，健忘失眠；肺热肺燥，短气虚喘，咳嗽咯血，大便嘘秘。研究证实，麦冬改善心肌代谢，保护心肌缺血时的心泵功能，改善血液流变学参数等作用，对防治心血管系统的老化及防治老年冠心病有重要意义。能提高机体免疫功能，抗菌，抗癌。麦冬对胰岛细胞有刺激作用，使血糖下降，治疗糖尿病有显著效果。动物实验证明，能延长实验动物寿命。

5. **玉竹** 味甘，性微寒。《本经》云："久服去面黑干，好颜色，润泽，轻身不老。"能滋阴润肺，生津养胃。凡肺胃阴虚燥咳、劳嗽、津伤、口渴、消渴等都可使用；对脾肺虚损，食少乏力，耳聋目暗，阴虚久咳，更为适宜。其药力较缓和，适于老年人服用。若熬膏食之大能补益，唯其性纯，力效甚缓，必久服而始奏功。研究表明，玉竹能降血脂、降血糖，可用于高血脂、动脉粥样硬化症以及糖尿病的防治。另外，用玉竹煎剂饲养家蚕，能明显延长其生存期，其增寿率为3%，同时减少家蚕的食桑量约22%。其抗氧化作用，增强免疫功能作用，以及所含黄酮类成分，对于延缓衰老很有裨益。

具有增强体质、延缓衰老作用的滋阴类中药还有：天冬、百合、胡麻仁、南沙参、北沙参、山茱萸、银耳、女贞子、旱莲草、龟甲、鳖甲、蜂乳等。

第二十八章 针灸养生

针灸养生是指用针刺、艾灸、拔罐、磁场等方法调护保养身体，提高机体抗病能力，调节脏腑功能，保持身心健康，起到预防疾病、延年益寿作用的养生方法。针灸具有适应范围广泛、有效，操作简便、安全，无毒、无副作用等优点。

针灸用于养生的历史悠久，《素问·刺法篇》云："是故刺法有全神养真之旨也，法有修真之道，非治疾也。"2000年前已经认识到了针刺的养生保健作用。后世医家在此基础上不断发展，如隋·巢元方《诸病源候论》卷四十五载，"河洛间土地多寒，儿喜病痓，其俗生儿三日，喜逆灸以防之，又灸颊以防噤"，是用灸法预防疾病的方法。近年来的研究证实，针刺可调节机体多方面的生理功能，增强机体抗病能力，为针灸养生提供了客观依据。

针灸养生重在强壮身体，增进机体抗病能力。通过刺激经络腧穴，调节气血运行状态和机体代谢能力。使气血充盛，阴阳协调；选穴多取具有强壮功效的腧穴，以保健预防强身为主；施术多以补法和平补平泻法和保健灸法为主。

针灸养生体现对疾病前的亚健康状态进行调理，使机体在正气未虚，邪气不盛的情况下就得到调整，防止疾病的发生。针灸养生还应与其他自然养生的方法如气功导引、体育锻炼、饮食调整、情志调摄等法相结合，使其相得益彰，发挥更好的作用。

第一节 针灸养生机理

养生就是调护、保养生命，就是采用各种方法调节阴阳和调整精、气、神这3个生命活动的重要环节。针灸的养生作用是通过经络系统和腧穴来实现的。经络系统具有沟通内外上下，联络脏腑肢节，运行气血，濡养周身的作用。同时还是人体的信息网络。《灵枢·经脉》说："经脉者，所以能决死生，处百病，调虚实，不可不通也。"说明人的健康与经络有着十分密切的关系。腧穴是脏腑经络气血输注于体表的特殊部位，与经络和脏腑有着密切的关系。腧穴是针刺、艾灸、拔罐、按摩等外治法施术的部位，用这些方法刺激腧穴可起到调节经络气血的作用。由于各种针灸方法刺激人体相关腧穴，调动机体潜在的自身调节能力和抗病能力，使正气旺盛，阴阳调和，邪气不能入侵，从而保持形、神的健康。具体作用机理主要有以下几方面。

一、疏通经络

气血畅行无阻是健康的基本保证。疾病前机体的不适感、疾病的产生和机体功能的障碍，都是经络气血运行不畅所造成的。当机体某些经脉或局部经络发生阻滞或运行不畅时，针灸相应经络腧穴可疏通经络，激发经气，增强经气的运行，使经络得以疏通，气血流畅，阴阳调和。《灵枢·邪客》说："此所谓决渎壅塞，经络大通，阴阳得和者也。"只有经络畅通，气血运行正常，人体才能保持健康不病。

二、调理脏腑

人体是一个有机的整体，脏腑是这一整体的中心，经络是脏腑的枝叶。保持脏腑的正常功能状态是养生的重要环节。脏腑虽然位于机体深部，但由于经络与脏腑相通，脏腑的健康和病理信息可通过经络传递到位于人体表面的皮部和经络腧穴，当各种针灸方法作用于经络腧穴时，可激发经气，通过经络系统的联系起到调节脏腑功能的作用。

心经、心包经腧穴可通调心脉，宁心安神，使心气充沛，脉道通利，血脉通畅，神志安宁，思维敏捷，身心健康。

肺经腧穴能调节肺气，使呼吸畅达，百脉通顺，宣肃有序，水道通利，皮毛腠理致密，病难入侵。

脾经、胃经腧穴可强健脾胃功能，使脾胃受纳、消化、吸收、运化水谷的功能旺盛，气血生化有源，水湿得以运化，机体有足够的气血津液濡养，还能加强脾统血的功能，保证血液在经脉里正常运行。

肝经、胆经腧穴能疏肝理气，通畅肝气，保持其正常的疏泄功能；同时也可调整血液的贮藏和血量调节作用，使气机升降有序，气血津液运行输布畅达，情志舒畅。

肾经腧穴和全身强壮穴能调补肾精，而保持肾脏藏精、纳气、主水的功能正常。骨齿坚固，髓海充盈，身轻脑健，形神不衰。

六腑之气不通会引发或加重诸多疾病，如高血压、中风、冠心病、便秘、胆囊炎、小便不通等。六阳经腧穴可起到通调六腑之气的作用，使饮食物进人体内后的受纳、消化、吸收和排出体外的整个过程通畅，保持六腑功能通降，实而不满，代谢有序，身体安康而不病或少病。

三、调节虚实

针灸调节虚实的原则是补虚泻实，使机体达到新的平衡，从而使人体不发生疾病或康复。《灵枢·邪客》云："补其不足，泻其有余，调其虚实以通其道，而去其邪。"针刺调虚实，是机体状态、腧穴作用和针刺手法三者作用的结果；灸法调虚实，是艾灸的温通调补与腧穴的作用协同产生的。针灸养生重在平时和病前调护，调整机体疾病前的不平衡状态，防止疾病的发生和渐进。

四、扶正祛邪

针灸养生重在扶正，始终保持正气旺盛的状态，体现了中医"治未病"的指导思想。

五、调和阴阳

阴阳调和是人体健康的关键，也是针灸养生的大法。针灸对阴阳的失衡进行调整，可损其有余，补其不足，使失衡的阴阳建立起新的平衡，达到养生保健防病的目的。由于针灸具有双向调节的作用特点，因此，在调整机体的阴阳失衡方面有其特殊的长处，而少有副作用。

1. **现代研究表明** 针灸可对人体的多种生理功能起到调节作用，使之得到改善，向健康的方向转化，起到养生防衰，延年益寿的作用。特别是灸法，具有家庭化操作的可能。研究证实，灸法对人体诸多器官和系统均有相应的调节作用，这种调节作用提高了机体对疾病的抵御能力，从而起到了养生保健作用。大量实验研究的结果说明，针灸对人体的免疫系统、神经系统、内分泌系统、血液系统、循环系统、生殖系统、呼吸系统、消化系统均有一定的促进与调节作用，为针灸养生的机理提供了实验研究依据。

2. **调节免疫功能** 针刺可使低下的免疫功能增强，使过亢的免疫功能降低。动物实验及临床观察表明，针刺可使白细胞总数增加，网状内皮细胞吞噬机能增强，免疫活性细胞活跃。还可使体液免疫中的各类免疫球蛋白、补体、杀菌素、溶菌素等含量升高。如针刺大椎穴可提高白细胞的吞噬能力；针刺足三里、背俞穴、五脏夹脊穴、太溪、复溜和涌泉等穴，对红细胞免疫功能都有明显的调节作用。

艾灸可增强机体非特异性和特异性免疫，对免疫功能起到双向的良性调节作用。艾灸对免疫功能的调节作用是全方位的，可调节细胞免疫、体液免疫，延缓胸腺的萎缩等。动物实验发现，艾灸大椎、百会穴对免疫体的产生有良好的效果。隔药饼灸健康老人膻中穴后 $CD+3$、$CD+4$ 细胞数目增高，$CD+4/CD+8$ 比值也随之升高，而 $CD+8$ 细胞虽有下降但差异不显著，且 NK 细胞活性明显增高，IL2 含量升高。灸足三里、神阙可显著升高 T 淋巴细胞的数值，增加免疫球蛋白 IgG、IgA、IgM 含量和红细胞 C3d 受体花环形成率。

3. **提高新陈代谢** 针灸可以提高机体自由基代谢、糖、脂肪、蛋白质代谢等新陈代谢能力。在气海、关元隔姜灸，足三里、大椎温和灸。可提高血清超氧化物歧化酶（SOD）的活性，降低过氧化质（LPO）水平，提高机体对自由基的清除能力。保健灸可明显增高血清上皮生长因子（EGF）含量，调节机体 EGF 的合成与释放，促进组织细胞生长增殖，从而起到保健防衰的作用。针灸还可改善机体对糖、脂肪和蛋白质的代谢，降低血糖、血脂、低密度脂蛋白。

4. **改善血液循环** 针灸可明显改善血液循环和血液的黏稠度。对三期高血压病合并脑血栓形成恢复期的病人，艾灸双侧足三里穴，有降低血液凝聚，预防脑血栓形成再次发生的作用。在足三里瘢痕灸，除血压显著下降外，对改善血液黏度和扩张血管也有作用，减少中风复发的机会。温和灸神阙、足三里可改善全血黏度；灸神阙可使总胆固醇水平下降，对甘油三酯、高密度脂蛋白无明显影响，动脉粥样硬化指数明显降低；灸神阙、足三里可调整老年人的脂质代谢，防止心脑血管病，起到保健防衰的作用。隔药灸肾俞、脾俞、大椎、关元、足三里等，可使老年人心搏出量、心输出量、心搏指数等明显增高，降低外周阻力和血黏度。而且艾灸具有双向良性调整作用，如心搏出量超出正常范围者，可使其恢复正常。

5. **促进微量元素吸收** 人体本身不能产生微量元素，需从食物中获取。当机体功能低下和衰老时，其含量便会降低，不能满足机体的需要。针灸可提高机体对微量元素的吸收而提高微量元素的含量。研究证明，针灸对血清中钙、铜、锌、硒等微量元素的含量均有良性影响。

6. **改善内分泌功能** 临床及实验研究表明。针刺对垂体分泌的各种促激素都有影响。对正常人肾上腺机能似无明显影响，但对病人则有良好的调整作用，对性激素亦有较明显的影响。直接灸或隔药灸神阙穴可调节老年人睾酮和雌二醇的含量，使之趋于正常。针刺足三里、大椎、内关、外关、三阴交、百会、关元、中极、天柱、风池、神门、大陵、背俞穴等，均有改善内分泌作用，施用毫针刺、电针、三棱针、皮肤针等均可。

7. **改善神经功能** 针灸可提高神经递质的含量，改善神经系统的功能。如艾灸对血中组织胺含量有明显调整作用，影响组织胺合成，增高或降低组织胺合成酶和降解酶的活性；影响组织胺的释放、组织胺的反馈调节；影响丘脑—垂体—肾上腺系统，调节腺苷酸环化酶的活性。长期慢性刺激夹脊穴和足三里可通过调节脑内单胺类神经递质而产生抗衰老作用。隔药灸神阙穴可提高大鼠大脑皮质乙酰胆碱酯酶和单胺类神经递质的含量，改善其功能，起到延缓衰老的作用。艾灸老年大鼠关元穴，可提高其大脑皮质去甲肾上腺素（NE）、下丘脑促甲状腺激素释放激素（TRH）及垂体促甲状腺激素（TSH）含量，提示灸关元的补肾固本、延缓衰老作用与改善下丘脑—垂体—甲状腺轴有关。

8. **对血液成分的影响**　在大椎穴施灸后可使白细胞数目显著增加，灸后 1~4 小时为最多，约为平常时的 2~3 倍，以中性白细施增多为主。施灸后可使红细胞及血红蛋白渐渐增加，并可维持 8~10 周。灸治后可明显增加血小板计数。针灸还可使白血球低下的患者得到提高，达到正常水平。

第二节　针灸方法

针灸养生是以自我调护为主，尽量采取无创伤和非侵入性的针灸方法，如灸法、罐法、指针、穴位贴敷、穴位刮痧、杵针、耳穴压丸等方法，以保证安全性和有效性，并便于长期施行的养生方法，但必须在医生的指导下进行。

一、毫针刺法

是最为常用的针刺方法。具有通经活络、活血化瘀、扶正祛邪、调节脏腑功能、调节气血阴阳的作用。其法可补、可泻、可平补平泻，故适应范围广。由于毫针刺法需要专门医生操作，一般人群不能自用，故在家庭养生时不十分常用。

二、灸法

艾灸腧穴具有温通经络、行气活血、除湿散寒、消肿散结、补益气血、回阳救逆、防病保健和益寿延年的作用。灸法作用范围广泛，大多无创伤，病人可自己操作，多用于各种寒证、虚寒证、气血虚弱证、瘀血证，对某些热证也有较好的疗效。适于长期使用，对养生和康复均有疗效。

灸法养生又称为"保健灸"。不仅可用于强身保健，亦可用于久病体虚之人的康复，是一种中医学独特的养生方法。《千金要方·针灸上》中说："凡入吴蜀地游官，体上常需两三处灸之，勿令疮暂瘥，则瘴疠瘟疟毒气不能著人也。"《扁鹊心书》曰："夫人之真元，乃一身之主宰，真气壮则人强，真气虚则人病，真气脱则人死，保命之法，艾灸第一，丹药第二，附子第三。人至三十，可三年一灸脐下三百壮；五十，可二年一灸脐下三百壮；六十，可一年一灸脐下三百壮。令人长生不老。"《医说》卷二也记载："若要安，三里莫要干。"说明常灸足三里是古代的一种养生保健、预防疾病的方法。这些灸法都被统称为"保健灸"。而《针灸资生经》所记载的"凡饮食不思，心腹膨胀，面色萎黄，世谓之脾肾病者，宜灸中脘"，就是针对疾病的康复灸法。《针灸大成》中记载："但未中风时，一两月前，或三四个月前，不时足胫上发酸重麻，良久方解，此将中风之候也，便宜急灸三里、绝骨四处，各三壮，后用生姜、薄荷、桃柳叶四味煎汤淋洗，灸令祛逐风气自疮口出，如春交夏时，夏交秋时，俱宜灸常令二足有灸疮为妙。"可见灸法在预防保健中具有十分重要的地位。

（一）灸法的作用与适应证

1. **延年益寿**　即"养生灸"法，指无病常灸，有养生防衰、延年益寿的作用。常灸足三里、关元、气海、神阙等具有全身强壮作用的腧穴，可全面改善机体状况，养生延年。如《扁鹊心书》所言："人无病时，常灸关元、气海、命门、中脘……虽未得长生，亦可保百余年寿矣。"《类经图翼》卷八曰："在神阙行隔盐灸，若灸至三、五百壮，不唯愈疾，亦且延年。"适用于所有人群。

2. **预防保健** 即"预防灸"法，指根据不同个体、时令、环境等与疾病的关系，在疾病发生之前，选取某些穴位施灸，增强机体的抗病能力，预防疾病的发生和减轻疾病发生程度的方法。《医心方》称为"逆灸"。唐代孙思邈在《千金要方》中记载艾灸足三里、悬钟穴可预防中风的发生，化脓灸足三里可预防瘟疫发生等方法。多选用全身强壮穴施灸。

3. **温阳补虚 回阳救逆** 用于因阳气虚脱、四肢逆冷之证，如肾阳虚所致久泻、久痢、早泄、遗精、阳痿，脾阳虚所致的中焦虚寒之证，各种脱证、休克等。多选用关元，气海、神阙、涌泉、百会、中脘、足三里等穴。《扁鹊心书》云："王超者……年至九十精彩腴润……每夏秋之交，即灼关元千炷，久久不畏寒暑，累日不饥，至今脐下一块如火之暖。"《玉龙经》云："脏气虚惫，真气不足，一切气疾久病老者，宜灸气海。"

4. **温通经络 除湿散寒** 用于各种实寒、虚寒和湿邪为患之症的康复治疗。如外感，脾胃虚寒之呕吐、腹痛、泄泻，中风偏瘫肢冷、痹证、痿证等，多据病位选穴。如《针灸资生经》云："予冬月膝亦酸疼，灸犊鼻而愈。以此见药与灸不可偏废也，若灸膝关三里亦得，但按其穴酸疼，即是受病处，灸之不拘。"

5. **行气活血** 消肿散结用于因气滞血瘀所致的多种病证，如包块、扭伤后肿痛、外伤血瘀、腱鞘囊肿、胁下包块、动脉粥样硬化、心痛、各种痛证等。多选用病变局部和病变经脉的腧穴施灸。

6. **补益气血** 升阳举陷用于气血虚弱之证和气虚下陷之证，如贫血、心肌缺血、白血球低下、气虚懒言倦怠、胃下垂、脱肛、疝气、子宫脱垂等。如《针灸资生经》记载："予旧多病，常苦气短，医者教灸气海，气遂不促，自是每岁须一二次灸之。"

（二）灸法分类

1. **直接灸** 有疤痕灸和无疤痕灸的区别。直接灸既有艾火的热作用，又有艾炷燃烧后物质的作用。有人研究发现，艾燃烧后产生的物质具有清除自由基的作用，其作用强于未燃烧的艾。直接灸适用于保健养生、保健预防和多种疾病的康复。

2. **间接灸** 利用燃艾的热作用，结合所隔物体的药性，作用于经络腧穴而达到调节经络气血和脏腑功能的目的。常用隔灸物体有姜、蒜、附子、盐，以及根据病情自制的药饼。此法也可在医生的指导下，在方便的穴位自己施术，养生、保健多用此法。

3. **艾条灸（艾卷灸）** 包括悬灸、实按灸和盒灸。操作简便，可在医生的指导下自用。

（1）悬灸：又称为温和灸。是一种无创灸法，具有灸法的所有作用。根据病情确定施灸时间长短，一般灸15~30分钟。该法操作简便、安全，病人可自用，如可自灸神阙、足三里，起全身强壮作用。

（2）实按灸：是一种源于"雷火针灸"和"太乙针灸"的方法。有活血化瘀、温通经络、祛风散寒的作用，多用于血瘀证和寒证的治疗。

（3）盒灸：适用于治疗面积较大的病变和病位，作用范围较广，适用于养生保健和疾病的康复治疗。艾段的长度以需要灸治的时间来决定。

4. **温针灸** 是一种针刺与艾灸相结合的方法，艾灸热度通过针身的传导进入穴位，以宣通气血，温通经络。二者结合可加强通经活络、祛风散寒、温补气血的作用。该法需要医生操作。

三、拔罐法

拔罐法具有行气活血、通经活络、清热除湿、祛风散寒、消肿止痛的作用，是养生不可缺少的方法。多用于有病邪为患的亚健康状态和多种疾病的康复治疗，如湿重倦怠，外感、颈项强痛、肩臂痛、腰背痛、痹证、眩晕、头痛、高血压、不寐、腹痛、扭伤、咳嗽、哮喘等疾病。拔罐法一般用于实证，单纯正气虚弱的病人不宜使用，正气极度虚弱的患者禁用。

四、三棱针

三棱针是通过刺血起到泻热、通经活络、醒脑开窍、活血化瘀和消肿止痛的作用，因为需刺破皮肤，使之少量出血，故刺激性较强。常用方法有点刺法、散刺法、挑刺法等。适用于各种实证、热证、闭证、血瘀证和实痛证。在中医康复医疗中，凡是具有较为明显的淤血内阻，经脉不通的病证都可使用本法。常用于顽固性痹证、中风失语、肢体麻木、顽癣、脱发、银屑病等病证。

使用三棱针须无菌操作，动作要快，部位要浅，出血不宜过多，勿刺伤大动脉；患者应与医生密切配合，防止晕针；气虚血弱及常有自发性出血或损伤后出血不止者，不宜使用。

五、皮肤针

又称为"七星针"或"梅花针"。是用特制的针具，沿经络或腧穴叩打皮肤，借以激发经气，调节经络、脏腑功能而起到养生、保健作用的方法。皮肤针根据叩刺的轻重不同，作用也有差异，轻叩至皮肤潮红，可起到补气活血的作用，适用于虚证、久病和体质虚弱者；中等强度叩刺至皮肤明显潮红或少量红点，是一种平补平泻的方法，可起到调理经络气血的作用；重叩至皮肤微出血，是一种泻法，具有清热解毒、活血化瘀的作用，适用于实证、新病、体质强壮者。

皮肤针可用于养生保健和多种疾病的康复，如近视、视神经萎缩、咳嗽、慢性肠胃炎、头痛、失眠、脱发、皮肤病、皮痹等。

使用皮肤针之前，必须认真检查针具；无菌操作；局部皮肤有溃疡或破损者，不宜使用。

六、耳针

是在耳郭的特定部位用针刺、埋针、电针等方法刺激相应穴位的方法。耳郭犹如一个倒置的胎儿，各内脏、肢体及其他组织器官，在耳郭上一般都有相应的部位，而耳郭穴位的定位及其名称，则多与这一分布相适应，具有一定的规律性。因此刺激耳穴不仅具有调节全身各部功能的作用，还有延缓衰老、养生保健和美容的作用。可用于多种疾病的治疗和康复，如各种痛证、过敏性疾病、咳喘、肥胖、内分泌功能紊乱、心血管疾病的康复及戒烟、戒酒、戒毒等。耳针常常与其他方法配合用于养生康复。

耳针疗法，消毒措施应严密，炎症或冻伤部位禁针。有感染迹象应及时处理；有习惯性流产的孕妇禁用；扭伤及肢体活动障碍的病人，进针后待耳郭有充血发热感，应适当活动患部，以提高康复疗效。

七、头针

头针又称头皮针。是在头部特殊的穴区进行针刺，以治疗疾病或促使患者身心康复的方法。是一种中西医理论相结合形成的特殊针灸疗法。具有醒脑开窍、镇静熄风、活血化瘀、通络止痛的作用。多用于康复治疗，如中风偏瘫、截瘫、眩晕、震颤、小儿脑瘫、痴呆、失眠、健忘、脱发、各种痛证、外伤后遗症等。对治疗心血管疾病、消化系统疾病以及多种神经痛、遗尿等也有较好的疗效。

头部因长有头发，容易感染，故行头针应严格消毒。中风患者在急性期不宜使用；伴有高热、心力衰竭者，也不宜使用。此外，头针刺激量较大。尤应防止晕针，头皮血管丰富，容易出血，起针时要用棉球按压。

八、火针

火针是一种特制的金属粗针。使用时将针尖烧红后刺入一定的穴位或部位。火针具有温经散寒、通经活络的作用。常用于痹证、瘰疬、痈疽、痔疮、慢性泄泻、疣、痣、雀斑、痤疮等病变的康复治疗。

九、电针

用电针仪输出接近人体生物电的微量电流，通过刺入穴位的毫针作用于人体的方法。具有活血化瘀、舒筋活络、镇静、止痛等作用，多用于疾病的康复，如痹证、痛证、内脏器官功能失调、各种瘫痪、经筋病变等。应由医师操作。在使用电针仪时，必须检查其性能是否良好；电针器最大输出电压在40伏以上者，最大输出电流应控制在1毫安之内，避免发生触电事故；电流量的调节应从小到大，切勿突然增加；有心脏病者应避免电流回路通过心脏；近延髓、脊髓部位电流输出量宜小；孕妇慎用。

十、水针

又称"穴位注射"。是将药物注入穴位、压痛点或反应点，通过针刺的刺激和药物的药理作用，调整相应脏腑组织的功能，改善病理状态，以促使疾病康复的一种方法。

水针常用药物：中药如当归、红花、川芎、丹参、复方当归、复方丹参、黄芪、鱼腥草等注射液等。应由医师操作。用药的剂量决定于注射的部位和药物的性质及浓度。肌肉丰厚的部位用量较大，一般每穴1次注入2~5毫升；肌肉较少的部位用量较小，一般每穴1次注入0.1~0.5毫升。

水针疗法可用于多种病证，如各种软组织损伤、关节病、神经痛、头痛、失眠、癫痫、哮喘、高血压、胆石症、子宫脱垂、过敏性鼻炎等。

使用水针需注意：①掌握药物性能、药理作用、剂量、有效期、配伍禁忌、副作用和过敏反应等。可引起过敏反应的药物须先做皮试；副作用大及刺激性强的药物应慎用。②在主要神经干旁注射时，要避开神经干进针或浅刺，以免引起不良后果；③药物一般不宜注入血管，不能注入关节腔与脊髓腔。孕妇的下腹、腰部及三阴交、合谷等处，不宜用水针。

十一、指针

即以指代针。用拇指或食指尖对选用的穴位进行按压、揉动，使之产生酸、重、胀、麻类似针感的反应。是一种刺激比较柔和的非侵入性方法，但作用比针刺要弱，宜于老年及妇儿畏针者，以及日常的养生保健。由于指针具有自用的特点，故多用于自我保健预防，如常指针少海可预防或减少心痛的发生。

十二、杵针

与指针非常类似，是以特制的针具刺激腧穴以防治疾病的方法。具有疏通经络、行气活血、调和阴阳的作用，可广泛用于养生保健和多种疾病的康复，如美容、延缓衰老、哮喘、胃痛、胸痹、心悸、失眠、中风偏瘫、眩晕、各种痛证、痿证、面瘫、月经不调、痛经、小儿急慢惊风、扭伤、耳鸣、近视等。

第三节 磁与养生

磁的养生功能是通过磁场影响人体电流分布、荷电微粒的运动、膜系统的通透性和生物高分子的磁矩取向等，使组织细胞的生理、生化过程改变，而达到养生保健的作用。

一、磁的概念

"磁"是一种金属氧化物。我国用磁养生、治病已有悠久历史，司马迁的《史记·扁鹊仓公传列》就已记载"磁石"，具有磁性并可治疗疾病。唐代·孙思邈在《千金要方》中记述：用磁石朱砂六曲制成的蜜丸，治疗眼病时"常顺益眼力，众方不及"，还说"主明目，百岁可读书"。中国四大发明之一的"指南针"就是利用磁制成的。在《本草纲目》《中药大辞典》等著名药书中，用磁治病的药方多有记载，"磁疗法"早已被医务界普遍采用，它可引起人体神经、体液代谢等一系列变化。具有活血化瘀、消肿止痛、消炎镇痛等作用。经过几千年的医学的发展，近年来国内外医学专家对磁疗有了更深入的认识，不仅应用磁场治疗疾病，而且应用磁场作为一种养生手段，磁性保健用品便应运而生。

二、磁的养生作用

生命离不开磁场，地球本身就是一颗巨大的磁石，不停地从北极向南极发放磁力，而磁力对人体有重要意义。但有资料显示，地球的磁力正有逐步减弱的趋势，现代社会由于高楼林立、电网交错、钢筋混凝土的屏蔽作用及大量采矿等多种因素的影响，生物所接受的地磁场强度正在不断减弱。现代人整天生活在钢筋混凝土构筑的建筑物里，乘坐在钢铁制造的交通工具上，这些材料能吸收、遮挡磁力，使得人们能够真正获得的磁力减低。这种去磁化的效应，对人体循环系统可产生不良影响，使心脏的自律功能失调，出现一些不适的症状。因此，除地磁场外，再补加一定量的磁场，对动植物生命有益。磁疗学家陈植教授将同等大小的大蒜分成两组，其中实验组受50高斯磁场作用，对照组只受地磁场（0.3～0.5高斯）作用。25天后，实验组比对照大蒜平均高3.3厘米。实验说明：对生命施加高于地磁场强度的外加磁场（补磁），有利于其健康成长。

磁性是物质的属性之一。人体具有一定的磁性，人脑、心脏、皮肤和其他器官的电流活动都产生有磁场，甚至连头发上的毛囊也产生有磁场。近年来由于现代磁学和生物学的发展，出现了生物磁学，现已获知磁性物质和磁场对生物学的生理机能都有一定的作用和影响，这种作用和影响叫生物的磁效应。磁效应是由于物体内部微观结构的电子运动和构成生物组织的物质磁性决定的。科学实验已证实，磁性物质和磁场对生物的分子、细胞、神经、器官及整体的各个层次均显示出不同的影响。

1. **降低血脂**　临床观察磁场降低血脂的机理是：在磁场的作用下，胆固醇的长链和支链变成短链，成为多结晶体中心，有利于分解与代谢或通过磁场对酶的影响，防止脂肪的合成。

2. **免疫功能**　国内外专家从不同角度与不同的方法进行了磁场对免疫功能影响的研究与观察，大多数的实验研究与临床观察结果表明，磁场可以提高机体免疫力。

3. **中枢神经**　动物实验表明，低磁场使中枢神经系统的兴奋性增高，强磁场使中枢神经系统兴奋性减低。人体对交变磁场及恒定磁场都有敏感性。一定范围内磁场强度合理，镇痛效果越明显。

4. **生物电**　生物电、生物磁是人体内客观存在的一种特殊物质，正常人体内生物电、磁在各部位都保持一定的动态平衡。人生病后这种平衡即会被打破而出现异常。当人体内生物电、生物磁出现异常时，如外加以适当强度的磁场，作用于人体适当部位，根据"电磁感应"及磁与磁"同极相斥、异极相吸"原理，会使人体内处于异常状态的生物电、生物磁，产生一系列变化，这种变化会使人体细胞内一些违反常规的电磁运动趋于正常，疾病随之好转。

5. **皮肤**　磁场可以使皮肤的温度升高，主要由于血管在磁场作用下扩张，血液循环加快所致；磁场还可以使皮肤电阻下降。最近，有人用红外线图谱观察法观察磁性床垫使用情况，在使用5分钟就发现局部皮肤温度升高，20分钟后温度升高明显。

三、磁在生活中的应用

截至目前，我国的磁疗已进入多层次、多学科、多水平和深入提高的阶段。对磁疗的理论，生物效应，临床适应证，方法学，磁疗产品研究等，都有较明确的论证。磁疗已成为物理治疗的主要方法之一。有许多医疗科技工作者对机理进行更深一步的研究，多种磁疗服饰、磁疗睡眠系统正在向高层次发展。

我国在古代就用磁疗治病。20世纪60年代初用铁氧体磁块贴敷穴位治高血压、关节炎等症状，后来出现了磁疗机及衣、帽、鞋、裤、垫等随身衣物上贴敷磁场的养生方法，特别是磁性床垫的应用广泛，效果明显，深受欢迎。

四、磁疗

磁疗在我国历史悠久。早在秦汉时期，人们就开始用天然的磁石治病。在《神农本草经》中就有记载："磁石味辛酸寒，主治周痹风湿、肢节肿痛，不可持物。"近年随着医学科学发展，创造出不少磁疗器械，如磁针法、磁电法、直流电磁疗、旋转磁疗法、交变磁疗法等。因磁疗使用简单，安全可靠，无损伤，无痛苦，被广泛地应用于临床，深受广大病人欢迎。

磁疗是磁场疗法的简称，是指应用磁场作用于人体的经络腧穴，达到治疗疾病或促进人体健康的方法。磁场影响人体电流分布、电荷微粒的运动、肌膜系统的通透性和生物高分子的磁矩取向等，使组织细胞的生理、生化过程改变，产生镇痛、消肿、促进血液及淋巴循环等作用。磁疗的常用方法有：①静磁疗法，用于穴位和病变局部。敷磁法、耳磁法、磁吸法和磁针法均属于静磁法。②动磁疗法，又称旋磁和脉动磁疗法。低频交变磁场疗法、脉冲磁场疗法和脉动磁场磁法属动磁法。③磁化水疗法和磁针疗法等。临床常用以治疗软组织损伤、表浅血管瘤、乳腺增生、神经痛、胃肠功能紊乱等。临床需根据医师的诊断、适应证选择使用磁疗，要特别注意禁忌证，如安装起搏器者不能做磁疗，要避免意外的发生。

（一）缺磁的诊断

相关的研究资料表明：①人的工作环境在两层楼以上；②家居生活在两层楼以上；③经常使用"席梦思"床垫睡眠；④每天在地表活动少于5个小时；⑤每天乘车超过2个小时。在这5项生活方式中如果有3项以上者，久而久之，人体便会出现"乏磁综合征"。临床资料显示，人体长期缺磁会引发各种疾病；细胞缺磁，活力低下，就会加速机体的衰老；血液缺磁会增加黏稠度，血粘度增加从而会导致血液循环不畅，各组织器官发生缺血、缺氧，引发循环系统、神经、泌尿及消化系统发生病变；人体缺磁还会促发神经失调、新陈代谢紊乱、细胞死亡加快，继而出现腰酸背痛、心悸、失眠、全身不适等症状。医学研究证实，新生细胞的含磁量是老化细胞的几倍到几十倍，青年人血液中的含磁量也明显高于老年人。这也是老年人血液活力差、黏稠、易患心脑血管病的主要原因之一。

（二）磁疗特点

我国应用磁疗，经过四十多年的实践和研究总结，具有以下特点：

1. **适应症广**　应用各种类型的磁场治疗疾病时，其适应症状广，不仅在内科疾病与外科疾病方面，有大量的适应症，而且在妇科、儿科、眼科、耳鼻喉科、皮肤科等各科中，均有不少疾病是磁疗的适应症，应用磁场治疗的疾病，已超过百种。

2. **省时方便**　磁场疗法不仅可在医院、门诊部开展，而且可以不去医院就可以应用磁场治疗疾病，在医生指导下，将磁片贴敷于穴位或病变部位，或者使用磁性健康用品后，定期与医生联系，反映使用情况，可边工作边治疗。

3. **双向调节**　应用磁场使面神经的兴奋性升高，治疗面神经麻痹；同时又可以降低面神经的兴奋性，治疗面肌抽搐。应用可磁场降低肠平滑肌兴奋性，治疗因肠平滑肌运动亢进引起的腹泻，又可以用增强平滑肌的活动性，治疗因肠平滑肌运动缓慢所致的便秘。

4. **无痛无损**　在施行磁疗时，患者没有痛苦与不适，无损伤，因此易于为患者所接受。在穴位上施行磁疗时，不像针刺那样需要刺破皮肤，对于因病而需要针刺治疗时，有的可以应用磁场代替针刺，用于怕针惧痛的患者。个别人在接受磁场治疗时，产生某些不适反应，降低磁场强度或停止磁场作用后，不适应反应将会消失。

（三）临床应用

磁疗的剂量要根据病人的年龄、身体状况、病情、治疗部位等具体情况决定。磁场的强度一般分为3级：在0.05特斯拉以下者为小剂量，0.05-0.15特斯拉者为中等剂量-0.15特斯拉以上者为大剂量。老年体弱者，一般宜从小，剂量开始，如疗效不明显而无明显副作用时，可适当加大磁场强度。磁疗的时间、疗程也需根据病人具体情况而定。

磁疗临床适应于骨质疏松及其并发症、痛性营养障碍综合病症、骨折愈合、急性和慢性吻合术、长骨假关节、改善术后GIT功能、软骨病等。变形性骨关节病（关节炎）、肩关节周围炎、上踝炎、肌病、伤后关节和肉疼痛、伤后水肿、运动损伤、上肢和下肢肌肉萎缩等。

在家中进行磁疗，最常用的是磁片贴敷法。这种方法最容易掌握，只要选择合适磁场强度的磁片，用胶布固定在治疗部位或一定的穴位上即可。若对磁片过敏，可在磁片下衬以薄纸，再用胶布固定。一般磁片贴敷法可连续进行5~6天，取下休息1~2天再贴，3~4周为一疗程。贴敷磁疗时，其副作用大多在两天内出现，有恶心、呕吐、心慌、一时性呼吸困难、头晕、嗜睡、乏力、低热等。轻者可对症治疗，重者则需停止磁疗。

（四）磁疗效果

一是促进血液循环。微循环就是血液在微动脉和微静脉血管中的循环，包括血液、淋巴液和组织液在微血管、淋巴管和组织间的循环。微循环障碍是百病之源，直接与高血压、心脏病、糖尿病、风湿病、痔疮，甚至癌症等有关，通过磁疗可以显著改善微循环。

二是调节血压、降脂。磁场作用于人体首先可解除细小动脉的痉挛，降低血液黏度，使高血压患者的血压下降。磁疗不仅对高血压患者有降压作用，而且对低血压患者有升压作用。磁疗能降低血液黏度，其机理是：磁场作用于红细胞，能使红细胞表面负电荷增加，聚集性减弱，变形性增强，从而使血液黏度降低。磁疗还有降脂作用，其机理暂时还不清楚。

三是消炎止痛。损伤或组织发炎时局部出现红、肿、热、痛和功能障碍。磁疗首先改善损伤或炎症周围组织的血液循环，及时排出对人体有害的代谢物质，消炎消肿。其次，抑制致痛因子的活性，减轻其对感觉神经末梢的刺激，提高痛阈，起到止痛镇痛作用。

四是提高机体免疫力。磁疗可以提高免疫系统的机能，激发体内巨噬细胞的吞噬能力。许多使用磁疗产品的人反映，不仅很少患感冒，而且其他传染病也明显减少。这可能是磁疗提高免疫力的结果。

五是调节神经系统功能。磁疗可积极地调整神经系统的功能，纠正植物神经系统功能紊乱，降低肌肉的紧张度、缓解肌肉痉挛，缓解紧张情绪，改善睡眠状态、具有明显的镇静安神作用。磁场改善血液循环，加速体内因劳累而产生的乳酸等物质的运转，加速消除疲劳。

六是止泻作用明显。临床实践与实验研究都说明，磁场具有明显的止泻作用，主要是磁场促进肠黏膜上皮细胞对水分、葡萄糖等物质的吸收。

七是对瘢痕有治疗作用。应用场强为 $0.4 \sim 0.6$ 特斯拉的低频脉冲磁场作用于瘢痕部位，通过改善血液循环，促进纤维细胞提早完成组织的修复。经过磁场治疗后，部分瘢痕原有的隆起变为平坦，瘢痕局部由发硬变为比较柔软，由瘢痕引起的痒痛消失。

八是促进骨折愈合。磁场有促进骨折愈合的作用，能加速骨的生长，除了通过改善血液循环、使局部的营养状态得到改善、利于骨组织细胞新生外，还可能有磁场对软骨细胞的直接作用，以利于骨细胞的生长。

九是预防治疗骨质疏松。利用仿生生物磁场，使骨外的钙逐渐沉积到骨内，从而实现治疗和预防骨质疏松的作用。

十是排毒作用。磁疗可加速血液循环，加速体内毒素的运转和排泄，保持体内环境洁净。使用磁疗产品过程中出现的流泪、腹泻、出粉刺等现象都是正常的表现，不必惊慌。

第二十九章 推拿养生

推拿又称为按摩，古称按跷、案杌。是一种用双手在体表和经络腧穴上施行手法来防治疾病的方法。推拿养生是中国特有的一种非侵入性的养生方法，人们容易接受，适应面广，所以被广泛运用于养生。

推拿运用于养生防病和疾病的康复有悠久的历史。早在《素问·异法方宜论》中就记载："中央者，其民食杂而不劳，故其病多痿厥寒热，其治宜导引按跷。"汉代张仲景在《金匮要略》中说："若人能养慎，不令邪风干忤经络，适中经络，未流传脏腑，即医治之。四肢才觉重滞，即导引、吐纳、针灸、膏摩，勿令九窍闭塞。"可见，在汉代推拿就作为养生保健的方法之一。《养性延命录》中引晋代葛洪《按摩导引经十卷》的内容曰："平旦以两掌相摩令热，熨眼三过，次又以指搔目四眦，令人目明。又法：摩手令热以摩面，从上至下，去邪气，令人面上有光彩。又法：摩手令热，雷摩身体，从上而下，名曰干浴，令人胜风寒时气、热头痛，百病皆除。"隋唐时期，自我按摩十分盛行，并在施行按摩手法时涂上中药制成的膏，使药物和手法作用相得益彰。《千金要方·养性》中记载。"每日必须调气补泻，按摩导引为佳。勿以康健便为常然，常须安不忘危，预防诸病也。"又指出："小儿虽无病，早起常以膏摩囟上及手足心，甚避寒风。"是孙思邈提倡的一种预防风寒外感的方法。《圣济总录》指出："养生法，凡小有不安，必按摩挼捺，令百节通利，邪气得泄。"充分肯定了推拿的养生防病作用。宋·陈直的《养老奉亲书》中提出老年人经常擦涌泉穴，可使晚年步履轻便，精神饱满。后世有关保健按摩的著作更为多见，如曹士珩在《保生秘要》中记载的保健推拿方法很为实用："坐定擦手足心极热，用大指节仍擦摩迎香二穴，以畅肺气，静定闭息，存禅半晌；次擦手心摩运脐轮，掌心无事任擦搓，早晚摩两胁、肾俞、耳根、涌泉，令人搓百四十回，固精多效"。徐文弼的《新编寿世传真》中介绍了全身各部位的自我推拿健身法，将自身保健推拿与导引配合，能起到聪耳明目、美容润肺、健步泻火、固肾除积的作用。

推拿养生具有简便易行、经济实用的特点，它不需要特殊的医疗设备，也不受时间、地点、气候条件的限制，随时随地都可进行；且平稳可靠，易学易用，无任何副作用；由于它的非侵入性和无伤害，非常容易被人们接受；除可由专门医生操作外，有些方法还能自用，为长期使用提供了条件，是一种深受广大群众喜爱的养生健身和保健措施。随着社会发展和人们对健康重要性的认识，推拿在养生中的作用更加受到人们的重视，将更为广泛地为人类健康发挥作用。

第一节 推拿养生机理

推拿养生是通过对人体体表经络、腧穴的作用，调整全身来达到延年益寿的目的。它对机体的整体调整作用是通过下列的途径来实现的。

一、活血化瘀 通经活络

《黄帝内经》说："经络不通，病生于不仁，治之以按摩。"推拿手法作用于经络腧穴，能疏通经络，使气血周流，保持机体的阴阳平衡，所以按摩后可感到肌肉放松、关节灵活，使人精神振奋，消除疲劳。

二、调和营卫 预防疾病

明代养生家罗洪在《万寿仙书》里说："按摩法能疏通毛窍，能运旋荣卫。"即指调和营卫气血。推拿是以轻和深透之力施术于人体的经络腧穴，通过经气的传导来调和营卫气血。外邪入侵人体多因营卫气血失调所致，故通过推拿手法调和营卫气血，达到预防疾病的目的。

三、舒筋活络 缓急止痛

中医认为，"不通则痛"，人体的拘急疼痛，都是因为经络、气血不通所致。推拿的作用就是疏通经络，缓解肌腱、肌肉的紧张痉挛，使受损的肌腱、肌肉经络通畅，疼痛解除。

四、调理五脏 强化功能

由于经络内连脏腑，外络关节，所以，推拿相应的经络腧穴，可对各脏腑的功能起到调节作用。

1. **脾胃功能** 通过手法来调畅气机，促进胃肠的通降功能，达到健运脾胃的作用。如按揉足三里、推脾经可增加消化液的分泌；推拿足三里可使胃的运动在增强时减弱，减弱时增强；捏法可使肠蠕动加快，增强小肠的吸收和胃泌素的分泌功能。
2. **肝脏功能** 推拿肝经相关穴位能促进加强肝的疏泄功能，捏脊可提高肝糖原的动用率。
3. **心脏功能** 在心经和相关背俞穴推拿可改善心脏功能，加强血液循环，使血液黏滞度和周围血管阻力降低，故可使心脏负担得到减轻。可加快血液循环，扩张血管，使血液动力学发生改变，从而改善心脏的功能；可增强心脏泵血功能，通过增加每搏输出量，达到减少脉搏的效果。推拿心俞、内关等穴，对心脏功能有明显的改善，常用于心血管疾病的保养和康复治疗。
4. **肺脏功能** 在肺经、胸部和背部进行推拿按摩，可调整肺脏功能，改善呼吸，促进排痰；捏脊可增加肺活量。
5. **肾脏功能** 在肾经和腹部、腰部施行推拿手法，可起到填补肾精、强腰健肾的作用。

五、平衡阴阳 双向调节

明代《景岳全书·传忠录》云："医道虽繁，可一言以蔽之，曰阴阳而已。"调节机体阴阳平衡是养生的根本。通过推拿手法的补泻、调和，可起到调节阴阳平衡的作用，而且大多具有双相调节作用，如在腹部和背部的相关穴位和部位施行适当的推拿手法，可使亢进的肠蠕动减缓，使受抑制的肠蠕动加快而恢复正常。

1. **现代研究** 对推拿原理的现代研究，发现不少养生机理，如：

2. **免疫功能** 推拿可调节免疫，增强抗病能力，还有抗炎、退热等作用。推拿后血液中白细胞总数，以及白细胞的吞噬能力均有增加，并能增加血清中补体的效价。其作用是通过调节体内神经递质的含量，或改变血液中神经肽的含量来实现的。有人曾在儿童中进行保健推拿，经推拿的儿童发病率下降，身高、体重、食欲等皆高于对照组。推拿对体液免疫功能有双向调节作用。

3. **循环系统** 推拿通过刺激末梢神经，可以加快血液循环，改善微循环和淋巴循环；推拿手法的机械刺激还可提高局部组织的温度，促使毛细血管扩张，促进局部的血液循环，增加局部皮肤和肌肉的血液供应，进而改善组织间的新陈代谢，使新陈代谢水平有所提高；推拿可使肌肉放松，其血流量要比肌肉紧张时提高10多倍；推拿施术于颈椎病患者，可使血液黏度、浓度和血细胞聚集性得到明显改善。推拿还可消耗和除去血管壁上的脂类物质，从而恢复血管壁的弹性，使血管通畅，避免血管硬化的形成。

4. **代谢功能** 推拿手法能改善局部组织的代谢，使供氧量和氮、二氧化碳的排泄量增加。大运动量后造成乳酸大量堆积，人体感到全身疲劳，肌肉疼痛，推拿有利于乳酸的排除和消散，可以使20%的乳酸氧化成二氧化碳和水，80%的乳酸还原成能量物质，使人尽快恢复体力。在运动前施行推拿，可提高肌肉的耐受力和韧带的柔韧性，加大关节的活动范围，预防疲劳和增强体力。

5. **血液成分** 推拿后血液中白细胞总数增加，白细胞分类中淋巴细胞比例升高，白细胞的吞噬能力及血清中的补体效价也有所增加；红细胞总数在推拿后可少量增加，血液中的吗啡样物质（内啡肽）含量升高。

6. **皮肤** 被推拿部位皮肤温度升高，说明可使周围血管开放，血流旺盛。推拿的刺激能引起部分细胞蛋白质的分解，产生组织胺和类组织胺物质，加之手法的机械能被转化成热能，共同促使毛细血管扩张，血液循环加速，血流量增加，皮肤供血改善。手法对躯体外表所产生的摩擦力，还可消除皮肤表面的角质层，改善皮肤呼吸，有利于汗腺和皮脂腺的分泌，增加皮肤的光泽和弹性。手法还可使局部皮肤组织的供氧量及二氧化碳的排出量增加，增加局部皮肤的营养供应，促进损伤组织的修复。上述作用可使皮肤柔润，富有光泽，减少皱纹；还能加快皮肤代谢，减少皮下及腹部大网膜的脂肪，有助于减肥。

7. **运动系统** 推拿手法可改善损伤局部的血液循环，使局部组织温度升高，代谢加快，促进损伤组织的修复；并可使损伤后造成的血肿、水肿吸收加快，使软组织的粘连得到松解，提高组织细胞的活力；提高局部组织的痛阈；放松肌肉，减轻或消除疼痛。手法可使一些脂肪、蛋白质分解，产生组织胺和类组织胺物质，加之推拿产生的热能，可使毛细血管扩张，使肌肉萎缩得以改善，并促进损害组织的修复。手法的治疗还能纠正畸形和错位。

8. **神经系统** 推拿的止痛效应与神经中枢的作用有关，通过影响皮质、丘脑的电活动，抑制节段性、神经反射性肌电活动，兴奋病变后的神经及肌肉组织，从而促进神经传导功能的恢复。手法的刺激通过神经系统的传导到达大脑皮质，可使疼痛信号减弱乃至消失，产生止痛效果。柔和的长时间推拿手法可使中枢神经抑制，周围神经兴奋；快速、较重的短时间刺激可兴奋中枢神经，抑制周围神经。

第二节　推拿养生方法

推拿作用的产生主要依靠操作者手法。熟练地手法是养生保健的基本保证。有效的推拿手法必须具有力、均匀、柔和、持久、深透的特点。

按摩的手法非常丰富，一般分为6大类。摩擦类手法主要有推法、摩法、擦法、搓法、抹法，摆动类手法有滚法、揉法、一指禅法，挤压类手法有按法、拿法、捏法，叩击类手法有拍法、击法，振动类手法有振法、抖法；运动类手法有摇法、扳法、拔伸法。按摩手法的学习，锻炼是一个长期的过程，有兴趣的朋友一定要师从真正的中医按摩师学习训练。本节主要介绍常用的推拿养生方法。

一、头面部

具有通经活络、行气止痛、醒脑开窍、镇静安神、美容乌发、健脑益智的作用。可用于用脑过度、头痛头晕、失眠健忘及预防头发早白、面容衰老和脑力衰退等。常用手法如下：

1. **推摩面额**　受术者坐位或仰卧位。施术者一手扶持其后枕部，以一指禅推法推额部，从印堂→头维→太阳→鱼腰→攒竹→印堂的路线，往返推2~3遍。

2. **拿头**　五指分开，指端着力，自前向后拿头顶部，如能沿督脉、膀胱经和胆经头部循行路线施术效果更佳。具有通经活络、祛头风、防发白、健脑益智的作用。

3. **栉头**　双手十指微屈分开，以十指端用力紧贴头皮并向深部用力，从头前向脑后梳理，反复数次。具有通经活络、祛瘀止痛、祛风明目、乌发、健脑的作用。

4. **击头**　双手十指分开微曲，以指端连续广泛的叩击头部。或沿头部督脉、膀胱经、胆经循行路线叩击，约1~2分钟。具有通经活络、健脑醒神、消除疲劳的作用。

5. **摩面**　搓手掌令热，用双手从下向上，从内向外轻轻摩拭面部，以面部觉微热为度。具有活血养颜、润泽皮肤、减少皱纹、防衰的作用。

6. **推眼眶**　双手拇指指侧用一指禅推法从攒竹向眉尾方向推摩，反复30次。具有明目的作用。

7. **点按穴位**　用大指或中指指腹按揉攒竹、阳白、太阳、四白、迎香、地仓、上星、百会、风池、率谷、头维等穴，每穴半分钟。具有祛风清热、清利头目、通络止痛、减少皱纹、美容防衰的作用。

二、颈肩部

颈肩部是日常生活和工作中活动最多的部位，也是极易受损的部位。颈肩部推拿有助于，缓解疲劳，预防和治疗颈、肩部的劳损和颈肩部疾病，同时也有助于缓解头部、面部、上肢部、背部的疲劳。推拿重点是放松颈肩部的肌肉，特别是斜方肌、头夹肌、肩胛提肌等。常用手法如下：

1. **拿头夹肌法**　用五指捏拿颈部两侧的头夹肌和斜方肌的上部1~3分钟，从上到下。捏拿产生的力量应深透到肌肉层。

2. **拿斜方肌法**　术者用拇指与其余四指捏拿肩部的斜方肌2~3分钟，从脊柱分向两外侧，动作要轻快柔和。捏拿时拇指横放在肩后，四指在肩前。

3. **揉拨肩胛提肌法**　以拇指按揉拨肩胛提肌的止点（即肩胛骨的内上角）约3分钟。适用于颈肩部的劳损及颈椎病上肢麻木疼痛的治疗。

4. **拔摇头项法** 受术者取坐位，术者以双手捧住头部，拇指在后托住后枕部，其余四指在前托住下颌，两手同时用力向上拔伸头部，并在拔伸状态下做缓慢摇颈动作。

5. **点穴** 可点按或点揉风池、风府、肩井、曲垣、天宗、肩贞、肩髃、曲池、少海、合谷、支正、后溪、会宗等。每穴点按 1~2 分钟。

6. **击肩背** 术者用虚掌击肩部 2 分钟。

7. **抖上肢** 用双手握住患者手部，抖动患者上肢约 1~2 分钟。

三、腰背部

腰背部是保持人体直立功能的主要部分，尤其腰部是主要负重部位和活动部分。腰背部较容易劳损和发生功能障碍。推拿可缓解腰背的劳损，解除疲劳，强腰壮肾，调节脏腑功能。推拿重点是放松竖脊肌、背阔肌、斜方肌下部的肌肉。受术者均采用俯卧位。

1. **推背部七条线** 用掌根推法分别推背部督脉，两侧夹脊线，足太阳膀胱经第 1、2 侧线，两侧共 7 条线。每条线推 3~5 遍。

2. **泛揉腰背法** 用双掌揉法，广泛深透地按揉腰背肌约 5 分钟。

3. **弹拨腰背肌** 左右拨动腰背肌约 5 分钟。

4. **按揉髂腰角** 髂腰角浅层是骶棘肌的起点，也是髂腰韧带所在之处，以两手拇指重叠按揉或弹拨髂腰角，每侧按揉 1~2 分钟，弹拨的方向宜从外上到内下，力量应大些。

5. **掌揉臀部** 两掌置于臀部，做环旋揉动约 1 分钟，刺激量中等。

6. **轻拍腰骶部** 以虚掌拍打腰骶部 10 次左右，拍打的力量可大些。

7. **横擦腰骶部** 用一掌快速横擦腰骶部约 3 分钟，使局部发热。

四、胸腹部

通过手法施术于胸腹部而起到调节脏腑功能的作用。该法可宽胸理气、健运脾胃、舒肝理气、温暖下元、通调腑气，适用于对脏腑的保健。受术者均采用仰卧位。

1. **开胸顺气法** 两手五指分开自然微屈，用轻快柔和、自然流畅的力度自胸前正中线沿肋间隙向两边分推 5~10 遍。

2. **摩运膻中法** 以轻手法快速在膻中穴处施摩法约 1 分钟。本法有开胸顺气的作用。

3. **分推腹部法** 以缓和适中的力度，用两手拇指和大鱼际从腹部正中线沿肋弓向两侧分推约 1 分钟。有健运脾胃、疏肝理气的作用。

4. **摩腹助运法** 用双掌摩擦腹部约 5 分钟。有健运脾胃的作用。

5. **点揉腹部诸穴法** 以食指、中指分别点揉腹部的中脘、梁门、天枢、大横、气海、关元、水道、归来等穴，每穴点揉约半分钟，以腹部有温热舒适感为佳。可调理中、下焦脏腑功能。

6. **振颤小腹法** 在小腹部施行掌振法，上下快速颤抖 1~2 分钟。可调理下焦功能。

7. **调畅三焦法** 自上而下用掌根推法分别推任脉和足阳明经，每条经推 3~5 遍。可调理上、中、下三焦功能。

五、上肢部

上肢是人进行各种活动的主要部位，在上肢部推拿可改善末梢血液循环，缓解上肢的疲劳和肌肉痉挛疼痛。受术者可采用坐位或仰卧位。整个操作从上至下。

1. **拿揉上肢肌肉法** 在上肢部做拿揉手法，从肩到手，先内侧后外侧。
2. **拍打舒搓上肢法** 用虚掌或空拳从肩至手往返拍打，然后往返舒搓上肢数遍，并牵抖上肢，并拨极泉穴2~3次。
3. **活动上肢法** 运动肩、肘关节，使肩关节充分外展、内收、上举、内旋和外旋，再做肘关节屈伸、环绕等动作。
4. **分推掌心法** 用两手拇指桡侧分推其掌心，分推的方向是从掌根向手指方向，分推的力量要大。
5. **捻揉手指法** 依次揉捻受术者拇、食、中、无名指及小指，从指根到指尖，捻揉3遍。
6. **拔伸手指法** 依次拔伸拇、食、中、无名指及小指。一手拿住受术者腕部，以食、中指轻轻夹住受术者手指，然后迅速拔伸，使患者手指从术者手指中滑出，并发出一声清脆的响声。
7. **环摇腕部法** 术者与受术者五指交叉握住，先做掌屈、背伸、尺侧偏、桡侧偏等动作，然后再做腕关节的环旋摇转活动。

六、下肢部

下肢是人体最重要的负重部位，也是最容易劳损的部位，特别是髋、膝、踝几个负重大关节。下肢部推拿可改善下肢远端血液循环，加快下肢静脉血液回流速度，润滑关节，缓解下肢疲劳，保持关节的正常活动。受术者多采取仰卧位或俯卧位。

1. **揉拿、掌推下肢后侧部法** 先在下肢的后侧做揉拿法，同时也可分别在下肢的外侧、后侧、内侧进行操作，使下肢后侧部肌肉充分放松。然后自下而上掌推下肢的后侧，有助于下肢静脉的血液回流。
2. **拍打下肢后侧部法** 用虚掌或空拳，自下而上在下肢后部进行有节律的叩击、拍打，反复操作3~5遍。
3. **屈膝屈踝法** 用一手压住臀部，另手握住踝前部，握踝手抬足，使受术者被动屈膝和跖屈踝，使足跟部尽量与臀部接触，以拉伸、放松下肢前侧肌肉。
4. **点按、摩擦下肢后面腧穴法** 术者用拇指点按下肢部后侧的环跳、承扶、殷门、委中、承山等穴各半分钟，用单手掌擦足底部，大鱼际擦涌泉穴，以热为度。
5. **揉拿、掌推下肢前部法** 先揉拿下肢前部3~5遍；再用手掌自大腿向下推下肢前部至足尖3~5遍，大腿以前外侧为主，小腿部以外侧为主。可放松肌肉，消除疲劳。
6. **扣打下肢前部法** 用空掌，空拳或侧掌在下肢前部进行有节律地叩击、拍打，反复操作3~5遍。
7. **屈膝屈髋顿拉法** 一手扶股部，一手握住踝部，先使膝髋关节尽量屈曲，然后进行内收、内旋、外展、外旋，在此基础上，再做下肢顿拉手法。可活动关节，放松肌肉。
8. **直膝屈髋伸踝法** 一手扶住膝部，一手握住足掌，将其下肢伸直抬起，并尽量屈髋伸踝，以牵拉下肢后部的肌肉并使其肌肉疲劳解除。
9. **点按、揉按下肢前面腧穴法** 用拇、食指点按、揉按髀关、伏兔、血海、足三里、悬钟、太冲等。

七、全身推拿

全身保健推拿是联合以上各部位手法进行的整体推拿。对整个机体进行放松、调整，达到养生保健、放松身心、消除疲劳和预防保健的目的。操作时本着从上至下，从头至足，先阳后阴的顺序施行推拿手法。具体手法参照上述各部推拿手法。

第三节 自我养生推拿

推拿养生是长期的行为，在身体稍感不适时即进行推拿，是该疗法最佳治疗时机，因此，自我推拿是最值得推广的方法。自我推拿还可根据自己的感觉调整手法的强度和频率，使更适合自身状态。经常进行自我推拿，对于消除疲劳、延缓衰老、强身健体具有不可低估的效果，若常久不废，定有奇功。因受身体生理结构的限制，自我推拿的部位会受到一定限制。另外，推拿有一定的适应症和禁忌症，因此应在按摩医师的指导下进行，以免产生副作用。凡高烧、急性炎症、某些皮肤病、皮肤破损、各种良性或恶性肿瘤、极度疲劳等情况都不宜进行自我按摩。

一、头部

有通络止痛、醒脑开窍、补益气血、益智乌发、明目醒神的作用。常用方法有：推摩面额、拿头、栉头、击头、推眼眶、揉按穴位。操作的部位、步骤、次数如上所述，头部自我推拿是自己操作，多用食指指腹完成。

二、面部

有通经活络、明目美容、保健防衰的作用。

1. **摩面** 将两手掌快速相互摩擦至热，双手掌轻贴面部从下向上、从内向外轻轻摩拭，反复操作，以面部觉热为度。

2. **推摩上下眼眶** 用中指指腹从印堂穴开始，沿上眼眶向外至瞳子髎，再从瞳子髎沿下眼眶至睛明、印堂轻轻推摩，往返30次。

3. **推耳前后** 将双手食指和中指分开，置于耳根前后，用指腹从下向上推胃经和三焦经，反复20次。

4. **按揉穴位** 用食指或中指指腹揉按攒竹、鱼腰、太阳、阳白、迎香、四白、地仓、颊车、耳门等穴，每穴半分钟。

5. **拍打面部** 用双手除拇指外四指指腹，在整个面部轻快的反复拍打1~3分钟。

三、颈项部

有通经活络、消除颈项肌肉疲劳和预防皮肤松弛的作用。

1. **拿颈肌** 拇指和其他四指相对，捏拿颈项部肌肉。

2. **抓肩肌** 拇指与食、中指配合提捏肩肌，左右交叉进行，各捏提10次。

3. **摩颈项** 将除拇指外的四指相并，用指腹面从下向上摩颈项部。

4. **按揉腧穴** 用指腹按揉天柱、颈百劳、天牖、天窗、天容、廉泉、扶突、天突等穴，每穴半分钟。

四、胸部

有宽胸理气、通调血脉的作用。可对心、肺起到保健作用，预防或减少心肺疾病的发生。

1. **揉胸脯** 以两手掌交叉按在胸部外上方，旋转揉动20次。

2. **推胸部经脉** 用拇指上下来回推任脉、肾经、胃经和脾经。

3. **按揉胸部腧穴**　用手指指腹按揉中府、膻中、期门等穴各半分钟。

五、腹部

有调理三焦气机、健运脾胃、疏肝理气、通调腑气、消脂减肥、强身健体的作用。

1. **摩腹**　先搓热双手，然后双手相重叠，以中脘穴为中心，用掌心先顺时针、后逆时针作环形摩法各30次，以腹部觉热为佳；再将手掌置于脐部，绕脐先顺时针后逆时针方向由小到大各转摩30周。具有健运脾胃、通畅腑气的作用。
2. **推胁肋**　用指腹从内向外沿胁肋分布方向推胁肋。具有疏肝理气的作用。
3. **擦丹田**　用手掌摩擦以丹田穴为中心的小腹部30次，以局部觉热为佳。有培补元气，养生保健的作用。
4. **拿腹部**　用拿法拿腹部，反复操作5分钟。有通调腑气、消脂减肥的作用。
5. **揉按腧穴**　用食指指腹依次揉按中脘、天枢、气海、关元、归来、大横等穴，每穴半分钟。有调理上、中、下三焦脏腑功能的作用，还可起到消脂减肥作用。

六、腰部

有强腰健肾的作用。

1. **搓腰**　先将两手搓热，将手掌紧按腰部，用力向下搓到尾部30次，左右同时进行。
2. **擦腰部**　用掌擦法在腰部快速摩擦30次，使局部觉热为佳。
3. **揉按腧穴**　用食指、中指指腹反复揉按肾俞、京门、腰眼各1分钟。

七、上肢部

有舒筋活络、活血化瘀、消除疲劳的作用。可预防或减少肩臂疾病、心血管疾病的发生。

1. **捏拿上肢**　左右手交叉施术，从肩部至手依次捏拿上肢部，反复10次。
2. **拍击上肢**　用虚掌或虚拳拍打肩和上肢各部约2~3分钟，以外侧为主。
3. **推心经**　用掌根来回推上肢心经循行部位约3分钟，可用于心脏疾病的预防保健。
4. **揉按穴位**　用指尖依次按揉肩髃、肩前、臂臑、膈会、曲池、少海、孔最、内关、神门、合谷等穴各半分钟。

八、下肢部

有舒筋活络、活血化瘀、强健筋骨、预防下肢病变的作用。

1. **点环跳**　以食指、中指端点压双侧环跳穴各半分钟。
2. **擦大小腿**　用双手抱紧一侧大腿部，从大腿根部至膝关节部上下来回用力摩擦各20次；再从膝关节至踝关节，来回摩擦各20次。
3. **擦膝关节**　双手置于膝关节两侧，一前一后来回摩擦膝关节前部与侧面，以局部发热为度。
4. **拿小腿**　依次捏拿小腿后方和前方，各2~3分钟。能通经活络，缓解小腿肌肉疲劳。
5. **擦涌泉**　先将两手互相搓热，以涌泉穴为中心快速用擦法，以擦至足心发热为度。可补肾健脑，预防失眠、心悸等症的发生。
6. **揉按下肢腧穴**　依次揉按髀关、伏兔、血海、阳陵泉、阴陵泉、足三里、三阴交、承山、昆仑、太溪等穴各半分钟。

第三十章

养生产业开发

养生产业是指健康产业及其与健康有关的边缘产业的总和。所以,养生产业常常被人们称之为"大健康产业"。传统的健康产业指与健康相关的医药产销、医疗服务业。养生产业包括了传统的健康产业和有关的边缘产业,包括制造经营医、药、保健品,食、饮、器械、材料、原料中间体、制造设备、包装材料、化妆品等产业;也包括医疗服务、健康管理、休闲健身、养生保健业的咨询评估、人才培训、资格考试等服务活动。

经济学家和社会各界普遍认为:在未来的几十年内养生产业将以巨大商机吸引众多的投资者跻身并获得厚益。所以,研究养生产业开发是现代养生学的重要课题和任务。

第一节 养生产业范围

关于养生产业,国内、外暂无统一的定义和概念。国内多用养生产业,国外及国际通用的流行的说法称为健康产业,大健康产业。其定义有狭义与广义之分。

狭义的健康产业仅指与人身体健康有关,与医药产销及医疗服务直接相关的产业活动。广义的健康产业有 2 层含义:第一层含义是不仅包括与人身体健康有关的医药、医疗产业活动,还包括除人之外的畜牧医药、医疗产业活动;另一层含义是它不仅包括医药、医疗直接相关的产业活动,还包括围绕医药、医疗活动有关的边缘性产业,如制药设备、包装材料、人才服务等产业活动。不管是狭义还是广义的健康产业定义,都包含了 2 项产业活动:一项是制造经营活动,一项是服务活动。其中,对于广义的大健康产业而言:在制造经营方面,包括这些产品的生产经营,如医药、保健品、食品饮料、医疗器械、中药材、医用材料、原料中间体、制造设备、包装材料、化妆品等产品。在服务活动方面包括医疗服务、健康管理、休闲健身、营养保健、咨询服务、人才服务、培训考试等细分领域的服务。健康产业其涵盖面很宽,我们认为养生产业范围,最少包含 5 大产业集群 28 个养生产业链。

一、与物质生活相关的养生产业集群

(一)服饰产业链

与服装、饰品养生有关的产品链。服饰是装饰人体物品的总称。包括了服装、鞋、帽、袜子、手套、围巾、领带、提包、阳伞、发饰等等服装的生产、加工、经营、使用。与养生相关的服装,包含单、夹、皮、棉、内衣、睡衣等品种和形式。养生中比较实用的,如民族装、练

功装、休闲装、情趣装等，产业化开发的意义非常大。

首饰是穿着、佩戴在人体上的装饰品。包含服装、首饰、摆饰等。首饰的原义指佩戴在头部的饰品，泛指贵重金属。现在泛指佩戴于人体的，用金银、宝石等加工成的耳环、项链、戒指、手镯等一切饰品。

（二）饮食产业链

与食品、饮品有关的产品链。

1. 饮品产业链 包括含酒精饮料的产业链，如白酒、葡萄酒、啤酒、甜酒的加工、储存、销售、饮用等；也包括不含酒精饮料：即各种软饮料，如各类碳酸饮料、果蔬饮料、乳饮料和乳制品、固体饮料等的加工、储存、销售、饮用；还包括茶、咖啡、可可、汤液醪醴等优质养生饮料的加工、储存、销售、饮用。

2. 食品产业链 包括植物性食品产业链，如粮食类，麦、谷、稻、豆类等食品的种植、加工、储存、销售、烹饪、食用等；也包括动物性食品链，如猪、牛、羊、鸡、鸭、海鲜类的养殖、加工、储存、销售、烹饪、食用等；还包括食用油的使用，饱和脂肪酸、不饱和脂肪酸的食用比例，地沟油的鉴别等。

近年来，由于食品安全而导致人们提倡和向往绿色食品。绿色食品是指绿色农业，畜牧业提供的安全食品。严格说绿色食品包含无公害、有机、天然3个层次。无公害食品是指食物的种植、养殖过程中，使用了一定的农药、化肥、复合饲料等，但是其残留量没有超过国际或国家的相关标准，不构成对人体的伤害，称作无公害或无残留食品。有机食品是在生产过程中，绝对不使用农药、化肥、复合饲料等可能对人体构成危害的物理、化学物质和激素，而是使用原始的有机农家肥，应用生物链进行有机除虫等工艺生产的食品。天然食品指全天然的食品或野生的食品，如天然的树上直接采摘椿芽，野生的猕猴桃、山野菜等。

在食品产业链中，食疗、药膳、新食品的开发和研究也被普遍看好。

（三）居住产业链

与居处、办公有关的产品链。应该说，适合人类居住的环境称为人类的适居地区，适居地区的地理环境，风土人情对于人类的健康具有重要意义，长寿地区的长寿现象说明宜居风水是养生的关键。所以，养生地产、颐养（养老）地产、旅游度假、休闲会馆、城镇聚居、睡眠用品等产业，都是以居住为核心，增进人类健康的重要产业。

（四）导引运动产业链

包括以工业、农业的生产劳动，日常的生活劳动，体育锻炼（包括气功、武术、瑜伽、绿色出行等）为内容的相关产业，都属于导引运动产业链。

二、与精神生活相关的养生产业集群

（一）修养养生产业链

以提高人们的科技文化水平、开阔个人胸怀、帮助人们正确的把控情绪、引导人们正确的男欢女爱，从而做到正确面对人生，正确舒缓压力，从而宠荣不惊，盈亏不表，不断提高人生修养的产业。

（二）艺术养生产业链

包括以音乐、舞蹈、歌咏、戏剧、影视、琴棋书画等艺术形式不断提高人们的艺术修养，陶冶情操的相关产业。

（三）旅游养生产业链

通过旅游而达到体能锻炼、增长历史知识、了解地理优势、与之观光怡情、旅游纪念、景点建设相适应的产业链。

（四）文化养生产业链

在终生学习的知识经济时代，围绕世界观、价值观、方法论的各种教育和学习产业相当庞大。以与养生相关的职业培训为例，就有中医养生师、中医推拿师、针灸师、中医药膳师、健康管理师、配餐师、公共营养师、养老护理员、足浴师等职业培训。与养生相关的咨询，如情志（心理咨询）、育儿咨询、房室生活咨询、不孕不育咨询等等馆内咨询、热线咨询、网络咨询。还有养生文化推广、养生方法推广、养生科普讲座、养生出版物（书籍、光盘）推广、网络推广等。

三、与人体养护相关的养生产业集群

（一）颜面部养护

驻颜、养颜、润肤、护肤等产业的开发发展。

（二）头发养护

美发、养发、护发、生发种发等产业的开发发展。

（三）眼部养护

重睑、祛皱、视力矫正、文眉等产业的开发发展。

（四）耳部养护

耳诊、耳针、养耳护耳防耳毒等产业的开发发展。

（五）鼻部养护

隆鼻、养鼻、浴鼻、按鼻、疗鼻等产业的开发发展。

（六）口腔养护

护齿、洁齿、义齿、种齿、文唇等产业的开发发展。

（七）四肢养护

护手美甲、上下肢养护、足浴足疗等产业的开发发展。

（八）胸背腰腹部养护

脊柱养护、躯体按摩等产业的开发发展。

四、与不同社会人群相关的养生产业集群

（1）与婴幼儿人群相关的养生产业链。
（2）与青少年人群相关的养生产业链。
（3）与中年人群相关的养生产业链。
（4）与老年人群相关的养生产业链。
（5）与女性人群相关的养生产业链。
（6）与残障人群相关的养生产业链。

(7) 与体力劳动人群相关的养生产业链。

(8) 与脑力劳动人群相关的养生产业链。

五、与养护方法相关的养生产业集群

（一）养生评估指导（健康管理）产业链

养生的综合方法评估，包括对健康风险的评估，提供衣食住行，运动休息，男欢女爱，舟车劳顿，琴棋书画，音乐舞蹈等全方位的基本符合现代养生的理念方法的全方位养生指导服务。

（二）沐浴养生产业链

包括用水、日光、空气、泥沙等天然物理因子作用人体体表，发汗解表，祛风除湿，行气活血，舒筋活络的养生方法。是一种集休闲娱乐养生于一体的产业，特别是无水沐浴和现代SPA理念方法的推广，使沐浴养生产业更加时尚。

（三）药石养生产业链

古指炼丹服饵，现指中药。中药分上、中、下品，有养生功能滋补药归属上品。

（四）针灸推拿养生产业链

包括针刺（毫针、三棱针、皮肤针、耳针、头针、火针、水针、指杵等），刮痧、艾灸、拔罐、磁疗、推拿等方法，是现代养生馆应用较多的产业。

第二节 养生产业前景

无论是在我国，还是在全球，养生产业是越来越热门的产业。随着社会发展和人们生活水平的普遍提高，以及人类生活方式的改变，健康产品的总需求急剧增加。以生物技术和生命科学为先导，涵盖医疗卫生、营养保健、健身休闲等健康服务功能的健康产业成为21世纪引导全球经济发展和社会进步的重要产业。

一、国内外养生产业发展现状

养生产业是一个散发着青春气息、充满阳光、饱含绿色、孕育生机的蓬勃发展的产业；以其巨大的商机和市场前景吸引着众多的商家和投资者跻身其中，并获得了丰厚的收益。据统计，目前全球股票市值中，健康产业相关股票的市值约占总市值的13%左右。特别是在发达国家，健康产业已经成为带动整个国民经济增长的强大动力，美国的医疗服务、医药生产、健康管理等健康行业增加值占GDP比重超过15%，加拿大、日本等国健康产业增加值占GDP比重也超过10%。在我国，健康产业仅占国民生产总值的4%~5%，低于许多发展中国家。健康产业成为带动整国民经济发展的巨大动力。例如，美国的健康产业约为1.5万亿美元，而中国只有400亿美元。例如中国拥有的生物制药企业达6000家，但规模小，研发力量薄弱，生产的药品97.4%为仿制类药物。

近年来，随着经济的发展及人们对健康的向往，世界各国功能食品的市场年均以10%的速度递增，远远超出了一般食品年增2%的发展速度。至今，已有美国、日本、加拿大、中国大陆及中国台湾等国家和地区相继立法，以规范功能食品市场，推动了这一产业的迅速发展。2005年6月在中国台北，召开了全球华人保健食品科技大会，从各国学者的报告中充分显示了世界各国功能食品市场强劲的发展趋势。

我国养生产业的总体现状。中国养生产业首先是市场拥有庞大的基数。以前是巨大的潜在市场，如今，正在向一个养生服务完善的市场过渡。其次，观念正在转变，从治病为主，到预防为先，两者并重。而在此之前，大家谈起中国健康市场时，更多的还是针对治疗，有病治病；但现在，无论是民众意识，还是商业态势，都在从有病治病，转变到预防与治疗并重。这种公民意识的深刻转变，也为养生产业的发展提供了更广阔的发展空间。除了目前的医药、医疗器械、医疗服务外，今后在健康管理上或健康保险等方面，中国一样可能会诞生巨无霸企业，而这恰恰是我们特别值得关注的。再次，产业分散，蕴含大量整合机会。在目前养生产业中，还是呈现相对分散的局面，集中度不高。这也同时蕴含了大量整合的机会。与国外成熟产业整合机会相类似，多样化的整合机会本身，就蕴含着大量的投资机会。比如一些科研势力较强的企业、一些渠道优势企业等，可以利用自己的核心竞争力，进行相关链条上的整合。这时，对于不同的投资机构，都有非常多的投资机会。当然，关键是利用资本市场的平台。比如，与相关上市公司进行沟通，对于一些具备核心竞争力，但同时体量相对较小的企业，就会有一个不错的机会。最后，企业或企业家的核心竞争力。就目前的中国市场而言，在全球化进程中，企业的竞争力已经由产业运营优势向资本运营优势转变。并不是大鱼吃小鱼的简单问题，而是企业要具备超级的整合能力。如果一家上市公司具备在行业内的整合能力，那么其极有可能在下一步脱颖而出。很多企业家也意识到了这点，除了继续培育自己的渠道、品牌、管理、技术等之外，也开始把资本运营作为其长期发展中必不可少的优势之一。

二、国内外养生产业发展趋势

1. 中国已身处"财富第五波" 众所周知，每10年左右就会有一些配合时代的伟大新产品出现。20世纪70年代是微波炉，80年代是录像机，90年代是电脑和互联网。美国经济学家们预计，21世纪与健康相关的产业就将为美国经济带来每年1万亿美元以上的收益，这些收益来自为大众提供令人更健康、更美丽、延缓衰老或预防疾病的产品和服务等等。在20年前美国的健康产业并不存在，但今天，健康产业的收益达2000亿美元，相当于美国整个汽车产业的收益的一半。从2000年~2010年，健康产业的消费将由2000亿增长至1万亿美元，足足有5倍的增长。在过去的20年中，第二次世界大战后出现的新生族主宰了经济的发展。这群新生族正是今天37至55岁的人。他们正值事业高峰，收入非常可观，消费力庞大。就是他们促使房地产增长，也是他们刺激了运动用品、汽车、个人电脑和互联网的消费。目前美国经济总产值是10万亿美元，其中5万亿就是由他们创造的。但是，在健康产业迅猛发展的过程中，诚信危机和商业模式落后已经成为瓶颈和桎梏。对很多健康产业的企业来讲，如果不能寻求突破，不能推陈出新，前景也甚为堪忧。

2009年，美国著名经济学家保罗·皮尔泽的著作《财富第五波》中文版首次在中国大陆面世，在国内产业界引起了很大反响，此书之后被评为"全国优秀畅销书"，至今已重印4次。书中保罗·皮尔泽将健康产业称为继IT产业之后的全球"财富第五波"，通过大量翔实生动的案例分析、市场论证，向人们展示了即将到来的大健康产业的财富浪潮，并大胆预测美国未来几年健康产业年产值将达1万亿美元以上。值得思考的是，在经济飞速增长的中国，健康产业会不会成为中国的"财富第五波"？中国健康产业的新机遇在哪里呢？从有关方面最新的资料显示：中国的GDP多年以2位数字的速度递增，可见中国已身处"财富第五波"。大健康产业商机无限，据了解，国际投资基金认为新媒体、新能源以及健康等3个领域是投资非常热衷的产业。

2007年时，美国有1/7的成年人口从事健康医疗产业，但大多数是着重于疾病治疗，而不在疾病预防方面，疾病预防这方面的市场需求非常大。从我国的经济水平和人们的观念来看，还是重医、轻防，很多老百姓是有病了才看医生，对于平时的预防、保健比较轻视。《财富第五波》给人们最大的冲击是健康概念、观念的冲击。现在先进的DNA技术，在人的舌头上轻轻一刮，就可以知道你遗传哪些疾病，比如说缺钙或者是骨质疏松症，年轻的时候就可以预防。包括现在一些白领大量服用维生素，这也是一个大的概念上的预防。作为健康产业重要构成的保健品行业，更因蕴涵无限商机而被业界资本所看好。据不完全统计，2013年全国保健品销售总额已突破300亿元大关，比上年猛增近50%。国内的保健品市场在经历了几年的低迷之后，目前已经开始复苏。新一轮的保健品热，正伴随着老百姓对健康消费的强劲需求而升温。有人保守估计，仅目前，我国健康产业市场年销售收入就在3 500亿元以上。巨大的市场必然吸引着火热的投资。细心的人们会发现，当前媒体中连篇累牍的保健品、药品、美容化妆品广告，正从一个侧面印证了国内健康产业热得烫手的热度。

财富第五波的概念专指大健康产业。其理论认为，财富第一波是土地革命；财富第二波是工业革命；财富第三波是商业革命；财富第四波是电脑信息网络革命；财富第五波是颠覆性的健康革命。据权威专家预测，财富经历了土地革命、工业革命、商业革命和网络革命之后，即将到来的第五波将会是以健康为核心革命。在这个发展过程中，从土地革命到工业革命，再到商业革命，都经历了相当长的发展历程。而网络革命，电脑由房间大小的体积演变为今天的台式电脑、手提电脑、掌上电脑；因特网由遥远的世界进入到我们的家庭，都仿佛只是一夜之间。这一切，只经历了不到短短的10年，就造就了以比尔盖茨为代表的一代富豪。这无疑应归功于科学技术的飞速发展和技术革新的突飞猛进，当我们经历了电视机不断地由小变大、由黑白变彩色、由重变轻、由厚变薄；手机却在不断地由小变大的过程时，并包含着照相、智能、大容量等3G功能，这中间唯一不变的就是"变化"。21世纪人类面临严重营养饮食失衡，却人人希望更健康、抗老化、通过养生预防疾病发生而长生不老。而开启养生产业的兆亿商机，是继第四波网络革命后的朝阳产业。如何切割养生产业的蛋糕呢，本书提供的养生知识阐明了生产者、销售商、经销商、甚至银行家、律师、会计师、保险经纪人等都可以创造无限的养生健康财富。

2. 养生产业未来十年将达兆亿产值　养生产业正成为世界经济发展的重中之重。有资料显示：未来10年，中国健康产品的消费额将在目前的基础上以几何级增长，将形成全球引人注目的一个兆亿价值的市场。据介绍，2005年，中国保健食品的销售额为800亿元（约合100亿美元），按照人均计算约为61元/年；而世界发达国家的人均数已达1 000美元。据此，保健食品在我国无疑是一个潜力巨大的兆亿市场。然而，由于目前中国保健品市场还存在不少问题。如市场秩序混乱、假冒伪劣产品横行、标准和信息滞后等，消费者对保健品的"信誉危机"而导致保健品市场出现了大幅滑坡。不仅如此，目前我国食品安全形势依然严峻，在确保食品安全方面仍然面临挑战。

有关专家分析指出，目前影响中国健康产业发展有5大问题：一是低水平重复生产严重；二是过分依赖广告促销；三是产品开发力量薄弱，较少经过严密的科学论证；四是难以面对国外企业的竞争；五是产业法规不完善。目前，保健品产业还没有统一的行政归属管理部门，即没有一个操作性强的行业标准及规范统一的检测手段，在审查程序和管理办法方面，也是无所适从。此外，国外健康产品在中国市场以7%的品种占有40%以上的市场份额。而众多国外优秀的健康产品由于各种各样的原因，未能进入中国市场，这对人们的健康和中国健康产业的发展无疑是一种浪费和损失。

3. 产业升级、产品升级、市场升级将成为养生产业的新焦点　随着中国经济的高速成长，我国的医疗健康支出已成为继食品、教育之后的第三大消费支出，但中国大健康产业的总体规模仅占到国内生产总值不到2%的比例，与发达国家还有着很大的差距。这也使医疗健康产业成为中国最有投资价值的产业之一。

据美国的1份研究表明：2005年，国际资本向医药和生物技术领域的风险投资呈上升趋势，风险投资达到73亿美元，较2004年增长5%。其中，生物制药领域吸引的风险投资数量最多，达到21亿美元；医疗器械和化学药物领域吸引的风险投资均为14亿美元，分列第2、第3位。分析师认为，生物制药和医疗器械领域在未来仍是风险投资的热点。

除了风险投资家对巨大市场的兴奋外，中国医疗健康企业本身也有着较强的资本需求，他们期望通过开拓资本通道，实现海外上市、并购等跨越式发展。中国医药产业变数巨大，充满机遇和挑战，快速增加核心竞争力的路径是并购和研发投入，除大、中型医药公司对小型公司的兼并外，非医药公司对制药公司的收购与重组也占较大比例。未来若干年，中国医药领域的并购将更加频繁。在成熟的药品市场中，药业并购的主流为2类：以产品为导向的小规模并购，表现为大的医药公司对小型公司，特别是研发公司的整体收购；大、中型医药公司间的强强合并，共享品种及渠道资源。

可以预见，医疗健康产业与IT产业融合已成大势所趋，数字健康概念同样让投资者们跃跃欲试。陈竺在任卫生部长期间曾讲到："对21世纪生命科学一日千里的发展前景，中国应该转变观念，大力加强生命科学研发、发展健康产业。对健康的投入不应该视为社会的消费性支出，而要作为国家最重要的战略性投资。健康产业对国民经济的贡献蕴涵无限前景，中国政府应该积极引导健康产业的持续发展，使之占国民生产总值的比例达到8%左右，成为国民经济的一大支柱"。陈竺认为，市场需求是产业发展最重要的动力。在提供基本医疗保障外，国家应该增加对健康产业、尤其是生命科学研发的投入，给予免税等鼓励性政策措施，改变不利于产业发展的现状，比如审核程序复杂导致药物研发周期漫长，在药品招标中唯"价低"是取等。陈竺表示，中国在人类基因组、水稻基因测序等领域取得了瞩目成就，同时，在新世纪的生命科学研究中也面临着不进则退的巨大挑战，而这将对整个国家的竞争力产生战略性的影响。中国产业增长预测模型也显示，今年我国医药工业增长景气走势将保持稳步增长的格局。预计2014年上半年医药工业销售收入可达1 500亿元，可望实现20%的同比增长；预计可实现利润85亿元。今年全年我国医药工业的销售收入有望达到3100亿元，实现利润255亿元。人们对健康保健产业需求的旺盛势头，将会持续推动医药消费结构的升级，医药工业的潜力无疑还会逐步增大，有待挖掘的底蕴自然也会更丰富。而专家则进一步预言，在相当长的时间内，我国医药产业有望保持15%的高速增长。

随着新医疗改革的发展，中国医疗健康产业将面临更多的发展机遇，同时也为我们投资行业带来诸多机会。从具体执行层面来看，在接下来的3～5年或更长一段时间里，我们对这个行业有怎样的看法，会选择什么样的投资策略，在此与大家分享。

4. 打造完整PE产业链　通过分析中国医疗健康产业的投资现状，我们认为，首先，在医疗健康领域这样一个非常专业化和独特的领域中，零散的投资比较多，但系统性的整合还较少。不少投资都是基于一个个的案子，而缺乏不同阶段、不同投资业务资源的整合，更缺乏多样化金融工具的使用，只有同时利用多元化的金融工具，被投企业的价值才能最大化。有很多的价值体现，是需要通过多重的投资方法去体现的。一流的投资，真正好的被投企业，其会期待更多的资源。投资，其实涵盖很多方面的内容，特别是相互资源的整合，是最重要的。对企业家来讲，优秀的投资人、投资伙伴，除了提供资金方面的支持以外，还能帮助其提供发展的核心战略，这些都是对企业业务有所促进的。当然，能提供这些服务的机构，一定也要有独特的资源和价值，以此体现品牌共赢。正是在这个基础上，我们提出，PE 实际上是一个广义股权投资的概念，要打造完整的 PE 产业链，提供让被投企业价值最大化的最好的全方位的金融工具。所谓完整的 PE 产业（private equity，简称 PE，指私募股权投资），不仅包括项目人才、资金等客观评价因素，还包括对于投资阶段、投资策略、战略以及所选择的时机和退出机制形成的多方位的投资链条。

完整的 PE 产业链，实际上包括 3 个方面：第 1，提供资本运作支持；第 2，提供全面完整的金融服务支持；第 3，提供产业优化和资源整合方面的需求。只有具备这 3 个支持能力的投资过程，才具备了完整 PE 产业的基础。同时，完整的 PE 产业链，对股权投资基金、投资机构来讲，也是一个创新，也是其所能实现的投资价值最大化的体现。

在目前中国医疗健康投资领域，完整的 PE 产业，需要重视对 PRE – IPO、IPO 到 Post – IPO 各个投资阶段的开发和联动。必须长期关注一个项目、一个企业，以及细分子行业的基础上，通过联动实现价值的最大化。完整的 PE 产业链，特别重视对从项目的筛选、投资、管理到退出各个运作链条的多种资源整合和配置，每个环节都要注重多种资源的整合。即重视单个项目的基础上，着重产业整合价值，在价值投资的基础上，注重一种在产业发展方向上的引导投资。换言之，这是一种主动性的投资。我们希望能够创造一些项目，或者说在一些本身资质较好的项目基础上，主动挖掘出其业务发展的机会，而不是被动参与，在这种基础上，才能真正发挥价值的最大化，才能真正提供完整的 PE 产业的价值。

三、国家重视发展健康服务业

国家主席习近平、国务院总理李克强不断高调表态发展健康服务产业。习近平肯定了信息化系统在提高医疗水平中的作用，而李克强提出的"国四条"更是让健康商保、民营医院、健康养老、中医保健、老年护理等产业在未来大有可为。同时，国家制定了一系列的发展养生健康服务业的政策，引导发展养生健康服务业。

我国目前健康服务业仅占 GDP 的 5% 左右，而美国 2009 年已达到 17.6%。这表明，在保证基本医疗卫生需求的基础上，人民群众正迫切期待多元化的健康服务供给，我国健康服务产业发展具备巨大潜力。据权威部门测算，到 2020 年我国健康服务业总规模将达到 8 万亿元以上，这无疑成为进一步加快行业发展的重大利好。

国家主席习近平 2013 年 8 月 29 日东软集团（大连）有限公司视察时表示："用信息化系统提高医疗水平，叫如虎添翼。要利用好这套系统，更好为群众服务。"习近平对该公司的年轻人说，全面小康社会靠什么实现？如果走粗放经营的老路，能源资源无法支撑。必须走出一条新路，依靠创新驱动。要发展实体经济，促进信息化、工业化融合。要把人才工作抓好，让人才事业兴旺起来，国家发展靠人才，民族振兴靠人才。

国务院总理李克强 2013 年 8 月 28 日主持召开国务院常务会议，专题研究部署促进健康服务业发展。会议强调：一要多措并举发展健康服务业。放宽市场准入，鼓励社会资本、境外资本依法依规以多种形式投资健康服务业，加快落实对社会办医疗机构在社保定点、专科建设、职称评定、等级评审、技术准入等方面同等对待的政策，使社会力量成为健康服务业的"劲旅"。统筹城乡、区域健康服务业资源配置，促进均衡发展。二要加快发展健康养老服务。加强医疗卫生支撑，建立健全医疗机构和老年护理院、康复疗养等养老机构的转诊与合作机制。发展社区、农村健康养老服务。三要丰富商业健康保险产品。支持发展与基本医疗保险相衔接的商业健康保险，鼓励以政府购买方式，委托商业保险机构开展医疗保障经办服务，使面向全民的"健康网"更加牢固。四要培育相关支撑产业，加快医疗、药品、器械、中医药等重点产业发展。提升中医药医疗保健服务能力。壮大健康服务人才队伍，鼓励社会资本举办职业院校，规范并加快培养护士、养老护理员、康复治疗师等从业人员。会议要求，要加大价格、财税、用地等方面的政策引导和支持，简化对老年病、儿童、护理等紧缺型医疗机构的审批手续。要切实加强健康服务业市场监管，健全退出机制，提高服务质量和安全水平，努力实现人民群众对健康、长寿、幸福的美好期待。

中国养生产业的出路分析 中国的大健康产业，可以分为医疗产业和保健产业，健康相关产业。医疗体系的商业模式基本成熟，医疗产业是由产品研发、产品生产、产品监管、产品销售和服务构成的，形成了一个十分完善的产业结构链，进入稳固的良性循环状态。在医疗产业中拥有相当成熟的产品研发和产品生产体系，主要由药品、仪器类研究所（院）和药品生产企业构成，国家也成立了相关的生产监管、药品质量监管体系，比如药监局、质监中心等。并由国家职能部门制定医疗产业的技术标准、服务标准，由各类医学院、卫校为医疗产业提供专业人才，由行业的各种协会协调政府与医疗产业的关系，最后由医院完成技术转换、产品销售的交易平台。在整个医疗产业链中，医院成为体现技术、体现服务、实现产品销售的载体。医院是医疗产业的聚焦点、交易平台。而目前中国保健品企业不少、行业管理混乱，但还未形成产业，因为还没成体系，还没有标准的商业化流程。健康的相关产业正在起步发展的阶段，充满无限机遇。

根据国内外大量的研究和预测，未来十年甚至更长时间，

养生产业的热点将集中在绿色农业、养老护老、休闲娱乐、健康管理、高端健康服务等领域。

第三节 绿色农业

绿色农业是广义的"大农业"，其包括：绿色动植物农业、白色农业、蓝色农业、黑色农业、菌类农业、设施农业、园艺农业、观光农业、环保农业、信息农业等。在具体应用上一般成为"三品"，即无公害农产品、绿色食品和有机食品，合称为绿色农业。是"炙手可热"，需求最大的养生产业链。作为世界贸易组织成员，中国必须适应国际市场对农产品的高品位、高质量、优品种和无毒、无害、无污染的要求，走绿色农业发展之路。

人类发展对环境造成的破坏使人们意识到可持续发展的重要性，为此，中国必须立足中国的国情，切实与世界农业的发展接轨，用符合经济和环境发展的绿色农业提升中国农业的优势。

一、绿色农业的概念

绿色农业指以生产并加工销售绿色食品为轴心的农业生产经营方式。

绿色食品是指遵循可持续发展的原则，按照特定方式进行生产，经专门机构认定的，允许使用绿色标志的无污染的安全、优质、营养类食品。积极发展绿色农业，已成为迎接国际挑战的战略举措。

发展绿色农业也是坚持可持续发展，保护环境的需要。绿色农业以"绿色环境"、"绿色技

术"、"绿色产品"为主体,促使过分依赖化肥、农药的化学农业向主要依靠生物内在机制的生态农业转变。

二、绿色农业的内涵

绿色农业不是传统农业的回归,也不是对生态农业、有机农业、自然农业等各种类型农业的否定,而是避免各类农业种种弊端,取长补短,内涵丰富的一种新型农业。其内涵包括五个方面。

(一)绿色农业是提供安全食品的生态农业

地球为人类提供了良好的气候、新鲜的空气、丰富的水源、肥沃的土壤,地球的原始生态,使人类能够世代繁衍生息。但是由于人口剧增、经济发展,使资源受到了破坏,环境受到了污染,这种对自然资源的伤害,到最后都反馈给了人类本身。于是人们出于本能和对科学的认知,开始越来越关心健康,注重食品安全,保护生态环境。特别是对没有污染、没有公害的农产品倍加青睐。在这样的背景下,绿色农业及绿色食品以其固有的优势被广大消费者认同,成为具有时代特色的必然产物。

(二)绿色农业是应该受到重视的环保农业

绿色农业既是改善生态环境,提高人们健康水平的环保产业,同时也是需要支援,加以保护的弱质产业。绿色农业尽管没有立法,但是作为绿色农业的特殊产品,绿色食品是在质量标准控制下生产的。绿色食品认证除要求产地环境、生产资料投入品的使用外,还对产品内在质量、执行生产技术操作规程等有极其严格的质量标准,可以说从土地到餐桌,从生产到产后的加工、管理、贮运、包装、销售的全过程都是靠监控实现的。因此,绿色食品较之其他农产品更具有科学性、权威性和安全性。

(三)绿色农业是与传统相承接的有机农业

传统农业是自给自足型的有机农业。它的优势是节约能源、节约资源、节约资金、精耕细作、人畜结合、施有机肥、不造成环境污染。但是也存在低投入、低产出、低效益、种植单一、抗灾能力低、劳动生产率低的弊端。绿色农业是传统农业和现代农业的有机结合,以高产、稳产、高效为目标,不仅增加了劳力、机械、设备等农用生产资料的投入,还增加了科学技术、信息、人才等软投入,使绿色农业更具有鲜明的时代特征。

(四)绿色农业是多元化结合的综合性农业

以农林牧为主体,农工商、产加销、贸工农、运建服等产业链为外延,大搞农田基本建设,提高了抗灾能力与运用先进科学技术水平,体现了多种生态工程元件复式组合。

(五)绿色农业是贫困地区致富的有效途径

联合国工业发展组织中国投资促进处,从1996~2000年,曾多次组织专家到绿色产业项目所在地进行实地考察。多数项目地区水质、土壤、大气良好,绿色食品原料资源丰富。但由于缺少科学规则、市场信息不灵、科技素质低下,一些贫困地区只能出售绿色食品原料,效益不高。实施绿色食品开发之后,贫困地区发挥了受工农业污染程度轻,环境相对洁净的资源优势,原料转化为产品,高科技、高附加值、高市场占有率拉动了贫困地区绿色产业的快速发展,促进了区域经济的振兴。这一点不仅对我国边远山区、经济不发达地区有指导意义,而且对亚洲一些贫困地区脱贫致富也提供了有益的尝试。

三、绿色农业的发展前景

我国的绿色农业发展前景十分广阔,作为世界第一人口大国,对绿色食品的需求巨大,随着人们养生意识和食品安全意识的不断提升,绿色食品越来越受重视。这里从自然资源、人力物力、国家政策、市场需求几方面简要分析如下:

(一) 自然资源丰富

我国农业在自然资源方面具有不可估量的优势。自然资源具有多样化特点,我国自北至南跨越九个热量带,地域辽阔、多山多草原、生物资源种类繁多、品种丰富,中西部地区尤其是东北、西北、西南地区,绿色资源多,为发展各类特色绿色农产品创造了有利条件。

(二) 人力物力充足

中国农业在人力、物力等方面也具有一定的特点。中国农民经过几千年积累,具有丰富的精耕细作技术和绿色农业的传统基础;农村劳动力资源较为丰富,且价格低廉,可发展劳动密集型与技术密集型相结合的价值较大的绿色农产品;大部分地区虽遭破坏,但处于低工业污染或未达到难以逆转的化学中毒地步;中国有数千年食品烹饪史、中医药养生保健史及传统绿色食品的多样性。

(三) 国家政策优惠

国家支持中西部地区发展绿色农业,绿色农业也在迅速崛起,绿色农副产品深加工、精加工、环保生态产业等二、三产业正迅速发展。东部地区技术、人才、资金与西部绿色资源相结合,将迅速发展出口创汇绿色农业与农产品的农工商一体化基地。国家在交通、电力、通讯等基础设施的投入,为开发绿色农业创造了有利条件。中国政府提出的新农村建设发展方向,对农村基础设施建设投资的加大,将全面提高农村生存环境的改善,基础教育和素质教育双重投入,都会引起一系列经济和生活变化。所以,这是农业产业结构变化千载难逢的大好时机。

(四) 市场前景广阔

中国人均耕地面积仅为世界平均水平的40%,人均水资源量仅为世界平均水平的28%。随着工业化和城镇化的快速推进,耕地、水等农业资源短缺问题更加突出。确保超过13亿人口的粮食等农产品安全供给,是中国农业发展的首要目标。我国绿色农业快速发展。2005年开始,中国政府实施测土配方施肥补贴项目,大力推广科学施肥技术。截至2010年,已覆盖2 498个县(区),推广面积11亿亩以上。2006年开始,中国政府实施土壤有机质提升项目,五年来累计推广3 000多万亩,通过秸秆还田、种植绿肥、增施商品有机肥等措施,提高了土壤有机质含量,改善了耕地基础地力。中国已建立起与国际接轨的有机农产品认证体系,累计发放有机产品认证证书6 000多张。2010年,中国绿色食品生产企业总数达到6 391家,产品总数达到16 748个。

中国农业生产力已大大提高,许多农产品开始出现过剩,政府十分重视环保型、质量型农业的开发,农民的质量意识和环保意识也已大大增强,大力发展绿色农业的基本条件也已具备。中国政府非常重视环保和生态农业的研究及试点工作,从1980年开始已有30余年历史。我国已建立不同类型、不同级别的生态农业建设试点2 000多个,并取得可喜成绩。从20世纪80年代初至今,国家制定了若干生态环境保护及治理政策及措施。1998年又发布了《全国生态环境建设规划》,中国部分商品及食品已经开始实施绿色标志及环境标签制度。

尽管我们现在还无法准确地统计绿色农业的市场需要数据，但是，一个13亿人口的国度，人们对绿色食品的需求是一个兆亿级的产值量。所以，绿色农业作为养生产业的巨大链条，在中国市场前景广阔。

四、绿色农业的结构模式

绿色农业模式是一种在农业生产实践中形成的兼顾农业的经济效益、社会效益和生态效益，结构和功能优化了的农业生态系统。

要建立绿色农业的结构模式，就一定要牢固树立发展绿色农业的新观念。首先，要教育广大农村干部和农民认清建设绿色农业是农业发展的必然趋势，以加快农业结构调整和市场化农业、国际化农业为目标，以科技创新和体制创新为动力，推进绿色农业的发展。其次，要让农民认识到化学农业、"黑色农业"已走到了尽头，而发展绿色农业是未来农村经济的支柱产业和重要增长点，是农民增加劳动收入的根本途径，是未来农业的发展方向。再次，有条件的地方可首先培育一批绿色园区起示范、带头作用，从而带动广大农民积极、主动、自觉地发展绿色农业产业。

要建立绿色农业的结构模式，就一定要完善绿色食品供应链。从绿色食品供应链的结构来看，绿色食品生产基地连接着物流配送机构，物流配送机构连接着连锁超市专卖。这里关键的是物流配送中心起着连接生产和销售的纽带作用，是整条供应链的关键所在。从我国农产品供应的实际看，绿色食品供应链的两头（生产基地和连锁超市）都得到了一定程度的发展，而缺乏稳定、高效的物流配送机构。因此，各级政府要为市场创造条件，大力发展物流配送机构，优化绿色食品供应链。当前，主要应建立和规范物流配送，建立和完善供应链管理信息系统，健全新产品开发机制。

要建立绿色农业的结构模式，一是在一个模式中采取多物种与主物种相结合的方式，形成物种的合理竞争，充分利用单位空间的各种能源；二是在空间分配上做到物种的搭配形式、密度、空间的适度应用，并进而提高时间的利用长度；三是在生产结构上按照能量转化和物质循环规律进行，通过延长或完善食物链，增加营养级，以提高模式的能量转化和物质循环的效率。如果能做到由一熟变两熟，变农闲为农忙，庭院种植、养殖和加工的一体化则可有利解决农村剩余闲散劳动力的转移问题；四是技术方面发挥各种技术措施的科学组合，形成机械技术和食物技术相结合，有机农业技术和无机农业技术结合的农业系统，实现长远的生态效益与经济效益的有机统一；形成宜林则林，宜牧则牧，宜水则水，宜观光旅游则发展旅游的高效农业群。

我国目前成熟的绿色农业模式和配套技术有：北方"四位一体"生态模式及配套技术；南方"猪-沼-果"生态模式及配套技术；平原农林牧复合生态模式及配套技术；草地生态恢复与持续利用生态模式及配套技术；生态种植模式及配套技术；生态畜牧业生产模式及配套技术；生态渔业模式及配套技术；丘陵山区小流域综合治理模式及配套技术；设施生态农业模式及配套技术；观光生态农业模式及配套技术等。

1. "四位一体"生态模式 是在自然调控与人工调控相结合条件下，利用可再生能源（沼气、太阳能）、保护地栽培（大棚蔬菜）、日光温室养猪及厕所等4个因子，通过合理配置形成以太阳能、沼气为能源，以沼渣、沼液为肥源，实现种植业（蔬菜）、养殖业（猪、鸡）相结合的能流、物流良性循环系统，这是一种资源高效利用，综合效益明显的生态农业模式。运用本模式冬季北方地区室内外温差可达30℃以上，温室内的喜温果蔬正常生长、畜禽饲养、沼气发酵安全可靠。这种生态模式是依据生态学、生物学、经济学、系统工程学原理，以土地资源为基础，以太阳能为动力，以沼气为纽带，进行综合开发利用的种养生态模式。通过生物转换技术，在同地块土地上将节能日光温室、沼气池、畜禽舍、蔬菜生产等有机地结合在一起，形成一个产气、积肥同步，种养并举，能源、物流良性循环的能源生态系统工程。这种模式能充分利用秸秆资源，化害为利，变废为宝，是解决环境污染的最佳方式，并兼有提供能源与肥料，改善生态环境等综合效益，具有广阔的发展前景，为促进高产高效的优质农业和无公害绿色食品生产开创了一条有效的途径。

2. **时空结构型** 这是一种根据生物种群的生物学、生态学特征和生物之间的互利共生关系而合理组建的农业生态系统，使处于不同生态位置的生物种群在系统中各得其所，相得益彰，更加充分的利用太阳能、水分和矿物质营养元素，是在时间上多序列、空间上多层次的三维结构，其经济效益和生态效益均佳。具体有果林地立体间套模式、农田立体间套模式、水域立体养殖模式，农户庭院立体种养模式等。

3. **食物链型** 这是一种按照农业生态系统的能量流动和物质循环规律而设计的一种良性循环的农业生态系统。系统中一个生产环节的产出是另一个生产环节的投入，使得系统中的废弃物多次循环利用，从而提高能量的转换率和资源利用率，获得较大的经济效益，并有效地防止农业废弃物对农业生态环境的污染。具体有种植业内部物质循环利用模式、养殖业内部物质循环利用模式、种养加工三结合的物质循环利用模式等。

4. **时空食物链综合型** 这是时空结构型和食物链型的有机结合，使系统中的物质得以高效生产和多次利用，是一种适度投入、高产出、少废物、无污染、高效益的模式类型。

第四节　养老护老

近年来，我国养老护老服务业快速发展，以居家为基础、社区为依托、机构为支撑的养老护老服务体系初步建立，老年消费市场初步形成，老龄事业发展取得显著成就。但总体上看，养老护老服务和产品供给不足、市场发育不健全、城乡区域发展不平衡等问题还十分突出。当前，我国已经进入人口老龄化快速发展阶段，2012年底我国60周岁以上老年人口已达1.94亿，2020年将达到2.43亿，2025年将突破3亿。积极应对人口老龄化，加快发展养老护老服务业，不断满足老年人持续增长的服务需求，是全面建成小康社会的一项紧迫任务，有利于保障老年人权益，共享改革发展成果，有利于拉动消费、扩大就业，有利于保障改善民生，促进社会和谐，推进经济社会持续健康发展。

为加快发展养老护老服务业，国务院2013年9月6日下发了国发〔2013〕35号文件《国务院关于加快发展养老服务业的若干意见》。要求从国情出发，把不断满足老年人日益增长的养老服务需求作为出发点和落脚点，充分发挥政府作用，通过简政放权，创新体制机制，激发社会活力，充分发挥社会力量的主体作用，健全养老护老服务体系，满足多样化养老服务需求，努力使养老服务业成为积极应对人口老龄化、保障和改善民生的重要举措，成为扩大内需、增加就业、促进服务业发展、推动经济转型升级的重要力量。

一、发展养老产业的原则

发展养老产业的原则：一是深化体制改革。加快转变政府职能，减少行政干预，加大政策支持和引导力度，激发各类服务主体活力，创新服务供给方式，加强监督管理，提高服务质量和效率。二是坚持保障基本。以政府为主导，发挥社会力量作用，着力保障特殊困难老年人的养老服务需求，确保人人享有基本养老服务。加大对基层和农村养老服务的投入，充分发挥社区基层组织和服务机构在居家养老服务中的重要作用。支持家庭、个人承担应尽责任。三是注重统筹发展。统筹发展居家养老、机构养老和其他多种形式的养老，实行普遍性服务和个性化服务相结合。统筹城市和农村养老资源，促进基本养老服务均衡发展。统筹利用各种资源，促进养老服务与医疗、家政、保险、教育、健身、旅游等相关领域的互动发展。四是完善市场机制。充分发挥市场在资源配置中的基础性作用，逐步使社会力量成为发展养老服务业的主体，营造平等参与、公平竞争的市场环境，大力发展养老服务业，提供方便可及、价格合理的各类养老服务和产品，满足养老服务多样化、多层次需求。

二、发展养老产业的目标

我国养老产业到2020年要全面建成以居家为基础、社区为依托、机构为支撑的，功能完善、规模适度、覆盖城乡的养老服务体系。养老服务产品更加丰富，市场机制不断完善，养老服务业持续健康发展。为了实现这一目标，一是服务体系要更加健全。生活照料、医疗护理、精神慰藉、紧急救援等养老服务覆盖所有居家老年人。符合标准的日间照料中心、老年人活动中心等服务设施覆盖所有城市社区，90%以上的乡镇和60%以上的农村社区建立包括养老服务在内的社区综合服务设施和站点。全国社会养老床位数达到每千名老年人35～40张，服务能力大幅增强。二是产业规模要显著扩大。以老年生活照料、老年产品用品、老年健康服务、老年体育健身、老年文化娱乐、老年金融服务、老年旅游等为主的养老服务业全面发展，养老服务业增加值在服务业中的比重显著提升，全国机构养老、居家社区生活照料和护理等服务提供1 000万个以上就业岗位。涌现一批带动力强的龙头企业和大批富有创新活力的中小企业，形成一批养老服务产业集群，培育一批知名品牌。三是发展环境要更加优化。养老服务业政策法规体系建立健全，行业标准科学规范，监管机制更加完善，服务质量明显提高。全社会积极应对人口老龄化意识显著增强，支持和参与养老服务的氛围更加浓厚，养老志愿服务广泛开展，敬老、养老、助老的优良传统得到进一步弘扬。

三、发展养老产业的任务

一是统筹规划发展城市养老服务设施。加强社区服务设施建设。各地在制定城市总体规划、控制性详细规划时，必须按照人均用地不少于0.1平方米的标准，分区分级规划设置养老服务设施。凡新建城区和新建居住（小）区，要按标准要求配套建设养老服务设施，并与住宅同步规划、同步建设、同步验收、同步交付使用；凡老城区和已建成居住（小）区无养老服务设施或现有设施没有达到规划和建设指标要求的，要限期通过购置、置换、租赁等方式开辟养老服务设施，不得挪作他用。综合发挥多种设施作用。各地要发挥社区公共服务设施的养老服务功能，加强社区养老服务设施与社区服务中心（服务站）及社区卫生、文化、体育等设施的功能衔接，提高使用率，发挥综合效益。要支持和引导各类社会主体参与社区综合服务设施建设、运营和管理，提供养老服务。各类具有为老年人服务功能的设施都要向老年人开放。实施社区无障碍环境改造。各地区要按照无障碍设施工程建设相关标准和规范，推动和扶持老年人家庭无障碍设施的改造，加快推进坡道、电梯等与老年人日常生活密切相关的公共设施改造。

二是大力发展居家养老服务网络。发展居家养老便捷服务。地方政府要支持建立以企业和机构为主体、社区为纽带、满足老年人各种服务需求的居家养老服务网络。要通过制定扶持政策措施，积极培育居家养老服务企业和机构，上门为居家老年人提供助餐、助浴、助洁、助急、助医等定制服务；大力发展家政服务，为居家老年人提供规范化、个性化服务。要支持社区建立健全居家养老服务网点，引入社会组织和家政、物业等企业，兴办或运营老年供餐、社区日间照料、老年活动中心等形式多样的养老服务项目。发展老年人文体娱乐服务。地方政府要支持社区利用社区公共服务设施和社会场所组织开展适合老年人的群众性文化体育娱乐活动，并发挥群众组织和个人积极性。鼓励专业养老机构利用自身资源优势，培训和指导社区养老服务组织和人员。发展居家网络信息服务。地方政府要支持企业和机构运用互联网、物联网等技术手段创新居家养老服务模式，发展老年电子商务，建设居家服务网络平台，提供紧急呼叫、家政预约、健康咨询、物品代购、服务缴费等适合老年人的服务项目。

三是大力加强养老机构建设。支持社会力量举办养老机构。各地要根据城乡规划布局要求，统筹考虑建设各类养老机构。在资本金、场地、人员等方面，进一步降低社会力量举办养老机构的门槛，简化手续、规范程序、公开信息，行政许可和登记机关要核定其经营和活动范围，为社会力量举办养老机构提供便捷服务。鼓励境外资本投资养老服务业。鼓励个人举办家庭化、小型化的养老机构，社会力量举办规模化、连锁化的养老机构。鼓励民间资本对企业厂房、商业设施及其他可利用的社会资源进行整合和改造，用于养老服务。办好公办保障性养老机构。各地公办养老机构要充分发挥托底作用，重点为"三无"（无劳动能力，无生活来源，无赡养人和扶养人，或者其赡养人和扶养人确无赡养和扶养能力）老人、低收入老人、经济困难的失能半失能老人提供无偿或低收费的供养、护理服务。政府举办的养老机构要实用适用，避免铺张豪华。开展公办养老机构改制试点。有条件的地方可以积极稳妥地把专门面向社会提供经营性服务的公办养老机构转制成为企业，完善法人治理结构。政府投资兴办的养老床位应逐步通过公建民营等方式管理运营，积极鼓励民间资本通过委托管理等方式，运营公有产权的养老服务设施。要开展服务项目和设施安全标准化建设，不断提高服务水平。

四是切实加强农村养老服务。要完善农村养老服务托底的措施，将所有农村"三无"老人全部纳入"五保"供养范围，适时提高五保供养标准，健全农村五保供养机构功能，使农村五保老人老有所养。在满足农村五保对象集中供养需求的前提下，支持乡镇五保供养机构改善设施条件并向社会开放，提高运营效益，增强护理功能，使之成为区域性养老服务中心。依托行政村、较大自然村，充分利用农家大院等，建设日间照料中心、托老所、老年活动站等互助性养老服务设施。农村党建活动室、卫生室、农家书屋、学校等要支持农村养老服务工作，组织与老年人相关的活动。充分发挥村民自治功能和老年协会作用，督促家庭成员承担赡养责任，组织开展邻里互助、志愿服务，解决周围老年人实际生活困难。进一步落实《中华人民共和国老年人权益保障法》有关农村可以将未承包的集体所有的部分土地、山林、水面、滩涂等作为养老基地，收益供老年人养老的要求。鼓励城市资金、资产和资源投向农村养老服务。各级政府用于养老服务的财政性资金应重点向农村倾斜。城市公办养老机构要与农村五保供养机构等建立长期稳定的对口支援和合作机制，采取人员培训、技术指导、设备支援等方式，帮助其提高服务能力。建立跨地区养老服务协作机制，鼓励发达地区支援欠发达地区。

五是繁荣养老服务消费市场。拓展养老服务内容，各地要积极发展养老服务业，引导养老服务企业和机构优先满足老年人基本服务需求，鼓励和引导相关行业积极拓展适合老年人特点的文化娱乐、体育健身、休闲旅游、健康服务、精神慰藉、法律服务等服务，加强残障老年人专业化服务。开发老年产品用品。相关部门要围绕适合老年人的衣、食、住、行、医、文化娱乐等需要，支持企业积极开发安全有效的康复辅具、食品药品、服装服饰等老年用品用具和服务产品，引导商场、超市、批发市场设立老年用品专区专柜；开发老年住宅、老年公寓等老年生活设施，提高老年人生活质量。引导和规范商业银行、保险公司、证券公司等金融机构开发适合老年人的理财、信贷、保险等产品。培育养老产业集群。各地和相关行业部门要加强规划引导，在制定相关产业发展规划中，要鼓励发展养老服务中小企业，扶持发展龙头企业，实施品牌战略，提高创新能力，形成一批产业链长、覆盖领域广、经济社会效益显著的产业集群。健全市场规范和行业标准，确保养老服务和产品质量，营造安全、便利、诚信的消费环境。

六是积极推进医疗卫生与养老服务相结合。推动医养融合发展。各地要促进医疗卫生资源进入养老机构、社区和居民家庭。卫生管理部门要支持有条件的养老机构设置医疗机构。医疗机构要积极支持和发展养老服务，有条件的二级以上综合医院应当开设老年病科，增加老年病床数量，做好老年慢病防治和康复护理。要探索医疗机构与养老机构合作新模式，医疗机构、社区卫生服务机构应当为老年人建立健康档案，建立社区医院与老年人家庭医疗契约服务关系，开展上门诊视、健康查体、保健咨询等服务，加快推进面向养老机构的远程医疗服务试点。医疗机构应当为老年人就医提供优先优惠服务。健全医疗保险机制。对于养老机构内设的医疗机构，符合城镇职工（居民）基本医疗保险和新型农村合作医疗定点条件的，可申请纳入定点范围，入住的参保老年人按规定享受相应待遇。完善医保报销制度，切实解决老年人异地就医结算问题。鼓励老年人投保健康保险、长期护理保险、意外伤害保险等人身保险产品，鼓励和引导商业保险公司开展相关业务。

四、发展养老产业的政策

在发展养老产业方面，国家制定和出台了许多优惠政策。

一是完善投融资政策。要通过完善扶持政策，吸引更多民间资本，培育和扶持养老服务机构和企业发展。各级政府要加大投入，安排财政性资金支持养老服务体系建设。金融机构要加快金融产品和服务方式创新，拓宽信贷抵押担保物范围，积极支持养老服务业的信贷需求。积极利用财政贴息、小额贷款等方式，加大对养老服务业的有效信贷投入。加强养老服务机构信用体系建设，增强对信贷资金和民间资本的吸引力。逐步放宽限制，鼓励和支持保险资金投资养老服务领域。开展老年人住房反向抵押养老保险试点。鼓励养老机构投保责任保险，保险公司承保责任保险。地方政府发行债券应统筹考虑养老服务需求，积极支持养老服务设施建设及无障碍改造。

二是完善土地供应政策。各地要将各类养老服务设施建设用地纳入城镇土地利用总体规划和年度用地计划，合理安排用地需求，可将闲置的公益性用地调整为养老服务用地。民间资本举办的非营利性养老机构与政府举办的养老机构享有相同的土地使用政策，可以依法使用国有划拨土地或者农民集体所有的土地。对营利性养老机构建设用地，按照国家对经营性用地依法办理有偿用地手续的规定，优先保障供应，并制定支持发展养老服务业的土地政策。严禁养老设施建设用地改变用途、容积率等土地使用条件搞房地产开发。

三是完善税费优惠政策。落实好国家现行支持养老服务业的税收优惠政策，对养老机构提供的养护服务免征营业税，对非营利性养老机构自用房产、土地免征房产税、城镇土地使用税，对符合条件的非营利性养老机构按规定免征企业所得税。对企事业单位、社会团体和个人向非营利性养老机构的捐赠，符合相关规定的，准予在计算其应纳税所得额时按税法规定比例扣除。各地对非营利性养老机构建设要免征有关行政事业性收费，对营利性养老机构建设要减半征收有关行政事业性收费，对养老机构提供养老服务也要适当减免行政事业性收费，养老机构用电、用水、用气、用热按居民生活类价格执行。境内外资本举办养老机构享有同等的税收等优惠政策。制定和完善支持民间资本投资养老服务业的税收优惠政策。

四是完善补贴支持政策。各地要加快建立养老服务评估机制，建立健全经济困难的高龄、失能等老年人补贴制度。可根据养老服务的实际需要，推进民办公助，选择通过补助投资、贷款贴息、运营补贴、购买服务等方式，支持社会力量举办养老服务机构，开展养老服务。民政部本级彩票公益金和地方各级政府用于社会福利事业的彩票公益金，要将50%以上的资金用于支持发展养老服务业，并随老年人口的增加逐步提高投入比例。国家根据经济社会发展水平和职工平均工资增长、物价上涨等情况，进一步完善落实基本养老、基本医疗、最低生活保障等政策，适时提高养老保障水平。要制定政府向社会力量购买养老服务的政策措施。

五是完善人才培养和就业政策。教育、人力资源社会保障、民政部门要支持高等院校和中等职业学校增设养老服务相关专业和课程，扩大人才培养规模，加快培养老年医学、康复、护理、营养、心理和社会工作等方面的专门人才，制定优惠政策，鼓励大专院校对口专业毕业生从事养老服务工作。充分发挥开放大学作用，开展继续教育和远程学历教育。依托院校和养老机构建立养老服务实训基地。加强老年护理人员专业培训，对符合条件的参加养老护理职业培训和职业技能鉴定的从业人员按规定给予相关补贴，在养老机构和社区开发公益性岗位，吸纳农村转移劳动力、城镇就业困难人员等从事养老服务。养老机构应当积极改善养老护理员工作条件，加强劳动保护和职业防护，依法缴纳养老保险费等社会保险费，提高职工工资福利待遇。养老机构应当科学设置专业技术岗位，重点培养和引进医生、护士、康复医师、康复治疗师、社会工作者等具有执业或职业资格的专业技术人员。对在养老机构就业的专业技术人员，执行与医疗机构、福利机构相同的执业资格、注册考核政策。

六是鼓励公益慈善组织支持养老服务。引导公益慈善组织重点参与养老机构建设、养老产品开发、养老服务提供，使公益慈善组织成为发展养老服务业的重要力量。积极培育发展为老服务公益慈善组织。积极扶持发展各类为老服务志愿组织，开展志愿服务活动。倡导机关干部和企事业单位职工、大中小学学生参加养老服务志愿活动。支持老年群众组织开展自我管理、自我服务和服务社会活动。探索建立健康老人参与志愿互助服务的工作机制，建立为老志愿服务登记制度。弘扬敬老、养老、助老的优良传统，支持社会服务窗口行业开展"敬老文明号"创建活动。

五、建设养老综合体

养老综合体是提供养老、养生功能一体化的养生聚集地。养老综合体赢包括养老院、医院、购物中心、食品基地、酒店、学校、公园、宗教场所、公寓等功能作用，高度集合的养老养生为主题的，满足养老需求的一个建筑群体。

1. 为什么要建设养老综合体 我国主流的养老方式依然是居家养老，但"四二一"家庭结构、国人日益加快的生活节奏和工作压力等，对传统养老方式形成冲击。社会上有很多企业已经开始探索养老产业的发展之路，如社会化养老形式有社区养老中心、福利院、养老院等，包括近几年养老地产的兴起，使得很多开发商、房企也纷纷涉足养老产业。无论是社会化养老机构或是房企开辟的养老地产，都在硬件、设施上有相应无障碍的配套，显然这些配套设施并不尽如人意。毕竟养老产业的核心是在于养老，而不是其他内容。

当企业或企业家涉足养老产业，首先要搞清楚的是养老的概念。从社会学概念讲，人作为特殊的生命存在，步入老年阶段时亦可说是另一种生活状态的开始，其需求不仅仅是有衣有食，更是综合生理、心理、社会、宗教、医疗、包括最后临终关怀等各方面的需求，因此，养老必须同时满足老人各方面的需求，而这些需要通过养老综合体来综合实现。随着中国老龄化进程提速，养老话题持续发酵。老龄化不可逆转，"四二一"家庭让居家养老步履维艰；公办养老一床难求，民营养老公寓入住率低下；地产、医疗、保险各自为阵，商业模式前景不明，在此背景下，通过垂直整合养老产业上下游资源，打通全产业链的养老综合体为养老产业提出了全新模式。

2. 养老产业遇发展瓶颈 目前，国内养老业热度前所未有，原因在于形势紧迫。据预测，到2014年，我国老年人口接近3亿。围绕这一群体形成的老年市场服务潜力巨大，养老行业年需求超过2 000亿元。正是看到市场的庞大需求，各路资金大举进军养老产业，但现有的高端养老机构商业模式并不明晰。正如专家所言，"发展商卖房子，保险公司卖产品，疗养院卖环境。"即使是关联度最高、一度被寄予厚望的地产行业，目前对养老地产的认识也基本上仅处于复合地产的层面。

大多数开发商看来，按照商业地产、旅游地产等复合型地产的概念，养老地产就是用来养老的地产，包括适宜老年人居住的如老年住宅、老年公寓、养老公寓等项目的开发和经营的过程。由于养老涉及特殊住宅开发、医疗服务、养生保健等多个环节，产业链长，且成本高、整体难度大，目前行业发展方向不明。

3. 养老综合体垂直整合产业链 养老综合体生命周期服务链，包括独立生活区、协助生活区、专业护理区、临终关怀区、老年痴呆照顾区。此外，养老综合体覆盖养老各个方面，中医、食疗、运动，兴趣、爱好、宗教场所、养生养身，在养老综合体中，养生功能全方位覆盖。养老综合体包括了6大中心：康复护理中心、研究培训中心、医疗培训中心、运营服务中心、数据信息中心、中央厨房中心。

4. 养老综合体的内涵与特点 所谓综合体就是覆盖中医、食疗、运动，兴趣爱好、宗教、养生，各种功能一应俱全。以此来解决错综复杂的养老问题。养老需求有不同层次，故养老综合体也具有不同层次的功能定位。第1层次，在功能设计上，适合养老生活，实现全区无障碍化、产品功能老年化，活动空间多元化以满足不同需求。第2层次，养老综合体在硬件设计配套、医疗设计、服务设计、运营管理设计，实现便捷科学合理，满足养老需求。第3层次，CSA理论（社区支持农业），营养产品个性化、食品基地有机化。对老人营养饮食设定规范，相应有供应体系。第4层次，量化数据管理。数据、物联、大数据，做到老年生活数据化、个人健康档案、专业医生私人化、管理一体化，通过定量数据保障养老与养老运营。

第五节　保健品与干细胞

保健品泛指对保护健康有一定作用的物品。包括了保健食品、保健用品、化妆品等等，门类繁多。然而，干细胞技术的日益成熟，可能带来21世纪划时代的保健革命。

一、保健品产业的现状

中国保健品的历史源远流长，但作为一种产业的出现是改革开放20世纪80年代兴起的，这个产业在发展过程中，跌宕起伏，走过不平凡的道路。

为了加强保健食品的管理，1995年通过的《中华人民共和国食品卫生法》确立了保健食品的法律地位。在以后的10年中《保健食品管理办法》《保健食品通用标准》《保健食品良好生产规范》《保健食品检验与评价技术规范》《保健食品注册管理办法》等规范文件相继出台，使保健食品的准入、生产、管理等各环节得到了规范。

我国已审批的保健食品 9 613 个，保健食品生产企业 1 600 余家，年产值 1 000 多亿。其发展分 4 个阶段。第 1 阶段为自发萌动期，始于 20 世纪 80 年代中期。当时的保健品主要是以抗疲劳的人参补品类、蜂王浆、太阳神口服液、娃哈哈儿童营养液、昂立一号、振华 851 等产品，掀起保健品的消费浪潮，保健食品市场营业额达 20 亿左右。第 2 阶段为高速发展期。20 世纪 90 年代初，中国保健产业进入第 1 个高速发阶段。这一时期具有代表性的产品和商家有"中华鳖精"、"脑黄金"、"红桃 K 集团"、"三株口服液"等。全国保健食品的生产厂家从几十家增至 3 000 多家，产品多达 2.8 万种，年产值从 16 亿多增至 300 亿以上。90 年代前后，保健用品和保健服务行业逐步兴起，市场上出现各种健身器材，同时，行业服务内容、经营理念发生了空前的变化，形成了提供沐浴、餐饮、住宿、休闲、娱乐、保健、养生等服务项目于一体的多功能服务项目。第 3 阶段为盘整期。1995～1998 年，随着《食品卫生法》和《保健食品管理办法》相继颁布，保健食品首次获得法律地位，国家对保健食品逐步纳入法制化轨道，产业结构重新调整。1995 年下半年，卫生部对 212 种口服液进行抽查，合格率仅为 30%。保健市场随即滑入低谷。保健企业由 3 000 多家下滑到 1 000 多家，产值规模也降至 100 多亿，其中 60% 是中小企业。第 4 阶段为新发展期。1998 年开始，保健企业走出低迷，又进入一个新一轮高速发展期。国家有关部门政策日臻完善，逐步淘汰那些技术含量低，质量差，市场营销手段缺乏的企业。从 1998 年开始，保健企业逐步走出低谷。到 2000 年保健生产企业恢复到 3000 家，产值超过 500 亿。企业的数量和年产值都达到历史最高点。

二、保健品产业的困境

与国外发达国家相比，我国居民生活习惯中存在重医疗、轻保健的意识。与一些保健产业成熟的国家相比，企业资产和销售规模较小。产品老化，产品及功能雷同，适用人群类似，新产品缺乏，低水平重复，缺乏技术资金投入，造成企业恶性竞争。少数企业以概念造势，粗制滥造，夸大宣传，违规经营，被政府通报和媒体曝光，使消费者心理受到创伤，产生"信任危机"，给保健企业的发展带来不利影响。我国保健食品法律法规相对健全，截至 2012 年年底，先后出台 120 多部规章，分别由 5 个部委局执法。存在的问题是法律法规标准不统一，导致执行艰难，多头管理，造成部门间权力失衡，不利于行业健康发展。新的《食品安全法》出台后有望解决上述问题。保健用品、保健服务产业，缺乏应有的法律地位。法律法规缺失、监督缺位的现象比较严重，影响了企业的积极性和消费者购买的积极性，导致投机分子有空可钻，严重影响了整个行业的公信力。

与国外和国内其他企业相比，保健产业发展得到的政策支持较少，竞争上处于不平等的境地。国家对不同类型的国有企业有一系列的扶持政策，这些政策涉及税收、土地、信贷、贴息、各部委的有关配套支持资金等等。但是，国内保健产业领域，绝大部分是民营企业，基本上享受不到这些优惠的政策，处于不平等竞争地位。

三、保健品产业发展趋势

未来我国保健品产业总的发展趋势有以下 5 个方面：一是随着经济和社会的不断发展，人民的生活质量不断提高，保健意识的增强，保健品的需求不断增加。据有关部门研究预测，由于居民消费结构中，保健消费的增长快于其他消费的增长速度，对保健业市场的需求将快速增长。二是落实中央、国务院《关于深化医药卫生体制改革的意见》和《国务院印发关于医药卫生体制改革近期重点实施方案（2009~2010）》将促进保健产业的发展。三是传统养生理论为基础的保健产品市场份额将会明显增长。四是加快建立以企业为主体，市场为导向、产、学、研相结合的技术创新体系，建立自己的企业发展模式。五是产品功能定位更加清晰、市场细分更加明确。六是保健用品和保健服务业将快速发展。

发展保健品产业应该有完善的政策保障体系：

（1）由国家有关部门制定保健产业发展战略，把保健产业列入产业结构调整指导目录，并纳入国家行业统计目录。这样可以及时向社会各界和投资主体传递保健产业的发展方向、总体策略、基本思路，规范各类投资，调控市场准入，避免低水平重复。通过统计，为国家管理部门、研究部门、企业提供决策所需数据等信息，保证保健产业科学有序地发展。

（2）在技术、税收、金融政策上给予支持。把保健产业列入国家技术支持范围，在产品试制、传统保健技术创新、知识产权保护、专利快速申请和认证等方面给予支持；在研发费用上给予支持，鼓励企业提高研发能力，增强产品的核心技术，促进技术创新。

（3）完善促进保健产业发展的法律法规和标准体系。尽快出台《保健器械管理办法》，明确业务主管部门、监督主体及市场准入等事项；出台保健服务业管理办法，规范保健服务业，确保保健服务业健康发展。

（4）发挥行业协会在促进和规范保健产业健康发展中的重要作用。一是加强行业自律；二是国家授权或委托行业协会参与基础标准、质量技术指标、标准测定方法和协会标准的制定，推动行业和国家标准的出台；三是政府委托行业协会进行行业统计、分析、发布行业信息，为政府制定产业政策、发展战略提供参考；四是政府对某些监督权力委托行业协会来做，保证依法监督责任的落实。

四、干细胞与保健革命

干细胞和再生医学的研究已成为自然科学中最为引人注目的领域。中国在干细胞低温超低温气相、液相保存技术、定向温度保存技术及超低温干细胞保存抗损伤技术等处于世界领先水平。干细胞理论的日臻完善和技术的迅猛发展必将在疾病治疗和生物医药等领域产生划时代的成果，是对传统医疗手段和医疗观念的一次颠覆，是养生领域实现长寿目标的重大革命。

（一）干细胞的概念

干细胞是一类具有多向分化潜能和自我复制能力的未分化细胞，是形成哺乳类动物的各种组织器官的原始细胞。干细胞形态上具有共性，通常呈圆形或椭圆形，细胞体积小，核相对较大，细胞核多为常染色质，并具有较高的端粒酶活性。

（二）干细胞的分类

按分化潜能的大小，干细胞分为3种类型：

1. **全能性干细胞** 具有形成完整个体的分化潜能，可直接克隆人体。如胚胎干细胞，是从早期胚胎内的细胞团分离出来的一种高度未分化的细胞系，具有与早期胚胎细胞相似的形态特征和很强的分化能力，可以无限增殖并分化成为全身200多种细胞类型，进一步形成机体的所有组织、器官。在正常人体发育环境中，人体发育起始于卵子的受精，产生一个能发育为完整有机体潜能的单细胞，即全能性受精卵。受精后的最初几个小时内，受精卵分裂为一些完全相同的全能细胞。如果把这些细胞的任何一个放入女性子宫内，均有可能发育成胎儿。实际上，当2个全能细胞分别发育为单独遗传基因型的人时，即出现了各方面都完全相同的双胞胎。

大约在受精后4天，经过几个循环的细胞分裂之后，这些全能细胞开始特异化，形成一个中空环形的细胞群结构，称之为胚囊，胚囊由外层细胞和位于中空球形内的细胞簇（称为内细胞群）所构成。外层细胞继续发展，形成胎盘以及胎儿在子宫内发育所需的其他支持组织。内细胞群细胞亦继续发育，形成人体所需的全部组织。尽管内细胞群可形成人体内的所有组织，但它们不能发育为一个单独的生物体，因为它们不能形成胎盘以及子宫内发育所需的支持组织。这些内细胞群细胞是多能性干细胞，但并非胎儿发育所需的全部细胞类型。如果内细胞群被放入女性子宫，也不会发育成胎儿。

2. **多能性干细胞** 具有分化出多种细胞组织的潜能，可直接复制各种脏器和修复组织。但却失去了发育成完整个体的能力，发育潜能受到一定的限制，骨髓多能造血干细胞是典型的例子，它可分化出至少11种血细胞，但不分化出造血系统以外的其他细胞。所以，人类寄希望于利用多能干细胞的分离和体外培养，在体外繁育出组织或器官，并最终通过组织或器官移植，实现对临床疾病的治疗。

3. **单能干细胞（也称专能、偏能干细胞）** 多能性干细胞经历进一步的特异分化，发展为参与生成特殊功能细胞的干细胞。如造血干细胞，它能产生红细胞、白细胞和血小板。又如皮肤干细胞，它能产生各种类型的皮肤细胞。这些更专门化的干细胞被称为专能干细胞，只能向一种类型或密切相关的两种类型的细胞分化，如上皮组织基底层的干细胞、肌肉中的成肌细胞。

（三）干细胞的特性 干细胞有2个基本特性：

1. **分化性** 胚胎干细胞具有万能分化性功能，特点是细胞分化而形成多种组织的能力，但无法独自发育成1个个体。它可以差转成为外胚层、中胚层及内胚层3种胚层的成员，然后再差转成为人体的220多种细胞种类。万能分化性是胚胎干细胞与在成年人体内可找到的多能干细胞的主要分别：多功能干细胞只能差转成为某几种特定的细胞种类。在无外界提供差转的刺激之下（即可在实验环境下生长），胚胎干细胞在经过多重细胞分裂之后，仍然能保有万能分化性。成人干细胞能否保有万能分化性，直到现在仍然有争议。不过，有研究已示范了万能干细胞可以从成纤维细胞集丛产生出来。

2. **可塑性** 越来越多的证据表明，当成体干细胞被移植入受体中，它们表现出很强的可塑性。通常情况下，供体的干细胞在受体中分化为与其组织来源一致的细胞。而在某些情况下干细胞的分化并不遵循这种规律。1999年Goodell等人分离出小鼠的肌肉干细胞，体外培养5天后，与少量的骨髓间质细胞一起移植入接受致死量辐射的小鼠体中，结果发现肌肉干细胞会分化为各种血细胞系。这种现象被称为干细胞的横向分化。横向分化的调控机制还不清楚。大多数观点认为干细胞的分化与微环境密切相关。可能的机制是干细胞进入新的微环境后，对分化信号的反应受到周围正在进行分化的细胞的影响，从而对新的微环境中的调节信号做出反应。

克隆猪、克隆羊，其技术的机制原理和干细胞是一致的。

（四）干细胞的研究

最新的研究表明，组织特异性干细胞同样具有分化成其他细胞或组织的潜能，这为干细胞的应用开创了更广泛的空间。

干细胞对早期人体的发育特别重要，在儿童和成年人中也可发现专能干细胞。以造血干细胞为例，造血干细胞存在于每个儿童和成年人的骨髓之中，也存在于循环血液中，但数量非常少。在我们的整个生命过程中，造血干细胞在不断地向人体补充血细胞——红细胞、白细胞和血小板的过程中起着很关键的作用。如果没有造血干细胞，人类将无法存活。

第三十章 养生产业开发

在胚胎的发生发育中,单个受精卵可以分裂发育为多细胞组织或器官。在成年动物中,正常的生理代谢或病理损伤也会引起组织或器官的修复再生。胚胎的分化形成和成年组织的再生是干细胞进一步分化的结果。

干细胞的研究被认为开始于20世纪60年代,在加拿大科学家恩尼斯特·莫科洛克和詹姆士·堤尔的研究之后。

1959年,美国首次报道了通过体外受精(IVF)动物。

20世纪60年代,几个近亲种系的小鼠睾丸畸胎瘤的研究表明其来源于胚胎生殖细胞(EG细胞),此工作确立了胚胎癌细胞是一种干细胞。

1968年,Edwards和Bavister在体外获得了第1个人卵子。

20世纪70年代,EC细胞注入小鼠胚泡产生杂合小鼠。培养的SC细胞作为胚胎发育的模型,虽然其染色体的数目属于异常。

1978年,第1个试管婴儿,Louise Brown在英国诞生。

1981年,Evan、Kaufman和Martin从小鼠胚泡内细胞群分离出小鼠ES细胞。他们建立了小鼠ES细胞体外培养条件。由这些细胞产生的细胞系有正常的2倍型,像原生殖细胞一样产生3个胚层的衍生物。将ES细胞注入上鼠,能诱导形成畸胎瘤。

1984~1988年,Anderews等人从人睾丸畸胎瘤细胞系Tera-2中产生出多能的、可鉴定的(克隆化的)细胞,称之为胚胎癌细胞。克隆的人EC细胞在视黄酸的作用下分化形成神经元样细胞和其他类型的细胞。

1989年,Pera等分离了一个人EC细胞系,此细胞系能产生出3个胚层的组织。这些细胞是非整倍体的(比正常细胞染色体多或少),他们在体外的分化潜能是有限的。

1994年,通过体外授精和病人捐献的人胚泡处于2-原核期。胚泡内细胞群在培养中得以保存其周边有滋养层细胞聚集,ES样细胞位于中央。

1998年美国有2个小组分别培养出了人的多能(pluripotent)干细胞:James A. Thomson在Wisconsin大学领导的研究小组从人胚胎组织中培养出了干细胞株。他们使用的方法是:人卵体外受精后,将胚胎培育到囊胚阶段,提取inner cell mass细胞,建立细胞株。经测试这些细胞株的细胞表面marker和酶活性,证实他们就是全能干细胞。用这种方法,每个胚胎可取得15~20干细胞用于培养。John D. Gearhart在Johns Hopkins大学领导的另一个研究小组也从人胚胎组织中建立了干细胞株。他们的方法是:从受精后5~9周人工流产的胚胎中提取生殖母细胞(primordial germ cell)。由此培养的细胞株,证实具有全能干细胞的特征。

2000年,由Pera、Trounson和Bongso领导的新加坡和澳大利亚科学家从治疗不育症的夫妇捐赠的胚泡内细胞群中分离得到人ES细胞,这些细胞体外增殖,保持正常的核型,自发分化形成来源于3个胚层的体细胞系。将其注入免疫缺陷小鼠体内产生畸胎瘤。

2003年,建立了人类皮肤细胞与兔子卵细胞种间融合的方法,为人胚胎干细胞研究提供了新的途径。

2004年,《Massachusetts Advanced Cell Technology》报道克隆小鼠的干细胞可以通过形成细小血管的心肌细胞修复心衰小鼠的心肌损伤。这种克隆细胞比来源于骨髓的成体干细胞修复作用更快、更有效,可以取代40%的瘢痕组织和恢复心肌功能。这是首次显示克隆干细胞在活体动物体内修复受损组织。

2011年5月,《自然》期刊发表研究报告指出,用皮肤干细胞制成的细胞组织,尽管来自同一患者体内的细胞,都可能受到患者体内免疫系统的排斥,这项报告让干细胞治病的前景受到挫折。研究人员是用与胚胎干细胞类似特点的皮肤细胞，制成诱发性多能干细胞。这种细胞理论上可变为神经、心脏、肝脏或其他器官的细胞，也可进行移植，修补受损器官。

1. 争议性研究　国际权威刊物《细胞》杂志的子刊《细胞—干细胞》网络版发表了一项有争议的研究成果：一个国际研究小组在实验室中首次利用成人皮肤细胞克隆出干细胞，朝着培养患者特异性细胞系用以治疗从心脏病到失明的各类疾病迈进了一步，但这项进展也可能重启有关克隆人的伦理讨论。从理论上来说，这些干细胞可以用来制造几乎任何类型的细胞，并作为一种治疗手段植回人体。由先进细胞技术公司的罗伯特·兰扎带领的研究团队使用了与克隆"多利羊"类似的体细胞核转移技术。他们先对捐赠的未受精卵细胞进行重编程，移除了它的DNA（脱氧核糖核酸），并用来自成人供体的DNA取而代之；然后用电流刺激的方式使细胞分裂和繁殖。由此获得的细胞便拥有与成人供体相同的DNA。

人类干细胞首次克隆成功是在2013年，当时美国俄勒冈健康与科学大学和俄勒冈国家灵长类研究中心的科学家使用的是来自婴儿的捐赠细胞。而新研究使用的细胞则由两位成年男性提供，一位35岁，另一位75岁。研究人员在论文中强调了这项技术用于开发新疗法的前景。虽然该研究从技术上涉及早期胚胎，但其意图并不是要让它们发育成为人。当然，在理论上，这项技术可能是克隆一个与供体具有相同基因组成的婴儿的第1步。这就是生物伦理学家所谓的"双重用途困境"，即一种研究既可以被用于不良目的，又可能被用来造福人类。

主导人类胚胎干细胞克隆研究的俄勒冈健康与科学大学胚胎细胞和基因治疗中心主任舒赫拉特·米塔利波夫强调，这项新研究并不涉及受精胚胎。胚胎研究总是会招致反对，但其潜在的利益是巨大的。研究团队尝试着克隆了39次，但只有2次获得了胚胎。起初他们也没办法让细胞繁殖，最后发现，需要等待2个小时才能诱导细胞成功繁殖。但研究人员表示，利用这项技术来培育患者特异性干细胞是可能的，并且患者的年龄不受限制。

2. 科学家将人类干细胞植入猪身体且无排斥性　2014年6月6日，科学家已成功将人类干细胞移植到基因改造猪的体内，没有出现排斥现象。由于这些细胞得以茁壮成长，人们有望通过移植干细胞来治疗使人衰弱的疾病。这项突破性技术还有助于为免疫力严重不足的患者找到治疗方法。结果表明转基因实验猪对该移植手术并未出现排斥性。移植在猪身体中的干细胞能够存活下来，有望对衰竭性疾病进行干细胞治疗。这项突破性研究有助于治疗严重免疫性缺陷的患者群体，当前，对于干细胞治疗有效性医学研究的一个最大挑战是移植或者嫁接细胞经常被主体排斥。

实验主体对移植和嫁接的排斥性是医学研究人员的一个重大障碍，但是实验表明人类干细胞移植在猪的身体之后并非出现排斥性。研究小组将人类多功能干细胞植入密苏里大学生殖生理学教授兰德尔·普拉瑟（Randall Prather）培育的转基因实验猪体内，这只猪的免疫系统使它能够无排斥性接受所有移植和嫁接。当科学家将这些人类干细胞植入猪的身体，它对人类干细胞并不产生排斥性，并且能够存活下来。普拉瑟说："这项实验的成功性具有显著意义，因为猪比其他测试动物更接近人类。"

（五）干细胞的应用

随着基因工程、胚胎工程、细胞工程等各种生物技术的快速发展，按照一定的目的，在体外人工分离、培养干细胞已成为可能，利用干细胞构建各种细胞、组织、器官作为移植器官的来源，这将成为干细胞应用的主要方向。

1. 美容和抗衰老　人体的衰老，皱纹的出现，究其根源实质上都是细胞的衰老和减少。而细胞的衰老和减少则是由于细胞老化引起的。干细胞是各种组织细胞更新换代的种子细胞，是人体细胞的生产厂。干细胞族群的老化严重减弱了其增殖和分化的能力，新生的细胞补充不足，衰老细胞不能及时被替代，全身各系统功能下降，让人一天天老去。人的皮肤也因皮肤干细胞的衰老而无法及时更新，衰老的皮肤得不到修复，所以有了皱纹，失去了青春容颜。干细胞美容原理是通过输注特定的多种细胞（包括各种干细胞和免疫细胞），激活人体自身的"自愈功能"，对病变的细胞进行补充与调控，激活细胞功能，增加正常细胞的数量，提高细胞的活性，改善细胞的质量，防止和延缓细胞的病变，恢复细胞的正常生理功能，从而达到疾病康复、对抗衰老的目的。分化后的细胞，往往由于高度分化而完全丧失了再分化的能力，这样的细胞最终将衰老和死亡。然而，动物体在发育的过程中，体内却始终保留了一部分未分化的细胞，这就是干细胞，干细胞的衰老是机体衰老或人类衰老的重要因素，因而，人体干细胞移植（或注射）对阻止人类衰老意义重大。干细胞又叫做起源细胞、万用细胞，是一类具有自我更新和分化潜能的细胞。可以这样说，动物体就是通过干细胞的分裂来实现细胞的更新，从而保证动物体持续生长发育的。

早在19世纪，发育生物学家就知道，卵细胞受精后很快就开始分裂，先是1个受精卵分裂成2个细胞，然后继续分裂，直至分裂成有16~32个细胞的细胞团，叫做桑葚胚。这时如果将组成桑葚胚的细胞一一分开，并分别植入到母体的子宫内，则每个细胞都可以发育成一个完整的胚胎。这种细胞就是胚胎干细胞，属于全能干细胞。骨髓、脐带、胎盘和脂肪中则可以获取组织干细胞。每个人的体内都有一些终生与自己相伴的干细胞。但是，人的年龄越大，干细胞就越少。为了弥补干细胞的不足，一些科学家建议从胚胎或胎儿以及其他动物身上获取干细胞。进行培养和研究。

2. 器官移植 干细胞的用途非常广泛，涉及医学的多个领域。科学家已经能够在体外鉴别、分离、纯化、扩增和培养人体胚胎干细胞，并以这样的干细胞为"种子"，培育出一些人的组织器官。干细胞及其衍生组织器官的广泛临床应用，将产生一种全新的医疗技术，也就是再造人体正常的甚至年轻的组织器官，从而使人能够用上自己的或他人的干细胞或由干细胞所衍生出的新的组织器官，来替换自身病变的或衰老的组织器官。假如某位老年人能够使用上自己或他人婴幼儿时期或者青年时期保存起来的干细胞及其衍生组织器官，那么，这位老年人的寿命就可以得到明显的延长。美国《科学》杂志于1999年将干细胞研究列为世界十大科学成就的第1，排在人类基因组测序和克隆技术之前。

新加坡国立大学医院和中央医院通过脐带血干细胞移植手术，根治了1名因家族遗传而患上严重的地中海贫血症的男童，这是世界上第1例移植非亲属脐带血干细胞而使患者痊愈的案例。专家认为，脐带血干细胞移植手术并不复杂，就像给患者输血一样。由于脐带血自身固有的特性，使得用脐带血干细胞进行移植比用骨髓进行移植更加有效。利用造血干细胞移植技术已经逐渐成为治疗白血病、各种恶性肿瘤放化疗后引起的造血系统和免疫系统功能障碍等疾病的一种重要手段。科学家预言，用神经干细胞替代已被破坏的神经细胞，有望使因脊髓损伤而瘫痪的病人重新站立起来；不久的将来，失明、帕金森氏综合征、艾滋病、老年性痴呆、心肌梗死和糖尿病等绝大多数疾病的患者，都可望借助干细胞移植手术获得康复。

同胚胎干细胞相比，成人身体上的干细胞只能发育成20多种组织器官，而胚胎干细胞则能发育成几乎所有的组织器官。但是，如果从胚胎中提取干细胞，胚胎就会死亡。因此，伦理道理问题就成为当前胚胎干细胞研究的最大问题之一。美国政府明确反对破坏新的胚胎以获取胚胎干细胞，美国众议院甚至提出全面禁止胚胎干细胞克隆研究的法案。美国的一些科学家则对此提出了尖锐的批评，他们认为，将干细胞用于医学研究，在减轻患者痛苦方面很有潜力。如果浪费这样一个绝好的机会，结果将是悲剧性的。生命科学是20世纪发展最为迅猛的学科之一，已经成为自然科学中最引人注目的领域。1957年，美国华盛顿大学多纳尔·托马斯发现正常人的骨髓移植到病人体内，可以治疗造血功能障碍。这一技术的发现，使多纳尔·托马斯本人荣获了诺贝尔奖。

这一技术很快得到全世界的认可，并已成为根治白血病等病的主要手段。造血干细胞移植技术的发现和应用为人类战胜疾病带来新的希望。1999年Petersen等发现肝干细胞和一些肝细胞可能部分来源于骨髓或与骨髓相关。他们通过以下实验检测了这一思路：①将一雄性大鼠的骨髓移植到致死量照射的同源雌性大鼠，并用DNA探针检测受鼠肝内有无雄性来源的Y染色体。②用表达组织相容性抗原Ⅱ类抗原L21-6的Lewis大鼠作为受体，不表达L21-6的Brown-Norway大鼠作为供体进行全肝移植，以确定肝外来源的L21-6阳性细胞是否能够定位于移植的肝脏。他们发现，在骨髓移植后13天，在肝内检测到了Y染色体信号，在这一时间卵圆细胞开始分化为肝细胞。如果分化为肝细胞的卵圆细胞来自肝脏，那么将不会有肝细胞表达阳性的Y染色体信号，但结果显示，一些肝细胞表达明显Y染色体信号，表明它们来源于骨髓供体细胞。同样，在全肝移植后发现，在移植的肝脏内发现有明显的L21-6阳性细胞，表明一些卵圆细胞来源于肝外，而那些来源于肝内的卵圆细胞则L21-6阴性，实验表明，骨髓中含有能够分化为肝细胞潜能的干细胞，一些卵圆细胞有可能来源于骨髓。

骨髓中的肝前细胞可以用于肝衰竭的移植治疗而不必考虑组织相容性抗原的配型问题，因为患者自身的骨髓细胞就可以用于移植。骨髓细胞具有以下优点：①可以制备富含干细胞的骨髓细胞。②通过转导促进基因能够增加骨髓来源的肝细胞。③可用骨髓来源肝细胞用于生物人工肝；此外HGF也可以通过促进包括骨髓干细胞的肝前细胞分化用于肝硬化治疗。自体骨髓干细胞移植治疗肝损伤将为肝脏疾病的治疗提供新的途径。

3. 疾病治疗 干细胞治疗疾病的基本原理是对组织细胞损伤的修复、替代损伤细胞的功能、刺激机体自身细胞的再生功能。

采用干细胞治疗有着多种优势：低毒性（或无毒性），即使不完全了解疾病发病的确切机理治疗也可达到较好的治疗效果，自身干细胞移植可避免产生免疫排斥反应，对传统治疗方法疗效较差的疾病多有惊人的效果。

（1）呼吸道疾病 自体干细胞免疫治疗哮喘、气管炎、肺气肿、肺心病等。干细胞免疫疗法是通过调控细胞因子，修复受损的组织细胞，然后通过细胞间的相互作用及产生细胞因子抑制受损细胞的增殖及其免疫反应，从而发挥免疫重建的功能。从根本上消除哮喘病的发病基础。这些治疗方法在观念上完全不同于传统的治疗方法，主要强调通过修复人体免疫细胞来治疗哮喘病等呼吸道疾病。北京京华友好医院现代医学临床研究证实，干细胞免疫疗法对哮喘出现的咳嗽、多痰、胸闷等症状有明显的治疗作用。具有疗效快、疗程短、不易复发等优点，突破了以往"治疗见效——停药复发"的弊端。其针对哮喘病特性经过细胞培养实验室特殊培养的愈喘干细胞，可以增强患者自身免疫力，舒张平滑肌，促进体内新陈代谢，修复呼吸系统损伤，激活肺部细胞再生，全面调理脾肺肾，激活肺部细胞再生修复肺通气功能，增强肺功能，充足提供肺部供氧，彻底修复肺、气道黏膜，恢复纤毛的排污能力。经过百余例的临床案例见证，其治愈率可达到98%。后期配合中药调理，可长效地控制病情，是目前治疗哮喘病、气管炎最理想、最规范的治疗方法。

（2）治疗肾病 干细胞移植治疗肾病的原理是因干细胞具有"无限"增殖，多向分化潜能，具有造血支持，免疫调控和自我复制等特点。可作为理想的"种子"细胞用于病变引起的组织器官损伤修复。基础研究发现干细胞可分化成肾固有细胞，肾实质细胞等，所以干细胞移植后对肾脏功能具有良好的修复和重建作用。干细胞治疗肾病的特性和优势在于①具有强大的增殖能力和多向分化潜能，能够增殖分化并产生大量后代。②低免疫原性。因细胞处于原始状态，不易被识别，所以不存在免疫排斥的特性，没有血型匹配问题。③长期传代不改变生物学特性。可分化成肾固有细胞，肌细胞，肝细胞，成骨细胞，软骨细胞等多种细胞的能力。正是由于干细胞所具备的这些免疫学特性和优势，使其在肾病治疗方面具有广阔的临床应用前景。

（3）治疗脑瘫　干细胞移植治疗小儿脑瘫逐渐被人们所熟知。干细胞移植治疗小儿脑瘫是根据细胞具有自我更新及分化为神经元、星形胶质细胞、少突胶质细胞潜能的神经前体细胞、细胞移植后分化的神经元补充缺损的神经元，并促进小儿脑组织中的神经细胞分化发挥功能，恢复脑神经的正常生长发育，改善大脑的认知功能障碍，为脑性瘫痪小儿进一步康复提供了更多的机会，已为最先进、最有效的治疗方法。并且年龄越小，再构成代偿能力越强，治疗的可能性就越大。尽早干预，治疗是预防小儿脑瘫致残的唯一途径。①自我更新。干细胞具有对称分裂及不对称分裂2种分裂方式，从而保持干细胞库稳定。②多向分化潜能。干细胞可以向神经元、星形胶质细胞和少突胶质细胞分化。低免疫源性：干细胞是未分化的原始细胞，不表达成熟的细胞抗原，不被免疫系统识别。③组织融合性好：可以与宿主的神经组织良好融合，并在宿主体内长期存活。

（4）治疗自闭症　脐血干细胞和脐带间充质干细胞具有免疫调节和改善脑内微循环的功能。干细胞进入体内可调节机体免疫功能，并通过自身分化和分泌细胞因子和神经肽刺激新生血管形成，改善脑内缺血缺氧状态，激活和修复脑内受损的神经细胞。通过联合移植脐血单个核细胞和脐带间充质干细胞有助于改善患儿的语言交流能力、社会交往能力等。

生物修复自身免疫性肝病是由自身免疫反应引起的一种特殊类型的慢性肝病，过去认为自身免疫性肝病比较罕见，由于对此类疾病认识不断深入以及有关免疫学检查方法和相关检查方法的引进和提高，临床上发现中国人群中自身免疫性肝病的患者不断增多。临床常见的自身免疫性肝病包括自身免疫性肝炎、原发性胆汁性肝硬化及原发性硬化性胆管炎，很多自身免疫性肝病患者还伴有其他自身免疫性疾病如干燥综合征、类风湿性关节炎等等。北京304医院肝病中心对自身免疫性肝病的发病原因、机理及免疫治疗对策等方面进行了深入研究。国际会议将自身免疫性肝病确定为非病毒感染性的自身免疫性疾病，病人由于免疫调控功能缺陷，导致机体对自身肝细胞抗原产生反应，传统治疗还是以免疫制剂和激素为主，但无论是免疫抑制治疗还是激素冲击治疗，均在早期阶段有一定疗效，至肝硬化阶段，不仅疗效不明显，激素的不良反应也明显加重。既然同属自身免疫性疾病，发病机制也相似，那是否能使用干细胞来进行治疗？脐带间充质干细胞具有免疫调控作用，对自身免疫性疾病能进行组织修复和免疫调节，从而达到治疗疾病的目的，如风湿免疫科已开展的系统性红斑狼疮、天疱疮、类风湿性关节炎、硬皮病和皮肌炎等，都取得了非常好的效果。

第六节　健康管理

健康产业涉及很多领域，无论是产品研发，技术研发，健康体检，最终都是为健康管理提供基础服务。健康管理是核心。我国的健康管理事业起步较晚，健康管理的概念传入我国还是近几年的事，以前虽然有一些医疗机构的某些服务体现健康管理的内容，但还很少有明确定位的专业性管理机构。

一、健康管理概述

健康管理是以现代医学、传统医学、预防医学、养生学、心理学、运动学、营养学的理论知识为核心，研究人体健康水平的转化规律，通过专业人员进行健康水平，身心特质诊断评估，制定健康管理方案，提供针对客户的个性化，全方位的集预防、保健、治疗、康复和健康促进为一体的身心健康维护保障体系。

简单地说，健康管理主要做3件事：一是了解客户身体状况如何，包括既往病史、舌体现状、未来一段时间有无风险；二是给出综合性、个性化的健康管理方案；三是提供指导及配套服务。具体来讲目前国际上比较通行和公认的健康管理流程一般分为5个步骤：第1步，对客户进行全面检测：包括全面的健康体检；亚健康检测；疾病诊断。第2步，根据检测的结果进行健康评估：除了根据检测结果外，还可用计算机分析系统，根据多项生物指标预测模型为基础，对人的多项健康状况进行评估。第3步，根据评估结果为客户制定针对性的综合解决方案：这是健康管理中最关键的部分。它和临床医学的治疗是截然不同的，不仅仅是吃药、打针，更重要的是采用食疗的方法、运动的方法、心理疗法等综合方案，不仅是治表，更注重治本。第4步，采用专业的手段对客户实施指导：第5步，为客户提供实施方案所需的配套服务：包括健康产品；日常体检检测；导医会诊；疗养协助。

医疗产业的特性是被动性就诊，就是人们只有患病才去看病。健康管理产业特性：是主动追求健康的人会主动健康投资。医疗产业主要应用临床医学解决已患疾患；健康管理产业主要应用预防医学及营养学、免疫学等多学科长期维护健康。两个产业共同构架成健康大产业，一个是关注临时和短期效果，一个注重的是长期健康与终身健康，意义相似却不相近，但商业模式上有共同之处。

医疗产业以医院为核心，实现了专业技术体现、产品整合销售、培植信任度、提供标准化服务的目的。而健康管理产业，将以先进的健康管理技术实现产业结构与交易平台的建设，并以资讯为后盾，实现产业的崛起。

健康管理的模式很好地解决了健康产业中信息和技术不对称的问题；服务和信任度的问题；客户群体的问题健康管理等问题。

二、健康管理的发展趋势

从社会方面分析：随着改革开放的深入，社会保障体系的建立，中国保险业的飞速发展，一定会带来健康管理的迅速崛起，这是国际上，包括美国等发达国家健康管理产业发展的经验。

从经济方面分析：国际上公认，当一个国家人均GDP国民生产总值超过1 000美元，在1 500美元之间时，健康管理产业就会迎来发展的高峰。中产阶级的形成，老龄化社会的逐步来临，为健康管理在中国发展奠定了群众基础。现代文明和发病率的逐年攀升，亚健康人群的大幅增加，全社会医疗及卫生支出越来越大，呼唤着健康管理产业的全面发展，因为，国外发达国家几十年的发展已充分证明，健康管理不仅能提高人民的健康水平和生活品质，更能够大大降低医疗费用的支出，这无论对个人、家庭、国家、社会而言都是最大的福音。E、传统保健品市场的混乱及激烈竞争，进一步催生了健康管理的发展及兴起。

政府的政策导向，及媒体的引导，也为健康管理在中国的发展作了很好的铺垫。中国一批先知先觉的企业，用他们实际的市场行为，已进行了多年的实践，已逐步摸索出一条中国特色的健康管理之路。

(一) 从市场结构看健康管理必要性

随着改革开放与经济的快速发展，我国的社会结构、经济结构及人们的生存、生活方式都发生了一系列的变化。尤其是国民生活总体水平的提高和国家城市化建设进程的加快，国人的健康意识，特别是城镇居民的健康意识在发生着巨大的变化。健康的消费需求由简单单一的疾病治疗型，向疾病预防型、保健型和健康促进型发生着转变。医疗卫生的改革尽管还在"公立与私立"、"计划与市场"、"营利与非营利"等原则、体制、机制、模式问题上进行探索与争论。但现有的社会经济结构已经促使中国健康消费市场的"消费侧"悄然形成了病患群体、保健群体、健康促进群体、特殊健康消费群体和高端健康消费群体等层次结构。中国健康消费市场的"供给侧"也逐步形成了以医疗机构为核心的医疗与医药服务产业、以传统保健产品为核心的健康产品产业、以健康体检为核心的个人疾病检查与预测产业、以祖国传统医学为主要手段的健康调理、康复与健康维护产业，以各类休闲度假、健康运动为核心的健康促进产业，以健康评估为核心的健康咨询服务产业以及寄生并服务于各产业之间的健康数据信息通讯服务产业。

纵观中国经济社会改革开放30年的变迁，从国民的个人社会角色、财富拥有以及消费的支付能力角度看，大致已经初步形成了富豪阶层、富裕阶层、小康阶层、温饱阶层、贫困阶层。从支付能力、对健康与长寿的需求、对健康的认知能力几个方面看，富豪、富裕阶层的大部分、小康阶层的一部分、温饱阶层的小部分都是当前健康管理服务的潜在需求者。面对如此巨大的，发达国家趋于成熟，而国内几乎是刚刚起步的健康管理市场。

(二) 国内健康管理服务市场需求潜力巨大

从个性化健康管理的角度看，个体的健康问题主要来自于：①生命生、长、壮、老、已的自然周期带来的健康问题：如身体发育、青春期、老年身体功能衰退等。②外来侵害造成的健康问题：包括物理创伤、化学污染、生物感染、环境恶化等。③精神压力、社会压力、生活压力、情感等问题造成的心理失衡引起的健康问题：逐年增多的抑郁症、自杀现象等。④不良的生活、工作习惯引起的健康问题：如不规律的作息时间、不正确的坐姿、某些不良嗜好等。⑤对健康生活缺乏科学的认识、正确的认知引起的健康问题，也就是"健商"高低的问题，如不正确的饮食、运动等。这个大致的分类说明：健康问题与我们生活与工作的每一个细节、与我们对生命的感受、与我们的家庭幸福息息相关。

随着我国经济的迅猛发展，人们生活水平日益提高，生活方式和环境发生了很大的变化。由于不科学的生活方式和激烈的社会竞争所带来的不良影响，使慢性病已经逐渐年轻化。据网上公布的有关统计数据，我国心脑血管类疾病、高血压、糖尿病等慢性疾病患者数以亿计；有不低于8亿人处在不同程度的亚健康状态。肿瘤等恶性疾病发病率逐年提高的趋势已成为个人、事业乃至家庭幸福生活的杀手。同时，中国面临着人口老龄化的严峻挑战，中国老龄人口的增长从基数、速度都属世界之首，加上40~60岁的中年群体，中国的中、老年的健康市场，蕴藏着无与伦比的巨大的经济潜力！中国的人口老龄化，不仅对中国而且对世界将产生巨大的影响。如果说人口老龄化是21世纪中国人口的主题，那实现健康老龄化将是解决这一社会问题最好的选择。而实现健康老龄化的最有效、最时尚的方法是健康管理。巨大的市场需求为健康管理未来的市场扩张和连锁经营提供了广阔的舞台。

(三) 国内健康管理服务尚在初期阶段

近年来,"亚健康"概念伴着新的健康理念脱颖而出,一时间成了商家市场促销的标签,然而,由于亚健康概念尚未理清,就过早进入市场,受到炒作,这给很多人造成了思想上的混乱。当前健康管理服务消费市场存在着以下问题:

(1) 健康管理理论框架没有形成,缺乏系统、权威的理论支持;
(2) 健康消费理念与宣传混乱;
(3) 健康评估、鉴定与管理没有国家标准;
(4) 健康信息数据管理没有统一的标准与规范;
(5) 健康评估、维护、管理技术装备、手段参差不齐;
(6) 健康管理专属人才匮乏;
(7) 健康教育与科技投入不足;
(8) 健康服务缺乏系统性;
(9) 健康服务机构良莠混杂;
(10) 健康服务市场无序竞争;
(11) 健康体检局部供应过剩;
(12) 健康产品商业信誉有待提高;
(13) 健康服务消费市场总体供应能力不够;
(14) 没有健康管理权威的行业协会、学会组织;
(15) 没有健康管理服务的大型品牌企业;
(16) 保险业未成规模的进入这个市场,对个人的健康消费没有形成实质性的支持。

但是从市场营销的角度看,有需求就有卖点。这些问题的存在也为健康管理服务体系的建立和发展提供了千载难逢的机遇和发展空间。就全国而言,现在尚无一家具备一定规模并能够系统的提供健康管理全面服务的机构,虽然现在以体检为核心的健康体检中心、以休闲娱乐为核心的休闲度假中心、以中医健康调理为核心的各类俱乐部都高举着健康服务的大旗,并且市场竞争如火如荼。但这些服务并不能够真正地解决健康问题,并不能够满足人们对系统地解决健康问题的需求。

(四) 健康管理产业投资运营风险

健康管理服务产业也存在一定的风险,主要包括:①健康评估检测技术发展快、装备更新换代快,可能造成装备快速淘汰;②人力资源风险高,尤其是服务机构对高端服务人员竞争激烈,一旦流失将造成品牌损失、会员流失和经营波动;③会员服务属于约定服务关系,消费者对服务的要求高,如服务出现问题,可能导致纠纷,甚至造成会员流失;④企业装修、装潢类投入大,品牌及无形资产含量高,适合长期运营,如中途结束运营,可转行空间极小,可回收价值很低;⑤业内不良竞争是中国各行业的通病,健康管理也不例外,体检价格不断走低就是一个例证。

综上所述,健康管理的目标就是:帮助人们建立正确的健康理念、良好的生活习惯、摆脱亚健康状态;帮助人们及时地知道自己的健康状况和可能导致慢性疾病与恶性疾病的危险因素与概率;帮助个人建立降低疾病与亚健康状态发生的健康促进方案。

三、健康管理的中国特色

中国的健康管理将是包含中医元素"具有中国特色"的健康管理。在我国应该建立"具有中国特色的健康管理体系",必须依托祖国传统医学文化,丰富健康管理的新内涵、创新服务模式与内容、研究产业运行规律和发展机制,只有这样才能够使发源于国外的健康管理服务避免"水土不服"并良性发展。熟悉祖国传统医学的人都知道:其核心思想中包括了"天人合一"、"不治已病治未病"、"阴阳平衡与协调"、"辨证施治"、"扶正固本"等理论精华。这种"以人为本"的整体观,与现代的健康管理理念高度契合。祖国传统医药文化完整、系统的理论体系与现代健康管理的理念加以融合就可以形成"具有中国特色的健康管理理论框架体系"。这样以传统与现代相结合的,建立在继承与创新基础上的理论体系,无疑将占据健康文化的领袖地位,具有其他任何健康管理理论体系无法比拟的强大优势。更为重要的是,祖国的传统医学在医疗、护理、康复、养生等方面有着完整的理论与实践体系、成熟的临床方法与技巧。通过临床诊断与中药、方剂、针灸、推拿、气功、养生等治疗方法相配套;与身心的锻炼、传统文化与哲学思想的熏陶以及食疗、药浴等辅助手段的综合实施,将能解决绝大部分的健康问题,尤其是亚健康状态的调理问题。

我们预测:随着健康管理产业的发展,中国传统医学将在健康维护、康复、调理、养生等方面实现创新,中国传统医学的加盟将使健康管理的最重要的一个环节——健康干预变得内涵丰富、实用、有效和强大,使得健康管理的效果、效率、效益出现质的飞跃。可以说,具有中国特色的健康管理的核心元素就是中国传统医药文化。我们相信,具有中国特色的健康管理体系将成为世界上最有效、最具权威的健康管理体系,将有条件成为国际健康管理产业的领导者和产业巨鳄。因此,不难想象祖国传统医学向健康管理领域发展,建设各类健康调理维护中心的空间与商机。

众所周知,健康管理是社会文明进步的产物,是建立在"以人为本"的理念之上的,是建立在相对富裕的社会基础之上的,是一般医疗服务的升级。这样的服务最早源于发达国家。健康管理的概念引入我国仅仅10年,零星的具有健康管理服务属性的服务出现不过5~6年;引起社会重视,各类资本对健康管理的跃跃欲试,也就是2005年以后的事,进入2006年后,以健康管理为主题的各类会议、论坛、培训才在增多。用当前最流行的语言来形容就是"人气旺盛"。但是我们必须看到,我们国家在健康管理文化理念、健康评估技术、生命监护技术、健康维护技术、健康产品、服务模式、运行模式、服务范围上还与国际水准存在着一定的差异。中国的健康管理作为后来者,最明智的选择就是与国际接轨。这样将为健康管理的国际文化、技术、人才、装备交流提供机遇。

四、健康管理的基本模式

通过对国际国内健康管理基本模式的研究,结合国内健康管理服务消费市场的需求与现状;结合健康鉴定与亚健康评估的科研成果和国际先进的健康评估、管理、保障技术;结合祖国传统医学在健康维护、身心调理、康复、养生方面的巨大优势和现代医学以及健康维护技术;结合现代信息网络和数据管理技术;基于服务、管理、营运的有机结合和功能互补,我们初步认为:适合中国国情的健康管理服务基本模型可以表述为:一个平台、三大服务、七大模块。

1. **一个平台** 健康数据信息通讯技术管理与服务平台。
2. **三大服务** 健康监测与评估服务;健康支持与维护服务;健康会员增值服务。
3. **七大模块包括** ①健康登记注册模块;②健康检测模块;③健康评估模块;④咨询与指导模块;⑤疾病医疗与康复模块;⑥亚健康调理与维护模块;⑦健康保持与促进模块。

上述模块构成3大服务路径,形成封闭的健康管理服务循环,满足人们对个性化健康服务的需求。如下图：

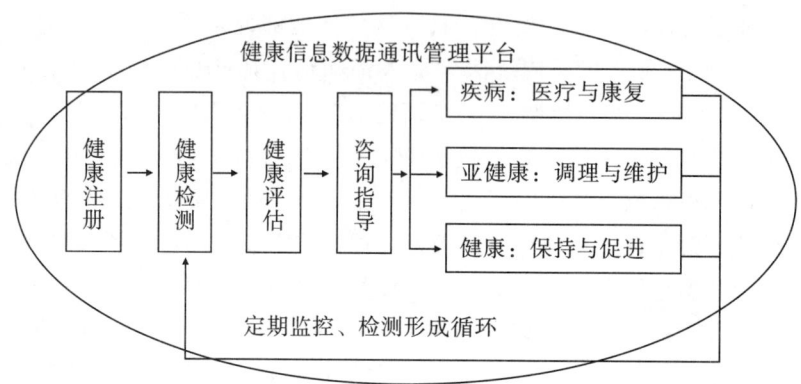

上述模型可以以完整的形态存在，也可以以如下产业形态独立存在：①健康检测与评估服务；②医疗与康复服务；③亚健康调理与维护；④健康保持与促进；⑤健康信息平台开发与运营管理；⑥健康文化与教育；⑦健康会员服务与增值服务。以上每个产业形态都有巨大的投资空间。由此可以看出，健康管理产业的发展将带动医疗与医药产业、传统中医药产业、传统保健品产业、信息产业、文化与教育培训、健康运动产业、旅游与休闲度假产业、餐饮服务业、房地产产业、会员服务类产业、人寿与健康类保险业以及社区卫生服务等相关或关联产业协调发展。各个产业形态进行同时建设，可以形成互动、互补超大规模的健康管理产业群。目前健康管理服务产业处在初始期，市场空间巨大，市场化程度低，处于低水平竞争格局的暴利期，因此进入得越早，机会越多，越有可能成为某一方面的领军企业。

五、健康管理发展之路

（一）在中国健康管理服务产业发展的升级中起步

健康管理服务将成为现在风靡国内的健康体检的升级版。通过以上的市场分析和发展模式分析我们看到：常规的健康体检服务是以疾病的检测、判别鉴定标准为核心技术，以医院或独立的体检机构为服务载体，以发现健康问题、疾病预警和提出解决健康问题的建议为主要服务内容，以医疗机构为解决发现问题的后期保障展开的。从服务的功能上讲，常规的健康体检服务属于"发现健康问题、解决健康问题"型的服务，并且大多数的服务是一次性和非连续性的，这样的服务模式已经落后于市场的需求。现在体检行业存在着服务机构进入门槛低、服务机构总量过剩、服务质量参差不齐、服务机构之间在体检价格、信息互通、检验结果互认等方面存在着诸多问题，已经面临着需求总量下降、不良竞争增加、一些机构难以为继的局面。整个体检市场面临着何去何从，寻找新的突破方向的问题。不少机构已开始在传统常规体检业务的基础上，增加健康评估与咨询服务的内容。健康体检机构正在试图通过引进健康管理实现服务升级、市场转型并获得生存与发展。但如何增加健康评估服务内容、如何使其具有权威性、如何解决后续的健康维护服务、如何建立共享的信息数据系统又成了新的障碍。从另一个角度看，这样的局面也为健康管理理论的完善、健康管理标准的建立、健康管理的宣传教育、健康评估技术、健康评估专用设备、健康管理专属人才培养、健康维护服务、新型的健康会员服务机构建立、健康信息数据管理与服务系统、健康产品的产销提供了巨大的商机。更为健康管理理论、标准、评估技术、维护技术、信息数据服务技术的拥有者提供快速的成长机遇和巨大的产业扩张与利润空间。

(二) 在健康管理的文化传播培训教育中成长

一个产业、一种服务能否良性发展,最根本的是它是否有自己的文化与理论体系,社会对它的认知度有多高,健康管理服务产业也不例外。从一般的规律讲,我国健康管理理论体系的形成也大致要经历如下几个阶段:①理论的引进阶段;②与本地文化的冲突阶段;③通过吸纳、磨合、融合、认同、改造、创新到形成"具有中国特色健康管理服务理论体系"的成熟阶段;④传播阶段;⑤应用与再完善阶段。我国的健康管理理论建设现在正处在上述的第3阶段。就我国的整个健康管理培训需求而言,从内容上可分为:理论培训、应用技术培训、经营管理与服务理念、模式、方法的培训;从对象上可分为:与健康产业相关的政府及行业管理人员、与健康产业相关的企事业单位的管理人员、与健康产业相关的教育与科技人员、健康管理专属服务人员、健康管理服务的消费人群的培训等等。从数量上看,需要接受培训的各类机构(如政府部门、医疗机构、体检中心等)几十万家,各类相关管理与从业人员数百万,各类消费者数千万以上。从培训的形式与内容上看可分为:书刊教材、学院学历教育、各类培训班、网络教育和国际交流等。所以兴百世可以考虑建立自己的健康管理培训师资队伍和培训基地。

1. 开展健康科普宣传 健康管理必须从客户的健康管理常识培训起步,开展健康教育是根据自己的优势选择的切合实际的切入点。对客户的健康教育非常重要,如果把健康管理科普教育搞的像洪旭光、万成奎等专家的健康科普一样著名,业务量不但会大幅度提升,其健康管理的水平和实力也会大幅度提升。

2. 进行内部员工培训 从事健康管理产业的企业必须对本公司员工进行健康管理和市场知识的培训也很重要。在公司内部员工中进行健康管理知识的培训,会提高技术实力和竞争实力,在软实力上超越同行。不断进行市场知识的培训,会不断提高职工的总体素质,提高营销技巧。

3. 尽快完善企业文化 现代市场营销的原理告诉我们:企业文化至关重要:思路决定出路,思路开阔视野;经常关注炒作的人常常制造的是短命企业;关注有形者经营的是中期企业;而要锻造百年老店,让企业基业长青,就要关注无形!即播种思想,创造文化,创新理念。有形者有限,无形者无限;有形做事,无形做市;好观念就是生产力,好的企业文化是企业的灵魂。健康管理企业尽快建立自己的企业文化,印制宣传自己健康管理理念的画册、资料、宣传品;建立宣传自己健康管理的现代化的网站;营造一个消费者认可的、健康的生活方式,然后销出去是兴百世营销文化应有的力度、高度和气度。

(三) 在会员制服务市场的快速成长中实现扩张

会员制服务、会所建设是近几年随着市场经济发展起来的服务模式,发起者是希望通过会员制这种方式提高服务质量、提高客户满意度、建立与客户密切沟通的渠道,进而达到稳定市场与客源的目的,会员制是市场竞争的产物。现在拥有会员制服务模式的行业很多,如金融、保险、运动、休闲、旅游、航空、通讯等。会员制服务的内容,首先是与自己行业的服务内容有关,其次是提供一些与自己行业关联或客户需求的增值服务,商家希望通过会员服务,优惠顾客获得稳定的客户服务关系和市场占有率。健康管理就其服务属性而言是必须要通过会员制的方式提供服务的,就其服务内涵而言,更是其他会员制服务寻求联合增值服务的最佳选择。"送礼送健康"是当今中国最时尚的礼仪!随着健康管理服务的成熟和内涵的丰富,单一的健康管理会员服务,与增值服务的健康管理服务市场将快速增长。优秀的健康管理机构,尤其是权威的健康评估与优质服务的健康干预服务机构将会成为其他会员制服务机构争相结合的服务战略合作伙伴。通过服务与市场的共享达到强强联合和稳定发展各自会员规模的目的。例如某高尔夫俱乐部的会员可以享受另一家健康管理俱乐部的会员待遇，那么这家高尔夫俱乐部就会大大增加其市场竞争能力。有些俱乐部由于服务内涵和会员层次的关系，是没有办法进行服务融合的，但是健康管理会员服务几乎可以和绝大多数的会员俱乐部进行服务融合，进而实现双赢或多方共赢。

健康管理服务产业属于资源性产业，首先，由于会员制的特点，对于同类型的服务消费者，往往只选择一个服务机构成为其会员，接受长期稳定的服务，因为中途更换服务机构往往使消费者蒙受损失。所以会员的多少是服务机构赖以生存和表示竞争能力的重要资源和标志。兴百世如果以现在全国的所有体验馆为会所，迅速扩大会员，以现有的原有购买机器的客户为基础通过他们进行扩张，带动会员的发展，将会使健康管理的会员不断扩大，从而提升自己的竞争能力。

其次，著名的专家、著名的医疗机构、与健康服务相关的服务机构，是健康管理服务机构最重要的核心竞争因素。他们是数量有限和不可复制的服务供给资源性群体，与他们建立稳定的合作关系就意味着服务能力和服务的等级，也意味着资源的垄断能力和企业的竞争力与生命力。所以，依靠占有一定会员数量的优势，与这些专家、机构建立广泛的联系，使健康管理的实力逐步增强！

最后，把重视人才建设放在公司人力资源战略的首位，树立人才是最宝贵的财富的理念，致力于人才队伍的建设。建立一支适用的人才团队：包括著名的医学和中医学专家、健康评估专家、健康调理专家、心理学家、管理专家共同组成的团队。人才是稀缺资源，特别是管理、技术复合型人才，培养周期长，成本高，资源奇缺，依靠引进难度大。引进的人才与公司都有一个较长的磨合适应期，不利于公司的业务发展。一定要制定良好的人力资源管理政策，保持管理团队、技术团队的相对稳定。中西医专业人才是健康管理的宝中之宝，人员流失，特别是核心管理人员和技术人员流失将会给公司带来不可弥补的损失。

综上所述，无论从哪一角度来说，健康管理一定会成为中国健康产业发展的必然趋势。

六、健康管理的制高点

扩大内需已成为贯穿近年经济工作的重点，其中消费仍是重中之重。据悉，近期国务院医改办已就健康服务业发展进行研究讨论，卫计委相关领导也赴各地进行了相关调研。卫生部门表示，健康服务业巨大的发展潜力已经引起了重视，未来将进一步完善健康服务业扶持政策。而多地在近两年开始了地方医疗城或医疗综合体的布局，期望借此带动新的地区经济增长极和产业转型，其中剥离公立医疗高端医疗需求，以及加快开放医师自由执业以盘活医疗资源自由流动是各地健康服务业发展的主要路径。

未来健康服务将更加注重预防和康复的健康管理，医疗卫生资源配置将更多投向疾病预防和康复护理等上游干预，健康服务模式也从疾病治疗向健康维持转变。在医疗养老消费方面，国务院医改办已在7月中旬召开会议专门讨论健康服务业发展，就健康服务业内涵、支柱性产业和近期重点领域等话题进行了研究。国家卫生计生委副主任孙志刚在7月中上旬赴多地密集考察民营医疗机构，并称当前社会办医工作中存在政策支持力度不够、政府职能转变不到位、民办医疗机构人才缺乏等问题，亟须从国家层面加强顶层设计，进一步支持鼓励和引导社会资本办医。预计未来支持健康服务业发展将从顶层设计上对上述问题切入解决。

"发展健康服务业是扩大内需、促进增长的重要途径，"国家卫生计生委相关负责人近日表示，目前中国健康服务业仅占国内生产总值5%左右，而美国2009年已达到17.6%，说明中国健康服务业发展潜力巨大。"十二五"期间卫计委将完善扶持政策，推动多元化办医格局和老年护理、营养咨询、康复、健康体检与管理等服务业的开展。在近期重点领域方面，据了解，参与医改办此次研究讨论的多位专家均认为，多元化办医、健康预防管理和养老服务将是健康服务业的重点。

未来健康服务将更加注重预防和康复的健康管理，医疗卫生资源配置将更多投向疾病预防和康复护理等上游干预，健康服务模式也实现从疾病治疗向健康维持转变。目前，高端健康服务已被认为是未来健康服务产业的最大增长点，包括上海、广东等许多地区早已谋划构建地区高端医疗城。"中国过去注重基本，现在开始考虑注重高端"上海发改委和相关机构的测算，上海高端医疗目前只有40亿元收入，而其潜在市场规模可达110亿元，发展空间巨大。目前上海正在构建的上海国际医学园区和上海新虹桥国际医学中心，即希望依托园区的建设进一步释放这部分需求。

广东也推出了打造国际化健康之都的蓝图，近期广州市集中推出了总投资达440亿元的8个健康医疗综合体项目进行招商，计划全部打造高端定位，其中既包括高端医疗综合体，也包括健康产业城、养老社区等综合健康服务，8个项目将分布在6个城区。"中国健康产业发展的空间非常大，目前的健康产业组成和分布不合理，优质资源不足而且过于集中。"中国科学院院士、北京协和医学院院长曾益新对此表示，广州的策略是把优质资源分散到各个区，除了满足人们对健康服务的多元化需求，还能使广州的医疗高地得以巩固，增强中心城市辐射力以形成新的经济增长点。

目前，各家公立医院都有私人产品性质的医疗服务，比如VIP服务、月子病房等。未来应将私人产品剥离出来使公立医院与民营医院在不同的轨道上运行，实现医疗资源有效配置。对于健康服务业近期发展的瓶颈，此次相关部门研讨亦给予了关注。多位专家表示，未来促进健康服务业发展必须保证政府医保严格限于基本均等化水平的服务，以促使基本以外的医疗健康服务向市场开放。广东推出的8个健康医疗综合体仅有2个属于基本医疗的补充，其余全是营利性质的健康产业发展体，对公立医院原本已形成惯性的新楼建设等无节制扩张则将予以遏制，以和原本的基本医疗体系形成互补。上海目前的医疗城建设也同样贯彻了剥离公立医疗体系中高端私人产品的理念，正在严格控制公立医院开设特需，鼓励对特需床位实行剥离。公立医院特需的存在，会影响公立医院的公平性和公共资源的均等化，公立医院和非营利性医院应该把一些特需部分、高端部分让给社会资本。目前上海新虹桥国际医学中心即定位于以高端医疗需求为主要目的的办医机构，据统计2012年新虹桥国际医学中心特需服务量的占比仅为1%，医疗收入占比亦仅为3.35%，今后将逐步把原本公立医院10%的特需病房剥离出去，未来高端医疗发展的空间将非常大。在此基础上，各地医疗城的建设均将大力依托于社会资本的参与，包括直接由企业投资项目、政府负责统一规划和基建企业负责运营管理等。广东此次规划的高端养老社区萝岗长岭居健康养生谷即采用BOO模式，由泰康人寿控股子公司负责投资建设、持有和运营。除了区分医疗需求外，盘活医疗体系服务能力亦是产业发展必不可少的环节。针对当前产业发展瓶颈，改革要以自由拓展为基本价值取向，包括开放百万医生自由执业权，将医院从行政权力的控制中释放出来等，才能真正让社会资本办医能够吸引到同样优质的医疗服务人才。据悉，各地谋划健康产业城的建设议程中，提高医生自由执业的开放度都已是必不可少的措施。

参 考 文 献

[1] 张民生. 现代养生. 北京：中国科学文化音像出版社，2011
[2] 李兴民，王明旭. 现代行为医学. 北京：军事医学科学出版社，2000
[3] 杨旭东. 中医养生康复学. 北京：中国中医药出版社，2004
[4] 王琦. 中医治未病解读. 北京：中国中医药出版社出版，2007
[5] 袁冰. 整体医学. 香港：现代医药出版社，2010
[6] 刘小红，李兴民. 儿童行为医学. 北京：军事医学科学出版社. 2003
[7]（明）李中梓，李亚军. 内经知要. 西安：三秦出版社，2000
[8] 郑振佺，霍建勋. 健康教育学. 北京：科学出版社，2008
[9] 林乾良，刘正才. 养生寿老集. 上海：上海科学技术出版社，1991
[10] 邓明星. 不良生活方式与不良行为方式的范畴. 北京：中国科学技术出版社，1992
[11] 陈晓峰. 健康新起点. 深圳：海天出版社，2005
[12] 廖利平. 让你不生病. 深圳：海天出版社，2008
[13] 刘克玲，戎东贵. 破解长寿密码. 南京：江苏美术出版社，2007：2
[14] 王富春. 性养生大全. 长春：长春出版社，1995
[15] 万承奎. 健康自我管理. 北京：人民卫生出版社，2007
[16] 赵英明，刘玲，周文艳. 中医调治亚健康状态 110 例临床观察. 天津中医，2001，18（2）：20
[17] 马云枝. 亚健康状态与中医药防治. 河南中医，2001，21（3）：11
[18] 杨继军，釜进洲，佘延芬. 中医对亚健康状态的病因病机认识及治疗. 中华实用中西医杂志，2003，3（16）：911
[19] 王琦. 调治亚健康状态是中医学在 21 世纪对人类的新贡献. 北京中医药大学学报，2001，24（2）：1－4
[20] 孙涛，王天芳，武留信. 亚健康学. 中国中医药出版社出版，2007
[21] 王健，马军，王翔. 健康教育学. 北京：高等教育出版社，2006
[22] 邱幸凡. 养生必读. 武汉：湖北科技出版社，1986
[23] 盛星明. 浅谈天人相应与中医养生. 中医杂志，2003，44（2）：157
[24] 邓大学. 中医养生八法——献给热爱生命的人们. 安徽中医临床杂志，2002，14（6）：525
[25] 郭学志. 健康学. 北京：中国科学技术出版社，2007
[26] 胡静.《黄帝内经》养生观探析. 中医药学刊，2004，22（6）：1085－1086
[27] 刘小华，蔡艺.《黄帝内经》养生思想窥探. 宜春学院学报：自然科学，2006，28（2）：135－136
[28] 齐国力. 齐国力谈养生保健. 武当，2003，(6)：57－59
[29] 洪昭光. 怎样活到100岁. 解放日报，2002，8，2
[30] 禄保平，张留巧.《黄帝内经》"酒疗"思想述略. 江苏中医药，2005.（4）：45～47
[31] 刘光华，赵明山.《黄帝内经》养生思想探源. 中医研究，2005，（4）：7－9

[32] 董继贤.《内经》四时养生方法探析.实用中医内科杂志,2007.21（8）：499-500
[33] 彭锦.论《内经》四时养生.中国中医基础医学杂志,2006,12（11）：870-871
[34] 朱永强,丁吉善.《黄帝内经》中的春季养生调摄观.中华中医药学刊,2007.25（1）：158-159
[35] 夏清华,曹勇,程科.春夏养阳秋冬养阴的四时养生观.中国临床康复,2006,10（23）：158-159
[36] 刘兆杰.论因时养生.中医中药导报,2005,2（11）：107-109
[37] 周少林,林汉芳.从《黄帝内经》谈顺应四时养生.甘肃中医,2006,19（12）：1-2
[38] 窦国祥主编.中华食物疗法大全.江苏：江苏科学技术出版社,1990
[39] 李长福,李慧雁编著.孙思邈养生全书.北京：社会科学文献出版社,2003
[40] 赵宗跃.中国传统养生法的健身作用.山东体育学院学报,2003,19（2）：88
[41] 关桂.营养学基础与临床实践.北京：北京科学技术出版社,1996,145-146
[42] 颜正华.临床中药学.北京：人民卫生出版社,1984
[43] 李戍.古籍文献中科学的饮食养生观.中华食苑.北京：中国社会科学出版社.1996
[44] 中国营养学会.我国的膳食指南.推荐的每日膳食中营养素供给量与我国的膳食指南,1990,21-24.
[45] 洪绍光.食物是最好的医药.天津：天津教育出版社,2006
[46] 周立峰.抗衰老饮食与保健.昆明：云南科技出版社,2004
[47] 翁维健.中医饮食营养学.上海：上海科学出版社,2006
[48] 曹武君.常见病证的辩证与食疗.北京：金盾出版社,1985
[49] 上海食疗研究会.食疗.杭州：浙江人民出版社,1986
[50] 傅善来.家庭养生保健.上海：上海科技教育出版社,2002
[51] 中国营养学会.中国居民膳食营养素参考摄入量.北京：中国轻工业出版社,2000
[52] 张湖德.中华养生宝典.北京：中国青年出版社出版,2006
[53] 中华传世养生药膳.北京：华龄出版社,2006
[54] 韩成仁.1984~1995年七情研究文献评述.山东中医药大学学报,1997,21（16）：408
[55] 邓占明.祖国医学情志中和养生思想初探.中医药学报,1990,5（4）：13-16
[56] 曹希亮.中医健身术.西安：陕西科技出版社,1987
[57] 成肇智.试论体质和病机.陕西中医学院学报,1990.13（3）：7
[58] 何裕民,高钦颖,严清,等.从体质调查结果探讨因时因地制宜治则.中医杂志,1986,（65）：7
[59] 王琦.中医体质学.北京：中国医药科技出版社,1995
[60] 刘兴颖.慢性结肠炎中药保留灌肠治疗与护理分析.实用中医内科杂志,2008,22（4）：93
[61] 严翠兰.中药内服外用治疗慢性结肠炎30例.现代中医药,2008,28（1）：21
[62] 陈玉昌.愈溃理肠散外敷治疗溃疡性结肠炎63例.山西中医,2002,18（1）：40
[63] 单赤军,全昕.温针灸治疗慢性溃疡性结肠炎87例.中医药导报,2007,13（8）：57
[64] 钱伯文.中国食疗学.上海：上海科技出版社,1987
[65] 蔡淦,马贵同.实用中医脾胃病学.上海：上海中医药大学出版社,1996
[66] 彭铭泉.中国药膳学.北京：人民卫生出版社,1985

[67] 陈荣升.100例中风患者体质与相关因素的调查.北京中医学院学报,1988,11(4):60

[68] 袁兆荣,袁杰.老年中风疾病与体质因素关系.山东中医杂志,1997,16(6):16.

[69] 周光辉,谢充亮,赵青,等.易化技术配合针剂治疗脑卒中偏瘫的临床研究.中国康复理论与实践,2003,9(3):148

[70] 袁竹熙,李竹徽.从中医养生学说论糖尿病的防治.泸州医学院学报,2000,23(5):376

[71] 沈浪泳.应用《黄帝内经》"治未病"理论防治消渴病.中国医药学报,2003,18(10):594

[72] 王立新.李立勇.糖尿病的运动疗法.中国全科医学,2001,4(7):562

[73] 李玲.改善生活习惯,预防糖尿病.辽宁医学杂志,2002,16(5):228-230

[74] 巩秋红,李光伟.2005北京国际糖尿病预防高层论坛纪要.中华内分泌代谢杂志,2006,22(1):94-95

[75] 许玉华,田晨煦,李静.老年人糖尿病的预防.疾病控制杂志,2002,增刊:47-48

[76] 丁伟岗.社区门诊糖尿病高危人群1686例筛检报告.中华现代临床医学杂志,2005,3(13):1361-1363

[77] 何春燕,王文健,李汾,等.益气散聚方治疗代谢综合征肥胖高危人群的临床研究.中西医结合学报,2007,5(3):263-267

[78] 吕探云,王蓓玲.健康评估.上海:复旦大学出版社,2008

[79] 钱秋海,庄乾竹.愈胰饮治疗胰岛素抵抗综合征的临床研究.中国中医药信息杂志,2002,9(7):12-14

[80] 卢立广,叶子.滋阴清心汤治疗代谢综合征63例观察.浙江中医杂志,2005,(3):200

[81] 汤钊猷.现代种瘤学.2版.上海:上海医科大学出版社,2000

[82] 陈锐深.现代中医肿瘤学.北京:人民卫生出版社,2003,1

[83] 李家庚,屈松柏.实用中医肿瘤病学.2版.北京:科学技术出版社,2000

[84] 李佩文.恶性肿瘤的术后治疗.北京:人民卫生出版社,2002

[85] 周仲瑛,蔡淦.中医内科学.2版.北京:人民卫生出版社,2007

[86] 糜仪,张文彭.肿瘤病人康复手册.北京:人民卫生出版社,2003

[87] 陈贵延,杨思澍.实用中西医结合诊断治疗学.北京:中国医药科技出版社,1991

[88] 陈灏珠.实用内科学.10版.北京:人民卫生出版社,1997

[89] 王国玮.上医治未病.海口:南海出版公司,2008

[90] 祝恒琛.未病学.北京:中国医药科技出版社,2000

[91] 魏红,张华.中医养生防病之系统观.辽宁中医学院学报,2004,(3):19-21

[92] 迟华基.关于"治病求本"的认识.山东中医药大学学报,2001,25(1):2-3

[93] 龚捷宁,宋为民.新编未病学.北京:人民卫生出版社,2005

[94] 许家松.中医"治未病"丰富内涵及指导意义.世界中医药,2008,3(4)195-197

[95] 曹洪欣.人类健康与中医"治未病".人民日报海外版,2007,1,11

[96] 刘克玲,戎东贵.活得更健康.南京:江苏美术出版社,2007

[97] 王艳君,胡朝阳.从亚健康看中医诊疗现代化发展趋向.安徽中医学院学报,2002,21(4):1-4

[98] 黄其春.亚健康的产生及其解决对策.广西中医学院学报,2002,5(3):6-8

[99] 刘春援，徐辉．中医养生理论溯源．江西中医学院学报，2004，（4）：6-8
[100] 全小林，段军．代谢综合征的中医认识和治疗．中日友好医院学报，2002，16（526）：347-350
[101] 周仲瑛．中医内科学．北京：中国中医药出版社，2008
[102] 高学敏．中药学．北京：中国中医药出版社，2008
[103] 谭兴贵．中医药膳学．北京：中国中医药出版社，2006
[104] 中国就业培训技术指导中心．公共营养师．北京：中国劳动社会保障出版社，2008
[105] 李心天．医学心理学．北京：中国协和医科大学出版社，2001
[106] 颜世富．信息时代与心理调节．上海：上海人民出版社，2001
[107] 徐小平，李兴民．中药方剂药理学．北京：军事医学科学出版社，2010
[108] 陈君石，黄建始．健康管理师．北京：中国协和医科大学出版社，2008
[109] 李凌江．行为医学．2版．长沙：湖南科学技术出版社，2008
[110] 卢志丹．快乐佛—不烦恼的菩提．北京：中国物资出版社，2011
[111] 李兴民，刘小红，王明旭．老年行为医学．北京：军事医学科学出版社，2002
[112] 李兴民，李小龙．春花凋落．北京：军事医学科学出版社，2007
[113] 王明旭，李兴民．行为医学（第二版，修订版，全国高等医学院校教材）．北京：北京大学医学出版社，2009
[114] 刘小红，李兴民．儿童行为医学．北京：军事医学科学出版社，2003
[115] 金正耀．中国的道教．济南：山东教育出版社，1991
[116] 刘国梁．道教精粹．长春：吉林文史出版社，1991
[117] 谢路军．中国道教源流．北京九州出版社，2004
[118] 沈卫荣．何谓密教．北京：中国藏学出版社，2013
[119] ［英］彼德·哈斯．佛教伦理学导论：基础 价值与问题．李建欣，周广荣，译．上海：上海古籍出版社，2012

五世同堂幸福的一家

这张照片是本著主编张民生先生的奶奶100岁时，他们全家40多口照的一张全家福，坐在中间的是张民生先生的奶奶吴金莲女士，出生于农历癸丑（1913）年7月15日，照这张照片的时候整整100岁，今年102岁，眼不花、耳不聋，生活能够自理。和寿星坐在一排的是寿星的子女们，年龄都在70岁以上，后边站着的两排，都是老寿星的孙子辈，张民生和他太太的年龄最大，已经59岁；在前面蹲着、坐着的都是老寿星的重孙辈，那个最小的小baby是张民生先生的孙女，照这张照片的时候不到1岁，今年3岁，这家人五世同堂，其乐融融。